Lexikon
Ernährung · Gesundheit

von

Cornelia A. Schlieper

Dr. Felix Büchner · Handwerk und Technik · Hamburg

ISBN 978-3-582-0**4432**-7

Verlag Dr. Felix Büchner – Verlag Handwerk und Technik GmbH,
Lademannbogen 135, 22339 Hamburg
Postfach 63 05 00, 22331 Hamburg – 2010
E-Mail: info@handwerk-technik.de – Internet: www.handwerk-technik.de

Technische Umsetzung: CMS – Cross Media Solutions GmbH, Würzburg
Druck und Bindung: Stürtz GmbH, Würzburg

Vorwort

Das Lexikon Ernährung und Gesundheit liefert einen wichtigen Beitrag für eine umfassende Verbraucherbildung.
Folgende Aspekte werden dabei besonders berücksichtigt:

- Wo und wie wachsen pflanzliche Lebensmittel, Früchte, Gemüse und Nüsse?
- Wo und wie leben Fische und andere Tiere?
- Welche Inhaltsstoffe sind in Lebensmitteln enthalten und wie und mit welchen gesundheitlichen Auswirkungen werden sie im menschlichen Körper verwertet?
- Welche Lebensmittelzusatzstoffe, für welche Zwecke und mit welchen gesundheitlichen Auswirkungen sind in Lebensmitteln enthalten?
- Welche Bedeutung haben die Fachbegriffe aus dem Bereich Ernährung und Gesundheit?

Durch all diese Informationen soll besonders das oft unüberschaubare Lebensmittelangebot für Verbraucherinnen und Verbraucher transparenter werden und so helfen, bewusste Entscheidungen im Konsumalltag zu treffen. Durch solche bewussten Entscheidungen werden eine gesunde Ernährungsweise und ein nachhaltiger Konsum gefördert.

Die Vermittlung dieses heute notwendigen Verbraucherwissens wird durch ein durchdachtes didaktisches Prinzip unterstützt. Etwa 1 100 Fotos und 150 Zeichnungen machen die Informationen besonders anschaulich und verständlich. Für fast alle gebräuchlichen E-Nummern wurden fotografisch dargestellte Produktbeispiele gesucht, so wie sie im Jahr 2009 im Handel erhältlich waren. Dabei handelt es sich um eine zufällige Produktauswahl, die stellvertretend für viele andere Produkte steht.

Das Lexikon Ernährung und Gesundheit dient in zweifacher Hinsicht der Verbraucherbildung als Nachschlagewerk:

- im Alltag bewusster Verbraucherinnen und Verbraucher sowie
- in Schule, Beruf und Weiterbildung.

Das Buch vermittelt so Jugendlichen und Erwachsenen das notwendige Wissen, um als mündige Verbraucherinnen und Verbraucher in Sachen Ernährung und Gesundheit nachhaltig auf dem Markt zu agieren. Gleichzeitig kann dieses Wissen einen Beitrag zur Senkung der Kosten im Gesundheitswesen leisten, die zu einem Drittel durch ernährungsbedingte Erkrankungen verursacht werden.

Hinweise zur Benutzung:

- **Verweise:** *grau, kursiv gedruckte Begriffe* besagen, dass unter diesen Stichwörtern ergänzende Informationen zu finden sind.
- **Stichwörter mit griechischen Anfangsbuchstaben** sind in ausgeschriebener Form eingeordnet, z. B. Alpha(α)-Strahlen.

März 2010 Cornelia A. Schlieper

A

Aal

Der Aal ist ein fettreicher schlangenförmiger Speisefisch. Der männliche Aal wird ca. 50 cm lang. Der weibliche Aal wird bis zu 150 cm lang und 6 kg schwer.

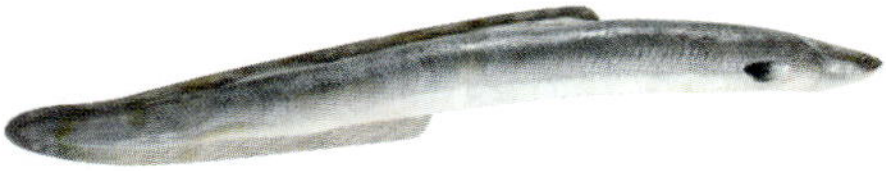

Der Aal lebt im Süßwasser, zieht aber zum Laichen ins Salzwasser. Der europäische Flussaal laicht im Atlantik. Die durchsichtigen Larven, die sich aus den Eiern entwickeln, wandern im Verlauf von drei Jahren zurück an die westeuropäische Küste. Sie werden als Glasaale zum Verzehr angeboten.

Der Aal ist ein *Fettfisch*, das Fischfleisch ist reich an *Omega-3-Fettsäuren – Linolensäure*.

Der Aal kommt als Frischfisch, als Räucheraal heiß geräuchert und als Aal in Gelee in den Handel.

Abbrennen

Abbrennen heißt, dass z. B. *Brandmasse* unter Wärmezufuhr so lange gerührt wird, bis sich ein Kloß bildet, der sich vom Topfboden löst.

Abbrühen

siehe *Blanchieren*

Abendessen

Das Abendessen ermöglicht den Ausgleich hinsichtlich der Nährstoffzufuhr. Grundsätze für die Einnahme des Abendessens:

- Nährstoffe, die zu anderen Mahlzeiten zu wenig aufgenommen wurden, sollen hier berücksichtigt werden. War das Mittagessen z. B. vitaminarm, kann es zum Abendessen als Ausgleich einen Rohkostsalat geben.
- Ein warmes Abendessen – wie es in vielen Ländern üblich ist – führt nicht zur Gewichtssteigerung.
- Das Abendessen sollte spätestens zwei Stunden vor dem Schlafengehen eingenommen werden, da der Schlaf sonst beeinträchtigt wird.

Abführmittel, Kaliummangel

Abführmittel sollen die Darmentleerung beschleunigen oder erleichtern. Abführmittel sind Arzneimittel.

Durch Abführmittel bzw. *Entwässerungsmittel* kommt es im Körper zu einem Kaliummangel. Da Kalium auch für die Peristaltik – Muskeltätigkeit – des Darms verantwortlich ist, wird der Darm aufgrund des Kaliummangels träger.

Der Kaliummangel muss ausgeglichen werden, damit sich die Verdauung wieder normalisiert.

Abmagerungsdiät

siehe *Reduktionsdiät*

Abschlagen

Abschlagen ist ein Schlagen von rohen Zutaten unter Erwärmung, z. B. bei einer Weinschaumcreme, bis sie dickflüssig und cremig sind.

Abschrecken

Beim Abschrecken werden heiße Lebensmittel mit kaltem Wasser übergossen oder in kaltes Wasser oder gestoßenes Eis eingetaucht, z. B. gekochte Eier, Teigwaren.

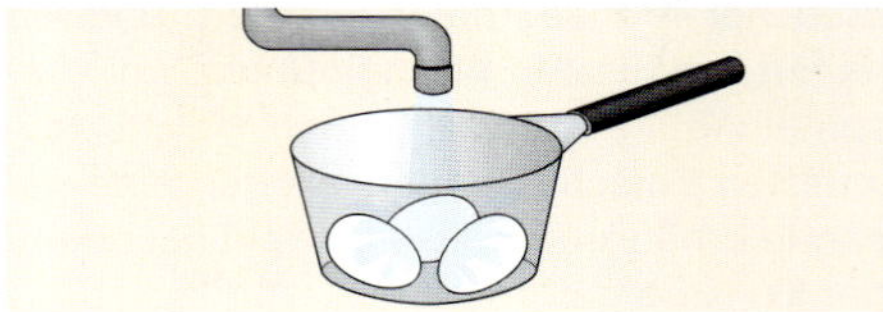

Absorption

Absorption – das In-sich-Aufnehmen. Von Absorption wird bei der Aufnahme von Stoffen durch Haut und Schleimhäute gesprochen.

Absorption ist der internationale Begriff für *Resorption*.

Abstinenz

Abstinenz bedeutet Enthaltsamkeit, also der völlige oder teilweise Verzicht auf bestimmte Lebensmittel oder Genussmittel.

Abtropfgewicht

Bei Fertigpackungen – Nasskonserven – muss das Abtropfgewicht neben der gesamten Füllmenge angegeben werden, das heißt z. B. bei Kirschen im Glas:

Kirschen – 350 g – ohne Flüssigkeit, die Füllmenge – das Nettogewicht – kann 680 g betragen.

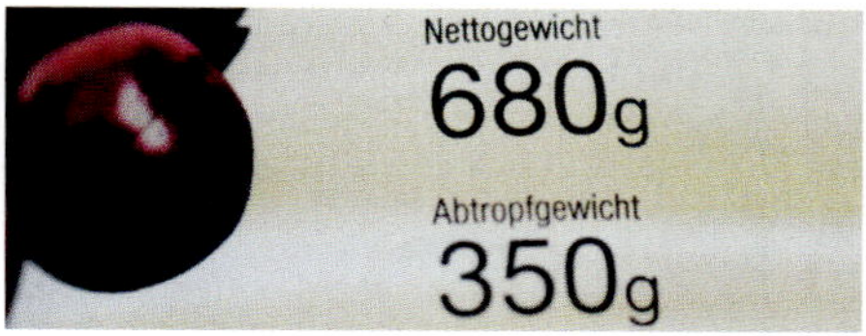

Abziehen

siehe *Legieren*

ACE-Getränk

ACE-Getränke sind Erfrischungsgetränke aus Frucht- und Gemüsesäften, die mit *Carotin* (A), *Ascorbinsäure* (C) und *Tocopherol* (E) angereichert sind.

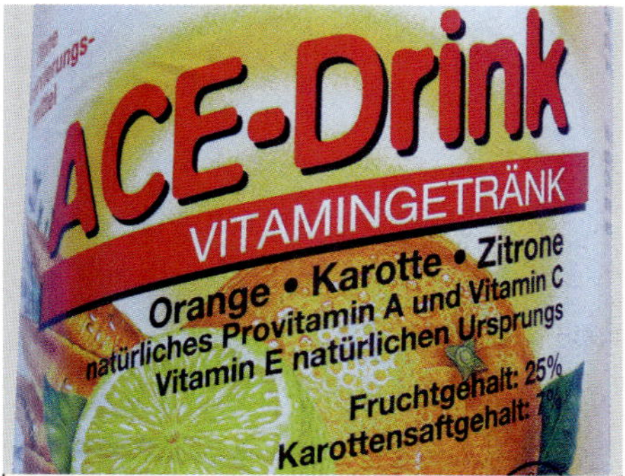

Vitaminanreicherung
pro 100 ml sind enthalten
120 µg Vitamin A –
15 % des Richtwertes GDA
9,0 mg Vitamin C –
15 % des Richtwertes GDA
1,5 mg Vitamin E –
15 % des Richtwertes GDA

Die ACE-Getränke gehören zu den *funktionellen Lebensmitteln*. Die Zugabe von Vitaminen soll einen Zusatznutzen bewirken – den Schutz vor freien *Radikalen*.

Die Vitaminanreicherung in 100 ml des abgebildeten ACE-Getränks beträgt 15 % der empfohlenen Tagesdosis *GDA*.

Acerola

Die Acerola – Barbadoskirsche – ist eine gelborange bis rote Steinfrucht, die einen sehr hohen Vitamin-C-Gehalt hat.

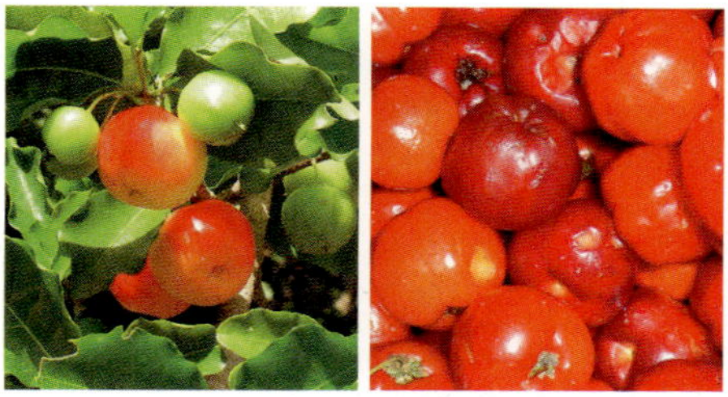

Die 3 cm großen Acerolafrüchte reifen an Sträuchern.

Sie wird zu Konfitüre, Saft oder getrocknet zu Pulver verarbeitet. Das Acerolapulver wird zur Vitaminanreicherung von Lebensmitteln und Getränken verwendet.

Acesulfam K, E 950

Acesulfam ist ein *Süßstoff*, der durch chemische Synthese hergestellt wird. Die Süßkraft von Acesulfam ist 200-mal höher als die von Rohr- und Rübenzucker.

Acesulfam wird vom menschlichen Körper unverändert wieder ausgeschieden, es hat also keine gesundheitlichen Nebenwirkungen.

Acesulfam ist gut wasserlöslich und hitzebeständig, also zum Kochen und Backen geeignet.

Acesulfam wird unter Berücksichtigung der vorgeschriebenen Höchstmengenbegrenzung – *ADI-Wert* 9 mg/kg KG – als Süßstoff für Getränke, Süßwaren, Obstzubereitungen und Backwaren verwendet.

Zum Beispiel diesem fettarmen Joghurt wurde Acesulfam K als Süßungsmittel zugesetzt:

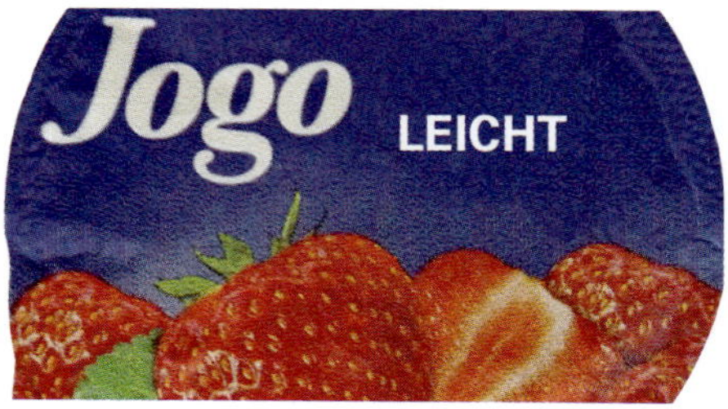

Acetate

Acetate sind Salze der *Essigsäure*, z. B. Kaliumacetat. Acetate werden in der Lebensmittelindustrie als *Säuerungsmittel* bzw. *Säureregulatoren* eingesetzt.

Aceton

Aceton ist eine Verbindung mit einer Ketogruppe, also ein Ketonkörper.
Strukturformel:

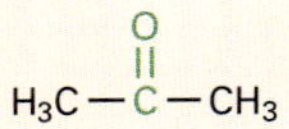

Aceton wird im Körper bei einem Kohlenhydratmangel, z. B. bei einer diabetischen Stoffwechselentgleisung oder extremem Fasten, gebildet. Im Stoffwechsel werden die Fettsäuren zu Ketonkörpern abgebaut, um den Energiebedarf des Körpers – besonders des Gehirns – zu decken.
Aceton kann bei dieser Stoffwechsellage im Urin nachgewiesen werden.
Bei absolutem Insulinmangel kann es durch die Ketonkörperbildung zu einer Übersäuerung – *Acidose* – des Körpers kommen.

Acetyl-Coenzym A

Acetyl-Coenzym A – Acetyl-CoA – ist aktivierte, also energiereiche Essigsäure.
Strukturformel:

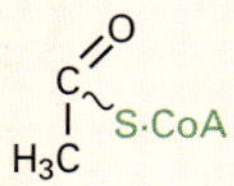

Acetyl-CoA hat eine zentrale Stellung im Stoffwechsel: Es ist Endprodukt des Fettsäuren- und Glucoseabbaus. Acetyl-CoA wird dann in den Citratcyclus eingeschleust. Aus Acetyl-CoA können aber wiederum auch Fettsäuren aufgebaut werden.

Acidose

Acidose ist eine Übersäuerung des Körpers, der pH-Wert ist kleiner als 7,35.

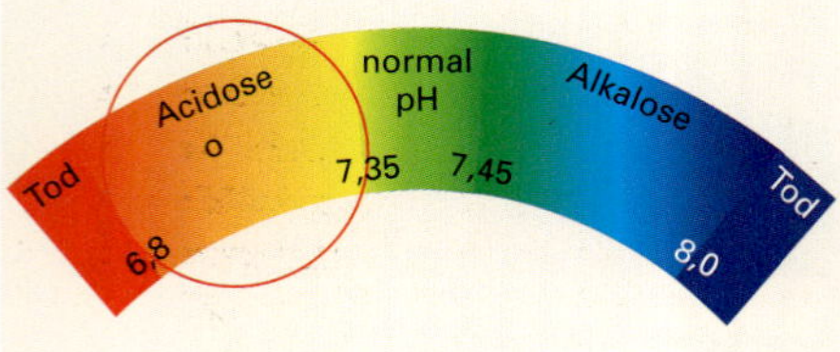

Bei einer Acidose liegt eine Störung des Säuren-Basen-Gleichgewichts im Körper vor, z. B. durch eine erhöhte Bildung von Säuren bzw. H^+-Ionen.

Für den normalen Stoffwechsel – die Enzymtätigkeit – ist ein pH-Wert des arteriellen Blutes zwischen 7,35 und 7,45 erforderlich. Dieser pH-Wert-Bereich wird normalerweise durch *Puffer*systeme aufrechtgehalten.

Ackersalat

siehe *Feldsalat*

Acrolein

Acrolein entsteht bei der Zersetzung von überhitzten Fetten aus Glycerin.

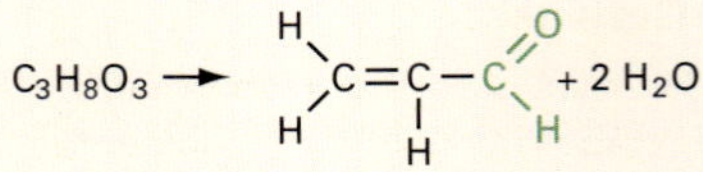

Das Fett verfärbt sich und bekommt einen unangenehmen stechenden Geruch. Die Atmungsorgane können durch das giftige Acrolein geschädigt werden.

Acrylamid

Acrylamid entsteht beim trockenen Erhitzen von stärke- und eiweißhaltigen Lebensmitteln auf über 180 °C, also besonders beim Backen, Rösten, Grillen und Frittieren.
Die wichtigsten Ausgangsstoffe für das Entstehen von Acrylamid sind

- die Aminosäure Asparagin, die in größeren Mengen in Kartoffeln und Getreide vorkommt, und
- Traubenzucker – Glucose.

Acrylamid hat eine erbgutverändernde und krebserregende Wirkung bei Tieren. Ob dies auch für den Menschen gilt, kann zurzeit noch nicht gesagt werden.
Die zulässige tägliche Höchstmenge für Menschen beträgt laut WHO 1 µg/kg KG.

Actine

Actine sind Muskeleiweißstoffe. Sie bilden die dünnen Fasern (20 %) der Muskeln.

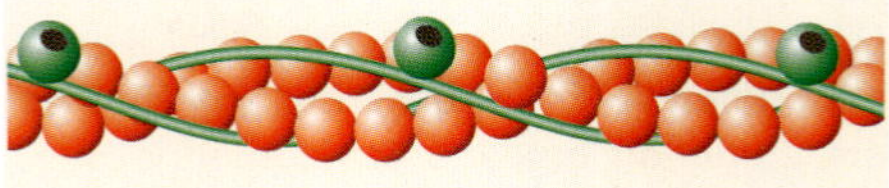

Actine und die dicken *Myosin*fasern sind Bestandteile der quer gestreiften Muskulatur. Zusammen ermöglichen sie das Zusammenziehen bzw. Strecken eines Muskels.

Adaptation

Adaptation bedeutet Anpassung, z. B. an eine geringere Energiezufuhr durch eine Senkung des Grundumsatzes.

Adaptierte Säuglingsnahrung ist an die Muttermilch angepasste Säuglingsanfangsnahrung.

Adenin

Adenin ist als Purinbase ein Bestandteil der *Nucleinsäuren* und anderer biologisch wirksamer Verbindungen wie NAD^+ und FAD.

Adenosin

Adenosin ist eine organische Verbindung, die aus Adenin und Ribose besteht.

Adenosin ist z. B. Bestandteil von *Adenosintriphosphat* (ATP), dem Energievorrat der Zelle.

Adenosindiphosphat (ADP)

Adenosin**di**phosphat (ADP) ist eine energiereiche Verbindung, die zwei Phosphatgruppen besitzt. Aus Adenosindiphosphat wird durch Anlagerung von Phosphat *Adenosintriphosphat (ATP)* aufgebaut.

Adenosinmonophosphat (AMP)

Adenosin**m**ono**p**hosphat (AMP) entsteht, wenn von *Adenosintriphosphat* zwei Phosphatgruppen abgespalten werden.

Der Reaktionsschritt ATP $\rightarrow$ AMP + P_{aa} wird z. B. für die Aktivierung der Fettsäuren vor dem weiteren Abbau benötigt.

Strukturformeln von AMP, ADP und ATP

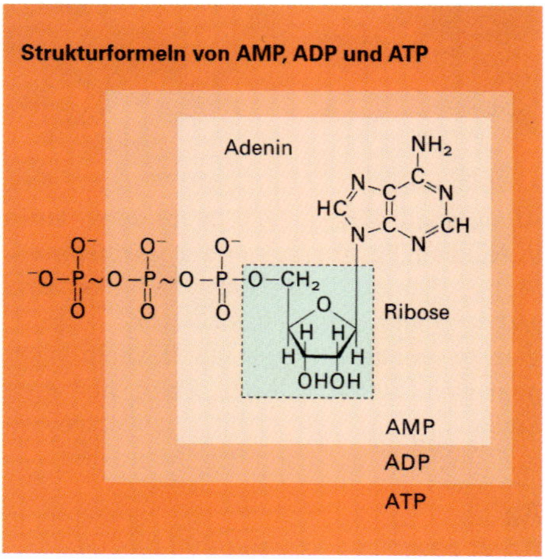

Adenosintriphosphat (ATP)

Adenosin**tri**phosphat ist eine energiereiche Verbindung, die aus *Adenin*, *Ribose* und drei Phosphatresten besteht. Adenosintriphosphat ist die wichtigste energiereiche Verbindung im menschlichen Körper, die bei energieliefernden Stoffwechselreaktionen – Abbau von Nährstoffen – entsteht.

Wird in den Zellen Energie benötigt, so kann von ATP eine Phosphatgruppe abgespalten werden, es entstehen Adenosindiphosphat (ADP) und anorganisches Phosphat. Bei diesem Vorgang wird Energie frei.

Werden zwei Phosphatgruppen abgespalten, so entsteht Adenosinmonophosphat (AMP), hierbei wird weitere Energie freigesetzt.

ADH

ADH ist die Abkürzung für **anti****d**iuretisches **H**ormon, kurz *Adiuretin*.

Adipinsäure, Adipat, E 355, E 356, E 357

Adipinsäure ist eine organische Säure, die z. B. in Rote Bete und Zuckerrübensaft vorkommt. Adipate sind Salze der Adipinsäure.

Adipinsäure und die Adipate sind als *Säuerungsmittel* und *Säureregulatoren* mit Höchstmengenbegrenzung – *ADI-Wert* 5 mg/kgKG – z. B. für Füllungen und Überzüge für Backwaren zugelassen.

Gesundheitliche Nebenwirkungen sind nicht bekannt.

Adipositas, adipös

Adipositas bedeutet Fettsucht, Fettleibigkeit. Von Fettsucht wird bei einem *Body-Mass-Index* (BMI) > 30 gesprochen.

Fettsucht entsteht durch eine positive Energiebilanz. Bei Fettsucht besteht ein erhöhtes Gesundheitsrisiko, das Gewicht sollte deshalb vermindert werden.

Bei Adipositas werden folgende Fettverteilungstypen unterschieden:

- **Apfeltyp** – androide *Fettgewebeverteilung*
- **Birnentyp** – gynoide Fettgewebeverteilung

Adiuretin (ADH)

Adiuretin – **a**nti**d**iuretisches **H**ormon –, auch Vasopressin genannt, ist ein Hormon des *Hypophyse*nhinterlappens. Es hemmt die Ausscheidung von Harn und fördert die Rückresorption des Wassers in der Niere. Wird die Freisetzung von Adiuretin dagegen gehemmt, so wird stark verdünnter Harn ausgeschieden.

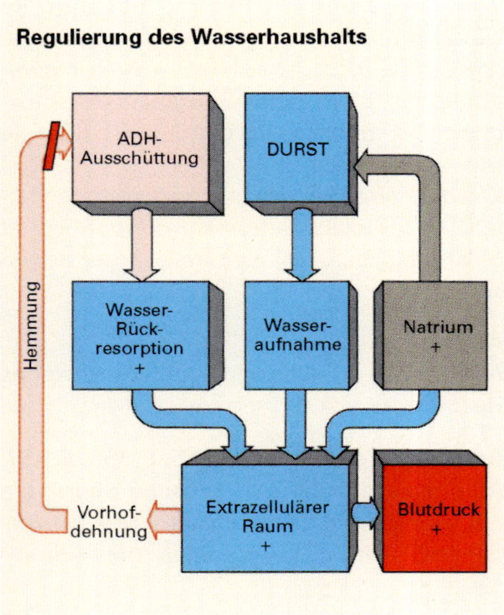

ADI-Wert

Der ADI-Wert – englische Abkürzung für **a**cceptable **d**aily **i**ntake – bezeichnet die Menge eines Schad- oder Zusatzstoffes, die beim Menschen bei lebenslanger Aufnahme keine Schäden hervorruft, d.h. die annehmbare tägliche Höchstmenge.

Der ADI-Wert entspricht also jeweils der Dosis, in der ein Lebensmittelzusatzstoff für den Menschen unschädlich sein soll.

Der ADI-Wert wird in Tierversuchen über den *NEL-Wert* dividiert durch 100 ermittelt.

ADI-Wert, Berechnung

Beispiel: Der ADI-Wert für Saccharin beträgt 5 mg/kg KG.

Das bedeutet, dass ein 60 kg schwerer Mensch – ohne gesundheitliche Schädigung – täglich

60 × 5 mg = 300 mg Saccharin zu sich nehmen kann.

ADP

ADP ist die Abkürzung für ***A**denosin-**d**i**p**hosphat*.

Adrenalin

Adrenalin ist ein *Hormon*, das im *Nebenniere*nmark gebildet wird. Die Ausschüttung von Adrenalin in Stresssituationen ermöglicht dem Menschen zu fliehen und zu kämpfen. Hierfür wird durch Adrenalin in der Muskulatur und in der Leber *Glykogen* zu Traubenzucker – Glucose – abgebaut. Mit der Glucose steht nun Energie für die Muskelarbeit und Herztätigkeit zur Verfügung. Der Mensch kann also leichter auf Gefahren reagieren.

aerob

Aerob bedeutet luftliebend. Aerob bezeichnet Stoffwechselvorgänge, die unter Verbrauch von Sauerstoff ablaufen.

Aerobier

Aerobier sind Mikroorganismen, die Sauerstoff für den Atmungsstoffwechsel benötigen.

Aflatoxine

Aflatoxine sind krebserregende Giftstoffe – *Mykotoxine* –, die von Schimmelpilzen – Gießkannenschimmel, Aspergillus – gebildet werden.

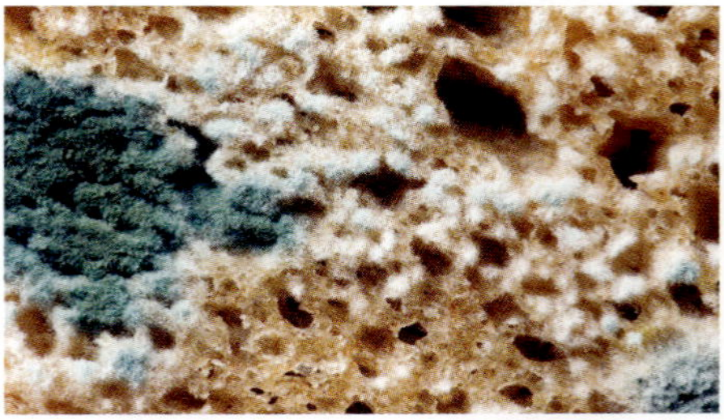

Aflatoxine befinden sich besonders häufig in Nüssen, Aprikosen- und Pfirsichkernen, Mohn, Sesam und Getreide. Aflatoxine werden nicht durch Hitze zerstört.

Verschimmeltes Brot sollte deshalb nicht gegessen werden. Auch wenn nur eine Stelle verschimmelt ist, befinden sich eventuell auch im restlichen Brot Aflatoxine.

Ag

Ag ist das chemische Symbol für *Silber*.

Agar-Agar, E 406

Agar-Agar wird aus den Zellwänden von Rotalgen oder Seegräsern hergestellt. Agar-Agar ist ein *Vielfachzucker* – Polysaccharid –, der geschmacksneutral und unverdaulich ist. Agar-Agar kann als vegetarischer – pflanzlicher – Ersatz für tierische Speise*gelatine* eingesetzt werden. Agar-Agar löst sich nach kurzer Quellzeit in kochender Flüssigkeit, beim Erkalten gelieren die Speisen.

Agar-Agar ist außerdem ein Lebensmittelzusatzstoff, der als *Geliermittel und Verdickungsmittel* ohne Höchstmengenbegrenzung auch für Bio-Produkte zugelassen ist.

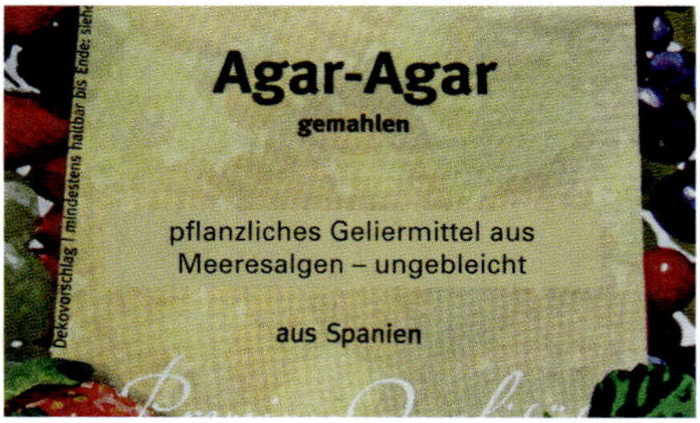

Ahornsirup

Ahornsirup – Maple-Sirup – ist der eingedickte Saft des Zuckerahorns, der hauptsächlich in den Nordoststaaten der USA und Kanada gewonnen wird.

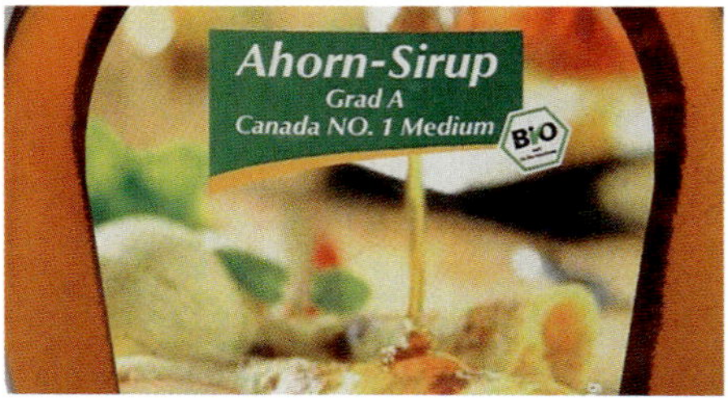

Ahornsirup enthält etwa 65 % Saccharose. Der Ahornsirup ist zu Beginn der Ernte heller und milder, er wird dann zunehmend dunkler und kräftiger im Geschmack. Ahornsirup wird zu Süßspeisen, z. B. Pfannkuchen, und als Brotaufstrich gereicht.

aid

aid ist die Abkürzung für **A**uswertungs- und **I**nformations**d**ienst für Verbraucherschutz, Ernährung und Landwirtschaft.

Der gemeinnützige Verein wird mit Bundesmitteln gefördert und bringt Informationen zu den Themen Ernährung, Landwirtschaft, Umwelt und Verbraucherschutz.

aid Wissen in Bestform

Internet:
www.aid.de

aktive Essigsäure

siehe *Acetyl-Coenzym A*

aktiver Transport

siehe *Transport, aktiver*

aktive Verbindungen

Aktive Verbindungen sind stark reaktionsfähige, energiereiche Verbindungen, z. B. *Acetyl-CoA*.

Aktivierungsenergie

Aktivierungsenergie ist die Energiemenge, die benötigt wird, um eine chemische Reaktion zu starten.

akut

Akut bedeutet: unvermittelt auftretend, schnell und heftig verlaufende Krankheit.

Al

Al ist das chemische Symbol für ***Al****uminium.*

Ala

Ala ist die Abkürzung für ***Ala****nin*, eine nicht essenzielle Aminosäure.

Alanin (Ala)

Alanin ist eine nicht essenzielle Aminosäure, d. h., Alanin kann im menschlichen Körper aus z. B. *Pyruvat* und Ammoniumion (NH_4^+) gebildet werden. Strukturformel:

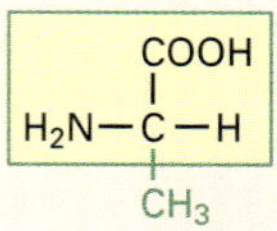

Alanin ist die wichtigste glucogene Aminosäure, aus der Traubenzucker – Glucose – gebildet wird.

Alaska-Seelachs

Alaska-Seelachs, auch als Alaska-Pollock bezeichnet, ist ein kleinerer Verwandter des europäischen Seelachses. Er ist 30 bis 80 cm lang. In Deutschland ist der *Magerfisch* ein wichtiger Speisefisch, der die europäischen Sorten weitgehend ersetzt hat.

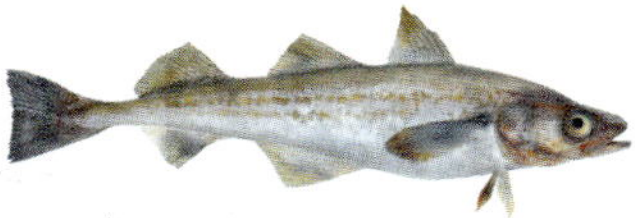

Fischstäbchen werden u.a. aus Alaska-Seelachs hergestellt.

Albumine

Albumine ist ein Sammelbegriff für einfache, kugelförmige – globuläre – Eiweißstoffe mit einem hohen Anteil an essenziellen Aminosäuren.

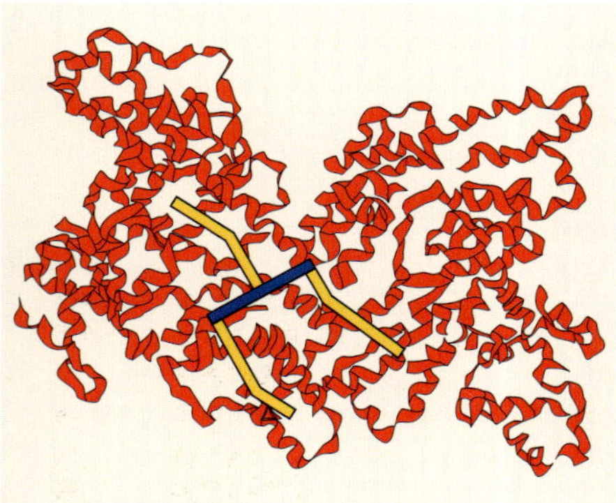

25% der in der Leber gebildeten Eiweißstoffe – Proteine – sind Albumine. Albumine transportieren u.a. Fettsäuren im Blut.

Alcopops

Der Name Alcopops entstand aus den englischen Begriffen „alcohol" und „pop". Pop bedeutet sprudelndes Getränk. Alcopops sind also Fruchtsäfte und/oder Limonaden mit Spirituosen. Der Alkoholgehalt beträgt meist 5 Volumenprozent – Vol.-%. Der Alkoholgehalt in diesen Getränken wird durch die Süße der Limonade bzw. des Fruchtsafts kaum wahrgenommen.
Diese alkoholhaltigen Getränke dürfen also aufgrund des Jugendschutzgesetzes §9 nicht an Jugendliche unter 18 Jahren abgegeben werden.

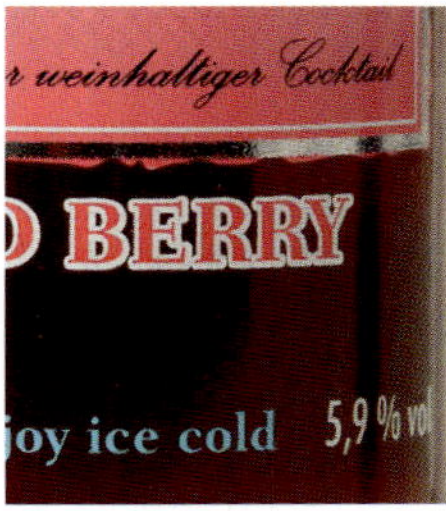

Aromatisierter weinhaltiger Cocktail, enthält Sulfide, 5,9% Vol. Alkohol, Inhalt 275 ml. In der Flasche sind also rund 16 g Alkohol enthalten.

Aldehyde

Aldehyde sind organische Verbindungen, die eine Aldehydgruppe als *funktionelle Gruppe* besitzen. Die Aldehydgruppe ist z.B. kennzeichnend für *Aldosen*.

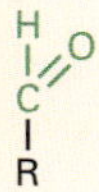

Aldehydgruppe

al dente

Al dente bedeutet, dass Teigwaren und Gemüse so gegart werden, dass sie noch Biss haben.

Aldosen

Aldosen sind *Einfachzucker* – Monosaccharide –, die eine Aldehydgruppe besitzen, z.B.
Traubenzucker – Glucose – und
Galaktose.

Zwei häufig vorkommende Aldosen

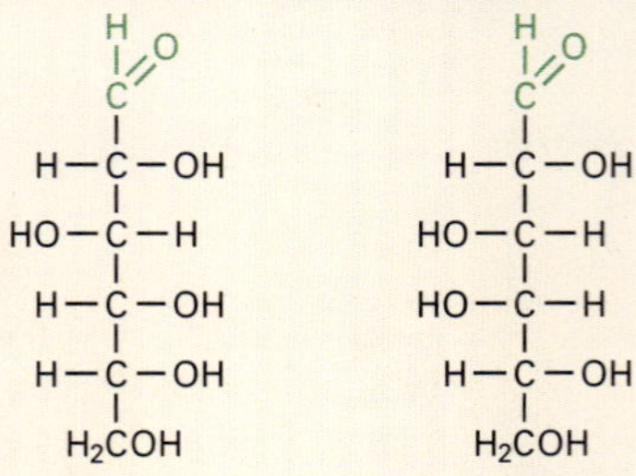

Glucose Galaktose

Aldosen sind neben den *Ketosen* eine wichtige Untergruppe der Einfachzucker.

Ale

Ale ist ein helles, obergäriges englisches Bier. Es hat einen Alkoholgehalt zwischen 4 und 6 Volumenprozent – Vol.-%.

Aleuronschicht

Aleuronschicht ist die eiweiß-, vitamin- und mineralstoffreiche Randschicht des *Getreidekorns*, die den Mehlkörper umgibt. Die Aleuronschicht ist deshalb neben dem Keimling der wertvollste vitaminreiche und mineralstoffreiche Bestandteil des Getreidekorns.

Bei der Herstellung von Auszugsmehl wird die Aleuronschicht zusammen mit dem Keimling als Kleie entfernt.

Algen

Algen sind einfache Pflanzen, die sowohl im Meerwasser als auch im Süßwasser vorkommen.

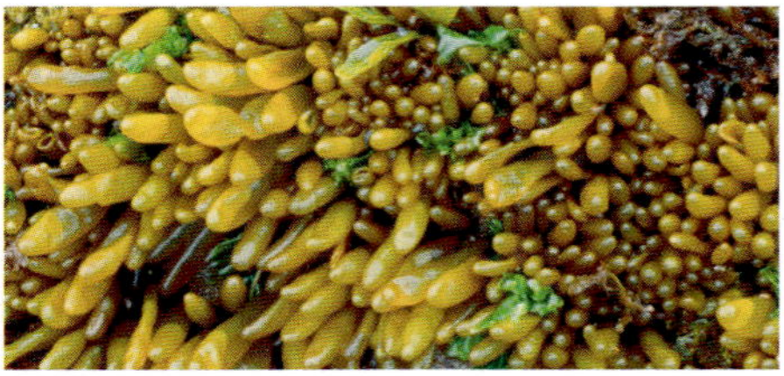

Aus Algen werden *Geliermittel und Verdickungsmittel* als Lebensmittelzusatzstoffe hergestellt: *Alginsäure*, *Agar-Agar*, *Carrageen*.

Algen werden in Fernost auch als Gemüse verwendet.

Alginsäure, Alginate, E 400–405

Alginsäure und ihre Salze – Alginate – sind *Geliermittel und Verdickungsmittel*, die Wasser binden können.

Alginate werden aus den Zellwänden der Braunalgen gewonnen.

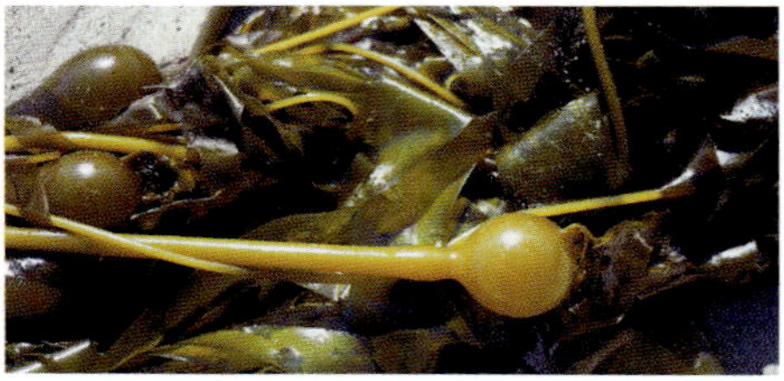

Alginsäure und Alginate werden ohne vorgeschriebene Höchstmengenbegrenzung z. B. *diätetischen Lebensmitteln* wie Salatsoßen und Süßspeisen zugesetzt.

Durch Alginate kann die *Resorption* von Mineralstoffen beeinträchtigt werden.

Zum Beispiel dieser Salatsoße wurde Alginat zugesetzt:

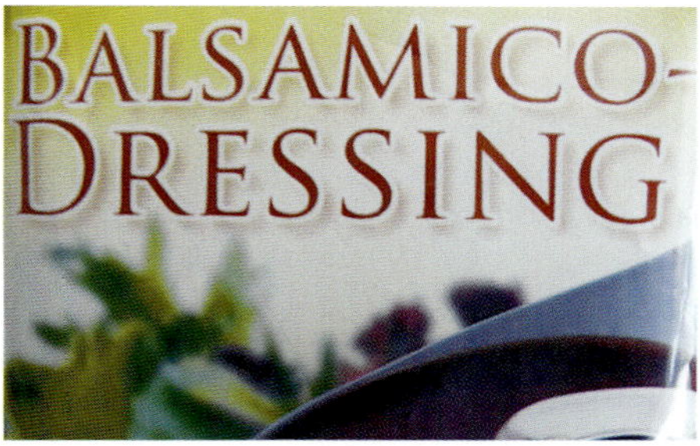

alkalische Lösung

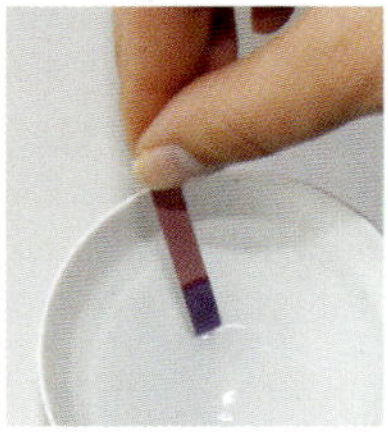

Alkalisch bedeutet basisch, d. h., der *pH-Wert* einer Lösung ist größer als 7. Alkalische Lösungen färben *Lackmus*papier blau.

Alkalose

Bei einer Alkalose liegt im menschlichen Körper eine Störung des Säuren-Basen-Haushalts vor. Zu einer Alkalose kommt es durch eine Verminderung der Säuren bzw. H^+-Ionen oder eine verstärkte Zufuhr von Basen in den Körperflüssigkeiten. Bei einer Alkalose ist der *pH-Wert* des arteriellen Blutes größer als 7,45.

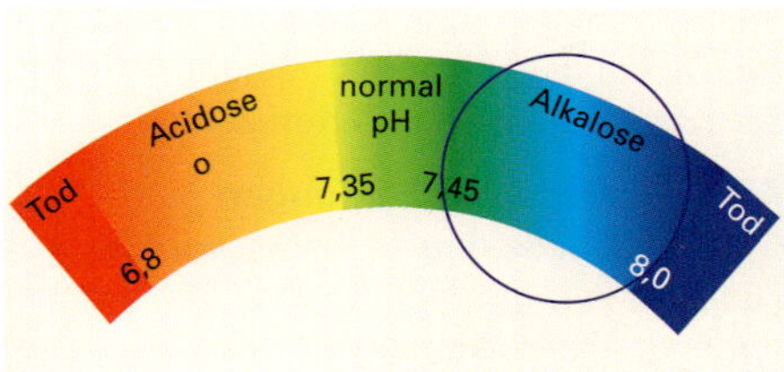

Das Gegenteil einer Alkalose ist eine *Acidose.*

Alkohole

Alkohole sind organische Verbindungen, die als funktionelle Gruppe eine oder mehrere *Hydroxylgruppen* – (-OH) – besitzen. Je nach Anzahl der vorhandenen Hydroxylgruppen werden ein-, zwei- oder mehrwertige Alkohole unterschieden. *Ethanol* ist der Alkohol in alkoholischen Getränken.

Alkohol, Energiegehalt

1 g Alkohol liefert im menschlichen Körper 29 kJ (7 kcal).

Alkoholgehalt

Der Alkoholgehalt wird in *Volumenprozent* – Vol.-% oder Alc. % Vol. – angegeben. Mit diesen Angaben müssen alle alkoholischen Getränke gekennzeichnet werden.

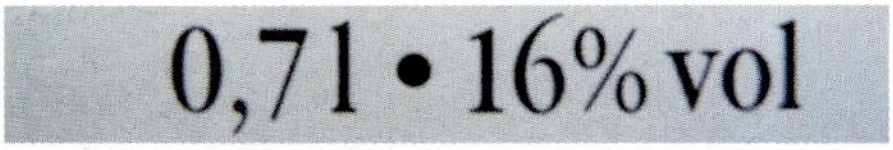

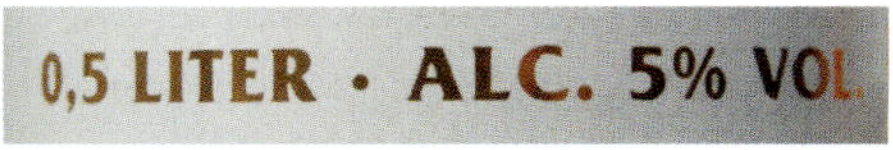

alkoholische Gärung

Bei der alkoholischen Gärung wird Traubenzucker – Glucose – durch Hefen in Ethanol und Kohlenstoffdioxid umgewandelt.

$$\underset{\text{Glucose}}{C_6H_{12}O_6} \xrightarrow{\text{Hefepilze}} 2\ \underset{\text{Ethanol}}{C_2H_5OH} + 2\ CO_2$$

Die alkoholische Gärung findet z. B. im Hefeteig statt. Auch alkoholische Getränke werden durch Vergärung von Kohlenhydraten, z. B. durch Bierhefen, hergestellt.

Alkohol, Kennzeichnungsvorschrift

Bei alkoholischen Getränken muss der Alkoholgehalt ab 1,2 Volumenprozent – Vol.-% – angegeben werden. Bei Bier in Alc. % Vol. 8 g Alkohol in einem Liter entsprechen einem Volumenprozent.

Alkohol, Organschädigungen

① **Leberschädigung:** Alkohol wird in der Leber zu Fett umgebaut. Das Fett kann bei hohem Alkoholkonsum nicht in ausreichendem Maße aus der Leber abtransportiert werden. Es kommt zur *Fettleber* und später zur *Leberzirrhose*.

② **Magenschädigung:** Alkohol reizt die Magenschleimhäute, so kann es zu Magenschleimhautentzündungen und Magengeschwüren kommen.

③ **Schädigungen von Bauchspeicheldrüse und Darm:** *Bauchspeicheldrüse* und Darm werden ebenfalls in Mitleidenschaft gezogen. Entzündungen der Bauchspeicheldrüse und des Darms können entstehen. Bauchspeicheldrüsenkrebs ist eine häufige Folge.

④ **Nierenschädigung:** Durch den Alkoholkonsum werden größere Flüssigkeits- und Mineralstoffmengen ausgeschieden, hierdurch kann die Nierenfunktion beeinträchtigt werden.

⑤ **Schädigung des Herzens:** Durch einen höheren Alkoholkonsum kann es zu einer Herzmuskelschwäche kommen.

⑥/⑦ **Schädigungen der Nerven und des Gehirns:** Alkohol schädigt Nerven- und Gehirnzellen. Eine Hirnschrumpfung kann die Folge sein. Außerdem können Nervenentzündungen auftreten.

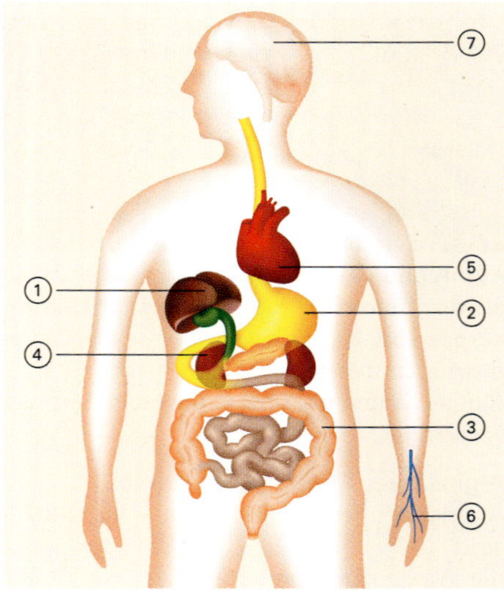

Alkohol, Schwangerschaft

Über die Blutbahnen gelangt Alkohol in den kindlichen Körper, er hat hier eine extrem schädliche Wirkung. Neben Missbildungen ist die spätere geistige und körperliche Entwicklung dieser Kinder verzögert. Durch Alkohol entstandene Hirnschädigungen können auch zu einer bleibenden Behinderung des Kindes führen.

Alkoholtest

Beim Alkoholtest wird der Alkoholgehalt des Blutes oder der ausgeatmeten Luft bestimmt. Der Alkoholgehalt der Atemluft steht in einem bestimmten Verhältnis zum Blutalkoholgehalt.

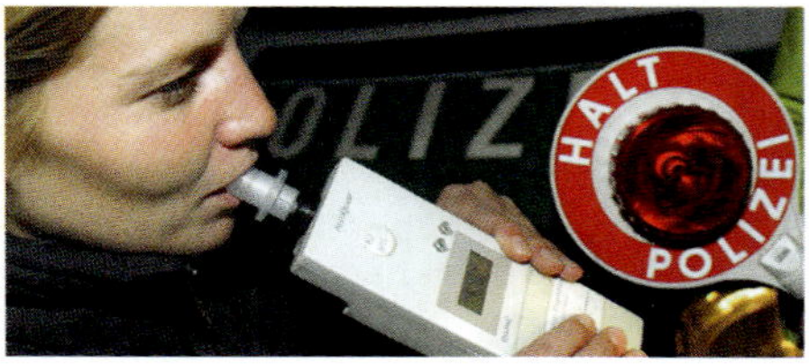

Allergene

Allergene sind Stoffe, die *Allergien* auslösen. Allergene sind in der Regel körperfremde Eiweißstoffe.

Allergenkennzeichnung

Folgende, häufig in Lebensmitteln vorkommende Allergene müssen beim Vorhandensein in Fertigpackungen auf dem Etikett deutlich gekennzeichnet werden:

- **Glutenhaltiges Getreide:** Weizen, Roggen, Gerste, Hafer, Dinkel, Kamut sowie daraus hergestellte Erzeugnisse;
  siehe *Klebereiweiß*
- **Eier** und Eiererzeugnisse
- **Fische** und Fischerzeugnisse
- **Krebstiere** und Krebserzeugnisse
- **Erdnüsse** und Erdnusserzeugnisse
- **Soja** und Sojaerzeugnisse
- **Schalenfrüchte**: Mandel, Haselnuss, Walnuss, Cashewnuss, Pekannuss, Paranuss, Pistazie, Makadamianuss und Queenslandnuss
- **Sellerie** und Sellerieerzeugnisse
- **Senf** und Senferzeugnisse
- **Sesamsamen** und Sesamerzeugnisse
- **Schwefeldioxid** und Sulfite
- **Lupine** (Lupinenmehl)
- **Weichtiere** wie Schnecken, Austern und Muscheln

> **Allergenkennzeichnung auf einem Fertiggericht:**
> Frikadelle in Zwiebelsauce
> mit Kartoffelpüree
> **Dieses Gericht enthält Spuren von Sesamsamen, Soja, Erdnüssen, Schalenfrüchten, Krebstieren, Weichtieren, Fisch und Sellerie.**

Allergie

Eine Allergie ist eine Überempfindlichkeit des *Immunsystems* auf bestimmte artfremde, allergieauslösende Stoffe – *Allergene*. Allergene bewirken beim ersten Kontakt die Bildung von *Antikörpern*. Bei einem erneuten Kontakt von Allergen und Antikörpern kommt es zur Ausschüttung von *Histamin* und damit zu einer allergischen Reaktion. Der Körper reagiert u.a. mit Hautausschlägen, allergischem Schnupfen oder Asthma.

Allurarot AC, E 129

Allurarot AC ist ein roter, synthetisch hergestellter *Azofarbstoff*, der für bestimmte Lebensmittel mit Höchstmengenbegrenzung – *ADI-Wert* 7 mg/kg KG – zugelassen ist, z.B. für Frühstückswürstchen und Hackfleisch mit Getreideanteil, Getränke und Süßigkeiten.

Aussagen über Nebenwirkungen sind nicht gesichert.

Zum Beispiel diese Süßigkeiten enthalten den Farbstoff Allurarot AC:

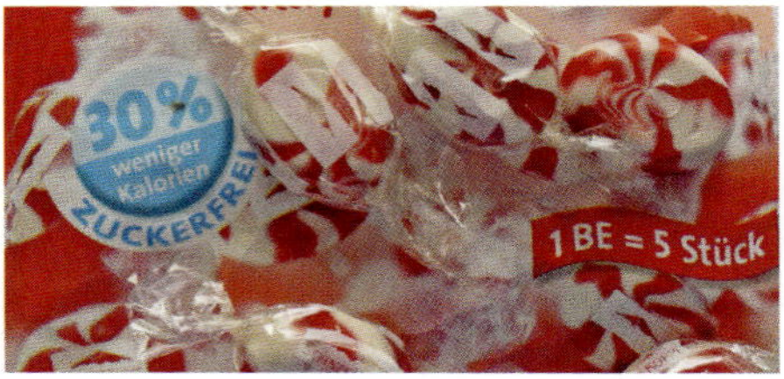

Alpha(*α*)-Helixstruktur

Die *α*-Helixstruktur ist eine räumliche Struktur der Eiweißstoffe – Proteine. Bei dieser Struktur ist die Peptidkette um eine imaginäre Achse gewunden, die Seitenketten der Aminosäuren stehen dabei nach außen ab.

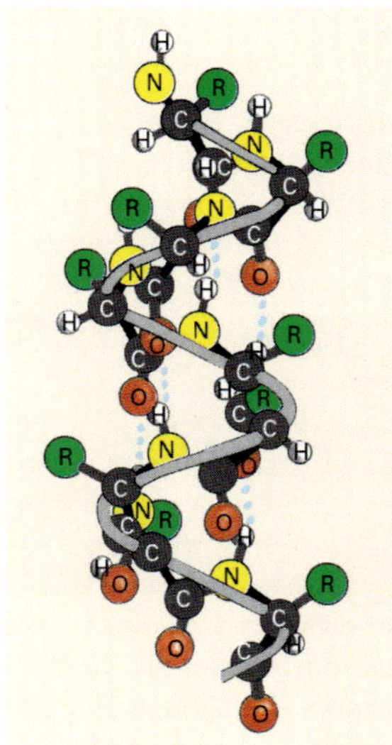

A

Alpha(α)-Lipoproteine (HDL)

α-Lipoproteine sind kleinere *Lipoproteine* mit hoher (**H**igh) Dichte (**D**ensity). Diese Lipoproteine sind für den Abtransport von *Cholesterin* aus den Zellen verantwortlich. Sie schützen also vor Herz- und Kreislauferkrankungen. Die Abbildung zeigt die Zusammensetzung und Größe der α-Lipoproteine:

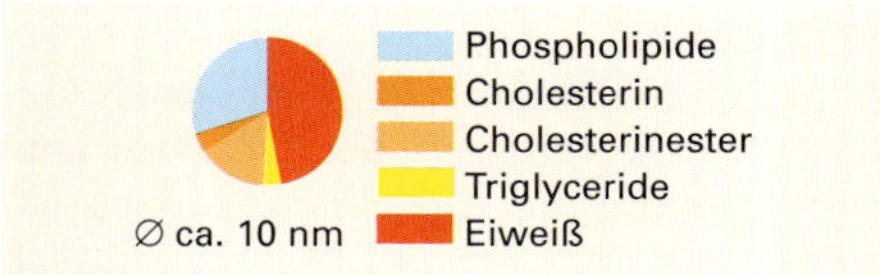

Alpha(α)-Strahlen

α-Strahlen sind beim radioaktiven Zerfall ausgesandte Masseteilchen, die dem Kern eines Heliumatoms entsprechen. Sie besitzen eine geringe Reichweite und werden schon von einem Blatt Papier abgehalten.

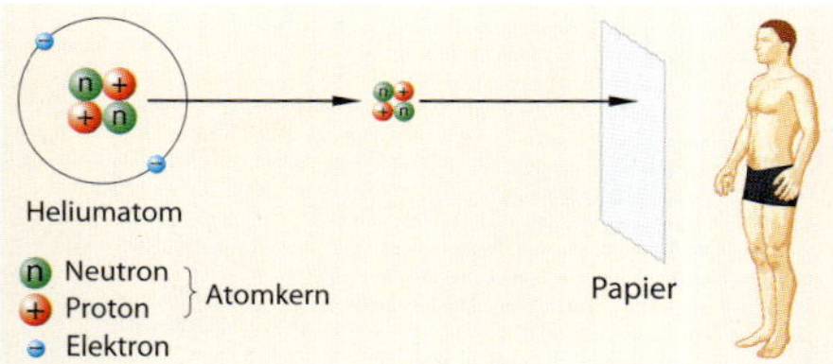

Alsterwasser, Radler

Alsterwasser ist ein Biermischgetränk, das zur Hälfte aus hellem Bier und zur anderen Hälfte aus Zitronenlimonade besteht.

altbacken, Brot

Beim Lagern von Brot wird dieses zunächst weich, es wird altbacken. Bei diesem Vorgang gibt die *Stärke* Wasser ab – sie entquillt.

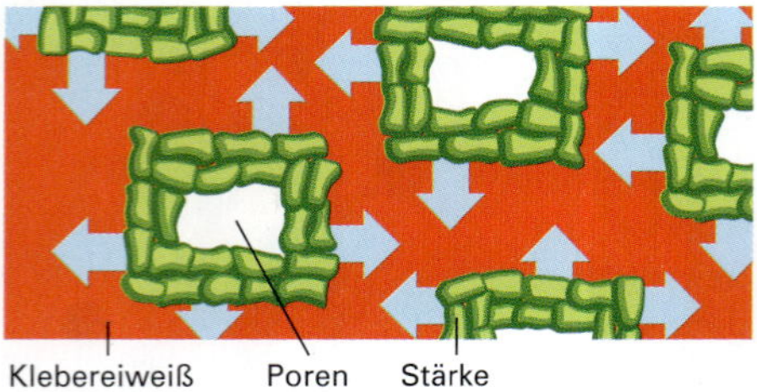

Durch einfaches Aufbacken nimmt die Stärke das Wasser wieder auf, das Brot ist wieder knusprig und frisch.

Alter, Ernährung

- Die Energiezufuhr muss an den geringeren Energiebedarf angepasst werden.
- Der Nährstoffbedarf ist teilweise unverändert. Die Nahrung muss also eiweiß-, mineralstoff- und vitaminreich sein.
- Kohlenhydrat- und Fettbedarf sinken parallel zum Energiebedarf.
- Die Zuckertoleranz ist im Alter vermindert. Es sollte also nur begrenzt Zucker aufgenommen werden, um dem Risiko eines Altersdiabetes entgegenzuwirken.
- Das Durstempfinden lässt nach, es muss also besonders auf eine ausreichende Flüssigkeitszufuhr geachtet werden.
- Geschmacks- und Geruchssinn lassen nach. Die Speisen aber nicht stärker mit Kochsalz, sondern herzhaft mit Gewürzen und Kräutern würzen.

alternative Ernährungsformen

Alternative Ernährungsformen sind auf Dauer ausgerichtete Kostformen, also keine kurzfristigen Diäten, z. B.:

- *vegetarische Kost*
- *anthroposophische Ernährung*
- *Trennkost*
- *Vollwert-Ernährung*

Aluminium (Al), E 173

Aluminium – ein silberweißes Leichtmetall – kommt im menschlichen Körper als *Spurenelement* vor. Der Körperbestand beträgt etwa 80 bis 150 mg Aluminium. Mit der täglichen Nahrung werden 5 bis 10 mg Aluminium mit Obst und Gemüse und auch über Alufolie und Kochgeschirr aus Aluminium aufgenommen.

Aluminium ist als Lebensmittelzusatzstoff – *Farbstoff* – für Überzüge bei Zuckerwaren ohne Höchstmengenbegrenzung zugelassen. Zum Beispiel diese Kekse wurden mit aluminiumüberzogenen Zuckerwaren bestreut:

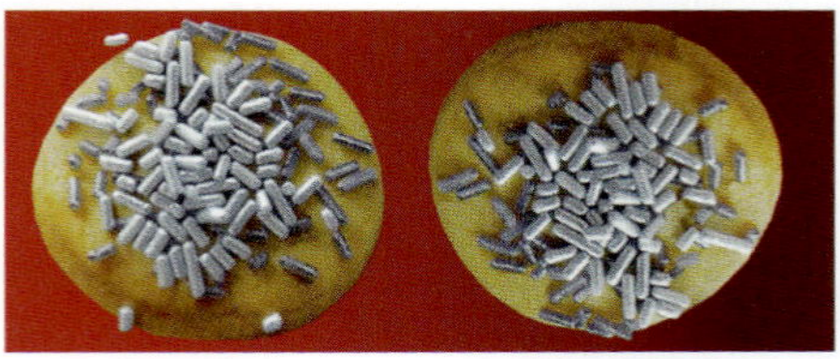

Ein Zusammenhang zwischen einer hohen Aluminiumaufnahme und der Entstehung der *Alzheimerkrankheit* wird vermutet.

Alzheimerkrankheit, Demenz

Die Alzheimerkrankheit beginnt schleichend mit Gedächtnisstörungen, Orientierungsstörungen und Depressionen.
Auslösende Faktoren sind die erbliche Veranlagung sowie Störungen im Stoffwechsel und toxische Einflüsse, z. B. eventuell durch eine hohe Aluminiumaufnahme.

Amarant

Amarant oder Inkaweizen ist eine Pflanze, die ähnliche Samen wie das Getreide liefert. Amarant wird in Mexiko und Südamerika angebaut. Die gelblichen Körner haben einen nussartigen Geschmack.

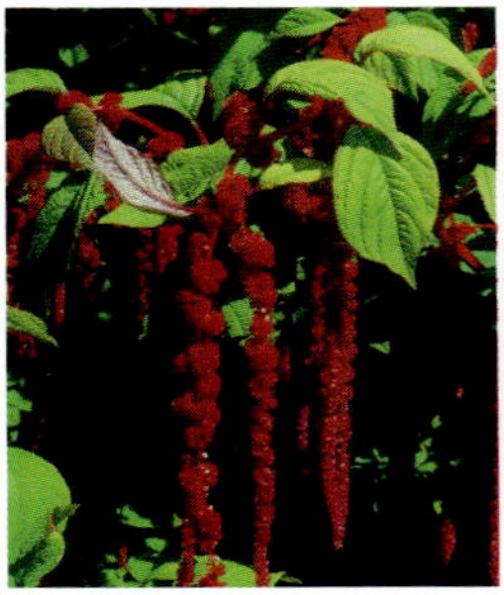

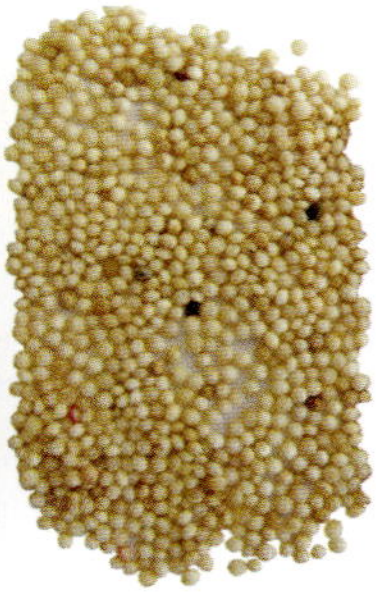

Amarant enthält viel hochwertiges Eiweiß und hat einen hohen *Magnesium*gehalt. Amarant kann gekocht als Müslizutat verwendet werden. Beim Backen kann er einen Teil des Weizens bzw. Roggens ersetzen.

Amarant, E 123

Amarant ist ein roter synthetischer *Azofarbstoff*, der zum Färben von Spirituosen und Fischrogen mit einer Höchstmengenbegrenzung – *ADI-Wert* 0,8 mg/kg KG – zugelassen ist.

Ameisensäure

Ameisensäure ist die stärkste und einfachste organische Säure – Monocarbonsäure – mit einem Kohlenstoffatom.
Strukturformel:

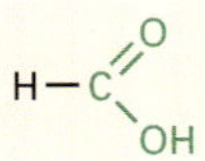

Ameisensäure wird in den Körper resorbiert und im Stoffwechsel abgebaut.
Im Tierversuch führte Ameisensäure zu Organschäden. Ameisensäure ist deshalb nicht mehr als Konservierungsstoff zugelassen.

Amine, biogene

Amine sind stickstoffhaltige organische Basen, die im Stoffwechsel von Tieren, Pflanzen und Mikroorganismen aus Aminosäuren entstehen.
Zu den biogenen Aminen zählt auch das *Histamin*, das durch Decarboxylierung aus der Aminosäure Histidin entsteht.

Bildung von Histamin aus Histidin

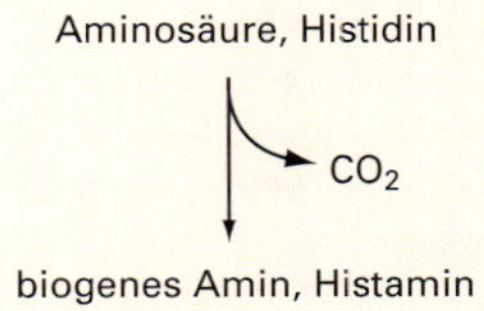

Biogene Amine wirken als *Gewebshormone* oder sind Bestandteile von Enzymen oder von Zellmembranen.
Viele Neurotransmitter – Stoffe, die auf die Nervenzellen anregend oder hemmend wirken – sind Amine, z. B. *Serotonin*. Die Stimmungsaufhellung beim Fasten wird z. B. durch Serotonin hervorgerufen.
Vor allem in nicht ganz frischem Fisch, in Rohwurst, rohem Schinken, Hartkäse, Avocados, Nüssen, Beeren und Bananen können sich biogene Amine befinden.
Normalerweise werden biogene Amine, die in der Nahrung enthalten sind, enzymatisch abgebaut. Werden jedoch größere Mengen an biogenen Aminen, z. B. aus verdorbenem Fisch, aufgenommen, so kommt es zu *pseudo-allergischen Reaktionen* mit z. B. Übelkeit und Erbrechen.
Aus Aminen werden in Verbindung mit Nitrit *Nitrosamine* gebildet.

Aminogruppe (-NH_2)

Jede *Aminosäure* enthält ein oder zwei Aminogruppen (-NH_2).
Aufgrund der Aminogruppe kann eine Aminosäure als Base wirken.

Aminosäuren

Etwa 20 verschiedene Aminosäuren sind die Grundbausteine der *Eiweißstoffe* – Proteine.

An das zentrale C-Atom der Aminosäure sind folgende Gruppen gebunden:

- eine *Aminogruppe* (-NH_2)
- eine *Carboxylgruppe* (-COOH)
- ein Wasserstoffatom
- und ein unterschiedlicher Rest – eine unterschiedliche Seitenkette

Aminosäuren unterscheiden sich also in ihrem Aufbau durch unterschiedliche Seitenketten.

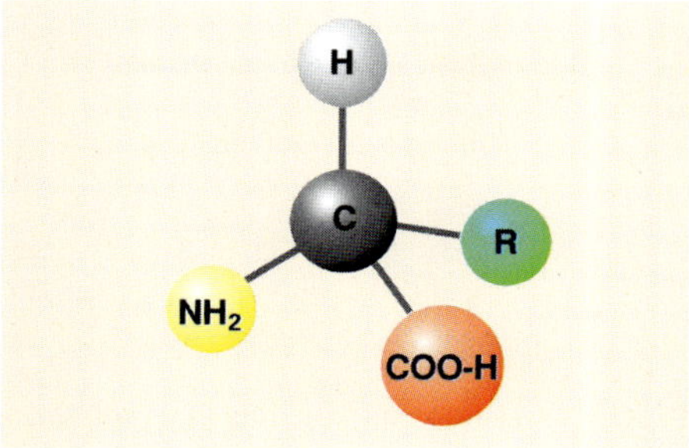

Aminosäuren, essenzielle

Acht bzw. neun Aminosäuren können nicht im menschlichen Körper aufgebaut werden, sie sind jedoch für den Menschen essenziell – lebensnotwenig. Diese Aminosäuren müssen also in ausreichender Menge mit der Nahrung aufgenommen werden. Essenzielle Aminosäuren sind:

- *Isoleucin*
- *Leucin*
- *Lysin*
- *Methionin*
- *Phenylalanin*
- *Threonin*
- *Tryptophan*
- *Valin*
- und teilweise *Histidin*

Aminosäuren, glucogene

Glucogene Aminosäuren haben eine Kohlenstoffkette, aus der im Körper Traubenzucker – Glucose – aufgebaut werden kann. Diese Aminosäuren sind bei einem Kohlenhydratmangel von besonderer Bedeutung.

Aminosäurepool

Im Aminosäurepool befinden sich die im menschlichen Körper – innerhalb und außerhalb der Zellen – frei verfügbaren Aminosäuren.

Der Aminosäurepool enthält ca. 625 g Aminosäuren, die drei- bis viermal pro Tag umgesetzt werden, d.h., daraus werden Körpereiweißstoffe aufgebaut bzw. sie entstehen beim Abbau von Körpereiweißstoffen. Nicht mehr benötigte Aminosäuren aus dem Aminosäurepool werden unter Energiegewinnung abgebaut.

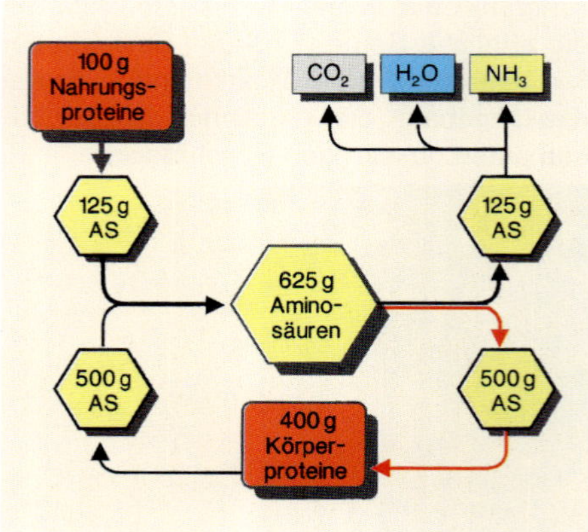

Aminosäuresequenz

Die Reihenfolge – Sequenz – der Aminosäuren in einem Eiweißstoff ist genetisch festgelegt.

Diese Reihenfolge der Aminosäuren bildet die *Primärstruktur* der Eiweißstoffe.

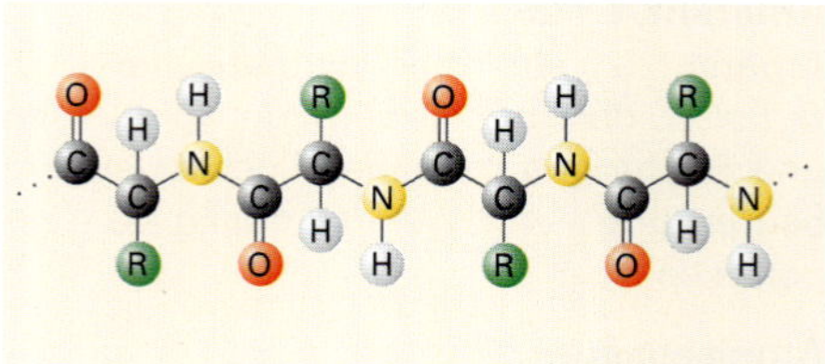

Die Informationen für den Aufbau der Aminosäuresequenz – die Reihenfolge der Aminosäurekette – sind in der DNA im Zellkern gespeichert.

Durch die jeweilige Reihenfolge der Aminosäuren werden die weitere räumliche Struktur und damit auch die Eigenschaften des Eiweißstoffes bestimmt.

Ammoniak (NH_3)

Ammoniak ist eine basische, stechend riechende gasförmige Verbindung, die gut wasserlöslich ist.
Ammoniak, das im menschlichen Körper entsteht, wird in der *Harnstoff*synthese gebunden.

Ammoniumchlorid (NH_4Cl)

Ammoniumchlorid – Salmiak – dient als Geschmacksstoff für Lakritzwaren, z. B. *Salmiakpastillen*. Ammoniumchlorid ist ein Ammoniumsalz der Salzsäure.
Bei einer Aufnahme von größeren Mengen ist evtl. mit einer gesundheitlichen Beeinträchtigung zu rechnen.

Ammoniumhydrogencarbonat, E 503

siehe *Hirschhornsalz*

Ammonium-Ionen (NH_4^+)

Ammoium-Ionen sind die NH_4^+-*Kationen*.

AMP

AMP ist die Abkürzung für ***A**denosin-**m**ono**p**hosphat*.

Amylasen

Amylasen sind kohlenhydratspaltende Verdauungsenzyme, die im Mundspeichel und im Bauchspeichel enthalten sind. Amylasen spalten *Amylose*, *Amylopektin* und *Glykogen* unter Wasseranlagerung zunächst in Dextrine und weiter zu Malzzucker – Maltose.

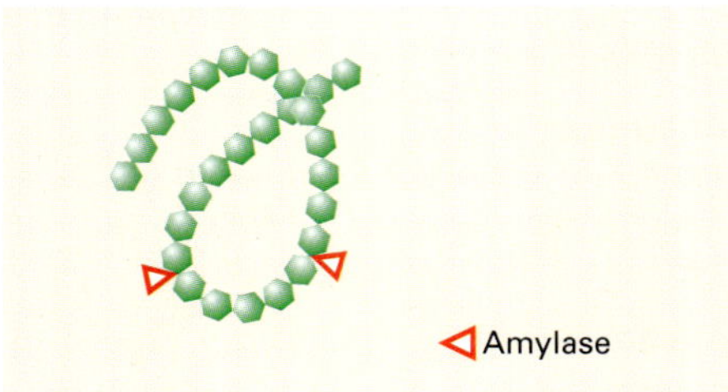

Die Amylasen gehören also zu den *Hydrolasen*.

Amylopektin

Amylopektin ist der wasserunlösliche Bestandteil der *Stärke*. Amylopektin besteht aus verzweigten Ketten mit 600 bis 6000 Glucoseresten. Etwa nach jedem 25. Glucoserest befindet sich eine Verzweigung.

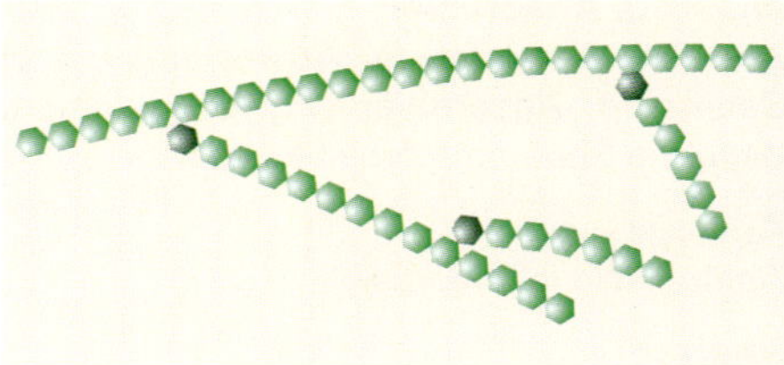

Bei der Verdauung wird Amylopektin durch Amylasen zu *Dextrinen* und dann zu Malzzucker – Maltose – abgebaut.
Amylopektin kann mit Jodkaliumjodid nachgewiesen werden, es erfolgt eine violette Farbreaktion.

Amylose

Amylose ist der wasserlösliche Bestandteil der *Stärke*. Amylose besteht aus unverzweigten, schraubenförmig gewundenen Ketten mit 200 bis 1000 Glucoseresten.

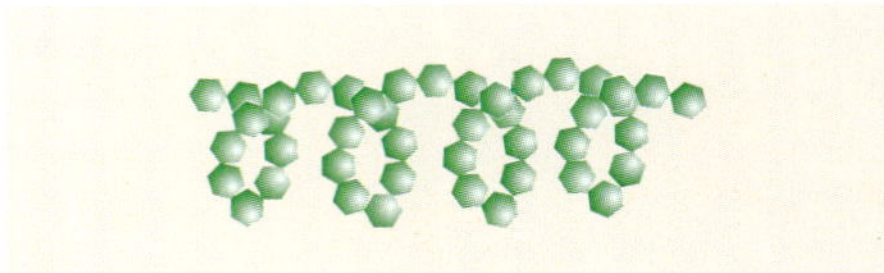

Bei der Verdauung wird Amylose durch Amylasen zu *Dextrinen* und dann zu Malzzucker – Maltose – abgebaut.
Amylose kann mit Jodkaliumjodid nachgewiesen werden, es erfolgt eine blaue Farbreaktion.

Anabolika

Anabolika regen den Aufbaustoffwechsel – *Anabolismus* – im Körper an, besonders den Aufbau von Eiweißstoffen. Anabolika bewirken also in der Tiermast einen verbesserten Fleischzuwachs – Muskelaufbau. Der Einsatz ist nur zu therapeutischen Zwecken – und nicht als Masthilfsmittel – erlaubt.

Anabolismus

Anabolismus bedeutet aufbauender Stoffwechsel. Damit sind die Aufbau- und Synthesephasen im Stoffwechsel gemeint. Im Aufbaustoffwechsel werden aus kleineren Bausteinen unter Energieverbrauch größere Moleküle aufgebaut. Die abbauenden Stoffwechselwege werden dagegen als *Katabolismus* bezeichnet.

anaerob, Anaerobier
Anaerob bedeutet in Abwesenheit von Sauerstoff. Anaerobier sind Organismen, die ohne Sauerstoff leben können.

Analogkäse
Analogkäse ist ein *Käseimitat*.

Analyse
Analyse ist eine chemische oder physikalische Methode zur Ermittlung der Einzelbestandteile von zusammengesetzten Stoffen oder Stoffgemischen.

Anämie
Anämie ist eine Bezeichnung für Blutarmut, hierbei ist die Menge an rotem Blutfarbstoff – Hämoglobin – bzw. an roten Blutkörperchen – *Erythrozyten* – vermindert, wie in der Abbildung zu sehen.

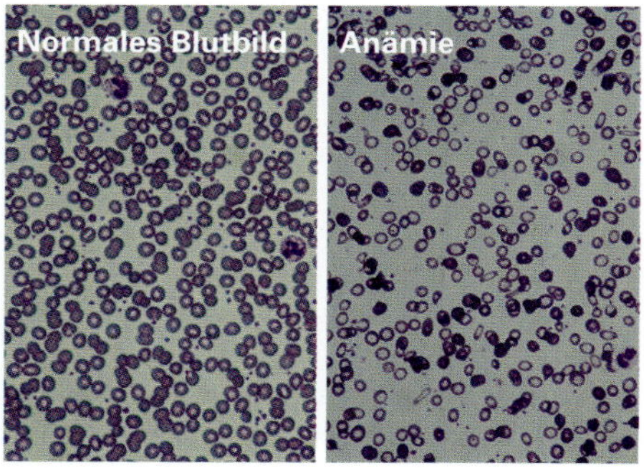

Anämie entsteht durch Blutverlust oder verminderte Blutbildung im Knochenmark. Die häufigsten Ursachen für eine Anämie sind ein Mangel an Eisen, Vitamin B_{12} – Cobalamine – und Folsäure.
Eisen ist Bestandteil des roten Blutfarbstoffs – des Hämoglobins. Durch einen Eisenmangel – Mangel an roten Blutkörperchen – wird der Sauerstofftransport zu den Zellen und somit der Energiestoffwechsel beeinträchtigt.

Anamnese
Bei einer Anamnese wird die Vorgeschichte einer Krankheit durch Befragung der betreffenden Person ermittelt.
Bei einer Ernährungsanamnese werden z. B. die Ernährungsgewohnheiten einer übergewichtigen oder allergischen Person erfragt. Diese Befragung kann auch mithilfe eines Ernährungstagebuchs erfolgen. Hierdurch werden eine zu geringe oder zu hohe Aufnahme bestimmter Nährstoffe oder auch unverträgliche Lebensmittel ermittelt.
Durch eine davon abgeleitete Ernährungsumstellung, z. B. Meiden der unverträglichen Lebensmittel oder „heimlichen Dickmacher", kann eine Allergie vermieden werden bzw. eine Reduktionsdiät erfolgen.

Ananas
Die Ananas stammt aus dem Amazonasgebiet und ist eine zweijährige Pflanze. Die Ananas ist eine 1 bis 3 kg schwere Frucht, die aus vielen Einzelfrüchten besteht.

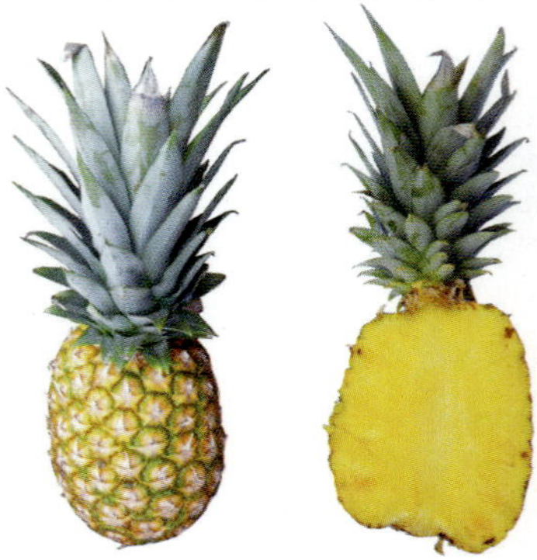

Unter der harten Außenschale befindet sich das gelbe vitaminreiche und mineralstoffreiche Fruchtfleisch, das sich zum Rohessen und für Obstsalat eignet. Das Fruchtfleisch kann auch zu Saft verarbeitet werden.

Anatomie
Anatomie ist die Lehre vom Bau der Lebewesen sowie der Lage und dem Bau von Organen und Geweben.

Anchovis
Anchovis sind Sardellen oder Sprottenfilets – ohne Kopf und Schwanz –, die in einer süßsauren Lake gegart wurden.
Das Foto zeigt eine geräucherte Sprotte und ein Anchovisfilet.

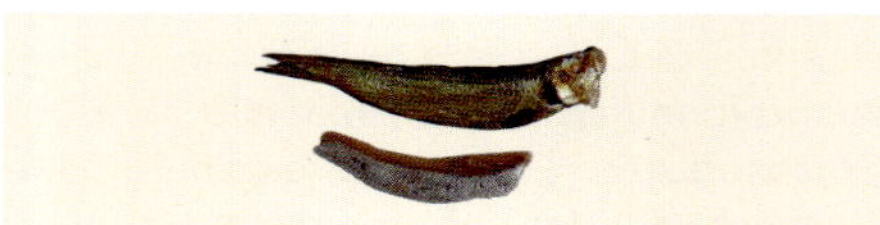

androide Fettgewebeverteilung

Bei der androiden *Fettgewebeverteilung* ist das Körperfett verstärkt um den Bauch herum verteilt. Diese Fettgewebeverteilung kann zu gesundheitlichen Problemen führen.

Dieser Fettgewebeverteilungstyp wird auch als Apfeltyp bezeichnet.

Angiopathien

Angiopathien sind Gefäßerkrankungen, bei denen Verengungen der Blutgefäße vorliegen. Daher kommt es zu Durchblutungsstörungen.

Je nach der Größe der betroffenen Gefäße werden

- *Mikroangiopathien* und
- *Makroangiopathien* unterschieden.

Zu Angiopathien kommt es z.B. durch Stoffwechselentgleisungen bei *Diabetes mellitus*. Durch eine optimale Blutzuckereinstellung können diese Gefäßveränderungen verringert bzw. verhindert werden.

Anionen

Ein negativ geladenes Ion wandert zur positiv geladenen Anode. Negativ geladene Ionen werden deshalb als Anionen bezeichnet.

Beispiele: Cl^-, HCO_2^- , SO_4^{2-}, HPO_4^{3-}

Positiv geladene Ionen heißen *Kationen*.

Die beiden Abbildungen zeigen das mengenmäßige Vorkommen der Anionen im intrazellulären und extrazellulären Flüssigkeitsraum des menschlichen Körpers.

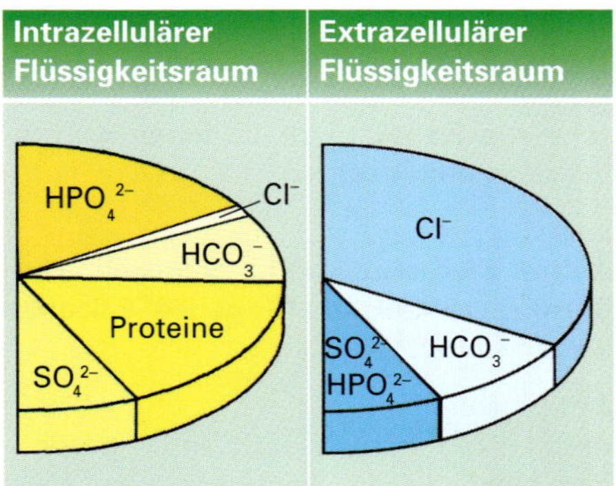

Die Anionen beeinflussen mit den Kationen die lebensnotwendigen biochemischen Eigenschaften der Körperflüssigkeiten.

Anis

Anissamen sind die Samenkörner einer alten Kulturpflanze aus dem östlichen Mittelmeerraum. Die 3 bis 5 mm langen Samenkörner enthalten Anisöl.

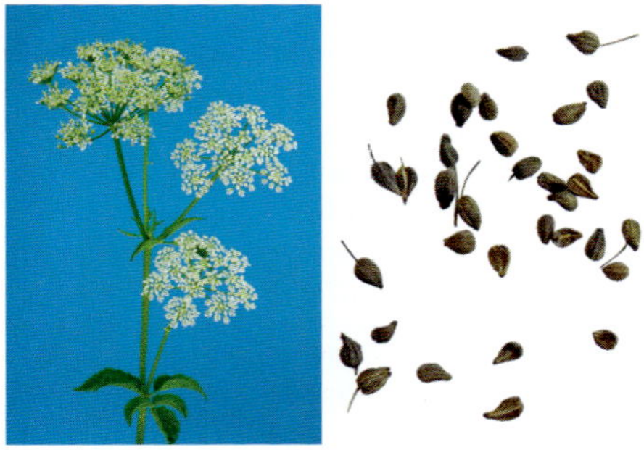

Anis wird für die Herstellung von Lakritz, Hustenbonbons und Anisbranntwein verwendet. Anis ist auch ein Gewürz für Weihnachtsgebäck.

Anis lindert Blähungen und Magenbeschwerden sowie Atemwegserkrankungen.

Sternanis enthält ebenfalls Anisöl.

Anorektika

Anorektika sind Substanzen, die den Appetit drosseln und das Sättigungsgefühl steigern. Anorektika können zur Behandlung von Adipositas eingesetzt werden.

Anorexia nervosa

siehe *Magersucht*

anorganische Verbindungen

Anorganische Verbindungen sind alle Verbindungen, die keinen Kohlenstoff enthalten, sowie einige einfache Kohlenstoffverbindungen wie Oxide des Kohlenstoffs, Kohlensäure und ihre Salze.

Anrichten, Speisen

Anrichten ist das Einfüllen bzw. Auflegen verzehrfertiger Speisen in Schüsseln, auf Platten oder Teller.

Antagonist, antagonistisch

Ein Antagonist ist ein Stoff mit einer Gegenwirkung, also ein Stoff, der in die entgegengesetzte Richtung wirkt. Insulin und Glugacon sind z.B. antagonistisch wirkende Hormone.

A

Anthocyane, E 163

Anthocyane sind rote bis blaue Pflanzenfarbstoffe, die z.B. in Weintrauben und Blaubeeren vorkommen. Die gesundheitlich unbedenklichen *Farbstoffe* sind ohne Höchstmengenbegrenzung zum Färben von Lebensmitteln zugelassen. Sie werden z.B. zum Färben von Getränken, Obstkonserven, Süßwaren, Speiseeis eingesetzt.

Zum Beispiel dieses Dessert enthält Anthocyane als Farbstoffe:

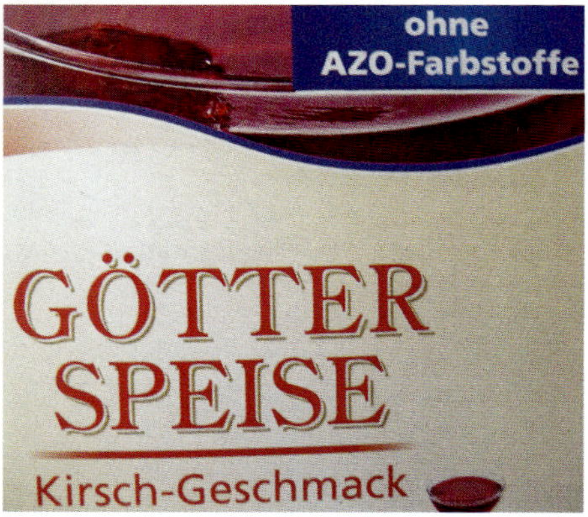

anthropometrische Messungen

Anthropometrie ist die Wissenschaft von menschlichen Körper- und Skelettmerkmalen, d.h., bei anthropometrischen Messungen werden die Körpermaße – Körpergewicht und -größe – und die Körperzusammensetzung z.B. durch die Messung

- der Hautfaltendicke oder
- des Taillenumfangs

ermittelt.

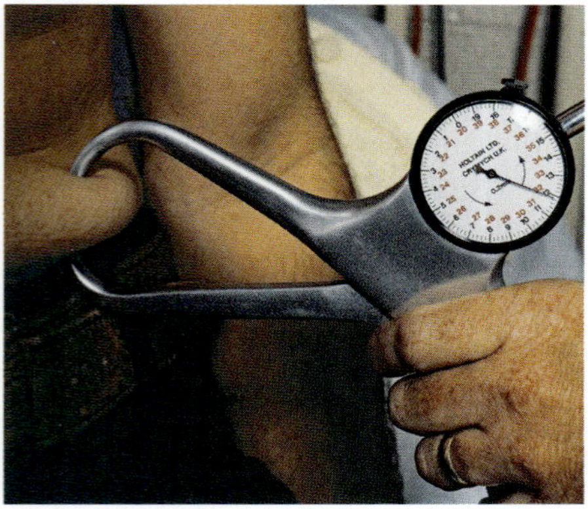

Die dabei ermittelten Daten geben Aufschluss über Abweichungen von Normalmaßen und -gewicht, über die Körperzusammensetzung, den Ernährungsstatus und die Ausprägung der Skelettmuskulatur.

anthroposophische Ernährung

Anthroposophische Ernährung ist eine ganzheitliche alternative Ernährungsform, die von Rudolf Steiner begründet wurde. Es ist eine *vegetarische* – lactovegetabile – *Kost* mit Lebensmitteln aus *biologisch-dynamischem Landbau*.

Neben der körperlichen Gesunderhaltung soll die geistig-seelische Entwicklung des Menschen positiv beeinflusst werden.

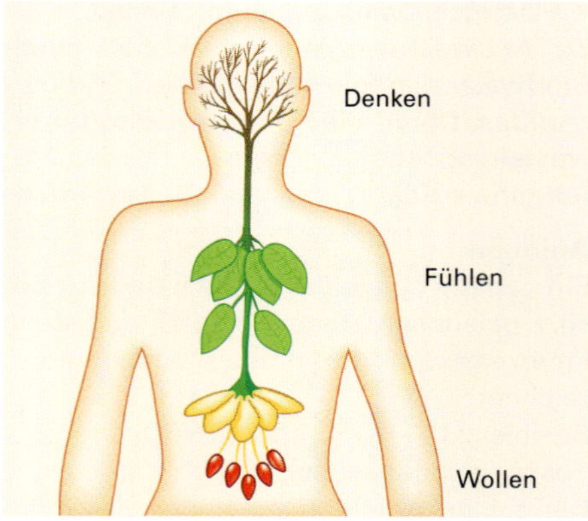

Wurzelgemüse gelten als Nerven- und Kopfnahrung, Blattsalate, Kohlsorten und Stängelgemüse sollen das Herz und die Lunge stärken, Früchte und Samen dienen zur Anregung des Stoffwechsels.

Als weniger empfehlenswert gilt der Verzehr von Fleisch, Fett, isolierten Kohlenhydraten und Alkohol.

anti

Anti ist das Fremdwort für entgegen.

Beispiel: antibakteriell – gegen Bakterien wirkend.

Antibiotika

Antibiotika heißt übersetzt anti – gegen – und bios – Leben. Antibiotika verhindern z.B. Infektionskrankheiten, indem sie die Vermehrung der Krankheitserreger – Mikroorganismen – hemmen oder diese abtöten.

In der Massentierhaltung bewirken sie eine verbesserte Futterverwertung und damit eine raschere Gewichtszunahme der Tiere und eine längere Haltbarkeit des Fleisches.

Nach dem Einsatz dieser Medikamente, z. B. in der Massentierhaltung, muss eine Wartezeit vor dem Schlachten eingehalten werden.

Beim Menschen können Rückstände von Antibiotika im Fleisch Allergien auslösen.

Antigen-Antikörper-Reaktion

Die Antigen-Antikörper-Reaktion ist die wichtigste Immunreaktion. Sie wird ausgelöst, wenn ein Antigen mit seinem spezifischen Antikörper zusammentrifft.

Als Antigene wirken z. B. körperfremde Eiweißstoffe – Allergene – in Lebensmitteln.

Antikörper sind von dem menschlichen Immunsystem gebildete Eiweißstoffe – körpereigene Abwehrstoffe.

Bei dieser Reaktion werden Botenstoffe – *Histamin* – freigesetzt, die eine allergische Reaktion – *Allergie* – auslösen.

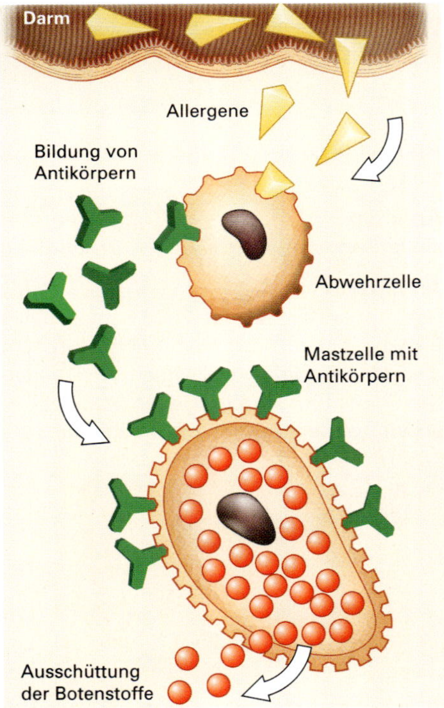

Antigene

Antigene sind artfremde Stoffe, z. B. Eiweißstoffe oder Bakterien, die im Körper die Bildung von spezifischen *Antikörpern* auslösen. Als Antigene wirken z. B. körperfremde Eiweißstoffe – Allergene.

Antikörper

Antikörper sind vom Immunsystem gebildete Eiweißstoffe – körpereigene Abwehrstoffe –, die in die Körperflüssigkeiten abgegeben werden und dort mit den *Antigenen* reagieren.

Antioxidantien

siehe *Antioxidationsmittel*

Antioxidationsmittel

Antioxidationsmittel – Antioxidantien – sind Stoffe, die Moleküle, z. B. Fettsäuren in den Lebensmitteln, vor Oxidation – Reaktion mit Sauerstoff – schützen. Außerdem können durch Antioxidationsmittel freie *Radikale*, die auch im menschlichen Körper entstehen, unschädlich gemacht werden.

Antioxidationsmittel sind auch Lebensmittelzusatzstoffe. Hierzu gehören u. a. Vitamin C (E 300 bis 304) – Ascorbinsäure – und Vitamin E (E 306 bis E 309) – Tocopherole.

Antivitamine

Antivitamine sind Stoffe, die die Synthese oder den Stoffwechsel der Vitamine beeinträchtigen. Der Mechanismus der Antivitamine beruht darauf, dass sie die Funktion des Vitamins verhindern oder hemmen.

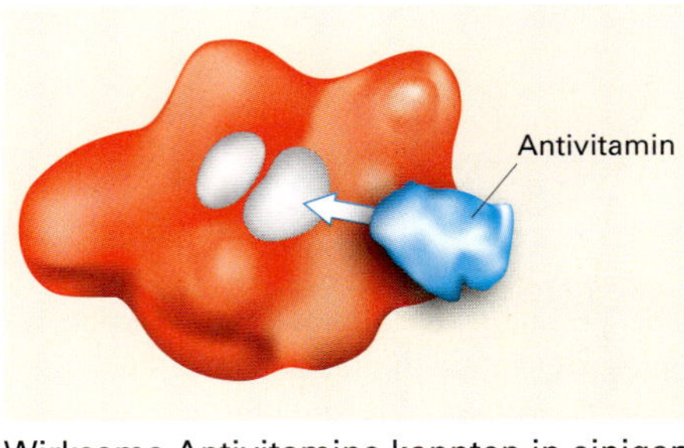

Wirksame Antivitamine konnten in einigen Hülsenfruchtarten, Ölsaaten, Getreide und im Hühnereiklar – Avidin als Antivitamin für Biotin – nachgewiesen werden.

Aorta
Die Aorta ist die stärkste Schlagader – *Aterie* – im Körper. Sie führt von der linken Herzkammer zunächst kopfwärts.

Aperitif
Ein Aperitif ist ein Getränk, das vor dem Essen zur Appetitanregung getrunken wird. Meist handelt es sich um alkoholreiche Likörweine, z. B. Sherry.

Apfel
Der Apfel ist die Frucht des Gartenapfelbaums. Der Apfel gehört zum Kernobst. Heute gibt es ca. 7000 Apfelsorten. Der Apfel ist die wichtigste Obstsorte in den kühleren Zonen Europas, Amerikas, Asiens und Australiens.

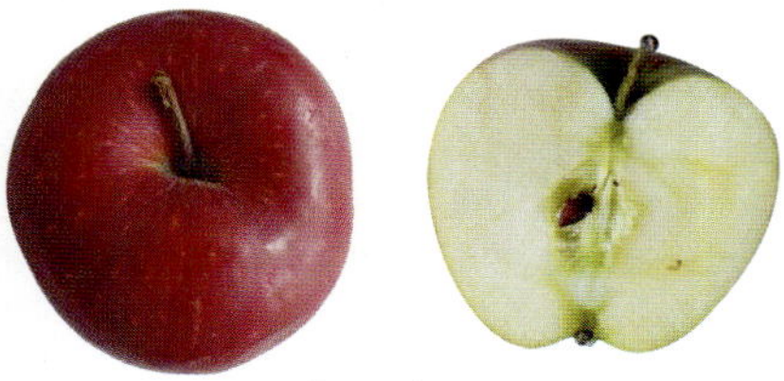

Jonathan

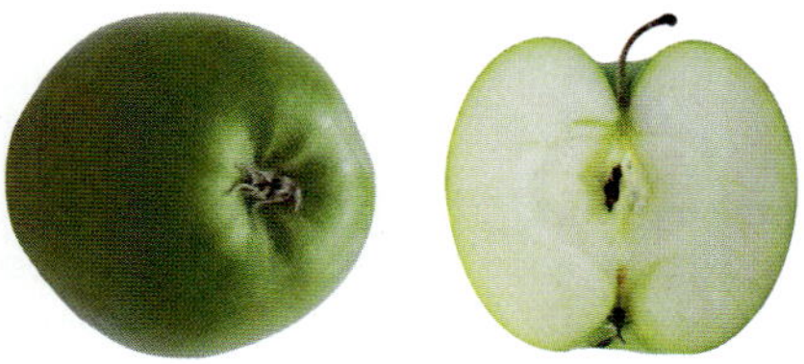

Granny Smith

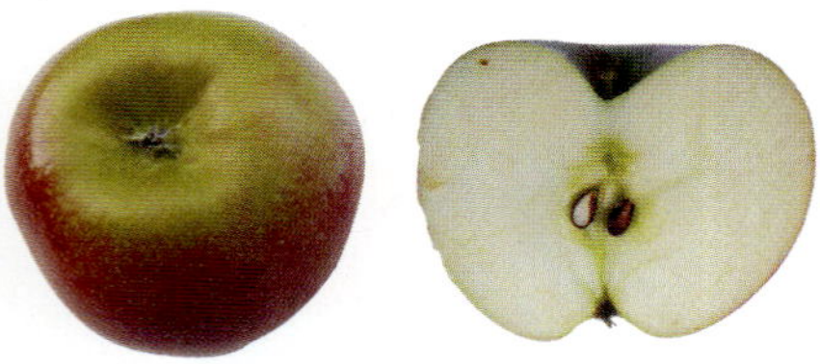

Braeburn

Der Apfel besitzt einen hohen Gehalt an wasserlöslichen Ballaststoffen, die Apfel*pektine*. Rohe Äpfel helfen aus diesem Grund bei Durchfall – Diarrhö –, die Apfelpektine binden die giftigen Stoffe. Der Apfel ist auch reich an *sekundären Pflanzenstoffen*.

Apfelpektin
siehe *Pektin*

Apfelsäure, Malate, E 296, E 350–352
Apfelsäure dient als *Säuerungsmittel* bzw. *Säureregulator*. Malate sind Salze der Apfelsäure.
Apfelsäure kommt in menschlichen Zellen und auch in vielen Früchten vor, z. B. in Äpfeln und Stachelbeeren. Apfelsäure wird aus Obst gewonnen bzw. durch Apfelsäure bildende Bakterien erzeugt.
Apfelsäure ist ohne Höchstmengenbegrenzung für alle Lebensmittel zugelassen. Apfelsäure wird z. B. für Säfte, Obsterzeugnisse und *Limonaden* verwendet.
Apfelsäure verhindert auch enzymatische *Bräunungsreaktionen* bei Obst und Gemüse.
Zum Beispiel diese Würzmischung für Bratfisch enthält als Säuerungsmittel Apfelsäure:

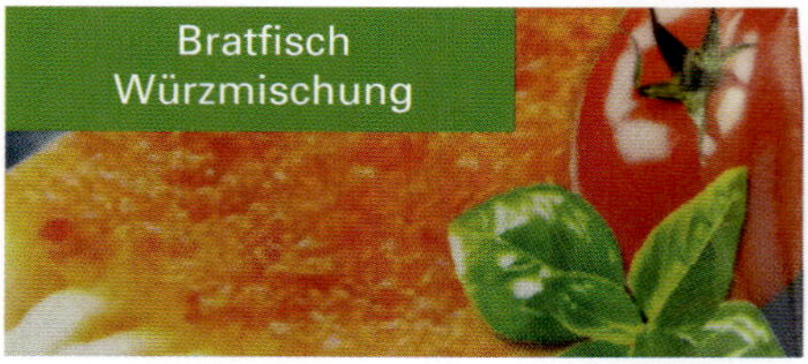

Apfelsinen
siehe *Orangen*

Apfeltyp
siehe *Fettgewebeverteilung*

Apoenzym
Das Apoenzym ist der Eiweißanteil eines Enzyms, der zusammen mit dem Coenzym das aktive Enzym – das Holoenzym – bildet. Das Apoenzym wird im Gegensatz zum Coenzym bei der Reaktion nicht verändert.

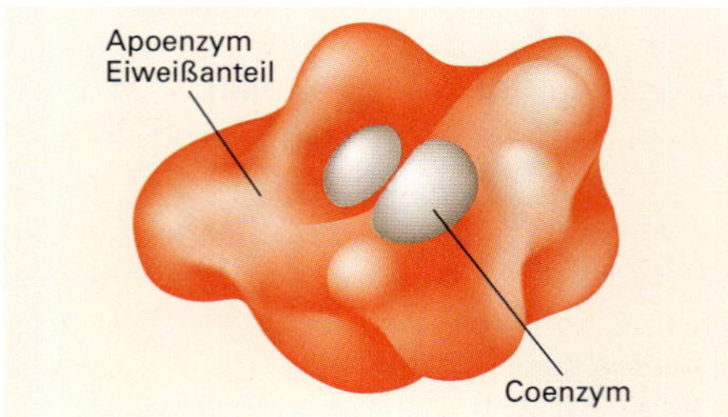

Appenzeller Käse

Appenzeller Käse ist ein vollfetter *Schnittkäse*, der aus der Schweiz stammt. Appenzeller Käse wird aus naturbelassener Rohmilch in den Kantonen Appenzell, St. Gallen und Thurgau hergestellt. Der Käse in Laibform reift mindestens drei Monate.

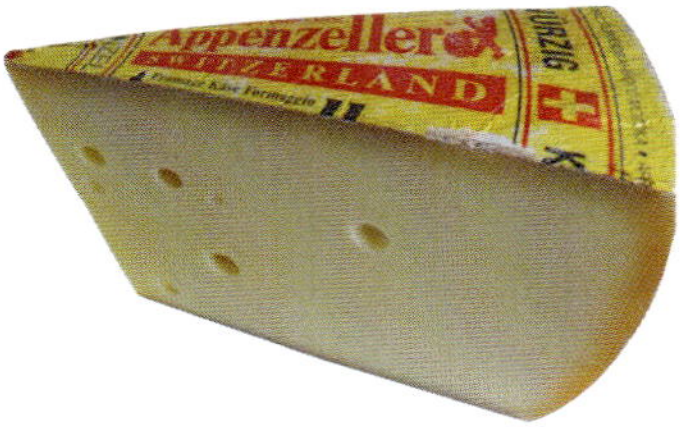

Der Käse hat einen Mindestfettgehalt von 45% Fett i. Tr.
Appenzeller Käse schmeckt würzig-aromatisch.

Appetit

Appetit ist das Verlangen nach Nahrungsaufnahme oder nach dem Verzehr bestimmter Speisen. Trotz fehlenden Hungers kann Appetit auf bestimmte Speisen verspürt werden.

Appetitlosigkeit, Ursachen

Bei Appetitlosigkeit besteht ein verringertes Verlangen nach Nahrungsaufnahme. Mögliche Ursachen für Appetitlosigkeit sind z. B.:

- eine Magenverstimmung
- fehlende Ruhe oder fehlende Zeit zum Essen
- psychische Belastungen, z. B. Konflikte mit anderen Menschen
- wenig appetitliches oder einseitiges Essen
- zu große Portionen
- Zwang zum Essen

Appetitzügler

Appetitzügler – Appetithemmer – sind Medikamente, die den Appetit mindern bzw. das Sättigungsgefühl steigern. Sie werden deshalb bei Fettsucht – Adipositas – eingesetzt. Als Nebenwirkungen können Unruhe und Schlaflosigkeit auftreten. Bei langfristiger Einnahme besteht die Gefahr der Abhängigkeit.

Aprikose

Aprikosen – Marillen – sind gelbe, behaarte, süß schmeckende Steinfrüchte des Aprikosenbaums. Der Aprikosenbaum stammt ursprünglich aus Westindien. Das Fruchtfleisch ist gelb oder orange und schmeckt süß und saftig.

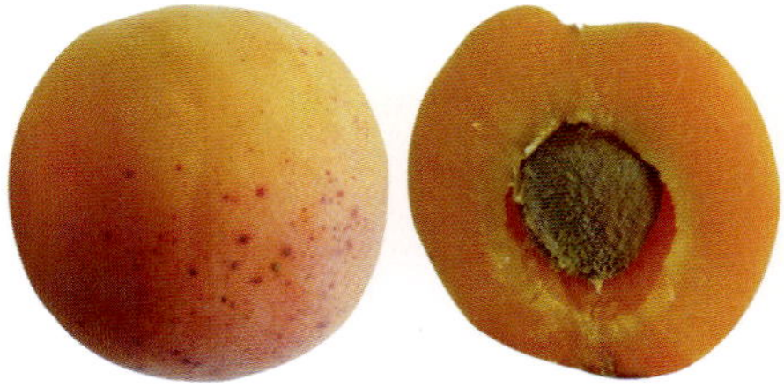

Aprikosen werden roh verzehrt oder zu Konfitüre oder Trockenobst verarbeitet.
Getrocknete Aprikosen werden geschwefelt und ungeschwefelt angeboten.
Aprikosen enthalten reichlich β-Carotin und Kalium.
Aprikosenkerne werden als Ersatz für Mandeln für die Herstellung von *Persipanrohmasse* verwendet.

Aquakultur

Aquakulturen dienen der Aufzucht von z. B. Fischen oder Krebstieren im Meer oder im Süßwasser. Die Fische werden z. B. in Netzgehegen gehalten.
In Aquakulturen treten ähnliche Probleme wie bei der Massentierhaltung auf. Bei vielen Tieren auf begrenztem Raum kann es leichter zu Erkrankungen kommen. Folglich werden vorbeugend Arzneimittel und Chemikalien eingesetzt.
Aquakulturerzeugnisse – Fische aus Zuchtanlagen im Wasser – müssen als solche gekennzeichnet werden.

> **Edler Räucherlachs**
> Aus Aquakultur, Norwegen
> Spitzenqualität, vorgeschnitten
> Hergestellt aus frischer Rohware
> Zutaten: Lachs (Salmo Salar),
> Salz, Zucker, Rauch

Ar

Ar ist das chemische Symbol für ***Ar**gon*.

Arabinose

Arabinose ist ein *Einfachzucker* – Monosaccharid – mit fünf C-Atomen – eine Pentose. Strukturformel:

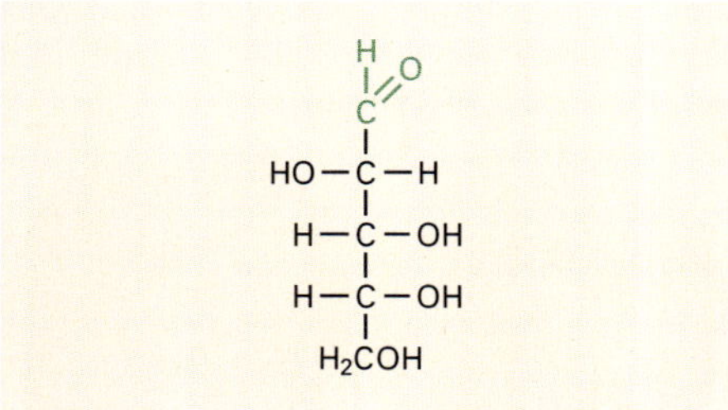

Arabinose ist Bestandteil von *Hemicellulose* und *Pektin*.

Arachidonsäure

Arachidonsäure ist eine langkettige, ungesättigte *Fettsäure* mit 20 C-Atomen und vier Doppelbindungen. Sie gehört zu den *Omega-6-Fettsäuren*. Strukturformel:

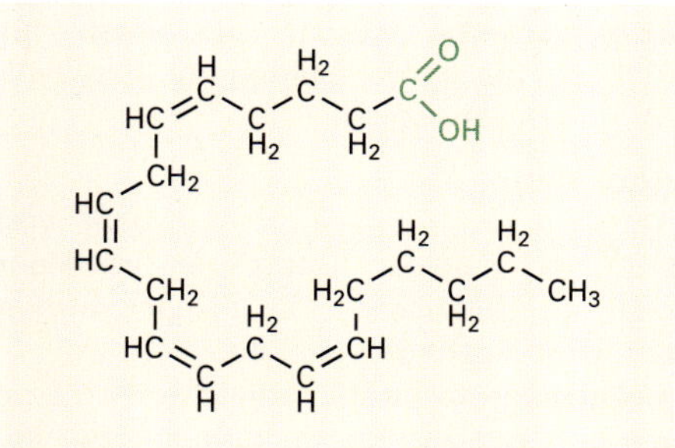

Arachidonsäure kommt in Fisch, Eigelb, Innereien vor. Im menschlichen Körper kann sie aus *Linolsäure* gebildet werden.

Arachinsäure

Arachinsäure ist eine langkettige, gesättigte Fettsäure mit 20 C-Atomen. Sie kommt in pflanzlichen und tierischen Fetten nur in sehr geringer Menge vor. Strukturformel:

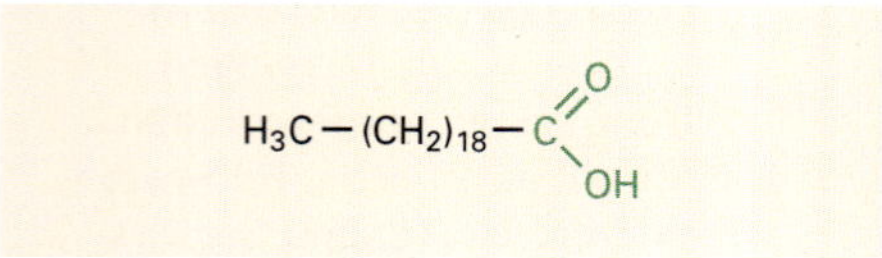

Hauptquelle ist das Erdnussöl.

Arg

Arg ist die Abkürzung für ***Arg**inin*, eine nicht essenzielle Aminosäure.

Arginin (Arg)

Arginin ist eine nicht essenzielle, stark basisch wirkende Aminosäure. Arginin besitzt zusätzlich zwei *Aminogruppen* in der Seitenkette. Strukturformel:

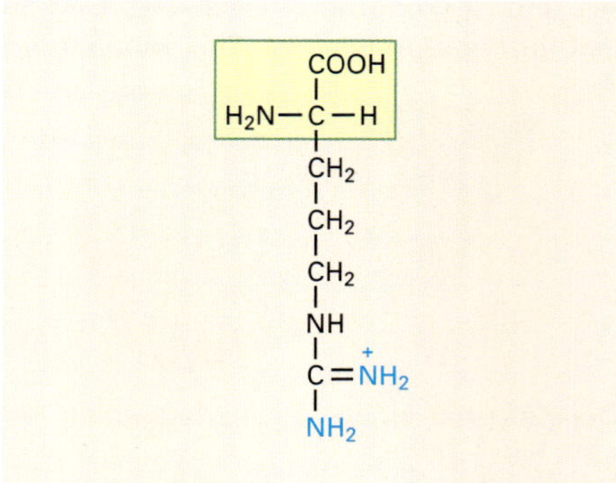

Arginin ist eine glucogene Aminosäure, d. h., aus der Kohlenstoffkette dieser Aminosäure kann Traubenzucker aufgebaut werden.

Siehe *Aminosäure, glucogene*.

Der Arginingehalt der Proteine liegt zwischen 3 und 6 %. Arginin hat eine Bedeutung für den Harnstoffwechsel.

Argon, E 938

Argon ist ein Edelgas, das in der Luft vorhanden ist. Argon wird dementsprechend aus flüssiger Luft gewonnen. Argon wird als Lebensmittelzusatzstoff als *Packgas* für sauerstoffempfindliche Aromen und Milcherzeugnisse eingesetzt. Argon ist gesundheitlich unbedenklich.

Aromastoffe, Aromen

Aromastoffe bzw. Aromen sind chemische Verbindungen, die ein bestimmtes Geruchs- oder Geschmacksempfinden bewirken. Derzeit gibt es etwa 2 500 verschiedene Aromastoffe, die bei der Lebensmittelherstellung eingesetzt werden.

- **Natürliche Aromastoffe** werden aus Pflanzen oder Tieren isoliert.
- **Synthetisch** hergestellte **Aromastoffe**, die auch in der Natur vorkommen, z. B. Vanillin, sind naturidentische Aromen.
- **Künstliche Aromastoffe**, die synthetisch hergestellt wurden, müssen in der Aromaverordnung zugelassen werden.

Arterien

Arterien – Schlagadern – sind alle Blutgefäße, die vom Herzen weg in alle Körperzellen bzw. zur Lunge führen. Die Arterienwände dieser Blutgefäße sind elastisch. Die folgende Abbildung zeigt den Blutkreislauf mit arteriellem und venösem Blut.

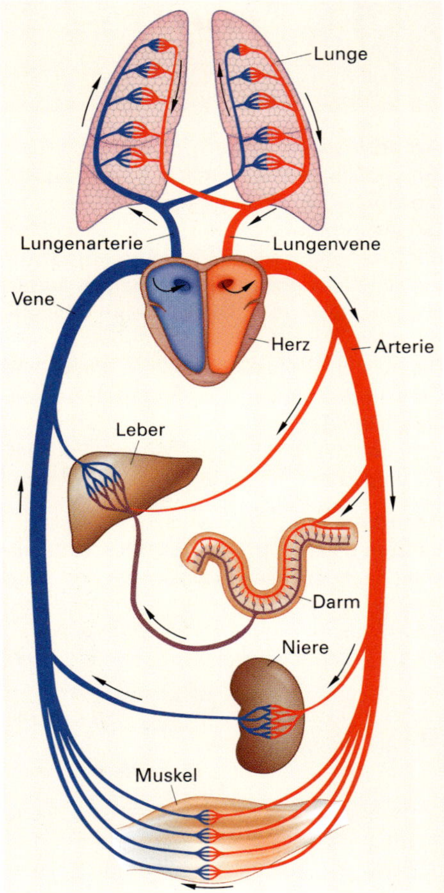

Arteriosklerose

Arteriosklerose – Arterienverkalkung – heißt wörtlich übersetzt „bindegewebige Verhärtung der Schlagadern". Bei Arteriosklerose kommt es an den Gefäßwänden der Arterien zu Ablagerungen von Blutfetten und geringen Mengen an Kalk.

Die Blutgefäße verengen sich zunehmend. Es kann zu einem *Schlaganfall* oder *Herzinfarkt* kommen.

Risikofaktoren für die Entstehung einer Arteriosklerose sind:

- Übergewicht, Bewegungsmangel
- Fettstoffwechselstörungen
- Bluthochdruck – Hypertonie
- Diabetes mellitus

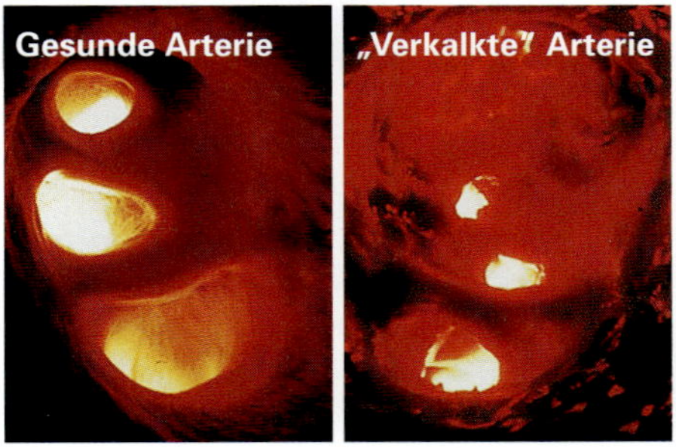

Arthrose

Arthrose ist eine Gelenkerkrankung, die beispielsweise aufgrund einer Überbeanspruchung, z. B. durch zu hohes Körpergewicht, auftreten kann. Bei Arthrose kommt es zu Verformungen der Gelenke bzw. zu Bewegungseinschränkungen.

Artischocke

Artischocken sind noch nicht entfaltete, etwa faustgroße Blütenköpfe. Sie bestehen aus einem dicken, fleischigen Blütenboden und dachziegelartig übereinanderliegenden Kelchblättern, die in ihrem unteren Teil ebenfalls fleischig sind.

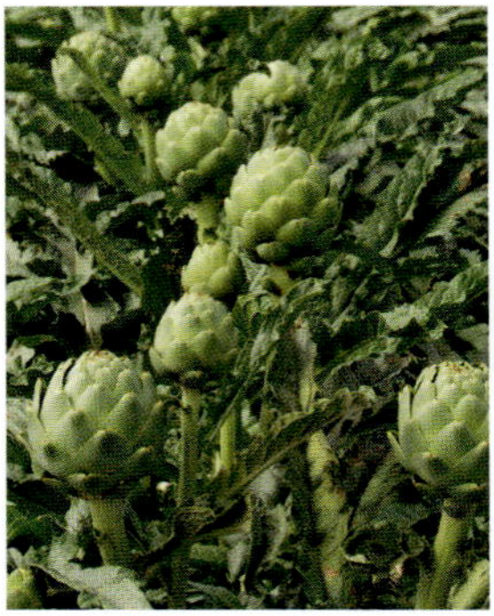

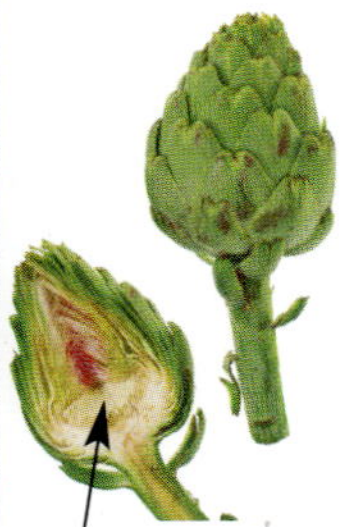

Der Blütenboden und die unteren Teile der Kelchblätter – der Artischockenboden – werden gegart verzehrt.

AS

AS ist die Abkürzung für ***A**minosäuren*.

A

Äsche

Die Äsche ist ein europäischer Süßwasserfisch, der in rasch fließenden Bächen und Seen beheimatet ist. Er wird etwa 40 cm lang und 1 bis 2 kg schwer.

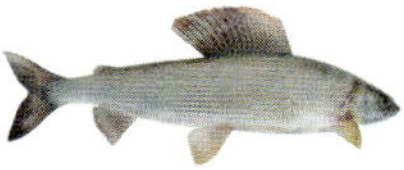

Die Äsche gehört zu den *Magerfischen*.

Ascorbate, E 301, E 302 und E 304

Asorbate sind Salze der Ascorbinsäure, die als *Säuerungsmittel* und *Antioxidationsmittel* allgemein als Lebensmittelzusatzstoffe ohne Höchstmengenbegrenzung zugelassen sind.

In der Zutatenliste erfolgt die Angabe Ascorbinsäure.

Zum Beispiel diesem tropischen Fruchtmix wurde Ascorbinsäure als Antioxidationsmittel zugesetzt:

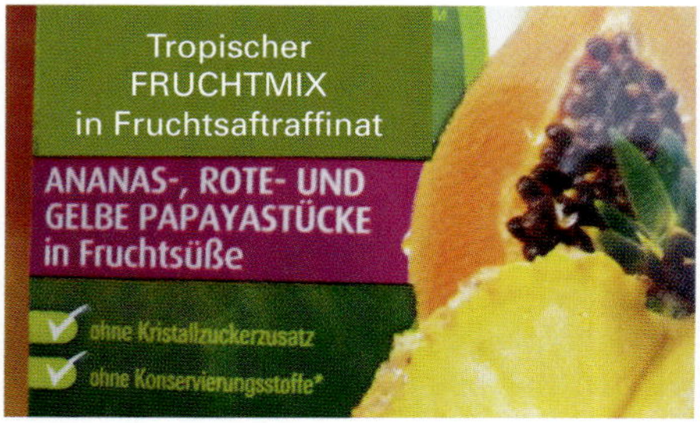

Ascorbinsäure, E 300

Ascorbinsäure ist die Bezeichnung für das essenzielle – lebensnotwendige – Vitamin C. Ascorbinsäure schützt die Zellen vor freien *Radikalen*, die die Zellmembranen zerstören.

Ascorbinsäure verhindert die Bildung von krebserregenden *Nitrosaminen*. So schützt Ascorbinsäure vor *Arteriosklerose* und Krebs. Ascorbinsäure steigert auch die Eisenaufnahme und somit die Sauerstoffversorgung der Zellen. Ascorbinsäure wird außerdem für die Bildung von Kollagen in Knochen und Knorpeln benötigt.

Asorbinsäure ist als Lebensmittelzusatzstoff – *Säuerungsmittel* und *Antioxidationsmittel* – allgemein für Lebensmittel ohne Höchstmengenbegrenzung zugelassen.

Fleischwaren, die Nitrit enthalten, z. B. Rinder-Zwiebel-Mettwurst, wird Ascorbinsäure bzw. Ascorbat zugesetzt, um der Bildung von Nitrosaminen vorzubeugen.

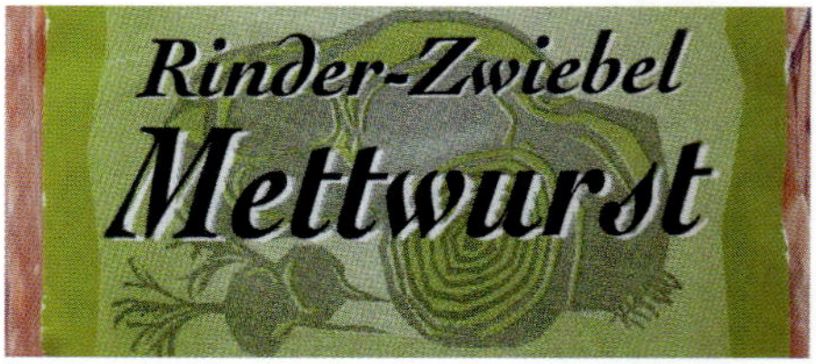

Ascorbinsäure, Bedarf

Jugendliche sollten täglich 100 mg Ascorbinsäure – Vitamin C – zu sich nehmen. Der Ascorbinsäurebedarf ist bei Rauchern und bei hohem Alkoholkonsum erhöht.

Ein schwerer Ascorbinsäuremangel äußert sich in Form von *Skorbut*, eine *Avitaminose*.

Die besten Ascorbinsäurelieferanten sind Obst und Gemüse, z. B. Sanddornbeerensaft, Gemüsepaprika, Brokkoli, schwarze Johannisbeeren, Stachelbeeren, Fenchel, Zitrusfrüchte.

Ascorbinsäure, Nachweis

Vitamin C kann mit Ascorbinsäureteststäbchen nachgewiesen werden.

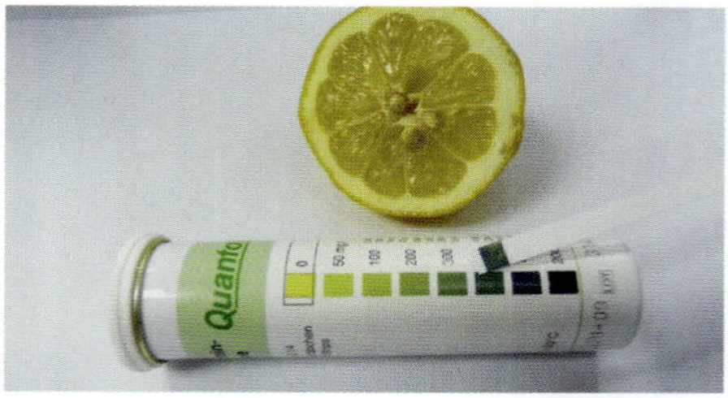

Beispiel: Ein Ascorbinsäureteststäbchen auf die Schnittfläche einer halben Zitrone halten. Die Farbänderung beobachten. Die Farbänderung des Teststäbchens wird in der Gebrauchsanweisung erläutert.

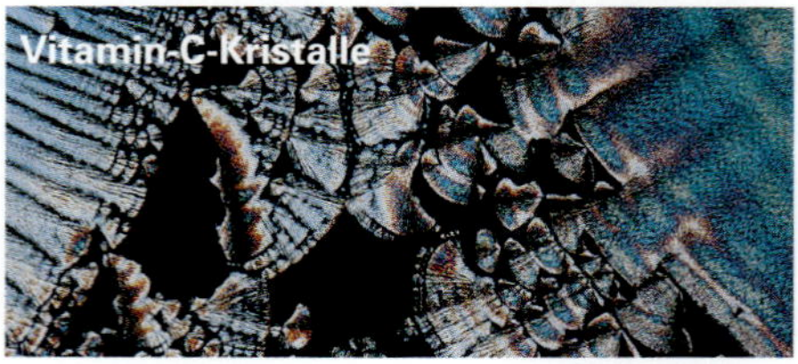

Ascorbinsäureoxidase

Ascorbinsäureoxidase ist ein Enzym in pflanzlichen Zellen, das Ascorbinsäure bei Anwesenheit von Sauerstoff oxidiert.

Ascorbinsäureoxidase bewirkt so nach dem Zerkleinern von Obst und Gemüse Vitamin-C-Verluste in diesen Lebensmitteln.

Asn

Asn ist die Abkürzung für ***As**paragi**n***, eine nicht essenzielle Aminosäure.

Asp

Asp ist die Abkürzung für ***Asp**araginsäure*, eine nicht essenzielle Aminosäure.

Asparagin (Asn)

Asparagin ist eine nicht essenzielle glucogene Aminosäure. Aus Asparagin kann Traubenzucker – Glucose – aufgebaut werden. Asparagin wurde 1806 aus Spargelsaft isoliert und erhielt so diesen Namen. Strukturformel:

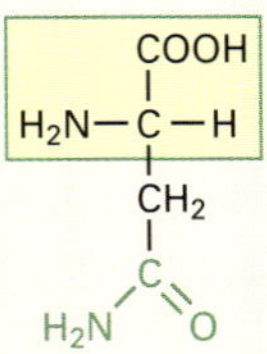

Asparaginsäure (Asp)

Asparaginsäure ist eine nicht essenzielle, saure Aminosäure, die eine zusätzliche *Carboxylgruppe* in der Seitenkette besitzt. Asparaginsäure ist die Vorstufe von *Asparagin*. Aus Asparaginsäure kann Traubenzucker – Glucose – aufgebaut werden. Aspartat ist die ionisierte Form der Aminosäure Asparaginsäure. Strukturformeln:

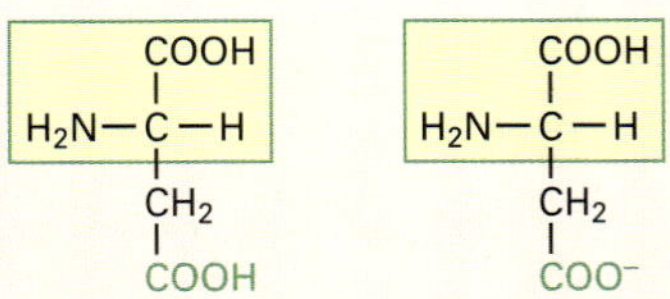

Asparaginsäure — Aspartat

Asparaginsäure ist Bestandteil des Süßstoffs *Aspartam*.

Aspartam, E 951

Aspartam ist ein *Süßstoff*, der eine 200-mal höhere *Süßkraft* als Saccharose – Rohr- und Rübenzucker – hat.

Aspartam wird aus einem Dipeptid, das *Asparaginsäure* und *Phenylalanin* enthält, hergestellt. Aspartam wird also verstoffwechselt und liefert so pro Gramm 16 kJ (4 kcal). Aufgrund der geringen benötigten Menge liefert es jedoch nur einen unwesentlichen Beitrag im Energiehaushalt.

Personen, die an *Phenylketonurie* leiden, dürfen diesen Süßstoff nicht verwenden. Ein entsprechender Hinweis wird auf den Verpackungen gegeben:

Enthält eine Phenylalaninquelle.

Aspartam ist nicht hitzebeständig. Aspartam kann den Speisen also erst nach dem Erhitzen zugesetzt werden.

Aspartam wird entsprechend der vorgeschriebenen Höchstmengenbegrenzung – *ADI-Wert* 40 mg/kg KG – als Süßstoff für z. B. Obstkonserven, Süßwaren, diätetische Lebensmittel – Lightgetränke – eingesetzt.

Zum Beispiel für dieses Cola-Lightgetränk wurde der Süßstoff Aspartam verwendet:

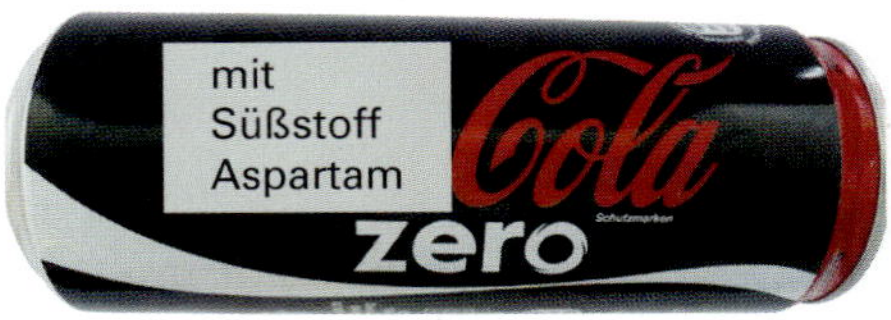

Aspergillus flavus

Aspergillus flavus ist ein Gießkannenschimmel, der besonders in Getreide und fetthaltigen Früchten wie Erdnüssen nachgewiesen wird. Diese Schimmelart bildet hochgiftige *Aflatoxine*.

Aspik

Aspik ist eine geleeartige Masse aus Flüssigkeit und Speisegelatine. Gegartes Fleisch oder gegarter Fisch wird mit Gemüsestücken in einen Behälter gegeben und mit Aspik aufgefüllt. Nach dem Erstarren wird die Speise gestürzt.

Assam-Tee

Assam-Tee ist ein kräftiger, würziger dunkler Tee aus dem weltgrößten Teeanbaugebiet in der nordindischen Provinz Assam.

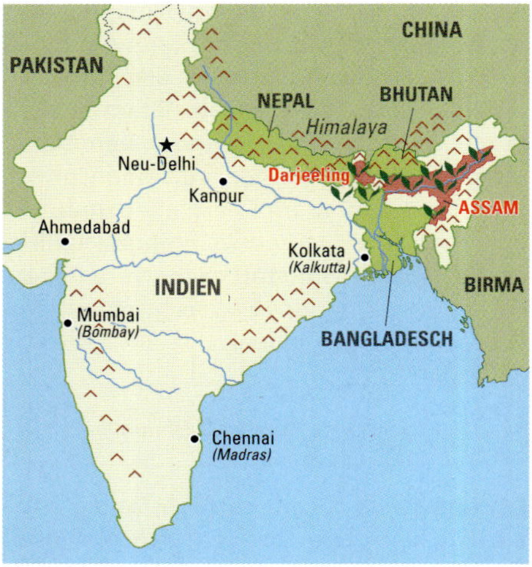

Assam-Tee ist auch in der ostfriesischen Mischung enthalten.
Siehe *Tee, ostfriesische Mischung*.

Asthma

Asthma ist eine anfallartige Atemnot, die verschiedene Ursachen haben kann.
Bei Asthma ist das Ausatmen deutlich erschwert und verlängert.

ätherische Öle

Ätherische Öle sind stark duftende, meist flüssige Aromastoffe, z. B. in Gewürzen, die zur Aromatisierung von Lebensmitteln und Getränken eingesetzt werden. Ätherische Öle werden z. B. Wellness-Produkten zugesetzt, damit sie anregend bzw. entspannend wirken und so das allgemeine Wohlbefinden stärken.

Atkins-Diät

Der amerikanische Mediziner Robert C. Atkins entwickelte eine sehr kohlenhydratarme Diät für die Gewichtsabnahme.
Bei Kohlenhydratmangel wird kein *Insulin* ausgeschüttet und deshalb können auch keine Fette im Fettgewebe gespeichert werden.
Bei dieser Kostform kommt es zu einer Steigerung des Fettanteils in der Leber und daher bei längerer Dauer zu gesundheitlichen Schädigungen, z. B. zur Entstehung einer *Fettleber*.
Die South-Beach-Diät, die von dem amerikanischen Herzspezialisten Arthur Agatston entwickelt wurde, ist eine Variante der Atkins-Diät. Sie erlaubt jedoch geringe Mengen ballaststoffreicher Lebensmittel mit Kohlenhydraten. Außerdem unterscheidet sie zwischen guten Fetten – pflanzliche Öle – und schlechten Fetten.

Atmung

Bei der äußeren Atmung des Menschen durch die Atmungsorgange erfolgen die Aufnahme von Sauerstoff und die Abgabe von Kohlenstoffdioxid. Der Gasaustausch findet zwischen rund 400 Millionen Lungenbläschen und den kleinen Blutgefäßen – den Lungenkapillaren – statt. Der Sauerstoff wird im Blut an das Eisen des Hämoglobins gebunden und so über das arterielle Blut zu den Zellen transportiert.
Bei der inneren Atmung gelangt der Sauerstoff aus dem Blut in die Zellen und wird dort in der *Atmungskette* auf den Wasserstoff aus den Nährstoffen übertragen.
Das Kohlenstoffdioxid, das beim Abbau der Nährstoffe entstanden ist, wird im venösen Blut zur Lunge transportiert und dort ausgeatmet.

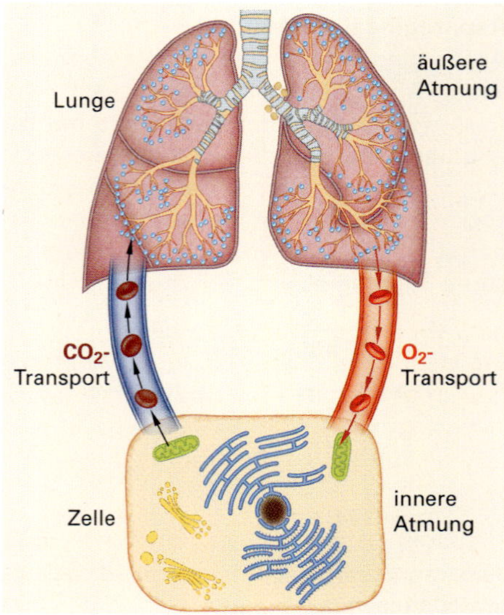

Atmungskette

Die Energiegewinnung in den Zellen erfolgt hauptsächlich in den *Mitochondrien* in der Atmungskette.

In der Atmungskette wird der Wasserstoff der Nährstoffe durch NADH + H^+ langsam über mehrere Reaktionsschritte unter stufenweiser Freisetzung von Energie auf den Sauerstoff der Atemluft übertragen.

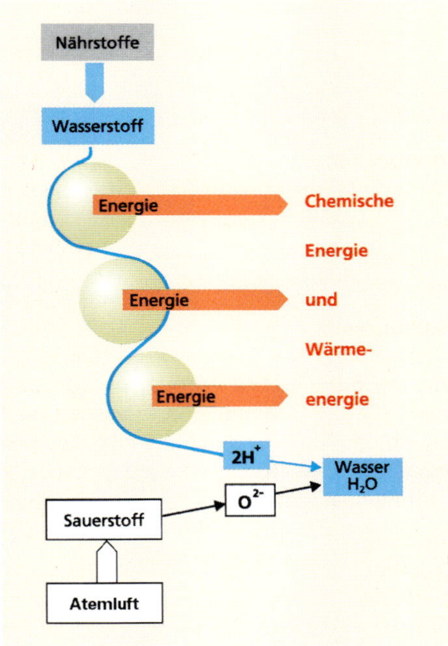

Durch diesen Vorgang der Wasserbildung – biologische Oxidation – wird in den Zellen Energie freigesetzt, und zwar pro Mol H_2O 218 kJ (52 kcal) als

- Wärmeenergie (60 %),
- chemische Energie (40 %) in Form von energiereichen Verbindungen – ATP.

Die Wärmeenergie wird zur Aufrechterhaltung der Körpertemperatur genutzt.

Die chemische Energie in Form von *Adenosintriphosphat (ATP)* wird z. B. für Muskelbewegungen oder für den Aufbau und Umbau von Nährstoffen verwendet.

Atom

Ein Atom ist das kleinste mit chemischen Methoden nicht weiter zerlegbare Teil eines chemischen Elements.

Ein Atom besteht aus einem *Atomkern* und einer *Elektronenhülle*.

Im Atomkern befinden sich die positiv geladenen Protonen und die gleiche Anzahl an ungeladenen Neutronen.

In der Elektronenhülle befinden sich die negativ geladenen Elektronen.

Ein Atom besitzt im Kern genauso viele Protonen wie Elektronen in der Hülle.

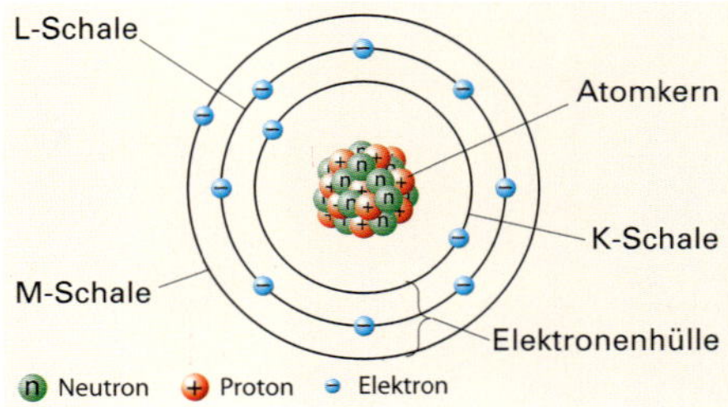

Atomkern

Der Atomkern ist der im Zentrum gelegene Teil des *Atoms*. Der sehr kleine Atomkern enthält fast die ganze Masse des Atoms. Der Atomkern besteht aus positiv geladenen Protonen und ungeladenen *Neutronen*. Die Kernladungs- oder Ordnungszahl gibt die Protonenanzahl an.

ATP

ATP ist die Abkürzung für ***A**denosin**t**ri**p**hosphat*.

Atrophie, atrophisch

Atrophisch bedeutet an Atrophie leidend, im Schwinden begriffen. Bei einer Atrophie kommt es zu einer Rückbildung von Organen und Geweben durch Unterernährung bzw. zur Rückbildung der Muskeln aufgrund fehlender Beanspruchung.

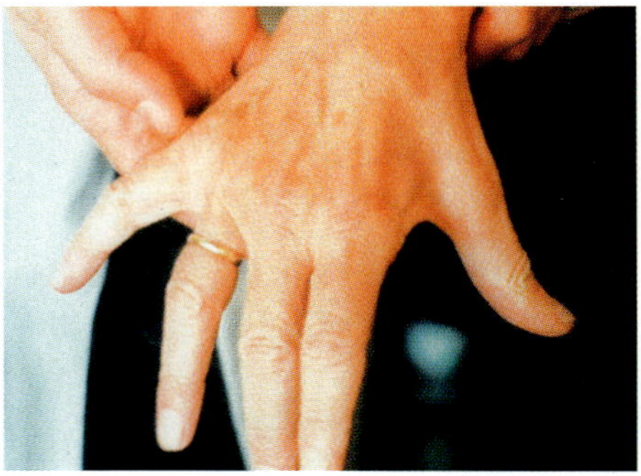

Au

Au ist das chemische Symbol für *Gold*.

Auberginen

Auberginen werden auch Eierfrüchte genannt. Auberginen sind längliche violette Früchte. Die Aubergine enthält viele kleine braune Samen im festen Fruchtfleisch.

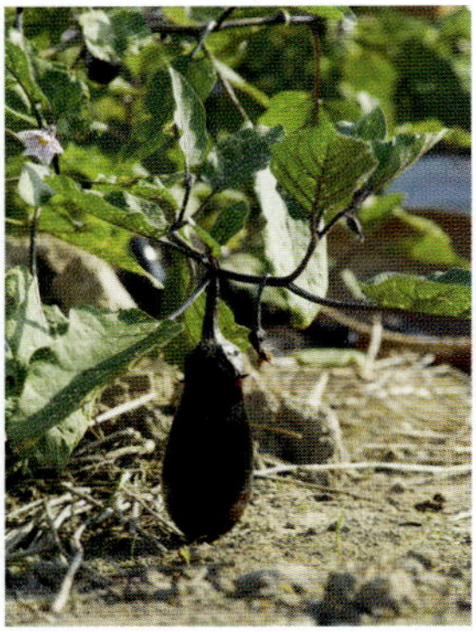

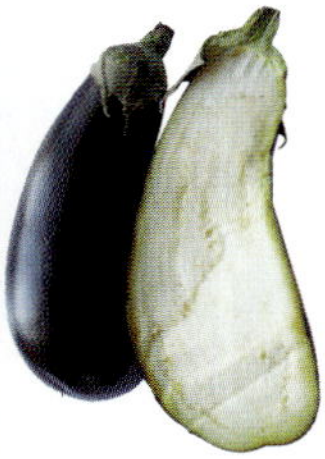

Auberginen können gedünstet, geschmort, gebraten oder gebacken, aber nicht roh verzehrt werden.

Aufbacken

Aufbacken ist das Wiedererhitzen von Backwaren. Durch das erneute Erhitzen, z. B. von Brot, nimmt die *Stärke* Wasser auf und die Backwaren werden wieder knusprig.

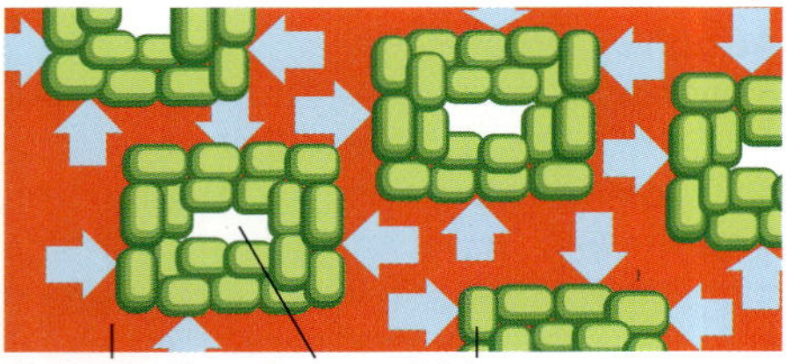

Weich gewordene Backwaren bezeichnet man als *altbacken*.

Aufgussgetränke

Aufgussgetränke werden durch Aufgießen mit kochender Flüssigkeit hergestellt. Aufgussgetränke sind Kaffee, Tee, Früchte- und Kräutertee sowie Kakao.

Auflauf

Ein Auflauf ist ein Gericht, das in einer feuerfesten Form im Backofen aufläuft.

Aufrahmen

Aufrahmen ist das Aufsteigen von Fettkügelchen an die Oberfläche von z. B. Milch.

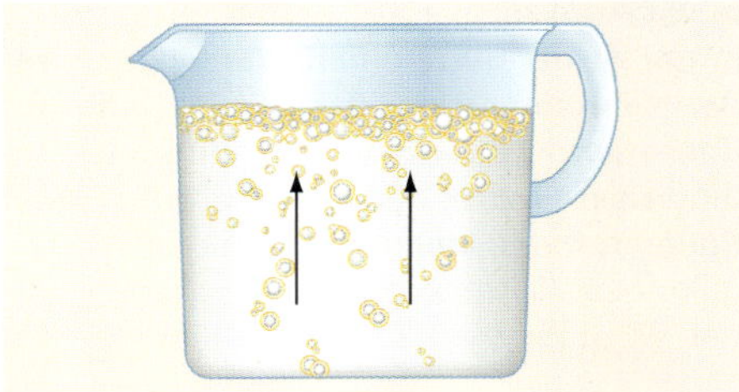

Das Aufrahmen der Milch kann durch *Homogenisieren* verhindert werden.

Ausbacken

siehe *Frittieren*

Ausbeinen

Ausbeinen ist das Entfernen von Knochen aus rohen oder gegarten Fleischstücken.

Ausbröseln

Beim Ausbröseln werden z. B. Kuchenformen gefettet und zusätzlich mit Bröseln oder Panier(Semmel-)mehl ausgestreut. Durch das Ausbröseln können die Speisen bzw. das Gebäck später leichter aus der Form gelöst werden.

Ausfrieren

Ausfrieren ist eine Technik, die z. B. bei der Herstellung von *Fruchtsaft*konzentrat eingesetzt wird. Das Wasser wird dabei zu Eis gefroren und vom Fruchtsaftkonzentrat abgetrennt.

Auslassen

Beim Auslassen wird z. B. Speck ohne oder mit wenig Fett erhitzt, bis sichtbar flüssiges Fett herausbrät.

Auslaugen

Auslaugen ist die Bezeichnung für das Herauslösen von Inhaltsstoffen aus Lebensmitteln durch Wasser oder andere Flüssigkeiten. Durch Auslaugen gelangen wasserlösliche Eiweißstoffe, Vitamine, Mineralstoffe, Farbstoffe und Aromastoffe in das Wasch- bzw. Kochwasser. Durch wasserarme Gartechniken, wie Dünsten und Dämpfen, können diese Auslaugverluste gering gehalten werden.

Ausmahlungsgrad
Der Ausmahlungsgrad gibt an, wie viel Prozent des Getreides vermahlen wurden.
Beispiel: Werden 100 kg Weizen zu 60 kg Weizenmehl vermahlen, so beträgt der Ausmahlungsgrad 60 %.
Der entfernte *Kleie*anteil beträgt 40 %.
Je höher der Ausmahlungsgrad ist, desto mehr Bestandteile des Getreidekorns wurden vermahlen.

Ausnehmen
Beim Ausnehmen werden Innereien aus Fisch oder Geflügel entfernt.

Ausscheider
Ausscheider sind Personen, die Krankheitserreger – Mikroorganismen – mit dem Kot ausscheiden, ohne selbst Krankheitsanzeichen zu zeigen.
Ausscheider können also, ohne dass sie sich dessen bewusst sind, andere Personen anstecken, z. B. mit einer Salmonellose.
Dauerausscheider sind Personen, die noch zehn Wochen nach überstandener Krankheit Krankheitserreger ausscheiden.

Ausscheidung
Die Auscheidung von unbrauchbaren oder schädlichen Stoffen aus dem menschlichen Körper erfolgt über mehrere Wege:
- Über den Darm werden z. B. unverdauliche Nahrungsbestandteile, abgetrennte Zellen der Darmschleimhaut und Darmbakterien ausgeschieden.
- Mit dem Harn werden z. B. Harnstoff, Harnsäure, überschüssige Mineralstoffe und Wasser aus dem Blut über die Niere ausgeschieden.
- Über die Lunge werden z. B. Kohlenstoffdioxid, Ketonkörper – Aceton – und Alkohol abgegeben.
- Über die Haut werden Schweiß und körperfremde Stoffe ausgeschieden.

Außer-Haus-Verpflegung
Unter Außer-Haus-Verpflegung versteht man den Verzehr von Speisen und Getränken, die nicht aus dem eigenen Haushalt stammen. Die Außer-Haus-Verpflegung erfolgt in der *Gemeinschaftsverpflegung* oder der Gastronomie.

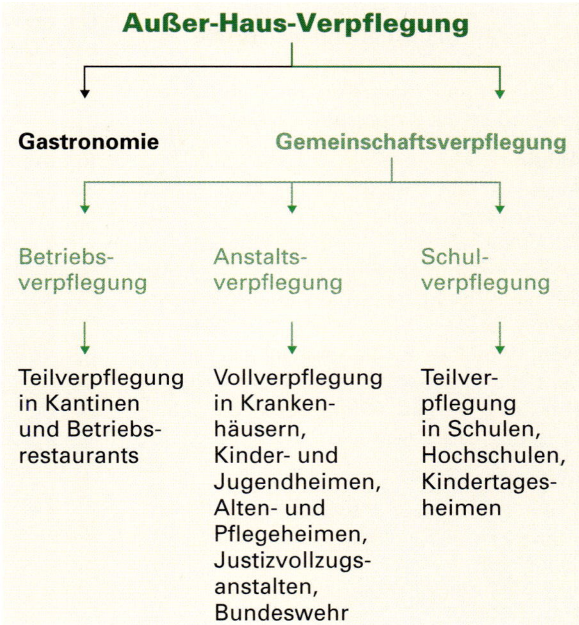

Auszugsmehl
Auszugsmehl – Weißmehl – besteht nur aus dem inneren Teil des Getreidekorns – dem Mehlkörper.

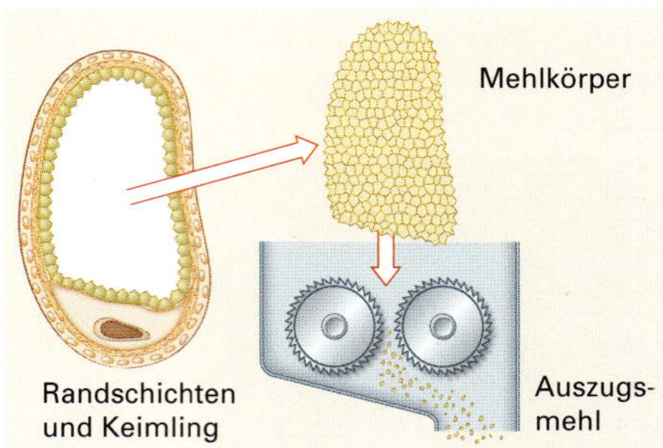

Auszugsmehle sind daher mineralstoff-, vitamin- und ballaststoffarm.
Sie haben also einen niedrigen *Ausmahlungsgrad* von 30 bis 60 %.

Autoxidation

Bei einer Autoxidation reagiert ein Stoff – z. B. eine ungesättigte Fettsäure – mit dem Luftsauerstoff und wird so oxidiert. Diese Reaktion wird durch freie *Radikale* gestartet.

Danach wird ein Peroxidradikal gebildet, das dann andere Verbindungen angreift. Es entsteht eine Kettenreaktion, die sich immer schneller fortsetzt. *Antioxidationsmittel* können die freien Radikale abfangen und so die Kettenreaktion stoppen.

Avidin

Avidin ist ein Glykoprotein – Protein mit Kohlenhydratanteil – im Hühnereiklar. Avidin bildet mit *Biotin* – einem Vitamin – eine feste Komplexverbindung, sodass Biotin nicht mehr resorbiert werden kann. Avidin ist also ein *Antivitamin*. Größere Mengen rohes Eiklar können also zu einem Biotinmangel führen. Beim Erhitzen von Eiklar verliert Avidin durch die Denaturierung seine Wirkung.

Avitaminose

Avitaminose ist die Bezeichnung für ein völliges Fehlen eines Vitamins im menschlichen Körper.

Um eine Vitaminmangelkrankheit – eine Avitaminose – handelt es sich z. B. bei *Beri-Beri-Krankheit*, *Pellagra*, *Skorbut*.

Avocado

Der Avocadobaum ist 4 bis 20 Meter hoch. Die Avocado ist eine birnenförmige, faustgroße Steinfrucht mit einer grünen bis violetten Schale, gelbem bis grünem, butterweichem Fruchtfleisch und einem großen braunen Samenkern.

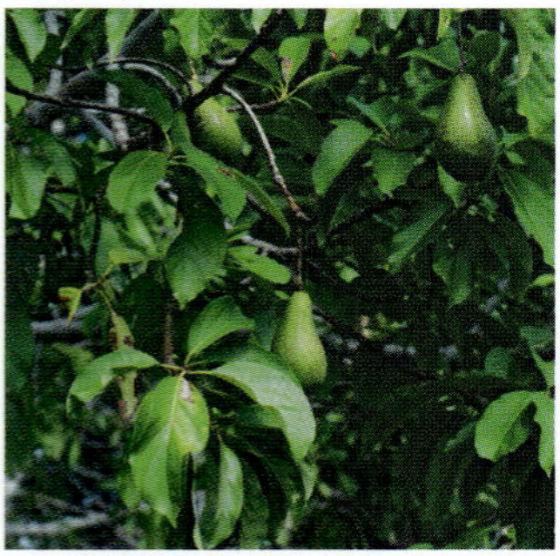

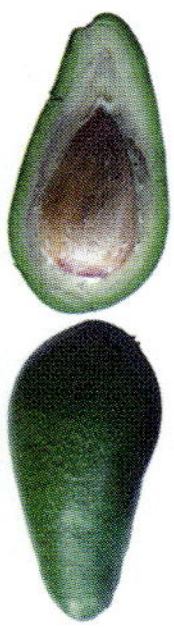

Das cremige Fruchtfleisch hat einen nussartigen Geschmack und ist fettreich. Hauptsächliche Fettsäure ist die *Ölsäure*. Das Fruchtfleisch der Avocado wird überwiegend roh verzehrt, es eignet sich als Brotaufstrich bzw. für Vorspeisen.

a_w-Wert

Der a_w-Wert ist die Messzahl für das aktive bzw. freie Wasser in Lebensmitteln – die Wasseraktivität.

Den Mikroorganismen steht nur das freie – aktive – Wasser für das Wachstum zur Verfügung. Besonders Lebensmittel mit einem a_w-Wert von > 0,95 verderben leicht. Bei einem a_w-Wert von ≤ 0,70 kommt es nicht mehr zum Lebensmittelverderb.

1,00 a_w	Reines Wasser
0,98 a_w	Frisches Fleisch
0,97 a_w	Gekochter Schinken
0,96 a_w	Brühwürste
0,95 a_w	Leberwurst
0,93 a_w	
0,88 a_w	
0,80 a_w	Gereifter Hartkäse
0,60 a_w	Trockenobst
0,50 a_w	Reis, Mehl
0,45 a_w	Schokolade, Honig
0,20 a_w	Trockenmilch

Die Wasseraktivität – und damit die Haltbarkeit – der Lebensmittel kann z. B. durch *Trocknung*, Salz- oder Zuckerzusatz oder Gefrieren gemindert werden.

Azofarbstoffe

Azofarbstoffe sind synthetische, organische Farbstoffe. Synthetische Farbstoffe sind einfacher und preiswerter herzustellen als natürliche Farbstoffe. Außerdem können Lebensmittel mit Azofarbstoffen gleichmäßiger und kräftiger gefärbt werden.

Azofarbstoffe haben teilweise negative gesundheitliche Nebenwirkungen. Sie lösen bei einigen Personen pseudo-allergische Reaktionen aus.

Außerdem wurde ein Zusammenhang zwischen Hyperaktivität sowie Konzentrationsproblemen bei Kindern und dem Genuss von Süßigkeiten mit Azofarbstoffen festgestellt.

Deshalb muss ab Juli 2010 bei den Azofarbstoffen E 102, E 104, E 110, E 122, E 124 und E 129 folgender Warnhinweis auf den Produkten erfolgen:

> **„Kann Aktivität und Aufmerksamkeit bei Kindern beeinträchtigen"**

Azofarbstoffe sind:

- *Allurarot AC (E 129)*
- *Amarant (E 123)*
- *Azorubin (E 122)*
- *Braun HT (E 155)*
- *Brillantschwarz (E 151)*
- *Chinolingelb (E 104)*
- *Cochenillerot A (E 124)*
- *Gelborange S (E 110)*
- *Rot 2G (E 128)*
- *Tartrazin (E 102)*

Azorubin, E 122

Azorubin ist ein roter synthetischer Azofarbstoff, der für bestimmte Lebensmittel mit Höchstmengenbegrenzung – *ADI-Wert* 4 mg/kg KG – zugelassen ist, z. B. für Getränke, Süßigkeiten, Fertigprodukte, Kunstspeiseeis.
Zum Beispiel der abgebildete Pfefferminz-Bruch wurde mit Azorubin gefärbt:

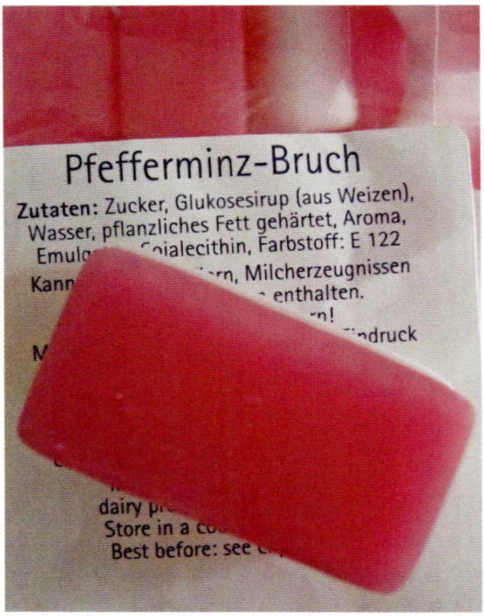

Azorubin kann *pseudo-allergische Reaktionen* auslösen.

Babynahrung

siehe *Säugling, Anfangsnahrung*; *Säugling, Beikost*; *Säugling, Flaschennahrung*; *Säugling, Folgenahrung*; *Säugling, Stillen*

Backen

Backen ist ein Garen und Bräunen in heißer Luft bei der Herstellung von Kuchen und Broten.

Backhefe

Backhefen sind biologische Backtriebmittel – Teiglockerungsmittel.

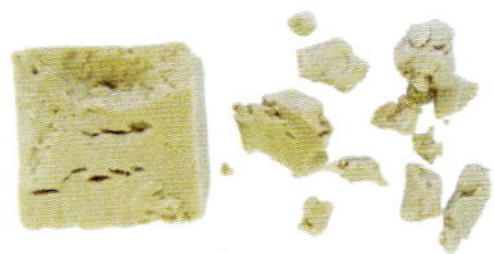

Backhefen vergären durch die *alkoholische Gärung* Traubenzucker in Alkohol – Ethanol – und Kohlenstoffdioxid. Diese Stoffe dehnen sich beim Backprozess aus und bewirken so die Lockerung des Hefeteigs. Backhefen verändern außerdem den Geschmack des Gebäcks.
Backhefen benötigen zum Wachstum Wärme, Luft, Wasser und Nahrung.
Mikroskopische Aufnahme der Backhefe:

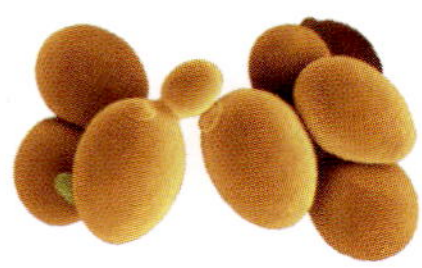

Backpulver

Backpulver ist ein Backtriebmittel – Teiglockerungsmittel –, das durch die Freisetzung von Kohlenstoffdioxid Teige lockert. Kohlenstoffdioxid wird durch Einwirken von Feuchtigkeit und Wärme freigesetzt.

$$2\,NaHCO_3 + Na_2H_2P_2O_7 \longrightarrow Na_4P_2O_7 + 2\,CO_2\uparrow + 2\,H_2O$$

Backpulver verändert im Gegensatz zu Backhefen nicht den Geschmack des Gebäcks.

Backtriebmittel

Backtriebmittel – Teiglockerungsmittel – sind Stoffe oder Stoffgemische, die unter Einfluss von Flüssigkeit, Säure und auch Hitze Gase – meist Kohlenstoffdioxid – bilden und dadurch die Lockerung bewirken.

- **Biologische Backtriebmittel** sind *Backhefe* und *Sauerteig*.
- **Chemische Backtriebmittel** sind *Backpulver*, *Hirschhornsalz* und *Pottasche*.

Chemische Backtriebmittel sind Lebensmittelzusatzstoffe. Sie müssen in der Zutatenliste mit der E-Nummer oder namentlich genannt werden.

Baguette

Das Baguette ist eine französische Weißbrotspezialität in Stangenform. Baguettes werden aus weichem Weizenbrotteig hergestellt. Sie haben große Poren und eine knusprige Kruste.

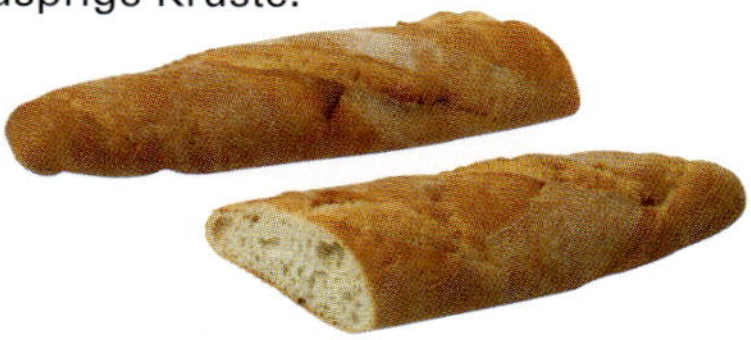

Bakterien, Bakterium

Bakterien sind einzellige Lebewesen – Mikroorganismen – ohne echten Zellkern. Sie haben eine große Anpassungsfähigkeit an ihre Umgebung.

Die Vermehrung erfolgt bei günstigen Bedingungen bereits nach 20 Minuten durch Zellteilung – deshalb wurden sie früher auch Spaltpilze genannt.

Aus einem Bakterium können in sieben Stunden eine Million Bakterien entstehen.

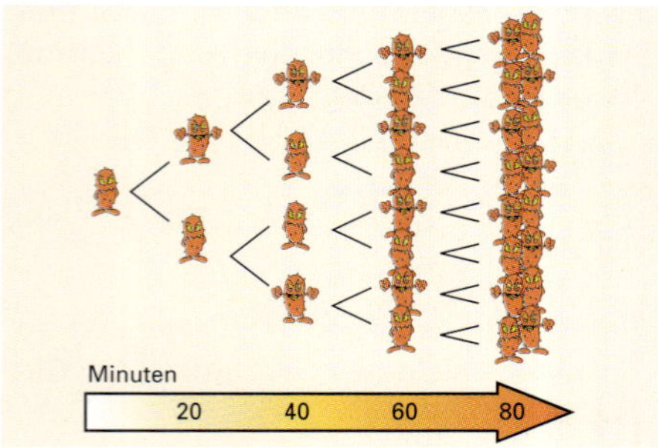

Einige Bakterien benötigen zum Leben Sauerstoff – aerobe Arten, Aerobier (aero – griechisch Luft) –, andere benötigen keinen Sauerstoff – anaerobe Arten.

Einige Bakterienarten bilden für die Fortpflanzung *Sporen*.

Hinsichtlich der Bedeutung der Bakterien für die menschliche Ernährung können diese in drei Gruppen unterteilt werden: Bakterien, die

- bei der **Lebensmittelproduktion** eingesetzt werden, z. B. Milchsäurebakterien,
- **Giftstoffe** – Toxine – bilden und so Lebensmittelvergiftungen hervorrufen können, z. B. Salmonellen,
- die **Darmflora bilden**, z. B. *probiotische* Bakterien.

Ballaststoffe

Ballaststoffe sind unverdauliche Bestandteile meist pflanzlicher Lebensmittel. Sie können im menschlichen Darm nicht durch Verdauungsenzyme abgebaut werden.

Ballaststoffe regen die Darmbewegung – Peristaltik – und somit die Verdauung an und sättigen, ohne Energie zu liefern.

Zu den Ballaststoffen gehören u. a. *Cellulose*, *Hemicellulose* und *Pektine*. Aufgrund der Eigenschaften werden *Füllstoffe* und *Quellstoffe* unterschieden.

Ballaststoffe, Bedarf

Die Kost eines Erwachsenen sollte täglich 30 g *Ballaststoffe* enthalten.

30 g Ballaststoffe sind z. B. in diesen Lebensmittelportionen enthalten:

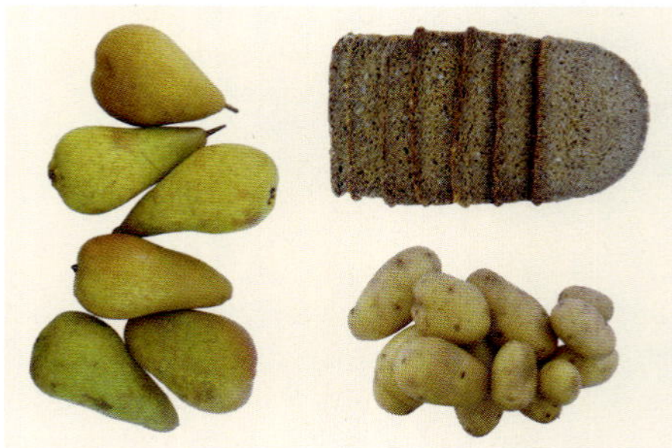

Ballaststoffe kommen u. a. in Vollkornprodukten, Obst, Gemüse und Hülsenfrüchten reichlich vor. Auf eine ausreichende Flüssigkeitszufuhr ist zu achten.

Bambussprossen

Die jungen, bleichen Triebe des Bambus werden wie Spargel gestochen, bevor sie verholzt sind.

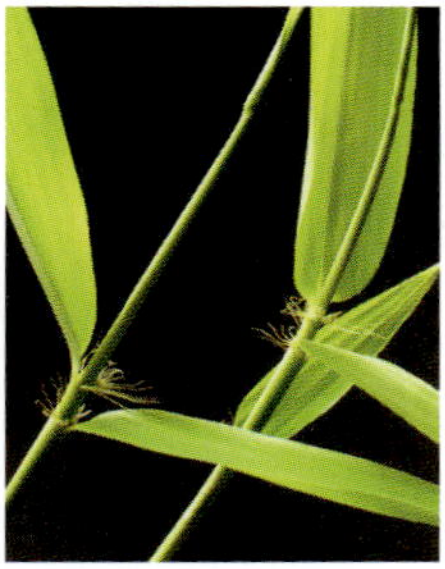

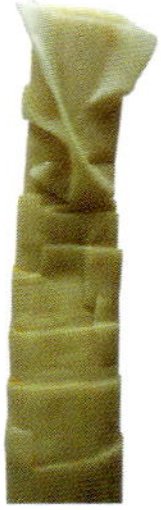

Bambussprossen müssen vor dem Verzehr gegart werden, da beim Garen die giftige *Blausäure*verbindung zerstört wird. In China wird Bambus wie Spargel in Stücke geschnitten zubereitet. In Deutschland werden Bambussprossen frisch oder als Konserven angeboten.

Bananen

Bananen sind tropische Südfrüchte. An den Fruchtständen befinden sich 15 bis 20 gekrümmte Einzelfrüchte. Die 7 bis 30 cm langen Früchte sind je nach Sorte gelb, rot oder grün.

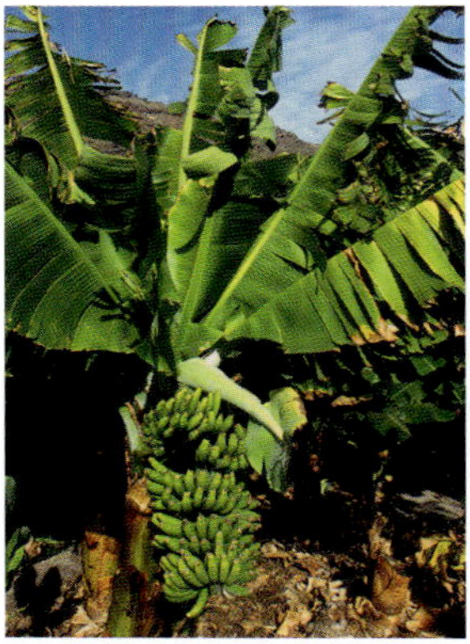

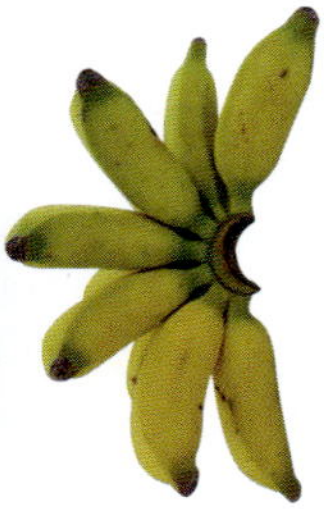

Das gelbe bis weißliche Fruchtfleisch hat einen süßen Geschmack. Diese Obstbananen eignen sich zum Frischverzehr oder als Trockenobst. Die kohlenhydratreichen Bananen liefern auch reichlich Kalium.

Daneben gibt es stärkereiche Kochbananen, die in vielen Ländern Afrikas Grundnahrungsmittel sind.

Bandwurm

Bandwürmer sind Schmarotzer, die sich mit dem Kopfteil an die innere Darmwand heften.

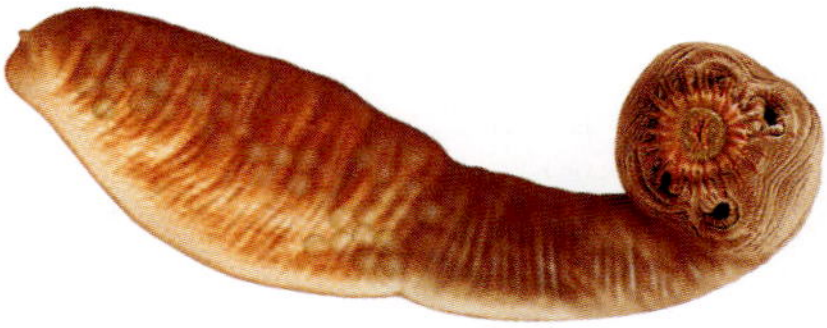

Die Eier des Bandwurms werden mit dem Kot ausgeschieden und gelangen dann z. B. mit Pflanzenfutter in den Darm eines Tieres, in dem sie sich zu Larven entwickeln. Larven – *Finnen* – eines Bandwurms können dann über Lebensmittel, z. B. infiziertes und nicht erhitztes Schweine- oder Rindfleisch, in den menschlichen Darm gelangen.

Wenn sich nun aus den neuen Eiern im Darm des Menschen Larven entwickeln, können diese die Darmwand durchdringen und in der Leber oder anderen Organen schwere Schäden anrichten.

Bärlauch

Bärlauch, auch Waldknoblauch genannt, ist ein Lauchgewächs mit starkem Knoblauchgeruch, das in schattigen Auwäldern wächst.

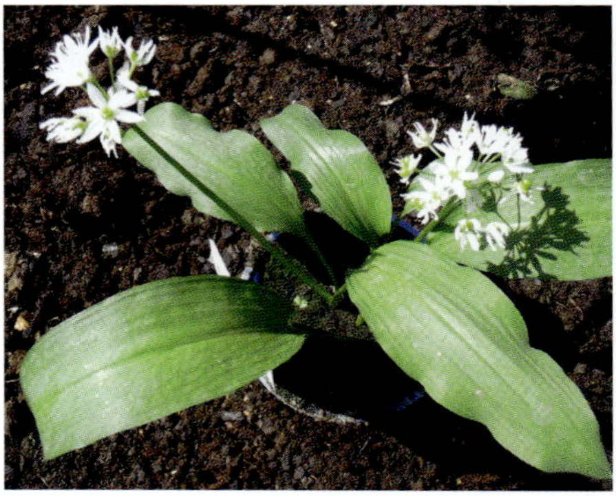

Die frischen jungen Blätter – vor der Blüte gesammelt – und die Zwiebel werden als Gewürz verwendet.

Bärlauch passt zu Salaten, Suppen und Fleischgerichten. Bärlauch muss frisch verwendet werden, da er beim Erhitzen sein Aroma verliert.

Basilikum

Basilikum gehört zu den Küchenkräutern.

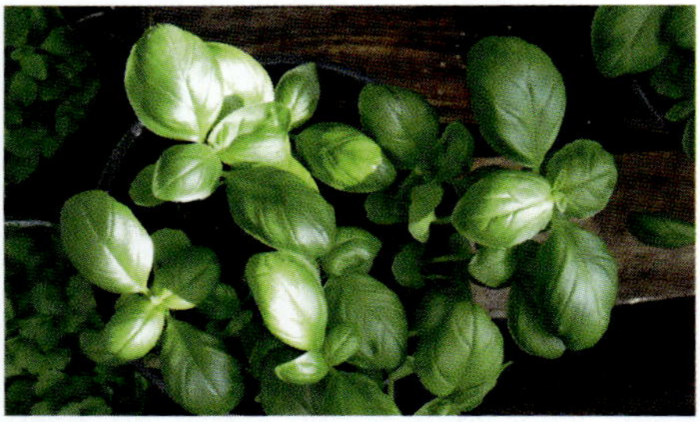

Basilikum schmeckt etwas nach Gewürznelke und Minze. Basilikum verliert beim Trocknen und Erhitzen viel Aroma.

Basilikum passt zu Gemüse, z. B. Tomaten, Auberginen, sowie Hackfleisch und anderen Fleischgerichten.

Basilikum hat eine appetitanregende und verdauungsfördernde Wirkung.

basisch, Base

siehe *alkalisch*

Basmatireis

Basmati bedeutet Duft. Basmatireis ist eine duftende, körnige indische Langkornreissorte mit langen, schlanken Körnern.

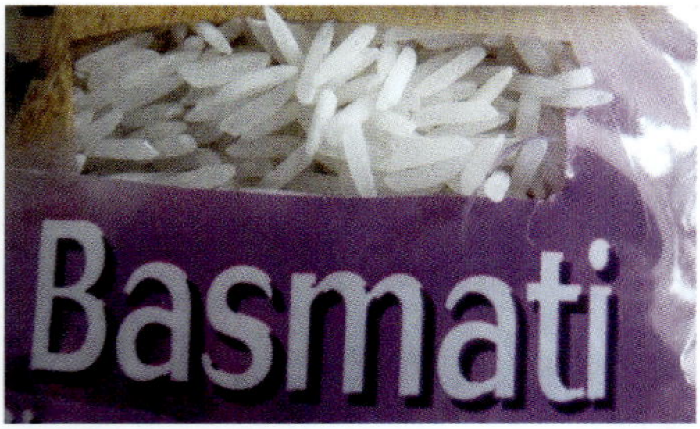

Batate

siehe *Süßkartoffel*

Bauchspeichel

Täglich wird in der *Bauchspeicheldrüse* etwa 1 l Bauchspeichel – Pankreassaft – gebildet. Der Bauchspeichel ist der wichtigste Verdauungssaft.

Der Bauchspeichel enthält kohlenhydrat-, fett- und eiweißspaltende Enzyme – *Amylasen*, *Lipasen* und *Proteasen*.

Bauchspeichel ist *alkalisch*, er hat die Aufgabe, den Magensaft zu neutralisieren.

Bauchspeicheldrüse

Die Bauchspeicheldrüse liegt im linken Oberbauch. Sie ist etwa 15 bis 20 cm lang und 70 bis 80 g schwer.

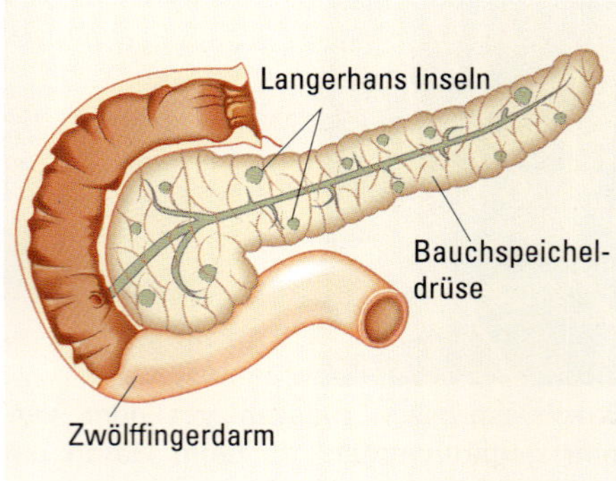

Der Ausgang der Bauchspeicheldrüse mündet in den Zwölffingerdarm.

Täglich sondert die Bauchspeicheldrüse etwa 1 l *Bauchspeichel* ab.

Die Bauchspeicheldrüse – Pankreas – ist das Organ, das die meisten Verdauungsenzyme – *Amylasen*, *Lipasen* und *Proteasen* – produziert.

In die Bauchspeicheldrüse eingelagert sind die gut durchbluteten *Langerhans Inseln*.

Baumtomate

siehe *Tamarillo*

Baumwollsaatöl

Die ursprüngliche Heimat der Baumwollpflanze ist das südliche Afrika. Hauptanbauländer sind heute die USA, Indien, China und Brasilien.

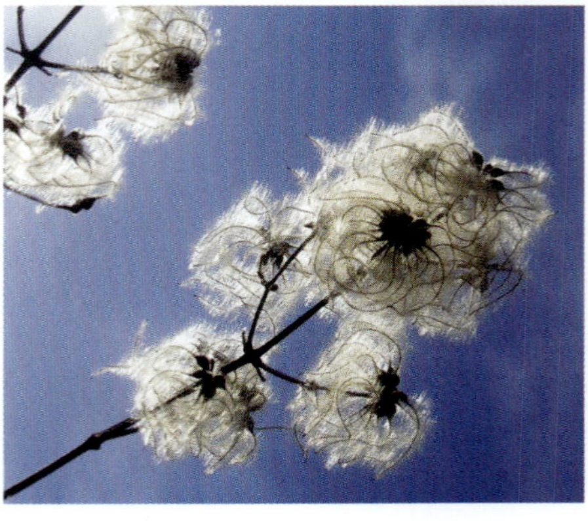

Die Baumwollpflanze ist eine einjährige bis zu 2 Meter hohe Pflanze. Die Baumwollkapseln enthalten fünf bis zehn 3 bis 4 mm dicke schwärzliche Samen, aus denen Öl gewonnen wird.
Mit 47 bis 58 % *Linolsäure* ist Baumwollsaatöl ein hochwertiges Speiseöl.
In Europa wird Baumwollsaatöl hauptsächlich zu Margarine und in den USA zu Backfetten verarbeitet.

Baustoffe
Baustoffe ist ein Sammelbegriff für die *Nährstoffe* – Eiweiß, Mineralstoffe und Wasser –, die im menschlichen Körper vorwiegend für den Zellaufbau und die Zellerneuerung benötigt werden.

Bazillen, Bazillus
Bazillen sind stäbchenförmige Bakterien, die als Überlebensform hitzebeständige *Sporen* bilden können.

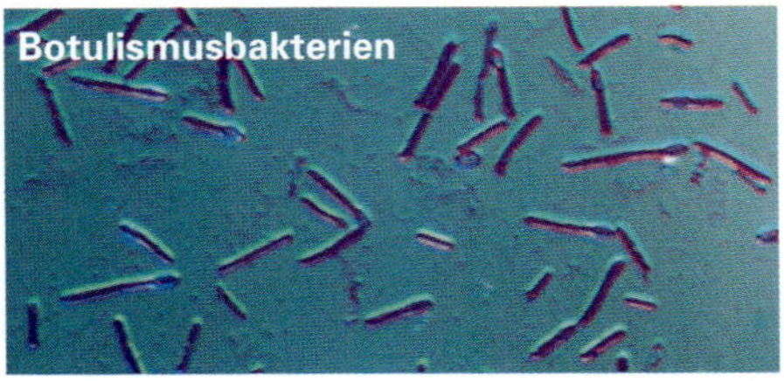

BE
BE ist die Abkürzung für ***B**rot**e**inheit*.

Becquerel (Bq)
Bec**q**uerel ist die Einheit für die Radioaktivität eines Stoffes. Die Angabe 1 Bq/kg Lebensmittel oder 1 Bq/m^3 Boden bedeutet, dass 1 Atomkern pro Sekunde zerfällt.
Beispiel: 370 Bq/l Milch: Pro Sekunde zerfallen 370 Atomkerne in dem Liter Milch.
Mit Becquerel werden Aussagen über die Menge der Radioaktivität, aber nicht über die Gefährlichkeit gemacht.

BED
BED ist die Abkürzung für ***B**inge-**E**ating-**D**isorder*.

Beefsteak
Beefsteak ist eine fingerdicke Scheibe vom Rinderfilet zum Kurzbraten (beef – engl. Rindfleisch).

Beerenobst
Beerenobst ist eine Sammelbezeichnung für kleine runde Früchte. Zum Beerenobst gehören *Brombeeren*, *Erdbeeren*, *Heidelbeeren*, *Himbeeren*, *Johannisbeeren*, *Kronsbeeren*/Preiselbeeren, *Maulbeeren*, *Stachelbeeren* und *Weintrauben*.

Beifuß, wilder Wermut
Beifuß – wilder Wermut – ist eine Gewürzpflanze, die frisch oder getrocknet angeboten wird.

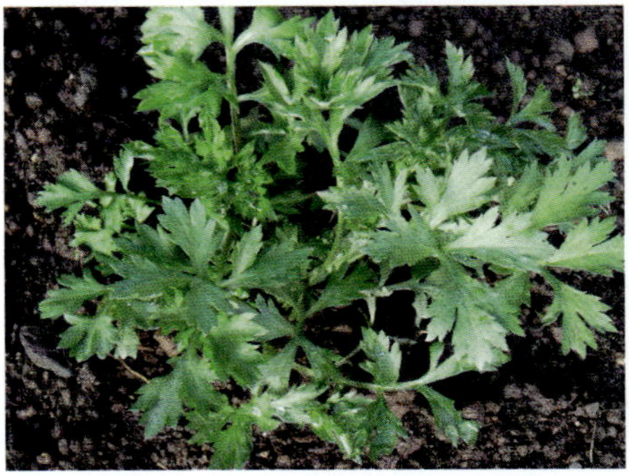

Beifuß schmeckt nach Minze und Wacholder. Er wird zum Würzen von fetten Fleischgerichten und Kohl eingesetzt, da er diese leichter verdaulich macht.

Beikost
siehe *Säugling, Beikost*

Beilagen, Speisenbestandteile
Bei Beilagen werden unterschieden:
- **Sättigungsbeilagen**, z. B. Kartoffeln und Reis
- **Gemüse- und Salatbeilagen**

Beize
Beize ist eine Marinade aus z. B. Essig und würzenden Zutaten zum Einlegen von Fleisch.
Das Fleisch soll dadurch mürbe bzw. der Geschmack soll verändert werden.

Benzo(a)pyren
Benzo(a)pyren gelangt beim Räuchern mit dem Rauch in Lebensmittel. Es entsteht in größeren Mengen, wenn Fett beim Grillen auf glühende Holzkohle tropft.
Benzo(a)pyren wirkt krebserregend und erbgutverändernd. Die schädigende Wir-

B

kung von Benzo(a)pyren ist seit Langem als „Schornsteinfegerkrankheit" bekannt.

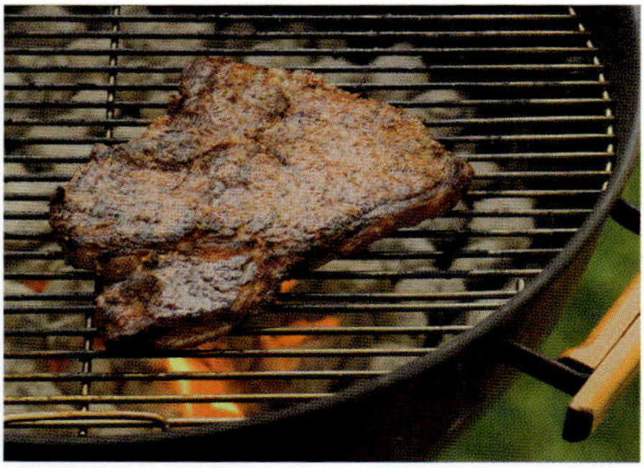

Durch die Verwendung eines Elektro- oder Gasgrills wird die Bildung von Benzo(a)-pyren vermieden.

Benzoesäure, Benzoate, E 210–213

Benzoesäure und ihre Salze – Benzoate – sind nach der *Sorbinsäure* die wichtigsten chemischen *Konservierungsstoffe*, die synthetisch hergestellt werden.

Benzoesäure wirkt besonders im sauren Bereich gegen Schimmelpilze und Hefen.

Benzoesäure wird auch zusammen mit Sorbinsäure verwendet.

Benzoesäure wird als Konservierungsstoff unter Beachtung der vorgeschriebenen Höchstmengenbegrenzung – *ADI-Wert* 5 mg/kg KG – z. B. für Feinkostsalate, Fischhalbkonserven, Sauerkonserven, Obstprodukte usw. eingesetzt.

Zum Beispiel diesem Kartoffelsalat wurde Benzoesäure als Konservierungsstoff zugesetzt:

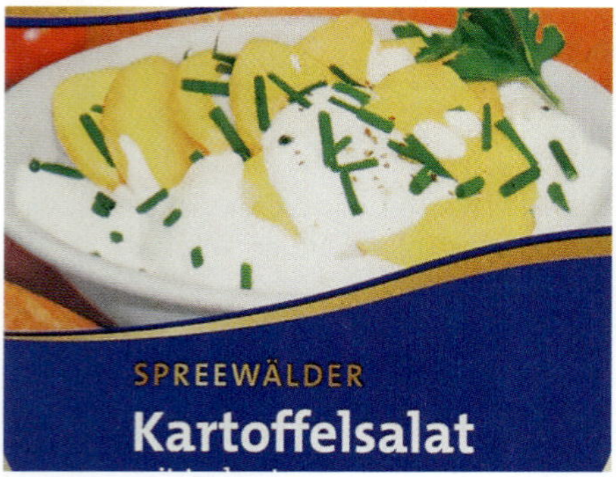

Benzoesäure kann bei manchen Menschen Allergien auslösen.

Bergkäse

Bergkäse ist ein *Hartkäse* der Vollfettstufe – 45 % Fett i. Tr. –, der in vielen Alpenregionen aus Rohmilch hergestellt wird. Bergkäse ähnelt hinsichtlich der Herstellung und dem Aussehen dem *Emmentaler Käse*, er hat jedoch eine geringere Lochbildung.

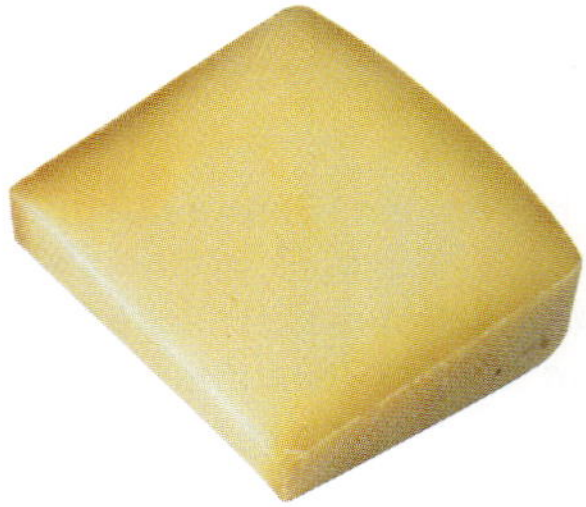

Der Bergkäse muss drei Monate reifen.

Beri-Beri-Krankheit

Bei der Beri-Beri-Erkrankung fehlt *Thiamin* – Vitamin B_1 – vollständig. Es liegt also eine Avitaminose vor.

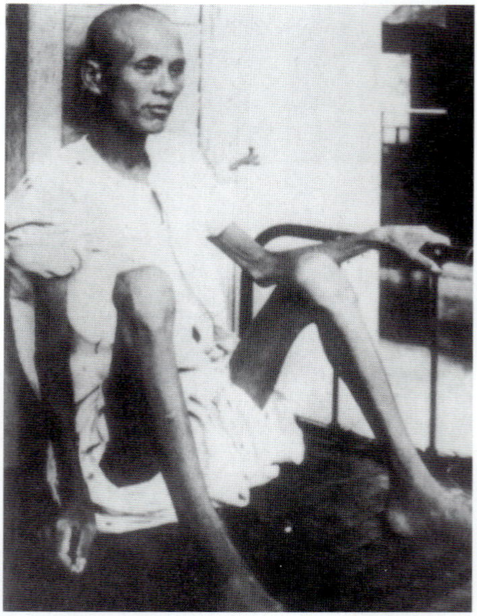

In Entwicklungsländern trat diese Erkrankung auf, als nur polierter – geschälter – Reis gegessen wurde.

Bei der Beri-Beri-Krankheit kommt es zu Störungen des Nervensystems sowie der Herzfunktion.

Bernsteinsäure, E 363

Bernsteinsäure – Succinylsäure – ist eine organische Säure, die in vielen Obst- und Gemüsesorten vorkommt. Bernsteinsäure entsteht außerdem im menschlichen Körper im *Citratcyclus*. Strukturformel:

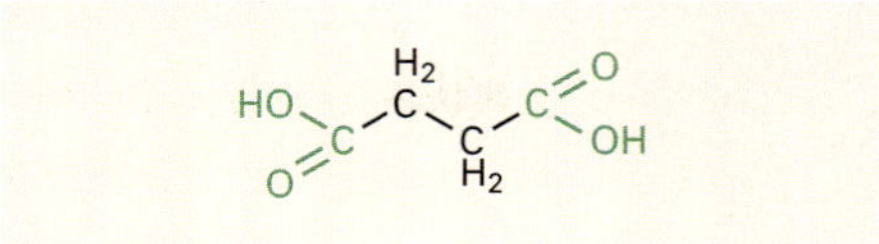

Bernsteinsäure ist auch als Lebensmittelzusatzstoff – *Säuerungsmittel* – z. B. für Süßspeisen und Getränkepulver zugelassen. Gesundheitliche Nebenwirkungen sind nicht bekannt.

Bestrahlung, Konservierung

Lebensmittel werden zur Verlängerung der Haltbarkeit in Bestrahlungsanlagen mit *Gammastrahlen* bestrahlt.

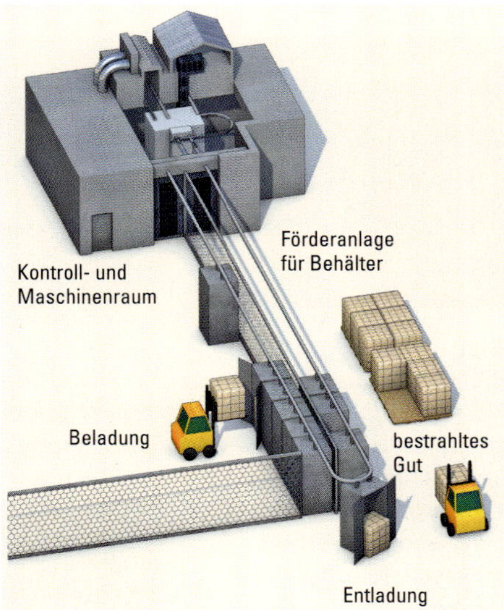

Die Lebensmittelbestrahlung dient dem Abtöten von Mikroorganismen, der Verhinderung unerwünschter enzymatischer Veränderungen und der Keimhemmung.

Europaweit dürfen getrocknete Gewürze und Kräuter zur Keimverminderung bestrahlt werden. Die Entkeimung von Trinkwasser und die Oberflächenbehandlung von Obst und Gemüse sowie Hartkäse sind ebenfalls erlaubt.

Eine erfolgte Bestrahlung muss auf dem Etikett kenntlich gemacht werden: „bestrahlt“ oder „mit ionisierten Strahlen behandelt“.

Beta(*β*)-Carotin

β-Carotin ist ein orangefarbenes *Carotinoid*, das zu den *sekundären Pflanzenstoffen* gehört. *β*-Carotin wird auch als Provitamin A bezeichnet, da es in der Darmschleimhaut in Vitamin A umgewandelt werden kann. *β*-Carotin schützt vor Krebs. Bei Rauchern kann eine hohe *β*-Carotin-Aufnahme jedoch evtl. das Krebsrisiko erhöhen. Dies sollte besonders bei der Verwendung von *ACE-Getränken* beachtet werden.

Beta(*β*)-Faltblattstruktur

Die *β*-Faltblattstruktur ist eine räumliche Struktur der Eiweißstoffe – Proteine.

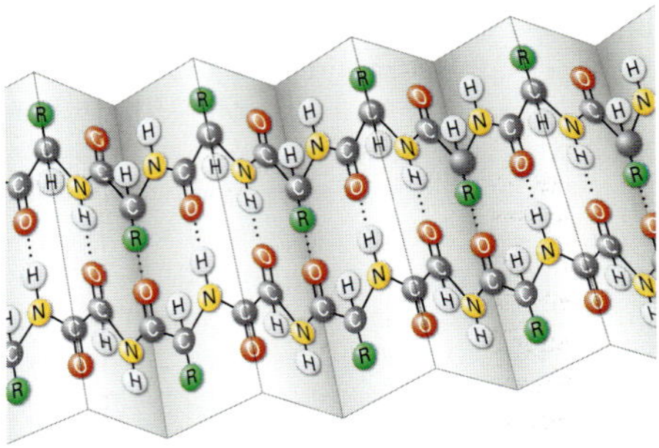

Hierbei liegt eine Auffaltung (Knickung um 90°) der Peptidkette vor.

Beta(*β*)-Lipoproteine (LDL)

β-Lipoproteine (LDL) sind kleinere *Lipoproteine* mit niedriger (**L**ow) Dichte (**D**ensity), die *Cholesterin* zu den Zellen transportieren. Eine hohe LDL-Konzentration im Blut kann zu Cholesterinablagerungen an den Gefäßwänden führen und dies wiederum zu einer späteren Verkalkung – Arteriosklerose – der Gefäße.

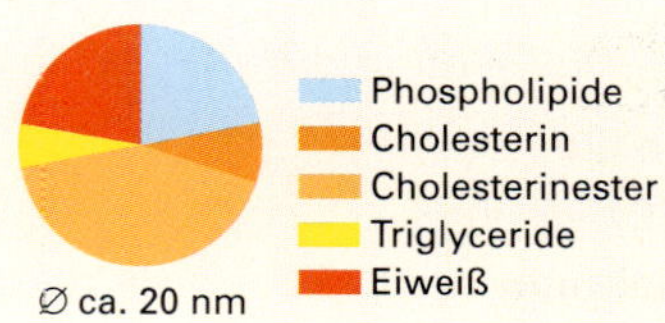

Beta(β)-Strahlen

Beta(β)-Strahlen sind beim radioaktiven Zerfall ausgesandte Elektronen.

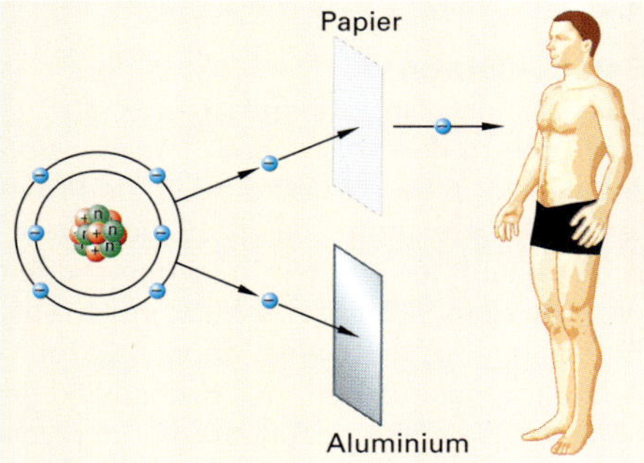

Ihre Reichweite beträgt mehrere Meter. Sie werden z. B. durch eine 1 cm dicke Aluminiumschicht abgehalten.

Betenrot, Betanin, E 162

Betenrot ist ein roter Farbstoff, der in Roter Bete und anderen Früchten vorkommt. Der gesundheitlich unbedenkliche Lebensmittelzusatzstoff – Farbstoff – ist ohne Höchstmengenbegrenzung zum Färben von Lebensmitteln zugelassen. Er wird zum Färben von Fruchtgelees, Konfitüren, Kunstspeiseeis usw. eingesetzt.
Zum Beispiel diesen Shrimps wurde Betenrot als Farbstoff zugesetzt:

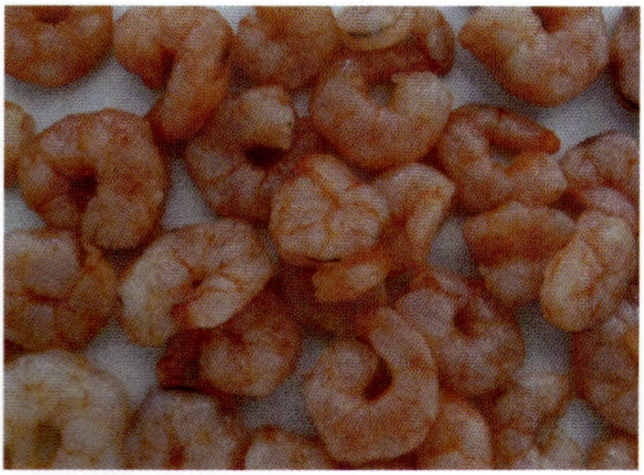

BfR

BfR ist die Abkürzung für ***B****undesinstitut* ***f****ür* ***R****isikobewertung*.

Bibernelle

siehe *Pimpernelle*

Bienenhonig

siehe *Honig*

Bienenwachs, E 901

Bienenwachs wird aus Bienenwaben gewonnen.

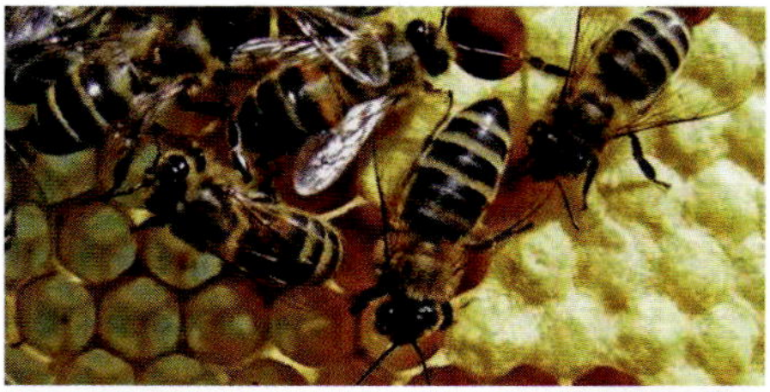

Bienenwachs wird als Lebensmittelzusatzstoff – *Oberflächenbehandlungsmittel* – eingesetzt, z. B. für Zitrusfrüchte, Äpfel, Knabbererzeugnisse. Bienenwachs verlängert die Haltbarkeit und lässt die Lebensmittel frisch erscheinen. Bienenwachs ist unverdaulich und deshalb gesundheitlich unbedenklich. Zum Beispiel bei diesen Gummibärchen wurde Bienenwachs als Überzugsmittel verwendet:

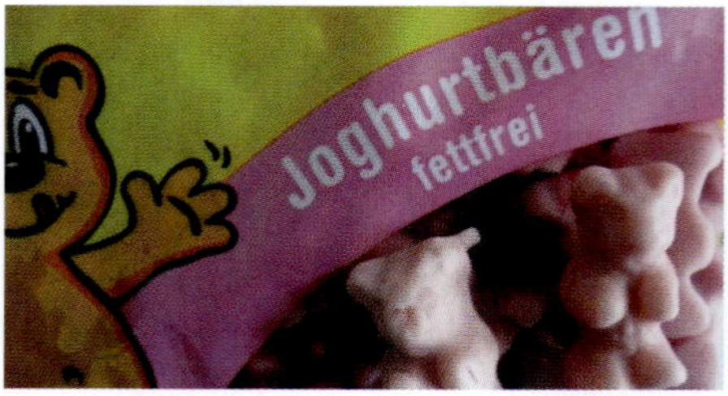

Bier

Bier wird aus Wasser, Gerstenmalz und *Hopfen* durch Vergärung mit Hefen hergestellt. Es werden u. a. folgende Bierarten unterschieden:

- **Obergärige Biere:** Weizenbier, Altbier, Kölsch, Malzbier und Berliner Weiße. Bei obergärigen Bieren steigt die Hefe beim Gärprozess an die Oberfläche.

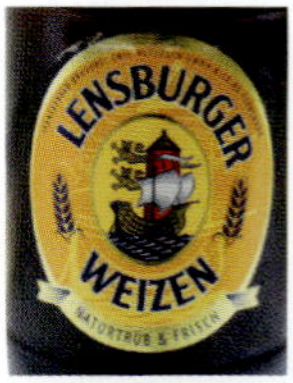

- **Untergärige Biere:** Lager-, Schank-, Pilsener- und Bockbiere. Bei untergärigen Bieren setzt sich die Hefe beim Gärprozess am Boden des Gärbottichs ab.

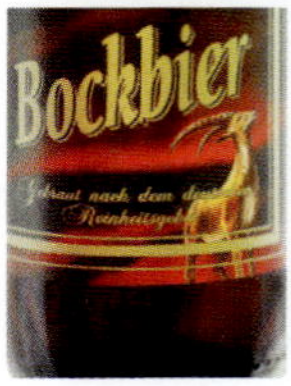

Bier, alkoholfreies

Alkoholfreies Bier kann bis zu 0,5% Alkohol enthalten. Das Bier wird zunächst nach dem üblichen Verfahren gebraut und anschließend wird der Alkohol entzogen.

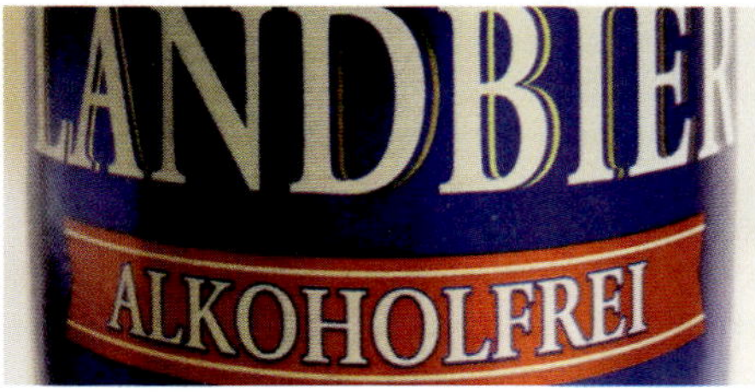

Bierschinken

Bierschinken ist eine gepökelte *Brühwurst* mit Schweinefleischstücken in der Wurstmasse – Brät. Die Wurstgrundmasse enthält Rind- und Schweinefleisch, Speck, Gewürze und Pökelsalze.

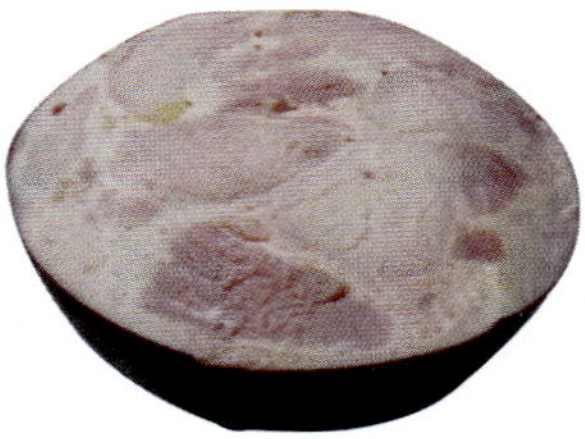

Bilirubin

Bilirubin ist der wichtigste Gallenfarbstoff, der durch den Abbau von *Hämoglobin* in der Milz, im Knochenmark und in der Leber gebildet wird.

Bindegewebe

Bindegewebe ist verbindendes Gewebe, das vor allem *Kollagene* und *Elastine* enthält.

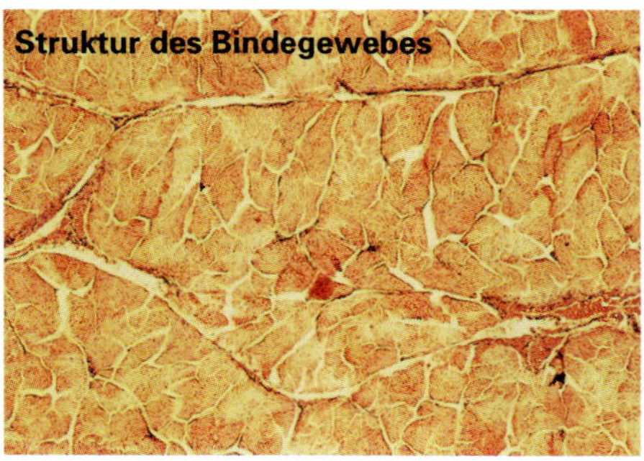

Binge-Eating-Disorder, BED

Bei der *Essstörung* **B**inge-**E**ating-**D**isorder treten Fressattacken im Zusammenhang mit suchtartigen Heißhungergefühlen auf.
Vom Binge-Eating-Disorder wird gesprochen, wenn mindestens während sechs Monaten an wenigstens zwei Tagen pro Woche ein Anfall von Heißhunger auftritt, bei dem in kürzester Zeit große Mengen an Lebensmitteln aufgenommen werden.
Die Betroffenen ergreifen aber keine Maßnahmen, durch die eine Gewichtszunahme verhindert wird, wie z.B. Erbrechen oder intensiver Sport.
Binge-Eating-Disorder kann also zu Übergewicht bzw. Fettsucht – Adipositas – führen.

bioaktive Substanzen

Bioaktive Substanzen sind gesundheitsfördernde Lebensmittelinhaltsstoffe ohne Nährstoffcharakter wie *sekundäre Pflanzenstoffe* und *Ballaststoffe*.

Biochemie

Biochemie ist die Wissenschaft von den stofflichen Umsetzungen im lebenden Organismus. Die Biochemie ist die Grenzwissenschaft zwischen Medizin und Chemie. „Ein wesentliches Ziel der Biochemie ist es aufzuklären, wie unbelebte Moleküle, die lebende Organismen bilden, miteinander in Wechselwirkung treten, um den Zustand des Lebens zu erhalten" (Lehninger).

biogene Amine

siehe *Amine, biogene*

Biokatalysatoren

Biokatalysatoren ist ein Sammelbegriff für Wirkstoffe, die den Verlauf von chemischen Reaktionen im menschlichen Körper beeinflussen. Hierzu gehören *Enzyme*, *Vitamine* und *Hormone*.

Biokreis

Der Biokreis – Verband für ökologischen Landbau und gesunde Ernährung e.V. – entstand 1979 als regionale Erzeuger-Verbraucher-Gemeinschaft in Ostbayern.
Zielsetzung des Verbands ist es, in überschaubaren Regionen nach ökologischen

Grundsätzen eine Zusammenarbeit aller Beteiligten zu fördern und die ursprünglich bäuerliche Landwirtschaft auf der Basis des ökologischen Landbaus lebensfähig zu erhalten.

Internet:
www.biokreis.de

Bio-Lachs

Bio-Lachs ist nach den Richtlinien des ökologischen Landbaus gezüchteter Lachs, es ist kein Wildlachs.

Im rauen Atlanik, weit vor der Westküste Irlands, wächst unter Aufsicht von Meeresbiologen der irische Biolachs in Aquakultur heran.

Bioland e. V.

Bioland e. V. ist der größte ökologische Anbauverband mit organisch-biologischem Landbau. Der Begründer ist der Schweizer Agrarpolitiker Dr. H. Müller, die wissenschaftlichen Grundlagen lieferte der Arzt H. P. Rush 1968 mit seinem Buch „Bodenfruchtbarkeit“. Die Förderung des Bodenlebens ist entscheidend für das Wachstum gesunder Pflanzen und die Produktion hochwertiger Lebensmittel.

Internet:
www.bioland.de

biologisch-dynamischer Landbau

Biologisch-dynamischer Landbau geschieht auf der Grundlage der Anthroposophie. Der Anbau von Nutzpflanzen erfolgt ausschließlich mit biologischen Mitteln – Naturdünger, biologische Schädlingsbekämpfungsmittel – unter Berücksichtigung kosmischer Gegebenheiten und mit wechselnder Fruchtfolge.

Demeter e. V. arbeitet nach den Prinzipien des biologisch-dynamischen Landbaus.

biologische Halbwertzeit

siehe *Halbwertzeit, biologische*

biologische Wertigkeit

Die biologische Wertigkeit eines Nahrungseiweißstoffs gibt an, wie viel Gramm Körpereiweiß aus 100 g Nahrungseiweiß aufgebaut werden können.

Die biologische Wertigkeit eines Eiweißstoffs ist abhängig von der Aminosäurezusammensetzung.

Die biologische Wertigkeit tierischer Eiweißstoffe ist im Allgemeinen höher als die biologische Wertigkeit pflanzlicher Eiweißstoffe.

Beispiel: Getreideeiweiß – hier bestimmt die sechste Aminosäure, das Lysin, die biologische Wertigkeit.

Biologische Wertigkeit von Getreideeiweiß

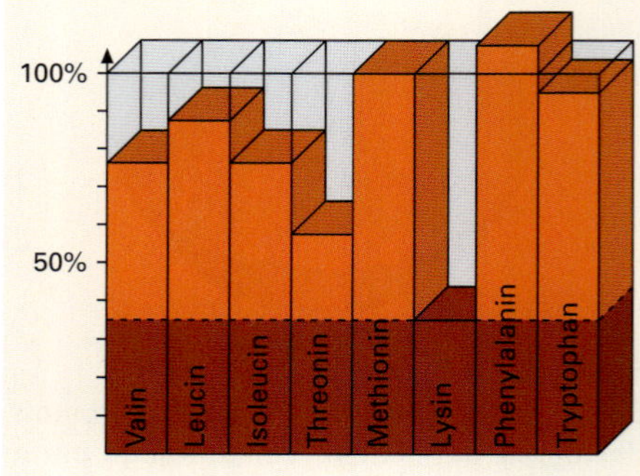

Biopark e. V.

Biopark e. V. ist ein ökologischer Anbauverband, der 1991 in Mecklenburg-Vorpommern gegründet wurde. Die Hauptrichtungen der biologisch-organischen Produktionsbetriebe sind die Tierhaltung und der Anbau von Marktfrüchten. Der Verband hat heute etwa 700 Mitglieder in 15 Bundesländern. Von den Mitgliedern produzieren etwa 600 in landwirtschaftlichen Unternehmen und 100 sind verarbeitende Unternehmen und Händler.

Internet:
www.biopark.de

Bioprodukte

Als Bioprodukte werden Lebensmittel aus dem *ökologischen Landbau* bezeichnet. Im ökologischen Landbau wird ohne Einsatz von Pestiziden und Kunstdünger angebaut. Die Tiere werden artgerecht gehalten. Diese Lebensmittel werden mit dem *Biosiegel* gekennzeichnet. Beispiel:

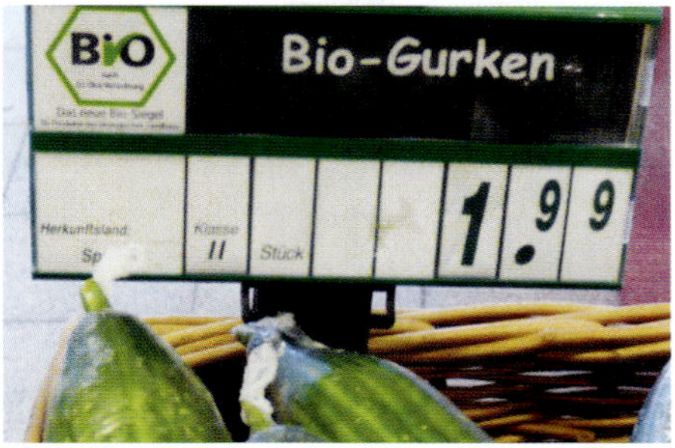
BiO
Bio-Gurken
1.99
II
Stück

bios

Bios ist das griechische Wort für Leben, Lebensweise.

Biosiegel

Das Biosiegel ist das deutsche staatliche, verbandsunabhängige Kontrollzeichen zur Kennzeichnung von Produkten, die zu mindestens 95% durch den *ökologischen Landbau* nach der EU-Öko-Verordnung erzeugt wurden. Betriebe, die das Biosiegel nutzen, werden regelmäßig staatlich kontrolliert. Für die Verbraucher ist das Biosiegel ein Unterscheidungsmerkmal zwischen ökologisch und herkömmlich erzeugten Lebensmitteln.

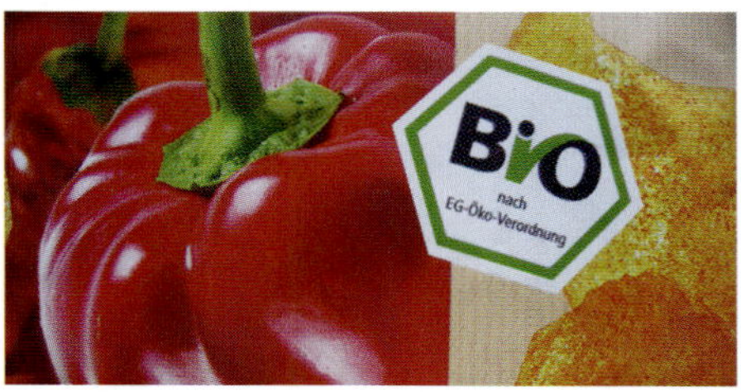
BiO
nach
EG-Öko-Verordnung

Das Biosiegel ersetzt nicht die Siegel der Anbauverbände, deren Richtlinien häufig strenger sind als die der EU-Öko-Verordnung. Ab 2010 soll es ein EU-einheitliches Biosiegel geben.

Internet: www.bio-siegel.de

Biosynthese

Biosynthese bedeutet enzymatischer Aufbau von z.B. Eiweißstoffen im menschlichen Körper.

Biotin

Biotin – ein Vitamin – ist Bestandteil eines Enzyms, das für den Kohlenhydrat-, Fett- und Eiweißstoffwechsel benötigt wird. *Avidin*, das im rohen Eiklar enthalten ist, wirkt als *Antivitamin*.

Bei einer Unterversorgung mit Biotin kommt es zu folgenden Mangelerscheinungen: Appetitlosigkeit, Müdigkeit, Schwellung und Entzündung der Haut und Schleimhäute. Außerdem ist die Anzahl der roten Blutkörperchen verringert – Anämie.

Eine *Hypervitaminose* ist beim wasserlöslichen Biotin nicht bekannt.

Biotinbedarf

Jugendliche sollten täglich 30 bis 60 µg Biotin zu sich nehmen. Ein Biotinmangel tritt selten auf. Durch einen übermäßigen Verzehr roher Eier kann es zu einem Mangel kommen, da Eiklar das Antivitamin *Avidin* enthält, das Biotin bindet, sodass es nicht resorbiert werden kann.

Biotinlieferanten sind u.a. Sojabohnen, Eigelb, Nüsse, Haferflocken, Champignons und Linsen.

Biphenyl

siehe *Diphenyl*

Bircher-Benner-Kost

Der Schweizer Arzt Maximilian Oskar Bircher-Benner (1867–1939) entwickelte die Bircher-Benner-Kost.

Es ist eine ovo-lacto-*vegetarische Kost* mit mindestens 50% Rohkostanteil. Im Mittelpunkt der Kost stehen Vollkorngetreide, Obst und Gemüse und Milchprodukte aus naturnaher heimischer Erzeugung.

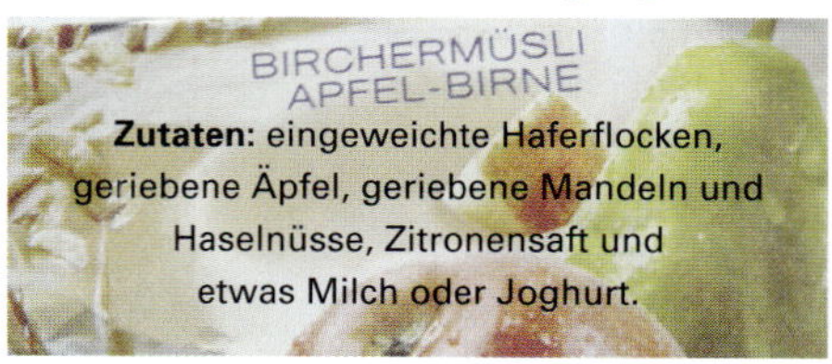
BIRCHERMÜSLI
APFEL-BIRNE
Zutaten: eingeweichte Haferflocken, geriebene Äpfel, geriebene Mandeln und Haselnüsse, Zitronensaft und etwas Milch oder Joghurt.

Birne

Die Birne gehört zum Kernobst. Heute sind mehr als 1000 Sorten bekannt.

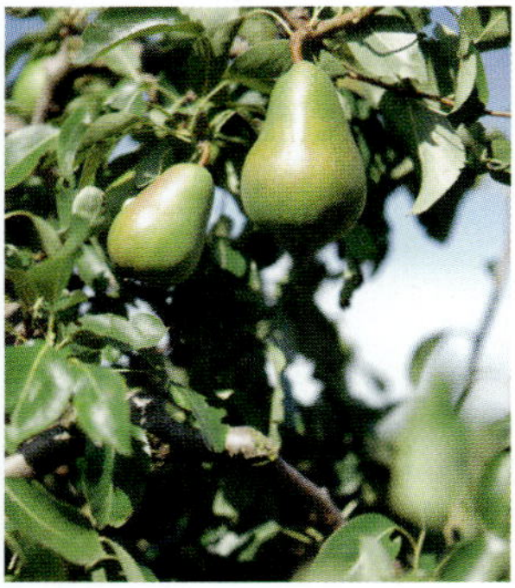

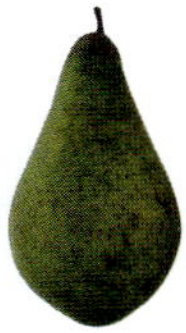

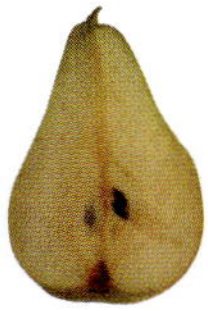

Die Birne hat einen ähnlichen Nährstoffgehalt wie der Apfel, sie enthält aber weniger Säure und mehr Zucker. Die Birne kann schlecht gelagert werden und wird deshalb direkt nach der Ernte frisch verzehrt oder zu Nasskonserven, Trockenobst und Saft verarbeitet.

In China und Japan gibt es die asiatische Birne – *Nashi*.

Birnentyp

siehe *Fettgewebeverteilung, Typen*

Biskuit

Biskuit ist ein Gebäck aus geschlagenen Eiern, Zucker, Mehl und Stärke.

Bismarckhering

Der Bismarckhering ist ein ausgenommener, entgräteter Hering ohne Kopf, der in Marinade eingelegt ist.

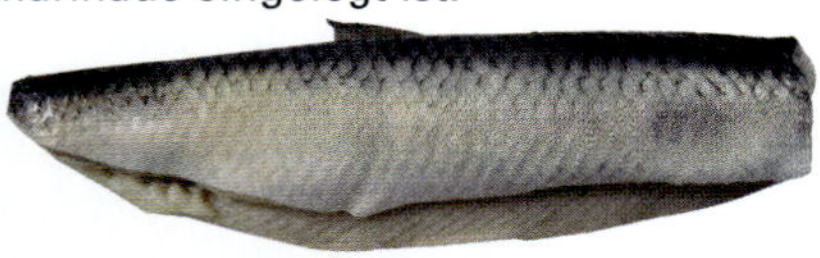

Bismarckhering wird für die Herstellung von Heringssalat und Rollmöpsen verwendet.

Bitter Lemon

Bitter Lemon gehört zu den *Limonaden*. Bitter Lemon erhält seinen Bittergeschmack durch den Zusatz von *Chinin*, und zwar max. 85 mg/l.

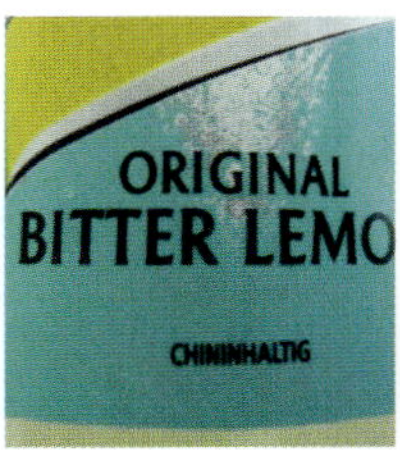

Bittermandeln

Bittermandeln sind Steinfrüchte des im Mittelmeerraum angebauten Bittermandelbaums. Bittermandeln werden z.B. als Aroma für Marzipan eingesetzt.

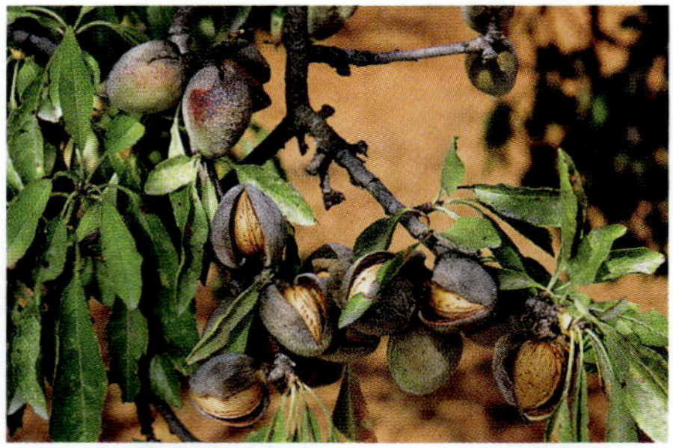

Beim Zerkauen geben Bittermandeln *Blausäure* ab, die tödlich wirken kann. Bittermandeln werden heute meist durch ungiftiges Bittermandelöl ersetzt.

Bittersalz

Bittersalz wirkt abführend – laxierend. Es wird bei Fastenkuren zur Darmreinigung eingesetzt.

Bixin, Norbixin, E 160 b

Bixin, E 160 b – auch als Norbixin bezeichnet – ist ein Farbstoff, der aus Samen gewonnen wird. Der Farbstoff gehört zu den *Carotinoiden*.

Der Farbstoff ist mit Höchstmengenbegrenzung – *ADI-Wert* 0,75 mg/kg KG – zum Färben von Knabbererzeugnissen, *Chesterkäse*, Dessert und Likören zugelassen.

Gesundheitliche Nebenwirkungen sind nicht bekannt.

Zum Beispiel diese Kaltschale enthält Bixin als Farbstoff:

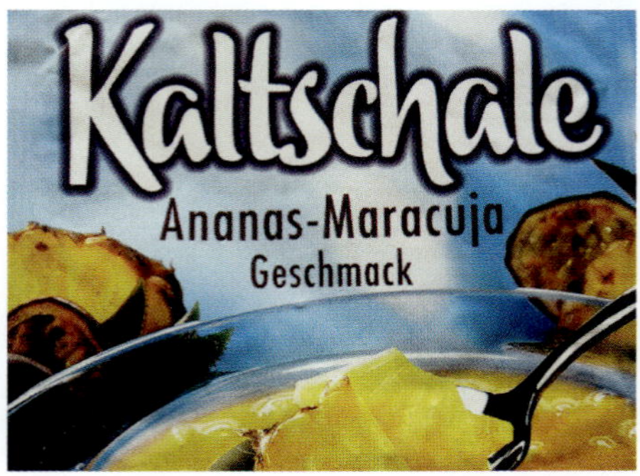

Blanchieren
Blanchieren ist eine kurzfristige Hitzebehandlung – Abbrühen – roher Lebensmittel in viel kochendem Wasser bzw. Wasserdampf oder in heißem Fett.

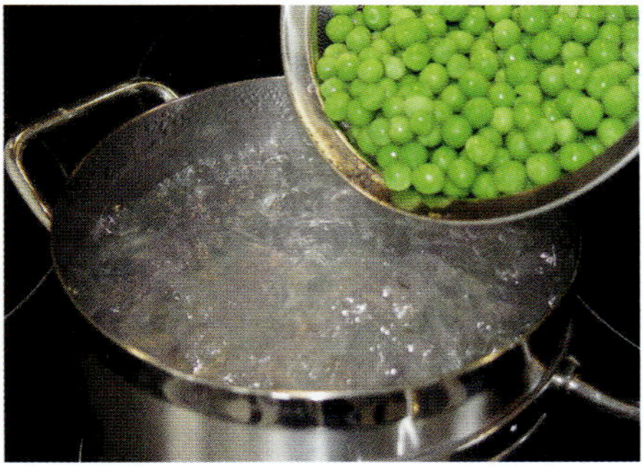

Beim Blanchieren werden *Enzyme* zerstört, die z. B. unerwünschte enzymatische *Bräunungsreaktionen* oder eine Vitaminzerstörung verursachen.

Blattgemüse
siehe *Salat*

Blattgrün
siehe *Chlorophyll*

Blatttee
siehe *Broken*

Blaubeeren
siehe *Heidelbeeren*

Blaukraut
siehe *Rotkohl*

Blauleng
Blauleng ist ein Tiefseefisch im Nordatlantik, der bis zu 150 cm lang und 30 kg schwer wird.

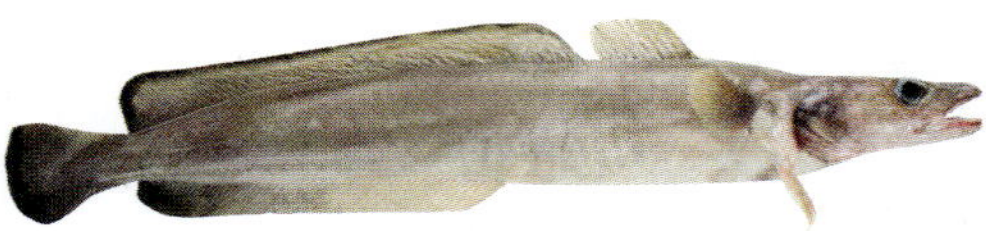

Er ist ein *Magerfisch* mit festem weißen Fleisch, der als Fischfilet angeboten wird.

Blausäure (HCN)
Blausäure ist eine farblose, sehr giftige Flüssigkeit. Sie befindet sich in *Bittermandeln*, Kernen von Steinobst, Limabohnen, Mondbohnen, unreifen *Bambussprossen*, Leinsamen und unreifen *Holunderbeeren*.
Blausäure unterbricht den Sauerstofftransport in der *Atmungskette* in den Zellen, es kommt zur inneren Erstickung. Gehirnzellen reagieren besonders empfindlich auf Blausäure. Fünf bittere Mandeln wirken bei Kindern tödlich.
Vergiftungsanzeichen:
Atemnot, Bewusstlosigkeit, Krämpfe.

Blei (Pb)
Blei – ein metallisches Element – gelangt z. B. durch Industrieanlagen in die Umwelt. Ein hoher Bleigehalt im Körper beeinträchtigt den Sauerstofftransport.
Bestimmte Gemüsearten, z. B. Kohl, sowie Innereien und Wildpilze können hohe Bleiwerte aufweisen. Da Blei sich vor allen Dingen auf der Oberfläche der Pflanzen ablagert, kann der Bleigehalt dieser Lebensmittel durch gründliches Waschen und eventuelles Schälen beziehungsweise Entfernen der äußeren Blätter gemindert werden.
Pro Woche sollten laut WHO/FAO höchstens 3 mg Blei aufgenommen werden.

Blumenkohl
Blumenkohl ist eine einjährige *Kohlgemüse*art. Blumenkohl stammt ursprünglich aus dem Mittelmeerraum. Blumenkohl besteht aus einer dichten Ansammlung von Blütenknospen.

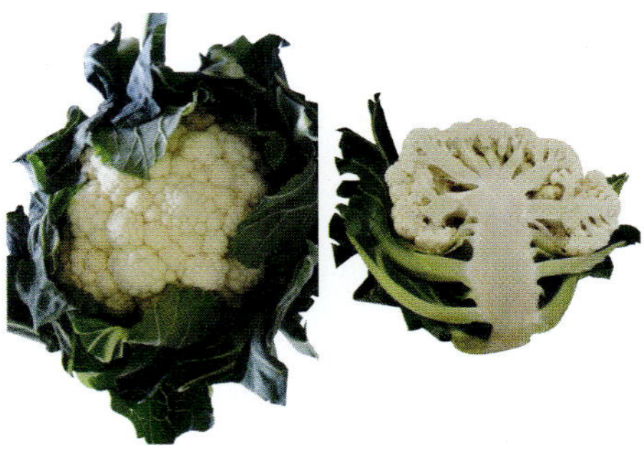

Blumenkohl ist energiearm, vitamin- und mineralstoffreich sowie reich an *sekundären Pflanzenstoffen*.

Blutcholesterinspiegel
siehe *Cholesterinspiegel*

Blutdoping

Beim Blutdoping wird dem Sportler kurz vor dem Wettkampf Blut zugeführt, das ihm vier bis sechs Wochen zuvor entnommen wurde. Durch die Vergrößerung der Blutmenge – der *Hämoglobin*menge – kann mehr Sauerstoff aufgenommen und dadurch eine Leistungssteigerung erreicht werden. Blutdoping ist verboten.

Blutdruck

Blutdruck ist der in den Blutgefäßen und Herzkammern durch das Herz erzeugte Druck. Der normale Blutdruck beträgt beim

- Zusammenziehen des Herzens – systolischer Blutdruck – 100 bis 130 mmHg und
- Erschlaffen des Herzens – diastolischer Blutdruck – 60 bis 90 mmHg.

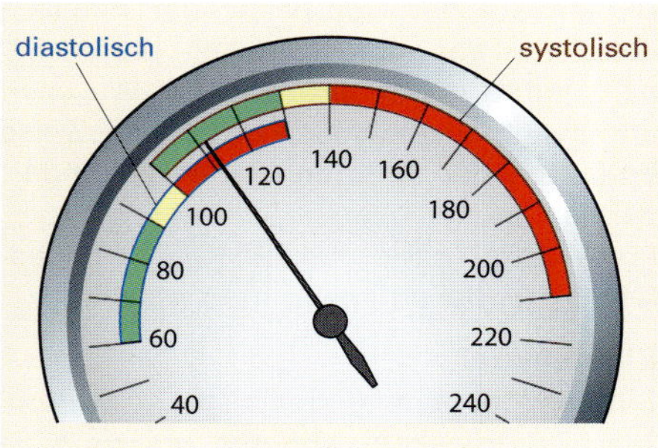

Mit der Blutdruckmessung wird die Kreislauffunktion beurteilt. Bei einem erhöhten Blutdruck spricht man von *Bluthochdruck* – Hypertonie –, bei einem erniedrigten Blutdruck von Hypotonie.

Blütenhonig

siehe *Honigsorten*

Blutflüssigkeit

Blutflüssigkeit – Blutplasma – ist die Flüssigkeit, die in den Blutgefäßen zirkuliert und die Gewebezellen – über die Gewebsflüssigkeit – mit Sauerstoff und Nährstoffen versorgt und die für den Abtransport von Kohlenstoffdioxid und Stoffwechselendprodukten sorgt.

Die normale Menge an Blutflüssigkeit beträgt bei einem Erwachsenen 5 bis 6 Liter, das sind etwa 10 % der gesamten Körperflüssigkeit.

Blutglucosespiegel

siehe Blutzuckerspiegel

Bluthochdruck

Von einem erhöhten *Blutdruck* – Hypertonie – wird bei Werten über 140 mmHg systolisch – Zusammenziehen des Herzmuskels – und über 90 mmHg diastolisch – Erschlaffen des Herzmuskels – gesprochen. Ein länger bestehender unbehandelter Bluthochdruck kann u. a. zu Arteriosklerose, Herz- und Nierenschädigungen führen.

Bei Bluthochdruck werden zwei Formen unterschieden:

Beim **essenziellen Bluthochdruck** liegt keine krankhafte Organveränderung vor.

Ursachen können sein:

- genetische Veranlagung
- mangelnde Bewegung
- Übergewicht – Adipositas
- Rauchen, Alkohol
- Stress

Beim **symptomatischen Bluthochdruck** liegen organische Erkrankungen vor, z. B. eine Erkrankung der Niere.

Symptome bei Bluthochdruck sind Kopfschmerzen, Müdigkeit und Leistungsminderung.

Bluthochdruck, diätetische Maßnahmen

Übergewichtige Personen können durch eine Normalisierung des Körpergewichts eine Senkung des Blutdrucks erreichen. Weitere geeignete diätetische Maßnahmen bei Bluthochdruck sind:

- bedarfsgerechte Energiezufuhr
- wenig leicht verdauliche Kohlenhydrate
- ausreichend Ballaststoffe
- nicht mehr als 30 % Fett bezogen auf die Gesamtenergiemenge
- ausreichend Bewegung

Durch eine Senkung der Natriumzufuhr – eine natriumarme, kochsalzarme Kost – und eine erhöhte Kaliumzufuhr kann der Blutdruck häufig ebenfalls positiv beeinflusst werden. Natrium bindet Flüssigkeit in den Blutgefäßen und erhöht so den Blutdruck.

Blutwurst

siehe *Rotwurst*

Blutzuckerspiegel

Der Blutzuckerspiegel wird durch den Gehalt an gelöstem Traubenzucker – Glucose –, der sich im Blut befindet, bestimmt. Im Normalfall wird der Blutzuckerspiegel durch die Hormone *Insulin* bzw. *Glucagon* verhältnismäßig konstant gehalten. Der Blutzuckerspiegel sollte bestimmte Werte weder über- noch unterschreiten.

- Bei gesunden Personen liegen die Normalwerte des Blutzuckerspiegels zwischen 70 und 120 mg/100 ml.
- Bei Blutzuckerwerten unter 60 mg/100 ml liegt eine Unterzuckerung – *Hypoglykämie* – vor.
- Bei Blutzuckerwerten über 140 mg/100 ml liegt eine Überzuckerung – *Hyperglykämie* – vor.

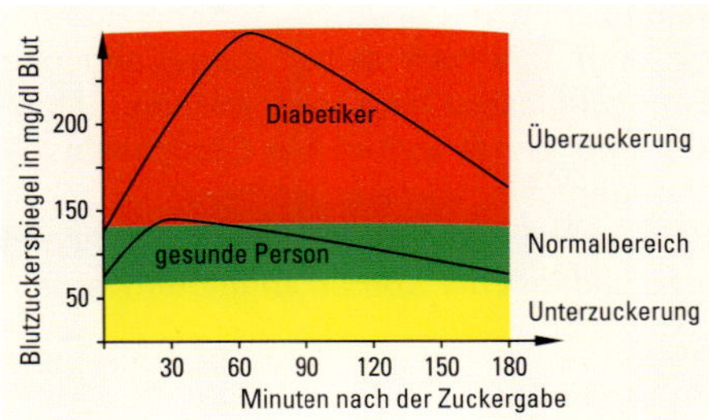

BMELV

BMELV ist die Abkürzung für *__B__undesministerium für __E__rnährung, __L__andwirtschaft und __V__erbraucherschutz*.

Body-Mass-Index (BMI)

Der **B**ody-**M**ass-**I**ndex ist ein Maß zur Beurteilung des Körpergewichts.
Bei der Berechnung des Body-Mass-Index (BMI) wird das Verhältnis von Körpergewicht in kg zu der Körpergröße in m zum Quadrat berechnet.

Allgemein: $\text{BMI} = \frac{\text{Körpergewicht in kg}}{(\text{Körpergröße in m})^2}$

Bewertung des errechneten Wertes:

- Untergewicht < 18,5
- Normalgewicht 18,5 bis 24,5
- Übergewicht > 25 – unterteilt in:
  - Präadipositas 25 bis 29,9
  - *Adipositas* Grad I 30 bis 34,9
  - Adipositas Grad II 35 bis 39,9
  - Adipositas Grad III > 40

Bohnen

Bohnen sind Hülsenfrüchte. Die Bohne stammt ursprünglich aus Amerika. Frische Gartenbohnen werden als Schnittbohnen oder Brechbohnen angeboten. Es gibt grüne und gelbe Bohnen sowie Wachsbohnen. Prinzess- und Delikatessbohnen sind kleinere Bohnen, die als ganze Bohnen angeboten werden.

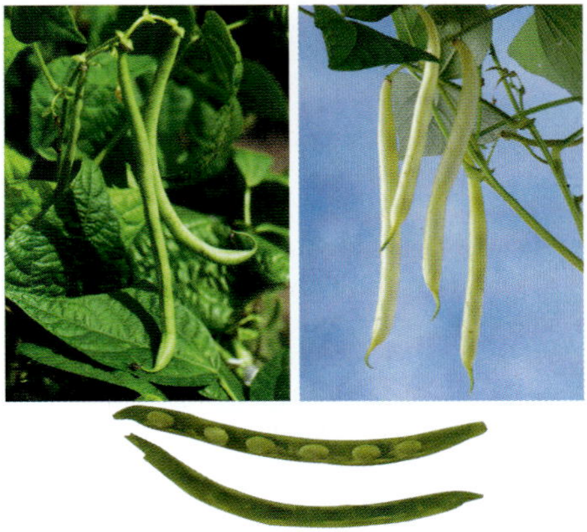

Bohnen enthalten Eiweiß, B-Vitamine, Vitamin C, Kalium und Calcium.
Getrocknete Bohnen siehe *Hülsenfrüchte*.

Bohnenkraut

Bohnenkraut ist ein heimisches Küchenkraut, es hat einen würzigen, pfeffrigen Geschmack.

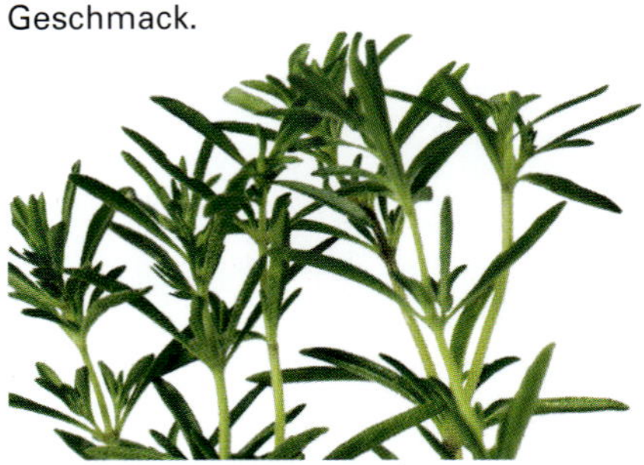

Es wird für Bohnengemüse, Gemüsesuppen und Salate verwendet.
Bohnenkraut macht schwere Gerichte leichter verdaulich, es gilt als magenstärkend und krampflösend.

BÖLW

BÖLW ist die Abkürzung für *__B__und __ö__kologischer __L__and__w__irtschaft*.

Bombage

Bombage ist eine Aufwölbung der Deckel von Dosen durch Gasentwicklung im Inneren.

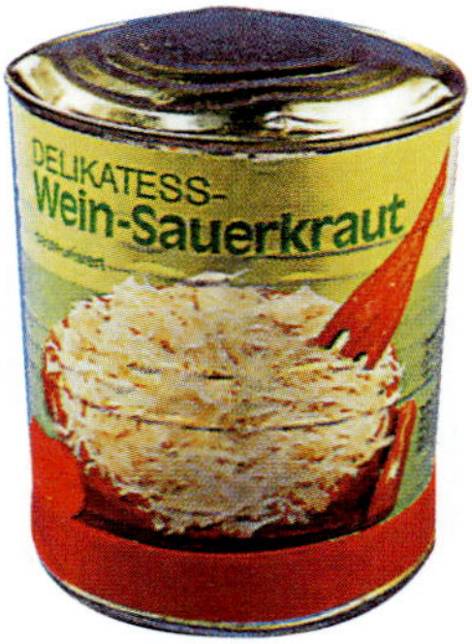

Die Ursachen können bakterieller oder chemischer Art sein.

- Bei einer **bakteriellen Bombage** wurden die Lebensmittel unzureichend erhitzt.
- Bei einer **chemischen Bombage** kommt es zu einer Reaktion zwischen Dosenmetall und Säure, wenn die Innenbeschichtung der Dose schadhaft ist.

Die Lebensmittel aus aufgewölbten Dosen sind meist ungenießbar oder sogar giftig.

Borretsch

Borretsch wird auch Gurkenkraut genannt. Borretsch schmeckt ein wenig nach Gurke und Zwiebel.

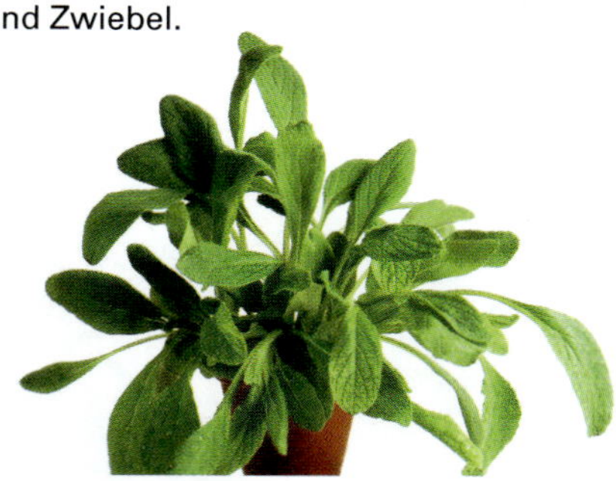

Frische Blätter eignen sich zum Würzen von Salaten.

Borsäuren, Borate, E 284–E 285

Borsäuren bzw. Borate sind als synthetische *Konservierungsstoffe* entsprechend der vorgeschriebenen Höchstmengenbegrenzung – 4 g/kg Lebensmittel – nur für Kaviar zugelassen.

Durch größere Mengen an Borsäure bzw. Borat kann es zu Vergiftungserscheinungen kommen.

Botulismus

Botulismus ist eine *Lebensmittelvergiftung*, die durch widerstandsfähige, *Sporen* bildende, anaerob lebende Mikroorganismen – *Bazillen* – hervorgerufen wird.

Krankheitsanzeichen: Übelkeit, Erbrechen, Doppeltsehen, Sprachstörungen und später Atemlähmung. Die Therapie muss innerhalb von 24 Stunden nach dem Ausbruch der Erkrankung erfolgen, sonst kann der Tod eintreten.

Die Erreger können sich in ungenügend

- sterilisiertem Gemüse, z. B. Bohnen,
- gesäuerten Fischwaren oder
- geräucherten oder gepökelten Fleischwaren

befinden.

Zur Vermeidung von Botulismus sollen keine Lebensmittel aus Dosen mit *Bombage* oder aus von selbst aufgegangenen Einmachgläsern gegessen werden. Schinken und Wurst sollten bei Geruchsabweichungen nicht verzehrt werden.

Bohnen werden beim *Einkochen* zweimal erhitzt, damit die *Sporen* abgetötet werden.

Bq

Bq ist die Abkürzung für ***B**ecq**uerel*.

Braisieren

Braisieren ist eine andere Bezeichnung für *Schmoren*.

Brandmasse

Brandmasse ist eine Gebäckmasse aus Wasser, Fett, Mehl und Eiern, die in einem Topf zu einem Kloß abgebrannt wird.

Brät

Brät ist die Rohmasse für die Herstellung von *Brühwürsten*. Brät besteht aus magerem sehnenreichen Fleisch, Speck, Salz und Gewürzen.

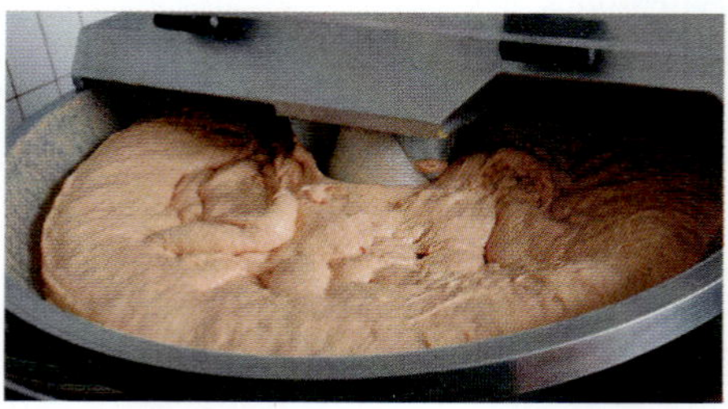

Bratfette

Zum Braten eignen sich nur Fette und Öle, die hoch erhitzt werden können:

- *Plattenfette*, *Butterschmalz*
- speziell hergestellte Mischfette
- raffinierte Speiseöle

Siehe *Speiseöle, raffiniert*.

Butter und Margarine sind ungeeignet, da sie aufgrund des Wassergehalts spritzen und das enthaltene Eiweiß verkohlt.

Kalt gepresste Speiseöle sind aufgrund der Inhaltsstoffe ebenfalls ungeeignet.

Siehe *Speiseöle, kalt gepresste*.

Bratwurst

Alle *Brühwürste*, die gebraten werden, sind Bratwürste. Sie sind grob oder fein zerkleinert.

Beispiele für Bratwürste sind Nürnberger und Thüringer, Kalbs- und Schweinebratwürste.

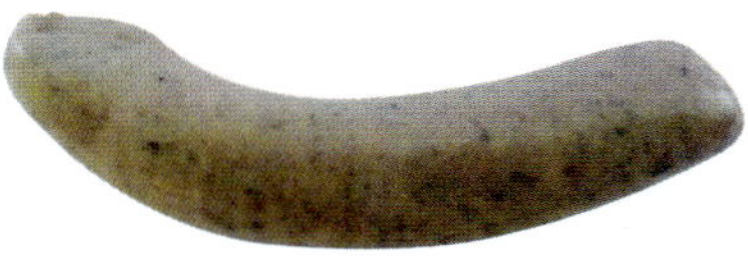

Braun FK, E 154

Braun FK ist ein brauner, synthetisch hergestellter *Azofarbstoff*, der nur zum Färben von englischem Räucherhering mit Höchstmengenbegrenzung – *ADI-Wert* 0,15 mg/kg KG – zugelassen ist.

Im Tierversuch wurden bei hoher Aufnahme Ablagerungen in den Nieren und *Lymphgefäßen* beobachtet.

Braun HT, E 155

Braun HT ist ein brauner, synthetisch hergestellter *Azofarbstoff*, der für bestimmte Lebensmittel mit Höchstmengenbegrenzung – *ADI-Wert* 3 mg/kg KG – zugelassen ist: Gebäck, Dessertspeisen, Würzmittel.

Im Tierversuch wurden bei hoher Aufnahme Ablagerungen in den Nieren und *Lymphgefäßen* beobachtet.

Bräunungsreaktion, enzymatische

Eine enzymatische Bräunung ist eine Farbänderung – es werden braune Farbstoffe gebildet – durch lebensmitteleigene *Enzyme* in Verbindung mit Sauerstoff.

Teilweise ist diese enzymatische Bräunung

- erwünscht, z.B. bei der *Fermentation* von Kaffeebohnen, Teeblättern, Kakaobohnen,
- unerwünscht, z.B. bei geschälten Kartoffeln, Birnen und Äpfeln.

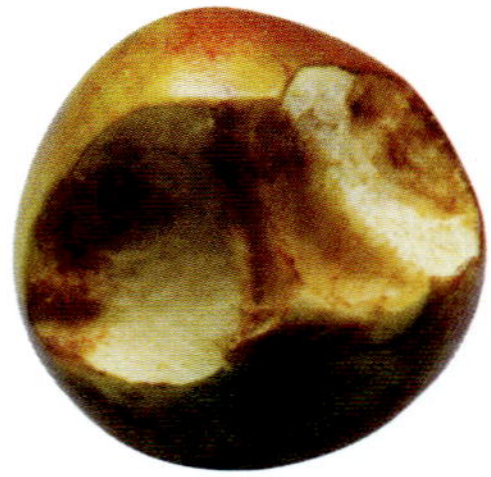

Die Enzyme, die die enzymatische Bräunung bewirken, können durch Hitze, z.B. *Blanchieren*, oder durch Zugabe von Säure, z.B. *Apfelsäure* oder Zitronensaft, zerstört werden.

Auch durch die Verwendung von *Schwefeldioxid* wird die enzymatische Bräunung, z.B. bei getrockneten Aprikosen, verhindert.

Bräunungsreaktion, nicht enzymatische

siehe *Karamell*

siehe *Maillard-Reaktion*

Brausen

Brausen sind kohlensäurehaltige Erfrischungsgetränke, die keinen Fruchtanteil haben. Sie bestehen aus Wasser, Zucker oder Süßstoffen und künstlichen und/oder naturidentischen Aromastoffen und/oder Farbstoffen. Auf dem Etikett dürfen keine Früchte abgebildet werden. Brausen müssen keine Vitamine und Mineralstoffe enthalten.

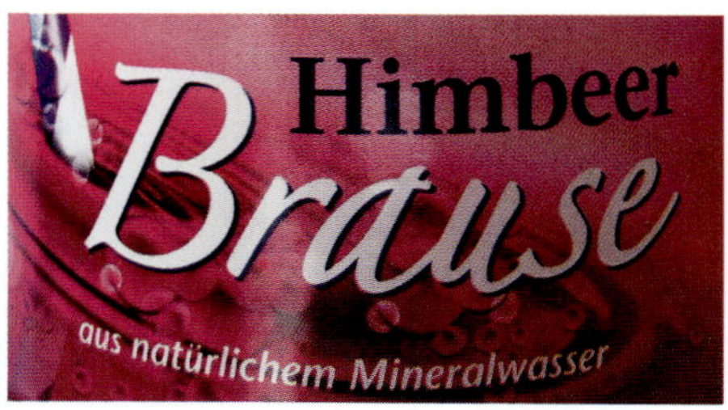

Die *Verkehrsbezeichnung* „Brause" kann durch Angaben wie „mit Himbeer-Geschmack", mit „Himbeer-Aroma" oder „Himbeer-Brause" ergänzt werden.

Brei
Brei ist eine warme, süße oder salzige breiige Speise.

Brennstoffe
Brennstoffe ist ein Sammelbegriff für die Nährstoffe – Kohlenhydrate und Fette –, die in den Körperzellen vorwiegend Energie für die Wärmeregulation und Bewegung liefern.

Brenztraubensäure
Brenztraubensäure ist die einfachste *α*-Ketocarbonsäure.
Das Salz der Brenztraubensäure heißt Pyruvat. Strukturformeln:

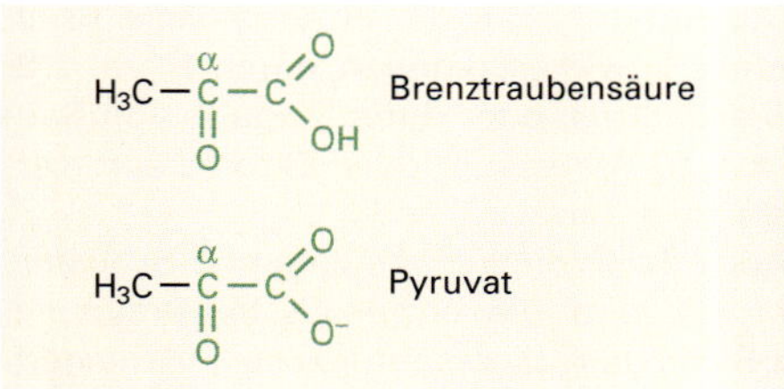

Pyruvat ist ein Stoffwechselzwischenprodukt beim aeroben und anaeroben Kohlenhydratabbau.

Brie
Brie ist ein französischer *Weichkäse* mit Schimmelbildung, der von der Vollfettstufe – 45 % Fett i. Tr. – bis zur Doppelrahmstufe – 60 bis 87 % Fett i. Tr. – angeboten wird. Die Reifung erfolgt mit Kulturen des weißen Camembertschimmels.

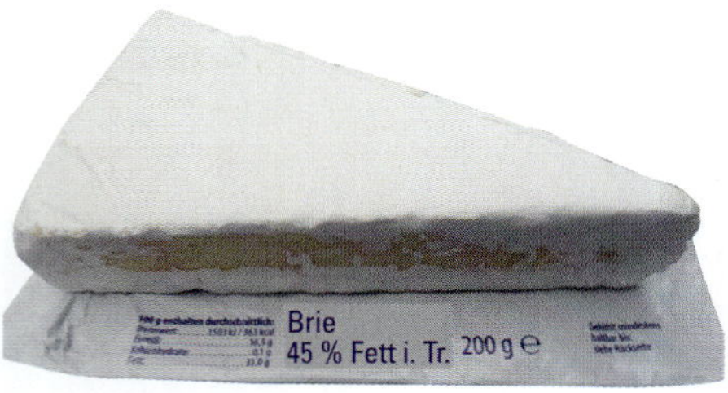

Der Ursprungsort Brie in Frankreich hat dem Käse seinen Namen gegeben.
In Deutschland wird der Brie in Form von Tortenstücken abgepackt. Brie wird heute in vielen Gegenden Deutschlands und in der ganzen Welt hergestellt.
Brie schmeckt mild und aromatisch.

Bries
Bries – Kalbsmilch – ist die *Thymusdrüse* – innere Brustdrüse des Kalbs, die für das Wachstum von Bedeutung ist. Sie bildet sich nach der Geschlechtsreife zurück.

Brillantblau FCF, E 133
Brillantblau FCF ist ein blauer, synthetisch hergestellter Farbstoff, der für die Färbung bestimmter Lebensmittel mit Höchstmengenbegrenzung – *ADI-Wert* 0,1 mg/kg KG – zugelassen ist, z. B. für englische Gemüsekonserven, Getränke, Süßwaren.
Zum Beispiel dieser Kaviarersatz wurde mit Brillantblau FCF gefärbt:

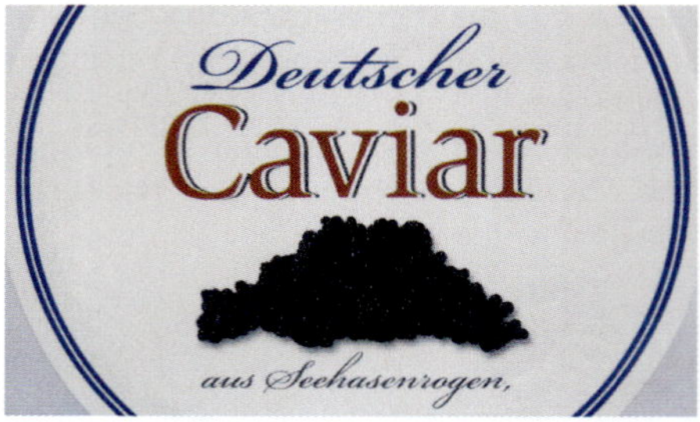

Im Tierversuch kam es bei diesem Farbstoff zu Ablagerungen in den Nieren und den *Lymphgefäßen*.

Brillantsäuregrün, E 142
Brillantsäuregrün – Grün S – ist ein grüner bis blauer, synthetisch hergestellter Farbstoff, der für die Färbung bestimmter Lebensmittel mit Höchstmengenbegrenzung – *ADI-Wert* 5 mg/kg KG – zugelassen ist, z. B. für Süßwaren, Erbsenkonserven, Pfefferminzgelee.
Zum Beipiel diese Schaumzuckerfiguren wurden mit Brillantsäuregrün gefärbt:

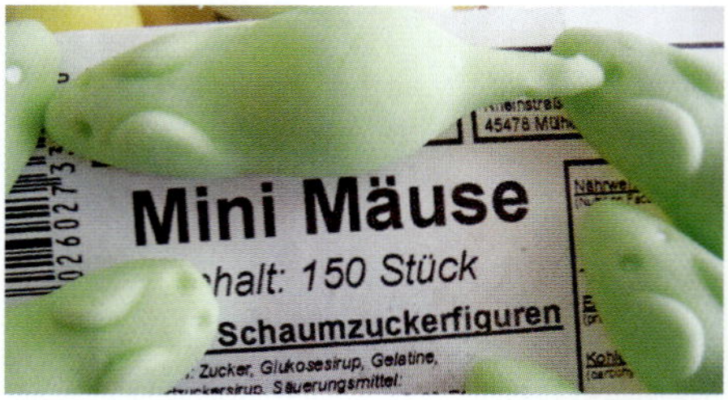

Der Farbstoff wird vom menschlichen Körper unverändert ausgeschieden und ist daher wahrscheinlich unbedenklich.

Brillantschwarz BN, E 151

Brillantschwarz BN ist ein schwarzvioletter, synthetischer *Azofarbstoff*, der für die Färbung bestimmter Lebensmittel mit Höchstmengenbegrenzung – *ADI-Wert* 5 mg/kg KG – zugelassen ist, z. B. für Süßwaren, Lakritz und Kaviarersatz.

Zum Beispiel dieser Getränkesirup wurde mit Brillantschwarz BN gefärbt:

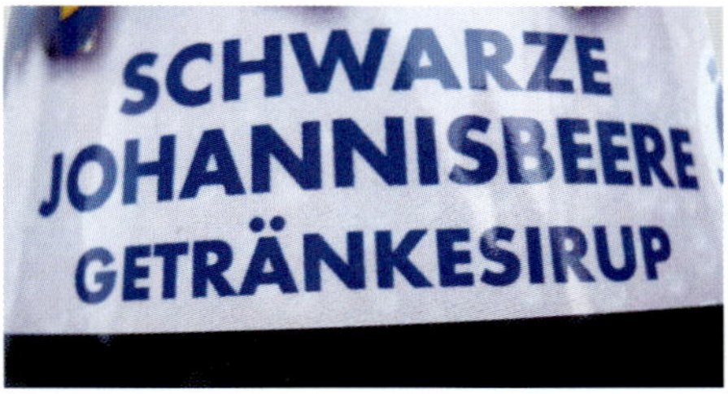

Broken

Broken ist die Bezeichnung für grob gebrochene Teeblätter. Es sind keine Blattrippen und Stängel enthalten.

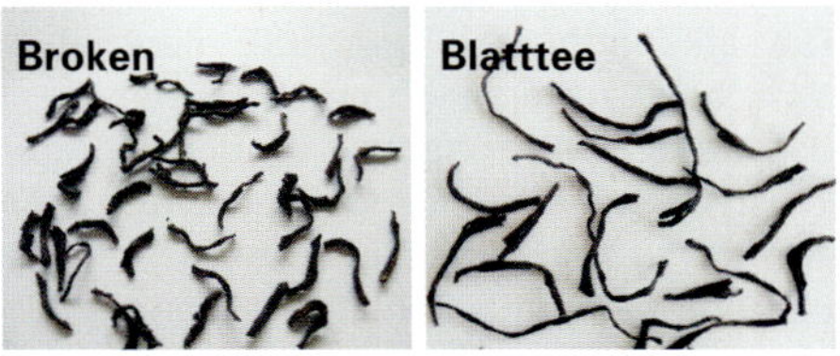

Für Blatttee werden ganze Blätter verwendet. Daneben gibt es die feineren Blattgrade Fannings und Dust.

Brokkoli

Brokkoli ist eine einjährige *Kohlgemüseart*. Brokkoli stammt in der heutigen Form aus dem Mittelmeergebiet.

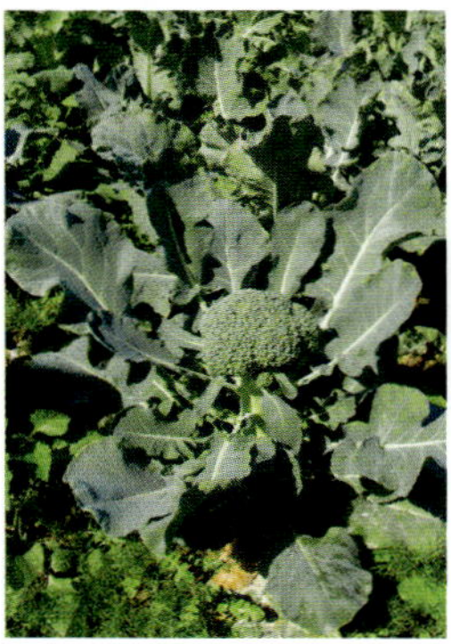

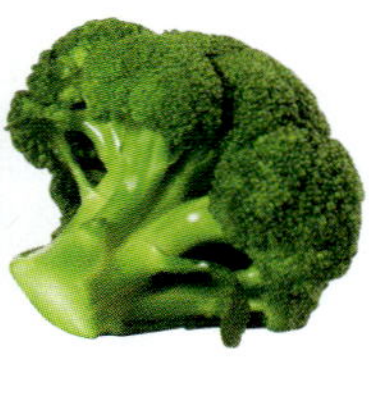

Brokkoli besteht aus einer dichten Ansammlung von grünen Blütenknospen. Er stammt wie andere Kohlsorten vom Wildkohl ab, der heute noch auf Helgoland zu finden ist.

Brokkoli wird frisch und tiefgekühlt angeboten. Er ist energiearm, vitamin- und mineralstoffreich sowie reich an *sekundären Pflanzenstoffen*.

Brombeeren

Brombeersträucher haben Stacheln und weiße Blüten. Die Brombeerfrucht ist eine runde bis längliche Sammelfrucht, die aus 20 oder mehr kleinen Steinfrüchtchen besteht. Brombeeren sind zunächst rot und später schwarz.

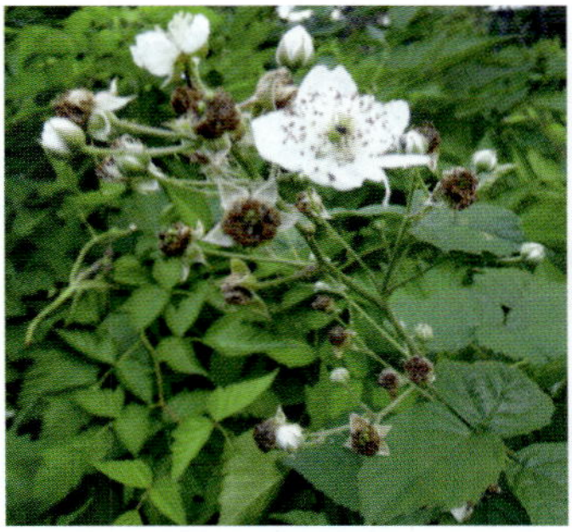

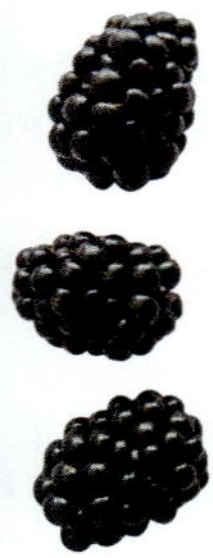

Brombeeren werden als Frischobst verzehrt oder auch zu Konfitüre oder Süßspeisen, z. B. Fruchtjoghurt, verarbeitet.

Brombeeren enthalten Vitamin C, *Beta(β)-Carotin*, Mineralstoffe und *sekundäre Pflanzenstoffe*.

Brot, Verzehrempfehlung

Täglich sollten

- 200 bis 300 g Brot (4 bis 6 Scheiben) oder
- 150 bis 250 g (3 bis 5 Scheiben) und 50 bis 60 g Getreideflocken

gegessen werden.

Broteinheit (BE)

1 **Brot**e**inheit ist die Maßeinheit für die Lebensmittelmenge, in der 12 g verwertbare Kohlenhydrate enthalten sind. Die Broteinheit ist für die Planung einer Diät für insulinpflichtige Diabetiker von Bedeutung.

Neben der Broteinheit wird auch die *Kohlenhydrateinheit* als Maßeinheit verwendet. Sie enthält 10 g verwertbare Kohlenhydrate.

1 Broteinheit (BE) entspricht der Kohlenhydratmenge, die z. B.

- in einer halben Scheibe Roggenvollkornbrot bzw.
- 65 g gekochten Kartoffeln enthalten ist.

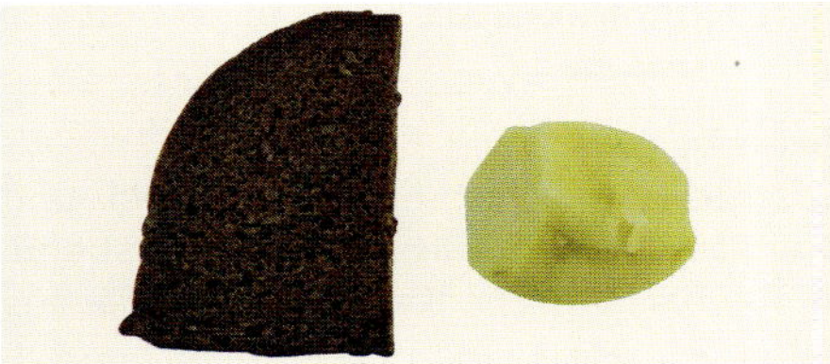

Brotgetreide

Brotgetreidearten sind *Weizen* (Dinkel) und *Roggen*, da sie aufgrund des hohen *Klebereiweiß*gehalts – Gluten – backfähig sind. Hafer, Hirse und Reis sind Breigetreide, da der Klebereiweißgehalt gering ist.

Brotsorten

Über 200 verschiedene Brotsorten werden in Deutschland angeboten. Nach der Verwendung der Getreidearten werden u. a. folgende Brotsorten unterschieden:

- *Roggenvollkornbrot*: Roggenvollkornschrot oder Roggenvollkornmehl
- *Roggenbrot*: Roggenmehl – 70 bis 80% ausgemahlen
- *Roggenmischbrot*: überwiegend Roggenmehl – 70 bis 80% ausgemahlen
- *Weizenmischbrot*: überwiegend Weizenmehl – 70 bis 80% ausgemahlen
- *Weizenvollkornbrot*: Weizenschrot oder Weizenmehl
- *Weizenbrot* (Weißbrot): Weizenmehl – 40 bis 70% ausgemahlen

Brühe

Brühe ist eine Flüssigkeit, in der Fleisch, Geflügel, Fisch oder Gemüse gegart wurde.

Brühreis

Brühreis ist eine andere Bezeichnung für *Langkornreis*.

Brühwürste

Die Wurstmasse – *Brät* – für Brühwürste besteht aus fein oder grob zerkleinertem Fleisch, Speck, Nitratpökelsalz, Salz, Gewürzen und Wasser. Sie wird bei 70 bis 80 °C gebrüht und teilweise geräuchert.
Brühwürste enthalten *Phosphate*, die Wasser binden und die Wurst schnittfest machen.
Brühwürste sind zum alsbaldigen Verzehr bestimmt. Beispiele: *Bierschinken*, *Bratwurst*, *Jagdwurst*, *Mortadella*, *Wiener Würstchen*.

BSE

BSE ist die Abkürzung für **b**ovine **s**pongiforme **E**nzephalopathie – Rinderwahnsinn. BSE ist eine wahrscheinlich auf den Menschen übertragbare Erkrankung des Rinds, bei der das Gehirn zerstört wird. BSE wird durch Kupfer bindende Eiweißstoffe – sogenannte *Prionen* – übertragen. Prionen zerstören das Nervengewebe.
Es wird befürchtet, dass der Verzehr von BSE-Fleisch beim Menschen zur *Creutzfeld-Jacob-Erkrankung* führen kann.

BSE, Krankheitssymptome

Die Inkubationszeit von BSE liegt etwa zwischen 22 Monaten und 15 Jahren.
Am häufigsten erkranken Rinder im Alter zwischen vier und sechs Jahren. Es kommt zu Verhaltensauffälligkeiten, unsicherem Gang und Schläfrigkeit. Innerhalb von drei Wochen bis zu sechs Monaten tritt ein qualvoller Tod ein.

Buchweizen

Buchweizen ist keine Getreideart, sondern ein Knöterichgewächs. Buchweizen hat kleine dreieckige Früchte.

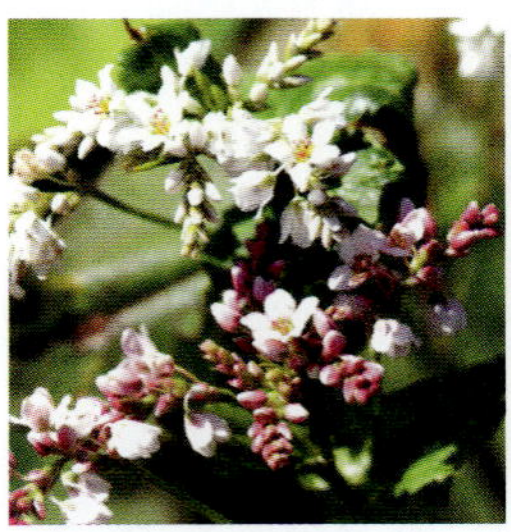

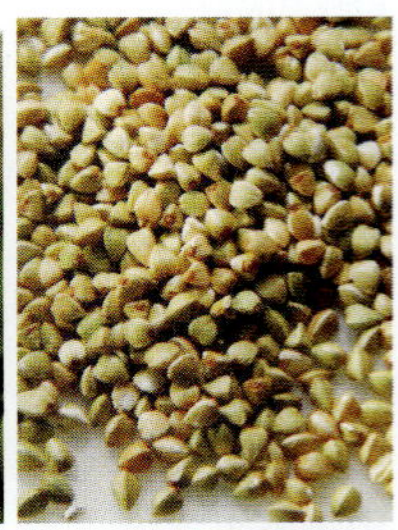

Buchweizen wird aber wie Getreide zum Kochen verwendet, z. B. für Breie, Suppen, Aufläufe und Pfannkuchen.
Buchweizen alleine ist nicht backfähig, da er kein *Klebereiweiß* – Gluten – enthält.

Bückling

Bückling ist ein heiß geräucherter Hering mit oder ohne Kopf und Eingeweide.

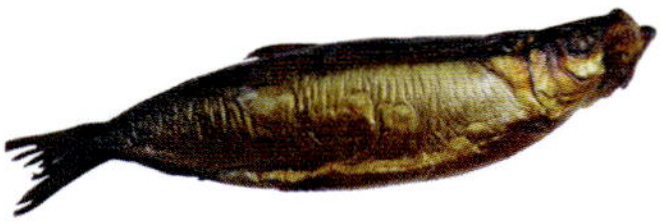

Der Bückling ist wie der Hering ein Fettfisch.

Büfett, Buffet

Das Büfett ist eine Angebotsform für Speisen auf Tischen zur Selbstbedienung.
Je nach Tageszeit und Anlass gibt es verschiedene Büfettarten, z. B.:

- Frühstücksbüfett
- Kuchenbüfett
- Salatbüfett

Bulgur

siehe *Weizen*

Bulimia nervosa, Bulimie

siehe *Ess-Brech-Sucht*

Bulle

siehe *Rinder*

Bundesamt für Verbraucherschutz und Lebensmittelsicherheit (BVL)

Bundesamt für Verbraucherschutz und Lebensmittelsicherheit

Internet:
www.bvl.bund.de

Das Bundesamt für Verbraucherschutz und Lebensmittelsicherheit ist eine selbstständige Bundesbehörde im Geschäftsbereich des Bundesministeriums für Ernährung, Landwirtschaft und Verbraucherschutz (BMELV) mit Dienststellen in Braunschweig und Berlin.
Das BLV trägt mit vielfältigen Maßnahmen zur Lebensmittelsicherheit bei. Es spricht Zulassungen aus, koordiniert gemeinsam mit den Bundesländern Überwachungsprogramme und sorgt im europäischen Schnellwarnsystem für den Informationsfluss zwischen der EU und den Bundesländern.

Bundesforschungsinstitut für Ernährung und Lebensmittel

siehe *Max-Rubner-Institut*

Bundesinstitut für Risikobewertung (BfR)

Das **B**undesinstitut **f**ür **R**isikobewertung (BfR) in Berlin hat den gesetzlichen Auftrag, die Öffentlichkeit über mögliche Risiken zu informieren, die Lebensmittel, Stoffe und Produkte für den Verbraucher bergen können. Gestützt auf gesundheitliche Bewertungen formuliert das Institut Handlungsoptionen zur Risikoverminderung und berät so das zuständige Bundesministerium für Ernährung, Landwirtschaft und Verbraucherschutz (BMELV).
Das Bundesinstitut für Risikobewertung ist der nationale Partner der Europäischen Behörde für Lebensmittelsicherheit (EFSA).
Stellungnahmen und gesundheitliche Bewertungen veröffentlicht das BfR auf seiner Internetseite.

BfR
Risiken erkennen – Gesundheit schützen

Internet:
www.bfr.bund.de

Bundesministerium für Ernährung, Landwirtschaft und Verbraucherschutz (BMELV)

Bundesministerium für Ernährung, Landwirtschaft und Verbraucherschutz

Internet:
www.bmelv.de

Das **B**undes**m**inisterium für **E**rnährung, **L**andwirtschaft und **V**erbraucherschutz (BMELV) mit Sitz in Bonn und Berlin setzt sich für folgende Ziele ein:

- eine ausgewogene, gesunde Ernährung mit sicheren Lebensmitteln vom Stall bzw. Acker bis zum Teller
- gebrauchssichere Alltagsgegenstände
- klare Verbraucherrechte
- eine starke, ihren vielseitigen Aufgaben gewachsene Landwirtschaft

Die Themen Nachhaltigkeit und Klimaschutz sind ebenfalls zentrale Anliegen des Ministeriums.

Bundesverband Naturkost Naturwaren e. V.

Der Bundesverband Naturkost Naturwaren e. V. setzt sich für die Interessen der Naturkostbranche ein. Dies bezieht sich sowohl auf die Herstellerbetriebe als auch auf den Groß- und Einzelhandel. Außerdem wirkt der Verband an der Gestaltung nationaler und internationaler Gesetzesvorhaben mit, z. B. der EU-Öko-Verordnung.

Internet: www.n-bnn.de

Bundeszentrale für gesundheitliche Aufklärung (BZgA)

Die Bundeszentrale für gesundheitliche Aufklärung ist eine Fachbehörde des Bundesgesundheitsministeriums. Sie hat z. B. die Aufgabe, gesundheitsfördernde Lebensweisen zu unterstützen und Gesundheitsrisiken vorzubeugen.

Internet: www.bzga.de

Bund ökologische Lebensmittelwirtschaft (BÖLW)

Der Bund ökologische Lebensmittelwirtschaft ist der Dachverband der Erzeuger, Verarbeiter und Händler von Bio-Lebensmitteln in Deutschland. Er vertritt die Interessen seiner Mitglieder auf nationaler und internationaler Ebene.

Die Verbände der ökologischen Lebensmittelwirtschaft berücksichtigen den Zusammenhang zwischen landwirtschaftlicher Erzeugung, gesunder Ernährung und Erhalt der Kulturlandschaft.

Zum Bund ökologische Lebensmittelwirtschaft gehören folgende Verbände: Assoziation ökologischer Lebensmittelhersteller, *Biokreis*, *Bioland e. V.*, *Biopark e. V.*, *Bundesverband Naturkost Naturwaren e. V.*, *Demeter e. V.*, *Ecoland e. V.*, *Gäa e. V.*, *Naturland-Verband*, Verband der Biosupermärkte

Internet: www.boelw.de

Butan, E 943

Butan ist als Lebensmittelzusatzstoff – *Treibgas* – ausschließlich für gewerbliche Backsprays und Pflanzenöle zugelassen. Butan ist ein farbloses, brennbares Gas.

Butter

Butter ist ein aus Milch hergestelltes emulgiertes Speisefett, das als Streichfett, aber auch zum Kochen, Backen und Kurzbraten verwendet wird.

Butter enthält rund 83 % Fett, 15 % Wasser, 1 % Eiweiß, 240 mg Cholesterin und 590 µg Vitamin A.

Es gibt unterschiedliche *Buttersorten*.

Butter, Handelsklassen

Zur Ermittlung der jeweiligen Handelsklasse wird Butter hinsichtlich folgender Bewertungsmerkmale untersucht:

- sensorische Eigenschaften: Aussehen, Geruch, Geschmack und Textur
- Wasserverteilung
- Streichfähigkeit
- pH-Wert

Jede der ersten drei Eigenschaften kann mit insgesamt 5 Punkten bewertet werden. Aus der erreichten Punktzahl ergibt sich die jeweilige Handelsklasse.

Deutsche Markenbutter:
Mindestpunktzahl je Eigenschaft: 4 Punkte

Deutsche Molkereibutter:
Mindestpunktzahl je Eigenschaft: 3 Punkte

Butterkäse

Butterkäse ist ein halbfester *Schnittkäse*, der in den Fettgehaltsstufen Vollfettstufe – 45 % Fett i. Tr. – bis Doppelrahmstufe – 60 bis 87 % Fett i. Tr. – angeboten wird.

Butterkäse hat seinen Namen aufgrund des butterähnlichen Geschmacks.

Butterkäse muss sechs Wochen reifen.

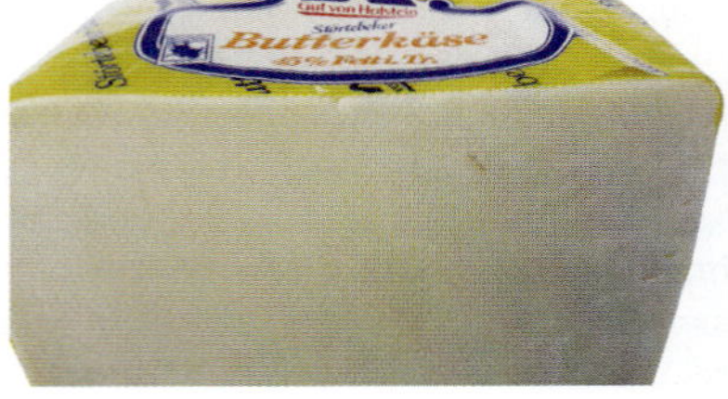

Buttermilch
Buttermilch wird aus entrahmter Milch – Magermilch – unter dem Zusatz von Milchsäurebakterien hergestellt. Buttermilch war früher ein Nebenprodukt der Butterherstellung. Bei der Butterherstellung wird das Milchfett von der Buttermilch getrennt. Buttermilch hat einen Fettgehalt von maximal 1%.

Folgende **Buttermilcherzeugnisse** werden unterschieden:
- reine Buttermilch

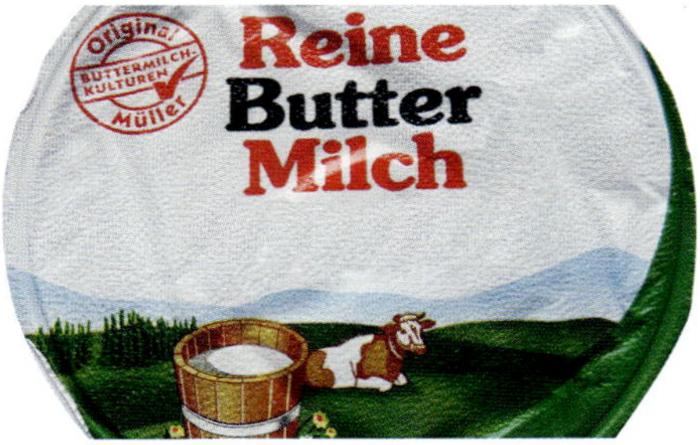

- Buttermilch mit einem Zusatz von 10% Wasser oder 15% Magermilch

Butter, mild gesäuerte
siehe *Buttersorten*

Butterreinfett
siehe *Butterschmalz*

Buttersäure
Buttersäure ist – mit vier C-Atomen – die kürzeste Fettsäure. Buttersäure ist eine gesättigte Fettsäure, d.h., alle C-Atome sind mit Wasserstoff abgesättigt. Strukturformel:

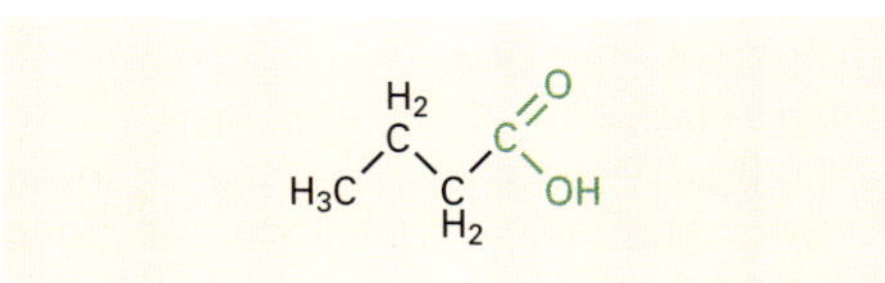

Der Schmelzpunkt der Buttersäure liegt bei –8 °C. Buttersäure kommt im Milchfett vor. In freier Form ist Buttersäure in ranzigem Milchfett vorhanden.

Butterschmalz
Butterschmalz bzw. Butterreinfett entsteht, indem aus Butter das Eiweiß und das Wasser entfernt werden.

Butterschmalz enthält mindestens 99,8% Fett und höchstens 0,2% Wasser.

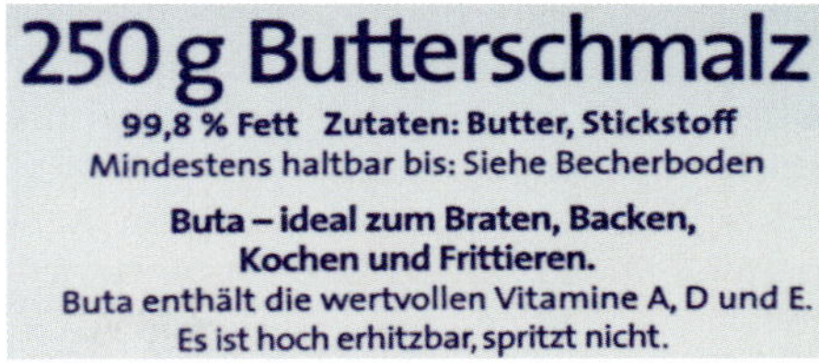

Butterschmalz eignet sich als wasserfreies Fett zum Braten und Backen. Da Butterschmalz weder Eiweiß noch Wasser enthält, kann es höher als Butter erhitzt werden.

Buttersorten
Bei der Butterherstellung wird zunächst das Milchfett – der Rahm – von der Magermilch getrennt. Im Anschluss wird der Rahm auf 85 °C erhitzt, er wird pasteurisiert. Danach erfolgt die Reifung auf unterschiedliche Art und Weise. So entsteht eine der drei Buttersorten:
- **Sauerrahmbutter** werden für die Reifung Milchsäurebakterien zugesetzt. Durch mechanische Bearbeitung wird anschließend die Rohbutter von der Buttermilch getrennt.

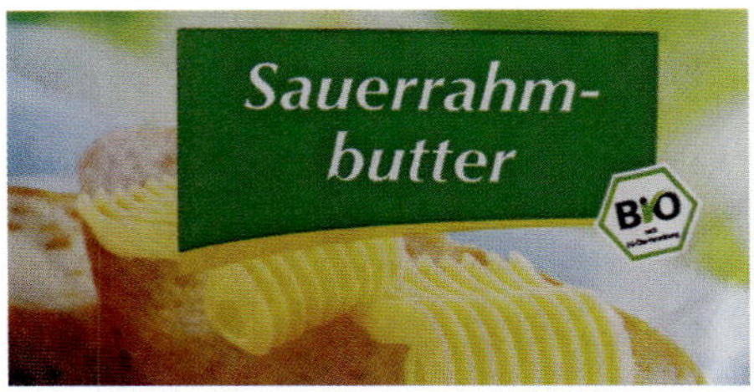

- **Süßrahmbutter** reift ohne Milchsäurebakterien.
- **Mild gesäuerte Butter** reift ohne Milchsäurebakterien. In die entstandene Süßrahmbutter wird nach der Reifung Milchsäure eingeknetet.

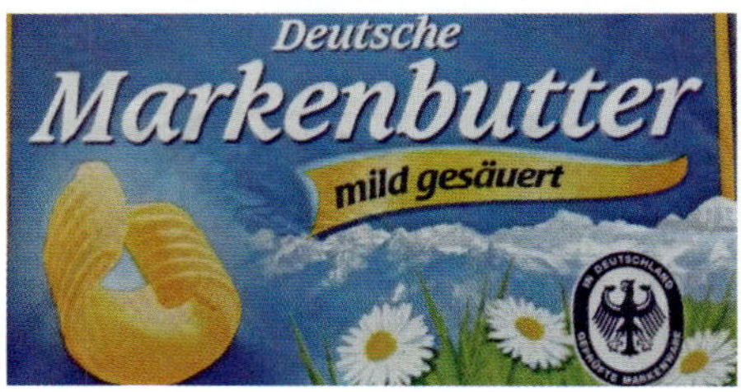

Butylhydroxyanisol (BHA), E 320

Butylhydroxyanisol ist ein synthetisch hergestelltes Antioxidationsmittel, das zugleich konservierend wirkt. Butylhydroxyanisol ist für bestimmte Lebensmittel mit Höchstmengenbegrenzung – *ADI-Wert* 0,5 mg/kg KG – zugelassen, z. B. für Kaugummi, Fertigsuppen und Instantkartoffeln.

BHA gilt als gesundheitlich bedenklich, da er im Tierversuch Krebs auslöste. Auch Allergien können durch diesen Lebensmittelzusatzstoff ausgelöst werden.

Zum Beispiel dieser Fertigsuppe wurde BHA als Antioxidationsmittel zugesetzt:

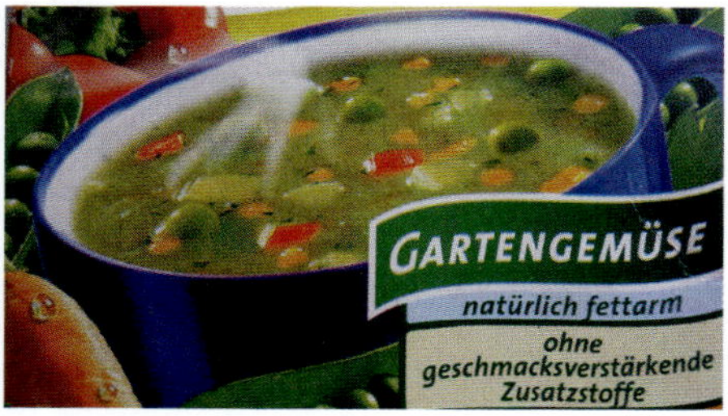

Butylhydroxytoluol (BHT), E 321

Für Butylhydroxytoluol gelten ähnliche Aussagen wir für Butylhydroxyanisol. Zum Beispiel diesem Kaugummi wurde BHT als Antioxidationsmittel zugesetzt:

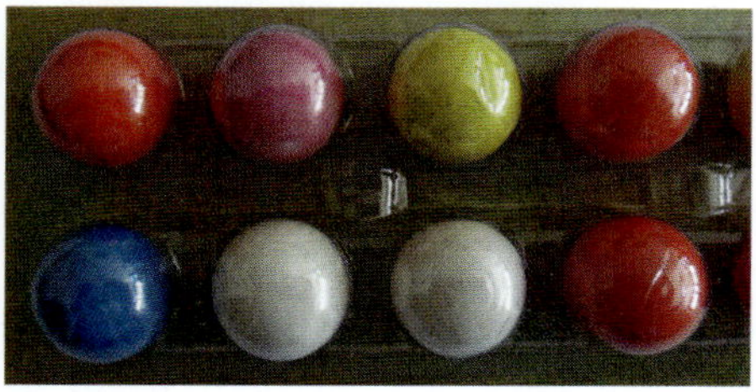

BVL

BVL ist die Abkürzung für ***B**undesamt für **V**erbraucherschutz und **L**ebensmittelsicherheit*.

BW

BW ist die Abkürzung für ***B**iologische **W**ertigkeit*.

BZgA

BZgA ist die Abkürzung für ***B**undes**z**entrale für **g**esundheitliche **A**ufklärung*.

C

C ist das chemische Symbol für *Kohlenstoff*.

Ca

Ca ist das chemische Symbol für ***Ca**lcium*.

Cadmium (Cd)

Cadmium ist ein giftiges *Spurenelement* – Schwermetall –, das durch Metallhütten und Müllverbrennungsanlagen in die Umwelt gelangt.

Bei längerer übermäßiger Cadmiumaufnahme kommt es zu einer Cadmiumvergiftung, der *Ita-Ita-Krankheit*.

Besonders hohe Cadmiumwerte haben Wildpilze, Leber und Niere, Tintenfische, Muscheln und Krabben.

Cafeteria

Eine Cafeteria ist eine gastronomische Einrichtung zur Selbstbedienung.

cal

cal ist die Abkürzung für Kalorie.

Calciferolbedarf, Vitamin-D-Bedarf

Vitamin D kann durch das UV-Licht der Sonne aus einer Vorstufe in der Haut gebildet werden. Wesentlich für die Vitamin-D-Versorgung ist also das Einwirken von UV-Licht auf die Haut.

Jugendliche sollten täglich 5 µg Vitamin D mit Lebensmitteln zu sich nehmen.

Vitamin D kann nur zusammen mit Nahrungsfetten resorbiert werden. Vitamin D ist in Fettfischen – Lebertran –, Eigelb und pflanzlichen Fetten enthalten.

100 g Aal enthalten 20 µg
100 g Lachs enthalten 16 µg
100 g Thunfisch enthalten 4,5 µg
100 g Eigelb enthalten 5,6 µg

Es wird empfohlen, Säuglingen ab Ende der 1. Lebenswoche bis zum Ende des ersten Lebensjahres zur Vorbeugung gegen *Rachitis* täglich eine Vitamin-D-Tablette mit 10 bis 12,5 µg zu verabreichen.

Calciferole, Vitamin D

Calciferole sind eine Reihe von Verbindungen, die auch Vitamin D genannt werden.

Die Hauptaufgabe des Vitamin D ist die Regulation des Calcium- und Phosphat-

stoffwechsels. Vitamin D steigert die Calcium- und Phosphatresorption. Vitamin D trägt so zur Festigkeit der Knochen bei.
Bei einem Vitamin-D-Mangel kommt es zu einem Calciumabbau aus den Knochen. *Osteoporose* und *Osteomalazie* mit einer erhöhten Knochenbruchgefahr sind die Folgen.
Bei einem ausgeprägten Vitamin-D-Mangel kommt es bei Kindern zu der Avitaminose *Rachitis*.

Calcitonin

Calcitonin ist ein Hormon, das in der Schilddrüse gebildet wird. Calcitonin wird ausgeschüttet, wenn der Blutcalciumspiegel ansteigt. Calcitonin fördert dann die Einlagerung von Calcium in die Knochen und senkt dadurch den Blutcalciumspiegel. Der Gegenspieler des Calcitonins ist das *Parathormon*.

Calcium (Ca)

Calcium ist ein Mengenelement. Der Gesamtbestand im menschlichen Körper beträgt ca. 1 kg. Über 99 % dieser Calciummenge befindet sich in den Knochen und Zähnen. Calcium stabilisiert also zusammen mit *Phosphat* die Knochen und Zähne. Außerdem erfüllt Calcium wichtige Aufgaben bei der Muskelkontraktion sowie der Reizübertragung im Nervensystem und bei der Blutgerinnung.
Typische Folgen eines Calciummangels – einer Hypocalcämie – sind *Rachitis* und *Osteoporose*. Mit einer ausreichenden Calciumversorgung in jungen Jahren und vermehrter körperlicher Aktivität kann einem Calciummangel – auch im Alter – entgegengewirkt werden.
Calcium gelangt mit dem Nahrungsbrei in den Dünndarm und wird durch die Darmwand ins Blut aufgenommen. Das Blut transportiert das Calcium in die Knochen. Zur Regulation des Calciumstoffwechsels kann Calcium auch wieder aus den Knochen abgegeben und mit Harn und Kot ausgeschieden werden.
Der Blutcalciumspiegel wird durch die Hormone *Calcitonin* und *Parathormon* sowie das Vitamin D reguliert.

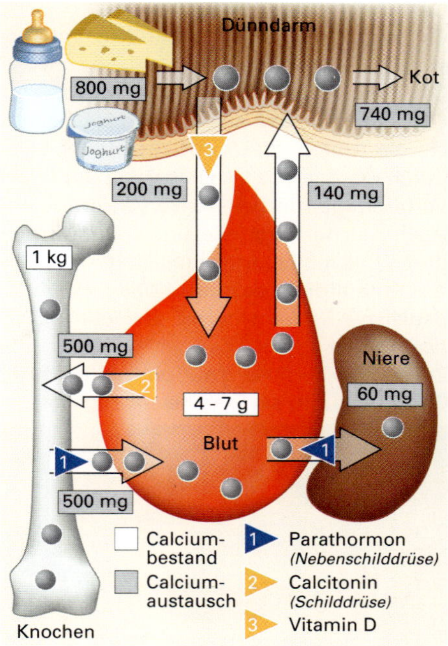

Calciumbedarf

Jugendliche sollten täglich mindestens 1,2 g Calcium zu sich nehmen. Außerdem ist auf eine ausreichende Vitamin-D-Versorgung zu achten.
Milch, Milchprodukte, Eigelb, grüne Gemüsesorten und einige Mineralwässer eignen sich für die Calciumbedarfsdeckung.

Calciumcarbonat, E 170

Calciumcarbonat wird nicht nur als grauweißer Farbstoff, sondern auch als *Säureregulator* und als *Trennmittel* eingesetzt. Der gesundheitlich unbedenkliche Zusatzstoff ist ohne Höchstmengenbegrenzung zum Färben von Lebensmitteln zugelassen, z. B. für Zuckerüberzüge.
Zum Beispiel diesem Sojadrink wurde Calciumcarbonat zugesetzt:

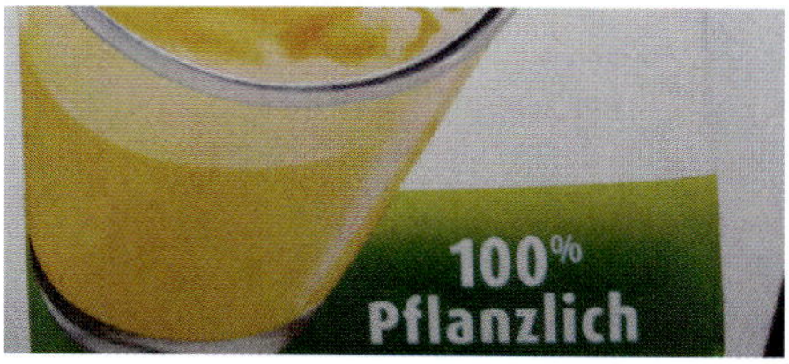

Calciumchlorid, E 509

Calciumchlorid ist ein natürlicher Inhaltsstoff von Mineralwässern.

Calciumchlorid wird als *Stabilisator* für Obst und Gemüse eingesetzt, da Calciumchlorid deren *Pektin*strukur härtet. Dadurch werden das Weichwerden und auch Verfärbungen in der Konserve verhindert. Auch Milcherzeugnisse und Käse werden durch Calciumchlorid stabilisiert.

Außerdem dient das gesundheitlich unbedenkliche Calciumchlorid als *Kochsalzersatzmittel*.

Zum Beispiel diesem süßen Relish wurde Calciumchlorid als Stabilisator zugesetzt:

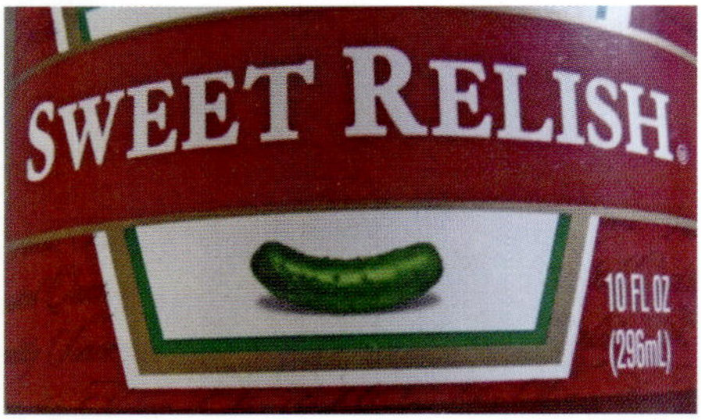

Calcium-Dinatrium EDTA, E 385

Calcium-Dinatrium EDTA unterstützt die Wirkung von *Antioxidationsmitteln*. Außerdem hat dieser Lebensmittelzusatzstoff eine konservierende Wirkung, da er den Mikroorganismen das notwendige Eisen entzieht.

Zugelassen ist Calcium-Dinatrium EDTA unter Berücksichtigung der Höchstmengenbegrenzung – *ADI-Wert* 2,5 mg/kg KG – für Gemüse- und Fischkonserven und Halbfettmargarine.

Zum Beispiel diesem Joghurt-Dressing wurde Calcium-Dinatrium EDTA als Antioxidationsmittel zugesetzt:

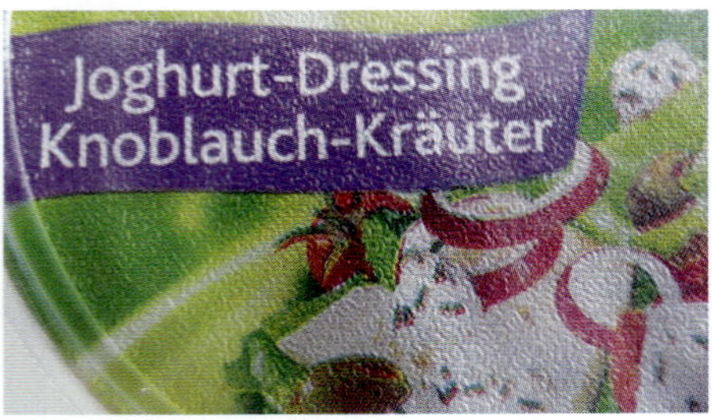

Calciumhydroxid, E 526

Calciumhydroxid – gelöschter Kalk – wird als Lebensmittelzusatzstoff – *Säureregulator* – z. B. zum Konservieren – Kalken – von *Muskatnüssen* verwendet.

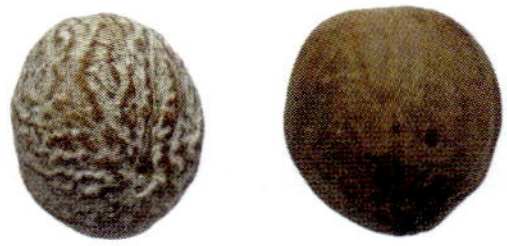

Calciumphosphate, E 341

Calciumphosphate sind Calciumsalze der Phosphorsäure. Sie sind als Säureregulatoren und Emulgatoren unter Berücksichtigung der Höchstmengenbegrenzung – *ADI-Wert* 70 mg/kg KG – zugelassen. Sie verbessern auch die Schlagfähigkeit von Schlagsahne.

Zum Beispiel diesem Sahnestandmittel wurde Calciumphosphat als Emulgator zugesetzt:

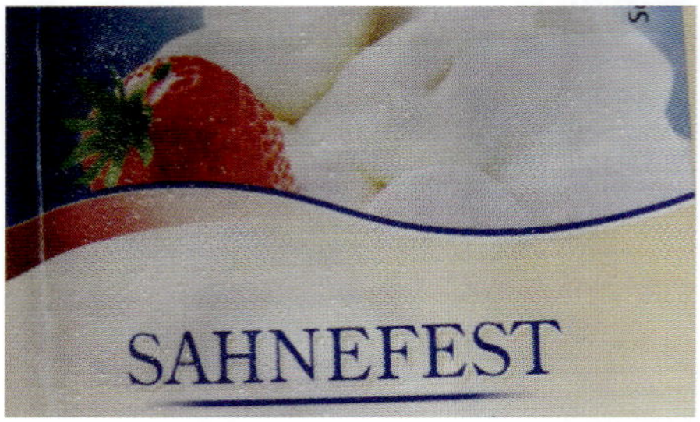

Camembert

Camembert ist ein französischer *Weichkäse*, der von der Dreiviertelfettstufe – 39 % Fett i. Tr. – bis zur Doppelrahmstufe – 60 bis 87 % Fett i. Tr. – angeboten wird.

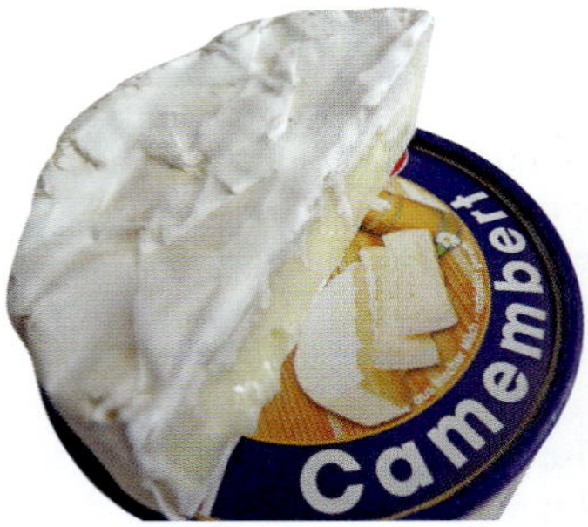

Der Ursprungsort des Camemberts ist Camembert in der Normandie.

Campylobacter-Bakterien, Campylobacteriose

Campylobacter-Bakterien leben im Darmtrakt von Haus- und Wildtieren. Besonders häufig sind diese Bakterien bei Geflügel und Vögeln und nach Infektionen auch bei Menschen zu finden.

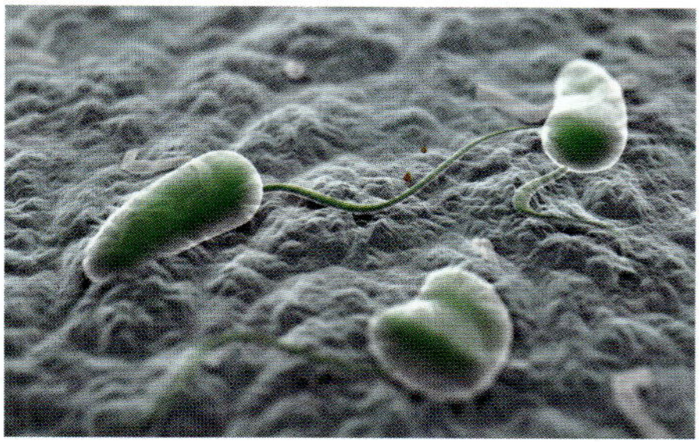

Die Infektion erfolgt über rohe bzw. nicht durchgegarte tierische Lebensmittel wie Geflügelfleisch und *Rohmilch* oder direkt von Mensch zu Mensch.

Eine Infektion führt zu Durchfall, Fieber, Bauchschmerzen, Müdigkeit und allgemeinem Unwohlsein. Die Durchfälle halten meist 10 bis 12 Tage an. Die Infektion ist nach dem Infektionsschutzgesetz meldepflichtig. Personen, die erkrankt sind oder bei denen ein Verdacht auf eine Erkrankung besteht, dürfen nicht in Großküchen oder Gaststätten tätig sein.

Canapé

Canapés sind mit Käse, Wurst, Fleisch usw. belegte kleine Brot- oder Blätterteigstücke, meist aufwendig garniert.

cancerogene Stoffe

Cancerogene Stoffe sind krebserregende Stoffe.

Candelillawachs, E 902

Candelillawachs ist ein aus Pflanzen gewonnenes *Oberflächenbehandlungsmittel*. Candelillawachs ist ohne Höchstmengenbegrenzung als Lebensmittelzusatzstoff zugelassen, es gilt als gesundheitlich unbedenklich. Candelillawachs wird zur Oberflächenbehandlung von Zitrusfrüchten und anderen Obstsorten sowie als *Überzugsmittel* für Backwaren und Süßigkeiten verwendet.

Cappuccino

Cappuccino ist *Espresso*, überschichtet mit einer aufgeschäumten Milch- oder Sahnehaube.

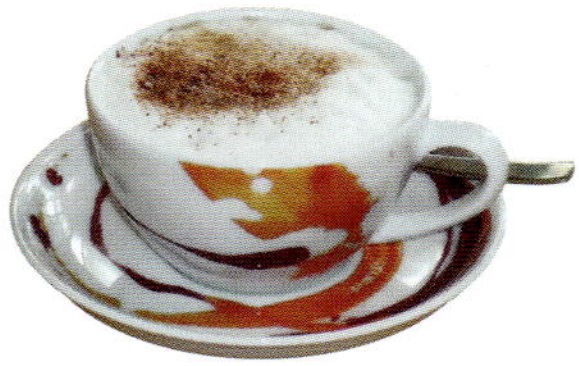

Caprinsäure

Caprinsäure ist eine mittelkettige gesättigte Fettsäure mit zehn C-Atomen.
Strukturformel:

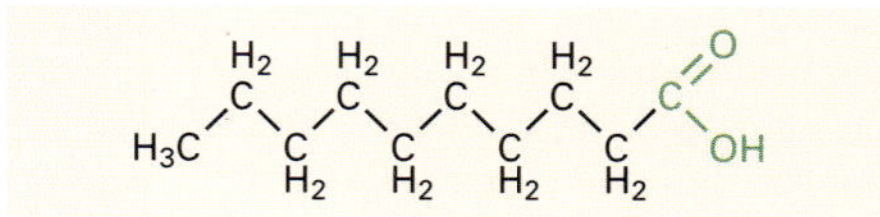

Der Schmelzpunkt liegt bei +31 °C.
Caprinsäure kommt besonders in Milchfett, Kokosfett und Palmkernfett vor.

Capronsäure

Capronsäure ist eine mittelkettige gesättigte Fettsäure mit sechs C-Atomen.
Strukturformel:

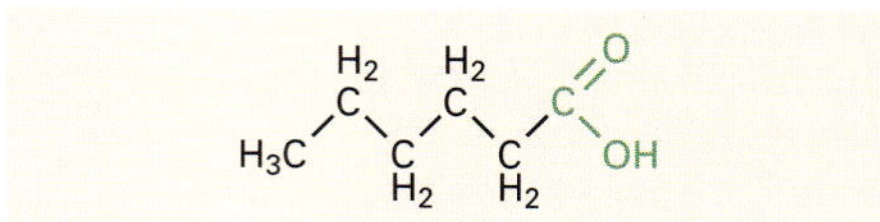

Der Schmelzpunkt liegt bei −4 °C.
Aus dem Darm wird sie über die Pfortader – ohne Micellenbildung – zur Leber transportiert.
Capronsäure kommt besonders in Milchfett und Kokosfett vor.

Caprylsäure

Caprylsäure ist eine mittelkettige gesättigte Fettsäure mit acht C-Atomen.
Strukturformel:

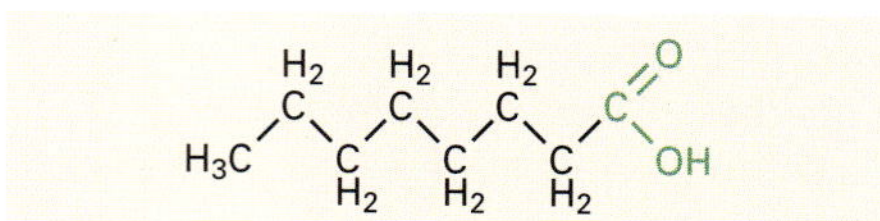

Der Schmelzpunkt liegt bei +16 °C.
Caprylsäure kommt in Milchfett, Kokosfett und Palmkernfett vor.

Carbonate

Carbonate sind Salze der Kohlensäure – (H_2CO_3).

Wichtige Carbonate sind

- Kaliumcarbonat – *Pottasche* – ein Backtriebmittel
- Ammoniumhydrogencarbonat – *Hirschhornsalz* – ein Backtriebmittel
- Natriumhydrogencarbonat – *Natron* – ein Backtriebmittel
- Calciumcarbonat, Calcium- und Magnesiumhydrogencarbonat bestimmen die *Wasserhärte*. Calciumcarbonat ist auch ein Lebensmittelzusatzstoff.

Carbonylgruppe (>C=0)

Carbonylgruppe – Ketogruppe – ist die Bezeichnung für die >C=0 Gruppe. Die Carbonylgruppe ist eine funktionelle Gruppe der *Ketone* und *Aldehyde*. Strukturformel:

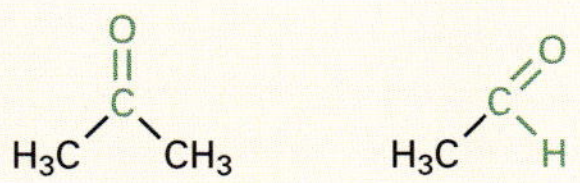

Keton Aldehyd

Carboxylgruppe (-COOH)

Jede Aminosäure enthält mindestens eine Carboxylgruppe (-COOH).

Aufgrund der Carboxylgruppe kann die Aminosäure als Säure wirken.

Jede Fettsäure enthält ebenfalls eine Carboxylgruppe. Strukturformel:

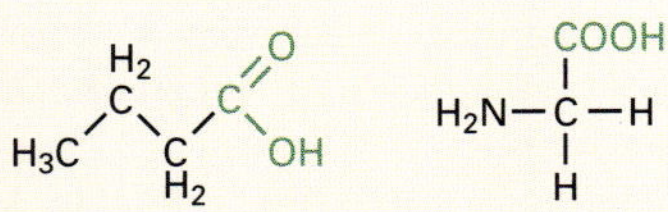

Fettsäure Aminosäure

Carboxylierung

Carboxylierung ist die Übertragung von Kohlenstoffdioxid – CO_2 – auf eine organische Verbindung. Für die Carboxylierung wird *Biotin* benötigt.

Decarboxylierung ist die entgegengesetzte Reaktion – Abspaltung von Kohlenstoffdioxid – CO_2.

Das folgende Beispiel zeigt die Übertragung von CO_2 durch Biotin auf Pyruvat. Es entsteht Oxalacetat.

Pyruvat

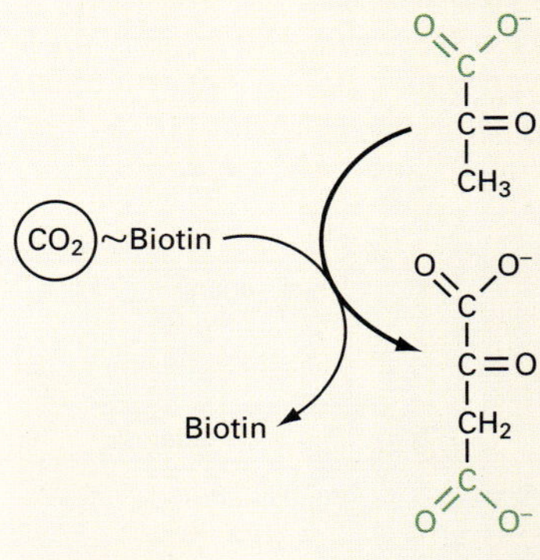

Oxalacetat

Carnaubawachs, E 903

Carnaubawachs wird aus den Blättern einer brasilianischen Fächerpalme gewonnen.

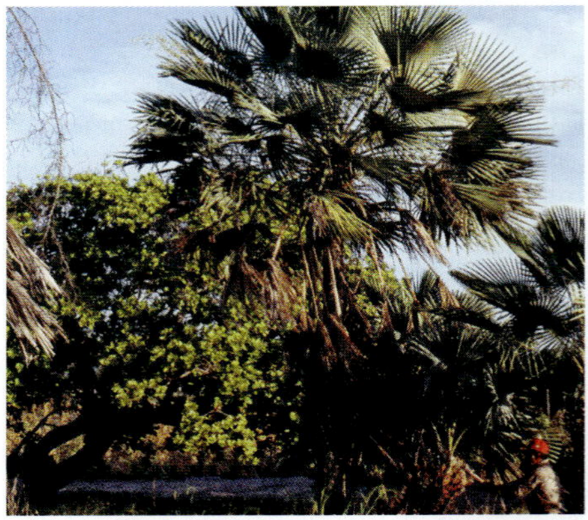

Carnaubawachs wird als *Oberflächenbehandlungsmittel* ohne Höchstmengenbegrenzung für z. B. Zitrusfrüchte, Äpfel und Süßigkeiten eingesetzt. Gesundheitliche Nebenwirkungen sind nicht bekannt.

Zum Beispiel diese Orangendragees wurden mit Carnaubawachs überzogen:

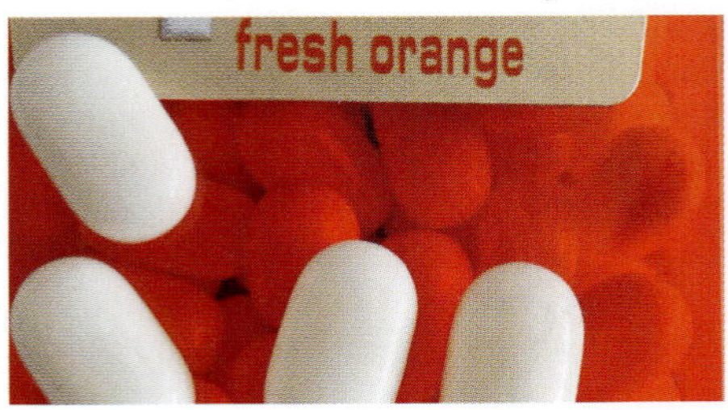

Carnitin

siehe *L-Carnitin*

Carotinoide, E 160 a–f

Carotinoide – Carotine – gehören zu den fettähnlichen Stoffen. Carotinoide sind gelbe bis rötliche Farbstoffe, die in Pflanzen gebildet werden. Carotinoide sind in verschiedenen Obst- und Gemüsesorten enthalten, z. B. in Möhren, Tomaten, Paprika, Aprikosen, Pfirsichen und Orangen.

Im menschlichen Blut gibt es ca. 14 verschiedene Carotinoide, unter denen *Beta(β)-Carotin* und *Lykopin* überwiegen.

Das bekannteste Carotinoid ist das β-Carotin, es wird auch als Provitamin A bezeichnet. Es wird im Körper in der Darmschleimhaut in Vitamin A – *Retinol* – umgewandelt. Andere Carotinoide sind z. B. *Bixin* und *Lutein*.

Carotinoide gehören zu den *sekundären Pflanzenstoffen*. Sie vermindern das Krebsrisiko und schützen vor einem Herzinfarkt.

Carotinoide werden als Lebensmittelzusatzstoffe – als Farbstoff – für Fette, Käse, Getränke usw. eingesetzt.

Zum Beispiel dieser Currysauce wurde Beta-Carotin als Farbstoff zugesetzt:

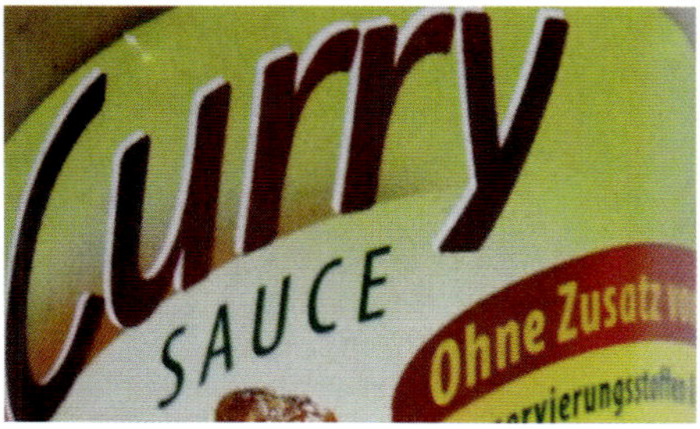

Carrageen, E 407

Carrageen ist ein *Geliermittel und Verdickungsmittel*, das aus Rotalgen gewonnen wird.

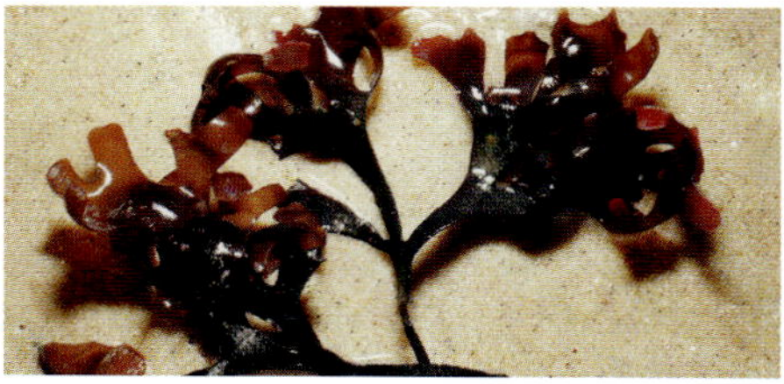

Die Rotalgen werden getrocknet und anschließend wird Carrageen extrahiert – ausgefällt –, getrocknet und vermahlen. Carrageen hat ein hohes Quellvermögen und ist unverdaulich.

Carrageen ist generell ohne Höchstmengenbegrenzung für Lebensmittel zugelassen. Carrageen wird z. B. für Lightprodukte, Babynahrung, Milchmixgetränke und Eiscreme eingesetzt.

Zum Beispiel diesem Tortenguss wurde Carrageen als Verdickungsmittel zugesetzt:

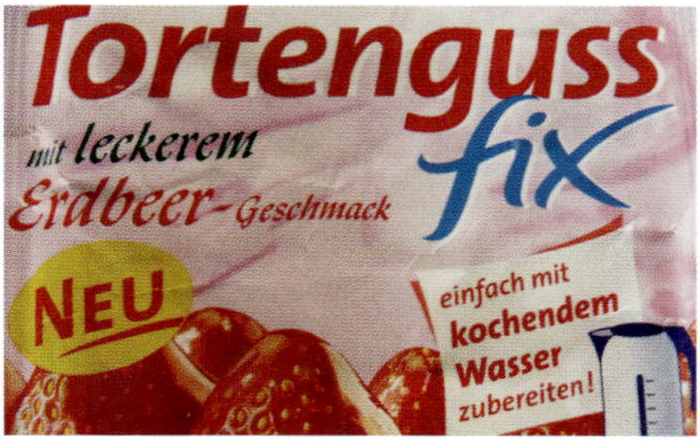

Carrageen kann bei empfindlichen Menschen evtl. Allergien auslösen. Im Tierversuch wurden durch Carrageen Veränderungen im Immunsystem festgestellt.

Casein

Casein ist das grobflockig gerinnende Eiweiß – Protein – der Milch (75 bis 85 %). Casein, das an Calcium gebunden ist, besteht aus Eiweiß und Phosphat und ist daher auch ein wichtiger Calcium- und Phosphatlieferant. Die Caseinmoleküle liegen als stabile Emulsion in der Milch vor.

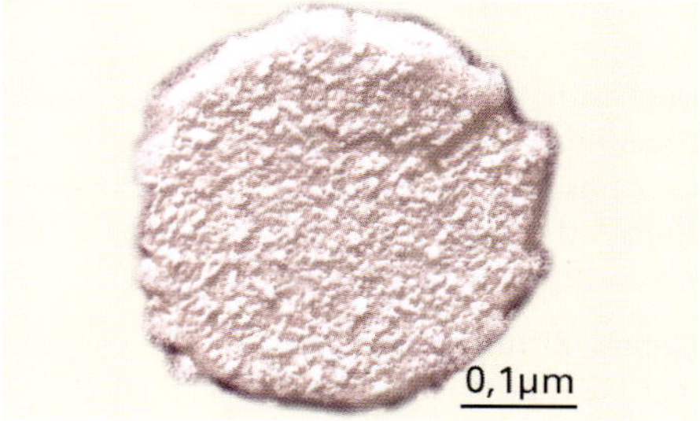

Casein gerinnt durch den Zusatz von Säure oder Lab. Casein hat eine hohe biologische Wertigkeit. Casein ist ein Hauptbestandteil von Käse.

Cashewnuss

Die Cashewnüsse sind von Mexiko bis Brasilien beheimatet. Sie stellen unter den Baumfrüchten eine Besonderheit dar. Der Cashewbaum trägt gelbe bis rote „Cashewäpfel", die etwa 5 bis 15 cm lang und 4 bis 7 cm breit sind.

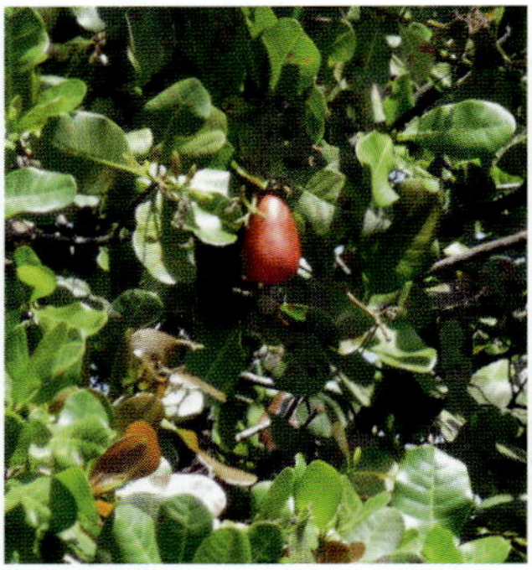

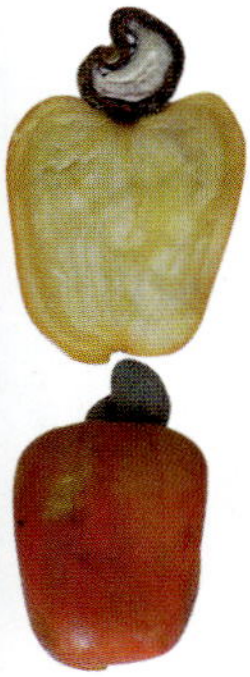

Aus den Cashewäpfeln kann Saft für Erfrischungsgetränke gewonnen werden. Außen auf dem Cashewapfel sitzt als Anhangsorgan eine 2,5 bis 5 cm lange gekrümmte Steinfrucht mit einem ölhaltigen Samen, der Cashewnuss. Die Cashewnuss enthält 45% Öl, das reich an *Ölsäure* ist. Da die Cashewnuss nicht mit einem Nussknacker zu öffnen ist, kommt sie geschält in den Handel.

Cäsium^{134}, Cäsium^{137}

Cäsium^{134} und Cäsium^{137} sind radioaktive Elemente, die wie *Kalium* verstoffwechselt werden. Sie werden also in alle Zellen aufgenommen und belasten daher den ganzen Körper.

Die physikalische Halbwertzeit beträgt 30 Jahre, die biologische Halbwertzeit jedoch nur 70 bis 100 Tage. Cäsum^{134} und Cäsium^{137} sind also eine langfristige Strahlenbelastung für Menschen und Umwelt.

Siehe *Halbwertzeit, physikalische* und *Halbwertzeit, biologische*.

Cassia-Zimt – China-Zimt

siehe *Zimt*

Catering

Catering ist ein Bewirtungsservice, Verpflegung mit Speisen und Getränken, z.B. in Flugzeugen.

Cayennepfeffer

siehe *Chilis*

Cd

Cd ist das chemische Symbol für ***Cad**mium*.

Cellulasen

Cellulasen sind Enzyme, die Cellulose unter Wasseranlagerung abbauen können. Cellulasen werden von Mikroorganismen und Wiederkäuern gebildet, hierduch wird die Verwertung von Cellulose zur Energiegewinnung ermöglicht.

Cellulose, E 460–E 469

Cellulose ist ein unverdaulicher, wasserunlöslicher Bestandteil der Zellwände von Pflanzen, der im Darm aufquillt und so als Ballaststoff die Verdauung fördert. Cellulosekettten bestehen aus 8000 bis 12000 Traubenzuckerresten – Glucoseresten.

Cellulose und deren Verbindungen, die synthetisch aus Cellulose hergestellt werden, sind als *Geliermittel und Verdickungsmittel* – Füllstoffe – ohne Höchstmengenbegrenzungen für Lebensmittel zugelassen. Verwendet wird dieser Lebensmittelzusatzstoff z.B. für Backwaren, Speiseeis und Süßspeisen.

Zum Beispiel diesem Geflügelsalat wurde Cellulose als Verdickungsmittel zugesetzt:

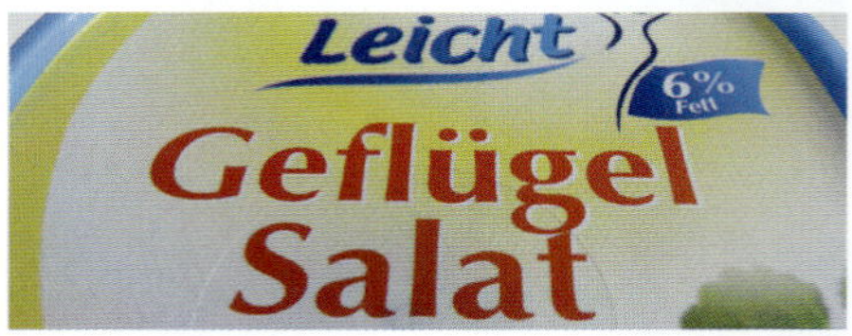

Cerealien

Cerealien ist eine Bezeichnung für Getreide und Getreideerzeugnisse, Müsli oder andere getreidehaltige Mischungen, die insbesondere für das Frühstück verwendet werden.

Cerebroside

Cerebroside sind die einfachsten *Glykolipide*. Sie enthalten eine langkettige Fettsäure und Traubenzucker – Glucose – oder Galaktose. Sie sind Bestandteile der Nervenzellen.

Cervelatwurst
Cervelatwurst ist eine schnittfeste geräucherte Rohwurst – *Dauerwurst* – aus grob oder fein zerkleinertem Rind-, Schweinefleisch und Speck sowie Gewürzen.

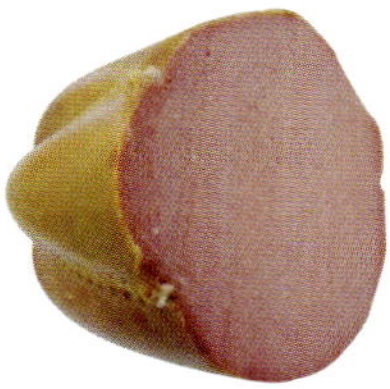

Ceylon-Tee
Ceylon-Tee stammt aus 1500 bis 2000 Meter hoch gelegenen Gebieten auf Sri Lanka.

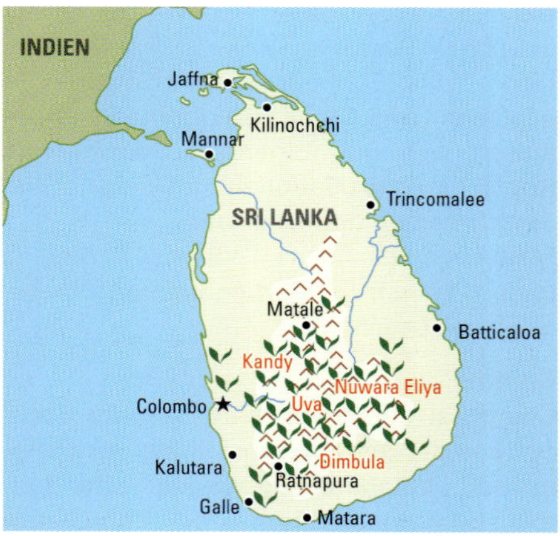

Es sind aromatische Teesorten mit einem herben Geschmack.
Ceylon-Tee ist Bestandteil der englischen Mischung.

Ceylon-Zimt
siehe *Zimt*

Cheddarkäse

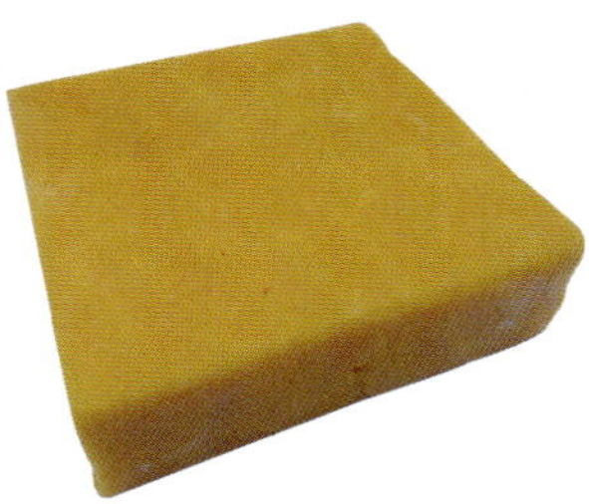

Cheddarkäse ist ein englischer *Hartkäse*, der in der Vollfettstufe – 45 Fett i. Tr. – und Rahmstufe – 60 bis 85% Fett i. Tr. – angeboten wird. Der Käse benötigt eine zwölfmonatige Lagerung.
Der Käse hat Ähnlichkeiten mit dem *Chesterkäse*.

chemische Reaktion
Eine chemische Reaktion ist ein Vorgang zwischen chemischen Verbindungen oder Elementen, der zu einer stofflichen Umwandlung, d. h. zur Bildung neuer Stoffe – Reaktionsprodukte – führt.

Cherimoya
Cherimoyas sind herzförmige bis längliche Sammelfrüchte mit einer grünen bis bräunlichen, in Schuppen gegliederten Schale und einem Durchmesser von 10 bis 15 cm. Die Früchte haben braune bis schwarze Samen. Cherimoyas sind in den Anden beheimatet.

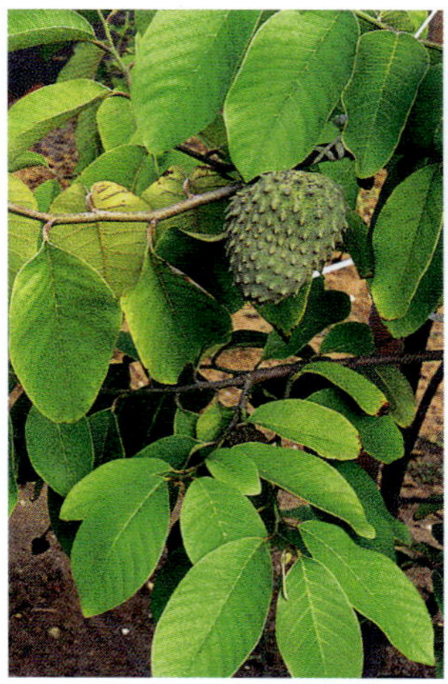
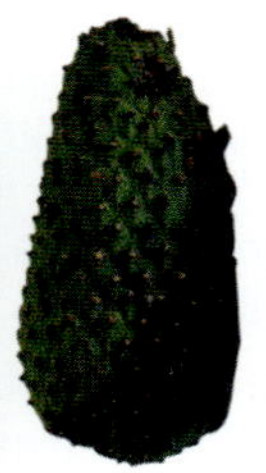
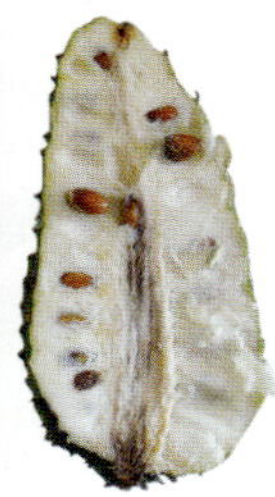

Das weiche, weiße, süße Fruchtfleisch hat einen birnenähnlichen Geschmack. Es eignet sich zum Frischverzehr und für Obstsalat.

Chesterkäse
Chesterkäse ist ein *Hartkäse* der Vollfettstufe – 45% Fett i. Tr. – oder Rahmstufe – 60 bis 85% Fett i. Tr. Er darf mit dem Pflanzenfarbstoff *Bixin* goldgelb bis rotgelb gefärbt werden. Chesterkäse muss 4 bis 5 Monate reifen.
In Deutschland wird Chesterkäse häufig für die Erzeugung von *Schmelzkäse* verwendet.

Chicorée

Chicorée ist eine Salat- und Gemüsepflanze. Die Triebe des Chicorées wachsen im Dunkeln und bleiben deshalb hell. Die 10 bis 20 cm langen Chicoréesprossen bilden einen festen Blattkopf.

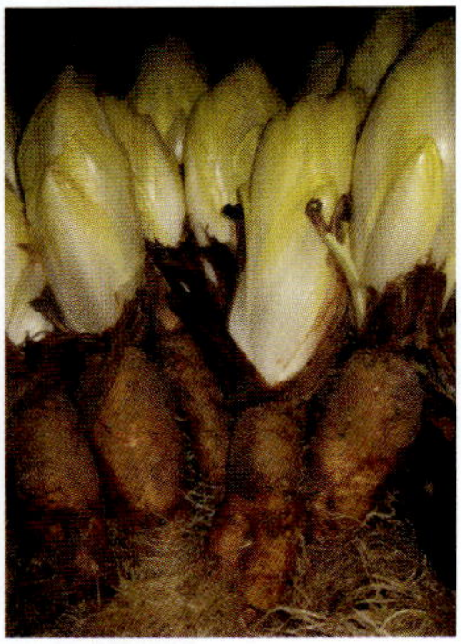

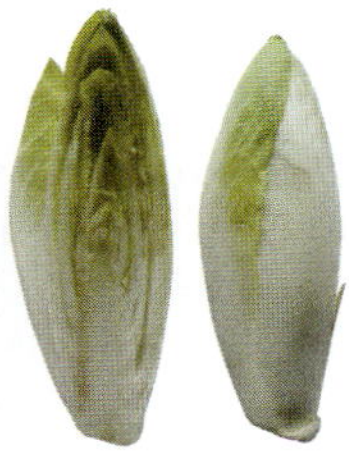

Chicorée muss im Dunkeln aufbewahrt werden, da er sonst grün und bitter wird. Chicorée ist reich an β-Carotin, Vitamin C und Folsäure. Chicorée wird roh oder gegart verzehrt.

Chilis

Chilis – gemahlen auch Cayennepfeffer genannt – sind 1 bis 10 cm lange paprikaähnliche, scharfe Früchte.

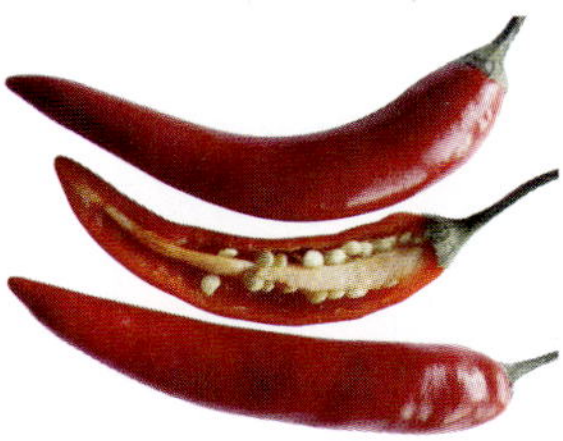

Für die Herstellung von Cayennepfeffer werden getrocknete rote Chilischoten gemahlen.
Cayennepfeffer verleiht z. B. Fleischgerichten eine feurige Würze. Unreife grüne Chilis werden Peperoni genannt.

Chinakohl

Chinakohl ist eine einjährige Gemüsepflanze. Chinakohl ist ein länglich ovaler, locker zusammengefügter Kopf, der außen weißgelbliche bis grüne, leicht zerknitterte Blätter mit starken Mittelrippen hat. Chinakohl kann bis zu 1 kg schwer werden.

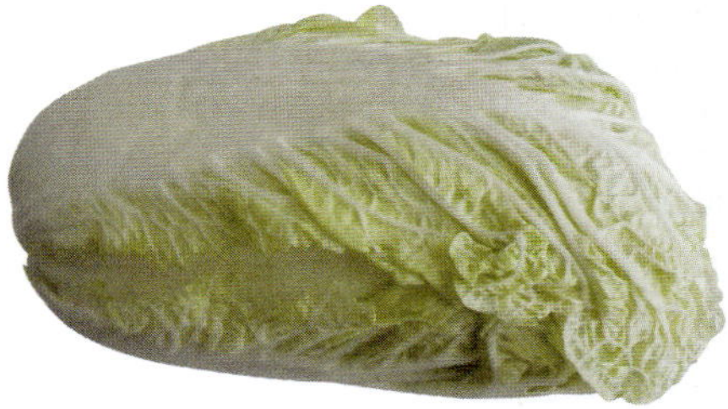

Der Chinakohl stammt ursprünglich aus China.
Chinakohl wird als Rohkost oder gegart verzehrt. Chinakohl enthält β-Carotin, Vitamin C und Folsäure.

China-Restaurant-Syndrom

Geschmacksverstärker können bei empfindlichen Personen eine *Glutamat*-Intoleranz – das China-Restaurant-Syndrom – auslösen. Das China-Restaurant-Syndrom äußert sich mit folgenden Symptomen: Kopfschmerzen, Taubheit im Nacken, Gliederschmerzen und Übelkeit.
Menschen, die diese Glutamat-Intoleranz haben, sollten bei Fertiggerichten die Zutatenliste beachten.

Chinin

Chinin ist ein bitter schmeckender Stoff, der aus der getrockneten Rinde (siehe Foto) des Chinabaums gewonnen oder synthetisch hergestellt wird. Der Chinabaum ist in Südamerika und Indonesien beheimatet.

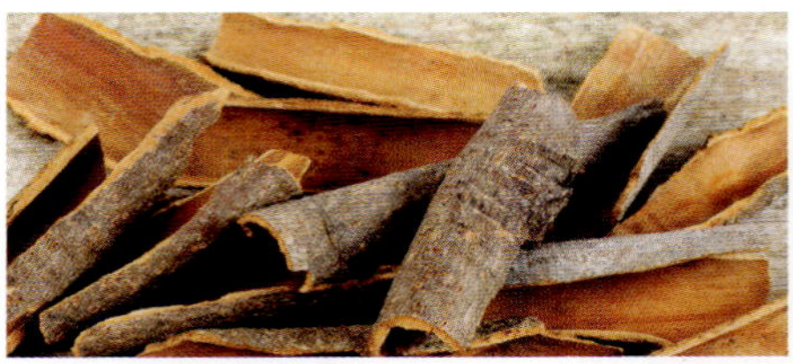

Chinin wird z. B. *Tonic Water* und *Bitter Lemon* als Geschmacksgeber zugesetzt. Die Menge an Chinin, die zugesetzt werden darf, ist auf 85 mg/Liter begrenzt.
Bei hoher Chininaufnahme kann es zu Vergiftungserscheinungen kommen. Während der Schwangerschaft sollen keine chininhaltigen Getränke getrunken werden.

Chinolingelb, E 104

Chinolingelb ist ein gelber synthetischer *Azofarbstoff*, der zur Färbung bestimmter Lebensmittel unter Beachtung der Höchstmengenbegrenzung – *ADI-Wert* 0,5 mg/kg KG – zugelassen ist, z. B. für Süßwaren, Getränke und Räucherfisch. Außerdem wird dieser gelbe Farbstoff zusammen mit blauen Farbstoffen zur Grünfärbung verwendet.

Zum Beispiel für diese Kuchenmischung wurde Chinolingelb als Farbstoff verwendet:

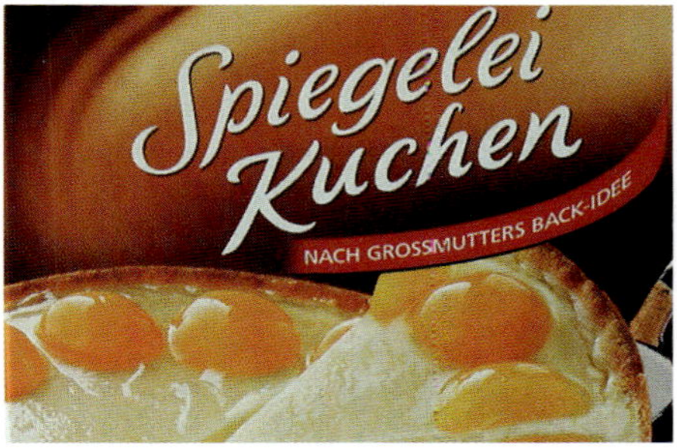

In den USA ist dieser Farbstoff aufgrund seiner evtl. krebserregenden Wirkung verboten. Außerdem wird vermutet, dass dieser Farbstoff *pseudo-allergische Reaktionen* auslöst.

Chlorid (R-Cl⁻)

Chloride sind Salze, in denen das Chlor mit negativer Ladung (Cl^-) vorhanden ist.

Chloride kommen in der Nahrung in Verbindung mit Natrium vor. Kochsalz ist Natriumchlorid (NaCl).

1 g Kochsalz enthält 0,6 g Cl^-.

Chloride wirken im Körper auf die Gewebespannung. Sie befinden sich außerhalb der Zellen in der *extrazellulären Flüssigkeit*. Außerdem sind sie Bestandteil der Magensalzsäure (HCl). Erbrechen und starkes Schwitzen können zu einem Mangel an Chloriden führen. Bei größerem Mangel kommt es zu Kopfschmerzen und Muskelkrämpfen.

Chlorophyll, E 140, E 141

Chlorophyll – Blattgrün – ist eine Gruppe von Farbstoffen, die in grünen Pflanzen und Algen vorkommen. Pflanzen stellen mithilfe von Chlorophyll aus der Lichtenergie der Sonne, aus Wasser und Kohlenstoffdioxid Traubenzucker – Glucose – und Stärke her. Dieser Vorgang wird als *Fotosynthese* bezeichnet.

Chlorophyll wird in der Lebensmittelindustrie ohne Höchstmengenbegrenzung als Farbstoff eingesetzt, z. B. für grünes Gemüse, Limonade, Süßigkeiten.

Zum Beispiel zum Färben dieser Mintpastillen wurde der Farbstoff Chlorophyll verwendet:

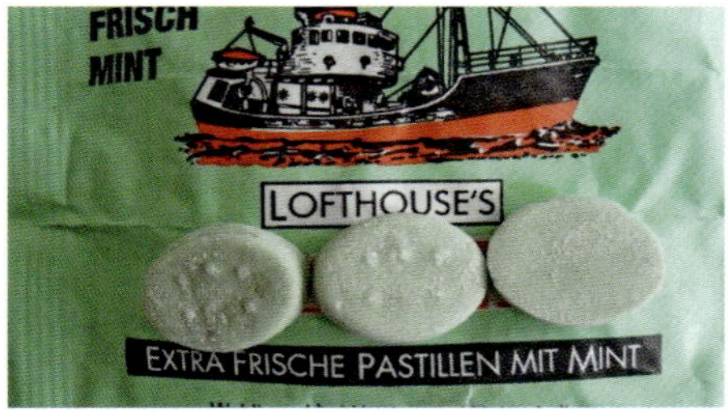

Chlorophyll wird vom menschlichen Körper überwiegend unverändert ausgeschieden. Gesundheitliche Nebenwirkungen sind nicht bekannt.

Cholesterin

Cholesterin ist eine fettähnliche Substanz, die mit der Nahrung aufgenommen und auch im menschlichen Körper gebildet wird. Strukturformel:

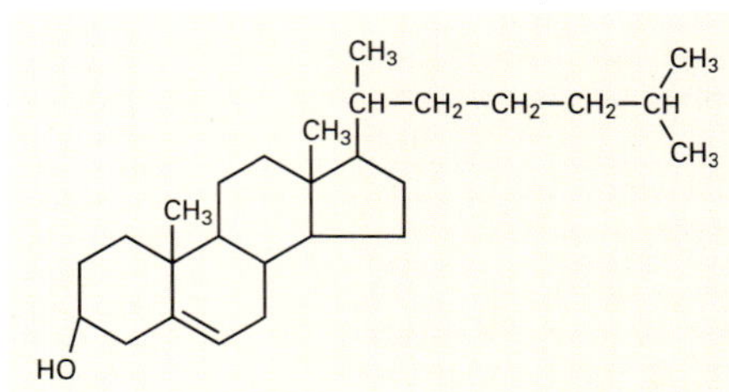

Cholesterin ist für den Menschen lebensnotwendig.

- Cholesterin ist ein wichtiger Bestandteil der *Zellmembranen*.
- Gallensäuren werden aus Cholesterin synthetisiert.
- Cholesterin ist Grundstoff für Sexualhormone und Vitamin D.

Cholesterin befindet sich fast ausschließlich in tierischen Lebensmitteln, z. B. in Hühnereiern, Butter und Käse, Fleisch und Fisch.

C

Cholesterinspiegel, erhöhter

Werte über 250 mg/dl Cholesterin im Blut werden als erhöhter Blutcholesterinspiegel bezeichnet. Ein erhöhter Blutcholesterinspiegel kann die Folge einer erblichen Veranlagung oder einer zu fett- und kohlenhydratreichen Ernährung sein.

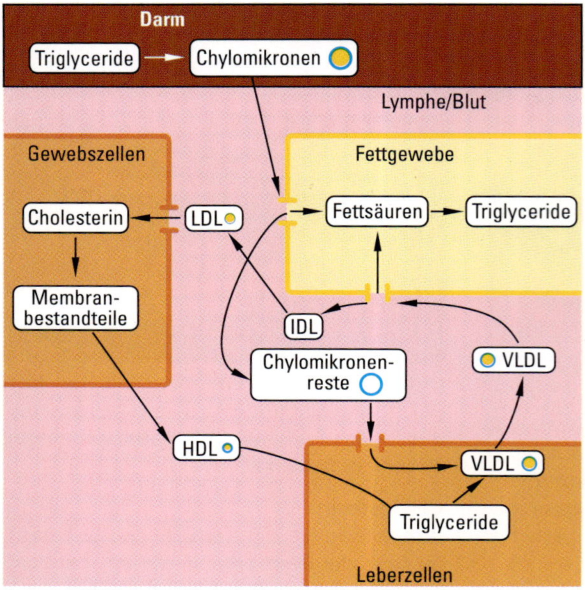

HDL-Cholesterin (**H**igh **D**ensity **L**ipoprotein) dient dem Rücktransport von Cholesterin und Triglyceriden aus den Zellen zur Leber. Hier werden aus dem Cholesterin Gallensäuren gebildet.

LDL-Cholesterin (**L**ow **D**ensity **L**ipoprotein) dient dem Transport von Cholesterin zu den Zellen. Von den Zellen nicht aufgenommenes LDL-Cholesterin lagert sich in den Gefäßwänden ein und führt daher zu einem erhöhten Risiko für die Entstehung von *Arteriosklerose* und somit eines Herzinfarkts bzw. eines Schlaganfalls.

Chrom (Cr)

Das Schwermetall Chrom ist ein essenzielles – lebensnotwendiges – *Spurenelement*. Chrom verbessert die *Insulin*wirkung auf die Zellen und erhöht so die Glucosetoleranz. Außerdem beeinflusst Chrom die Schilddrüsenfunktion und den Aufbau von Körpereiweißstoffen.

Der tägliche Chrombedarf wird auf 20 µg geschätzt.

Chrom ist in Fleisch, Ei, Haferflocken, Tomaten, Kakao und Pilzen enthalten.

Bei einem Chrommangel kommt es zu einer verminderten *Glucosetoleranz* und Gewichtsverlust.

Chromoproteine

Chromoproteine sind zusammengesetzte Eiweißstoffe, die neben dem Eiweißanteil einen Farbstoffanteil besitzen.

Zu der Gruppe der Chromoproteine gehören *Hämoglobin* und *Myoglobin*.

Chromosomen

Chromosomen sind fadenförmige Gebilde im Zellkern. Sie sind Träger der Erbinformationen, der Gene.

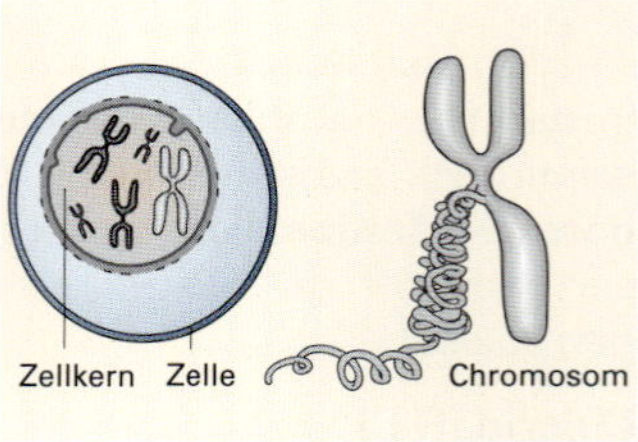

Der wichtigste Bestandteil der Chromosomen ist die DNA – *Desoxyribonucleinsäure*.

Chylomikronen (Chy)

Chylomikronen sind die größten *Lipoproteine*. Sie transportieren die resorbierten Fette von der Darmwand durch die Lymphgefäße zum Fettgewebe. Die Abbildung zeigt die Zusammensetzung und Größe der Chylomikronen.

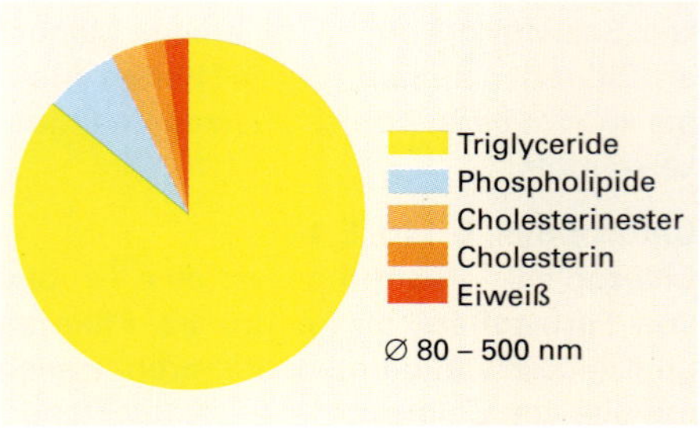

Chylomikronen bestehen aus:
- Triglyceriden (86 %)
- Phospholipiden (7 %)
- Cholesterinestern (3 %)
- Cholesterin (2 %)
- Eiweiß (2 %)

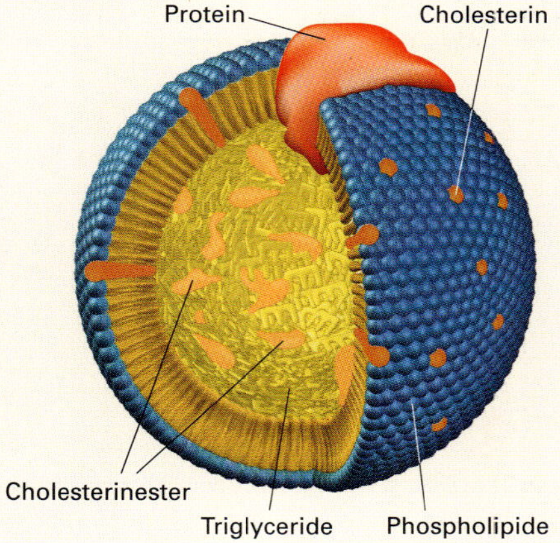

Am Fettgewebe werden die Fettsäuren abgespalten. Die entstehenden Chylomikronenreste werden von der Leber aufgenommen und verwertet.

Ciabatta

Ciabatta ist ein Weizengebäck, das ursprünglich aus Italien stammt. Es wird aus einem weichen Weizenbrotteig mit Olivenöl hergestellt. Ciabattabrot hat eine große Porung.

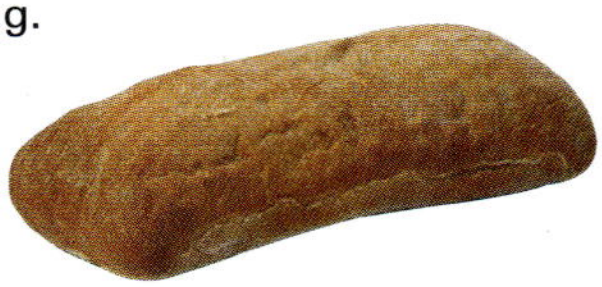

Cider

Cider ist ein besonders in England und den USA bekannter Apfelwein, der im Durchschnitt 5 bis 7 Volumenprozent – Vol.-% – Alkohol hat.

Cis-Trans-Isomerie

Bei der Cis-Trans-Isomerie handelt es sich um organische Verbindungen, z. B. Fettsäuren, die eine Doppelbindung haben. Die Cis- und die Trans-Form haben die gleiche Summenformel, aber unterschiedliche Strukturformeln.

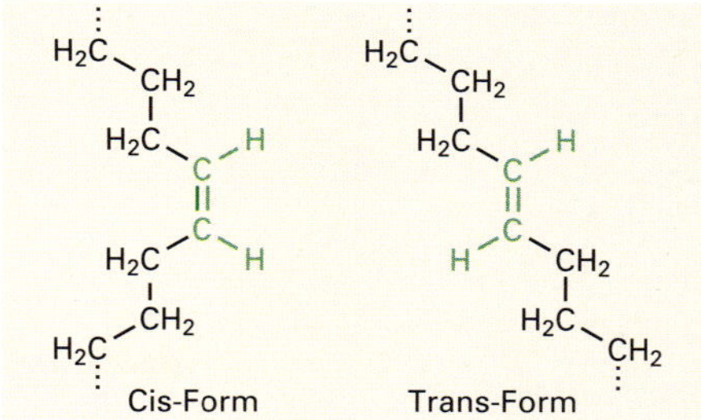

- Bei der Cis-Form liegen die Atome oder Atomgruppen, z. B. Wasserstoff, auf der gleichen Seite der Doppelbindung.
- Bei der Trans-Form liegen die Atome oder Atomgruppen auf den entgegengesetzten Seiten.

Citratcyclus

Citratcyclus ist die Bezeichnung für einen biochemischen Kreisprozess, in dem der Endabbau der Nährstoffe erfolgt.

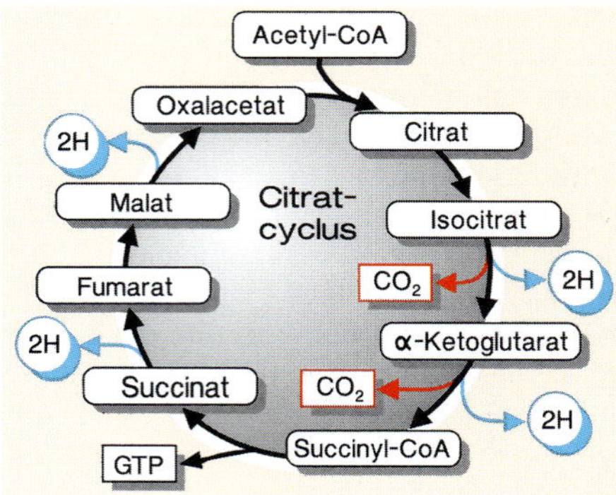

Acetyl-CoA entsteht beim Abbau von Kohlenhydraten, Fettsäuren und einigen Aminosäuren. Es wird in den Citratcyclus eingeschleust. Hier erfolgt der Abbau zu Wasserstoff (H) und Kohlenstoffdioxid (CO_2). CO_2 wird abgeatmet und der Wasserstoff wird in der *Atmungskette* auf den Sauerstoff der Atemluft übertragen, dabei wird Energie freigesetzt.

Citrate

Citrate sind Salze der C*(Z)itronensäure*, z. B. Natriumcitrat und Calciumcitrat. Sie sind als Lebensmittelzusatzstoffe zugelassen, z. B. als *Säuerungsmittel* und als *Antioxidationsmittel*. In der Zutatenliste kann die Angabe Zitronensäure erfolgen.

Citronensäure
siehe *Zitronensäure*

CJK
CJK ist die Abkürzung für ***C**reutzfeldt-**J**acob-**K**rankheit*.

Cl
Cl ist das chemische Symbol für ***Chl**or*.

Clementine
siehe *Mandarine*

CM
CM ist die Abkürzung für ***C**hylo**m**ikronen*.

Co
Co ist das chemische Symbol für *Kobalt*.

CoA
CoA ist die Abkürzung für ***Co**enzym **A***.

Cobalamine, Vitamin B_{12}
Cobalamine sind verschiedene Verbindungen, die im Zentrum ein *Kobalt*atom besitzen. Der Körperbestand an Vitamin B_{12} befindet sich hauptsächlich in der Leber und beträgt 2 bis 5 mg. Der Tagesbedarf an Vitamin B_{12} beträgt 3,0 µg.
Wichtige Vitamin-B_{12}-Lieferanten sind Fisch, Fleisch, Milch, Eier, Käse. Zu einem Vitamin-B_{12}-Mangel kann es ernährungsbedingt bei Veganern kommen, da Vitamin-B_{12} nur in tierischen Lebensmitteln enthalten ist.
Vitamin B_{12} ist Bestandteil zahlreicher Enzyme und daher am Eiweiß-, Fett- und Nucleinsäurestoffwechsel beteiligt. Bei einem Vitamin-B_{12}-Mangel kommt es zu einer verminderten Bildung von Erythrozyten – roten Blutkörperchen – im Knochenmark, also zu einer *Anämie*.

Cobalt
siehe *Kobalt*

Cochenille, echtes Karmin, E 120
Echtes Karmin ist ein roter Farbstoff, der von der Schildlaus abgesondert wird.

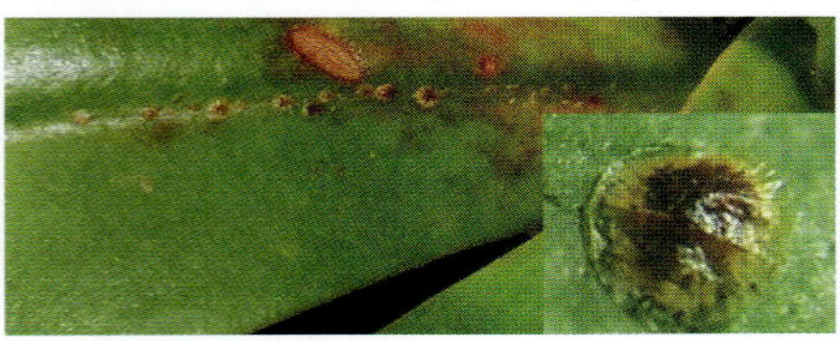

Die synthetische Herstellung des Farbstoffes ist auch möglich.
Zugelassen ist der Farbstoff nur für bestimmte Lebensmittel mit Höchstmengenbegrenzung – *ADI-Wert* 5 mg/kg KG –, z. B. für alkoholische Getränke, Süßigkeiten und Konfitüren.
Zum Beispiel dieses Tortengusspulver wurde mit echtem Karmin gefärbt:

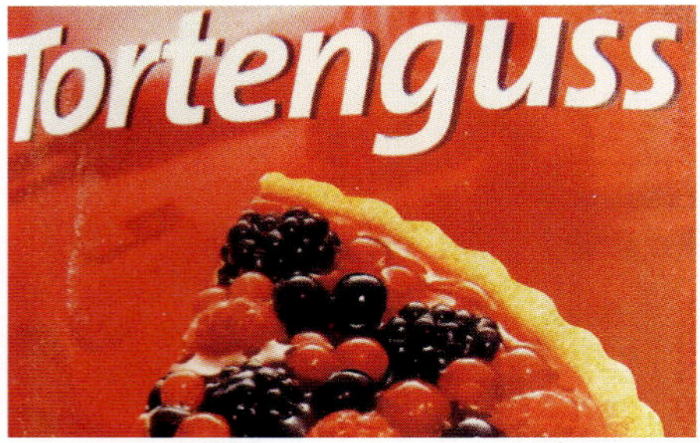

Der Farbstoff kann durch Verunreinigungen eventuell *pseudo-allergische Reaktionen* auslösen.

Cochenillerot A, E 124
Cochenillerot A ist ein roter, synthetisch hergestellter *Azofarbstoff*, der für bestimmte Lebensmittel mit Höchstmengenbegrenzung – *ADI-Wert* 0,7 mg/kg KG – zugelassen ist, z. B. für Brausen, Fruchtgelees, Lachsersatz, Süßwaren.
Zum Beispiel dieses Tortengusspulver wurde mit Cochenillerot A gefärbt:

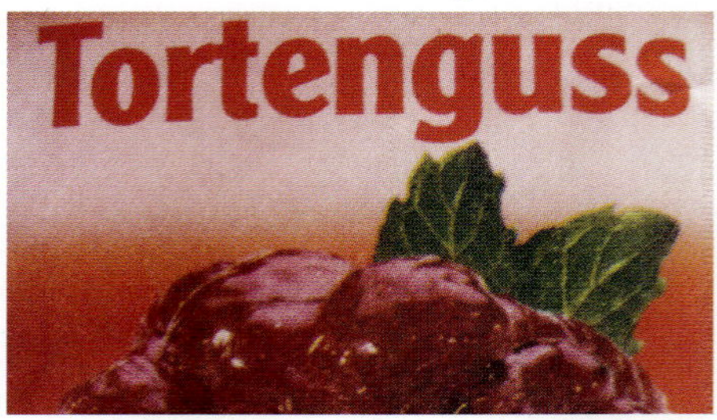

Coenzym
Coenzyme sind die Bestandteile der Enzyme, die für die chemische Reaktion des Enzyms mitverantwortlich sind.
Viele Coenzyme enthalten beziehungsweise sind Vitamine, z. B. *Nicotinsäureamid-adenin-dinucleotid* – NAD^+ –, *Flavinadenin-dinucleotid* – FAD^+. *Coenzym A* und *Biotin*.

Coenzym A (CoA)

Coenzym A wird in den Zellen aus *Pantothensäure*, *Adenosintriphosphat* – ATP – und *Cystein* aufgebaut.
Strukturformel:

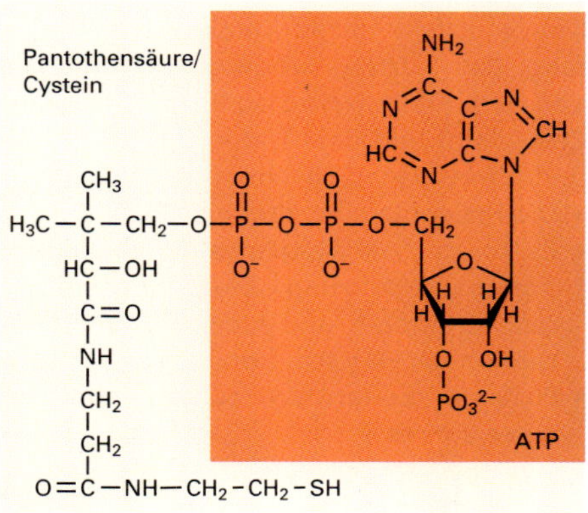

Coenzym A, das eine zentrale Stellung im *intermediären Stoffwechsel* einnimmt, aktiviert unterschiedliche Stoffe, z. B. Fettsäuren, bevor diese weiter abgebaut werden können.
Acetyl-CoA – aktivierte Essigsäure – entsteht beim Kohlenhydratabbau.

Coffein

siehe *Koffein*

Cola-Getränke

Cola-Getränke sind koffeinhaltige *Limonaden*, die je nach Sorte 6 bis 25 mg Koffein pro 100 ml enthalten. Koffein stammt aus den Samen der *Kolanuss*.

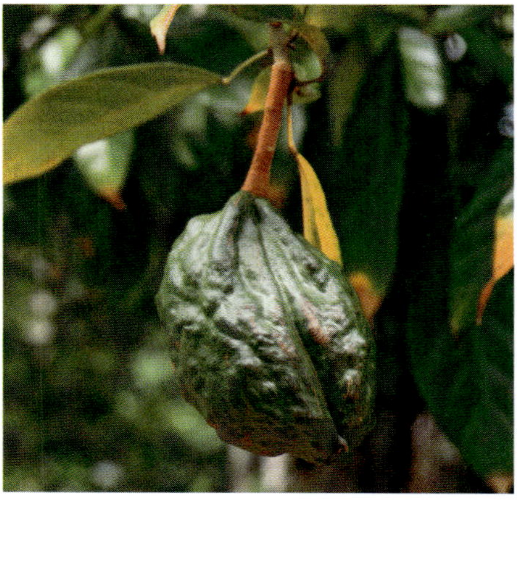

Cola-Getränke enthalten außerdem *Phosphorsäure* (E 338) mit einer Höchstmengenbegrenzung von 700 mg/l als Säuerungsmittel.

Colanüsse

siehe Kolanüsse

Coli-Bakterien

Coli-Bakterien sind Bakterien, die im Dickdarm von Menschen und Tieren leben und mit dem Kot ausgeschieden werden.

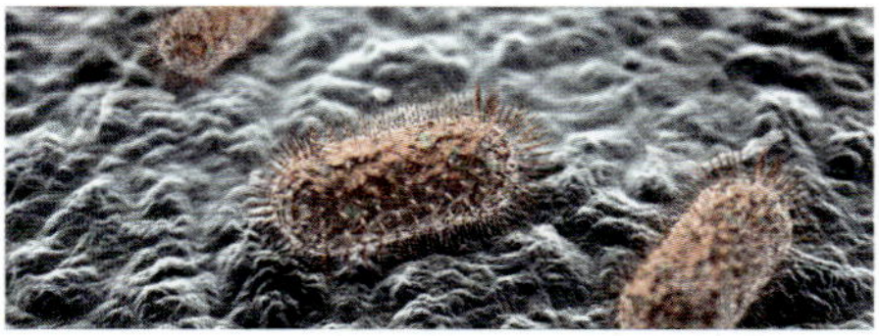

Bei der Trinkwasserüberwachung wird untersucht, ob dieses mit Coli-Bakterien verunreinigt ist. In 100 ml Wasser dürfen keine Coli-Bakterien nachzuweisen sein.
In Entwicklungsländern, in denen ein Mangel an sauberem Trinkwasser besteht, kommt es durch Coli-Bakterien häufig zu bakteriellen Infektionen.

Convenience-Produkte

Convenience ist die englische Bezeichnung für Bequemlichkeit.
Bei Convenience-Produkten handelt es sich um industriell vorgefertigte Lebensmittel oder Speisen, die garfertig, küchenfertig oder verzehrfertig sind.
Typische Beispiele sind Tiefkühlpizza, Pommes frites und Fischstäbchen, aber auch Fertigsuppen und Fertigdesserts.
Siehe *Lebensmittel, garfertig*; *Lebensmittel, küchenfertig*; *Lebensmittel, verzehrfertig*.

Cook and chill

Cook and chill ist ein Kühlkost-Verpflegungssystem. Die Speisen werden hierbei gekocht (englisch: cook – kochen) und vor dem Transport und Verzehr gekühlt (englisch: chill – kühlen).

Cook and freeze

Cook and freeze ist ein Kühlkost-Verpflegungssystem. Die Speisen werden hierbei gekocht (engl. cook) und vor dem Transport und Verzehr tiefgekühlt (engl. freeze).

Cook and serve
Cook and serve ist ein Frischkost-Verpflegungssystem. Die Speisen werden gekocht und serviert (engl. serve).

Cornflakes
Cornflakes sind geröstete Maisflocken, die zu Beginn des 20. Jahrhunderts von dem amerikanischen Arzt John Harvey Kellogg als vegetarisches Lebensmittel entwickelt wurden.

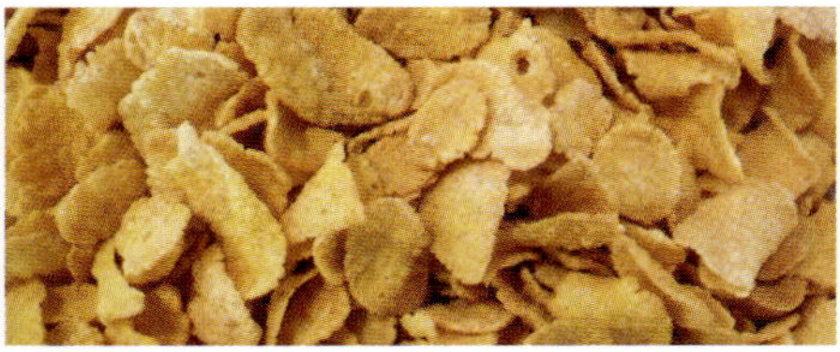

Cornflakes waren die ersten Frühstücks*cerealien*.

Cortison
Cortison ist die Vorstufe des Nebennierenrindenhormons Cortisol. Es fördert die Glucosebildung aus Aminosäuren und erhöht so den Blutzuckerspiegel. Außerdem wird der Abbau von Fettsäuren gesteigert. Da Cortison und Cortisol Entzündungsvorgänge und die Wirkung von *Histamin* hemmen, wird dieses Hormon als Medikament bei allergischen Erkrankungen eingesetzt.

Couscous
siehe *Weizen*

Cr
Cr ist das chemische Symbol für ***Ch**r**om***.

Cranberry
siehe *Kronsbeere*

Crème fraîche
Crème fraîche ist ein *Sauermilcherzeugnis* aus Milch oder Sahne mit mindestens 30% Fettgehalt. Crème fraîche wird zum Verfeinern von Speisen verwendet.

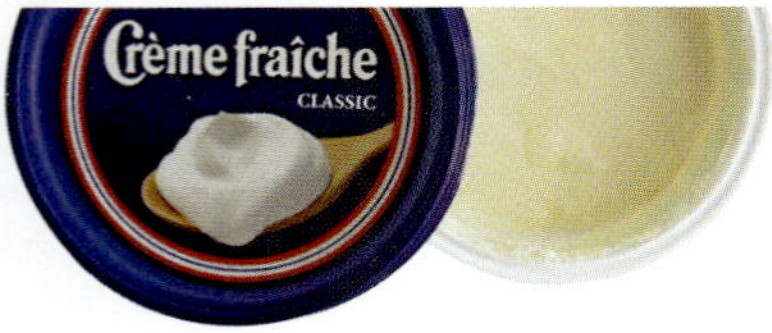

Crêpe
Crêpes sind sehr dünne Eierpfannkuchen, die mit salzigen oder süßen Zutaten bestrichen, gefüllt oder bestreut werden.

Creutzfeldt-Jacob-Krankheit
Die Creutzfeldt-Jacob-Krankheit wurde Anfang des letzten Jahrhunderts erstmals von dem Kieler Neurologen Hans-Gerhard Creutzfeldt und dem Hamburger Neurologen Alfons Jacob beschrieben.

- Die Patienten sind älter als 42 Jahre.
- Es kommt zur Abnahme der Intelligenz und zu Verwirrung, Bewegungsstörungen, Krämpfen und typischen Veränderungen der Hirnstrommuster.
- 90% der Erkrankten sterben innerhalb eines Jahres.

Es wird angenommen, dass die Erkrankung auch durch den Verzehr von *BSE*-verseuchtem Fleisch ausgelöst wird.

Cs
Cs ist das chemische Symbol für ***C**ä**s**ium*.

Cu
Cu ist das chemische Symbol für *Kupfer*.

Cumarin
Cumarin ist ein angenehm riechender Aromastoff, der in Blättern und Blüten von Gras- und Kleearten und im China-*Zimt* enthalten ist.

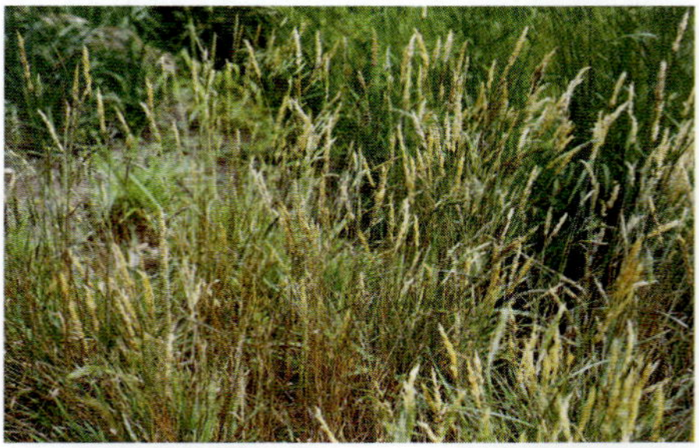

Cumarin bewirkt in größeren Mengen Kopfschmerzen und Erbrechen. In höheren Dosen wirkt Cumarin leberschädigend.

Currypulver
Currypulver ist eine gemahlene Mischung aus *Kurkuma* und anderen Zutaten: *Pfeffer*, *Paprikapulver*, *Chili*, *Ingwer*, *Koriander*, *Kardamom*, *Gewürznelken*, *Piment*

und anderen Stoffen wie Hülsenfruchtmehl, Stärke, Dextrose.

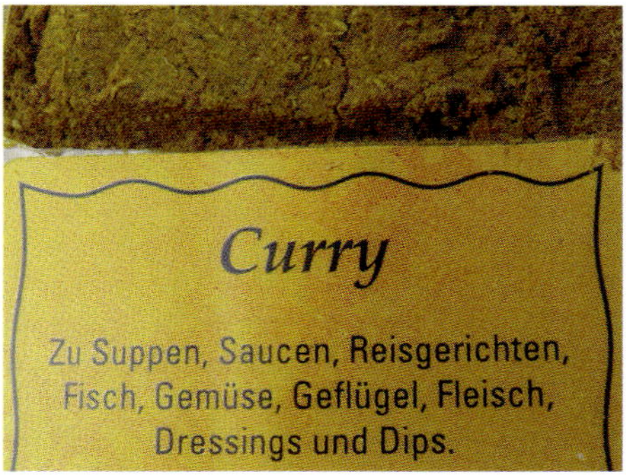

Der Kochsalzanteil beträgt 5 %. Der Anteil an anderen Stoffen darf höchstens 10 % betragen.

Cyanide

Cyanide sind Salze der *Blausäure*, die z. B. in bitteren Mandeln enthalten sind.

Cyclamat, E 952

Cyclamat ist ein Süßstoff, der durch chemische Synthese hergestellt wird. Er hat eine 30-mal höhere Süßkraft als Rohr- und Rübenzucker und ist gut wasserlöslich und hitzebeständig.

Cyclamat darf entsprechend der vorgeschriebenen Höchstmengenbegrenzung – *ADI-Wert* 7 mg/kg KG – Lightgetränken und Süßspeisen ohne Zuckerzusatz zugesetzt werden.

Zum Beispiel diesem Getränke-Sirup und den Süßstofftabletten wurde Cyclamat als Süßungsmittel zugesetzt:

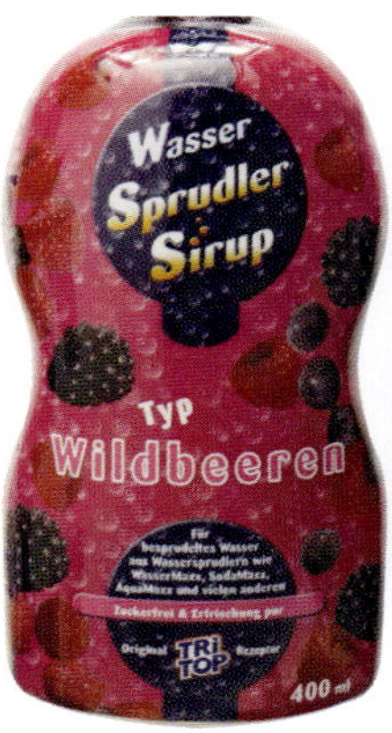

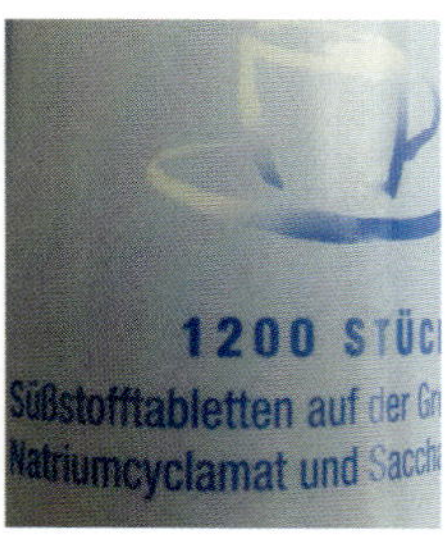

Cys

Cys ist die Abkürzung für ***Cys**tein*, eine nicht essenzielle Aminosäure.

Cystein (Cys), E 920

Cystein ist eine nicht essenzielle schwefelhaltige Aminosäure.

Cystein kann im Körper aus *Methionin* gebildet werden. Der Schwefel der Aminosäure wird für Entgiftungsfunktionen benötigt. Cystein kommt zu etwa 12 % in Keratin vor, dem Hauptprotein in Haaren und Hornsubstanz.

Cystein wird als Lebensmittelzusatzstoff – *Mehlbehandlungsmittel* – eingesetzt. Es wird dafür aus Haaren oder Federn gewonnen. Cystein macht die Teige leichter knetbar. Eine Höchstmengenbegrenzung gibt es nicht, da Cystein gesundheitlich unbedenklich ist.

Cystin, E 921

Cystin wird aus *Cystein* gebildet. Cystin wird als Lebensmittelzusatzstoff – *Mehlbehandlungsmittel* – eingesetzt. Cystin stabilisiert das *Klebereiweiß*.

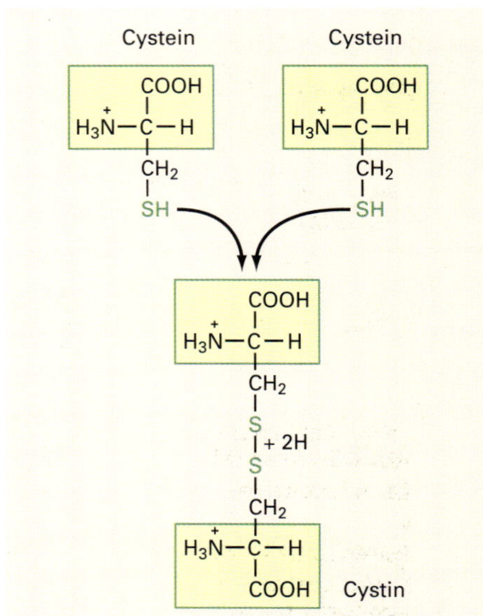

Cytochrome

Cytochrome sind wichtige Hämproteine, die in der *Atmungskette* Elektronen auf den Sauerstoff übertragen.

D-A-CH-Referenzwerte für die Nährstoffzufuhr

Diese Empfehlungen für die Nährstoffzufuhr haben Gültigkeit für

- Deutschland, vertreten durch die ***D****eutsche* ***G****esellschaft für* ***E****rnährung* (DGE),
- Österreich, vertreten durch die **Ö**sterreichische **G**esellschaft für **E**rnährung (ÖGE), und
- Schweiz, vertreten durch die **S**chweizerische **G**esellschaft für **E**rnährung (SGE) und die **S**chweizerische **V**ereinigung für **E**rnährung (SVE).

Mithilfe dieser Empfehlungen für die Energie- und Nährstoffzufuhr unterschiedlicher Personengruppen kann eine bedarfsgerechte Ernährung geplant werden.

Dämpfen

Dämpfen ist ein Garen in Wasserdampf. Beim Dämpfen treten nur geringe Vitamin- und Mineralstoffverluste auf.

Dämpfen, unter Druck

Dämpfen unter Druck ist ein Garen in Wasserdampf bei 120 °C.

Darjeeling-Tee

Der Darjeeling-*Tee* stammt von den 2000 bis 3000 Meter hoch gelegenen Südhängen des Himalaja-Gebirges (Indien).
Siehe *Assam-Tee*.
Es ist ein zart-blumiger Tee mit goldgelber Farbe.

Darm

Der Darm ist der Verdauungskanal zwischen Magen und After. Der Darm eines Erwachsenen hat eine Länge von sechs bis acht Metern.

Der **Dünndarm** ist vier bis fünf Meter lang und besteht aus folgenden Abschnitten:

- dem etwa 25 cm langen Zwölffingerdarm, in den die Ausführungsgänge der Gallenblase und der Bauchspeicheldrüse münden,
- dem Leerdarm und schließlich
- dem Krummdarm.

Leer- und Krummdarm haben viele Schlingen und liegen beweglich in der Bauchhöhle. Die Aufnahme der Nährstoffe ins Blut erfolgt hauptsächlich im Leerdarm.

Die Oberfläche des Dünndarms wird durch die *Darmzotten* vergrößert.

Am Ende des Krummdarms befindet sich eine Klappe, sodass der Darminhalt aus dem Dickdarm nicht in den Krummdarm zurückgelangen kann.

Es folgt der **Dickdarm**, der ca. 150 cm lang ist. Der größte Durchmesser des Dickdarms beträgt 6 bis 9 cm.

Der Dickdarm besteht aus dem Grimmdarm und dem Mastdarm. Die *Darmflora* des Dickdarms wird durch *Präbiotika* und *Probiotika* positiv beeinflusst.

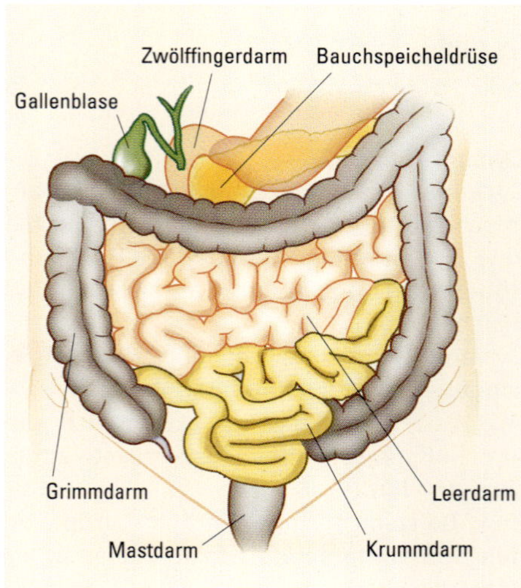

Darmflora

Als Darmflora werden die im unteren Dünndarm und Dickdarm angesiedelten, anaerob lebenden Bakterien bezeichnet, die den Speisebrei, z. B. Ballaststoffe, zersetzen.

Die Darmflora ist auch an der Bildung bestimmter Vitamine, z. B. Vitamin K – *Phyllochinone* – und Vitamin B_{12} – *Cobalamine* – beteiligt.

Günstig beeinflusst werden kann die Darmflora durch Milchsäurebakterien und durch präbiotische Lebensmittel – *Präbiotika*.

Darmträgheit, Ursachen

Darmträgheit wird auch als Verstopfung oder Obstipation bezeichnet. Bei Verstopfung erfolgt der Stuhlgang nur ca. alle drei Tage. Der Kot ist hart.

Verstopfung kann unterschiedliche Ursachen haben, z. B.:

- *Ballaststoff*mangel
- Flüssigkeitsmangel
- Bewegungsarmut

Ballaststoffe quellen bei ausreichender Flüssigkeitsaufnahme im Darm auf und regen so die Darmbewegung an.

Darmzotten

Die Dünndarmschleimhaut ist in zahlreiche Falten gelegt, die wiederum viele kleine Ausstülpungen – Darmzotten – haben. Auf diese Weise wird die Oberfläche des Dünndarms stark vergrößert, sodass hier sehr viele Nährstoffe aufgenommen werden können.

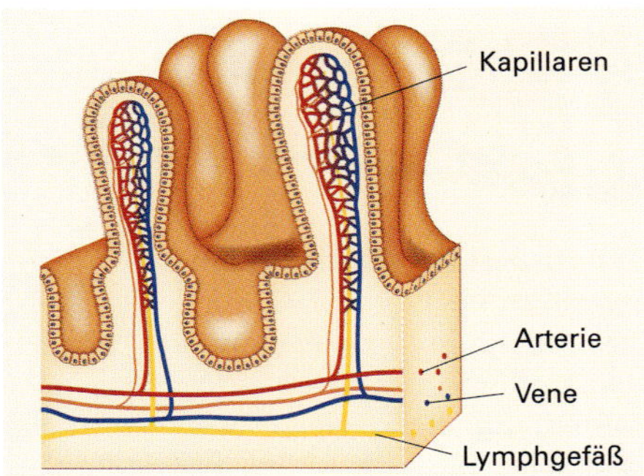

In den Darmzotten befinden sich *Kapillaren*, die Einfachzucker – Monosaccharide – und Aminosäuren aufnehmen und zur *Pfortader* leiten. Außerdem enthalten die Darmzotten Lymphkapillaren, die Fette aufnehmen.

Dattel

Datteln sind die Beerenfrüchte der Dattelpalme. Die 5 bis 10 cm langen Datteln reifen in Fruchtständen, die bis zu 200 Stück beinhalten. Datteln werden frisch oder getrocknet verzehrt.

Datteln haben einen hohen Zucker- und Ballaststoffgehalt. Datteln wirken aufgrund des Ballaststoffgehaltes verdauungsfördernd.

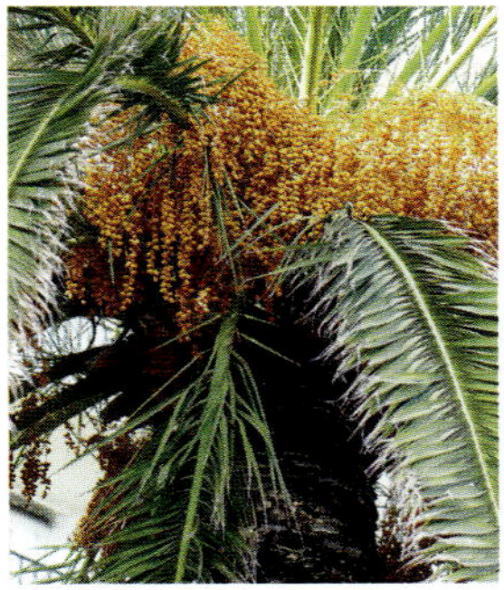

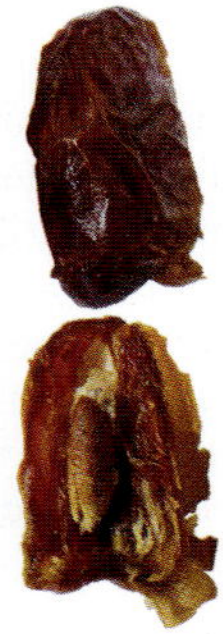

Dauerausscheider

siehe *Ausscheider*

Dauerwurst, Rohwurst

Dauerwürste sind schnittfeste Rohwürste, die aus einer rohen Wurstmasse – Fleisch, Speck, Nitratpökelsalz und Gewürzen – hergestellt und dann kalt geräuchert werden. Teilweise werden sie anschließend noch luftgetrocknet.

Schnittfeste Dauerwürste sind z. B. *Cervelatwurst*, Plockwurst, Schlackwurst und *Salami*.

Decarboxylasen

siehe *Decarboxylierung*

Decarboxylierung

Decarboxylierung ist die enzymatische Abspaltung von CO_2 – Kohlenstoffdioxid – z. B. aus einer *Carboxylgruppe* mithilfe der Decarboxylasen.

Das frei werdende Kohlenstoffdioxid wird ausgeatmet.

Die wichtigste Decarboxylierung im intermediären Stoffwechsel ist die Decarboxylierung von Brenztraubensäure – Pyruvat – zu *Acetyl-CoA*.

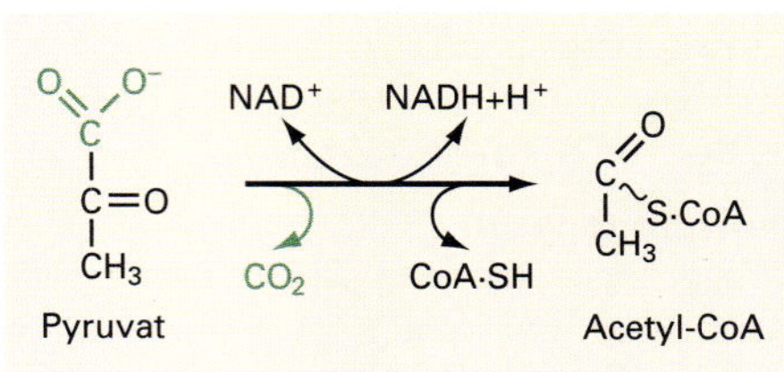

Durch bestimmte Decarboxylasen erfolgt die Bildung von biogenen Aminen aus Aminosäuren.

Dehydratation

Dehydratation – Gewebeaustrocknung – ist eine Störung des Wasserhaushalts. Sie ist Folge einer mangelnden Natrium- bzw. Flüssigkeitszufuhr oder einer krankhaft gesteigerten Wasserabgabe, z. B. durch Durchfall oder Erbrechen.

Anzeichen einer Dehydratation sind:

- schlaffe Haut
- trockene Schleimhäute
- Durstempfinden

Besonders gefährlich ist eine Dehydratation für Kleinkinder und ältere Menschen.

Ob eine Person dehydriert ist, lässt sich durch das Hochziehen einer Hautfalte feststellen. Wenn diese zunächst stehen bleibt, ist die Person dehydriert.

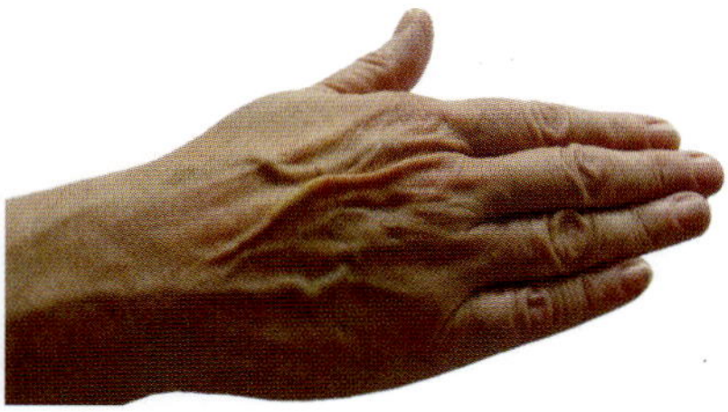

Dehydratisieren

Dehydratisieren ist das Abspalten von Wasser.

Dehydrieren

Dehydrieren ist das Abspalten von Wasserstoff aus organischen Verbindungen.

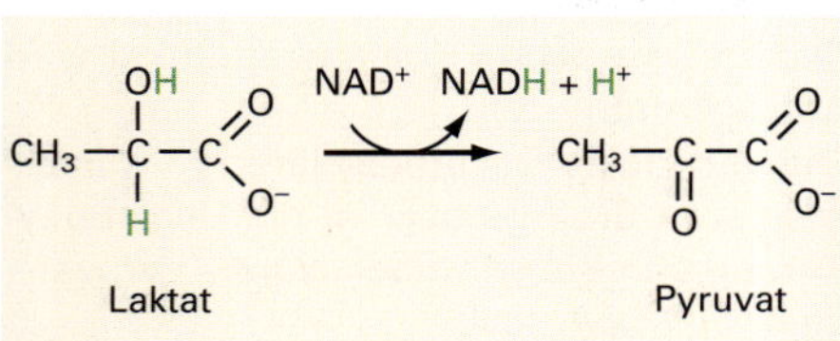

Zum Beispiel Lactat wird durch NAD^+ zu Pyruvat dehydriert, gleichzeitig wird NAD^+ zu $NADH + H^+$ hydriert.

Dehydrogenasen

Dehydrogenasen sind Enzyme, die z. B. NAD^+ oder FAD als *Coenzyme* besitzen und so Wasserstoff oder Elektronen aufnehmen können.

$NAD^+ + 2H \rightarrow NADH + H^+$

$FAD + H_2 \rightarrow FADH_2$

Deklarationspflicht

Deklarationspflicht ist die Pflicht, z. B. auf Fertigprodukten, die Zutaten – auch Lebensmittelzusatzstoffe und Allergene – anzugeben.

Demenz

Demenz ist ein auf organischen Hirnschädigungen beruhender dauerhafter Intelligenzverlust.

Demeter e. V.

Demeter ist ein ökologischer Anbauverband. Die *biologisch-dynamische* Wirtschaftsweise der Demeter-Betriebe geht auf Rudolf Steiner, den Begründer der Anthroposophie zurück.

Wichtige Unterscheidungsmerkmale zu anderen ökologischen Anbauverbänden sind der Einsatz von biologisch-dynamischen Spezialpräparaten und die Beachtung kosmischer Rhythmen, z. B. Einflüsse des Mondes und der Gestirne.

Internet: www.demeter.de

Denaturierung, denaturieren, Eiweißstoffe

Die Denaturierung – Gerinnung – von Eiweißstoffen erfolgt z. B. durch Hitze oder Säuren. Bei der Denaturierung wird die räumliche Struktur – Sekundär-, Tertiär- und Quartärstruktur – der Eiweißstoffe fast völlig zerstört.

Denaturierte Eiweißstoffe sind aufgrund der nun größeren Oberfläche leichter verdaulich.

Beispiele:

- Das Eiweiß im Hühnerei gerinnt z. B. beim Erhitzen, es wird denaturiert.

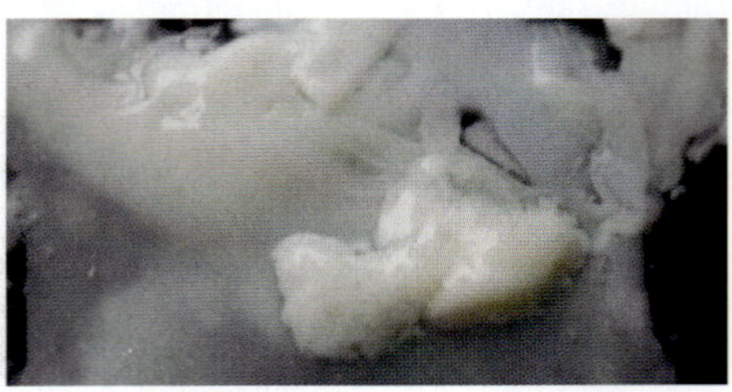

- Wird zu Milch Säure gegeben, so gerinnt das Eiweiß, es wird denaturiert.

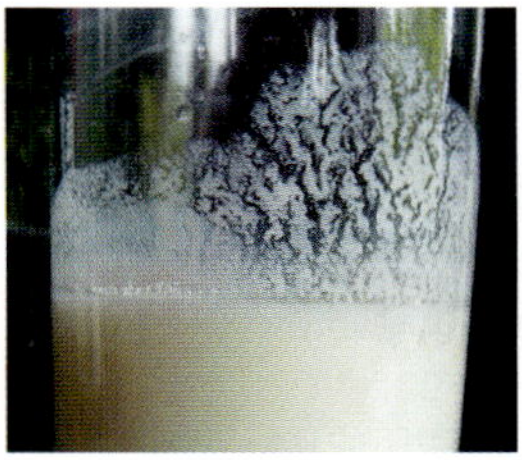

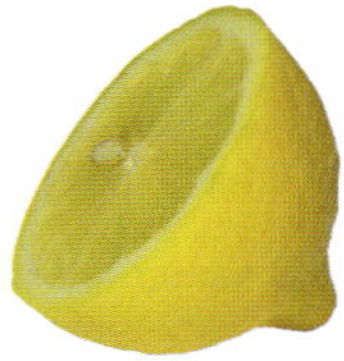

Depotfett

Das Unterhautfettgewebe und das Bauchfett werden auch Depotfett genannt. Der durchschnittliche Anteil des Depotfetts an der Körpermasse beträgt

- beim Mann 8 bis 15 kg und
- bei der Frau 10 bis 20 kg.

Depotfett schützt die inneren Organe vor Stoß und Druck. Außerdem hält das Depotfett bewegliche Organe, z. B. die Niere, in der richtigen Lage. Depotfett dient auch als Wärmeschutz.

Größere Mengen an Depotfett – Übergewicht – bedeuten eine Belastung für Herz und Kreislauf.

Desaminierung

Desaminierung ist die Abspaltung der Aminogruppe ($-NH_2$) aus einer organischen Verbindung, meist aus Aminosäuren. Die Desaminierung spielt bei dem Abbau der Aminosäuren eine wichtige Rolle.

Designerfood

Designerfood ist die Bezeichnung für Lebensmittel, die von Menschen im „Labor" erfunden – zusammengestellt – wurden. Designerfood gehört zu den *funktionellen Lebensmitteln*. Aufgrund ihrer Zusammensetzung sind sie an spezielle Bedürfnisse des Menschen angepasst, z. B.:

- *Lightprodukte* zur Verminderung des Körpergewichts
- *Energy-Drinks* zur Erhöhung der Leistungsfähigkeit
- *Wellness-Produkte* zur Erhöhung des Wohlbefindens
- probiotische Milchprodukte zur Erhaltung und Verbesserung der Gesundheit. Siehe *Probiotika*.

Desinfektion

Bei einer Desinfektion erfolgen Maßnahmen zur Abtötung oder Verlangsamung des Wachstums von krankheitsübertragenden Mikroorganismen.

Desoxyribonucleinsäure (DNA)

Die **D**esoxyribo**n**ucleinsäure (**a**cid – engl. Säure) befindet sich in den Zellkernen aller Lebewesen als Grundsubstanz der Gene und somit Träger der Erbinformationen.

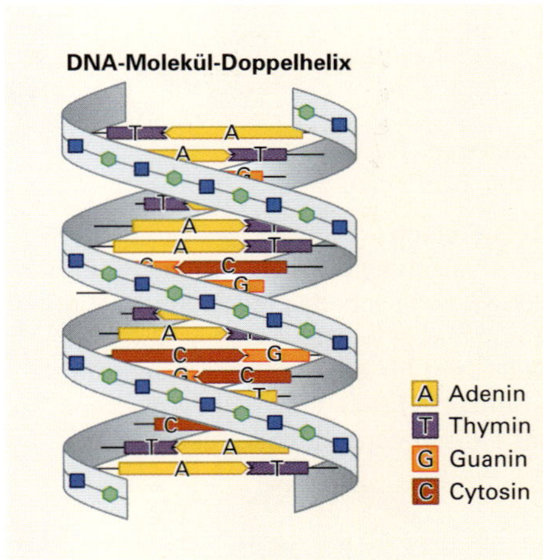

Die DNA ist ein Doppelhelixstrang mit vier verschiedenen Basen: Adenin, Guanin, Cytosin und Thymin. Adenin und Guanin werden im Stoffwechsel des Menschen zu *Harnsäure* abgebaut. Zu hohe Harnsäurewerte im Blut können zu *Gicht* führen.

Deutsche Gesellschaft für Ernährung (DGE)

Die **D**eutsche **G**esellschaft für **E**rnährung ist ein gemeinnütziger unabhängiger Verein mit Sitz in Bonn, der die Ernährungswissenschaft fördert. Eine weitere Aufgabe des Vereins ist die gesundheitliche Aufklärung der Bevölkerung hinsichtlich einer *vollwertigen Ernährung*. Die DGE gibt so auch Ernährungsempfehlungen bezüglich einer angemessenen Nährstoffaufnahme.

DGE

Internet:
www.dge.de

D

Dextrine
Dextrine sind wasserlösliche Abbauprodukte der *Stärke*. Sie entstehen beim enzymatischen Abbau im Verdauungstrakt durch *Amylasen* bzw. beim stärkeren Erhitzen von Stärke. Dextrine bestehen aus 4 bis 30 Glucoseresten. Die Dextrine sind also Oligosaccharide.

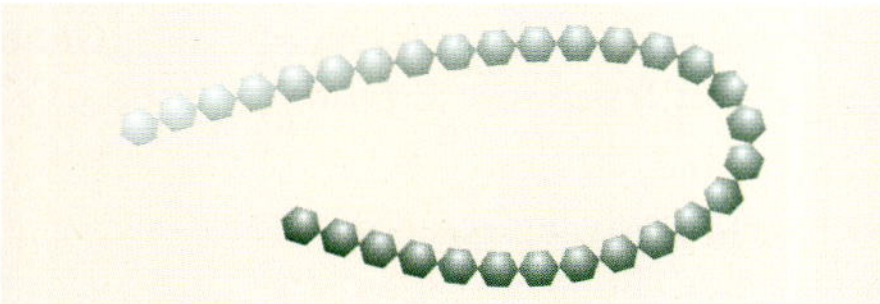

Dextrose
siehe *Traubenzucker*

DFD-Fleisch
DFD-Fleisch ist minderwertiges Rind- oder Schweinefleisch, das durch Massentierhaltung erzeugt wurde.

DFD steht für die englischen Begriffe **d**ark – dunkel –, **f**irm – fest –, **d**ry – trocken. Dieses Fleisch verdirbt besonders leicht.

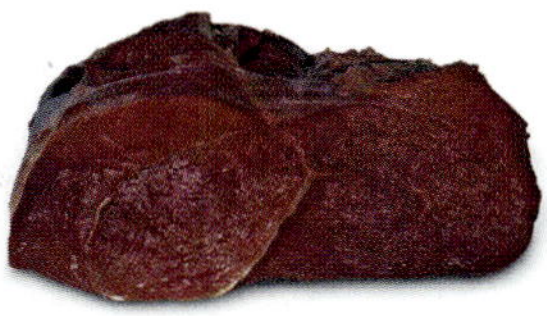

DGE
DGE ist die Abkürzung für ***D****eutsche* ***G****esellschaft für* ***E****rnährung* e. V.

DGE, Ernährungsregeln
- Vielseitig essen
- Reichlich Getreideprodukte und Kartoffeln
- Gemüse und Obst – Nimm „5" am Tag
- Täglich Milch und Milchprodukte, ein- bis zweimal in der Woche Fisch; Fleisch und Wurstwaren sowie Eier in Maßen
- Wenig Fett und fettreiche Lebensmittel
- Zucker und Salz in Maßen
- Reichlich Flüssigkeit
- Schmackhaft und schonend zubereiten
- Nehmen Sie sich Zeit, genießen Sie Ihr Essen.
- Achten Sie auf Ihr Gewicht und bleiben Sie in Bewegung.

DHA
DHA ist die Abkürzung für ***D****ocosa****h****ex****a****ensäure*.

di
Di bedeutet zwei. Beispiel: Disaccharid – Zweifachzucker.

Diabetes mellitus, Spätschäden
Jede Stoffwechselentgleisung – jeder Diätfehler – führt langfristig zu Schädigungen der Blutgefäße – *Makroangiopathien* oder *Mikroangiopathien*.

Es kommt hierdurch im schlimmsten Fall zu Nierenversagen, Erblindung, Herzinfarkt oder diabetischem Brand an den Füßen.

Diabetes mellitus, Zuckerkrankheit
Diabetes mellitus bedeutet „honigsüßes Hindurchfließen" oder sinngemäß übersetzt „Durchlaufen honigsüßen Harns".

Die wichtigsten Anzeichen für Diabetes mellitus sind
- Gewichtsabnahme
- verstärktes Durstgefühl
- erhöhter Bluzuckerspiegel
- Ausscheidung von Glucose – Traubenzucker – mit dem Harn
- vermehrt Ketonkörper in Blut und Harn

Bei Diabetes mellitus wird zu wenig bzw. gar kein *Insulin* gebildet. Ohne Insulin kann der Blutzucker nicht in die Leber und die Muskeln gelangen, also steigt der *Blutzuckerspiegel*. Wenn der Blutzuckerspiegel auf 160 bis 180 mg/dl ansteigt, wird die *Nierenschwelle* überschritten und Traubenzucker mit dem Harn ausgeschieden.

Die Diabetes-Diät richtet sich danach, ob es sich um einen
- *Typ-1-Diabetiker* bzw.
- *Typ-2-Diabetiker* handelt.

Internet: www.diabetikerbund.de

diabetisches Koma
Zu hohe Blutzucker- und Harnzuckerwerte führen zu einer Übersäuerung – *Acidose* – des Körpers und damit zur tiefen Bewusstlosigkeit – zum diabetischen Koma.

Anzeichen: Übelkeit, Erbrechen, Bauchschmerzen, Aceton in der Atemluft.

Dialyse

Die Dialyse wird auch als Blutwäsche bezeichnet. Bei Funktionsausfall der Niere werden die Giftstoffe, die sonst mit dem Harn ausgeschieden werden, durch die Dialyse entfernt.

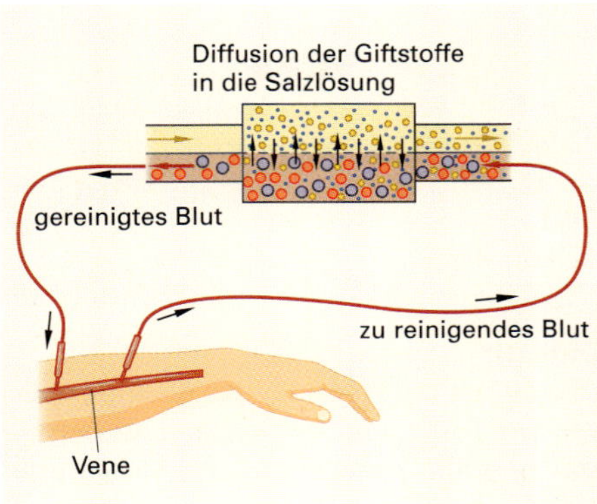

Diarrhö

Diarrhö ist das Fremdwort für Durchfall.

Diät, Diätetik

Diät – griechisch-lateinisch: Lebensweise – beinhaltet die Kostform und Lebensweise, die auf die Bedürfnisse einer Person abgestimmt sind.

Diätetik ist die Diätlehre – die Lehre von einer gesunden Ernährung.

Eine Diät wird also eingesetzt zur

- Gewichtsabnahme – *Reduktionsdiät* – oder
- Behandlung oder Vorbeugung von Krankheiten – z. B. Diabetes-mellitus-Diät.

Diäten müssen über einen bestimmten Zeitraum oder lebenslang eingehalten werden.

Diätassistent/-in

Eine Diätassistentin bzw. ein Diätassistent ist eine Fachkraft, die bei der Aufstellung und Umsetzung von Diätplänen mitwirkt.

diätetische Lebensmittel

Diätetische Lebensmittel sind spezielle Lebensmittel, die

- den besonderen Ernährungsanforderungen bestimmter Personengruppen entsprechen,
- für diesen Zweck geeignet sind,
- sich in ihrer Zusammensetzung oder Herstellung von Lebensmitteln des allgemeinen Verzehrs unterscheiden.

Für bestimmte Gruppen von diätetischen Lebensmitteln gibt es in der Diätverordnung Vorgaben hinsichtlich des Energiegehalts und der Inhaltsstoffe.

Hierzu gehören z. B. diätetische Lebensmittel für Diabetiker bzw. für Säuglinge und Kleinkinder. Auch *glutenfreie* Lebensmittel gehören dazu.

Zum Beispiel das abgebildete Lebensmittel ist für Diabetiker geeignet:

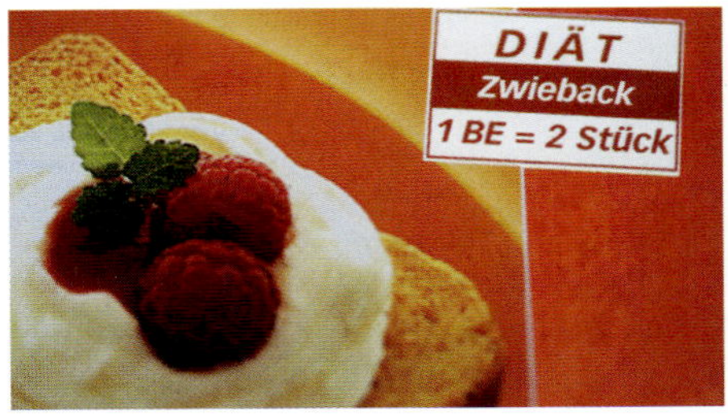

Diätmargarine

Diätmargarine ist eine speziell aus pflanzlichen Ölen und Fetten hergestellte Margarine mit einem Mindestanteil von 50 % an mehrfach ungesättigten Fettsäuren – *Linolsäure* – und maximal 40 mg Natrium pro 100 g.

Diätmargarine enthält kaum *Transfettsäuren*. Diätmargarine wird insbesondere zur Senkung der Blutfettwerte eingesetzt.

Abgebildet ist eine fettarme Diätmargarine mit 40 % Fett, die in 100 g Margarine 20 g mehrfach ungesättigte Fettsäuren enthält.

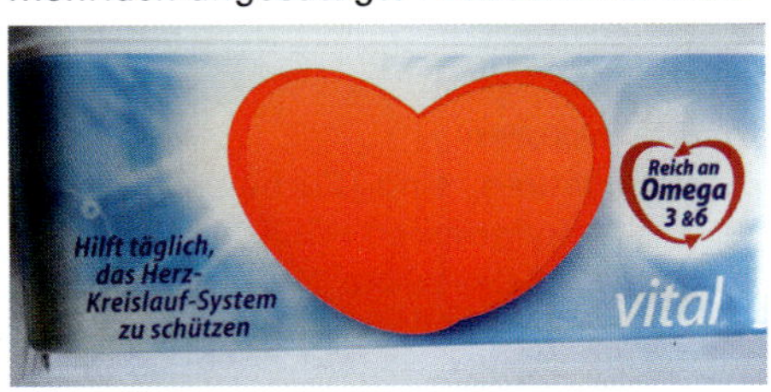

Margarine, die mit *Phytosterinen* angereichert ist, wird zur Senkung des Blutcholesterinspiegels eingesetzt. Phytosterine vermindern die Cholesterinaufnahme aus dem Darm.

Diätsalz

Diätsalz ist ein Kochsalzersatz. Bei Diätsalz wird Natrium durch Kalium-, Calcium- oder Magnesiumsalze und Monokaliumphosphat ersetzt.

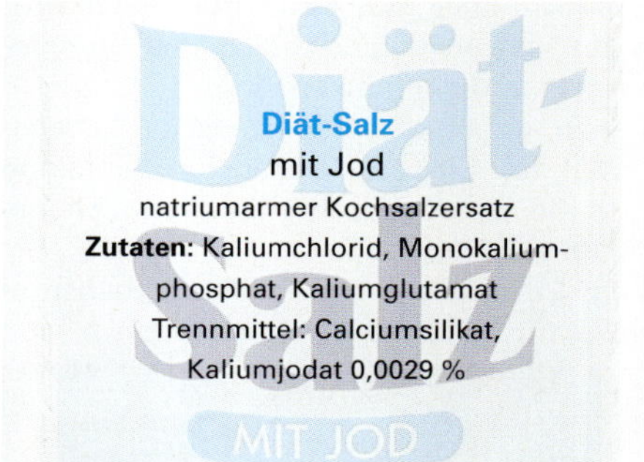
Diät-Salz
Diät-Salz
mit Jod
natriumarmer Kochsalzersatz
Zutaten: Kaliumchlorid, Monokaliumphosphat, Kaliumglutamat
Trennmittel: Calciumsilikat,
Kaliumjodat 0,0029 %
MIT JOD

Diätsalze werden für die Herstellung von diätetischen Lebensmitteln für natriumempfindliche Personen mit *Bluthochdruck* verwendet.
Die Diätsalze unterliegen den Vorschriften der Diätverordnung.

Diätverordnung

Die Diätverordnung ist Bestandteil des Lebensmittelrechts. In der Verordnung werden die Zusammensetzung und die Kennzeichnung von diätetischen Lebensmitteln geregelt. Diätetische Lebensmittel müssen die besonderen Ernährungsanforderungen bestimmter Personen, z. B. Diabetiker oder Übergewichtiger, erfüllen. Auch für Schwangere, Säuglinge und Kleinkinder werden diätetische Lebensmittel hergestellt.
In der Kennzeichnung müssen der Ernährungszweck und die besondere Zusammensetzung angegeben werden.

Dicarbonsäuren

Dicarbonsäuren sind Carbonsäuren mit zwei Carboxylgruppen (-COOH).
Zum Beispiel Oxalsäure. Strukturformel:

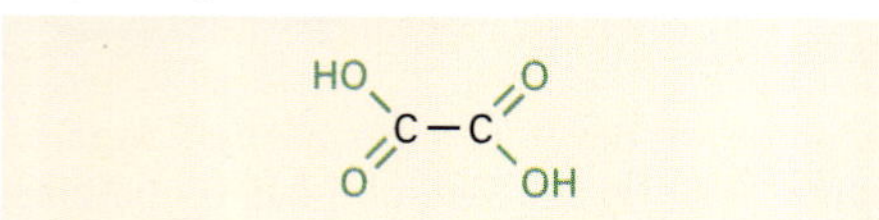

Dickdarm

siehe *Darm*

Diffusion

Diffusion ist ein ohne äußere Einwirkung erfolgender Ausgleich zwischen Flüssigkeiten und gasförmigen Stoffen mit unterschiedlichen Konzentrationen.

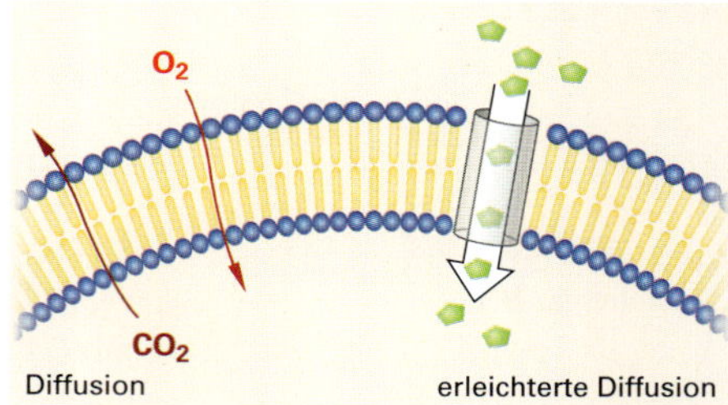

Digestif

Digestif ist ein Getränk, das nach dem Essen zur Förderung der Verdauung getrunken wird. Es kann ein alkoholisches oder koffeinhaltiges Getränk sein.

Diglyceride

Diglyceride sind Verbindungen, bei denen nur zwei der drei Hydroxylgruppen – OH-Gruppen – des Glycerins mit Fettsäuren unter Wasserabspaltung verestert sind.
Strukturformel:

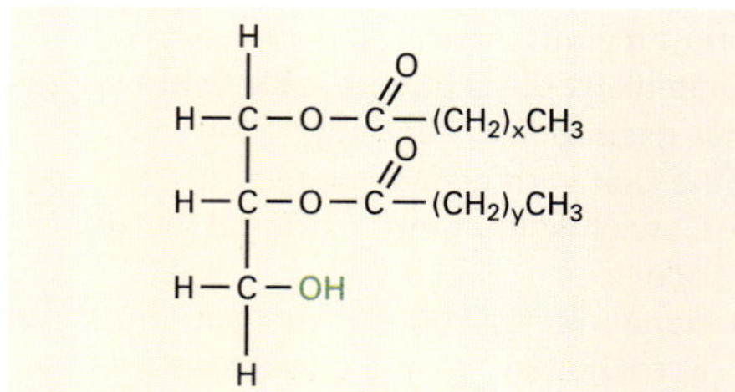

Diglyceride sind Zwischenprodukte beim Aufbau bzw. Abbau von Fetten, sie entstehen z. B. bei der Fettverdauung.

Dill

Dill, auch Gurkenkraut genannt, gehört zu den heimischen Küchenkräutern.

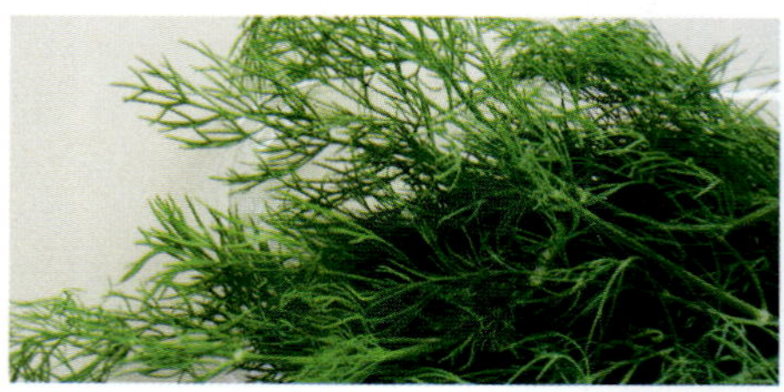

Er wird frisch, tiefgefroren und getrocknet angeboten.

Dill passt zu Gurken, Tomaten, Fischgerichten, Quark, Remoulade und Kräuterbutter.

Dilltee hilft bei Blähungen und Magenschmerzen.

Dimethyldicarbonat, E 242

Dimethyldicarbonat ist ein synthetisch hergestellter chemischer *Konservierungsstoff*, der beim Abfüllen von Getränken eingesetzt wird, um Gärhefen abzutöten.

Der Stoff zerfällt schnell und ist in den Getränken nicht mehr nachzuweisen.

Eine Lebensmittelkennzeichnung hinsichtlich der Verwendung ist nicht vorgeschrieben.

Dinkel

Dinkel ist eine alte Kulturform des Weizens. Unreif geernteter Dinkel ist der eiweißreiche *Grünkern*.

Dip

Dip ist eine dickflüssige Würzsoße zum Eintauchen von Lebensmittelstücken.

Dipeptid

Aus zwei *Aminosäuren* entsteht unter Abspaltung eines Wassermoleküls ein Dipeptid.

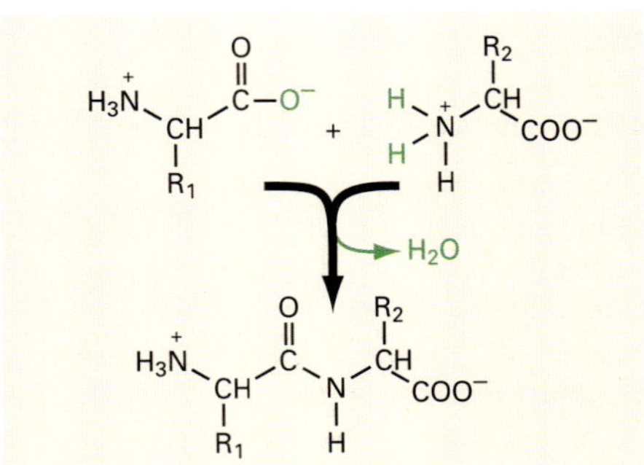

Dipeptidasen

Dipeptidasen sind Enzyme, die *Dipeptide* unter Wasseranlagerung im Dünndarm in Aminosäuren spalten.

Diphenyl, Biphenyl, E 230

Diphenyl wurde früher als Oberflächenbehandlungsmittel für Zitrusfrüchte verwendet. Inzwischen wurde es von der EU als Oberflächenbehandlungsmittel verboten, weil es im Tierversuch Blasenkrebs förderte. Da Diphenyl aber auch als pilztötendes Pestizid eingesetzt wird, kann es sich weiterhin in Spuren auf Zitrusfrüchten befinden.

Diphosphate, E 450

Diphosphate und andere synthetisch hergestellte Phosphatverbindungen sind mit Höchstmengenbegrenzung – *ADI-Wert* 70 mg/kg KG – als Lebensmittelzusatzstoffe zugelassen. Sie werden sehr unterschiedlich eingesetzt:

- als *Antioxidationsmittel*
- als Schmelzsalze für Käse, Backtriebmittel
- als Konservierungsstoffe, *Emulgatoren*
- als *Säureregulatoren*

Diphosphate werden aufgrund der guten Wasserbindefähigkeit auch bei der Brühwurstherstellung eingesetzt. In der Zutatenliste erscheint lediglich die Bezeichnung „Phosphat".

Zum Beispiel diese Brühwürste enthalten Diphosphat:

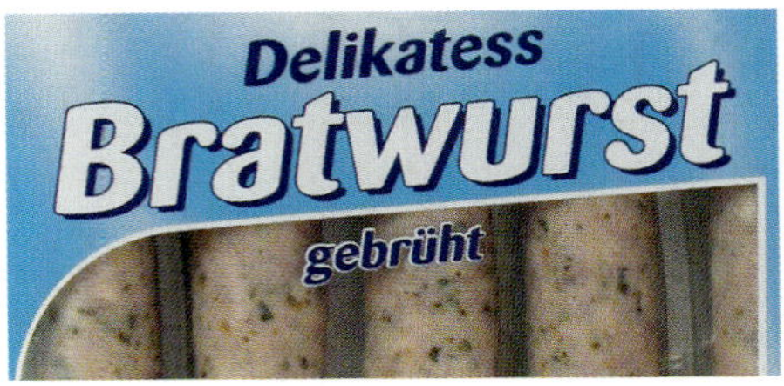

Dipolmolekül

Bei Dipolmolekülen fallen der Schwerpunkt der negativen Ladung der *Elektronenhülle* und der Schwerpunkt der positiven Ladung des *Atomkerns* nicht zusammen.

Ein Dipol hat also eine negative und eine positive „Seite".

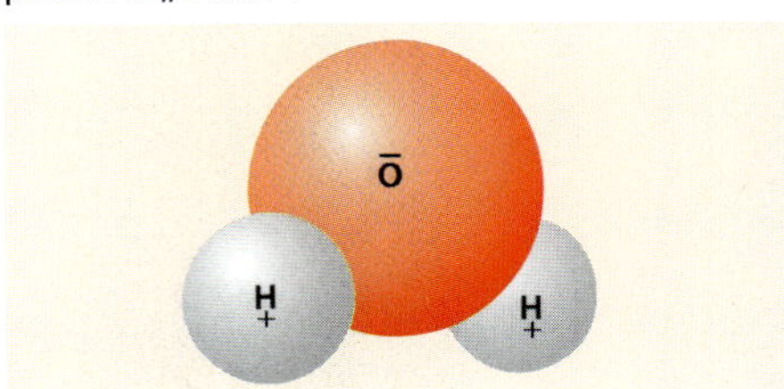

Disaccharide
siehe *Doppelzucker*

Dispersion
Dispersion ist die feinste Verteilung eines Stoffes in einem anderen in der Art, dass seine Teilchen in dem anderen Stoff schweben. Ein Beispiel für eine Dispersion ist eine *Emulsion*.

Disposition
Disposition bedeutet Anfälligkeit für eine bestimmte Krankheit.

Distelöl
Distelöl wird auch Safloröl genannt. Distelöl wird aus den Samen der Färberdistel gewonnen.

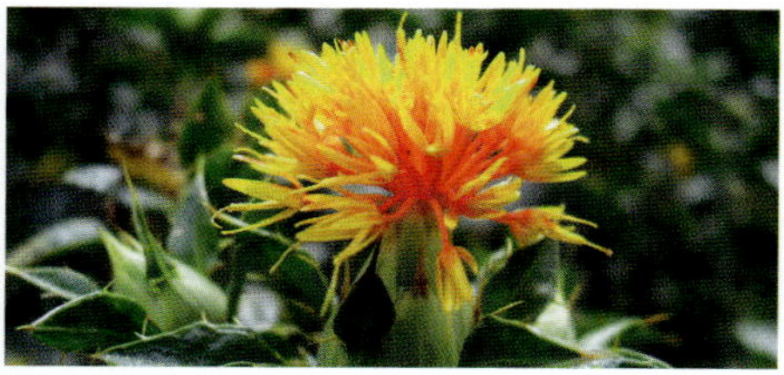

Die Heimat der Färberdistel ist wahrscheinlich Kleinasien bis Vorderindien. Im Mittelalter war die Färberdistel hauptsächlich als Farbpflanze bekannt.
Die Färberdistel ist eine ein- bis zweijährige, 10 bis 60 cm hohe Pflanze. Die Samen enthalten neben dem roten Farbstoff Öl.
Distelöl wird durch Pressung oder *Extraktionsverfahren* gewonnen. Aus 100 kg Samen lassen sich ca. 28 l Öl gewinnen.
Bei Distelöl handelt es sich um das gesündeste Speiseöl mit dem größten *Linolensäure*gehalt – 75 bis 80 %.

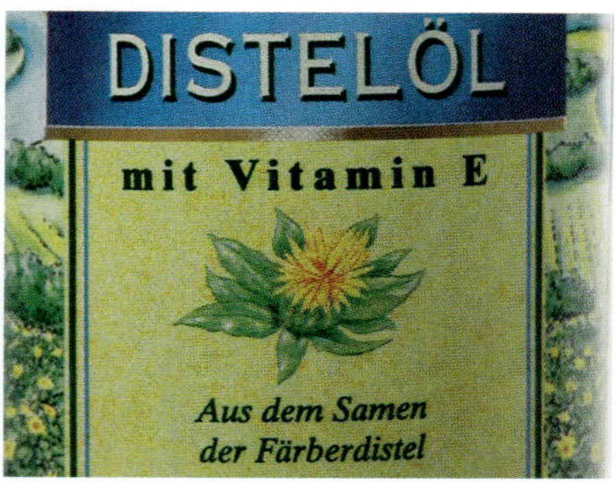

Distelöl ist allerdings wenig hitzebeständig und darf deshalb nicht zum Braten verwendet werden. Distelöl wird zum Dünsten und als Salatöl eingesetzt.

Diuretika
Diuretika sind harntreibende Medikamente, *Entwässerungsmittel*.

Divertikel
Divertikel sind Ausstülpungen der Darmschleimhaut durch die Darmwand.

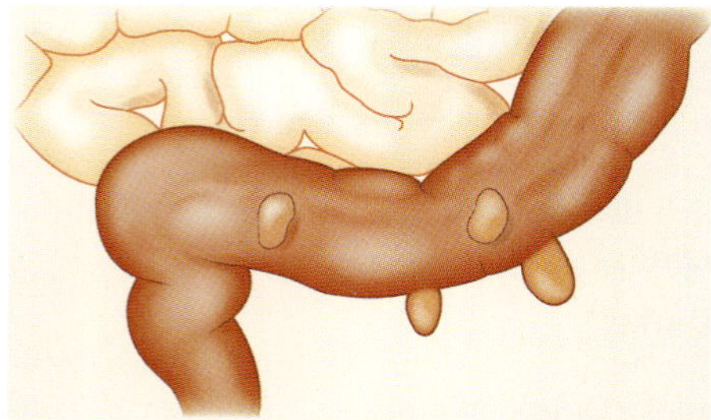

In die Divertikel kann Darminhalt gelangen und daher kann es zu einer Entzündung kommen.
Die Entstehung der Divertikel wird durch einen harten – ballaststoffarmen – Kot bei Verstopfung gefördert.
Die Bildung von Divertikeln kann also durch eine ballaststoffreiche Kost verhindert werden.

DNA
DNA ist die Abkürzung für ***D****esoxyribo****n****ucleinsäure* (**a**cid – engl. Säure).

Docosahexaensäure (DHA)
Docosahexaensäure ist eine Omega-3-Fettsäure, die im menschlichen Körper aus Linolensäure gebildet werden kann. Sie hat 22 C-Atome und 6 Doppelbindungen.
Strukturformel:

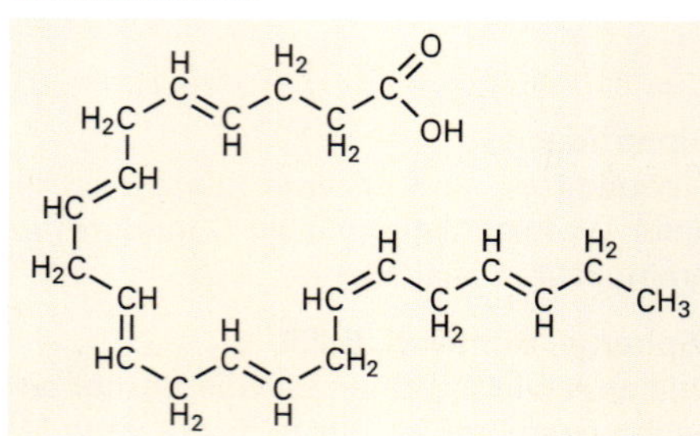

Doppelbindung
Eine Doppelbindung ist eine Zweifachbindung, z. B. –C=C–, in ungesättigten Fettsäuren. Hierbei sind zwei benachbarte Kohlenstoffatome nicht vollständig mit Wasserstoff abgesättigt. Strukturformel:

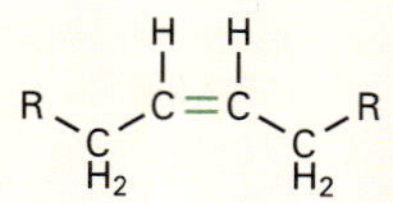

Doppelrahmfrischkäse
Doppelrahmfrischkäse ist ein Frischkäse mit einem hohen Fettgehalt – mit mindestens 60 % und höchstens 85 % Fett i. Tr.

Doppelzucker
Doppelzucker werden auch Disaccharide genannt. Di ist die griechische Bezeichnung für zwei.
Disaccharide entstehen aus zwei Molekülen Einfachzucker – Monosaccharide – unter Wasserabspaltung.

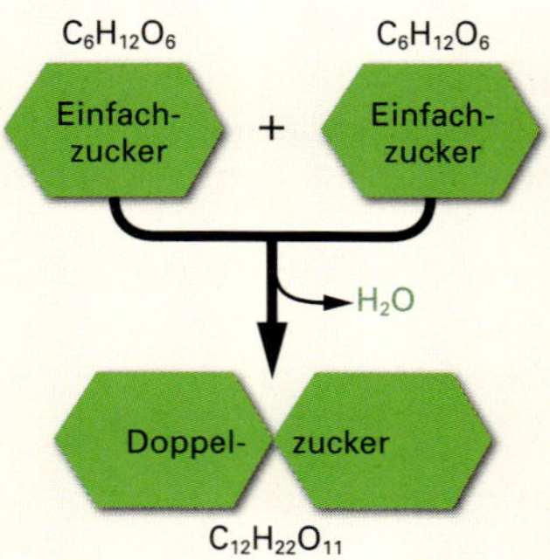

Die Summenformel lautet: $C_{12}H_{22}O_{11}$.
Milchzucker, *Malzzucker*, *Rohrzucker* und *Rübenzucker* sind Doppelzucker.

Dornhai
Der Dornhai ist ein kleiner Hai, der maximal 160 cm lang und 9 kg schwer wird. Der Dornhai ist weltweit beheimatet.

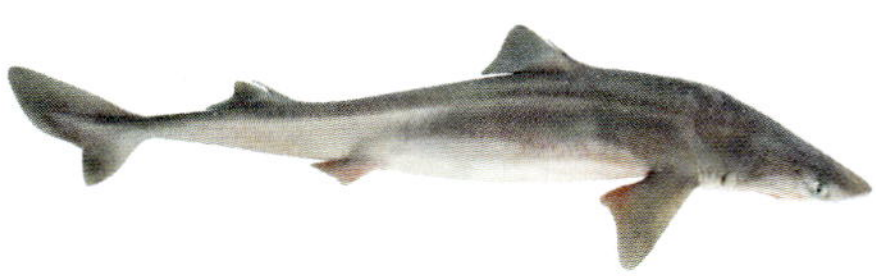

Der in Streifen geschnittene, geräucherte Bauchlappen des Dornhais wird als *Schillerlocke* angeboten.

100 g Filet enthalten durchschnittlich 13 g Eiweiß und 15 g Fett mit einem hohen Anteil an wertvollen *Omega(ω)-3-Fettsäuren* – *Linolensäure*.

Dorsch
Der Dorsch ist ein noch nicht geschlechtsreifer *Kabeljau*. Er gehört zu den *Magerfischen*.

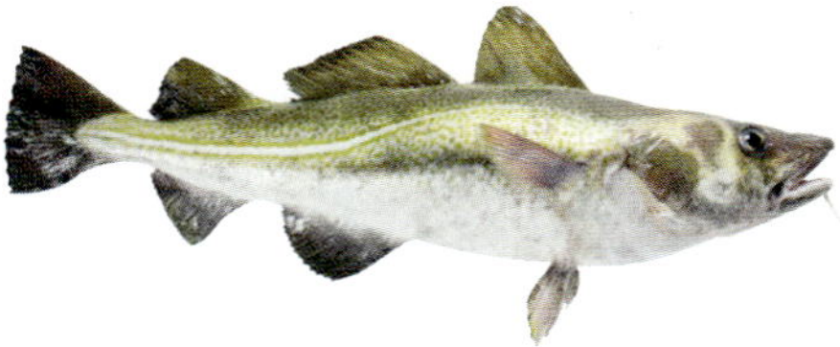

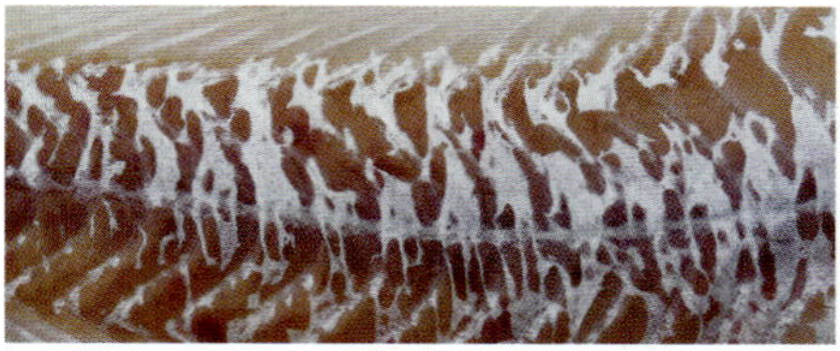

Aus der Dorschleber wird Leberöl/*Lebertran* gewonnen. Dorschleberöl enthält viel Vitamin A und Vitamin D. Dorschleberöl ist als Vitaminpräparat in Gelatinekapseln im Handel erhältlich.

Drachenfrucht
Die Drachenfrucht ist die apfelgroße Frucht einer Kakteenart, die in Südamerika beheimatet ist. Die karminrote Schale ist etwa 1 cm dick und hat große Schuppen.

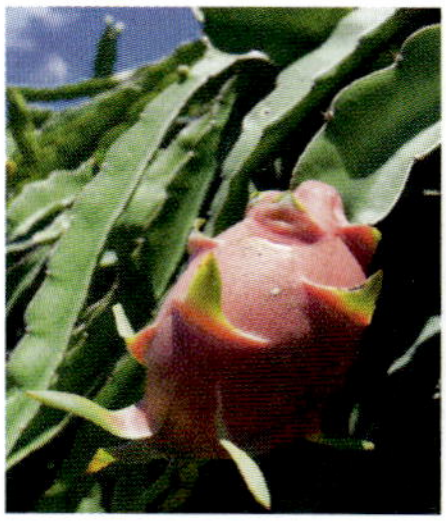

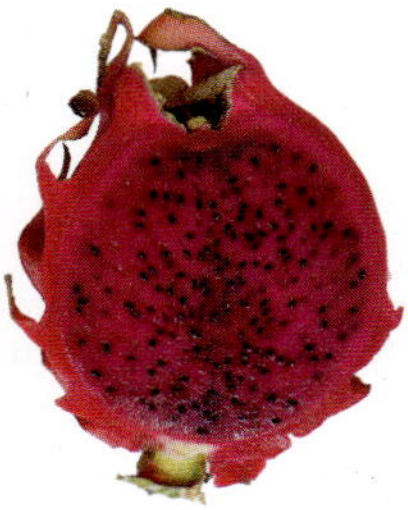

Das aromatische, süßsäuerliche Fruchtfleisch enthält zahlreiche Samen.
Die Drachenfrucht wird am besten roh gegessen, da sie beim Erhitzen ihr Aroma verliert.

Dreikornbrot
siehe *Mehrkornbrot*

D

Dreiviertelfettbutter
Dreiviertelfettbutter ist fettreduzierte Butter, sie hat einen Fettgehalt von 60 bis 62%. Aufgrund des hohen Wassergehalts ist Dreiviertelfettbutter anfällig für den Verderb durch Mikroorganismen, sie darf deshalb mit *Sorbinsäure* konserviert werden.

Dreiviertelfettkäse
Dreiviertelfettkäse ist ein Käse mit einem Mindestfettgehalt von 30% *Fett i. Tr.*

Dressing
Dressing ist eine andere Bezeichnung für würzige Salatsoße.

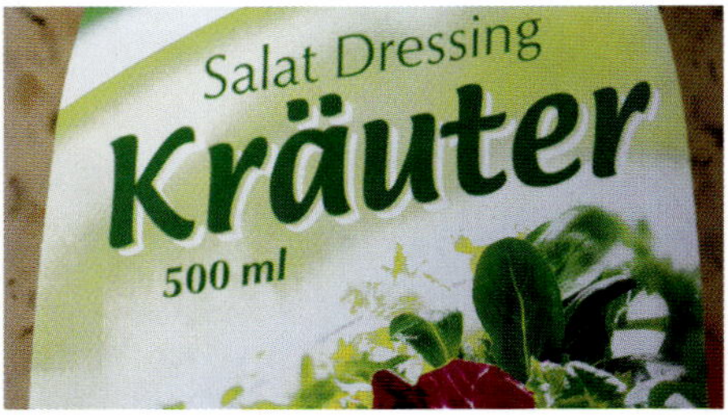

Druckgaren
Druckgaren ist ein Kochen oder Dämpfen unter Druck.
Im Dampfdrucktopf gibt es zwei Garstufen:
- Garstufe I: ca. 111 °C und ein Druck von 1,5 bar
- Garstufe II: ca. 120 °C und ein Druck von 2,0 bar

Das Druckgaren spart Energie und führt aufgrund der kurzen Garzeit zu geringen Vitaminverlusten.

Dünndarm
siehe *Darm*

Dünndarmmucosa
siehe *Mucosa*

Dünndarmsaft
Täglich werden etwa 3 l Dünndarmsaft in der Dünndarmschleimhaut gebildet.
Der Dünndarmsaft bzw. die Darmwand enthält kohlenhydratspaltende Enzyme.

Dunst
Dunst ist ein Mahlerzeugnis mit einem Feinheitsgrad zwischen *Grieß* und *Mehl*.

Dünsten
Dünsten ist ein Garen im eigenen Saft, evtl. unter Zugabe von wenig Fett bzw. Flüssigkeit zur Aromabildung im geschlossenen Topf.

Durchblutungsstörungen
Durchblutungsstörungen äußern sich durch eine verminderte Durchblutung der betroffenen Gefäße. Wichtigste Ursache für Durchblutungsstörungen sind Gefäßverengungen, z.B. durch Arteriosklerose. Durchblutungsstörungen können u.a. durch einen erhöhten Blutdruck hervorgerufen werden.

Durchfallerkrankung
Eine Durchfallerkrankung – Diarrhö – liegt vor, wenn täglich mehrmals große Mengen wässriger Stuhl abgesetzt werden. Es werden akuter und chronischer Durchfall unterschieden.
Akuter Durchfall wird beispielsweise durch eine Lebensmittelvergiftung hervorgerufen. Durchfallerkrankungen können aufgrund des Flüssigkeits- und Mineralstoffverlustes für Säuglinge tödlich sein.
Chronischer Durchfall hat unterschiedliche Ursachen, z.B. eine entzündliche Darmerkrankung.
Bei Durchfall kommt es darauf an, dass Flüssigkeits- und Mineralstoffverluste wieder ersetzt werden.

Durst
Durst wird empfunden, wenn 0,5% des Körpergewichts an Wasser verloren gegangen sind bzw. eine zu geringe Flüssigkeitszufuhr erfolgte. Flüssigkeit geht z.B. beim Schwitzen verloren, dadurch steigt die Konzentration der gelösten Salze im Blut. Hierdurch wird ein Reiz auf das Durstzentrum im Gehirn ausgelöst.
Bei Durst wird die Speichelproduktion vermindert, es kommt zu Mundtrockenheit. Außerdem wird das *Hormon Adiuretin* (ADH) ausgeschüttet, das die Flüssigkeitsausscheidung über die Niere hemmt.

Dust
Dust sind allerfeinste *Tee*blattteilchen – Teestaub –, die zur Herstellung von Teeaufgussbeuteln verwendet werden.

EAN-Warencode

Der 13-stellige europäische Strichcode kann automatisch an der Scannerkasse gelesen werden. Die Zahlenreihe besteht aus einer 2-stelligen Länderbezeichnung, einer 5-stelligen bundeseinheitlichen Nummer der Betriebe, einer 5-stelligen Artikelnummer und einer Prüfziffer.

Ecoland e. V.

Ecoland e. V. – Verband für ökologische Land- und Ernährungswirtschaft – wurde 1997 von Hohenloher Bio-Bauern gegründet. Die Richtlinien erfüllen die Anforderungen der EU-Ökoverordnung sowie des Weltbioverbandes (International Federation of Agriculture Movements). Dabei soll der naturgemäße Landbau im Sinne des Natur- und Umweltschutzes gefördert und somit die Kulturlandschaft erhalten und der ländliche Raum gestärkt werden.

ECOLAND e.V.®

Internet:
www.ecoland-verband.de

EcoVin e. V.

EcoVin e. V. ist der 1985 gegründete Bundesverband Ökologischer Weinbau. Der Bundesverband gibt die Richtlinien für den ökologischen Weinanbau vor.

EcoVin ist das Warenzeichen für Wein, Traubensaft und Sekt dieses Verbandes.

ECOVIN

Internet:
www.ecovin.org

Edamer-Käse

Edamer-Käse ist ein holländischer Schnittkäse aus pasteurisierter Vollmilch, der nach der Stadt Edam in den Niederlanden benannt wurde.

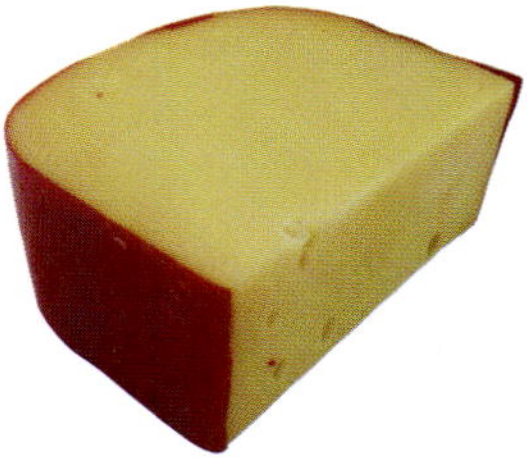

Die Reifezeit beträgt 3 bis 5 Wochen. Edamer Käse hat kleine Löcher und einen milden Geschmack. Er wird in den Fettgehaltsstufen Dreiviertelfett – 30 % Fett i. Tr. – bis Rahmstufe – 50 % Fett i. Tr. – angeboten.

Edelpilzkäse

Edelpilzkäse ist ein halbfester Schnittkäse aus Italien und Frankreich.

Für die Herstellung darf neben Kuhmilch auch Schafmilch verwendet werden. Der Käse muss 2 bis 4 Monate reifen. Er hat einen blaugrünen Schimmel an der Schnittkante und ist später mit dem Edelschimmel durchsetzt.

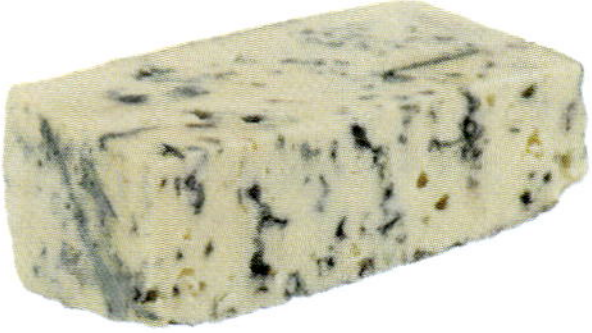

Mit zunehmendem Alter ist der Geschmack dieses Käses pikant bis sehr pikant.

Edelpilzkäse wird in den Fettgehaltsstufen Vollfettstufe – 45 % Fett i. Tr. –, Rahmstufe – 50 % Fett i. Tr. – und Doppelrahmstufe – 60–85 % Fett i. Tr. – angeboten.

effektive Halbwertzeit

siehe *Halbwertzeit, effektive*

EFSA

siehe *Europäische Behörde für Lebensmittelsicherheit*

EHEC

EHEC steht für **e**ntero**h**ämorrhagische **E**scherichia **c**oli. Diese *Mikroorganismen* können im Kot von Menschen und Tieren vorkommen.

Die Übertragung dieser Mikroorganismen

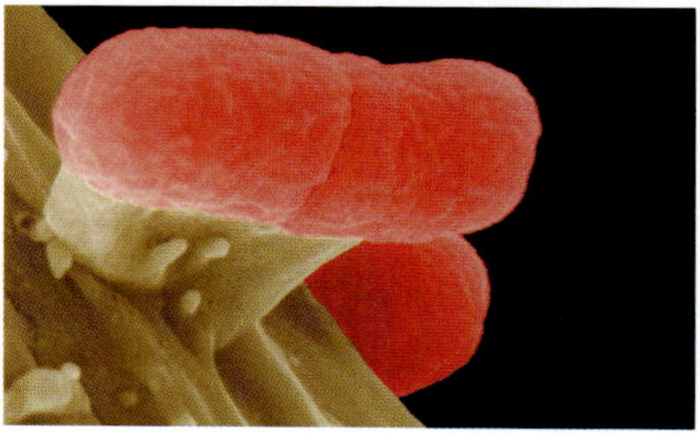

erfolgt über *Rohmilch*, rohe Salate und Gemüse, Tatar, Teewurst usw.

Bei mangelnder Hygiene kann auch eine direkte Übertragung von Mensch zu Mensch erfolgen.

Besonders gefährdet sind Kleinkinder, ältere Menschen, Schwangere und Personen mit einem geschwächten Immunsystem.

Bei schweren Infektionen mit EHEC kommt es zu Bauchkrämpfen, Erbrechen und blutigem Durchfall sowie Nierenschädigung.

Zur Vermeidung dieser Lebensmittelvergiftung sollten folgende Maßnahmen eingehalten werden:

- Hände nach Toilettenbenutzung gründlich waschen.
- Fleischspeisen nur gut durchgegart essen. Die Mikroorganismen werden bei Temperaturen über 70 °C abgetötet.
- Speisen nicht längere Zeit bei niedrigen Temperaturen warm halten.

Eichgesetz

Das Eichgesetz ergänzt die Lebensmittel-Kennzeichnungsverordnung. Es schreibt vor, dass auf Verpackungen die Füllmenge angegeben sein muss und die Verpackungen so gestaltet sein müssen, dass keine größere Füllmenge vorgetäuscht wird.

Bei der abgebilden Dose mit Champignons beträgt die Füllmenge – Champignons und Flüssigkeit – 400 g.

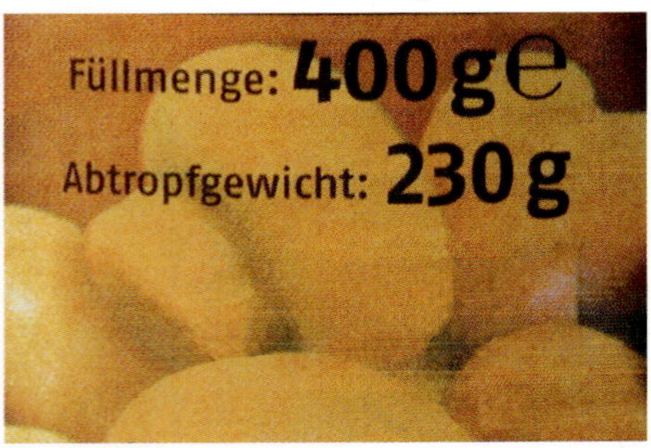

Eicosapentaensäure, EPA

Eicosa**p**ent**a**ensäure – EPA – ist eine ω(Omega)-3-Fettsäure, die im Körper aus Linolensäure gebildet werden kann.

Sie hat 20 C-Atome und 5 Doppelbindungen. Strukturformel:

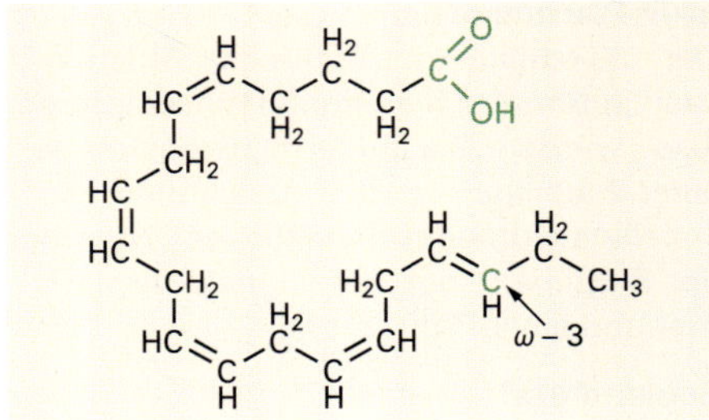

Eier, braune

Braune Eier sind nicht besser als weiße Eier. Die Farbe der Eierschale ist abhängig von der Hühnerrasse.

Eier, Gewichtsklassen

Folgende Gewichtsklassen gibt es für Hühnereier:

S = klein, unter 53 g
M = mittelgroß, 53 bis unter 63 g
L = groß, 63 bis unter 73 g
XL = sehr groß, ab 73 g

Eier, Kennzeichnung

Folgende Angaben müssen beim Verkauf von Hühnereiern gemacht werden:

- Güteklasse, z. B. A
- Name, Anschrift und Kennnummer der Packstelle
- Zahl der verpackten Eier
- Legedatum, Mindesthaltbarkeitsdatum
- Hinweis auf Art der Lagerung – Kühlung nach dem 18. Tag
- Art der Legehennenhaltung

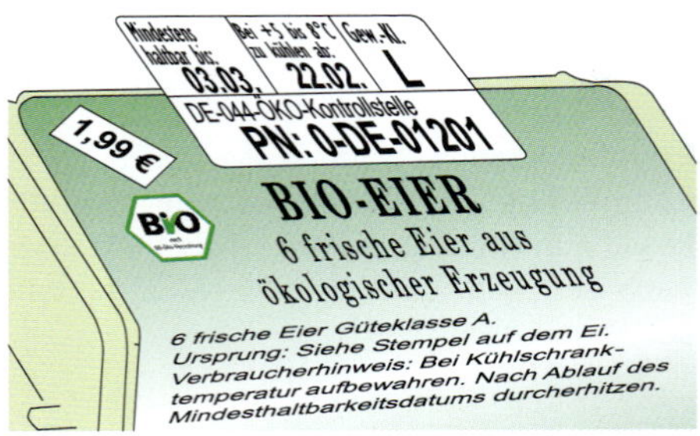

Eier, Nährstoffgehalt

Der Nährstoffgehalt der beiden Bestandteile des Hühnereis – Eigelb und Eiklar – ist sehr unterschiedlich.

Besonders das Eigelb enthält hochwertiges Eiweiß, Mineralstoffe – Eisen und Calcium –

sowie Vitamine, aber auch reichlich Fett und *Cholesterin*.

Das **Eiklar** enthält neben Wasser Eiweiß und geringe Mengen an Kohlenhydraten und Mineralstoffen.

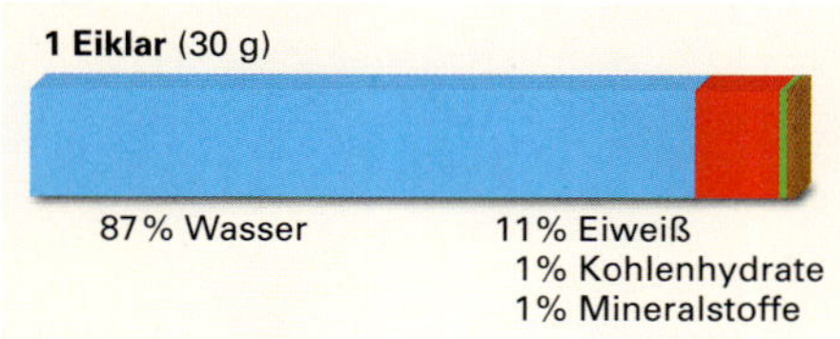

Eierstich

Eierstich ist eine Suppeneinlage aus verquirlter, gewürzter Eimasse, die im Wasserbad gestockt wird.

Eier-Teigwaren

siehe *Teigwaren*

Eier, Verzehrempfehlung

Die *Deutsche Gesellschaft für Ernährung* (DGE) empfiehlt den wöchentlichen Verzehr von bis zu drei Eiern.

Eigelb

Eigelb – Eidotter – enthält 32 % Fett, 16 % hochwertiges Eiweiß und Spuren von Kohlenhydraten, *Cholesterin*, Mineralstoffen und Vitaminen.

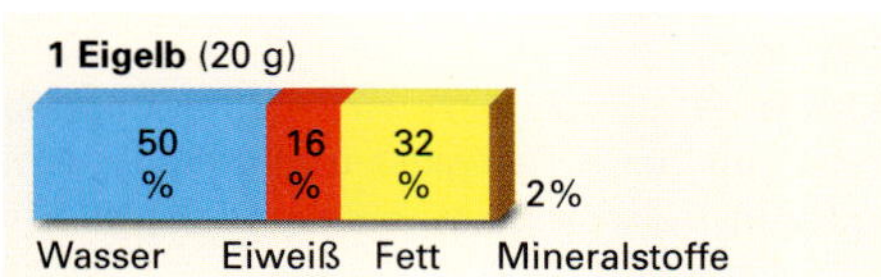

Die Farbe des Eigelbs ist abhängig vom *Carotin*gehalt des Futters.

Eigelb wird zum *Legieren* von Suppen und Soßen und zur Herstellung von *Mayonnaise* verwendet.

Eignungswert, Lebensmittel

Der Eignungswert – Verwendungswert – eines Lebensmittels ist hoch, wenn folgende Aspekte den Bedürfnissen des Verbrauchers entsprechen:

- Verwendungszweck/Rezeptur
- Haltbarkeit (Lagerungsfähigkeit)
- Preis
- Zeitaufwand für Einkauf, Zubereitung und Verzehr

Hinsichtlich der Verwendung gibt es regional unterschiedliche Wünsche, z. B. festkochende oder mehlig kochende Kartoffeln.

Die Haltbarkeit von Lebensmitteln kann durch entsprechende Behandlung, z. B. Tiefkühlen, und die Verpackung erheblich verlängert werden.

Der Zeitaufwand für Einkauf und Zubereitung spielt heute zunehmend eine wichtige Rolle. Es gibt viele vorgefertigte Lebensmittel-Convenience-Produkte.

Einfachzucker

Einfachzucker – Monosaccharide (mono ist die griechische Bezeichnung für eins) – sind die einfachsten Kohlenhydrate.

Einfachzucker schmecken meist süß und sind wasserlöslich.

Nach der Anzahl der Kohlenstoffatome werden folgende Monosaccharide unterschieden:

- Triosen – 3 C-Atome
- Tetrosen – 4 C-Atome
- Pentosen – 5 C Atome
- Hexosen – 6 C-Atome

Die Summenformel der Monosaccharide mit sechs C-Atomen lautet: $C_6H_{12}O_6$.

Traubenzucker, Fruchtzucker und *Galaktose* sind die für die Ernährung wichtigen Einfachzucker – Monosaccharide.

Einkochen

Einkochen bzw. Einmachen ist ein im Haushalt übliches Konservierungsverfahren.

Beim Einkochen werden Obst und Gemüse lediglich auf 100 °C erhitzt. Die Mikroorganismen werden beim Einkochen nicht völlig abgetötet, die *Sporen* einiger Mikroorganismen überleben. Deshalb müssen Bohnen beim Einkochen nach zwei Tagen noch einmal erhitzt werden. Die Sporen sind in dieser Zeit zu Giftstoff bildenden Mikroorganismen ausgekeimt und können nun abgetötet werden.

Einmachen

siehe *Einkochen*

Eintopf

Eintopf ist ein warmes Gericht, das aus verschiedenen Zutaten mit Flüssigkeit in einem Topf gegart wird.

Eisen (Fe)

Eisen ist ein essenzielles *Spurenelement*. Der Gesamtbestand im menschlichen Körper beträgt ca. 5 g.

Eisen ist Bestandteil des *Hämoglobins* – roter Blutfarbstoff – und des *Myoglobins* – Muskelfarbstoff – und wichtiger Enzyme. Hämoglobin transportiert den Sauerstoff von der Lunge zu den Zellen und Myoglobin speichert Sauerstoff in den Muskelzellen.

Ein Eisenmangel – *Anämie* – beeinträchtigt die körperliche Leistungsfähigkeit, da der Sauerstofftransport und die Sauerstoffspeicherung vermindert sind.

Eisenbedarf

Jugendliche sollten täglich mindestens 12 bis 15 mg Eisen zu sich nehmen. Fleisch, Eidotter, Gemüse, Brot und Backwaren eignen sich zur Eisenbedarfsdeckung.

Eisenoxid, Eisenhydroxid, E 172

Je nach der Zusammensetzung handelt es sich um einen gelben, roten oder schwarzen Farbstoff. Gewonnen wird der Farbstoff aus natürlich vorkommendem Eisenoxid bzw. heute wird er zunehmend chemisch hergestellt, um Verunreinigungen zu vermeiden.

Der Farbstoff – Lebensmittelzusatzstoff – wird ohne Höchstmengenbegrenzung zum Färben von Süßwaren und Dragees verwendet.

Eisen, Stoffwechsel

Die in den Lebensmitteln enthaltenen Eisenverbindungen werden durch die Magensalzsäure so verändert, dass sie im oberen Dünndarm aus dem Nahrungsbrei in das Blut gelangen.

Eisen wird zum Knochenmark, zur Leber und Milz transportiert. Dort wird Eisen gespeichert bzw. im Knochenmark zur Bildung von Hämoglobin – roter Blutfarbstoff der *Erythrozyten* (rote Blutkörperchen) benötigt. Eisen ist auch Bestandteil des *Myoglobins* – roter Muskelfarbstoff. Hämoglobin und Myoglobin versorgen die Zellen mit Sauerstoff, der dort für die Energiegewinnung benötigt wird.

Die Eisenausscheidung erfolgt hauptsächlich über den Darm.

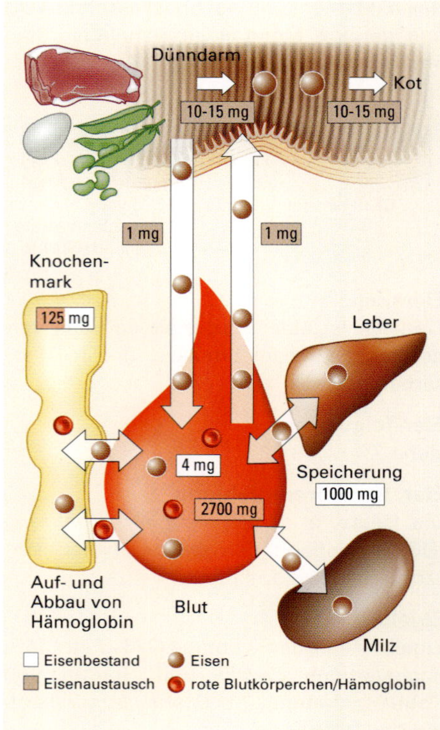

Eistee

Eistee wird aus Schwarztee, Früchtetee oder nur aus Flüssigkeit und/oder Fruchtsaft mit Teearoma hergestellt. Beispiel:

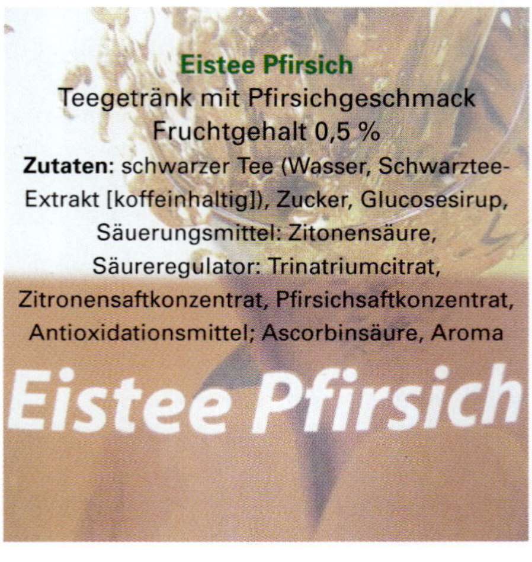

Eitererreger, Staphylokokken

Eitererreger – Staphylokokken – sind Mikroorganismen, die auf eiternden Wunden, Nasen- und Rachenschleimhäuten leben. Sie bilden Giftstoffe – Toxine –, die Lebensmittelvergiftungen verursachen.

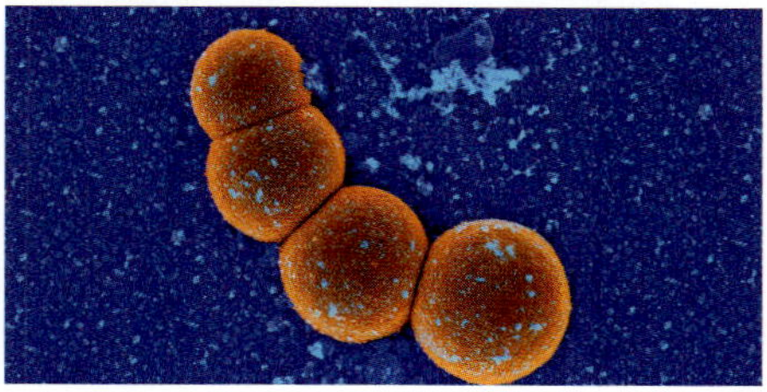

Hauptursachen sind:

- unsaubere Lebensmittelverarbeitung
- eiternde Wunden
- warme Lagerung von Lebensmitteln/ Speisen, in denen sich die Eitererreger vermehren können

Die Mikroorganismen können durch Hitze abgetötet werden, die Giftstoffe sind aber hitzestabil.

Eiweiß

Eiweiß ist die deutsche Bezeichnung für *Proteine* – Eiweißstoffe.

Eiweißstoffe – Proteine – sind aus *Aminosäuren* aufgebaute Makromoleküle. Am Aufbau sind 20 verschiedene Aminosäuren beteiligt. Eiweiß ist außerdem eine umgangssprachliche Bezeichnung für Eiklar.

Eiweiß, Anreicherung

Bei vielen Lebensmitteln wird eine Eiweißanreicherung durchgeführt, um die *biologische Wertigkeit* der enthaltenen Eiweißstoffe – Proteine – durch Zugabe der fehlenden Arminosäure zu erhöhen. Teilweise wird auch der Gesamteiweißgehalt z.B. durch die Zugabe von Magermilchpulver erhöht.

Eiweiß, Aufgaben

Eiweißstoffe erfüllen im menschlichen Körper viele spezifische Aufgaben, z.B. als

- Hormone oder Enzyme
- Transporteiweißstoffe – z.B. Hämoglobin
- Strukturproteine ermöglichen sie z.B. die Bewegung der Muskeln
- Antikörper im Immunsystem

Eiweiß, Bedarfsdeckung

15% der täglichen Energiezufuhr soll in Form von Eiweiß erfolgen. Dabei ist folgende Aufteilung zu beachten:

- Nur ein Drittel der Eiweißzufuhr soll durch tierische Lebensmittel erfolgen: Es sollen besonders Milch, Milchprodukte und Seefisch wegen der Calcium- und Jodbedarfsdeckung berücksichtigt werden.
- Zwei Drittel der Eiweißzufuhr soll durch pflanzliche Lebensmittel erfolgen: Vollkorngetreideprodukte, Hülsenfrüchte, Kartoffeln und Gemüse.

Folgende Personengruppen haben einen höheren Eiweißbedarf, da sie Eiweiß neben der Erneuerung zum Aufbau von Körpereiweiß benötigen: Säuglinge, Kinder, Jugendliche, Schwangere und Stillende.

Eiweiß, Elemente

Eiweißstoffe bestehen aus folgenden chemischen Elementen:

- Kohlenstoff (C)
- Sauerstoff (O)
- Wasserstoff (H)
- Stickstoff (N)
- Außerdem können Schwefel (S) und Phosphat (P) enthalten sein.

Eiweiß, Energiegehalt

1 g Eiweiß enthält durchschnittlich 17 kJ (4 kcal).

Eiweißminimum

Der minimale Bedarf an Eiweiß ist die Menge, bei deren Verzehr die *Stickstoffbilanz* noch ausgeglichen ist. Zur Bestimmung des Eiweißminimums werden die Stickstoffverluste eines mit Energie ausreichend ernährten Menschen über einen längeren Zeitraum bestimmt.

Mithilfe der Stickstoffverluste wird der minimale Eiweißbedarf ermittelt. Hierbei muss die Stickstoffbilanz noch ausgeglichen sein.

Das Eiweißminimum ist abhängig vom Alter und dem Körpergewicht sowie von der *biologischen Wertigkeit* der verzehrten Eiweißstoffe – Proteine.

Eiweiß, Nachweis

Eiweiß kann durch Erhitzen, Zugabe von Säure oder mit Eiweißteststäbchen in Lebensmitteln nachgewiesen werden.

Nachweis durch Erhitzen

Etwas Hackfleisch in etwas Wasser geben, erhitzen. Es bildet sich ein geronnener Eiweißschaum.

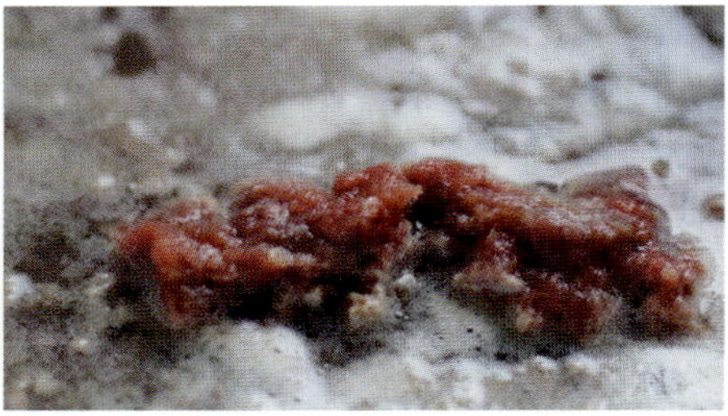

Nachweis durch Zugabe von Säure

In eine Milchprobe ein paar Tropfen Zitronensaft geben. Die Milch – das Eiweiß – flockt aus, es gerinnt.

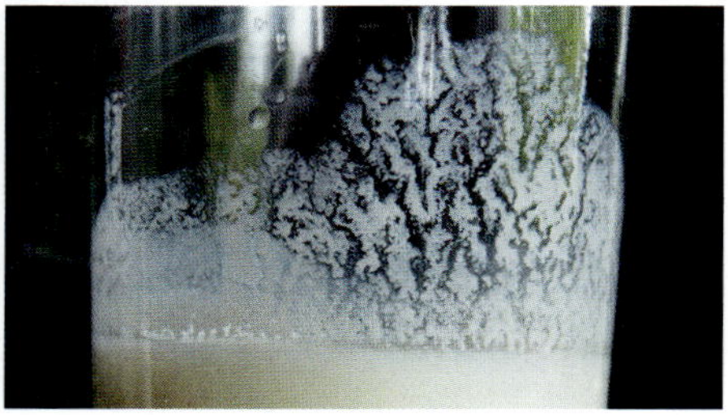

Nachweis mithilfe von Eiweißteststäbchen

Ein Eiweißteststäbchen in eine Fleischbrühe halten, die Farbänderung beobachten.
Die Farbänderung des Teststäbchens – der jeweilige Eiweißgehalt – wird in der Gebrauchsanweisung erläutert.

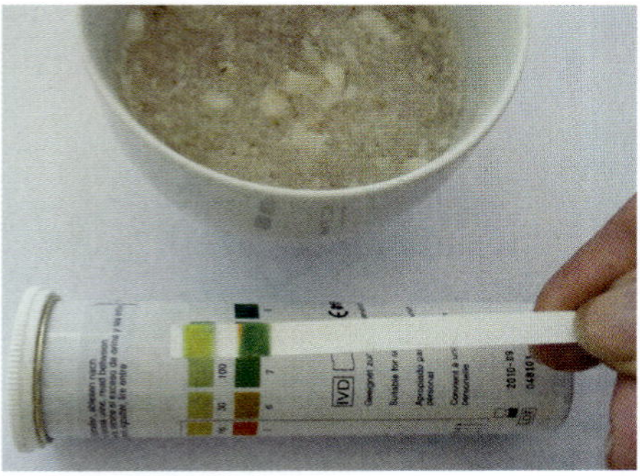

Eiweißstoffe, faserförmige

Diese Eiweißstoffe haben lange faserförmige – fibrilläre – *Moleküle* und somit eine hohe Zugkraft.

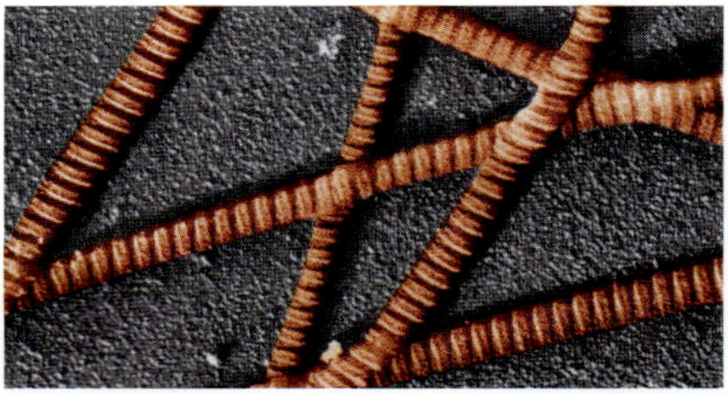

Die *Keratine* der Haare und das *Myosin* der Muskeln gehören zu den faserförmigen – fibrillären – Eiweißstoffen.

Eiweißstoffe, globuläre

siehe *Eiweißstoffe, kugelförmige*

Eiweißstoffe, kugelförmige

Diese Eiweißstoffe sind kugelförmig – globulär – zusammengefaltet.

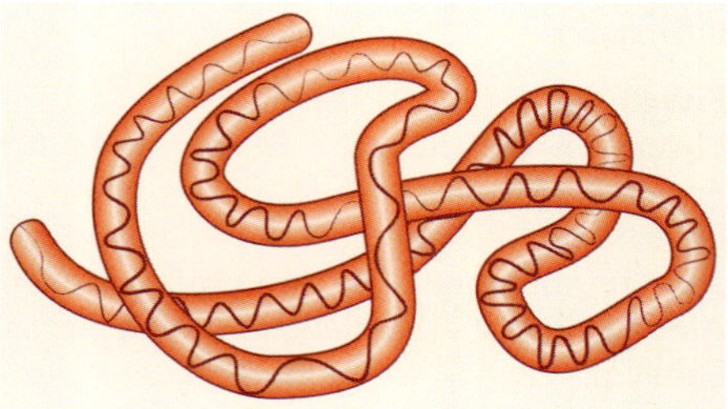

Myoglobin und *Hämoglobin* sind kugelförmige Eiweißstoffe. *Albumine* und *Globuline* sind ebenfalls kugelförmige Eiweißstoffe.

Eiweißstoffe, Primärstruktur

Beim Aufbau von Eiweißstoffen werden die zwanzig verschiedenen Aminosäuren zunächst in einer ganz bestimmten Reihenfolge – *Aminosäuresequenz* – miteinander verknüpft. Durch die Reihenfolge und die Anteile der verschiedenen Aminosäuren entsteht die Primärstruktur der Eiweißstoffe.

Diese Primärstruktur enthält bereits die Informationen für den weiteren Aufbau und die Eigenschaften der Eiweißstoffe. Die Informationen für den Aufbau der Eiweißstoffe befinden sich im *Zellkern*.

Eiweißstoffe, Sekundärstruktur, Tertiärstruktur, Quartärstruktur

Sekundärstruktur: Sie entsteht bei der räumlichen Anordnung der Aminosäurekette, d.h., es entsteht z.B. die *Beta(β)-Faltblattstruktur* oder die *Alpha(α)-Helixstruktur* oder die *Kollagenhelix*.

Tertiärstruktur: Durch Wasserstoffbrücken, Disulfidbrücken (R–S–S–R) und andere Bindungen wird die räumliche Struktur der Eiweißstoffe noch weiter ausgebildet.

Quartärstruktur: Die Polypeptidketten werden nun zu Proteinkomplexen zusammengelagert; z.B. Hämoglobin besteht aus vier Polypetidketten.

Eiweiß, Stoffwechsel

Nachdem die Eiweißstoffe im Magen-Darm-Trakt vollständig in Aminosäuren gespalten wurden, werden diese durch die Darmwand in das Blut aufgenommen und über die Pfortader zur Leber transportiert.

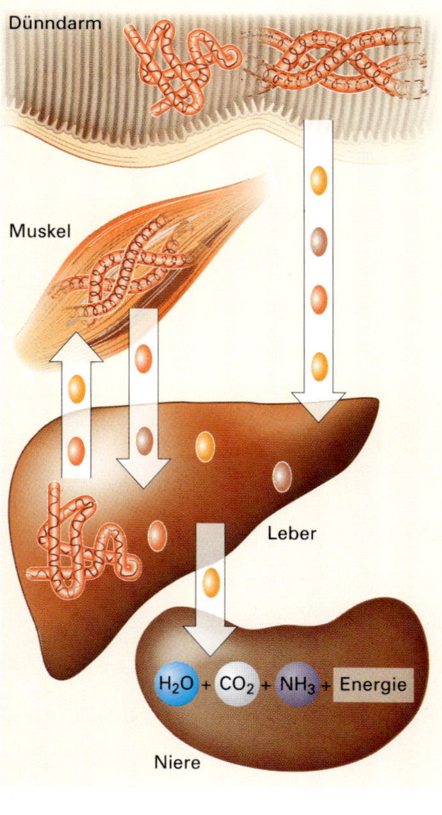

In der Leber werden die Aminosäuren zum Aufbau von Bluteiweißstoffen verwendet und mit diesen zu den Zellen transportiert. In den Zellen findet eine ständige Erneuerung der Körpereiweißstoffe statt. Bei der Erneuerung der Körpereiweißstoffe gehen Aminosäuren „verloren", da sie in keine Aminosäurekette mehr passen. Diese Aminosäuren werden in der Niere und Leber zu Kohlenstoffdioxid, Wasser, Ammoniak und Energie abgebaut. Das Ammoniak wird im *Harnstoff* gebunden und ausgeschieden. Diese Aminosäuren müssen mit der Nahrung ersetzt werden.

Eiweiß, Verdauung

Die Eiweißstoffe werden durch die Magensalzsäure *denaturiert* ①.

Im Magensaft und im Bauchspeichel befinden sich Endopeptidasen, die Eiweißstoffe unter Wasseranlagerung in *Polypeptide* spalten ②.

Im Bauchspeichel und im Dünndarmsaft befinden sich außerdem Exopeptidasen, die die Polypeptide unter Wasseranlagerung in Aminosäuren spalten ③.

Endprodukt der Eiweißverdauung sind also die 20 verschiedenen Aminosäuren ④.

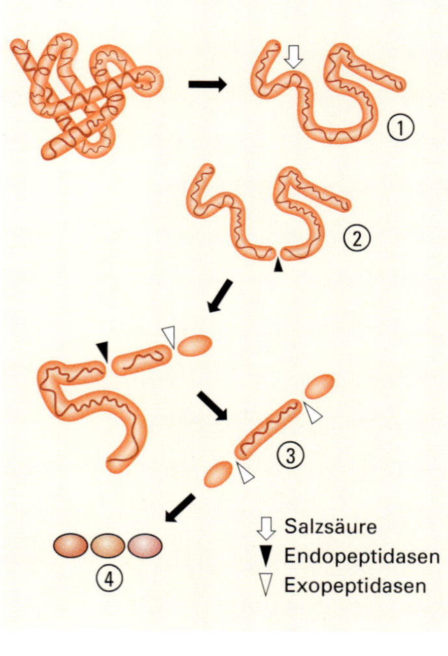

E

Elastine

Elastine sind fibrilläre – faserförmige – Eiweißstoffe. Als elastische Struktureiweißstoffe befinden sie sich in Arterien, Lunge, Stimmbändern und anderen elastischen Geweben. Sie verleihen z.B. Arterien und Sehnen ihre Elastizität.

Für die menschliche Ernährung haben Elastine keine Bedeutung, da sie nicht enzymatisch abgebaut werden können.

Elektrolyte

Elektrolyte sind ionisierte Mineralstoffe oder organische Verbindungen, die im Körper als

- *Kationen*, z.B. Na^+, K^+, Ca^{2+}, Mg^{2+}, oder
- *Anionen*, z.B. Cl^-, PO_4^{3-}, vorliegen.

Die Elektrolyte befinden sich im Körper in verschiedenen Flüssigkeitsbereichen:

- extrazelluläre Flüssigkeit, z.B. Na^+ und Cl^-
- intrazelluläre Flüssigkeit, z.B. K^+ und Mg^{2+}

Die Elektolyte haben die Aufgabe, den osmotischen Durck aufrechtzuerhalten.

Elektrolytmangel

Durch Erbrechen, Durchfall, starkes Schwitzen oder starke sportliche Betätigung kann es zu einem Elektrolytmangel, beispielsweise einem Natrium- und Chloridmangel, kommen. Ein Kaliummangel kann durch die Einnahme von Entwässerungsmitteln entstehen.

Im gesunden Körper wird der Elektrolythaushalt sorgfältig reguliert.

Elektron/Elektronenhülle

Die Elektronenhülle – Atomhülle – wird von den Elektronen, die sich um den Atomkern bewegen, gebildet.

Die Elektronen sind im Gegensatz zu den Protonen, die sich im Atomkern befinden, negativ geladen. Da ein *Atom* nach außen hin neutral geladen ist, muss es die gleiche Anzahl an Elektronen und Protonen haben.

Bei einem positiv geladenen *Ion* ist die Anzahl an Elektronen kleiner, bei einem negativ geladenen Ion größer.

O[1] Gas
Hg[1] Flüssigkeit
Na[1] Feststoff
Nichtmetall
Halbmetall
Metall

Ordnungszahl (Protonenzahl) – 5; Atommasse in u – 10,81; Elementsymbol – B; Elementname – Bor

Periode	Hauptgruppe 1 (I A)	Hauptgruppe 2 (II B)	Nebengruppe 3 (III B)	4 (IV B)	5 (V B)	6 (VI B)	7 (VII B)	8	VI…
1	1 1,008 **H** Wasserstoff								
2	3 6,94 **Li** Lithium	4 9,01 **Be** Beryllium							
3	11 22,99 **Na** Natrium	12 24,31 **Mg** Magnesium							
4	19 39,10 **K** Kalium	20 40,08 **Ca** Calcium	21 44,96 **Sc** Scandium	22 47,90 **Ti** Titanium	23 50,94 **V** Vanadium	24 51,996 **Cr** Chromium	25 54,94 **Mn** Mangan	26 55,85 **Fe** Eisen	27 Cobalt
5	37 85,47 **Rb** Rubidium	38 87,62 **Sr** Strontium	39 88,91 **Y** Yttrium	40 91,22 **Zr** Zirconium	41 92,91 **Nb** Niobium	42 95,94 **Mo** Molybdän	43 [97] **Tc*** Technetium	44 101,07 **Ru** Ruthenium	45 Rhodi…
6	55 132,91 **Cs** Caesium	56 137,33 **Ba** Barium	57 – 71 **La–Lu** Lanthanoide	72 178,49 **Hf** Hafnium	73 180,95 **Ta** Tantal	74 183,85 **W** Wolfram	75 186,21 **Re** Rhenium	76 190,2 **Os** Osmium	77 Iridiu…
7	87 [223] **Fr** Francium	88 [226] **Ra** Radium	89 – 103 **Ac–Lr** Actinoide	104 [261] **Rf** Rutherfordium	105 [262] **Db** Dubnium	106 [266] **Sg** Seaborgium	107 [264] **Bh** Bohrium	108 [270] **Hs** Hassium	109 Meitn…

Elemente, chemische

Die Bezeichnung Element kommt aus dem Lateinischen: elementum – Urstoff.

Chemische Elemente sind Grundstoffe, die sich auf chemischem Weg nicht in einfachere Grundstoffe zerlegen lassen. Die kleinsten Teilchen der Elemente sind die Atome. Die chemischen Elemente sind nach ihrer Kernladungszahl – Protonenzahl – in das Periodensystem eingeordnet. Bisher sind 117 Elemente bekannt.

Embolie

Eine Embolie ist eine Verstopfung eines Blutgefäßes durch eine körpereigene oder körperfremde Substanz.

Embryo

Ein Embryo ist die Leibesfrucht beim Menschen von der vierten Schwangerschaftswoche bis zum Ende des dritten Schwangerschaftsmonats. Danach wird vom Fetus gesprochen.

Bei Pflanzen ist der Keimling mit dem Embryo gleichzusetzen.

Emmentaler Käse

Emmentaler Käse ist ein *Hartkäse* aus der Schweiz und aus dem Allgäu. Der Käse ist nach dem Tal Emmental bei Bern benannt.

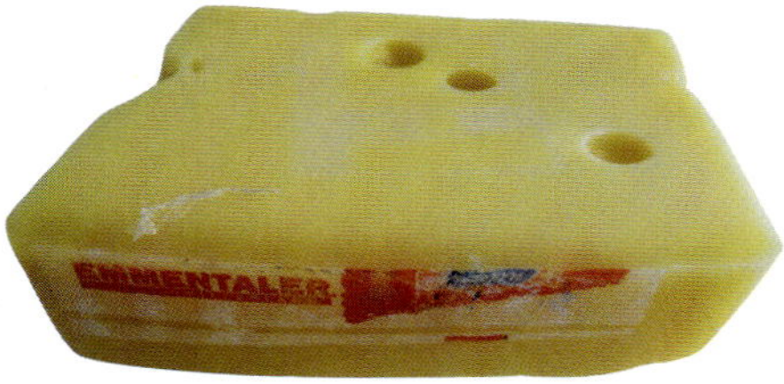

Er wird aus Rohmilch in der Vollfettstufe – 45 % Fett i. Tr. – hergestellt.

Bei Emmentaler Käse gibt es je nach Lagerdauer unterschiedliche Reifegrade.

Emmentaler Käse hat große Löcher und einen aromatischen Geschmack. Die Verwendung von Zusatzstoffen ist bei der Herstellung verboten.

Emmentaler Käse wird inzwischen auch in anderen Ländern hergestellt.

tand bei 25°C (298 K) und 1013,25 hPa
merten Werte für die Atommasse geben die
des Isotops mit der größten Halbwertszeit an.

			Hauptgruppe					
			13	14	15	16	17	18
			III A	IV A	VA	VI A	VII A	VIII A
								2 4,00 He Helium
			5 10,81 B Bor	6 12,01 C Kohlenstoff	7 14,007 N Stickstoff	8 15,999 O Sauerstoff	9 18,998 F Fluor	10 20,18 Ne Neon
10	11 I B	12 II B	13 26,98 Al Aluminium	14 28,09 Si Silicium	15 30,97 P Phosphor	16 32,06 S Schwefel	17 35,45 Cl Chlor	18 39,95 Ar Argon
28 58,70 Ni Nickel	29 63,55 Cu Kupfer	30 65,38 Zn Zink	31 69,72 Ga Gallium	32 72,59 Ge Germanium	33 74,92 As Arsen	34 78,96 Se Selen	35 79,90 Br Brom	36 83,80 Kr Krypton
46 106,4 Pd Palladium	47 107,87 Ag Silber	48 112,41 Cd Cadmium	49 114,82 In Indium	50 118,69 Sn Zinn	51 121,75 Sb Antimon	52 127,60 Te Tellur	53 126,90 I Iod	54 131,30 Xe Xenon
78 195,09 Pt Platin	79 196,97 Au Gold	80 200,59 Hg Quecksilber	81 204,37 Tl Thallium	82 207,2 Pb Blei	83 208,98 Bi Bismut	84 [209] Po Polonium	85 [210] At Astat	86 [222] Rn Radon
110 [281] Ds Darmstadtium	111 [280] Rg Roentgenium	112 [285] Uub Ununbium	113 [284] Uut Ununtrium	114 [289] Uuq Ununquadium	115 [288] Uup Ununpentium	116 [292] Uuh Ununhexium		118 [294] Uuo Ununoctium

Emulgatoren

Emulgatoren sind Stoffe, mit deren Hilfe zwei nicht miteinander mischbare Flüssigkeiten, z. B. Wasser und Öl, zu einem stabilen Gemisch verarbeitet werden.

Emulgatoren besitzen zwei unterschiedliche Molekülteile:

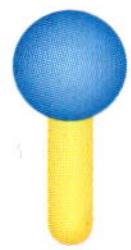

- einen wasserfreundlichen – hydrophilen – Bereich und
- einen fettfreundlichen – lipophilen – Bereich.

An den wasserfreundlichen Bereich können sich Wassermoleküle und an den fettfreundlichen Teil Fettmoleküle anlagern.

Emulgatoren können so aus Wasser und Fett ein stabiles Gemisch – eine Emulsion – bilden.

Bei der Fettverdauung sind die Gallensäuren die Emulgatoren.

Siehe *Verdauung, Fette*.

Emulgatoren werden auch als Lebensmittelzusatzstoffe eingesetzt, z. B.:

- *Lecithine* (E 322)
- *Mono- und Diglyceride von Speisefettsäuren* (E 471)
- *Zuckerester* (E 473)

Emulsion

Eine Emulsion ist eine fein verteilte Mischung aus einem wässrigen und einem fetthaltigen Anteil, also von zwei wenig oder nicht ineinander löslichen Flüssigkeiten.

Es werden unterschieden:

- *Wasser-Öl-Emulsionen*, z. B. Butter und Margarine
- *Öl-Wasser-Emulsionen*, z. B. Milch und Sahne

endergone Reaktionen

Endergone Reaktionen sind Reaktionen, in deren Verlauf Energie benötigt – gebunden – wird.

endo

Endo bedeutet innen, innerhalb.

Beispiel: Endotoxin – Gift, das sich in dem Mikroorganismus befindet.

endogen

Endogen bedeutet im Körperinneren entstehend.

Beispiel: endogenes Cholesterin – im Körper gebildetes Cholesterin.

Das Gegenteil ist *exogen*.

Endopeptidasen

siehe *Proteasen*

Endotoxin

Ein Endotoxin ist ein Giftstoff – Toxin –, der sich in der Bakterienzelle befindet und im menschlichen Organismus erst durch die Verdauung aus der Bakterienzelle freigesetzt wird.

Energiebedarf, körperliche Tätigkeiten

Der körperliche Aktivitätswert wird als *PAL-Wert* angegeben:

PAL-Wert	Beispiele
PAL 1,2	alte, gebrechliche Menschen
PAL 1,4 bis 1,5	Büroangestellte, Feinmechaniker
PAL 1,6 bis 1,7	Laboranten, Kraftfahrer, Schüler
PAL 1,8 bis 1,9	Hausfrauen, Verkäufer

Energiebedarf, täglicher

Der tägliche Energiebedarf eines Menschen ergibt sich aus dem *Grundumsatz* und dem *Leistungsumsatz* – dem Energieverbrauch dieser Person.

Energiebilanz

Die Energiebilanz ist das Verhältnis zwischen aufgenommener und verbrauchter Energie. Von einer ausgeglichenen Energiebilanz wird gesprochen, wenn die Energiezufuhr dem Energiebedarf entspricht.

Positive Energiebilanz: Es wird mehr Energie aufgenommen, als benötigt wird. Die Folge ist eine Gewichtszunahme.

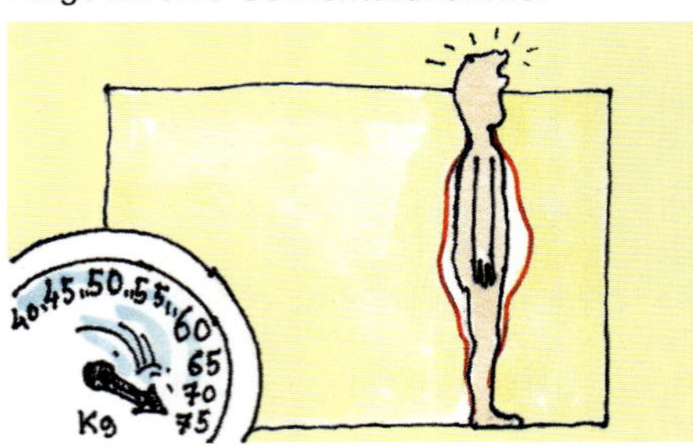

Negative Energiebilanz: Es wird weniger Energie aufgenommen, als benötigt wird. Die Folge ist eine Gewichtsabnahme.

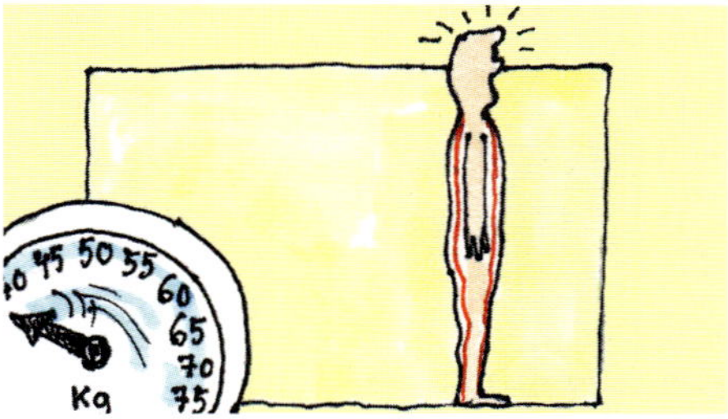

Energiedichte, Lebensmittel

Die Energiedichte eines Lebensmittels ergibt sich aus dem Verhältnis zwischen der Menge bzw. dem Volumen und dem Energiegehalt eines Lebensmittels.

Eine hohe Energiedichte haben also Lebensmittel, die in einer geringen Menge viel Energie liefern, z. B. fettreiche oder zuckerreiche Lebensmittel.

In einer gesunden Ernährung sollen Lebensmittel mit einer geringen Energiedichte und einer hohen *Nährstoffdichte* von z. B. Vitaminen und Mineralstoffen bevorzugt werden.

Energiegehalt

Der Energiegehalt wird für eine Portion einer Speise oder 100 g eines Lebensmittels angegeben. Die Angabe des Energiegehalts erfolgt in Kilojoule (kJ) oder in Kilokalorien (kcal).

Energiegehalt, Speichersubstanzen

Die Speichersubstanzen im menschlichen Körper haben folgenden Energiegehalt:

- 1 g Speicherfett liefert 29 kJ (7 kcal)
- 1 g Speicherglykogen liefert 8 kJ (2 kcal)
- 1 g Speichereiweiß liefert 8 kJ (2 kcal)

energiereduzierte Mischkost

siehe *Reduktionsdiät*

energiereiche Verbindungen

Alle Zellen besitzen einen Vorrat an energiereichen Verbindungen. Als energiereich werden alle Verbindungen bezeichnet, bei deren Hydrolyse mindestens 21 kJ pro Mol freigesetzt werden. Energiereiche Verbindungen sind z. B.:

- *Kreatinphosphat*
- *Adenosintriphosphat* (ATP)
- *Acetyl-CoA* (CH_3-CO~S-CoA)

Energiereiche Verbindungen sind daran zu erkennen, dass die energiereiche Bindung durch ~ anstelle eines normalen Bindestrichs gekennzeichnet ist.

Energy-Drink

Ein Energy-Drink – Leistungsgetränk – ist ein energiereiches Erfrischungsgetränk.

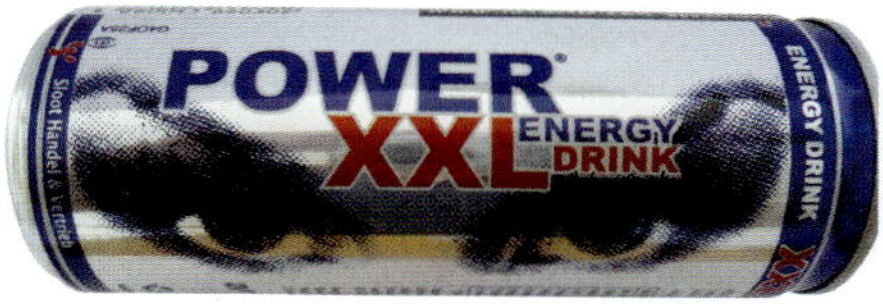

Ein Energy-Drink enthält viel *Koffein* und *Taurin*. Taurin ist im menschlichen Körper im Gallensaft enthalten. Taurin unterstützt die Gehirn- und Herzfunktionen. Ob das Taurin aus diesen Getränken die Körperfunktionen verbessert, ist nicht nachweisbar.

enteisent

Die Angabe „enteisent" auf einem Mineralwasser bedeutet, dass dem Mineralwasser Eisen entzogen wurde.

Ein hoher Eisengehalt beeinträchtigt den Geschmack und das Aussehen des Mineralwassers.

Enteneier

Enteneier (links) wiegen etwa 70 g (Hühnerei rechts). Enteneier enthalten etwa 15 % Fett.

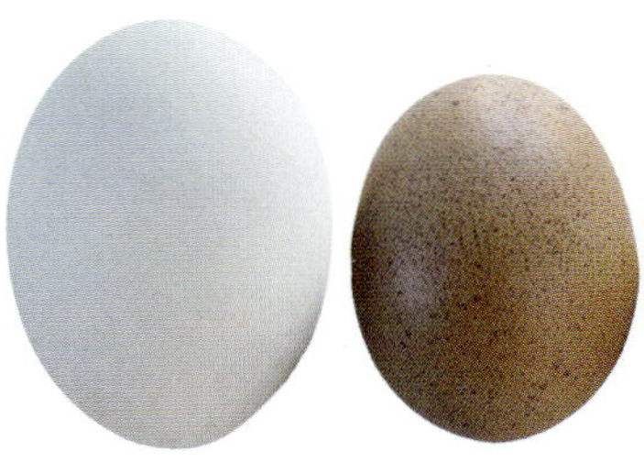

Da Enteneier *Salmonellen* oder andere pathogene – krank machende – Mikroorganismen enthalten können, müssen sie vor dem Verzehr 10 Minuten durcherhitzt werden.

E

Entwässerungsmittel
Entwässerungsmittel sind harntreibende Medikamente, die Wasseransammlungen im Körper vermindern. Sie werden z. B. bei *Bluthochdruck* eingesetzt.

E-Nummern
Im Bereich der Europäischen Union werden rund 300 Lebensmittelzusatzstoffe in der Zutatenliste entweder namentlich genannt – z. B. Aspartam – oder mit dem Klassennamen und einem Zahlencode mit einem vorangestellten E gekennzeichnet – z. B. Farbstoff: E 151.

- Das E steht für Europa.
- Die Zahlen 100 bis 199 stehen für Farbstoffe.
- Die Zahlen 200 bis 299 stehen für Konservierungsstoffe.
- Die Zahlen 300 bis 399 stehen für Antioxidationsmittel.
- Die Zahlen ab 400 stehen für Geliermittel und Verdickungsmittel, Stabilisatoren oder Füllstoffe.
  Diese Stoffe und die Emulgatoren haben keine eindeutige zahlenmäßige Zuordnung.
- Die Zahlen 900 bis 999 stehen meist für Süßungsmittel.

E 110
siehe *Gelborange S* – Farbstoff

E 120
siehe *Cochenille*, echtes Karmin, Karminsäure – Farbstoff

E 122
siehe *Azorubin* – Farbstoff

E 123
siehe *Amarant* – Farbstoff

E 124
siehe *Cochenillerot A* – Farbstoff

E 127
siehe *Erythrosin* – Farbstoff

E 128
siehe *Rot 2 G* – Farbstoff

E 129
siehe *Allurarot AC* – Farbstoff

E 131
siehe *Patentblau V* – Farbstoff

E 132
siehe *Indigotin*, *Indigokarmin* – Farbstoff

E 133
siehe *Brillantblau FCF* – Farbstoff

E 140, E 141
siehe *Chlorophyll* – Farbstoff

E 142
siehe *Brillantsäuregrün* – Farbstoff

E 150 a–d
siehe *Zuckercouleur* – Farbstoff

E 151
siehe *Brillantschwarz BN* – Farbstoff

E 153
siehe *Pflanzenkohle* – Farbstoff

E 154
siehe *Braun FK* – Farbstoff

E 155
siehe *Braun HT* – Farbstoff

E 160 a
siehe *Carotinoide* – Farbstoff

E 160 b
siehe *Bixin*, *Norbixin* – Farbstoff

E 161 b
siehe *Lutein* – Farbstoff

E 162
siehe *Betenrot*, *Betanin* – Farbstoff

E 163
siehe *Anthocyane* – Farbstoff

E 170
siehe *Calciumcarbonat* – Farbstoff

E 171
siehe *Titandioxid* – Farbstoff

E 172
siehe *Eisenoxid*, *Eisenhydroxid* – Farbstoff

E 173
siehe *Aluminium* – Farbstoff

E 174
siehe *Silber* – Farbstoff

E 175
siehe *Gold* – Farbstoff

E 180
siehe *Litholrubin BK* – Farbstoff

E 200, E 202, E 203
siehe *Sorbinsäure*, *Sorbat* – Konservierungsstoff

E 210–E 213
siehe *Benzoesäure*, *Benzoat* – Konservierungsstoff

E 214, E 218, E 219
siehe *PHB-Ester* – Konservierungsstoff

E 220–E 228
siehe *Schwefeldioxid*, *Sulfit* – Konservierungsstoff

E 230
siehe *Diphenyl*, *Biphenyl* – Konservierungsstoff (nicht mehr zugelassen)

E 231–E 232
siehe *Orthophenylphenol*, *Natriumorthophenolat* – Konservierungsstoff

E 234
siehe *Nisin* – Konservierungsstoff

E 235
siehe *Natamycin* – Konservierungsstoff

E 239
siehe *Hexamin* – Konservierungsstoff

E 242
siehe *Dimethyldicarbonat* – Konservierungsstoff

E 249–E 252
siehe *Pökelsalze*

E 260–E 263
siehe *Essigsäure*, *Acetat* – Säuerungsmittel

E 270
siehe *Milchsäure*, *Lactat* – Säuerungsmittel

E 280–E 283
siehe *Propionsäure*, *Propionat* – Konservierungsstoff

E 284–E 285
siehe *Borsäure*, *Borat* – Konservierungsstoff

E 290
siehe *Kohlensäure* – Treibgas

E 296, E 350–E 352
siehe *Apfelsäure*, *Malat* – Säuerungsmittel

E 297
siehe *Fumarsäure*, *Fumarat* – Säuerungsmittel

E 300
siehe *Ascorbinsäure* – Antioxidationsmittel

E 301, E 303 und E 304
siehe *Ascorbate* – Antioxidationsmittel

E 306–E 309
siehe *Tocopherole* – Antioxidationsmittel

E 310–E 312
siehe *Gallate* – Antioxidationsmittel

E 315–E 316
siehe *Isoascorbinsäure*, *Isoascorbat* – Antioxidationsmittel

E 320
siehe *Butylhydroxyanisol (BHA)* – Antioxidationsmittel

E 321
siehe *Butylhydroxytoluol (BHT)* – Antioxidationsmittel

E 322
siehe *Lecithin* – Emulgator

E 325–E 327
siehe *Lactat* – Säureregulator

E 330–E 333, E 380
siehe *Zitronensäure*, *Salze der Zitronensäure*, *Citrate* – Säuerungsmittel

E 334–E 337, E 354
siehe *Weinsäure*, *Tartrate* – Säuerungsmittel

E 338
siehe *Phosphorsäure* – Säuerungsmittel, Schmelzsalz

E 339–E 343
siehe *Phosphat* – Säuerungsmittel

E 353
siehe *Metaweinsäure* – Stabilisator

E 355, E 356 – E 357
siehe *Adipinsäure, Adipat* – Säuerungsmittel

E 363
siehe *Bernsteinsäure* – Säuerungsmittel

E 385, E 386
siehe *Calcium-Dinatrium EDTA* – Antioxidationsmittel

E 400, E 405
siehe *Alginsäure, Alginat* – Gelier- und Verdickungsmittel

E 406
siehe *Agar-Agar* – Gelier- und Verdickungsmittel

E 407
siehe *Carrageen* – Gelier- und Verdickungsmittel

E 410
siehe *Johannisbrotkernmehl* – Verdickungsmittel

E 412
siehe *Guarkernmehl* – Verdickungsmittel

E 413
siehe *Traganth* – Geliermittel

E 414
siehe *Gummi arabicum* – Gelier- und Verdickungsmittel

E 415
siehe *Xanthan* – Gelier- und Verdickungsmittel

E 416
siehe *Karayagummi* – Gelier- und Verdickungsmittel

E 417
siehe *Tarakernmehl* – Gelier- und Verdickungsmittel

E 418
siehe *Gellan* – Geliermittel

E 420
siehe *Sorbit* – Süßungsmittel

E 421
siehe *Mannit* – Süßungsmittel

E 422
siehe *Glycerin* – Feuchthaltemittel

E 425
siehe *Konjak* – Verdickungsmittel

E 426
siehe *Sojabohnen-Polyose*

E 432 – E 436
siehe *Polysorbat* – Emulgator

E 440
siehe *Pektine* – Geliermittel

E 442
siehe *Ammoniumphosphatide* – Emulgator

E 444
siehe *Saccharoseacetatisobutyrat* – Stabilisator

E 445
siehe *Glycerinester aus Wurzelharz* – Stabilisator

E 450 – E 452
siehe *Diphosphat* und *Phosphat* – Antioxidationsmittel

E 460 – E 469
siehe *Cellulose* – Verdickungsmittel

E 470 a
siehe *Salze der Speisefettsäuren* – Emulgator

E 471, E 472 a – f
siehe *Mono- und Diglyceride von Speisefettsäuren* – Emulgator

E 473
siehe *Zuckerester von Speisefettsäuren* – Emulgator

E 474
siehe *Zuckerglyceride* – Emulgator

E 475
siehe *Polyglycerinester von Speisefettsäuren* – Emulgator

E 476
siehe *Polyglycerin* – Emulgator

E 477
siehe *Propylenglykolester* – Emulgator

E

E 500
siehe *Natriumcarbonat* – Backtriebmittel

E 501
siehe *Pottasche*, Kaliumcarbonat – Backtriebmittel

E 503
siehe *Hirschhornsalz*, Ammoniumhydrogencarbonat – Backtriebmittel

E 504
siehe *Magnesiumcarbonat* – Backtriebmittel

E 507
siehe *Salzsäure* – Säuerungsmittel, Geschmacksverstärker

E 508
siehe *Kaliumchlorid* – Geschmacksverstärker

E 509
siehe *Calciumchlorid* – Stabilisator, Geschmacksverstärker

E 511
siehe *Magnesiumchlorid* – Säuerungsmittel, Geschmacksverstärker

E 512
siehe *Zinn(II)-Chlorid* – Antioxidationsmittel

E 513
siehe *Schwefelsäure* – Säureregulator

E 514–E 517, E 520–E523
siehe *Sulfate* – Säuerungsmittel, Festigungsmittel

E 524
siehe *Natriumhydroxid* – Säureregulatoren

E 525
siehe *Kaliumhydroxid* – Säureregulator

E 526
siehe *Calciumhydroxid* – Säureregulator

E 528
siehe *Magnesiumhydroxid* – Säureregulator

E 535–E 538
siehe *gelbes Blutlaugensalz*, *Ferrocyanid* – Trennmittel

E 551–E 559
siehe *Kieselsäure*, *Silikat* – Trennmittel

E 570
siehe *Fettsäuren* – Emulgator

E 574–E 579
siehe *Gluconsäure*, Salze – Säureregulatoren

E 620
siehe *Glutaminsäure* – Geschmacksverstärker

E 621 – E 625
siehe *Glutamate* – Geschmacksverstärker

E 626–E 629
siehe *Guanylsäure*, *Guanylate* – Geschmacksverstärker

E 630–E 633
siehe *Inosinsäure*, *Inosate* – Geschmacksverstärker

E 634–E 635
siehe *Ribonucleotide* – Geschmacksverstärker

E 636
siehe *Maltol* – Geschmacksverstärker

E 640
siehe *Glycin* – Geschmacksverstärker

E 901
siehe *Bienenwachs* – Oberflächenbehandlungsmittel

E 902
siehe *Candelillawachs* – Oberflächenbehandlungsmittel

E 903
siehe *Carnaubawachs* – Oberflächenbehandlungsmittel

E 904
siehe *Schellack* – Oberflächenbehandlungsmittel

E 905
siehe *mikrokristallines Wachs* – Überzugs-, Trennmittel

E 912
siehe *Montansäureester* – Oberflächenbehandlungsmittel

E 914
siehe *Polyethylenwachsoxidate* – Überzugs-, Trennmittel

E 920, E 921
siehe *Cystein* – Mehlbehandlungsmittel

E 938
siehe *Argon* – Pack- und Treibgas

E 939
siehe *Helium* – Pack- und Treibgas

E 941
siehe *Stickstoff* – Pack- und Treibgas

E 942
siehe *Lachgas, Distickstoffmonoxid* – Pack- und Treibgas

E 943
siehe *Butan* – Pack- und Treibgas

E 944
siehe *Propan* – Pack- und Treibgas

E 948
siehe *Sauerstoff* – Pack- und Treibgas

E 949
siehe *Wasserstoff* – Pack- und Treibgas

E 950
siehe *Acesulfam K* – Süßungsmittel

E 951
siehe *Aspartam* – Süßungsmittel

E 952
siehe *Cyclamat* – Süßungsmittel

E 953
siehe *Isomalt* – Süßungsmittel

E 954
siehe *Saccharin* – Süßungsmittel

E 955
siehe *Sucralose* – Süßungsmittel

E 957
siehe *Thaumatin* – Süßungsmittel

E 959
siehe *Neohesperidin* DC – Süßungsmittel

E 965
siehe *Maltit* – Süßungsmittel

E 966
siehe *Lactit* – Süßungsmittel

E 967
siehe *Xylit* – Süßungsmittel

E 968
siehe *Erythrit* – Süßungsmittel

E 1103
siehe *Invertase* – Feuchthaltemittel

E 1105
siehe *Lysozym* – Konservierungsstoff

E 1200
siehe *Polydextrose* – Füllstoff

E 1404, E 1410, E 1412, E 1414, E 1420, E 1422, E 1440, E 1442, E 1450, E 1451
siehe *Stärke, modifizierte*

Enzym
Ein Enzym ist ein Biokatalysator, der eine chemische Reaktion im Körper stark beschleunigt und so den Ablauf dieser Reaktion bei Körpertemperatur ermöglicht.
Es werden unterschieden:

- **Proteinenzyme**: Diese Enzyme bestehen lediglich aus Eiweiß. Die Proteinenzyme besitzen ein aktives Zentrum, an das sich das Substrat, z.B. Maltose – Malzzucker –, anlagert und in die Reaktionsprodukte zwei Moleküle Glucose – Traubenzucker – umgewandelt wird.

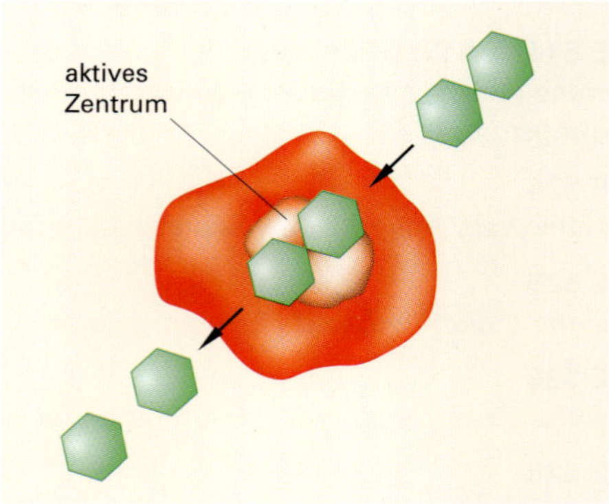

Der Enzymname wird aus dem Namen des Substrats, z.B. **Malt**ose, dessen Umsetzung das Enzym katalysiert, und der Endung „ase" gebildet: Maltose – Malt**ase**, **Amyl**ose – Amyl**ase**.

- **Komplexe Enzyme** bestehen aus einem Eiweißanteil, dem *Apoenzym*, und einem Nicht-Proteinanteil, dem *Coenzym* bzw. Cofaktor. Apoenzym und Coenzym zusammen bilden das Holoenzym.

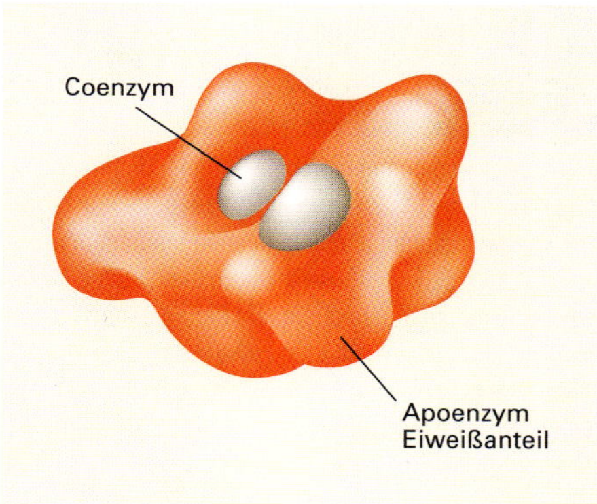

Das Apoenzym bestimmt, welche Substrate umgesetzt werden können und das Coenzym ermöglicht die eigentliche enzymatische Reaktion.

Gegenwärtig sind mehr als 2000 Enzyme bekannt.

Enzymdefekt
Ein Enzymdefekt ist das vollständige Fehlen eines Enzyms bzw. die angeborene Störung einer Enzymaktivität.
Ein angeborener oder erworbener Enzymdefekt hat schwerwiegende Auswirkungen auf das Stoffwechselgeschehen, da die betroffenen Stoffwechselreaktionen nicht mehr ausgeführt werden können.
Ein solcher angeborener Enzymdefekt liegt z. B. bei der *Phenylketonurie* vor.

Enzym, eiweißspaltendes
siehe *Proteasen*

Enzym, fettspaltendes
siehe *Lipasen*

Enzyminhibitoren
Enzyminhibitoren sind Stoffe, die die Wirkung von Enzymen hemmen. Sie kommen z. B. in Hülsenfrüchten – Bohnen – vor. Gesundheitliche Folge kann z. B. eine Entzündung der Darmschleimhaut sein. Durch Erhitzen werden die Enzyminhibitoren zerstört.

Enzym, kohlenhydratspaltendes
siehe *Amylasen*, *Glucosidasen*

EPA – Eicosapentaensäure
siehe *Eicosapentaensäure*

Erbsen
Erbsen sind Gemüsepflanzen, die
- frisch als Gemüseerbsen oder

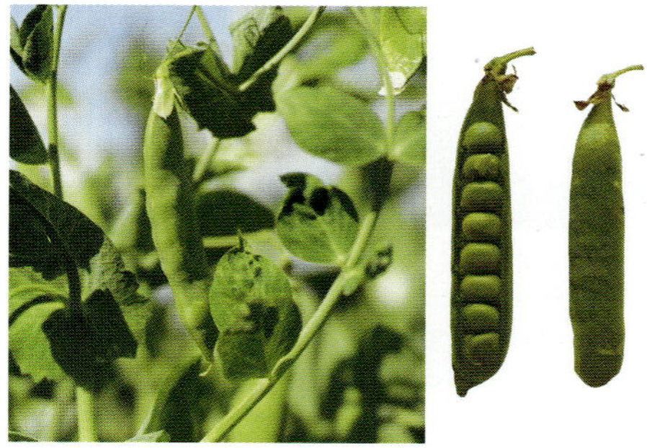

- getrocknet als Hülsenfrüchte angeboten werden: grüne Erbsen und gelbe Erbsen:

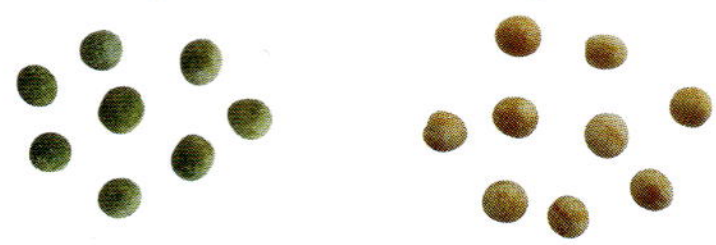

Erbsen sind reich an Eiweiß und Ballaststoffen. Es gibt viele Erbsenarten: Zuckererbsen, die mit der Hülse verzehrt werden, Mark- und Schalerbsen. Erbsen eignen sich als Gemüsebeilage oder für Eintopf und Püree. Gemahlene Trockenerbsen werden zu Erbsmehl und *Erbswurst* verarbeitet.

Erbswurst
Erbswurst ist das älteste Convenience-Produkt. Erbswurst ist ein in Wurstform gepresstes Erzeugnis aus Erbsmehl, Fett, Salz, 3% geräuchertem Speck, Hefeextrakt, Geschmacksverstärkern und Aroma.

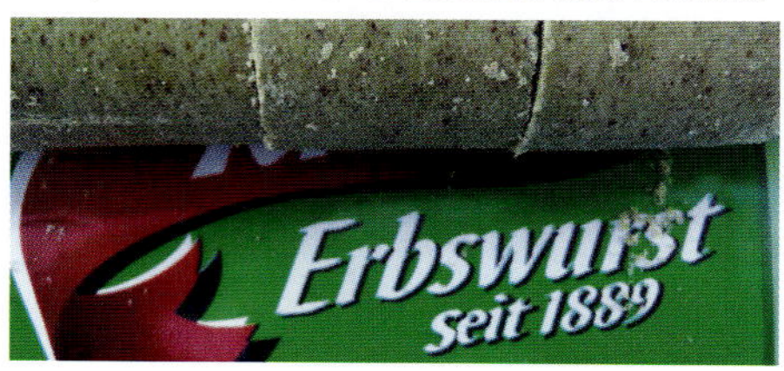

Die Erbswurst wurde ursprünglich für die Soldatenverpflegung erfunden.

Erdbeeren

Die Erdbeere ist eine mehrjährige Pflanze. Die Gartenerdbeere hat große rote Früchte, die Walderdbeere – Monatserdbeere – dagegen kleine.

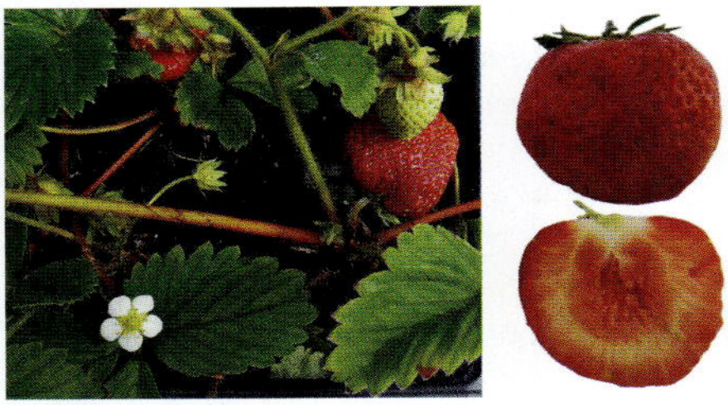

Erdbeeren haben einen hohen Vitamin- und Mineralstoffgehalt.
Erdbeeren sind nur kurz haltbar. Sie werden meist frisch verzehrt oder auch tiefgeforen sowie als Nasskonserven angeboten. Aus Erdbeeren wird auch Konfitüre hergestellt.

Erdnusscreme

Erdnusscreme – Erdnussbutter – wurde von dem amerikanischen Arzt John Harvey Kellogg zu Beginn des 20. Jahrhunderts als nahrhaftes Lebensmittel für seine zahnlosen Patienten erfunden.
Erdnusscreme wird aus geschälten, gerösteten und gemahlenen Erdnusskernen hergestellt. Erdnusscreme enthält mindestens 90 % Erdnüsse.

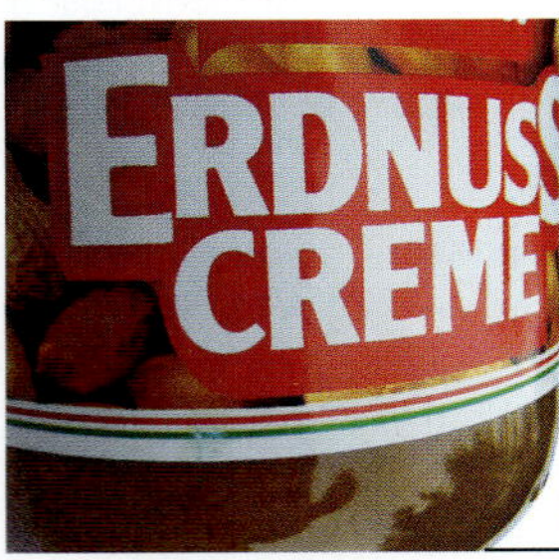

Zutaten:
geröstete Erdnüsse (90 %), pflanzliche Öle, pflanzliches Fett, gehärtet, Zucker, Salz

Die Bezeichnung Erdnussbutter ist nach dem Lebensmittelrecht in der EU verboten, da keine Butter enthalten ist.

Erdnuss, Erdnussöl

Die Erdnuss gehört zu den *Hülsenfrüchten*, ihre Heimat ist wahrscheinlich Bolivien. Die Erdnuss ist eine einjährige bis zu 60 cm hohe Pflanze.

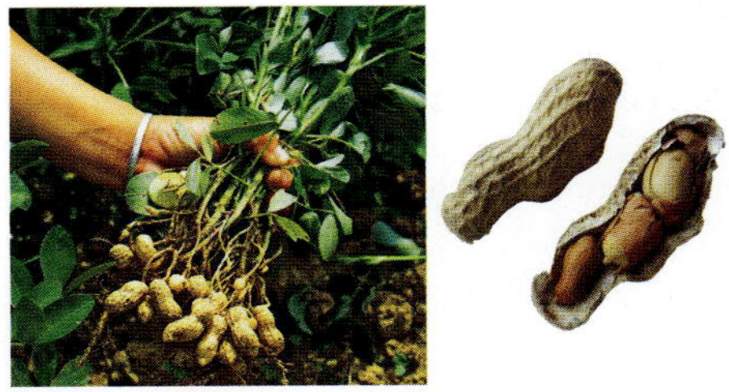

Erdnusskerne enthalten ca. 45 % Öl. Erdnussöl ist ein farbloses bis gelbliches Speiseöl, das durch Pressen oder *Extraktionsverfahren* aus den zerkleinerten Samenkernen gewonnen wird. Aus 100 kg Erdnüssen lassen sich etwa 34 l Öl gewinnen.
Die Fettsäurenzusammensetzung ist je nach Anbaugebiet sehr unterschiedlich.
Erdnussöl eignet sich zum Backen und Frittieren, da es sehr hoch – bis auf 230 °C – erhitzt werden kann. Erdnussöl wird auch für die Margarineherstellung verwendet.

Erfrischungsgetränke

Erfrischungsgetränke – Softdrinks – sind Getränke, die Trinkwasser, natürliches *Mineralwasser*, *Quellwasser* und/oder *Tafelwasser* und geschmackgebende Zutaten enthalten.
Zusätzlich können u. a. Kohlensäure, Mineralstoffe, Vitamine, Aromen, Zuckerarten und *Koffein* (65–250 mg/l), *Chinin* (höchstens 85 mg/l) enthalten sein.
Erfrischungsgetränke enthalten höchstens 2 g Alkohol pro Liter, der aus Fruchtbestandteilen und/oder den Aromen stammt.
Zu den Erfrischungsgetränken gehören auch:

- *Fruchtsaftgetränke*
- *Obstschorlen*
- *Limonaden*
- *Brausen*

Ergänzungswert, biologischer

Werden verschiedene eiweißreiche Lebensmittel gemeinsam gegessen, so können sich die enthaltenen Eiweißstoffe beim Aufbau von Körpereiweiß gegenseitig ergänzen.
Werden z. B. Erbseneiweiß (BW 35 %) und Getreideeiweiß (BW 37 %) gemeinsam gegessen, so werden die im Erbseneiweiß

fehlenden, aber für den Aufbau von Körpereiweiß benötigten Aminosäuren durch Aminosäuren aus dem Getreideeiweiß ergänzt.

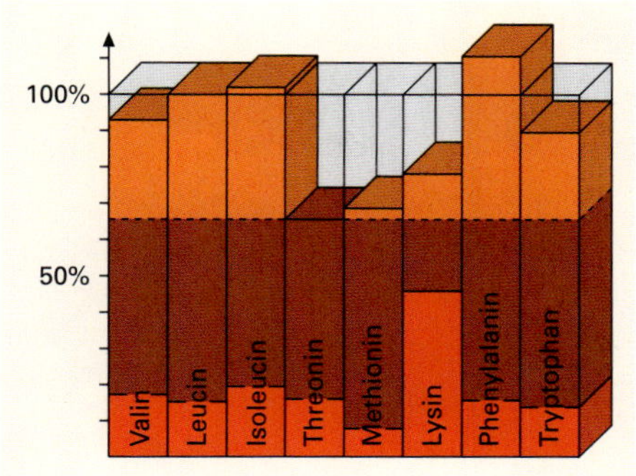

Die biologische Wertigkeit ist nun höher, als wenn die Lebensmittel getrennt gegessen werden würden.

Erholungszeit, Pausen

In einer Arbeitsablaufplanung dient die Erholungszeit der Wiederherstellung der Arbeitskraft, z.B. Erfrischungsgetränk zu sich nehmen.

Ernährung, Empfehlungen

Ernährungsempfehlungen bezüglich der Zufuhr von Energie und Nährstoffen werden aufgrund von wissenschaftlichen Untersuchungen erstellt. Die angegebenen Werte unterscheiden sich nach Alter, Geschlecht und körperlicher Aktivität.

Mithilfe der Ernährungsempfehlungen kann eine bedarfsgerechte Ernährung zusammengestellt werden. Die Ernährungsempfehlungen für Deutschland, Österreich und die Schweiz wurden in den D-A-CH-Referenzwerten veröffentlicht.

Im *Ernährungskreis* bzw. in der *Ernährungspyramide* werden die Ernährungsempfehlungen anschaulich dargestellt.

Ernährung, Gewohnheiten

Ernährungsgewohnheiten sind die Verhaltensweisen bei der Nahrungsaufnahme: z.B. Vorlieben für bestimmte Speisen und Arten der Zubereitung.

Ernährungsgewohnheiten sind jeweils geprägt durch Kultur, Religion, Weltanschauung, die soziale Herkunft und Traditionen.

Ernährung, nachhaltige

Nachhaltige Ernährung

- ist **umweltverträglich**, das heißt, Umweltprobleme durch Erzeugung, Verarbeitung und Konsum von Lebensmitteln sind so gering wie möglich. Zudem trägt eine nachhaltige Ernährung zum Erhalt der biologischen Vielfalt bei;
- ist **gesundheitsfördernd**, das heißt, sie trägt zum körperlichen, geistigen und sozialen Wohlbefinden sowie zu mehr Lebensqualität für alle bei, sowohl im privaten als auch im öffentlichen Raum sowie in Schulen, Betrieben oder Krankenhäusern. Damit geht nachhaltige Ernährung über eine bloße Versorgung mit gesunden Lebensmitteln und die Vermeidung von Fehlernährung hinaus;
- ist **ethisch verantwortlich**, das heißt, sie unterstützt gezielt soziale Gerechtigkeit, faire Handelsbeziehungen, sowohl global als auch regional, und fördert artgerechte Tierhaltung;
- ist **alltagsadäquat gestaltet**, das heißt, sie ist mit alltäglichen Routinen vereinbar und kann von den Konsumenten in ihrem Alltag umgesetzt werden;
- **ermöglicht soziokulturelle Vielfalt**, das heißt, sie unterstützt die Vielfalt von Ernährungsweisen und -praktiken und ermöglicht, sich in unterschiedlichen kulturellen und sozialen Milieus, in unterschiedlichen Lebenslagen oder -phasen nachhaltig zu ernähren. (Aus „Nachhaltige Ernährung" von Dr. Ulrike Eberle)

Ernährungsanamnese

Bei der Ernährungsanamnese wird das Ernährungsverhalten z.B. mit einem Ernährungstagebuch oder einem Fragebogen erhoben. Ziel ist es, Ernährungsfehler bzw. Lebensmittelunverträglichkeiten einzelner Personen aufzudecken. Aus diesen Daten sollen dann angemessene diätetische Maßnahmen – *Diäten* – abgeleitet werden.

Daneben wird in statistischen Jahrbüchern das Ernährungsverhalten ganzer Bevölkerungsgruppen zur Beurteilung der Ernährungssituation veröffentlicht.

Ernährungskreis

Der Ernährungskreis ist eine bildliche Orientierungshilfe für eine gesunde Ernährung. Der Ernährungskreis ist in sieben Abschnitte unterteilt, die durch ihre Größe die mengenmäßige Bedeutung der verschiedenen Lebensmittelgruppen für die menschliche Ernährung verdeutlichen.

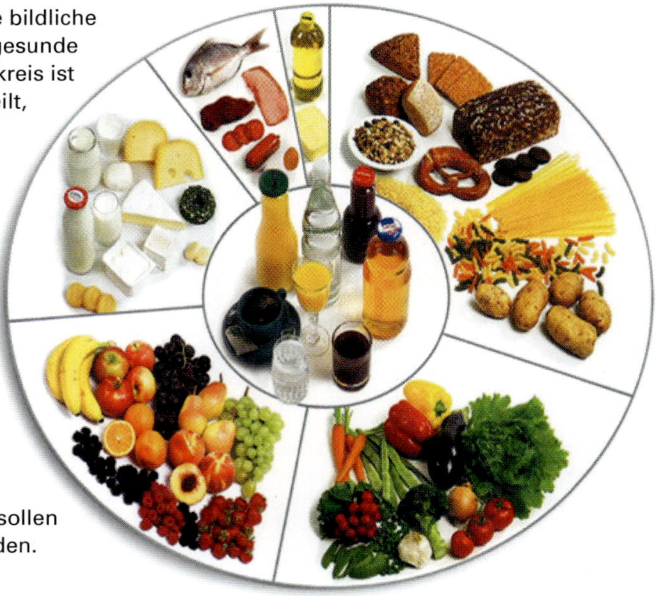

Lebensmittel aus den Gruppen

- Getränke,
- Getreide und Kartoffeln,
- Obst,
- Gemüse

sollen reichlich verzehrt werden.

- Milch und Milchprodukte sollen ausreichend verzehrt werden.
- Fleisch, Fisch und Eier,
- Fette und Öle

sollen weniger verzehrt werden.

Der Ernährungskreis wurde von der *Deutschen Gesellschaft für Ernährung* entwickelt.

Ernährungsprotokoll

In einem Ernährungsprotokoll werden über einen bestimmten Zeitraum die verzehrten Lebensmittelmengen und evtl. auch deren Zubereitung aufgeschrieben. Mithilfe des Ernährungsprotokolls kann dann eine *Ernährungsanamnese* durchgeführt werden. So können mögliche Ernährungsfehler oder auch *Lebensmittelunverträglichkeiten* aufgedeckt werden. Aufgrund des Protokolls kann eine Ernährungsumstellung erfolgen.

Ernährungspyramide

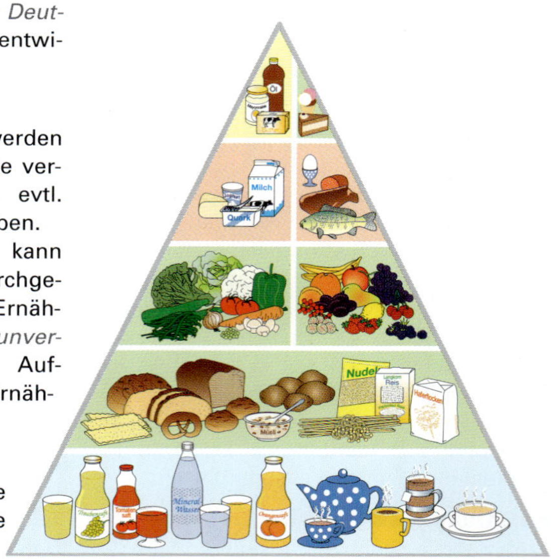

Die Ernährungspyramide ist eine bildliche Orientierungshilfe für eine gesunde Lebensmittelauswahl.

Je weiter unten ein Lebensmittel in der Ernährungspyramide steht, desto öfter soll es verzehrt werden.

An der Spitze stehen Lebensmittel, die in geringen Mengen oder selten verzehrt werden sollen.

Ernährungsregeln DGE

siehe *DGE, Ernährungsregeln*

Ernährungstagebuch

siehe *Ernährungsprotokoll*

Erreger
Erreger sind Krankheiten verursachende *Mikroorganismen*, z. B. *Bakterien*, *Viren*, Pilze.

Erythrit, E 968
Erythrit ist ein Zuckeralkohol, der u. a. in geringen Mengen in einigen Obstsorten vorkommt. Der *Zuckeraustauschstoff* hat eine Süßkraft von 70 % bezogen auf Rohr- und Rübenzucker. Erythrit wird nicht durch Hitze zerstört. Er wirkt stärker abführend als andere Zuckeraustauschstoffe.
Im menschlichen Körper wird der größte Teil dieses Zuckeraustauschstoffs unverändert über die Nieren ausgeschieden.
Erythrit wird nicht nur als Süßungsmittel, sondern auch als Geschmacksverstärker, Feuchthaltemittel, Verdickungsmittel usw. eingesetzt. Ein *ADI-Wert* wurde nicht festgelegt. Erythrit gilt als gesundheitlich unbedenklich.

Erythrosin, E 127
Erythrosin ist ein rosafarbener, synthetisch hergestellter *Azofarbstoff*, der für bestimmte Lebensmittel mit Höchstmengenbegrenzung – *ADI-Wert* 0,1 mg/kg KG – zugelassen ist, z. B. für Cocktailkirschen, Obstsalatkonserven.

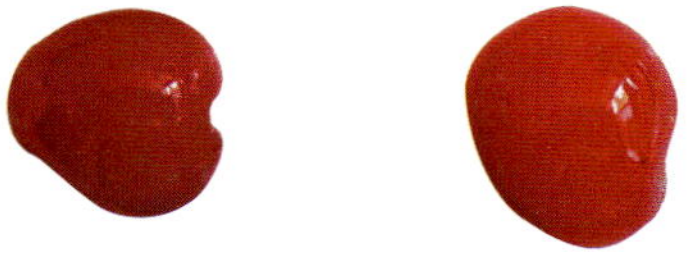

Der Farbstoff kann *pseudo-allergische Reaktionen* auslösen.

Erythrozyten
Erythrozyten sind die roten Blutkörperchen, die *Hämoglobin* – den roten Blutfarbstoff – enthalten.

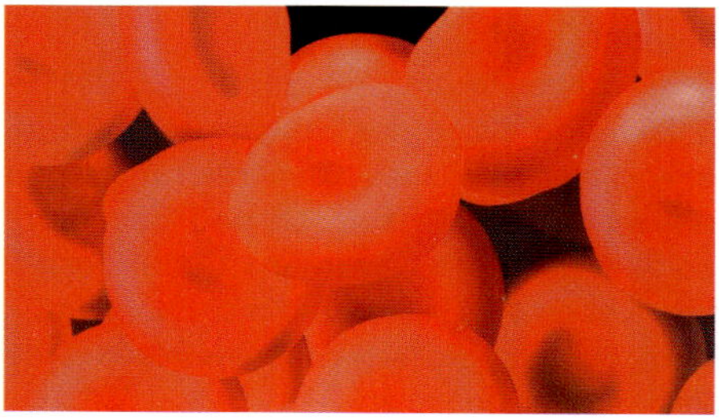

Der Bildungsort der Erythrozyten ist das rote Knochenmark in den Wirbeln und im Brustbein. Ihre Lebensdauer beträgt etwa 120 Tage.
Sie transportieren
- Sauerstoff (O_2) an das Hämoglobin gebunden von der Lunge zu den Zellen,
- Kohlenstoffdioxid (CO_2) von den Zellen zur Lunge.

Die Erythrozyten werden in der Milz und Leber abgebaut.

ESL-Milch
siehe *Milch, länger frische*

Espresso
Espresso ist ein starker Kaffee mit leichter Schaumschicht (Crema), der in kleinen Tassen serviert wird.

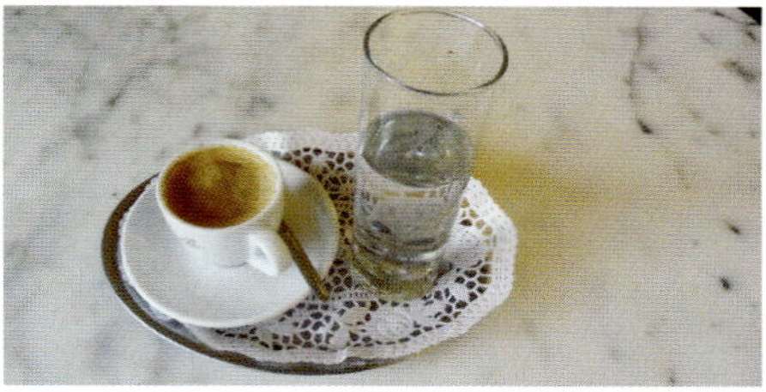

Für die Herstellung wird Wasser mit hohem Druck durch sehr fein gemahlenes Kaffeepulver gepresst. Diese Kaffeespezialität erhielt ihren Namen aufgrund des sehr schnellen Brühens.

Ess-Brech-Sucht, Bulimie
Die von Ess-Brech-Sucht Betroffenen sind meist normalgewichtig, haben aber große Angst vor dem „Dickwerden" – einer Gewichtszunahme. Durch Sport, Abführmittel und Fasten versuchen sie, ihr Gewicht gering zu halten.
Das führt zu einem Mangelzustand des Körpers, der Essattacken auslöst. Hierbei werden große Mengen verbotener „Dickmacher" heruntergeschlungen. Selbst herbeigeführtes Erbrechen folgt den Fressattacken in diesem Teufelskreislauf der Sucht.
Ess-Brech-Süchtige leiden an Mangelernährung, denn durch Erbrechen bzw. Abführmittel verliert der Körper wichtige Mineralstoffe – Kalium – sowie andere

E

Nährstoffe. Durch den gestörten Mineralstoffhaushalt wird u.a. die Herztätigkeit negativ beeinflusst.

Die Betroffenen benötigen therapeutische Hilfe.

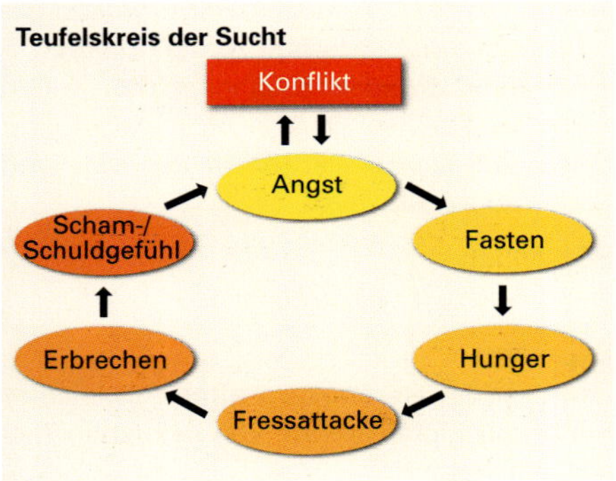

Essen auf Rädern

Dieser Menü-Bringdienst wurde ursprünglich von sozialen Einrichtungen – Wohlfahrtsverbänden – angeboten, um Kranken, Älteren oder Menschen mit Behinderungen eine zubereitete Mahlzeit nach Hause zu liefern.

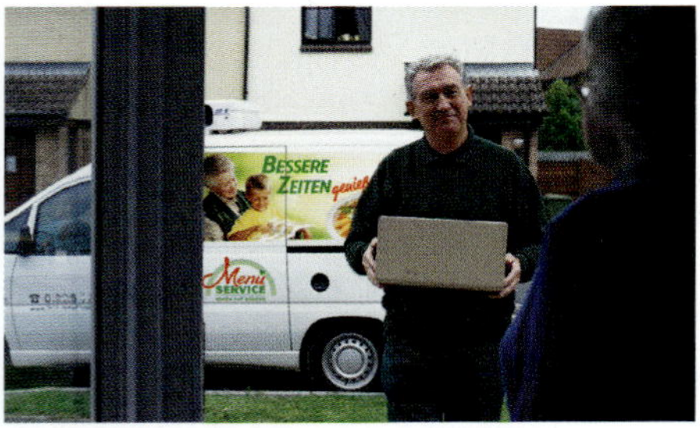

Inzwischen gibt es auch andere Anbieter und Abnehmer für diesen Service.

Essen, im Laufe des Lebens

Eine Stunde und 43 Minuten eines Tages widmet der Durchschnittsdeutsche der Nahrungsaufnahme.

Das macht knapp 630 Stunden im Jahr.

Eine vierköpfige Familie isst in zwölf Monaten durchschnittlich:

- 120 kg Gemüse, 103 kg Obst
- 63 kg Brot und 210 Brötchen
- 33 kg Fertiggerichte
- 28 kg Fleisch, 251 Eier, 26 kg Käse
- 25 kg Süßes

essenziell

Essenziell ist ein Fremdwort für lebensnotwendig bzw. unentbehrlich.

Essenzielle Nährstoffe, z.B.

- Vitamine,
- Mineralstoffe,
- essenzielle Aminosäuren,
- essenzielle Fettsäuren,

können nicht oder nur in unzureichender Menge im Körper gebildet werden.

Das Fehlen eines essenziellen Nährstoffs führt zu schwerwiegenden Mangelerscheinungen. Essenzielle Nährstoffe sind somit unentbehrliche Bestandteile der Nahrung.

Essig

Essig ist eines der ältesten, von Menschen hergestellten Lebensmitteln zum Würzen und Konservieren.

Essig ist eine Lösung von 5 bis 15% Essigsäure in Wasser. Essig wird aus Wein, Branntwein oder Obstwein durch Gärung mithilfe von Essigsäurebakterien gewonnen.

Essigsäure, Acetate, E 260–E 263

Essigsäure (links) ist eine organische Säure, die auch im menschlichen Stoffwechsel gebildet wird. Strukturformeln:

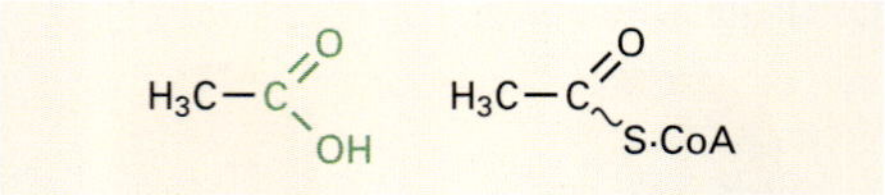

Die aktivierte Form der Essigsäure (rechts) ist das Acetyl-Coenzym A, das im Zellstoffwechsel von besonderer Bedeutung ist.

Essigsäure E 260 ist als Lebensmittelzusatzstoff – als *Konservierungsstoff* und *Säuerungsmittel* – zugelassen. Essigsäure, die durch Essigsäuregärung aus alkoholhaltigen Flüssigkeiten gewonnen wird, wird auch zur Herstellung von Essig verwendet.

Die Lebensmittelzusatzstoffe E 261 bis E 263 sind Salze der Essigsäure – Acetate –, die ebenfalls als Konservierungs- und Säuerungsmittel für Fisch und Sauerkonserven eingesetzt werden. Gesundheitliche Nebenwirkungen sind nicht bekannt.

Zum Beispiel diesem Krabbensalat wurde Essigsäure zugesetzt:

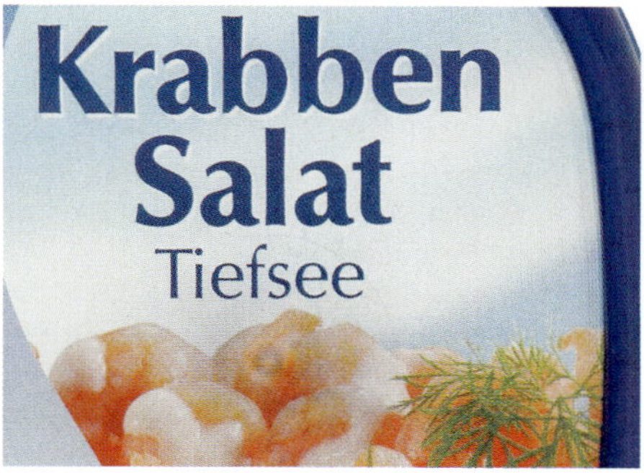

Esskastanie

siehe *Marone*

Esskultur

Anfänge

In der Zeit um 300 000 vor Christus wurde das Feuer entdeckt. Die Feuerstelle wurde nun zum sozialen Mittelpunkt der Behausung. Jetzt konnte Fleisch gebraten werden. Damals wurde fast alles gegessen, was essbar war: Tiere – auch Insekten –, Kräuter, Wurzeln, Früchte usw. Es gab kaum Vorratshaltung. 5 500 vor Christus wurde wahrscheinlich mit dem Getreideanbau begonnen. Nun gab es auch neue Haustiere: Ziegen, Schafe und Hühner wurden gehalten. Das Nahrungsangebot wurde dadurch vielfältiger, es blieb aber keine Zeit mehr zum Jagen.

So verhungerten zwar weniger Menschen, aber es gab eine neue Not, den Eiweißmangel.

Antike

Die Jäger und Sammler folgten nun dem Wasser in den Flusstälern. Am Nil in Ägypten und am Gelben Fluss in China entstanden im 4. Jahrtausend vor Christus Städte mit unterschiedlichen Esskulturen. Die Reichen hatten Brot als Nahrung, die Masse der Bevölkerung verzehrte Getreidebrei. Es herrschte also bei den meisten Menschen ein Nahrungs- und Energiemangel.

In Griechenland spielte das Gastmahl eine besondere Rolle. Bei diesen Trinkgelagen im antiken Griechenland führten die Männer in privater Runde gelehrte Gespräche. Die Frauen waren an diesen Gesprächsrunden beim Mahl nicht beteiligt.

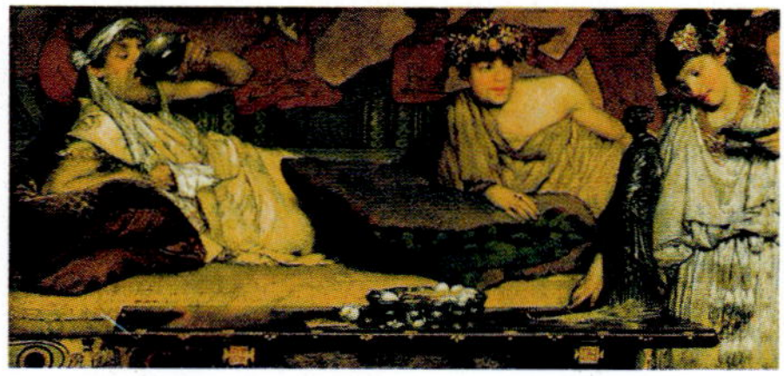

Römisches Reich

Gespeist wurde in besonderen Esszimmern. Beim Essen lagen die Männer auf speziellen Speisesofas, die um den Tisch aufgestellt waren. Die Köpfe waren dem Tisch zugewandt, die Füße lagen auf der Außenseite des Sofas. Dabei trugen sie bequeme Kleidung. Während des Mahls vom Sofa aufzustehen, galt als unhöflich, nicht einmal der Gang zur Toilette zählte als Ausnahme.

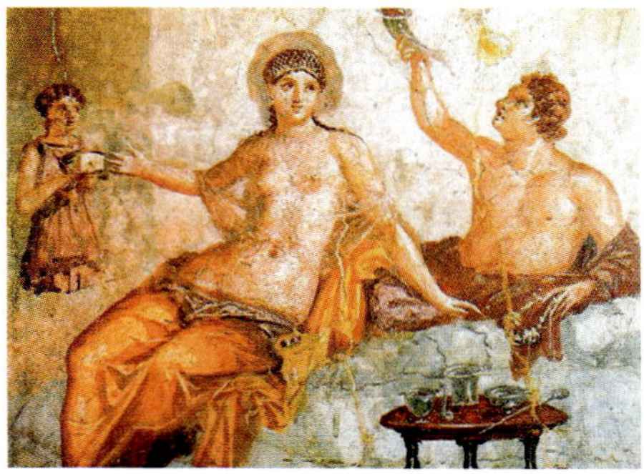

Vor dem Essen wurden Hände und Füße gewaschen. Die Speisen wurden mit den Fingern oder speziellen Löffeln genommen. Der Löffel hatte einen nadelförmigen Stiel und ersetzte so die heutige Gabel. Nach jedem Gang wurden die Hände gewaschen, auch Servietten waren üblich.

Frauen saßen auf Stühlen. Die Sklaven standen die meiste Zeit.

Als Vorspeise gab es Gemüse, Salat, Eier, Pilze, Muscheln und kleine Fische, dazu wurde eine Wein-Honig-Mischung getrunken.

Zum Hauptgang wurde dann Schweinefleisch oder Gans gereicht. Beilagen im heutigen Sinn gab es nicht, aber es wurde dazu Brot verzehrt. Als Nachspeise wurde Obst angeboten: Trauben, Feigen und Datteln.

Mittelalter

In der Mitte des 13. Jahrhunderts hatte das Essen der reichen Burgherren oftmals zehn oder mehr Gänge. Zu den Mahlzeiten gab es verschiedene Fleischsorten. Obst und Gemüse aßen sie dagegen selten oder gar nicht. Ihre Nahrung hatte also nur wenige Ballaststoffe, sodass sie häufig unter Verstopfung litten. Durch den gleichzeitigen Vitaminmangel traten Krankheiten wie Skorbut und Rachitis auf.

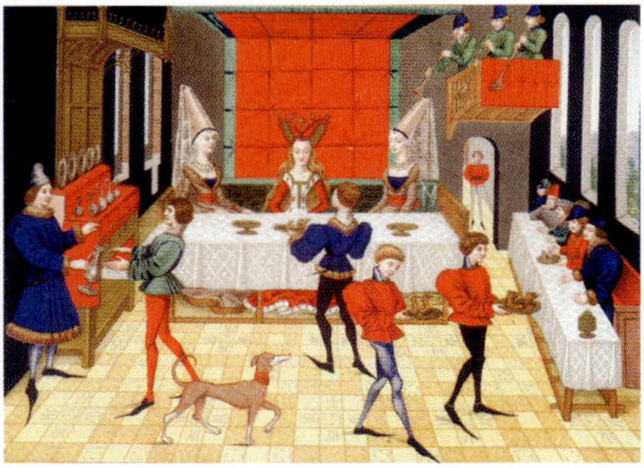

Die Bauern, die von den Reichen als Kraut- und Rübenfresser verspottet wurden, lebten in ständiger Angst vor immer wiederkehrenden Hungersnöten. Bei den Bauern gab es fast jeden Tag die gleichen Lebensmittel: Brei, Hülsenfrüchte und Brot. Brei wurde aus Gerste oder Hafer zubereitet. Brot wurde aus Roggenmehl gebacken. Kraut versuchte man durch Einsäuern zu konservieren. Obst wurde gedörrt. Fleisch gab es nur bei festlichen Anlässen. Oft aßen mehrere Personen von einem Teller. Als Besteck gab es Holzlöffel.

Essen und Trinken in der Neuzeit

Seit der Entdeckung Amerikas gelangten immer mehr Gewürze nach Europa und auch neue Pflanzen: Kartoffeln, Tomaten und Mais.

Der Dreißigjährige Krieg – 1618 bis 1648 – führte dann in Mitteleuropa zu einer Verelendung. Brei und Brot waren wieder die Hauptnahrungsbestandteile und es kam wieder häufig zu Eiweißmangelerscheinungen. Die Rettung vor dem großen Hunger brachte dann die Kartoffel, sie wurde immer mehr zum Grundnahrungsmittel.

Erst nach 1850 gelang es, den Hunger zu besiegen. Dazu trugen der Ausbau des europäischen Eisenbahnnetzes und die internationale Dampfschifffahrt bei, die einen weltweiten Getreide- und Gemüsehandel ermöglichten. In der Landwirtschaft kam es zur Mechanisierung und zum Einsatz von Kunstdünger.

In der Zeit des Ersten Weltkriegs – 1914 bis 1918 – verschlechterte sich die Ernährungssituation. Die Not machte erfinderisch. Nun wurden Hinterhöfe, Balkone und Blumenkästen genutzt, um Gemüse anzubauen.

Fresswelle und Ökowelle bis in das 21. Jahrhundert

In den 1950er-Jahren stieg der Nahrungskonsum enorm an. Man sprach von der Fresswelle. Sahne, Butter, Fleisch und Alkohol waren sehr gefragt.

In den 1960er-Jahren fand der Kühlschrank in Deutschland weite Verbreitung. Die Deutschen konnten auch wieder ins Ausland reisen und brachten Rezepte aus den Nachbarländern mit: Spaghetti, Pizza und später auch Gyros. In diesen Jahren begann in Deutschland das Essen am Imbissstand. In den Haushalten wurde die Arbeit durch die Küchenmaschine und Fertiggerichte erleichtert. Die Tiefkühlpizza wurde zum verbreitetsten Lebensmittel in Europa. Es entstanden immer mehr Schnellrestaurants.

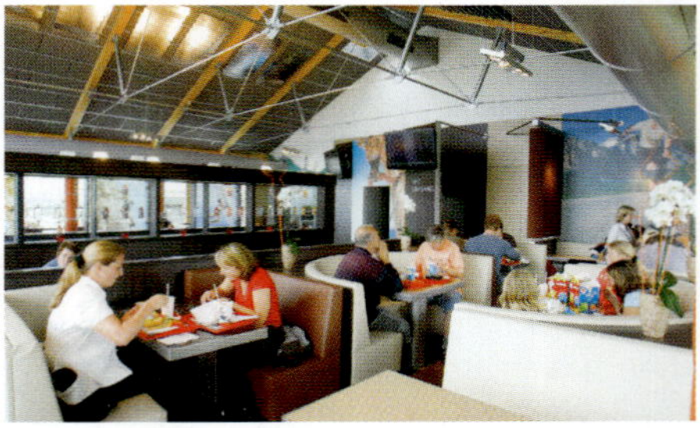

1971 wurde die erste „McD"-Filiale in Deutschland eröffnet. Seit den 1980er-Jahren ist die gemeinsame Mahlzeit in der eigenen Lebensgemeinschaft immer weiter auf dem Rückzug. Nun eröffnen auch griechische, türkische und asiatische Schnellrestaurants. Functional Food und Lightprodukte erobern die Supermärkte.

Essstörungen

Die häufigsten Essstörungen sind:

- *Esssucht*
- *Magersucht* (Anorexia nervosa)
- *Ess-Brech-Sucht* (Bulimia nervosa)
- Fressattacken (*Binge-Eating-Disorder*)

Esssucht

Essucht ist eine Essstörung, bei der es zu regelmäßig wiederkehrenden Heißhungerattacken kommt.

Esssucht führt häufig zu Übergewicht oder Fettsucht – *Adipositas* – mit entsprechenden gesundheitlichen und sozialen Problemen. Esssüchtige fühlen sich oft als Versager und Außenseiter.

Ester

Ester sind organische Verbindungen durch die Anlagerung von Säuren an die OH-Gruppen der Alkohole unter Wasserabspaltung.

Der Vorgang der Esterbildung wird als Veresterung bezeichnet.

Beispiel: Anlagerung von *Fettsäuren* an die OH-Gruppen des dreiwertigen Alkohols *Glycerin* unter Wasserabspaltung. Fette sind also Ester des dreiwertigen Alkohols Glycerin.

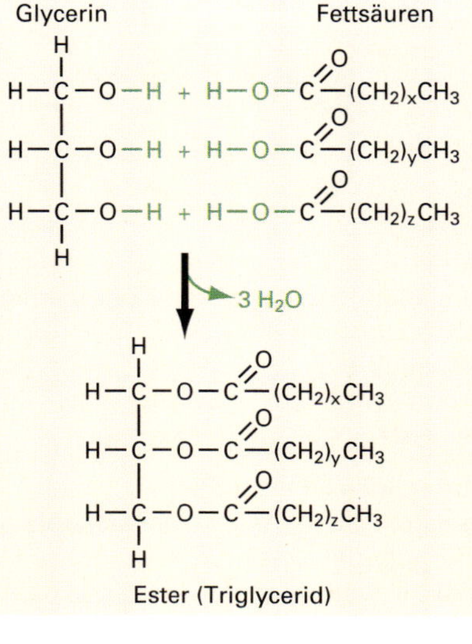

Esterasen

Esterasen sind *Hydrolasen*, z. B. Lipasen. Sie spalten *Ester*bindungen unter Wasseranlagerung wie in der Abbildung links zu sehen ist.

Estragon

Estragon ist ein Küchenkraut, das aus der französischen und italienischen Küche stammt.

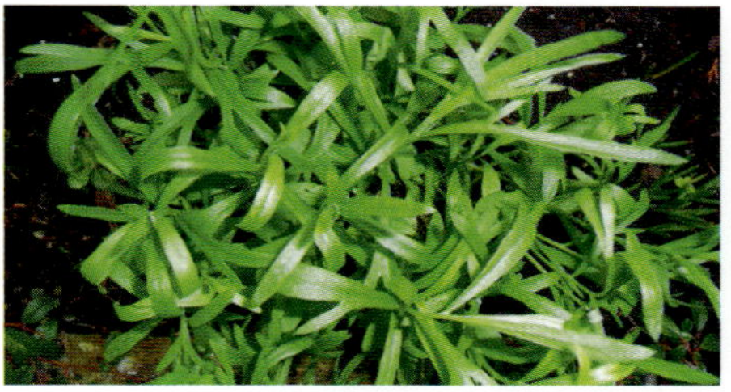

Erst beim Kochen entfaltet Estragon sein volles Aroma. Estragon passt zu Salaten, Fisch und Nudelspezialitäten.

Ethanol

Ethanol ist der alkoholische Bestandteil der alkoholischen Getränke. Strukturformel:

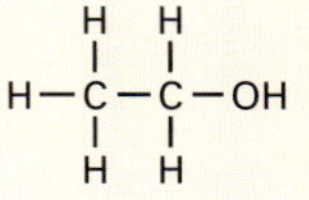

1 g Ethanol – Alkohol – liefert im Körper 29 kJ (7 kcal). Alkohol wird über die Mundschleimhaut, den Magen und den Darm aufgenommen und gleichmäßig über alle Körperflüssigkeiten verteilt. Alkohol wird überwiegend in der Leber abgebaut.

Der Konsum größerer Alkoholmengen führt zur Abhängigkeit und Organschädigungen.

Siehe *Alkohol*, *Organschädigungen*.

Europäische Behörde für Lebensmittelsicherheit (EFSA)

Die EFSA erfüllt eine beratende Funktion in verschiedenen Bereichen der Lebensmittelsicherheit in Europa entlang der gesamten Nahrungskette – u. a. auch in den Bereichen des Tierschutzes und des Pflanzenschutzes – und stattet die politischen Entscheidungsträger in Europa mit wissenschaftlichen Informationen und Entscheidungsgrundlagen aus.

Internet: www.efsa.europa.eu

Eversdiät
Die Eversdiät ist eine Kostform, die von dem deutschen Arzt Joseph Evers (1894 – 1975) Ende der 1930er-Jahre für Menschen mit schweren Stoffwechselerkrankungen entwickelt wurde.
Joseph Evers war der Ansicht, dass die zunehmende industrielle Verarbeitung der Lebensmittel die Ursache für die Zunahme von ernährungsbedingten Stoffwechselerkrankungen – multiple Sklerose, Diabetes mellitus, Gicht, Fettleibigkeit und auch Krebs – sei. Joseph Evers erzielte Behandlungserfolge bei multipler Sklerose.
Die Lebensmittel sollten also möglichst frisch und roh verzehrt werden.
Die Eversdiät ist eine überwiegend ovolactovegetarische Kostform, bei der auch etwas Fleisch erlaubt ist. Hauptlebensmittel sind: gekeimtes Getreide, frisches Gemüse, Obst und Salat.
Folgende Lebenmittel sind verboten: Margarine, Kaffee, Tee, raffinierter Zucker, Salz und vorgefertigte Lebensmittel.

EVS
EVS ist die Abkürzung für **E**inkommens- und **V**erbrauchs**st**ichprobe.

exergone Reaktionen
Bei exergonen Reaktionen wird im Gegensatz zu *endergonen Reaktionen* Energie freigesetzt.

exo
Exo bedeutet außen, außerhalb.
Beispiel: Exopeptidasen – Enzyme, die Peptidketten von außen spalten.

exogen
Exogen bedeutet außen – außerhalb des Körpers entstehend, von außen in den Körper eindringend.
Beispiel: Exogene Faktoren, durch die das Gesundheitsrisiko erhöht wird, sind z. B. Giftstoffe und Schadstoffe, Mikoorganismen, Lebensmittelvergiftungen, Reizüberflutung, Lärm und Stress.
Der Gegensatz ist *endogen*.

Exopeptidasen
siehe *Proteasen*

Exotoxine
Exotoxine sind Giftstoffe – Toxine –, die von Bakterien als Stoffwechselprodukte in Lebensmittel ausgeschieden werden.

Exsikkose
siehe *Dehydration*

extra
Extra bedeutet außerhalb bzw. außergewöhnlich.

Extrakt
Extrakt – Herausgezogenes – ist ein konzentrierter Auszug aus pflanzlichen oder tierischen Stoffen.

Extraktion, extrahieren
Extraktion bedeutet: Herauslösen einzelner Bestandteile aus einem flüssigen oder festen Stoff mit einem geeigneten Lösungsmittel.

Extraktionsverfahren, Speiseölgewinnung
Das Extraktionsverfahren (lateinisch extrahere – herausziehen) wird bei der Speiseölgewinnung angewendet.

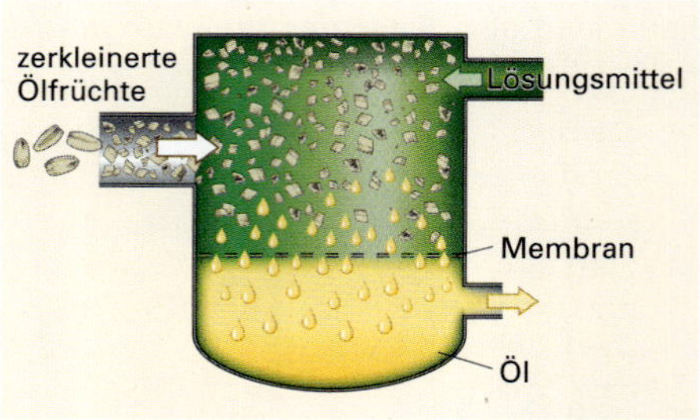

Hierbei wird das Speiseöl aus Ölfrüchten mithilfe eines organischen Lösungsmittels – Extraktionsmittels –, z. B. Leichtbenzin, herausgelöst.
Danach wird das Lösungsmittel durch Wasserdampf wieder abgetrennt.

extrazelluläre Flüssigkeit
Die extrazelluläre Flüssigkeit befindet sich außerhalb der Zellen, d. h., es ist die Flüssigkeit in den Blutgefäßen und Lymphgefäßen und die Gewebsflüssigkeit in den Gewebsspalten. Die extrazelluläre Flüssigkeit beinhaltet etwa 45 % der Gesamtkörperflüssigkeit.

F

F ist das chemische Symbol für **F**luor, siehe *Flourid*.

FAD

FAD ist die Abkürzung für **_F_**_lavin_**_a_**_denin_**_d_**_inucleotid_.

Fadenwürmer

siehe *Nematoden*

FAIRTRADE, TransFair

TransFair ist der gemeinnützige Verein zur Förderung des fairen Handels mit der Dritten Welt e. V. in Köln, die von 38 kirchlichen und entwicklungspolitischen Organisationen getragen wird.

TransFair handelt nicht selbst, sondern vergibt ein Siegel für fair gehandelte Produkte. TransFair unterstützt Produzentinnen und Produzenten in den Entwicklungsländern, um ihnen eine menschenwürdige Existenz aus eigener Kraft zu ermöglichen. Durch gerechtere Handelsbeziehungen sollen die Lebensbedingungen der Menschen in den Ländern des Südens verbessert, die Binnenwirtschaft gestärkt und langfristig ungerechte Weltwirtschaftsstrukturen abgebaut werden. Zum Beispiel decken die festgelegten Mindestpreise und Aufschläge die Produktionskosten und sichern das absolute Existenzminimum. Darüber hinaus kann in eine nachhaltige Zukunft investiert werden. Siegel der gemeinnützigen Vereinigung:

FAIRTRADE

Internet: www.transfair.org

Fannings

Fannings sind kleine Teilchen von Teeblättern und Teestielen. Sie werden zur Herstellung von Teeaufgussbeuteln verwendet.

FAO

FAO ist die Abkürzung für **F**ood and **A**griculture **O**rganization, Welternährungsorganisation. Die FAO ist die Ernährungs- und Landwirtschaftsorganisation der Vereinten Nationen (UNO) mit Sitz in Rom.

Die FAO hat die Aufgabe, die Lebensmittelversorgung der Weltbevölkerung zu verbessern und so Hungersnöte zu bekämpfen. Daneben erstellt diese Organisation Ernährungsempfehlungen.

Internet: www.fao.org

Farbstoffe

Farbstoffe sind Lebensmittelzusatzstoffe, die zum Färben bestimmter Lebensmittel zugelassen sind. Die Farbstoffe sollen die Lebensmittel „verschönern", indem sie diese frischer, fruchtreicher und appetitlicher aussehen lassen. Farbstoffe dürfen nur verarbeiteten Lebensmitteln, nicht aber Frischprodukten zugesetzt werden.

Folgende Lebensmittelfarbstoffe werden unterschieden:

- natürliche Farbstoffe
- synthetische Farbstoffe

Zu den synthetischen Farbstoffen gehören die *Azofarbstoffe*.

Die Verwendung von Farbstoffen in Lebensmitteln muss in der Zutatenliste namentlich oder mit der *E-Nummer* angegeben werden.

Farin

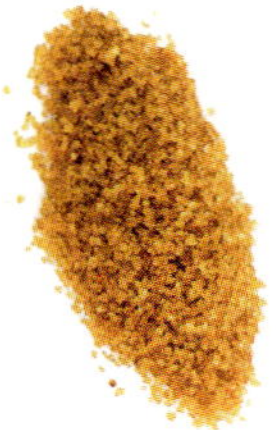

Farin ist hell- bis dunkelbrauner feinkristalliner Zucker aus karamellhaltigem Zuckersirup. Farin fällt bei der Herstellung von braunem Kandis an.

Färsen

siehe *Rinder*

Fasten

Fasten ist eine freiwillige, zeitlich begrenzte Einschränkung der Nahrungsaufnahme. Fasten erfolgt aufgrund weltanschaulich-religiöser oder gesundheitlicher Gründe.

Christen fasten in der Fastenzeit, Muslime im Fastenmonat Ramadan.

Beim *Heilfasten* steht nicht die Gewichtsabnahme, sondern die „Entgiftung" bzw. „Entschlackung" im Vordergrund.

Als *Nulldiät* wird der völlige Verzicht auf

Nahrung zur Gewichtsabnahme bezeichnet. Es werden ausschließlich Flüssigkeit, Vitamine und Mineralstoffe aufgenommen. Längere Fastenkuren dürfen nur unter ärztlicher Aufsicht erfolgen.

Fast Food

Fast Food (engl.) steht für schnelles Essen, z. B. Hamburger, Pommes frites. Fast Food sind Gerichte, die sich hinsichtlich Zubereitung, Service und Konsum durch Schnelligkeit auszeichnen. Bei Fast Food dürfen zwischen der Bestellung und dem Erhalt der Mahlzeit nur drei bis zehn Minuten vergehen.

Fast Food entspricht oft nicht den Grundsätzen einer gesunden Ernährung. Es ist häufig zu energiereich, fettreich und enthält außerdem zu viel Zucker und Salz.

Fast Food belastet außerdem durch die aufwendige Verpackung die Umwelt.

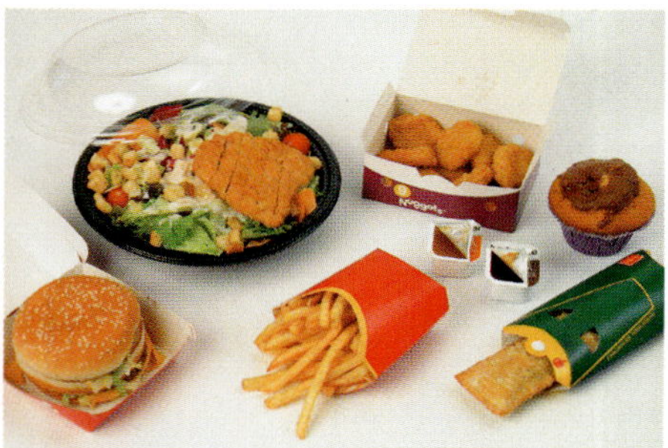

Neben den großen Fast-Food-Unternehmen gibt es auch kleinere Schnellimbisse, Bäckereien, Metzgereien und Naturkostläden, die Fast Food anbieten. Teilweise werden hier auch gesunde und vegetarische Alternativen angeboten.

Fäulnis

Fäulnis entsteht, wenn Mikroorganismen stickstoffhaltige Verbindungen – insbesondere Eiweiß – zersetzen. Bei Fäulnis entsteht ein unangenehmer Geruch durch Ammoniak, Schwefelwasserstoff und zum Teil giftige Eiweißabbauprodukte.

Durch Fäulnis kann es zu einer Lebensmittelvergiftung kommen.

Fe

Fe ist das chemische Symbol für *Eisen*.

Fehlernährung

Bei einer Fehlernährung liegt ein Mangel oder ein Überschuss an Nahrungsenergie und/oder Nährstoffen vor.

Eine erhöhte Zufuhr von Nahrungsenergie führt zu Übergewicht, eine verminderte Zufuhr zu Unterernährung.

Eine falsch zusammengestellte Ernährung kann auch das Fehlen einzelner Nährstoffe, z. B. Vitamin B_1 – Thiamin –, zur Folge haben.

Feige

Feigen sind die grünen bis bräunlich violetten süßen Früchte des Feigenbaumes.

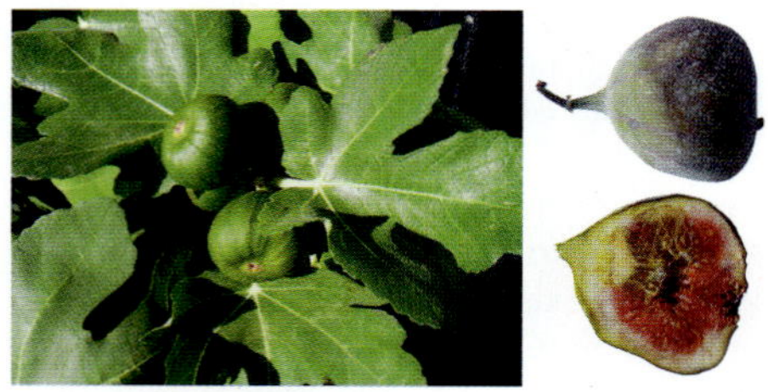

Das Fruchtfleisch ist mit zahlreichen kleinen Kernen durchsetzt. Feigen haben einen hohen Gehalt an *Invertzucker*.

Feigen werden frisch oder getrocknet angeboten.

Feldsalat, Rapunzel

Feldsalat – auch Ackersalat oder Rapunzel genannt – ist eine einjährige Pflanze, die als Herbst- und Wintersalat angebaut wird. Feldsalat wurde früher an den Feldrändern geerntet.

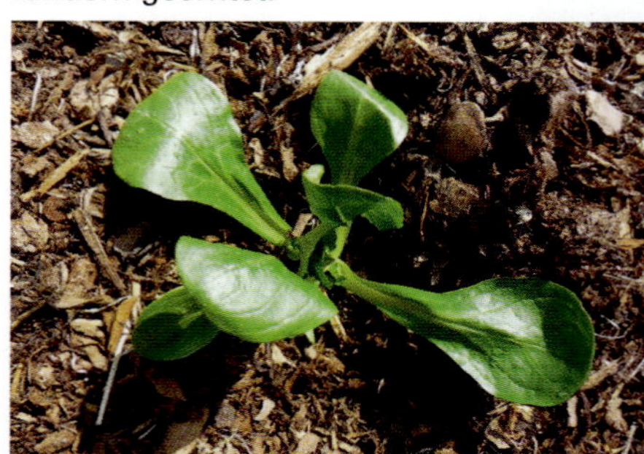

Feldsalat hat einen nussigen Geschmack und ist reich an β-Carotin und Eisen. Feldsalat – besonders aus dem Treibhaus – kann größere *Nitrat*mengen enthalten.

Fencheltee
Fencheltee ist ein Kräutertee aus den getrockneten Samen des Fenchels.

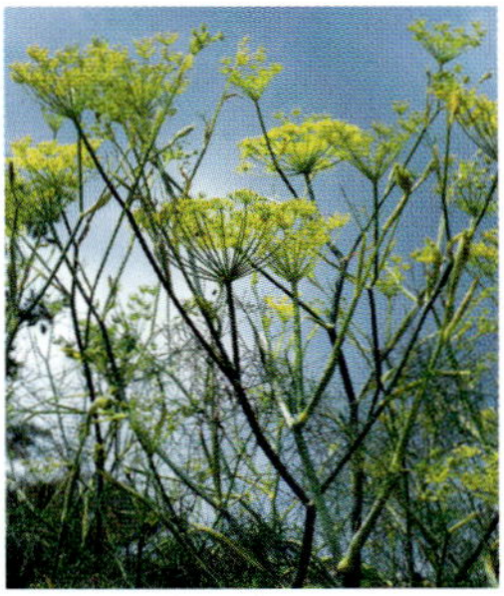

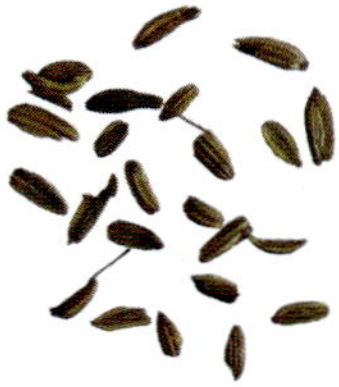

Der Geschmack der Fenchelsamen erinnert an Anis. Fencheltee wirkt im Magen-Darm-Bereich und bei Husten krampflösend.

Ferment
Ferment ist eine veraltete Bezeichnung für *Enzym*.

Fermentation
Fermentation ist ein biochemisches Verarbeitungsverfahren – unter dem Einfluss von *Enzymen* – zur Aromaentwicklung in Lebensmitteln und Genussmitteln, z. B. bei *Tee*blättern, *Kakao*bohnen und *Kaffee*bohnen.

Fetakäse
Fetakäse ist ein in Lake eingelegter, stark gesalzener *Weichkäse*, der in Griechenland aus Schafmilch oder aus einer Mischung aus Schaf- und Ziegenmilch hergestellt wird. Fetakäse reift 4 bis 6 Wochen in Salzlake.

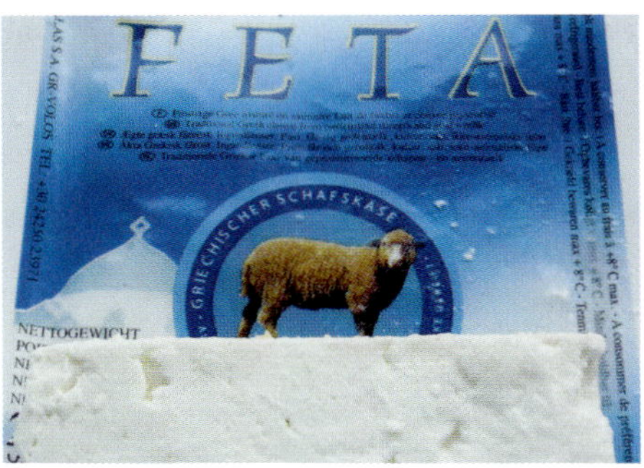

Der Name Feta ist eine geschützte Bezeichnung für Käse aus Griechenland.

fettarm
Fettarm ist eine Bezeichnung für Lebensmittel, die wenig Fett enthalten bzw. im Vergleich zu entsprechenden Lebensmitteln wenig Fett enthalten, z. B. Geflügelfleisch im Vergleich zu Schweinefleisch.
Die Kennzeichnung eines Lebensmittels als „fettarm" darf nur erfolgen, wenn der Fettgehalt unter 3% liegt, z. B. fettarme Milch – 1,5 bis 1,8% Fett. Zum Beispiel diese Tütensuppe wurde mit dem Zusatz „fettarm" gekennzeichnet. Der Fettgehalt beträgt 1 g pro 100 ml.

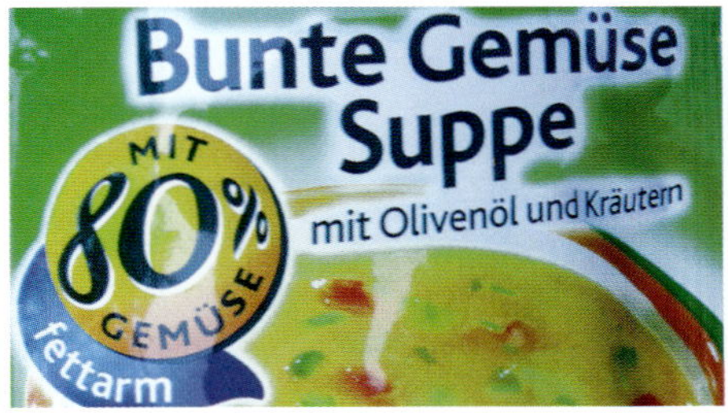

Fett i. Tr.
Fett i. Tr. ist eine Abkürzung für: **Fett**gehalt **i**n der **Tr**ockenmasse. Entsprechende Angaben sind bei Käsesorten zu finden.

Fettaustauschstoffe
Fettaustauschstoffe wurden von der Lebensmittelindustrie zur Senkung des Fettkonsums entwickelt.
Natürliche Fettaustauschstoffe schmecken ähnlich wie Fett, haben aber weniger Energie. Ein Fettaustauschstoff aus Kohlenhydraten ist z. B. modifizierte Stärke aus Mais und Kartoffeln, die im Wasser stark aufquillt, sodass eine cremige Masse mit einem fettähnlichen Mundgefühl entsteht.
Zum Beispiel diese Quarkcreme enthält als Zutat modifizierte Stärke:

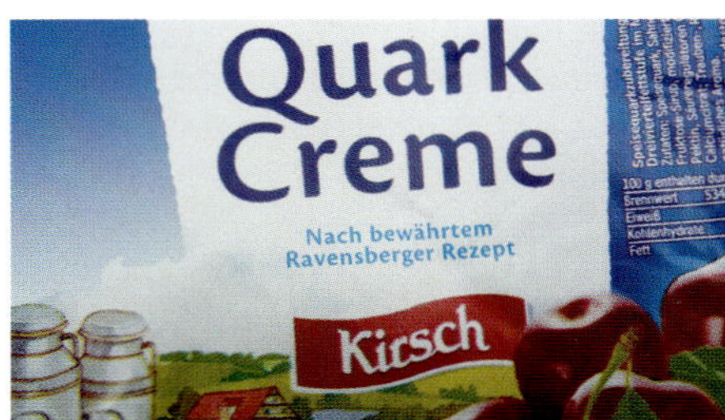

Fette

Fette bzw. Öle sind aus zwei unterschiedlichen Bestandteilen aufgebaut:

- *Glycerin*, einem dreiwertigen Alkohol, der mit
- verschiedenen *Fettsäuren* – organischen Säuren – *verestert* ist. Strukturformel:

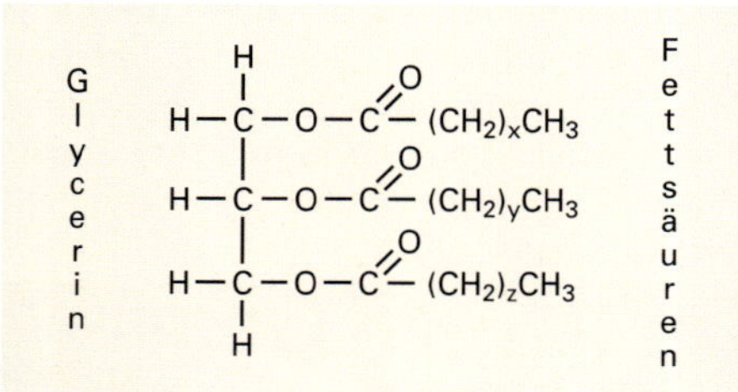

Bei der enzymatischen Spaltung von Fetten bzw. Ölen entstehen unter Wasseranlagerung wieder freie Fettsäuren und Glycerin.

Fette, Elemente

Fette bestehen aus den chemischen Elementen

- Kohlenstoff (C),
- Wasserstoff (H) und
- Sauerstoff (O).

Fette, Energiegehalt

Für die Nährwertkennzeichnung gilt:

1 g Fett enthält durchschnittlich 37 kJ (9 kcal).

Die Fette haben je nach Kettenlänge der *Fettsäuren* einen unterschiedlichen Energiegehalt. Der Energiegehalt der Fette steigt mit der Kettenlänge der enthaltenen Fettsäuren.

Fette, feste

Zu den besonders festen Fetten gehören: *Kokosfett*, Hammel- und Rinder*talg*. Diese Fette enthalten überwiegend langkettige, gesättigte *Fettsäuren*.

Feste Fette können hoch erhitzt werden, sind aber nur schwer verdaulich, da ihr Schmelzbereich über 37 °C liegt.

Fette, Rauchpunkt

Der Rauchpunkt ist die Temperatur, bei der ein Fett beim Erhitzen zu „rauchen" beginnt. Mithilfe des Rauchpunkts werden besonders Frittierfette beurteilt.

Der Rauchpunkt bei frischen Frittierfetten liegt über 200 °C, er sinkt jedoch mit fortschreitendem Gebrauch durch den zunehmenden Gehalt z. B. an freien Fettsäuren.

Fette, Resorption

Kurz- und mittelkettige *Fettsäuren* werden aus dem Dünndarm resorbiert und über die *Pfortader* zur Leber transportiert.

Aus langkettigen Fettsäuren werden nach der Resorption in die Darmwand wieder Fette aufgebaut.

Diese Fette werden dann in *Chylomikronen* in eine wasserlösliche Form gebracht und gelangen nun über die *Lymphgefäße* und die Blutgefäße zum Fettgewebe.

Fettersatzstoffe, synthetische

Fettersatzstoffe sind synthetisch hergestellte Stoffe.

Olestra ist ein synthetisch hergestellter Fettersatzstoff, der unverdaulich ist. Olestra verhindert allerdings auch die Aufnahme der fettlöslichen Vitamine. Olestra ist in der EU für den Menschen nicht zugelassen.

Fette, tierische

Tierische Fette sind *Butter*, *Butterschmalz* (Butterreinfett), *Gänse-*, *Schweineschmalz*, Hammel- und Rinder*talg* und *Fischöl*.

Im Gegensatz zu pflanzlichen Fetten und Ölen enthalten tierische Fette *Cholesterin*. Sie haben außerdem oft einen hohen Anteil an gesättigten Fettsäuren.

Fischöle enthalten *Omega(ω)-3-Fettsäuren*.

Fette, Verdauung

Nicht emulgierte Fette ①, z. B. Pflanzenöle, werden im Zwölffingerdarm durch Gallensäuren emulgiert ② und dann durch *Lipasen* aus dem Bauchspeichel unter Wasseranlagerung in Glycerin und Fettsäuren gespalten ③ + ④.

In der Darmwand werden dann aus Glycerin und Fettsäuren wieder Fette aufgebaut und diese werden in *Chylomikronen* ⑤ über die *Lymphgefäße* und die Blutgefäße zum *Fettgewebe* transportiert.

Kurzkettige Fettsäuren werden durch die Pfortader zur Leber transportiert.

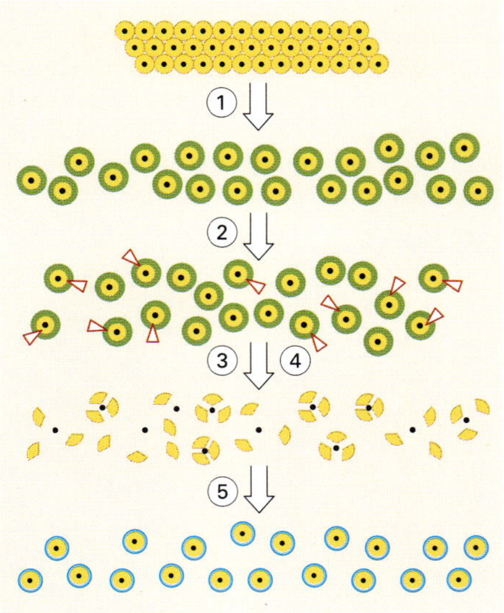

Fette, versteckte

Versteckte Fette sind Fette in Lebensmitteln, die oft nicht auf den ersten Blick zu sehen sind, z. B. in Haselnüssen, Schokolade und Käse. Versteckte Fette sind deshalb häufig ein Risikofaktor für das Entstehen von Übergewicht und Folgeerkrankungen. Die Hälfte der täglichen Fettzufuhr kann in Form von „versteckten" Fetten erfolgen. Zum Beispiel in dieser Wurst ist die abgebildete Fettmenge „versteckt":

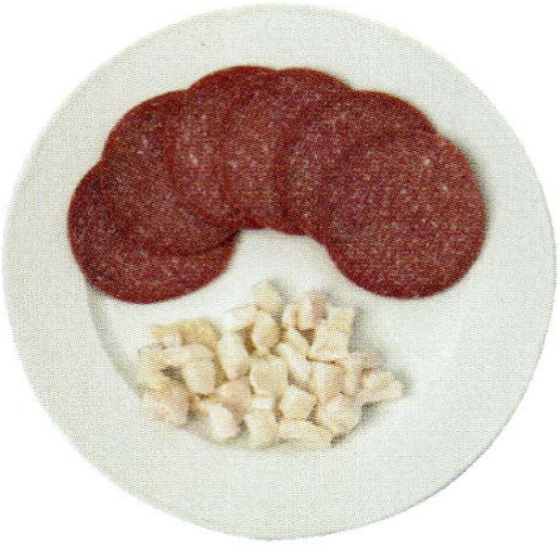

Fette, Verzehrempfehlung

30 % der täglichen Energiezufuhr soll in Form von Fett erfolgen.
Die DGE – *Deutsche Gesellschaft für Ernährung* – empfiehlt den täglichen Verzehr von

- 15 bis 30 g Butter oder Margarine und
- 10 bis 15 g Pflanzenöl.

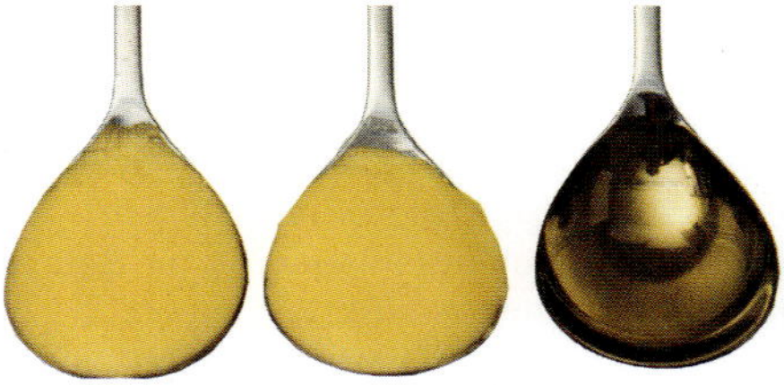

Das sind z. B. 2 EL Butter und 1 EL Pflanzenöl.

Fette, weiche

Zu den weichen Fetten gehören: *Butter*, *Margarine*, *Butterschmalz* (Butterreinfett), *Gänseschmalz* und *Schweineschmalz*.
Weiche Fette enthalten kurzkettige oder ungesättigte *Fettsäuren*.

Fettfisch

Fettfische sind Fischsorten, die über 10 % Fett enthalten.
Zu den Fettfischen gehören u. a. *Aal*, *Hering*, *Lachs*, *Makrele* und *Thunfisch*. Fettfische enthalten *Omega(ω)-3-Fettsäuren*.

Fettgewebe

Fettgewebe ist zur Fettspeicherung umgewandeltes *Bindegewebe*, das aus zahlreichen Fettzellen besteht, in denen Fett als Energiereserve gespeichert werden kann.

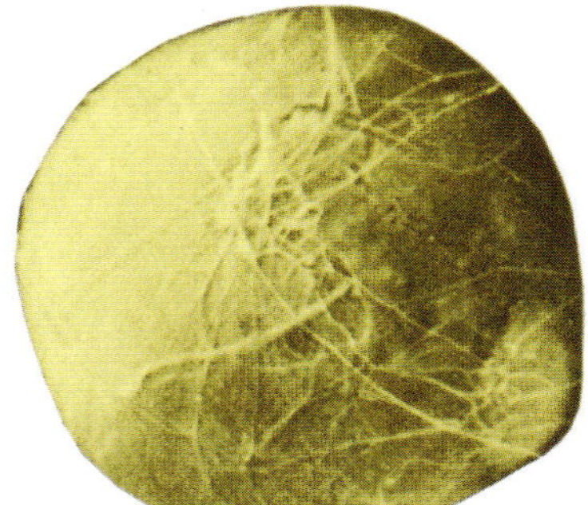

Das Fettgewebe

- schützt den Körper vor Wärmeverlusten und
- schützt innere Organe.

Die Verteilung des Fettgewebes im Körper ist geschlechtsabhängig. Die Zahl der Fettzellen wird bereits in der Kindheit festgelegt, nur die eingelagerte Fettmenge kann sich dann noch ändern.

F

Fettgewebeverteilung, Typen

Je nach Verteilung des Fettgewebes in unterschiedlichen Körperregionen wird vom Apfeltyp und vom Birnentyp gesprochen.

Beim **Apfeltyp** – androide Fettsucht – ist eine verstärkte Fetteinlagerung im Bauchbereich vorhanden, z. B. „Bierbauch".

Es besteht ein erhöhtes gesundheitliches Risiko für Herz- und Kreislauferkrankungen und Diabetes mellitus.

Risiko je nach Taillenumfang:

Taillen-umfang	erhöhtes Risiko	deutlich erhöhtes Risiko
Männer	> 94 cm	> 102 cm
Frauen	> 80 cm	> 88 cm

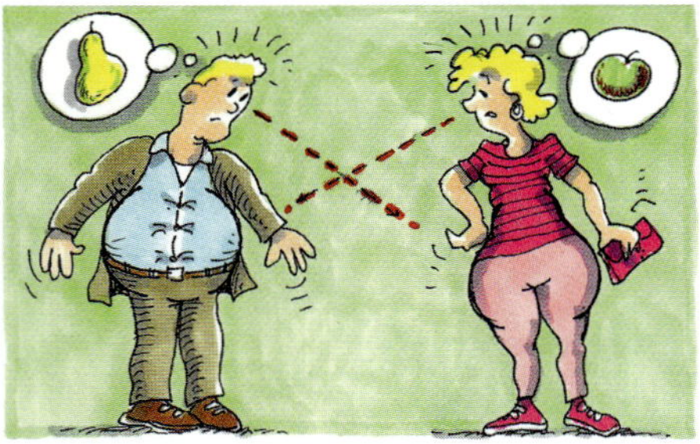

Beim **Birnentyp** – gynoide Fettsucht – erfolgt die Fetteinlagerung an den Hüften und am Gesäß. Bei dieser Art der Fettverteilung besteht kein so großes gesundheitliches Risiko wie beim Apfeltyp.

Fetthärtung

Die Fetthärtung wird z. B. bei der Margarineherstellung eingesetzt. Pflanzliche Öle werden in streichfähige Fette umgewandelt.

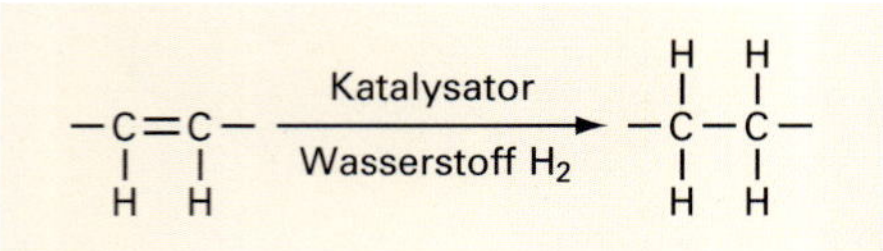

Unter Einsatz eines *Katalysators* – Nickel – wird Wasserstoff unter Druck in das Öl eingeleitet. Dabei werden ungesättigte *Fettsäuren* in gesättigte Fettsäuren umgewandelt. Dadurch erhöht sich der Schmelzpunkt des Fettes.

Bei der Fetthärtung entstehen allerdings unerwünschte *Transfettsäuren*.

Fettleber

Bei einer Fettleber sind verstärkt Fette in die Leberzellen eingelagert. Der Fettanteil in den Leberzellen ist also erhöht. Wenn mehr als 10 bis 20 % des Lebergewichts Fette sind, spricht man von einer Fettleber. Die Leber ist dabei vergrößert.

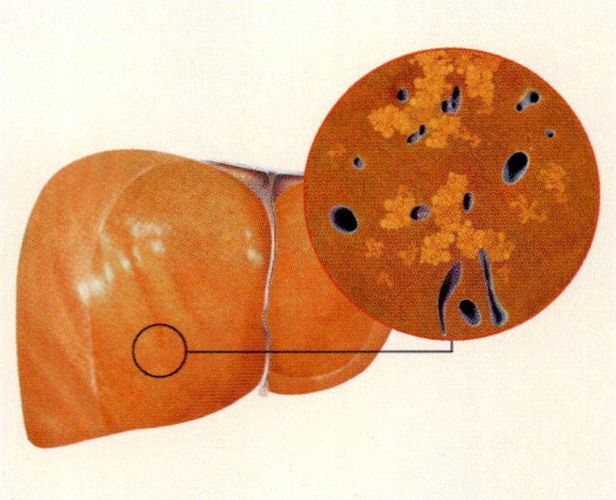

Durch die Fetteinlagerung werden die Leberzellen zerstört und durch Narbengewebe ersetzt. Es kommt zur *Leberzirrhose*.

Häufigste Ursache für eine Fettleber ist übermäßiger Alkoholkonsum. Bei einer Fettleber muss völlig auf Alkohol verzichtet und Übergewicht abgebaut werden.

Durch entsprechende diätetische Maßnahmen kann sich das Lebergewebe wieder erholen.

fettliebend

Ein Stoff oder ein Teil eines *Moleküls* wird als fettliebend bezeichnet, wenn die Löslichkeit in Ölen oder Fetten gut ist. Der Stoff bzw. der Teil des Moleküls ist dann nicht in Wasser löslich.

Andere Bezeichnungen für fettliebend sind *lipophil*, wassermeidend, hydrophob oder unpolar.

Fettnachweis

Fett in Lebensmitteln kann mithilfe eines Löschpapiers bzw. durch Herauslösen mit Leichtbenzin nachgewiesen werden.

Beispiel Nachweis mit Löschpapier:

Einen Teelöffel gemahlene Haselnüsse auf einem Stück Löschpapier verreiben. Zur Kontrolle einen Wassertropfen auf das Löschpapier geben.

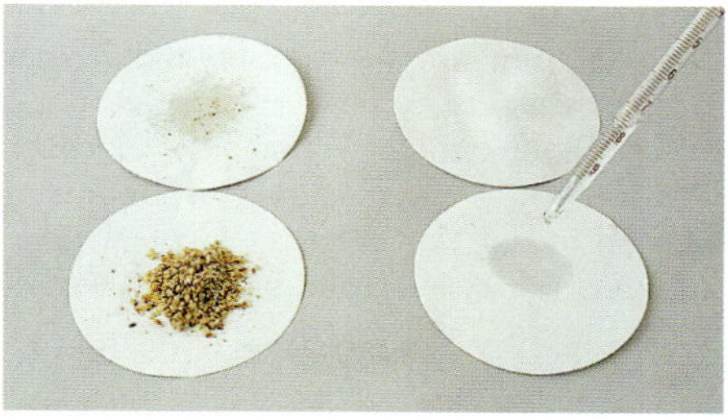

Beispiel Nachweis durch Herauslösen mit Leichtbenzin:

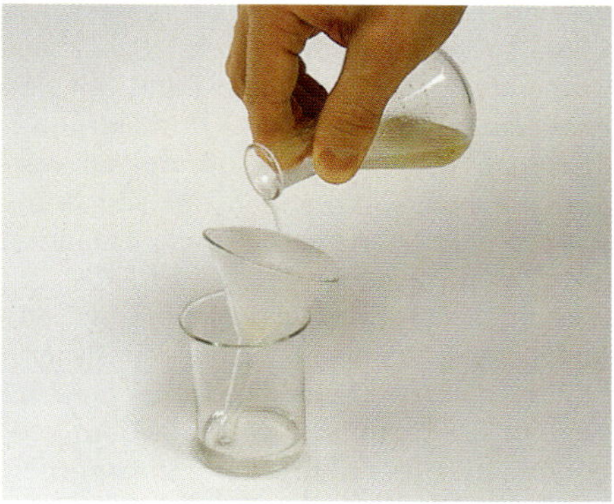

Einen Teelöffel gemahlene Haselnüsse in einen Erlenmeyerkolben mit Leichtbenzin geben. Die Probe kräftig schütteln und 15 Minuten stehen lassen.
Danach durch einen Filter geben.

Fettsäuren

Fettsäuren sind organische Säuren aus
- Kohlenstoff (C),
- Wasserstoff (H) und
- Sauerstoff (O).

Fettsäuren haben eine *Carboxylgruppe*.
Nach der Anzahl der C-Atome werden folgende Fettsäuren unterschieden:
- **kurzkettige Fettsäuren**: Sie haben 4 C-Atome.
  Beispiel: *Buttersäure*
- **mittelkettige Fettsäuren**: Sie haben 6 bis 12 C-Atome.
  Beispiele: *Caprinsäure*, *Capronsäure*, *Caprylsäure*, *Laurinsäure*
- **langkettige Fettsäuren**: Sie haben mehr als 12 C-Atome.
  Beispiele: *Linolensäure*, *Linolsäure*, *Ölsäure*, *Palmitinsäure*, *Stearinsäure*

Nach dem Vorhandensein von Doppelbindungen werden unterschieden:
- Fettsäuren, gesättigte
- Fettsäuren, einfach ungesättigte
- Fettsäuren, mehrfach ungesättigte

Von besonderer Bedeutung sind die essenziellen Fettsäuren, da sie vom menschlichen Körper nicht selbst hergestellt werden können. Siehe *Fettsäuren, essenzielle*.
Verbinden sich drei Fettsäuren mit Glycerin unter Abspaltung von Wasser, so entstehen *Fette* – Triglyceride.

Fettsäuren, E 570

Fettsäuren sind als Lebensmittelzusatzstoff – *Emulgator* – ohne Höchstmengenbegrenzung zugelassen. In der Zutatenliste erfolgt die Angabe „Fettsäure“ bzw. „Speisefettsäure“.
Fettsäuren sind gesundheitlich unbedenklich.

Fettsäuren, einfach ungesättigte

Einfach ungesättigte Fettsäuren haben eine *Doppelbindung* (-C=C-), d. h., die beiden benachbarten C-Atome sind nicht vollständig mit Wasserstoff abgesättigt.
Strukturformel:

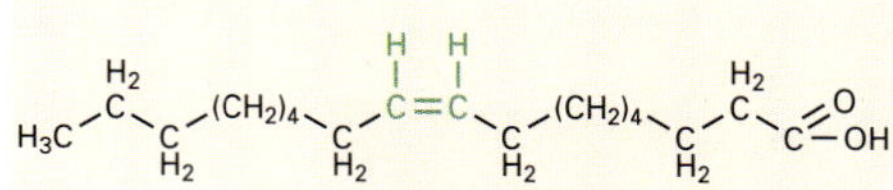

Die überwiegend vorkommende einfach ungesättigte Fettsäure ist die *Ölsäure*, eine *Omega-9-Fettsäure*. Ölsäure ist flüssig.

Fettsäuren, essenzielle

Essenzielle Fettsäuren sind lebensnotwendige Fettsäuren, die im menschlichen Körper nicht gebildet werden können. Sie müssen mit der Nahrung aufgenommen werden. *Linolsäure* und *Linolensäure* sind essenzielle Fettsäuren.
Essenzielle Fettsäuren senken den Blutcholesterinspiegel und schützen so vor einem Herzinfarkt.

Fettsäuren, gesättigte

Gesättigte Fettsäuren haben keine Doppelbindung, alle C-Atome sind mit Wasserstoff abgesättigt. Beispiel: *Buttersäure*

F

Fettsäuren, mehrfach ungesättigte, Polyenfettsäuren

Mehrfach **u**ngesättigte **F**ettsäuren (MUF) haben mehrere Doppelbindungen (-C=C-). Diese Fettsäuren können zusätzlich an den Doppelbindungen Wasserstoff aufnehmen, da diese Bindungen nicht mit Wasserstoff abgesättigt sind.
Beispiele: *Linolsäure*, *Linolensäure*. Diese Fettsäuren sind flüssig. Mehrfach ungesättigte Fettsäuren senken den Blut*cholesterinspiegel*.

Fettstoffwechsel

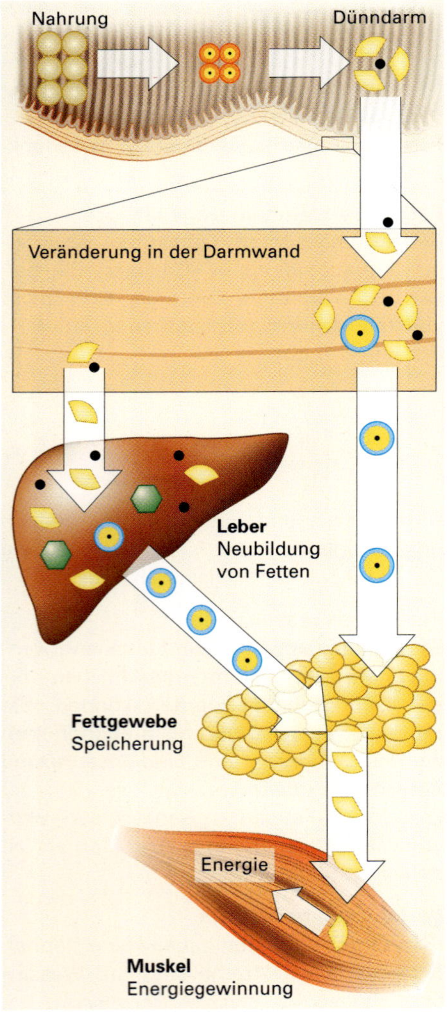

Wasserlösliche, also kurz- und mittelkettige Fettsäuren der Nahrung gelangen über die Pfortader zur Leber.
Aus den langkettigen Fettsäuren, Glycerin, Cholesterin, Eiweiß und Phospholipiden werden in der Darmwand *Chylomikronen* aufgebaut. Diese werden über die Lymphgefäße zum Fettgewebe – Depotfett – transportiert.
Am Fettgewebe werden die Fettsäuren durch *Lipasen* aus den Chylomikronen abgespalten und zum Aufbau von Depotfett verwendet.
Ebenso gelangen die in der Leber aus Kohlenhydraten gebildeten Fette mit den *Prä-ß-Lipoproteinen* (VLDL) zum Fettgewebe. Auch von diesen Lipoproteinen werden die Fettsäuren durch Lipasen abgespalten und zum Aufbau von Depotfett verwendet.
Zwischen den Mahlzeiten werden Fette aus dem Fettgewebe wieder in Glycerin und Fettsäuren gespalten. Die Fettsäuren werden an Plasmaproteine – *Albumine* – gebunden zu den Muskeln transportiert und hier unter Energiegewinnung zu Wasser und Kohlenstoffdioxid abgebaut.
Fette sind außerdem am Aufbau und der Erneuerung von *Zellmembranen* beteiligt.

Fettsucht

siehe *Adipositas*

Fettverderb

Beim Fettverderb werden zwei Abschnitte unterschieden:

- **Sauerwerden von Fetten:** Durch Mikroorganismen, Licht oder Wärme werden Fettsäuren abgespalten.
- Es folgt das **Ranzigwerden der Fette**, hierbei werden die Fettsäuren durch Einwirken von Luft und Mikroorganismen weiter zersetzt.

Wasserreiche Fette, z. B. Butter, verderben besonders schnell, da die Lebensbedingungen für die Mikroorganismen aufgrund des Wassergehalts ideal sind.
Durch den Verderb ungesättigter Fettsäuren entstehen *Radikale*. Vitamin E – *Tocopherole* – verzögert den Verderb.

Feuchthaltemittel

Feuchthaltemittel sind Lebensmittelzusatzstoffe, die das Austrocknen von Lebensmitteln verhindern oder das Auflösen von pulverförmigen Lebensmitteln verbessern. Diese Zusatzstoffe sind in der Lage, die Feuchtigkeit z.B. in Backwaren zu binden oder auch Feuchtigkeit aus der Luft anzuziehen.

Feuchthaltemittel sind z.B. *Glycerin* (E 422) und *Sorbit* (E 420).

FFS

FFS ist die Abkürzung für **f**reie **F**ett**s**äuren.

fibrilläre Eiweißstoffe

siehe *Eiweißstoffe, faserförmige*

Fibrin

Fibrin ist ein Bluteiweißstoff, der Hauptbestandteil des Blutgerinnungssystems ist. Im Blut befindet sich eine Vorstufe des Fibrins – das Fibrinogen –, das bei Verletzungen in Fibrin umgewandelt wird und ein feinfaseriges Gerüst bildet, das die Wunde verschließt.

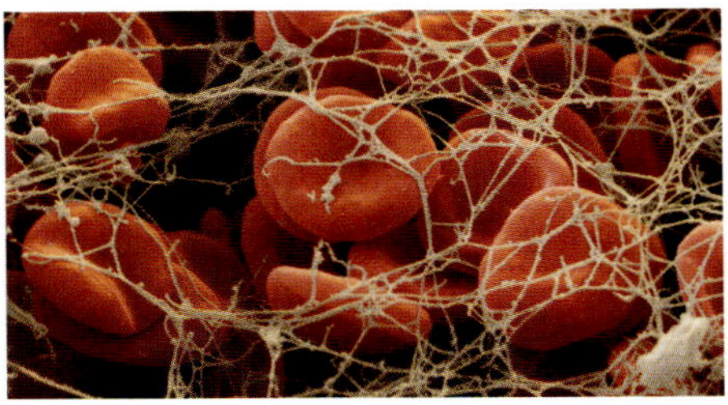

Filetieren

Filetieren ist bei Fleisch und Fisch das Herauslösen von Stücken und das gleichzeitige Entfernen von Haut, Knochen bzw. Gräten.

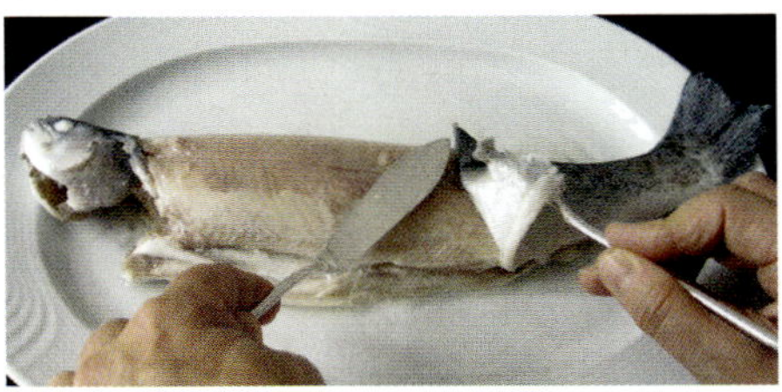

Bei Obst ist es das Herauslösen von Fruchtteilen und das gleichzeitige Entfernen von Scheidewänden.

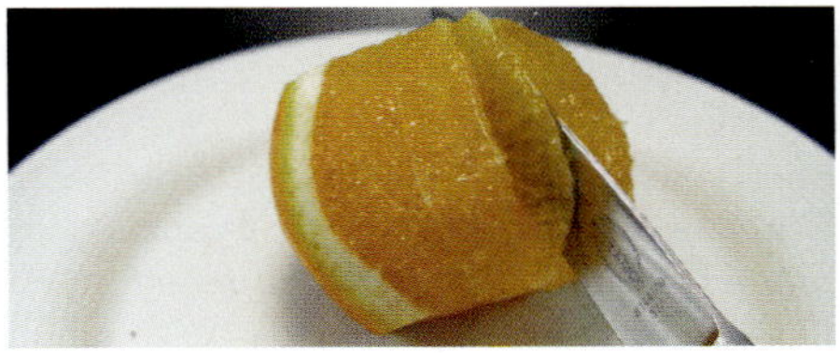

Fingerfood

Als Fingerfood werden Speisen bezeichnet, die ohne Besteck mit den Fingern gegessen werden, z.B. Gemüsesticks, *Canapés*, Spieße.

Finne

Eine Finne ist eine Bandwurmlarve, die sich im menschlichen Darm zum Bandwurm entwickeln kann.

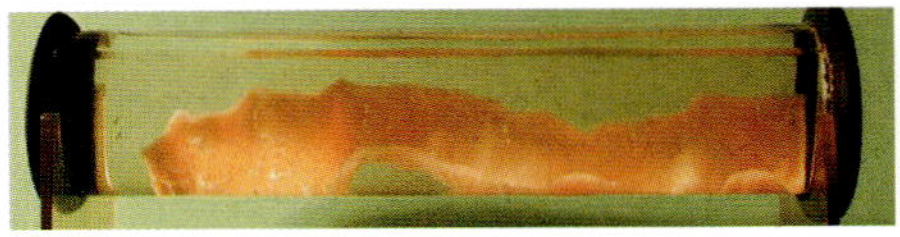

Fisch, Frischemerkmale

Frischer Fisch hat folgende Merkmale:

- rote Kiemen
- straffe Haut – keine Druckstellen
- kein starker Fischgeruch

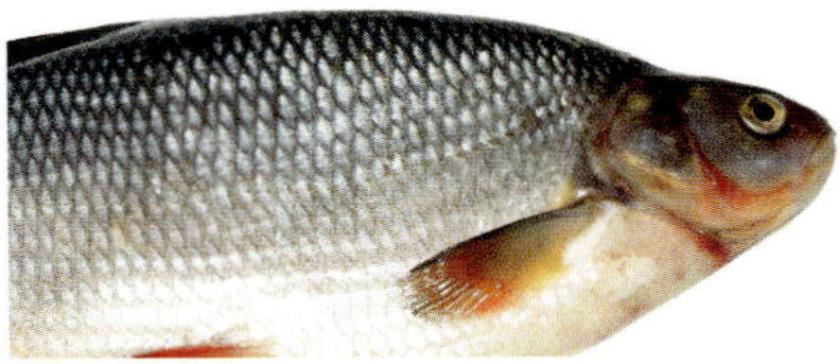

Fisch, Nährstoffgehalt

Fisch enthält

- hochwertiges Eiweiß,
- Mineralstoffe und Vitamine.

Hinsichtlich des Fettgehalts unterscheidet man Fettfisch und Magerfisch (siehe S. 118).

Fettfische: *Aal*, *Hering*, *Lachs*, *Makrele*, *Sprotte*, *Thunfisch*. Sie sind reich an *Omega(ω)-3-Fettsäuren – Linolensäure*. Nährstoffgehalt:

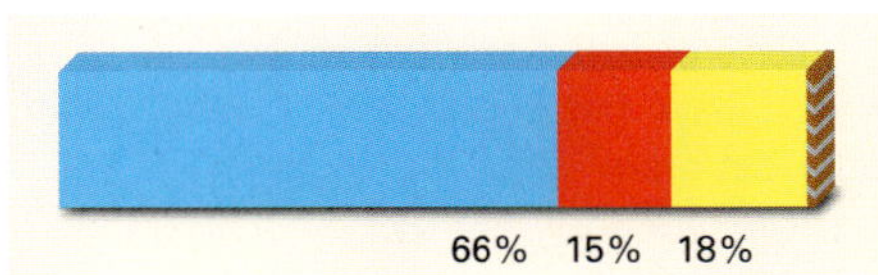

Magerfische: z. B. *Dorsch*, *Forelle*, *Kabeljau*, *Schellfisch*, *Seelachs*, *Seeteufel*, *Steinbutt*. Sie enthalten nur ca. 1 g Fett/100 g.

Seefische aus dem Meer, z. B. Schellfisch, Seelachs und Kabeljau, sind außerdem gute *Jod*lieferanten. Nährstoffgehalt:

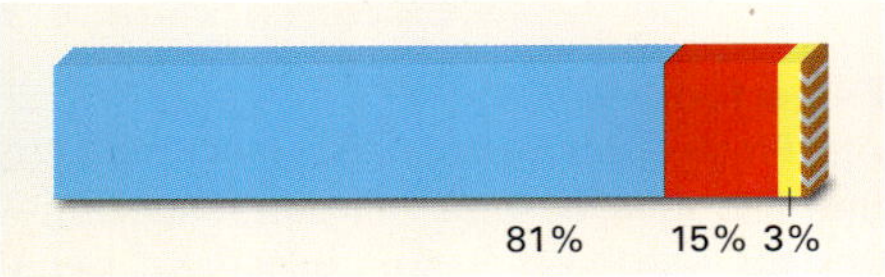

Fisch, Verzehrempfehlung

Die *Deutsche Gesellschaft für Ernährung* (DGE) empfiehlt den wöchentlichen Verzehr von ein bis zwei Portionen Seefisch.

Pro Woche sollen

- 80 bis 150 g fettarmer Seefisch und
- 70 g fettreicher Seefisch gegessen werden.

Fisch, Zubereitung

Fisch wird bei der Zubereitung nach der Drei-S-Regel zunächst ge**s**äubert, ge**s**äuert und ge**s**alzen.

Danach wird der Fisch gedünstet, gebraten oder gegrillt. Fisch muss gut gewürzt werden, da er wenig Eigengeschmack hat. Im Ganzen gegarter Fisch ist gar, wenn sich die Rückenflosse leicht herauslösen lässt.

Fische, Einteilung

Fische sind im Wasser lebende Wirbeltiere, die durch Kiemen atmen.

Nach der äußeren Form der Fische unterscheidet man:

- **Rundfische**, z. B. Forelle und Kabeljau, und
- **Plattfische**, z. B. Scholle und Seezunge.

Nach dem Lebensraum der Fische unterscheidet man:

- **Seefische**: 85% der weltweiten Fischerei, z. B. Hering, Kabeljau, Seelachs, und
- **Süßwasserfische**: 15% der weltweiten Fischerei, z. B. Forelle, Karpfen.

Nach dem Fettgehalt der Fische unterscheidet man:

- Fettfische und
- Magerfische.

Fische, Krebstiere, Kennzeichnung

Bei Fischen und Krebstieren müssen neben der Verkehrsbezeichnung – Name der Fischsorte – die Produktionsmethode bzw. das Fanggebiet genannt werden.

Die Produktionsmethode bzw. das Fanggebiet muss folgendermaßen angegeben werden:

- bei Seefisch: **gefangen in ...**
- bei Süßwasserfischen aus Binnenfischerei: **aus Binnenfischerei ...**
- bei Fischen aus *Aquakultur*: **aus Aquakultur ...**

Diese Regelung gilt für frische, geräucherte und tiefgekühlte Ware, nicht aber für Fischprodukte. Beispiel:

> **Forellenfilet, geräuchert**
> aus Binnenfischerei in der Eifel
> Zutaten: Forelle, Salz, Rauch
> kühl lagern bei +2 °C bis max. 7 °C

Fischfilet

Fischfilet ist Fischfleisch ohne Haut und Gräten.

Fischinformationszentrum

Das **F**isch-**I**nformations**z**entrum (FIZ) ist die Anlaufstelle für Fragen jeglicher Art zum Thema Fisch. Es wurde 1997 als ein eingetragener Verein von Unternehmen und Verbänden der deutschen Fischwirtschaft gegründet. Das FIZ wird in seiner Arbeit von zahlreichen Experten aus Wissenschaft und Praxis unterstützt. Viele warenkundliche Informationen sowie Rezepte sind auf der Internetseite des FIZ zu finden.

FIZ

Internet:
www.fischinfo.de

Fischöl

Fischöl wird durch Auspressen und/oder Extraktion aus Fettfisch, z. B. Hering, Lachs oder Makrele, gewonnen. Fischöl mit einem hohen Anteil an *Omega(ω)-3-Fettsäuren*, z. B. Lachsöl, wird in Gelatinekapseln als *Nahrungsergänzungsmittel* angeboten bzw. Lebensmitteln, z. B. Brot, zugesetzt.

Fischöl soll sich günstig auf entzündliche Erkrankungen wie z. B. Arthritis auswirken. Die Verabreichungsform in Kapseln ist jedoch umstritten. Empfohlen wird auf jeden Fall der Verzehr von Fettfisch.

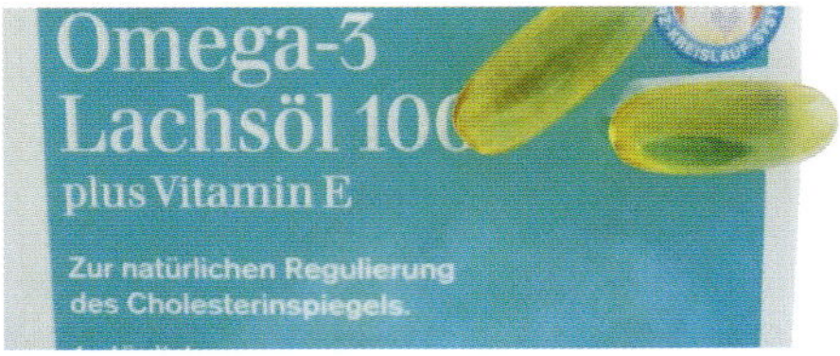

Fischöl wird auch für die Margarineherstellung verwendet.

Fladenbrot

Fladenbrot hat eine runde, flache Form und seinen Ursprung in der Türkei. Fladenbrote werden aus einem weichen Weizenbrotteig mit Olivenöl hergestellt.

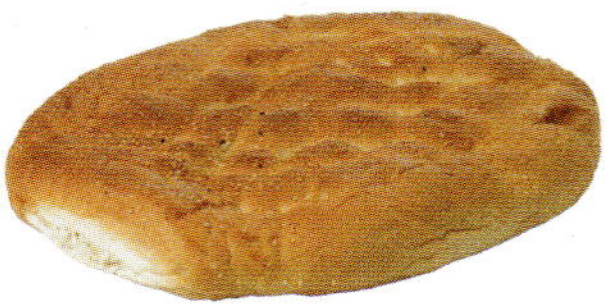

Flammeri

Flammeri ist eine süße gekochte Speise, die kalt gestürzt wird. Der Begriff wird heute wenig benutzt, da die Industrie „Puddingpulver" herstellt.

Flavinadenindinucleotid (FAD)

Flavin**a**denin**d**inucleotid dient im Stoffwechsel der Zellen als Wasserstoff übertragendes *Coenzym*.

$FAD + H_2 \Rightarrow FADH_2$

Vitamin B_2 – *Riboflavin* – ist Bestandteil des FAD. FAD überträgt auch Wasserstoff in die *Atmungskette*.

Flavonoide

Flavonoide gehören zu den *Polyphenolen*, einer Untergruppe der *sekundären Pflanzenstoffe*. Bisher sind rund 5 000 Flavonoide bekannt.

Flavonoide sind für die Färbung von Obst und Gemüse verantwortlich.

Sie unterstützen die Wirkung des Vitamin C und schützen so vor *Arteriosklerose* und mindern das Krebsrisiko.

Fleisch, Druckprobe

Das Fleisch ist gar, wenn es bei der Druckprobe nicht mehr nachgibt.

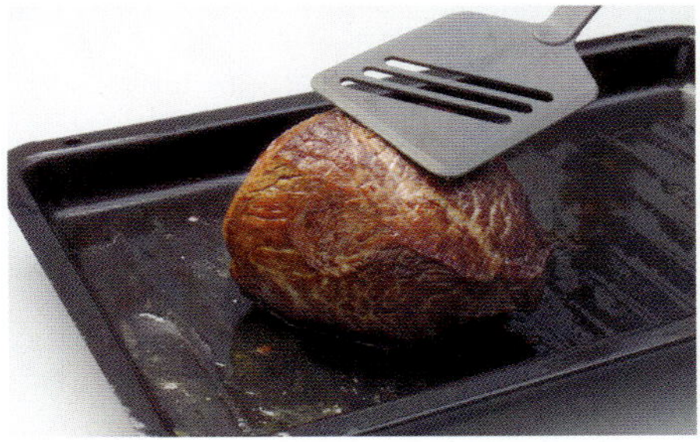

Bei der Garprobe nicht in das Fleisch stechen, um festzustellen, ob es gar ist, sonst tritt Fleischsaft mit Nährstoffen aus.

Fleischerzeugung, Energie(veredelungs)verluste

Für die Erzeugung von Fleisch wird im Durchschnitt siebenmal so viel Energie wie für die Erzeugung pflanzlicher Lebensmittel benötigt. Das heißt, aus 7 kJ Futtermitteln entsteht 1 kJ Fleisch.

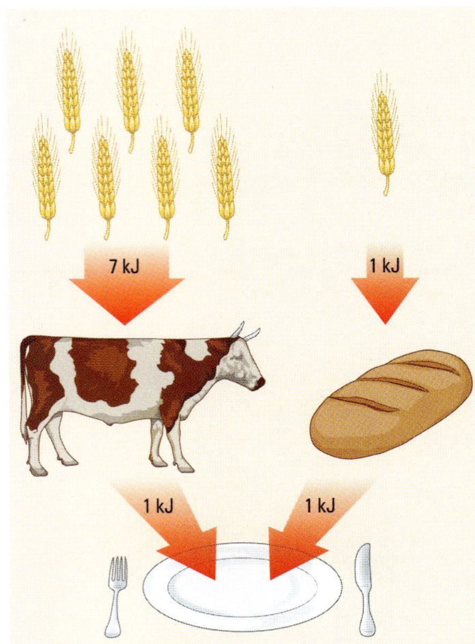

Unter Fleisch versteht man die Skelettmuskeln von „Säugetieren" und „Vögeln", die für den menschlichen Verzehr geeignet sind.

Fleischfehler
siehe *PSE-Fleisch*, *DFD-Fleisch*

Fleisch, Nährstoffgehalt
Schieres Fleisch enthält
- viel biologisch hochwertiges Eiweiß,
- reichlich Vitamin B_1 und Eisen.

Fleisch und Fleischwaren enthalten aber auch oft reichlich Fett und *Cholesterin*.
Leber und Niere – Innereien – sollen nur selten verzehrt werden, da die Schadstoffbelastung dieser Lebensmittel zu hoch ist.

Fleischreifung
Bei der Fleischreifung wird zunächst *Muskelglykogen* zu *Milchsäure* abgebaut, hierdurch quellen die Eiweißstoffe auf, das Fleisch wird zäh und hart.
Nach 48 Stunden bei Schweinen bzw. nach zwei bis drei Tagen bei Rindern kommt es durch fleischeigene Enzyme zu einem Anstieg des *pH-Wertes* im Fleisch und so zum Lösen der Totenstarre.
Fleischeigene Enzyme verändern außerdem die Eiweißstruktur. Das Fleisch wird hierdurch mürbe und leichter verdaulich. Das Fleisch verliert dabei allerdings auch Wasser.

Fleisch, Verzehrempfehlung
Die *Deutsche Gesellschaft für Ernährung* (DGE) empfiehlt den wöchentlichen Verzehr von
300 bis 600 g Fleisch und Wurst.
Fettarme Produkte sollen bevorzugt werden.

Flunder
Die Flunder ist ein schollenähnlicher Plattfisch, der vor allen europäischen Küsten lebt. Die Flunder ist 20 bis 30 cm lang und wird bis zu 3 kg schwer.

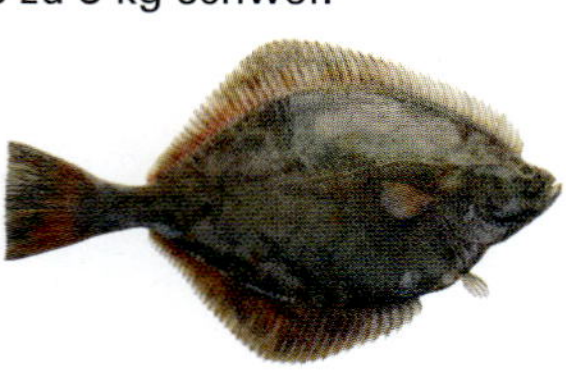

Die Flunder gehört zu den *Magerfischen*.

Fluor (F)
Fluor ist ein essenzielles *Spurenelement*. Fluoride sind Salze des chemischen Elements Fluor. In dieser Form kann Fluor im Körper gespeichert werden. Fluorid befindet sich vorwiegend in Knochen und Zähnen. Der Gesamtbestand an Fluorid im menschlichen Körper beträgt 2 bis 6 g.
Fluorid fördert die Zahngesundheit, es verhindert die Entstehung von Karies, da es an der Zahnschmelzbildung und -härtung beteiligt ist.
Diesem jodierten Speisesalz wurde Natriumfluorid – 0,047 %–0,064 % – zugesetzt:

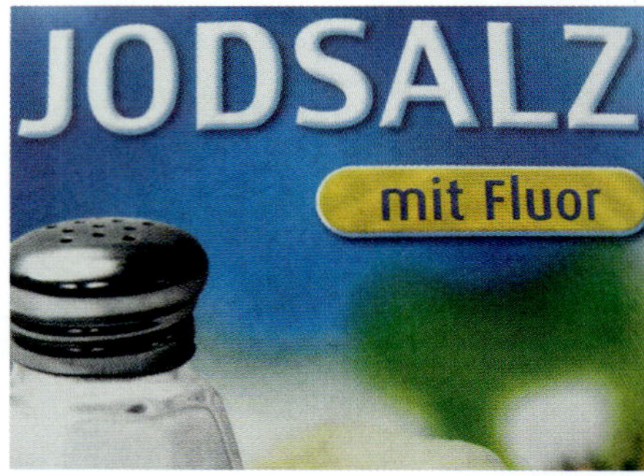

Fluoridbedarf
Jugendliche sollten täglich 2,9 bis 3,2 mg Fluorid zu sich nehmen.
Fluorid ist besonders in Seefisch und schwarzem Tee enthalten.

Fluoridierung
Fluoridierung ist eine Zugabe von Fluor zu Zahnpflegeprodukten zur Kariesprophylaxe – zur Kariesvorbeugung.

Flüssigkeitsausscheidung
siehe *Wasserbilanz*

Flüssigkeitsbedarf
Der Flüssigkeitsbedarf eines Menschen ist abhängig vom:
- Alter
- Klima
- körperlicher Tätigkeit – Schweißproduktion
- Salzgehalt der Nahrung

Säuglinge, Kinder und Jugendliche haben einen höheren Flüssigkeitsbedarf als Erwachsene.
Ein gesunder Erwachsener sollte täglich 2 bis 2,5 l Flüssigkeit aufnehmen, davon 1,5 Liter mit Getränken.

Flüssigkeitszufuhr
siehe *Wasserbilanz*

Folate
Folate ist der Oberbegriff für verschiedene Salze der *Folsäure*.

Folsäure
Folsäure – Folate – umfasst eine Gruppe von Verbindungen mit gleicher Vitaminwirkung. Folsäure gehört zu den wasserlöslichen Vitaminen.

Folsäure wird für den Aufbau und den Abbau von *Aminosäuren* benötigt. Folsäure ist also ein wichtiger Faktor für die Eiweißsynthese, also die Zellteilung – die Zellneubildung und die Bildung von roten Blutkörperchen – Erythrozyten.

Zu einem Folsäuremangel kann es durch eine gestörte Resorption z. B. bei *Zöliakie* oder Unterernährung oder verstärktem Alkoholkonsum kommen. Ein Folsäuremangel kann zum *Neuralrohrdefekt* beim Embryo führen.

Folsäurebedarf
Jugendliche sollten täglich 400 µg Folsäure zu sich nehmen.

Besonders während einer Schwangerschaft wird eine zusätzliche Aufnahme von Folsäure empfohlen. Ein Folsäuremangel ist für ungeborene Kinder gefährlich, da es häufiger zu Fehlgeburten oder zu Geburten von Kindern mit offenem Rücken – *Neuralrohrdefekt* – kommt.

Gute Folsäurelieferanten sind Tomaten, Kohlarten, Spinat, Gurken, Brot, Backwaren aus Vollkorn. Besonders reich an Folsäure sind Weizenkeime und Sojabohnen.

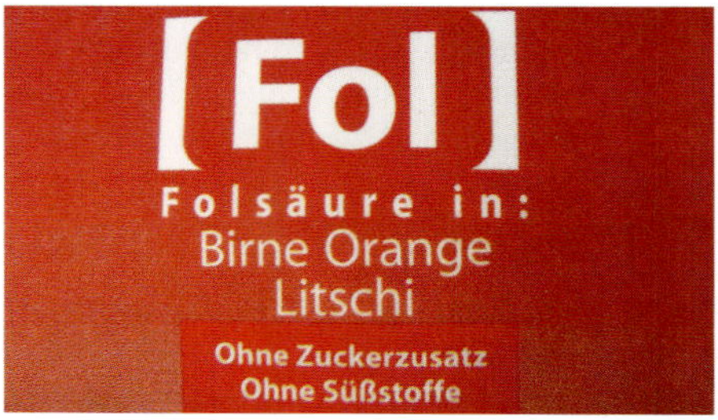

Eine Überdosierung von Folsäure ist praktisch ausgeschlossen, es konnten keine Nebenwirkungen beobachtet werden.

Fond
Ein Fond ist eine aus Fleisch, Fisch oder Gemüse hergestellte Brühe. Fond wird auch als küchenfertiges Produkt angeboten.

Fondue
Fondue, vom französischen Wort fondu – geschmolzen – abgeleitet, war ursprünglich ein Gericht aus geschmolzenem Käse, das aus der Schweiz oder Savoyen stammte.

Das Fondue wird in einem speziellen Topf warm gehalten. Die Teilnehmer des Fondueessens stecken Brotstücke auf eine lange Gabel, halten diese in den flüssigen Käse und tränken so das Brot mit Käse.

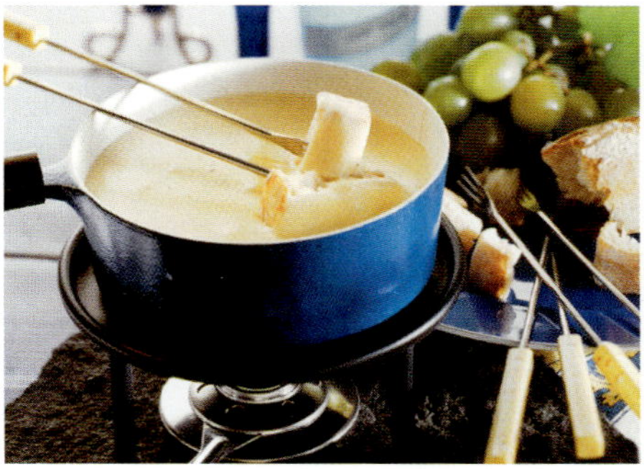

Forelle
Die Bachforelle lebt im Oberlauf klarer, sauerstoffreicher Flüsse, die Seeforelle in größeren, tieferen Seen. Die Bachforelle wird bis zu 40 cm lang und 2 kg schwer, die See- und Regenbogenforelle bis zu 70 cm und 10 kg schwer.

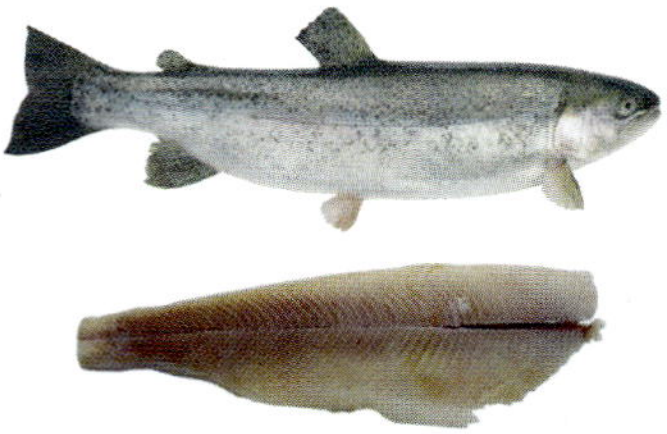

Die Forelle gehört zu den Lachsfischen. Durch entsprechendes Futter färbt sich ihr Fleisch lachsrosa. Diese Forellen werden als *Lachsforellen* gehandelt.

Die Forelle gehört zu den *Magerfischen*.

Die Forelle wird im Ganzen gebraten oder blaugekocht. Forelle bzw. Forellenfilet wird auch geräuchert angeboten.

F

Formfleisch
Für Formfleisch werden kleine Fleischstücke durch Hitze- oder Gefrierbehandlung zu größeren Einheiten zusammengefügt.
In Deutschland muss, um Verwechslungen zu vermeiden, in der *Verkehrsbezeichnung* der Begriff „Formfleisch" erscheinen.

Fotosynthese
Die Fotosynthese ist der Vorgang der Kohlenhydratbildung in der Pflanze.
Die Pflanze nimmt dabei Kohlenstoffdioxid und Wasser auf. Unter Einwirkung der Sonnenenergie werden dann in den Blattgrünkörperchen – Chlorophyll – Kohlenhydrate aufgebaut.
Die Pflanze gibt dabei Sauerstoff ab.
Reaktionsgleichung für die Fotosynthese:
$6\ CO_2 + 6\ H_2O \rightarrow C_6H_{12}O_6 + 6\ O_2$

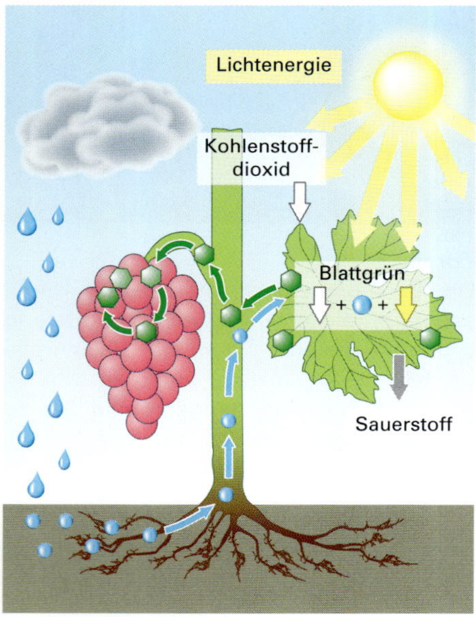

freie Radikale
siehe *Radikale, freie*

Fressattacken
siehe *Binge-Eating-Disorder*

Frikassee
Frikassee ist ein Gericht aus hellen Fleisch- oder Fischstücken, das mit Gemüse, z.B. Champignons oder Spargel, in einer hellen, mild gewürzten Soße gereicht wird.

Frischkäse
Frischkäse ist ungereifter oder wenig gereifter Käse mit leicht säuerlichem Geschmack, der durch die Säuerung mit Milchsäurebakterien erzielt wird. Frischkäse ist zum baldigen Verzehr gedacht.
Frischkäse wird in allen Fettgehaltsstufen von unter 10% bis 85% Fett i.Tr. angeboten. Frischkäsesorten sind: *Doppelrahmfrischkäse*, *Fetakäse*, *Hüttenkäse*, *Mozarella*, Rahmfrischkäse, *Schichtkäse*, *Speisequark*.

Frischobst, Zusatzstoffe
Bei Zitrusfrüchten und Bananen ist es erlaubt – zum Schutz vor Fäulnis und zur Verlängerung der Haltbarkeit –, den Konservierungsstoff *Orthophenylphenol* (E 231/E 232) auf die Schalenoberfläche aufzubringen. Auch das Wachsen der Zitrusfruchtschalen ist erlaubt.
Es besteht jedoch eine Kennzeichnungspflicht.

Frittieren, Frittierfette
Frittieren ist ein Garen im heißen, reinen Fettbad. Frittierfette sind hoch erhitzbare, reine Fette. Frittierfette sollen nur vier- bis sechsmal verwendet werden. An einer Dunkelfärbung und unangenehmem Geruch lassen sich verdorbene Frittierfette erkennen.

Fru
Fru ist die Abkürzung für **Fru**ctose – *Fruchtzucker*.

Fruchtaufstrich
Fruchtaufstrich ist ähnlich wie Konfitüre ein Brotaufstrich, der aber hinsichtlich des Frucht- oder Zuckergehaltes nicht den Anforderungen der Konfitürenverordnung entspricht.

Früchtetee
Früchtetees sind teeähnliche Erzeugnisse, die Früchte bzw. Bestandteile der Früchte enthalten. Früchtetees enthalten oft zusätzlich Hibiskusblüten oder *Aromastoffe*.
Früchtetee wird in loser Form oder als Aufgussbeutel angeboten.

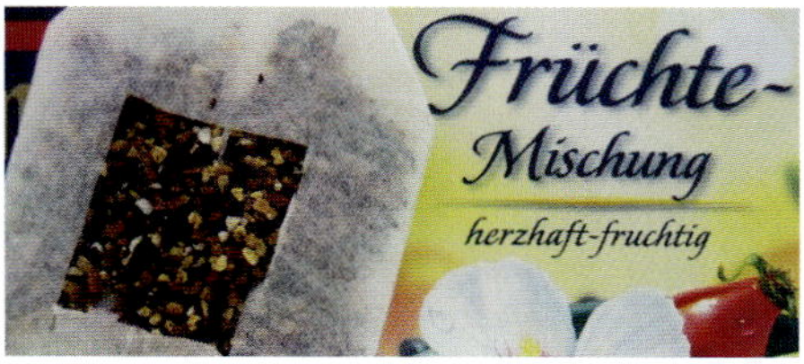

Fruchtgemüse

Fruchtgemüse ist eine Sammelbezeichnung für Gemüsearten, von denen die Früchte verzehrt werden.
Hierzu gehören *Auberginen*, *Bohnen*, *Erbsen*, *Gurken*, *Kürbis*, *Melonen*, *Paprika*, *Tomaten*, *Zucchini*/Zucchetti und *Zuckermais*.

Fruchtnektar

Fruchtnektar ist eine Mischung aus Fruchtsaft und/oder Fruchtmark, Wasser und Zucker. Der Fruchtanteil beträgt 25 bis 50%. Der Fruchtgehalt muss jeweils auf der Verpackung angegeben werden.
Fruchtnektar wird auch aus Früchten hergestellt, die für die Saftherstellung zu sauer sind. Der Zuckergehalt von Fruchtnektar ist hoch.

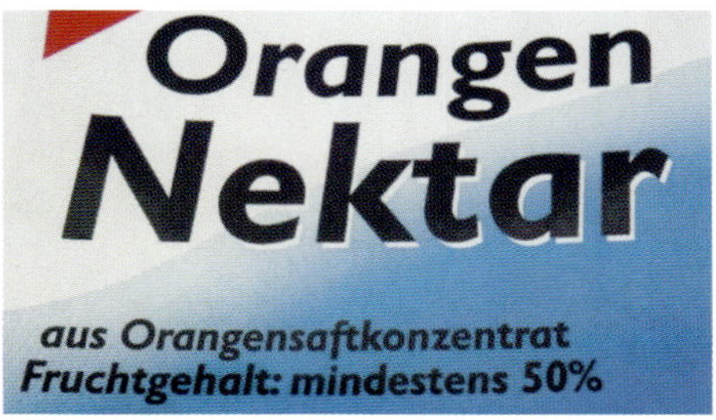

Fruchtsaft

Fruchtsaft besteht zu 100% aus Obst. Dies gilt auch für Fruchtsaft, der aus Fruchtsaftkonzentrat durch Zufügen der vorher entzogenen Flüssigkeit hergestellt wird.

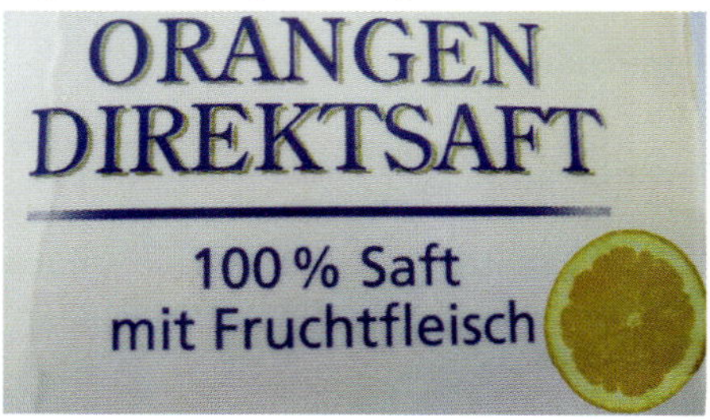

Fruchtsaft darf keine Lebensmittelzusatzstoffe – Farbstoffe oder Konservierungsstoffe – enthalten.
Fruchtsaft enthält Vitamine und Mineralstoffe. Fruchtsaft hat einen Eigenzuckergehalt von ca. 100 g pro Liter.

Fruchtsaftgetränk

Ein Fruchtsaftgetränk hat einen Fruchtanteil zwischen 6 und 30%.

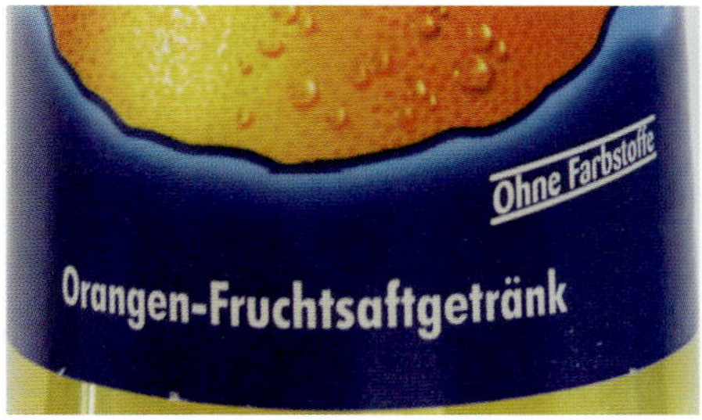

Der Fruchtanteil muss auf dem Etikett angegeben werden. Weitere Zutaten sind Zucker und Wasser. Natürliche Vitamine und Mineralstoffe sind kaum enthalten.

Fruchtsäuren

Fruchtsäuren sind organische Säuren, die in Obst und Gemüse vorkommen. Je höher der Gehalt an Fruchtsäuren ist, umso erfrischender ist der Geschmack. Fruchtsäuren sind z.B. *Apfelsäure*, *Zitronensäure* und *Weinsäure*.

Fruchtschale

Die Fruchtschale ist die ballaststoffreiche Außenschicht des *Getreidekorns*.

Fruchtschnitte

Fruchtschnitten bestehen aus einer fruchthaltigen, zähen Paste, die in Riegelform zwischen Oblaten gegeben wird.
Fruchtschnitten enthalten u.a. Trockenfrüchte, Getreideflocken, Zucker und andere Süßungsmittel.

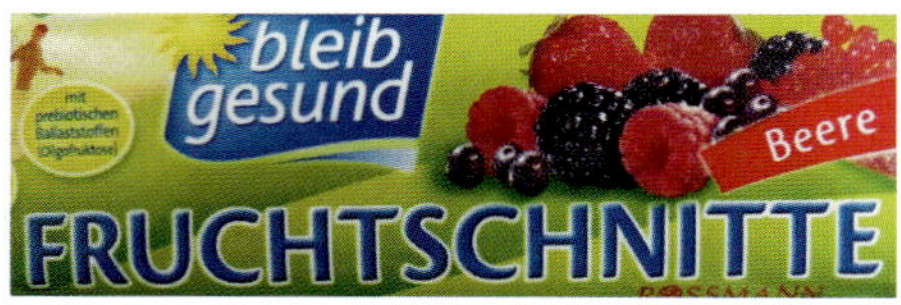

Fruchtschorle

siehe *Obstschorle*

Fruchtzucker
Fruchtzucker – Fructose – ist der *Einfachzucker* mit der höchsten Süßkraft. Bezogen auf Rohr- und Rübenzucker beträgt sie 120%.
Fructose dient als Süßungsmittel – *Zuckeraustauschstoff* – bei *Diabetes mellitus*.
Fruchtzucker kommt in freier Form in Früchten und Obst vor.

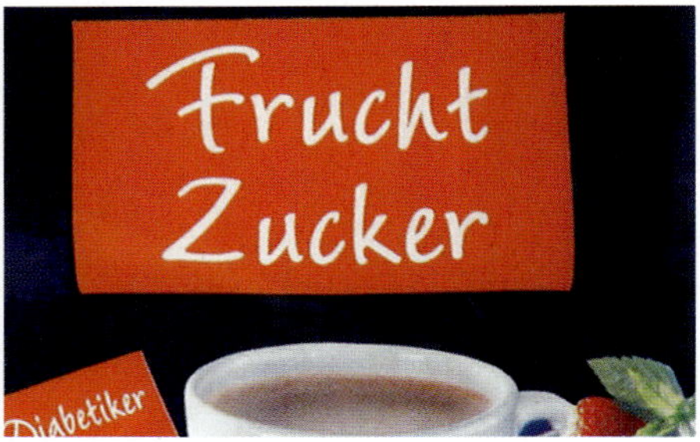

Fruchtzucker ist außerdem Bestandteil von Saccharose – Rohrzucker und Rübenzucker.

Fructose
Der Begriff Fructose kommt aus dem Lateinischen: fructus – Frucht. Fructose ist das Fremdwort für *Fruchtzucker*.

Frühstück, erstes
Ein gutes erstes Frühstück ermöglicht die Leistungsfähigkeit am Vormittag. Zum Frühstück sollen deshalb verschiedene Brotsorten und unterschiedlicher Brotbelag angeboten werden. Obst, Müsli, Joghurt und andere Milchprodukte verbessern das Frühstück.

Frühstück, zweites
Das zweite Frühstück – eine *Zwischenmahlzeit* – soll das erste Frühstück in Bezug auf die Nährstoffzufuhr ergänzen. Wurde zum ersten Frühstück z. B. zu wenig Eiweiß aufgenommen, müssen nun eiweißreiche Lebensmittel ausgewählt werden. Obst, Gemüse, Milch und Milchprodukte sind besonders geeignet.

FS
FS ist die Abkürzung für **F**ett**s**äuren.

Füllstoffe
Cellulose ist z. B. ein Füllstoff, ein wasserunlöslicher *Ballaststoff*.
Bei ausreichender Flüssigkeitszufuhr quellen diese Ballaststoffe auf und vergrößern so das Stuhlvolumen. Füllstoffe befinden sich u. a. in Vollkornprodukten (Kleie) und Blattgemüse.
Füllstoffe sind auch als Lebensmittelzusatzstoffe zugelassen, z. B. *Cellulose E 460*.

Fumarsäure, E 297
Fumarsäure ist ein *Säuerungsmittel*. Fumarsäure kommt in menschlichen Zellen und auch in vielen Pflanzen vor. Fumarsäure wird aus Kartoffel- oder Maisstärke hergestellt. Strukturformel:

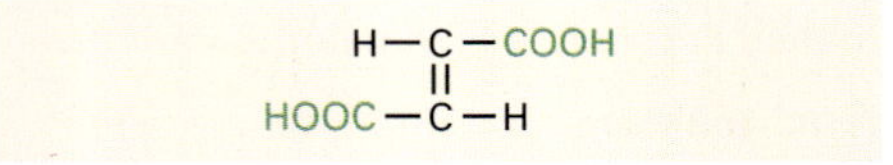

Fumarsäure ist als Lebensmittelzusatzstoff unter Berücksichtigung der Höchstmengenbegrenzung – *ADI-Wert* 6 mg/kg KG – z. B. für Getränke-Instantpulver, Füllungen für Backwaren und für Süßwaren zugelassen.
Zum Beispiel dieser Götterspeise wurde Fumarsäure als Säuerungsmittel zugesetzt:

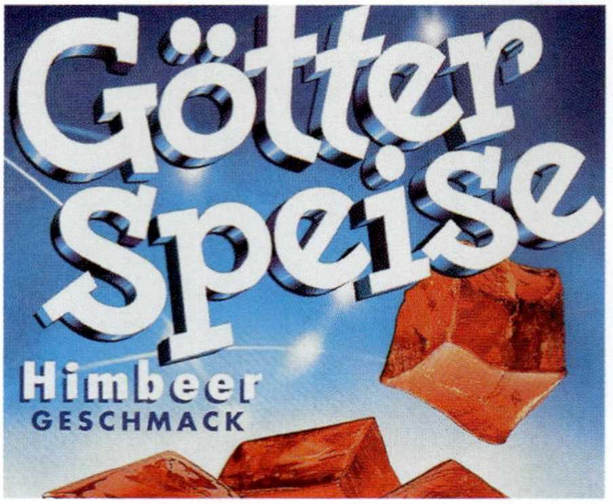

Functional Food
siehe *funktionelle Lebensmittel*

Fungizide
Fungizide sind Schädlingsbekämpfungsmittel, die Pilze und Pilzsporen abtöten.

funktionelle Gruppen
Funktionelle Gruppen sind Atome oder Atomgruppen, die die Eigenschaften organischer Verbindungen weitgehend bestimmen.

Funktionelle Gruppen sind z. B. die

- *Aldehydgruppe* (H-C-OH) der Aldosen
- *Aminogruppe* ($-NH_2$) der Aminosäuren
- *Carboxylgruppe* (-COOH) der Aminosäuren
- *Hydroxylgruppe* (-OH) der Alkohole
- *Ketogruppe* (-C=O) der *Ketosen*

funktionelle Lebensmittel

Funktionelle Lebensmittel wurden zunächst in Japan entwickelt. Sie sollten die Gesundheit verbessern und so die Kosten im Gesundheitswesen senken.

Funktionelle Lebensmittel üben zusätzlich zu ihrem Nährwert oder Genusswert eine positive gesundheitliche Wirkung aus. Funktionelle Lebensmittel sind keine Pillen, Kapseln oder Pulver, sondern Teil einer normalen Mahlzeit. Diese Lebensmittel sollen in eine ausgewogene Ernährung passen.

Funktionelle Lebensmittel sind z. B.:

- *Präbiotika* (Prebiotika)
- *Probiotika* – probiotische Milchprodukte. Die probiotischen Bakterien siedeln sich bei ständigem Verzehr im Dickdarm an und haben so einen positiven Einfluss auf die Gesundheit.

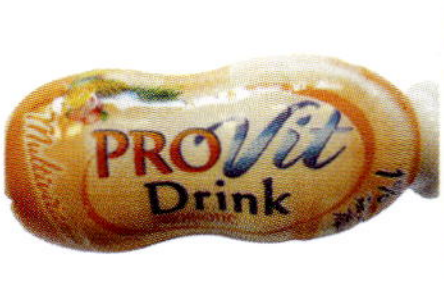

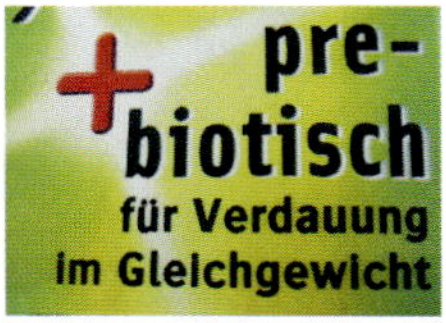

- *ACE-Getränke*
- *Omega-3-Eier*

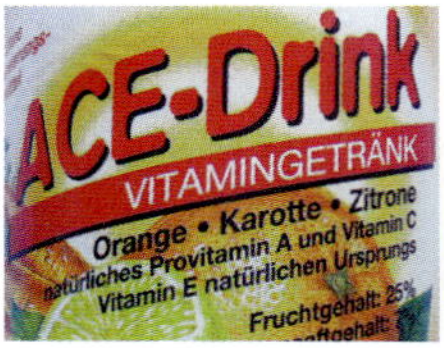

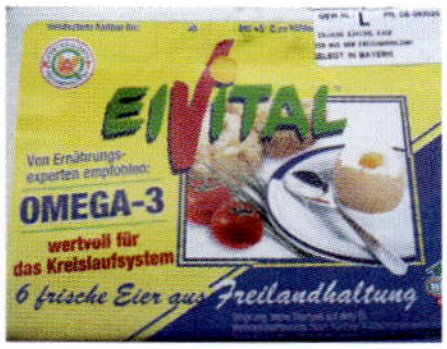

- mit Folsäure angereichertes Speisesalz
- Margarine mit *Phytosterinen* senkt den Blutcholesterinspiegel.

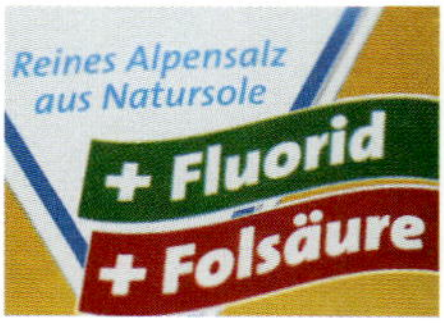

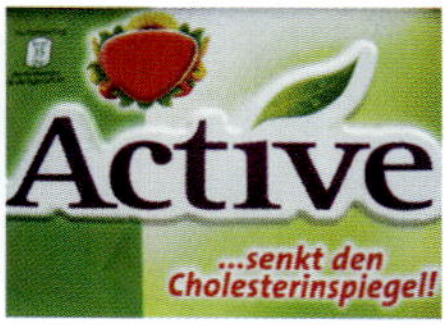

Gäa e. V.

Gäa e. V. ist ein nach der Urmutter Erde – Gaia – benannter ökologischer Anbauverein, der 1989 in Sachsen entstand. Durch die Verwendung ökologisch erzeugter Lebensmittel soll der Schadstoffgehalt der Nahrung und Umwelt verringert werden. Der ökologische Landbau trägt auch zur Erhaltung der ländlichen Struktur bei.

Gäa e.V.
Ökologischer Landbau

Internet:
www.gaea.de

Gal

Gal ist die Abkürzung für **Gal**aktose.

Galaktose

Galaktose (griechisch: galaktos – Milch) ist der Einfachzucker – das Monosaccharid – mit der geringsten Süßkraft. Strukturformel:

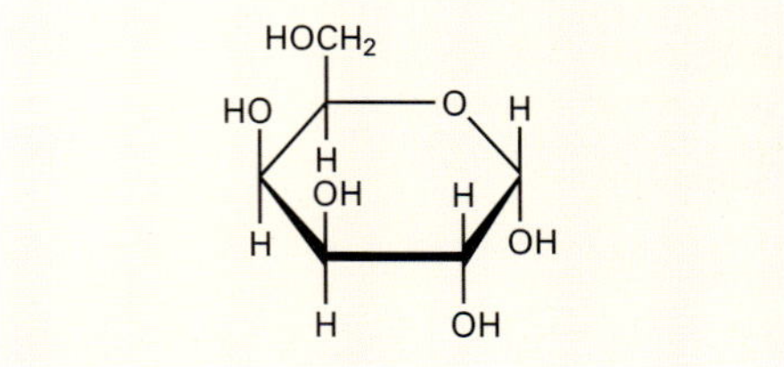

Galaktose ist Bestandteil von Lactose – *Milchzucker*.

Galaktosidasen

Galaktosidasen, z. B. Lactase, spalten an der Dünndarmwand Lactose in Galaktose und Traubenzucker – Glucose. Die Galaktose gelangt durch aktiven Transport über die Pfortader zur Leber und wird dort zu Traubenzucker – Glucose – umgebaut oder zur Glykogenspeicherung genutzt.

Galenos, Claudius

Claudius Galenos war ein bedeutender griechisch-römischer Arzt, der in der Antike lebte. Er unterschied als erster zwischen „Kochen" und „Ernährungswissenschaften". „Der Arzt ist nicht in der Lage, die Dinge zuzubereiten, aber er kennt die Wirkung des Zubereitens."

Er behandelte Nachtblindheit mit Leberextrakten.

Gallate, E 310–E 312

Gallate sind synthetisch hergestellte Lebensmittelzusatzstoffe, die unter Beachtung der Höchstmengenbegrenzung – *ADI-Wert* 0,5 mg/kg KG – als *Antioxidationsmittel* z. B. für pflanzliche Fette und Öle, Knabbererzeugnisse und Instant-Erzeugnisse zugelassen sind.

Zum Beispiel diesem Nudel-Fertiggericht wurden Gallate zugesetzt:

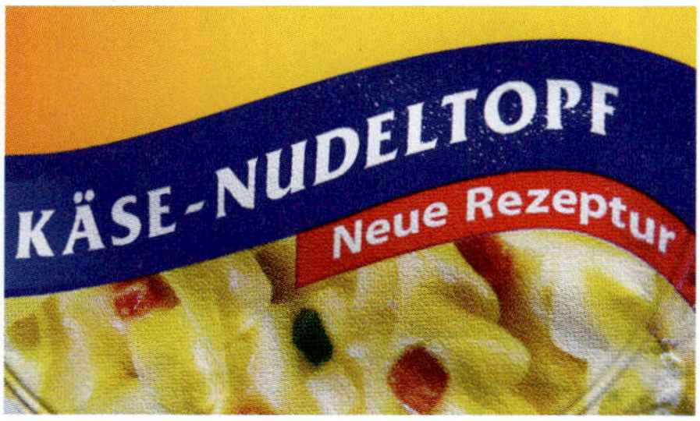

In Säuglings- und Kleinkindernahrung dürfen die Gallate nicht enthalten sein. Gallate können möglicherweise *pseudo-allergische Reaktionen* auslösen.

Gallenblase

Die Gallenblase ist ein seitlich am Gallengang hängender Vorratsbehälter für den Gallensaft. Der Schleimhautsack ist birnenförmig und 8 bis 12 cm lang.

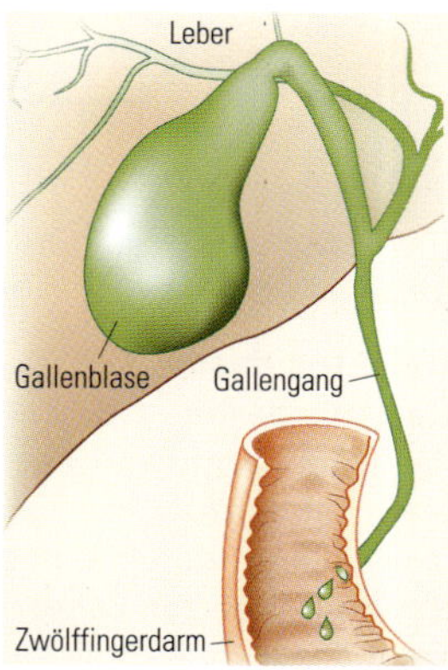

Gallensaft

Täglich wird etwa ein Liter honiggelber Gallensaft in der Leber gebildet. Der Gallensaft wird in der Gallenblase gespeichert und bei Bedarf in den Zwölffingerdarm abgegeben.

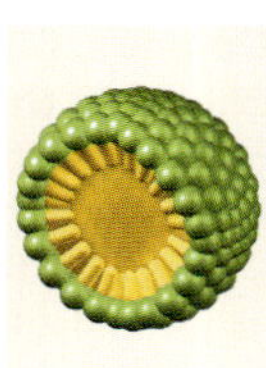

Durch die im Gallensaft enthaltenen Gallensäuren werden die Fette emulgiert – in feinste Tröpfchen zerteilt.

Die Fette haben dadurch eine größere Oberfläche und sind jetzt wasserlöslich.

Die Verdauungsenzyme – *Lipasen* – können die Fette nun in *Glycerin* und *Fettsäuren* spalten.

Auch bei der Fettresorption wirkt der Gallensaft mit.

Gallerte

Gallerte ist eine Speise, deren Flüssigkeit durch Gelatine oder ein anderes Geliermittel gesteift wird.

Gamma(γ)-Strahlen

Gamma-Strahlen sind energiereiche, kurzwellige elektromagnetische Strahlen. Sie werden vom Atomkern ausgestrahlt.

Gamma-Strahlen sind sehr durchdringend, sie können z. B. nur durch eine dicke Bleiplatte abgeschwächt werden.

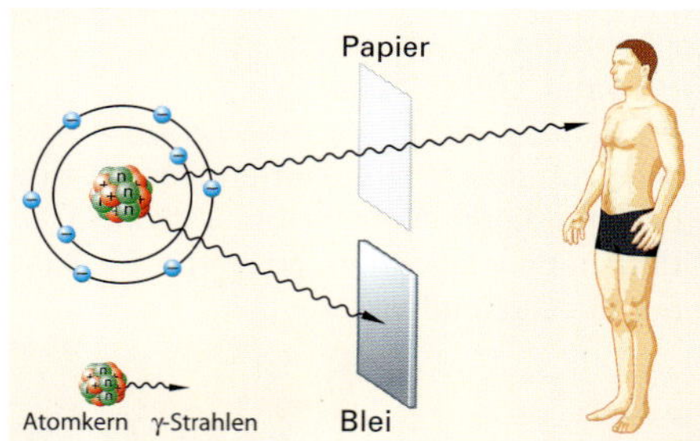

Gänseschmalz

Gänseschmalz entsteht durch das Schmelzen von Bauch- bzw. Eingeweidefetten von Gänsen.

Gänseschmalz enthält teilweise auch Äpfel und Zwiebeln als geschmackgebende Zutaten.

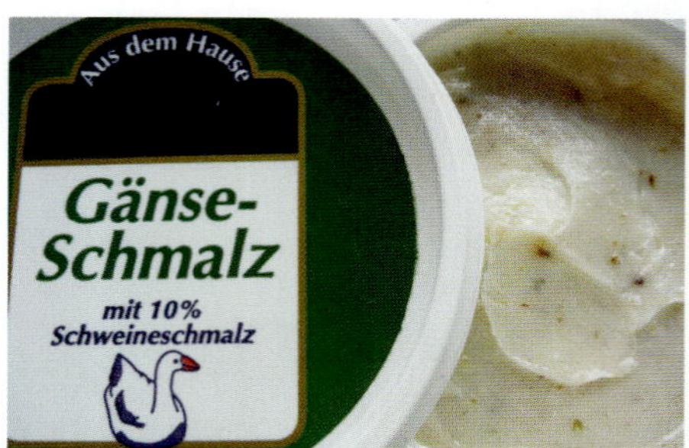

Gänseschmalz ist ein weiches Fett, es hat einen sehr niedrigen Schmelzpunkt.

Garfett
Garfett ist das Fett, das für die Zubereitung der Speisen benötigt wird.

- Fett wird für die Gartechniken Braten, Dünsten, Frittieren, Schmoren benötigt. Gartechniken, die wenig oder gar keinen Fettzusatz erfordern, sind z. B. Dämpfen, Grillen und Mikrowellengaren.
- Für Salate sollen nur geringe Mengen an hochwertigen Pflanzenölen, z. B. *Rapsöl*, verwendet werden.

Garfett und Streichfett zusammen sollten nicht mehr als die Hälfte der täglichen Fettzufuhr ausmachen.

Garnieren
Garnieren ist das Verzieren von fertig angerichteten Speisen.

Garprobe, Backen
Bei dieser Garprobe wird mit einem Spieß in die Kuchenmitte gestochen. Haftet noch Teig/Masse an dem Spieß, muss die Garzeit verlängert werden.

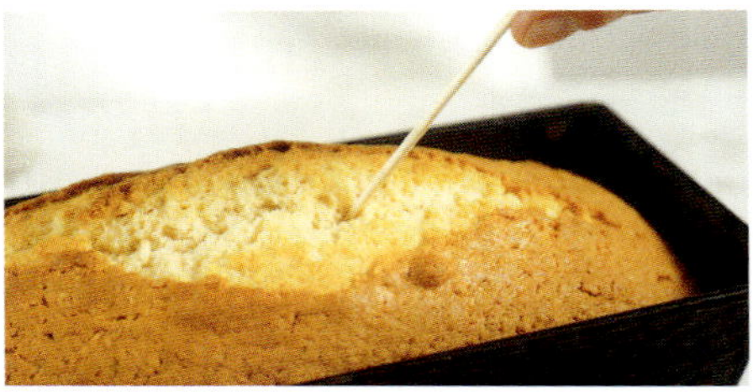

Gartechniken
Gartechniken ist ein Sammelbegriff für die einzelnen Garmethoden wie *Dämpfen*, *Dünsten*, *Kochen* usw.

Gartechniken mit Fett
Gartechniken mit Fett sind Braten, *Frittieren* und *Schmoren*. Beim *Dünsten* wird teilweise Fett zur Aromabildung verwendet.

Garziehen
Garziehen – Pochieren – ist ein Garen von Lebensmitteln in viel Flüssigkeit oder im Wasserbad bei Temperaturen unterhalb des Siedepunktes bei ca. 80 °C. Garziehen wird vorwiegend für Lebensmittel angewandt, die durch heftiges Kochen zerfallen würden, z. B. Fisch und Klöße.

Gase
Gase ist die Bezeichnung für Stoffe, die sich in einem gasförmigen Zustand befinden. Die Atome oder Moleküle dieser Stoffe befinden sich in Bewegung, sie nehmen jeden ihnen zur Verfügung stehenden Raum ein. Stoffe, die bei Raumtemperatur gasförmig sind: z. B. Wasserstoff, Sauerstoff, Kohlenstoffdioxid und die Edelgase.

gastro
Gastro bedeutet Bauch, Magen-Darm-Bereich. Beispiel: Gastritis – Magenschleimhautentzündung.

GDA
GDA ist die Abkürzung für **G***uideline* **D***aily* **A***mounts*.

GDP
GDP ist die Abkürzung für **G***uanosin*-**dip***hosphat*.

Geflügel
Zum Geflügel zählen die für den Verzehr geeigneten Teile vom:
Hausgeflügel: Hühner, Enten, Gänse, Puten, *Perlhühner*, *Strauß*envögel, *Wachteln*
Wildgeflügel: Entenvögel, Schnepfen und Wildtauben

Geflügelhaltung
Der Erzeugercode auf Hühnereiern gibt Auskunft über die Art der Geflügelhaltung:

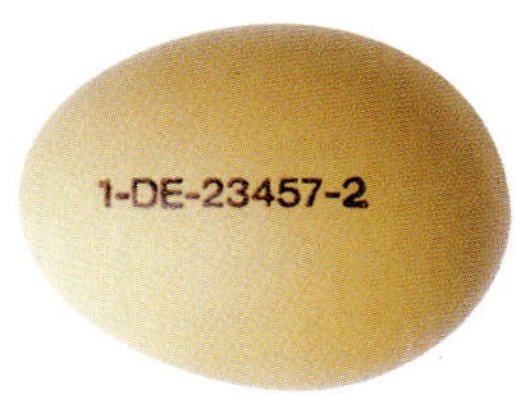

- **0 – Bio**: Ökologische Erzeugung.
- **1 – Freilandhaltung:** Pro Tier gibt es 4 m^2 Auslauffläche im Freien. Die Tiere bekommen Mischfutter oder suchen sich ihr Futter selbst.
- **2 – Bodenhaltung:** Hierbei ist das Geflügel in Hallen untergebracht. Es sind maximal neun Tiere pro Quadratmeter erlaubt, also stehen 1 100 cm^2 pro Tier zur Verfügung.
- **3 – Käfig(Kleingruppen)haltung:** 800 cm^2 pro Tier. Bis zu 60 Tiere sind gemeinsam untergebracht.

Gefrierbrand

Gefrierbrand an tiefgekühltem Fleisch, Geflügel oder Fisch ist an weißen, bräunlichen oder rötlichen Verfärbungen und Wasserverlust zu erkennen.

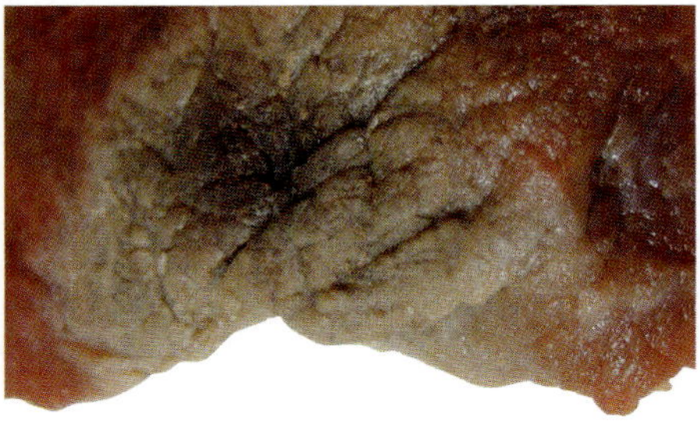

Gefrierbrand wird z. B. durch eine beschädigte Verpackung verursacht. An den Stellen kommt es zu Wasserverlust, das Fleisch wird hierdurch strohig und zäh.

Gefrieren

Gefrieren ist ein Verfahren zur Konservierung von Lebensmitteln. Beim Tiefgefrieren werden die Lebensmittel auf mindestens −18 °C heruntergekühlt.

Gefriertrocknung

Bei der Gefriertrocknung werden

- feste Lebensmittel zunächst auf −20 bis −30 °C tiefgekühlt,
- flüssige Lebensmittel eingedickt und dann auf −70 °C tiefgekühlt.

Das Wasser wird dann im Hochvakuum ausgefroren.

Gefriertrocknung ist ein schonendes Konservierungsverfahren, bei dem das Aroma und die Struktur weitestgehend erhalten bleiben.

Gefriergetrocknet werden aufgrund der Kosten nur hochwertige Lebensmittel, wie z. B. Kaffee, Kräuter, Gemüse für Instant-Suppen.

Gel

Gel ist ein Kurzwort für **Gel**atine. Gelatine ist als Gel fest.

Gelatine

Gelatine wird aus *Kollagen* – Bindegewebe – von Schweinen und Rindern gewonnen.

Gelatine wird durch schwache Hitze reversibel – umkehrbar – denaturiert. Sie wird zunächst flüssig und beim Erkalten wieder fest, nun hat das Eiweiß der Gelatine wieder seine ehemalige Struktur. Siehe *Denaturierung*.

Gelatine in Blatt- und Pulverform wird zum Binden von Süßspeisen und zum Herstellen von Aspik oder Sülze verwendet.

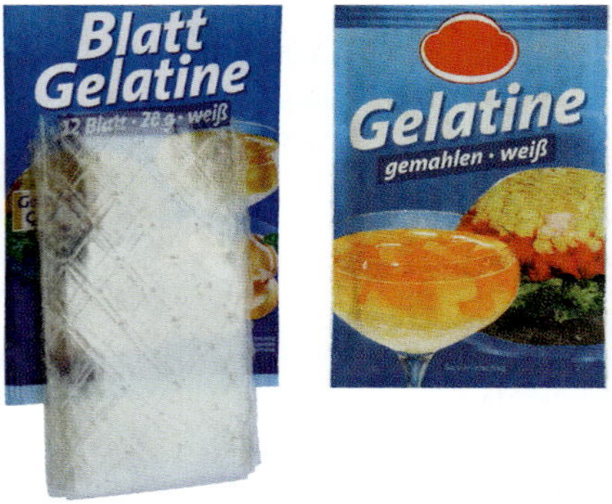

Die Gelatine wird zunächst in kaltem Wasser eingeweicht und dann durch Erhitzen aufgelöst.

gelbes Blutlaugensalz, Ferrocyanid, E 535–E 538

Gelbes Blutlaugensalz ist als Lebensmittelzusatzstoff unter Beachtung der Höchstmengenbegrenzung – *ADI-Wert* 0,025 mg/kg KG – zugelassen. Diese giftigen – toxischen – Salze der *Blausäure* dürfen nur in kleinsten Mengen eingesetzt werden. Blutlaugensalz verbessert z. B. die Rieselfähigkeit von Speisesalz, indem es eine Schutzhülle um die Kristalle bildet. Die Blausäure kann nur durch sehr starke Säuren freigesetzt werden, die Magensalzsäure ist dafür zu schwach.

Zugelassen ist gelbes Blutlaugensalz nur für Speisesalz und *Kochsalzersatzmittel*.

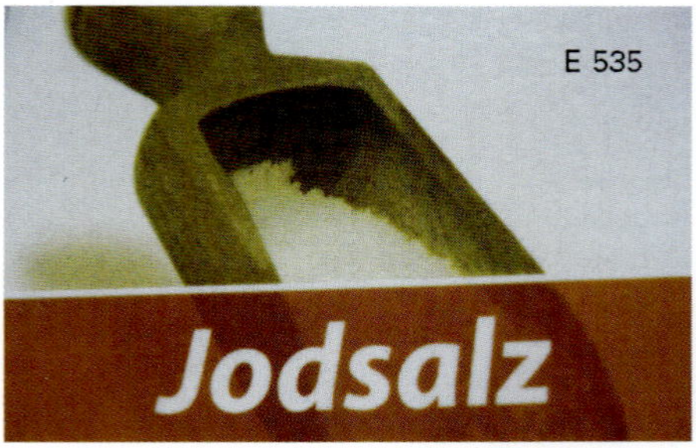

Gelborange S, E 110

Gelborange S ist ein gelborangefarbener synthetischer *Azofarbstoff*, der zur Färbung bestimmter Lebensmittel unter Beachtung der Höchstmengenbegrenzung – *ADI-Wert* 1,0 mg/kg KG – zugelassen ist, z. B. für Süßwaren, Getränke, Backwaren und Fertigsuppen.
Zum Beispiel dieser Götterspeise wurde Gelborange S als Farbstoff zugesetzt:

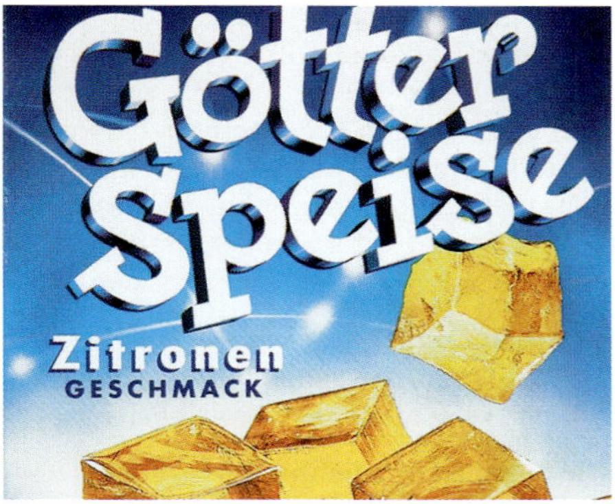

Der Farbstoff kann *pseudo-allergische Reaktionen* auslösen.

Gelbwurst

Gelbwurst ist eine *Brühwurst* ohne Pökelsalz/Nitrat. Sie wird aus sehr hellem Brät aus Kalb- oder Schweinefleisch hergestellt. Gelbwurst wird in einer gelb gefärbten Hülle angeboten.

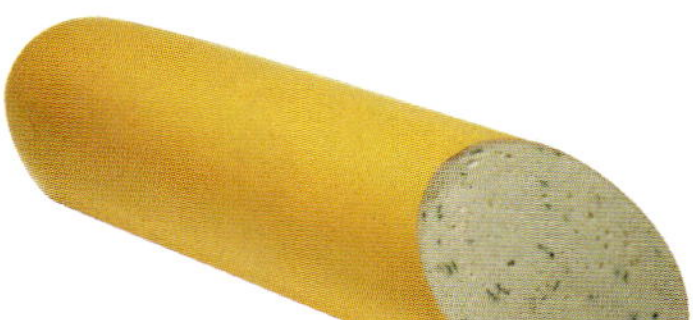

Gelbwurzel

Gelbwurzel ist ein Ingwergewächs, das in Indien, Bangladesch und China angebaut wird. Aus den Wurzeln wird das Gewürz *Kurkuma* gewonnen.

Geliermittel und Verdickungsmittel

Geliermittel und Verdickungsmittel sind Lebensmittelzusatzstoffe, die durch Gelbildung oder Verdickung Lebensmitteln eine festere Konsistenz verleihen.
Zu den Gelier- und Verdickungsmitteln gehören eine Reihe von pflanzlichen Quellstoffen. Diese Stoffe können durch Aufquellen Wasser binden.

- Geliermittel werden z. B. bei der Herstellung von Konfitüre eingesetzt.
- Verdickungsmittel werden z. B. zum Binden von Suppen und Soßen eingesetzt.

Viele Verdickungsmittel können von den menschlichen Verdauungsenzymen nicht abgebaut werden, sie sind also *Ballaststoffe*.
Verdickungsmittel verringern die *Energiedichte* der Lebensmittel. Aus diesem Grund werden sie bei der Herstellung von Lightprodukten – energieverminderten Lebensmitteln – eingesetzt.
Zu den Gelier- und Verdickungsmitteln gehören z. B. *Agar-Agar*, *Alginate*, *Carrageen*, *Gelatine*, *Gellan*, *Guarkernmehl*, *Johannisbrotkernmehl*, *Konjak*, *Pektine* und *Xanthan*.
Die Verwendung von Gelier- und Verdickungsmitteln muss in der Zutatenliste angegeben werden.

Gelierzucker

Gelierzucker ist eine Spezialzuckermischung, die zu 98% aus Haushaltszucker besteht und mit ca. 1% *Pektinen* und ca. 1% *Zitronensäure* oder *Weinsäure* versetzt ist. Gelierzucker eignet sich für die schnelle Herstellung von Konfitüre und Gelee.
Der abgebildete Gelierzucker wird im Verhältnis 2:1 verwendet, d. h., für 1 kg Früchte werden 500 g Gelierzucker benötigt. Aufgrund dieser geringen Zuckermenge enthält dieser Gelierzucker den Konservierungsstoff Kaliumsorbat E 202:

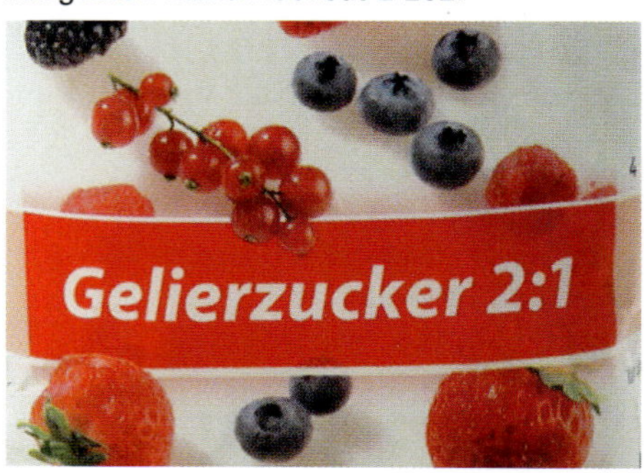

Gellan, E 418

Gellan ist ein *Geliermittel und Verdickungsmittel*. Es handelt sich um einen unverdaulichen Vielfachzucker, der von Bakterien hergestellt wird.
Gellan ist ohne Höchstmengenbegrenzung u.a. für Konfitüren, Knabbererzeugnisse und Gelees zugelassen. Gellan kann evtl. abführend wirken.
Zum Beispiel diesem Sojadrink wurde Gellan als Verdickungsmittel zugesetzt:

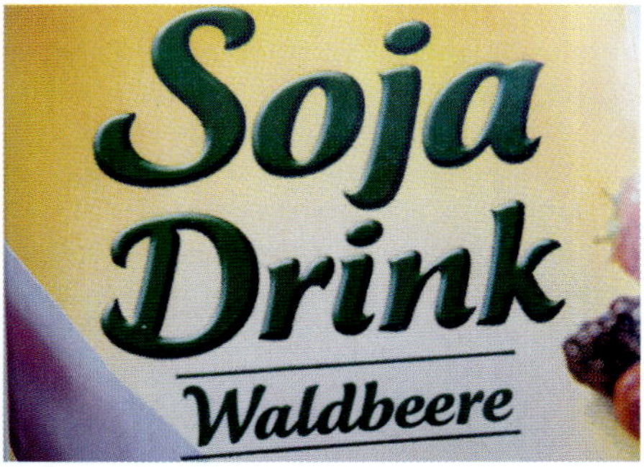

Gemeinschaftsverpflegung

Die Gemeinschaftsverpflegung umfasst die Betriebs-, Anstalts- und Schulverpflegung.

- Teilverpflegung erfolgt in den Kantinen von Betrieben und in Schulen, Hochschulen, Kindergärten usw.
- Vollverpflegung erfolgt in Krankenhäusern, Kinder- und Jugendheimen, Alten- und Pflegeheimen, Justizvollzugsanstalten usw.

Gemüse

Gemüse ist ein Sammelbegriff für essbare Pflanzenteile meist einjähriger Pflanzen, Ausnahmen sind die mehrjährigen Stängelgemüse Spargel und Rhabarber.
Gemüsearten werden nach den Pflanzenteilen unterschieden:

- **Salat- und Blattgemüse:** z.B. *Kopfsalat*, *Lollo biondo*, *Mangold*, *Spinat*
- **Blütengemüse:** z.B. *Artischocken*, *Blumenkohl*, *Brokkoli*
- **Fruchtgemüse:** z.B. *Kürbis*, *Melonen*, *Tomaten*, *Zuckermais*
- **Samengemüse:** z.B. *Bohnen, Erbsen, Linsen, Sojabohnen*
- **Stängel- und Sprossengemüse:** z.B. *Rhabarber*, *Spargel*
- **Wurzelgemüse:** z.B. *Möhren*, *Pastinaken*, *Rettich*, *Rote Bete*, *Schwarzwurzeln*
- **Zwiebelgemüse:** z.B. *Knoblauch*, *Porree*/Lauch, Speise*zwiebeln*
- **Kohlgemüse**

Nach der **Art des Anbaus** bzw. des Vorkommens wird folgende Unterteilung vorgenommen:

- Freilandgemüse
- Treibhausgemüse
- Wildgemüse

Gemüse ist aufgrund des hohen Wassergehalts und des meist geringen Fettgehalts sehr energiearm und es hat einen hohen Gehalt an Mineralstoffen, Vitaminen und *sekundären Pflanzenstoffen*.

Gemüse-Cocktail

Ein Gemüse-Cocktail besteht aus einer Mischung verschiedener Gemüsesäfte.

Gemüse, Kennzeichnungsvorschrift

Bei Gemüse müssen

- die Art und die Sorte,
- das Ursprungsland bzw. das Anbaugebiet angegeben werden.

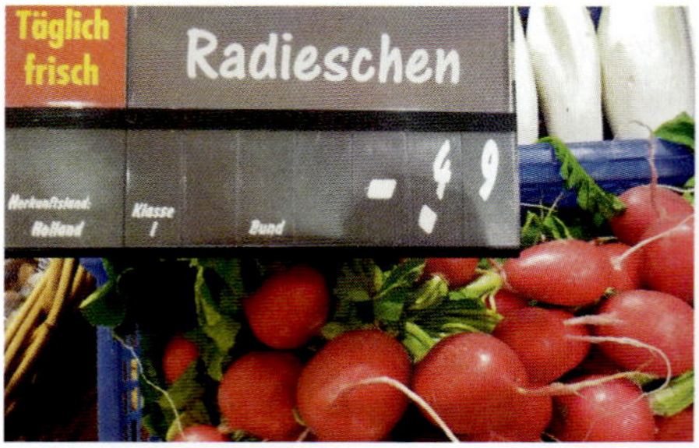

Bei einigen Sorten muss auch die Vermarktungsnorm – Handelsklasse Extra, Klasse I oder Klasse II – gekennzeichnet werden.

Gemüsemark

Gemüsemark, z.B. Tomatenmark, wird aus passiertem – ganzem oder geschältem – Gemüse ohne Abtrennung des Saftes gewonnen.
Gemüsemark ist ein gärfähiges und unvergorenes oder milchsauer vergorenes Erzeugnis.

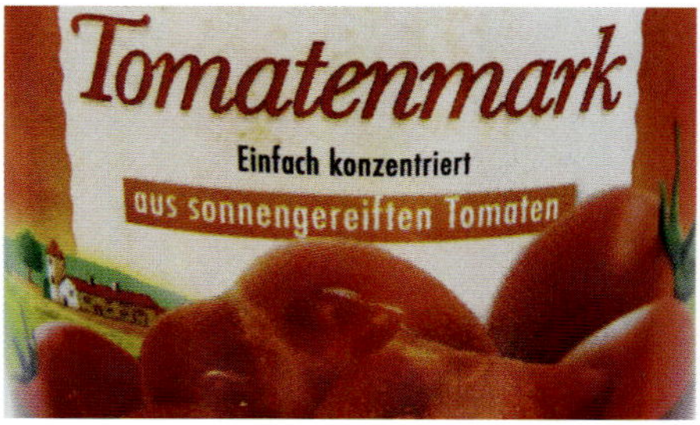

Gemüsenektar

Gemüsenektar – Gemüsetrunk – ist eine verdünnte Zubereitung aus *Gemüsesaft* oder *Gemüsemark* mit mindestens 40 % Gemüsesaft oder bei Rhabarber mindestens 25 %.

Es dürfen Speisesalz, jodiertes Speisesalz, Meersalz, Gewürze, Flüssigzucker und verschiedene andere Zutaten zugesetzt werden.

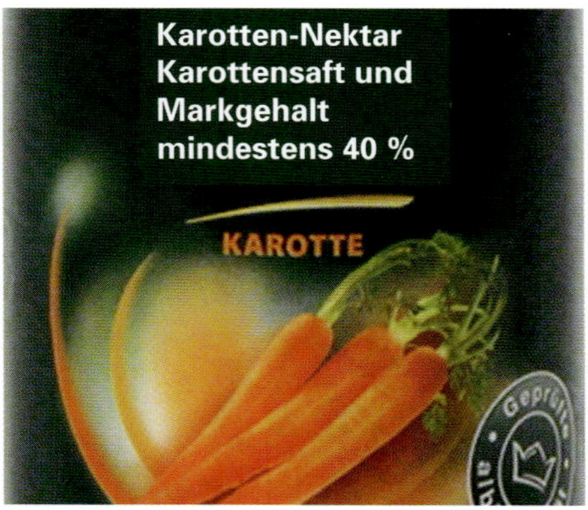

Gemüsesaft

Gemüsesaft ist ein unverdünntes, zum unmittelbaren Verzehr bestimmtes,

- gärfähiges und unvergorenes oder
- milchsauer vergorenes

flüssiges Erzeugnis aus Gemüse.

Gemüsesaft kann auch aus konzentriertem Gemüsesaft oder aus konzentriertem *Gemüsemark* hergestellt werden.

Speisesalz, jodiertes Speisesalz und Meersalz, Gewürze und Zucker dürfen jedoch zugesetzt werden. Zur Konservierung werden Gemüsesäfte pasteurisiert. Typische Gemüsesäfte sind z. B. Tomaten-, Möhren-, Sauerkraut- und Rote-Bete-Saft.

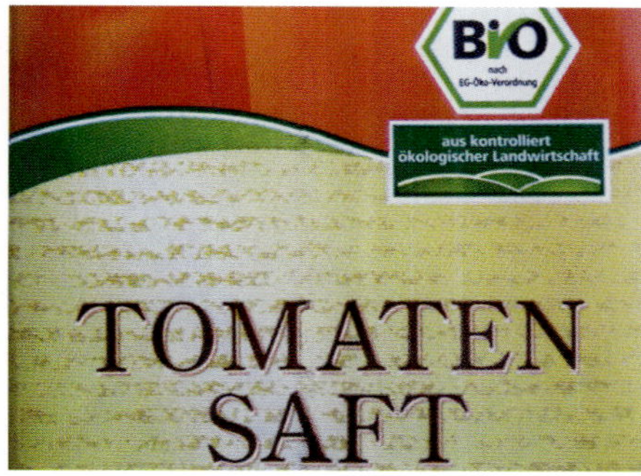

Gemüsetrunk

siehe *Gemüsenektar*

Gemüse, Verzehrempfehlung

Täglich sollen mindestens 400 g Gemüse gegessen werden:

- 300 g Gemüse gegart und 100 g Rohkost/Salat oder
- 200 g Gemüse gegart und 200 g Rohkost/Salat.

Gene

Der menschliche Körper besteht aus rund 100 Billionen Zellen. In jeder Zelle – außer in den roten Blutkörperchen – befindet sich die gesamte Erbinformation des Menschen, verteilt auf 30 000 bis 40 000 Gene. Gene sind also die kleinsten Einheiten der Erbinformationen. Sie sind die zur Verdopplung befähigten Einheiten der Erbinformationen.

Gentechnik

Gentechnik besteht darin, gentechnische Informationen aus der *Desoxyribonucleinsäure* (DNA) von einem Lebewesen auf ein anderes zu übertragen.

Zunächst müssen die Funktionen eines *Gens* ermittelt werden.

Dann wird das Gen, dessen Funktion bekannt ist, aus dem Spenderorganismus isoliert und in einen Empfängerorganismus, bei dem diese Funktion erwünscht ist, eingebracht.

Beispiel: Ein Gen, das für schnelleres Wachstum verantwortlich ist, wird in Zellkulturen eines anderen Organismus eingeführt. Der durch das neue Gen veränderte Organismus wächst nun auch schneller.

Genussmittel

Genussmittel dienen nicht der menschlichen Ernährung. Sie üben eine anregende Wirkung aus, haben aber keinen oder fast keinen Nährwert. Auch alkoholische Getränke werden zu den Genussmitteln gerechnet, sie haben jedoch einen sehr hohen Energiegehalt. Zu den Genussmitteln zählen außerdem Kaffee, Tee, Matetee und Tabak. In konzentrierter Form können Genussmittel aufgrund ihres Gehalts an Koffein, Alkohol und Nikotin als Genussgifte wirken.

Besonders kritisch ist der Genussmittelkonsum während der Schwangerschaft und der Stillzeit. Auch aufgrund des Suchtpotenzials ist der Konsum kritisch zu betrachten.

Genusswert, Lebensmittel

Der Genusswert – sensorische Wert – eines Lebensmittels ist für den Menschen von besonderer Bedeutung. Im Zusammenhang mit dem Genuss steht auch die Freude am Essen.

Für den Genusswert der Lebensmittel sind folgende Aspekte wichtig:

- Aussehen, Farbe und Form
- Geruch und Geschmack
- Konsistenz und Temperatur

Gerbstoffe

Es gibt pflanzliche, anorganische und synthetische Gerbstoffe, die z. B. zum Gerben von Tierhäuten zu Leder benutzt werden.

Pflanzliche Gerbstoffe – Gerbsäuren – sind die Tannine, die als *sekundäre Pflanzenstoffe* zu den *Polyphenolen* gehören. Tannine reagieren sauer, deshalb werden sie auch als Gerbsäuren bezeichnet.

Pflanzliche Gerbstoffe sind z. B. in schwarzem Tee, vielen Früchten und Rotwein enthalten. In den Pflanzen sind die Tannine Abwehrstoffe gegen Schädlingsbefall.

Gerste

Gerste ist die älteste Getreideart. Aus Gerste wird das Braumalz für die Bierherstellung erzeugt. Außerdem wird Gerste zur Erzeugung von Whisky und Kaffee-Ersatzprodukten verwendet.

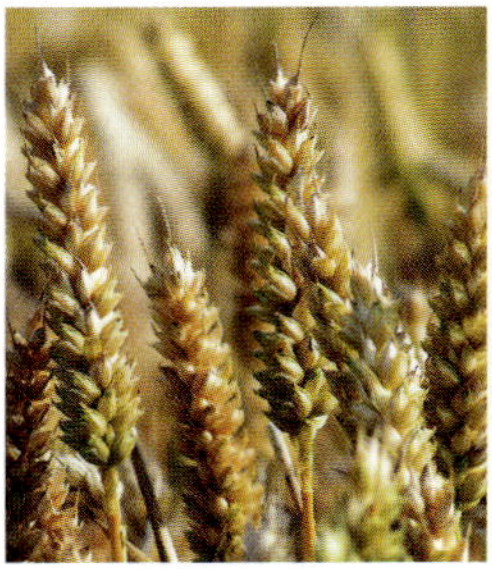

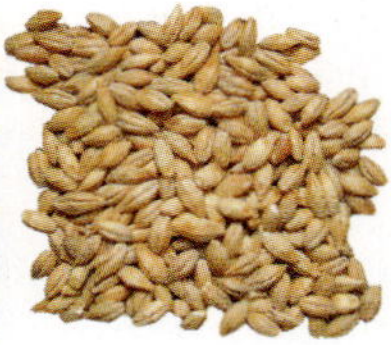

Gerste eignet sich außerdem für Bratlinge, Aufläufe, Grütze und Mehrkornbrot. Gerste allein ist nicht backfähig.

Gesamtenergiebedarf

Der Gesamtenergiebedarf eines Menschen setzt sich zusammen aus dem *Grundumsatz* und dem *Leistungsumsatz*.

Der Leistungsumsatz beinhaltet die benötigte Energie für die Wärmeregulation und Verdauungstätigkeit und die Energie für die körperliche Aktivität – *PAL-Wert*.

Geschmacksarten

siehe *Geschmackssinn*

Geschmackssinn

Der Geschmack wird über die Geschmacksknospen im Bereich der Zunge, des Rachens und des Gaumens vermittelt. Der Geschmackssinn nimmt mit zunehmendem Alter ab.

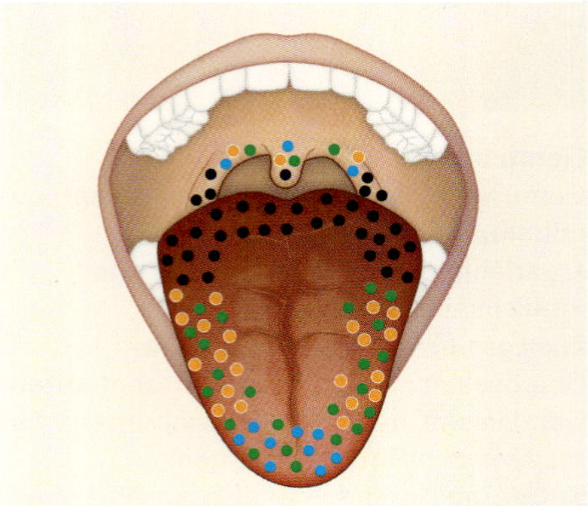

Folgende Grundgeschmacksarten kann der Mensch wahrnehmen:

- süß
- salzig
- sauer
- bitter

umami (überall auf der Zunge)

Umami ist die fünfte Geschmacksart, die aus dem fernöstlichen Sprachraum kommt. Umami bedeutet soviel wie wohlschmeckend, köstlich. Gemeint ist dabei der Geschmack von *Glutamat*.

Geschmacksverstärker

Geschmacksverstärker sind Lebensmittelzusatzstoffe, die den Geschmack der Speisen verstärken. Sie werden besonders bei Fertiggerichten eingesetzt, um teure Gewürze zu ersetzen.

Ein bekannter Geschmacksverstärker ist Natriumglutamat (E 621). *Glutamat* gibt den Speisen in Verbindung mit Kochsalz einen würzigen, fleischigen Geschmack. Dieser Geschmack wird in der Regel als angenehm empfunden. Einige Menschen reagieren jedoch mit einer Lebensmittelunverträglichkeit – dem *China-Restaurant-Syndrom* – auf Glutamat.

Für Süßspeisen kann der Geschmacksverstärker *Maltol* verwendet werden.

Gesundheit, Definition

Die *Weltgesundheitsorganisation* (WHO) definiert Gesundheit folgendermaßen: „Gesundheit ist ein Zustand des vollen körperlichen, geistigen und sozialen Wohlbefindens; Gesundheit bedeutet also nicht nur das Freisein von körperlichen und sonstigen Mängeln und Krankheiten."

Eine andere Definition für Gesundheit lautet folgendermaßen: „Unter Gesundheit verstehen wir nicht nur das Freisein von Beeinträchtigungen und Nöten, sondern die Kraft, mit ihnen zu leben."

Gesundheitswert, Lebensmittel

Der Gesundheitswert eines Lebensmittels ist hoch, wenn es

- essenzielle Nährstoffe wie Vitamine, Mineralstoffe, Eiweiß, sekundäre Pflanzenstoffe und Ballaststoffe in hoher *Nährstoffdichte* enthält und
- gleichzeitig einen geringen Fett-, Zucker-, Energie- und Salzgehalt hat.

Daneben spielt die Bekömmlichkeit bzw. die Verdaulichkeit eine Rolle. Die hygienische Beschaffenheit ist ebenfalls von Bedeutung.

Getränke, geeignete

Geeignete Getränke zur Deckung des Flüssigkeitsbedarfs sind:

- energiearme Getränke, z.B. *Mineralwasser*, schwarzer *Tee*, *Früchtetee* und *Kräutertee*
- vitamin- und mineralstoffreiche Getränke, z.B. *Gemüsesäfte* und *Fruchtsäfte* – eventuell verdünnt
- fettarme Milch und *Buttermilch*

Getränke, hypotone, hypotonische

Hypotone Getränke, z.B. Obstschorle, sind Flüssigkeiten, deren *Osmolarität* kleiner ist als die des Blutplasmas. Bei einem Zuckergehalt von 4 bis 6% werden Wasser, Elektrolyte und Kohlenhydrate ebenso schnell wie bei isotonischen Getränken aufgenommen. Sie können deshalb auch bei sportlicher Aktivität für eine ausreichende Flüssigkeitszufuhr sorgen.

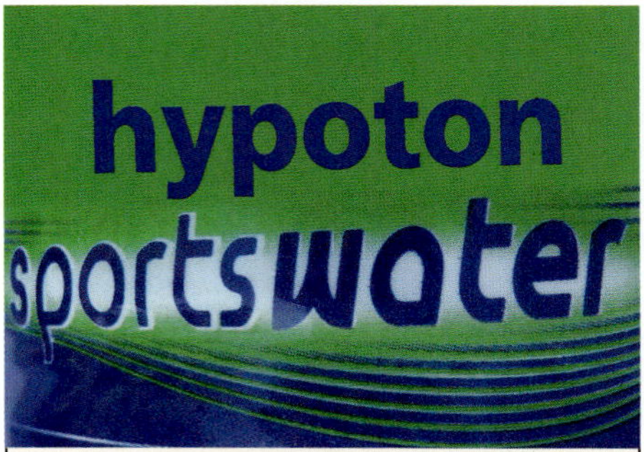

Zutaten: Wasser, Fructose (2%), Glucose (1,5%), Säuerungsmittel: Zitronensäure, Säureregulatoren: Natrium- und Kaliumcitrat, Aroma

Getränke, isotone, isotonische

Isotone Getränke – Sportlergetränke – haben die gleiche Osmolarität wie die Blutflüssigkeit. Isotone Getränke sollen so nach dem Sport den *Elektrolyt*verlust durch das Schwitzen ausgleichen. Sie enthalten vor allem folgende Elektrolyte: Natrium-, Kalium- und Magnesiumionen.

Isotone Getränke enthalten außerdem oft Zucker, Aromen und Zitronensäure.

Isotone Getränke eignen sich nur für Leistungssportler, die einen hohen Elektrolytverlust haben. Die Getränke enthalten anstelle von Zucker *Maltodextrin*, da die Ausschüttung von Insulin die Energiebereitstellung für sportliche Leistungen beeinträchtigt.

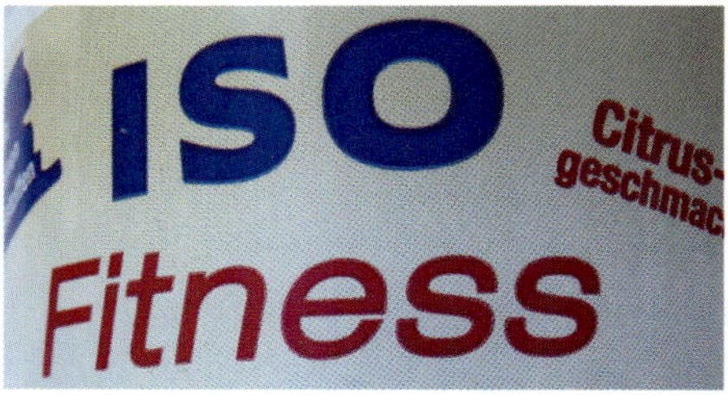

Getränke, ungeeignete

Ungeeignete Getränke zur Deckung des Flüssigkeitsbedarfs sind energiereiche vitamin- und mineralstoffarme Getränke, z. B. Cola-Getränke, Limonaden, Bier und Fruchtsaftgetränke.

Getränke, Verzehrempfehlung

Es sollen täglich mindestens 1,5 l getrunken werden.
Energiearme vitamin- und mineralstoffreiche Getränke wie *Mineralwasser*, *Obstschorle* und *Buttermilch* sind zu bevorzugen.

Getreide

Getreide ist ein Sammelbegriff für aus verschiedenen Gräsern gezüchtete landwirtschaftliche Kulturpflanzen: *Dinkel*, *Hafer*, *Hirse*, *Gerste*, *Mais*, *Reis*, *Roggen*, *Weizen*.
Getreidekörner sind aufgrund ihres Nährstoffgehalts – insbesondere des Kohlenhydratgehalts – für die menschliche Ernährung von besonderer Bedeutung.

Getreideeiweiß

Getreideeiweiß hat neben der Getreidestärke eine besondere Bedeutung für die menschliche Ernährung. Das Getreideeiweiß hat aufgrund des geringen Anteils an den essenziellen Aminosäuren Lysin, Methionin und Tryptoplan eine geringere biologische Wertigkeit. Durch Züchtung neuer Getreidesorten versucht man, diesem Problem entgegenzuwirken, da das Getreideeiweiß besonders in den Entwicklungsländern eine große Bedeutung für die Eiweißversorgung der Bevölkerung hat.
Das *Klebereiweiß* – Gluten – hat eine wichtige Bedeutung für die Backfähigkeit eines Mehls.

Getreideerzeugnisse

Getreideerzeugnisse sind sämtliche Erzeugnisse aus gereinigtem Getreide, das bearbeitet wurde, z. B. durch Zerkleinern, Quetschen, Sieben.

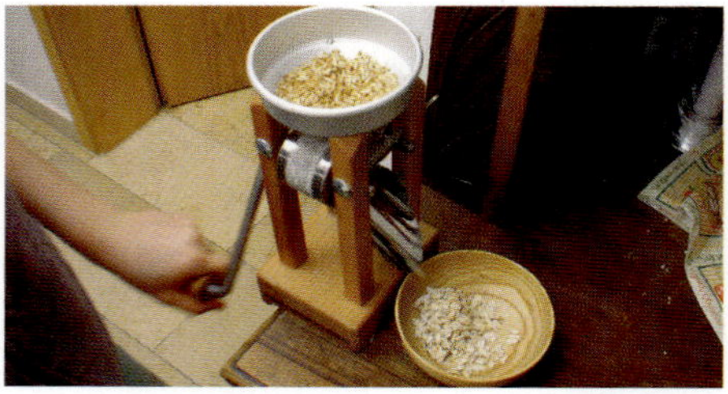

Beispiele: Mehl, Backschrot, *Vollkornmehl*, *Vollkornschrot*, *Grieß*, *Dunst*, Keime, *Getreideflocken*, Speise*kleie*.
Getreidevollkornerzeugnisse wie Vollkornmehl und Vollkornschrot enthalten die gesamten Bestandteile der gereinigten Körner einschließlich des *Keimlings*. Die Körner können jedoch von der äußeren *Fruchtschale* befreit sein.

Getreideflocken

Für die Herstellung von Getreideflocken werden die *Fruchtschale* und *Samenschale* vom Korn entfernt. Das Korn wird dann ganz oder zerschnitten gedämpft, feucht gewalzt und anschließend getrocknet.
Neben Haferflocken gibt es Maisflocken – *Cornflakes* –, Reisflocken, Weizenflocken usw. Getreideflocken werden unter anderem als Frühstückscerealien z. B. für Müsli verwendet.

Getreidekeimöle

Getreidekeimöle werden durch Pressen oder Extraktion aus Getreidekeimlingen gewonnen. Wichtige Getreidekeimöle sind *Maiskeimöl* und *Weizenkeimöl*.

Getreidekörner

Getreidekörner sind die Samen der Getreidepflanzen. Getreidekörner bestehen aus
① dem *Mehlkörper*, der Klebereiweiß – Gluten – und Stärke enthält,
② der eiweißreichen *Aleuronschicht*,

③ dem fett-, vitamin- und mineralstoffreichen *Keimling* und
④ der vitamin- und mineralstoffreichen *Samenschale* und *Fruchtschale*.

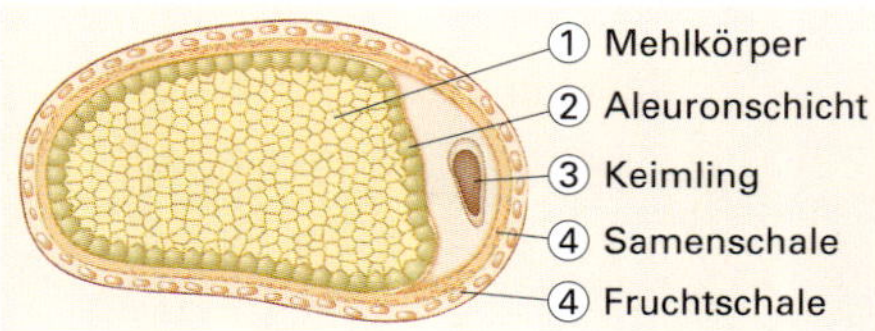

Getreidesorten

Brotgetreidesorten sind: *Roggen*, *Weizen* und auch *Dinkel*.
Andere Getreidesorten sind *Gerste*, *Hafer*, *Hirse*, *Reis* und Triticale. Triticale ist eine Kreuzung zwischen Weizen und Roggen.
Mithilfe der Gentechnik werden neue Getreidesorten, z. B. mit einer höheren biologischen Wertigkeit, gezüchtet.

Gewebe

Ein Gewebe ist ein Verband von Zellen, die eine annähernd gleiche Aufgabe erfüllen, z. B. Muskel-, Nerven- und *Fettgewebe*.

Gewebsflüssigkeit

Gewebsflüssigkeit – Lymphe – ist die Flüssigkeit, die die Gewebsspalten durchfließt.
Die Gewebsflüssigkeit kommt aus den kleinen Blutgefäßen – Blutkapillaren – in die Gewebsspalten und wird nach der Versorgung der Zellen wieder in den Blutkreislauf zurückgeführt.
Die Gewebsflüssigkeit beinhaltet etwa 20 % der gesamten Körperflüssigkeit.

Gewebshormone

Gewebshormone sind Hormone, die nicht in Hormondrüsen, sondern in spezifischen einzelnen Zellen gebildet werden.
Zu den Gewebshormonen gehören die biogenen Amine *Serotonin* und *Histamin*.

Gewichtsreduktionsprogramm

Gewichtsreduktionsprogramm ist ein Sammelbegriff für Programme zur Gewichtsreduktion, also zur Senkung des Körpergewichts. Bei diesen Programmen erfolgt eine Ernährungsberatung, ein Verhaltenstraining und eine Steigerung der körperlichen Aktivität.

Gewürzaromasalze

Gewürzaromasalze sind *Gewürzsalze*, bei denen die Gewürze teilweise oder vollständig durch Gewürzaromen – Extrakte aus Gewürzen – ersetzt sind.
Beispiel Allround Gewürzaromasalz:

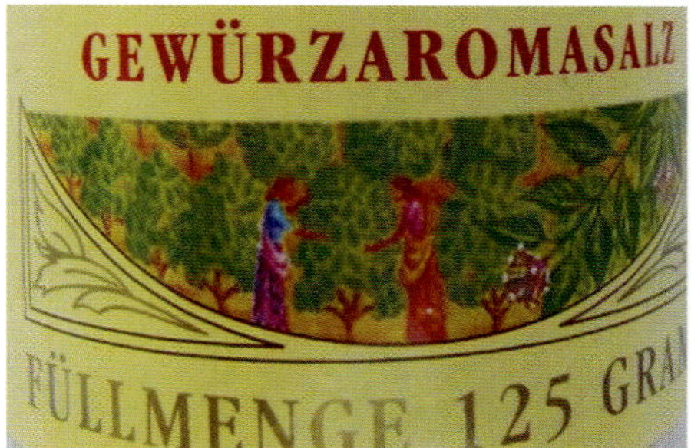

Zutaten: Speisesalz, Zucker, Zwiebeln, Chili, Maisstärke, Knoblauch, Paprika, Gewürze (enthält Sellerie), Trennmittel: Siliciumdioxid, Aroma, Pflanzenöl

Gewürzaromazubereitungen

Gewürzaromazubereitungen sind *Gewürzzubereitungen*, bei denen die Gewürze teilweise oder vollständig durch Gewürzaromen – Extrakte aus Gewürzen – ersetzt sind.
Beispiel Gewürzter Pfeffer:

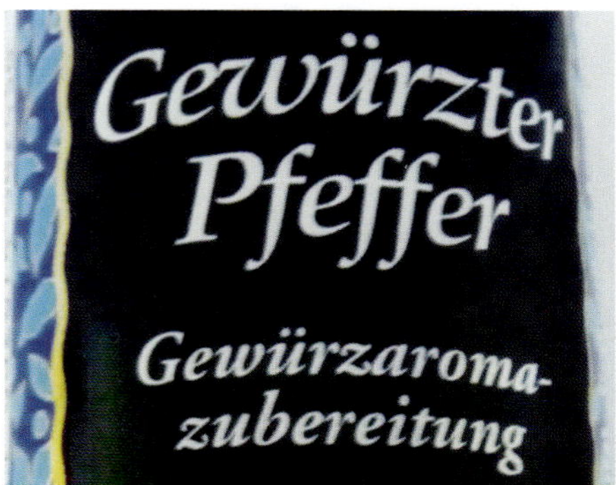

Zutaten: Pfeffer, Paprika, Salz, Aroma

Gewürze

Gewürze sind Pflanzenteile – Blüten, Früchte, Knospen, Samen, Rinden, Wurzeln, Zwiebeln –, die wegen ihres Gehalts an Geschmacks- und Geruchsstoffen als würzende oder geschmackgebende Zutaten verwendet werden.

G

Gewürzmischungen

Gewürzmischungen bestehen ausschließlich aus Gewürzen. Sie werden nach dem Verwendungszweck oder nach der Gewürzart bezeichnet.
Beispiel Salatgewürz:

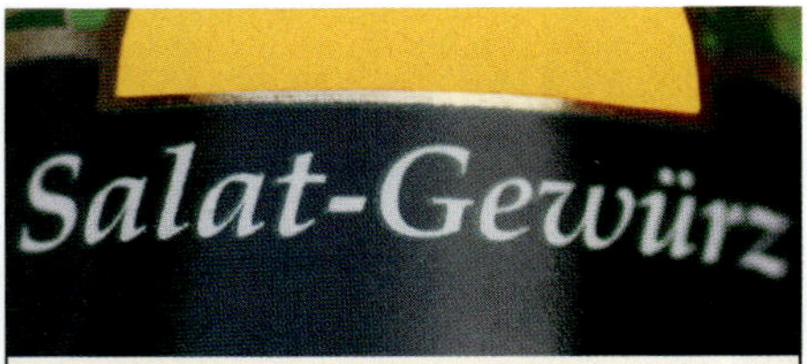

Zutaten: Pfeffer, Sellerie, Bohnenkraut, Petersilie, Senfkörner gemahlen, Zitronenmelisse, Porree, Liebstöckelblätter, Dillspitzen, Estragon, Basilikum, Rosmarin. Kann Spuren von Weizen, Ei, Soja, Milch und Sesam enthalten.

Gewürznelke

Gewürznelken sind getrocknete Blütenknospen des Gewürznelkenbaums.

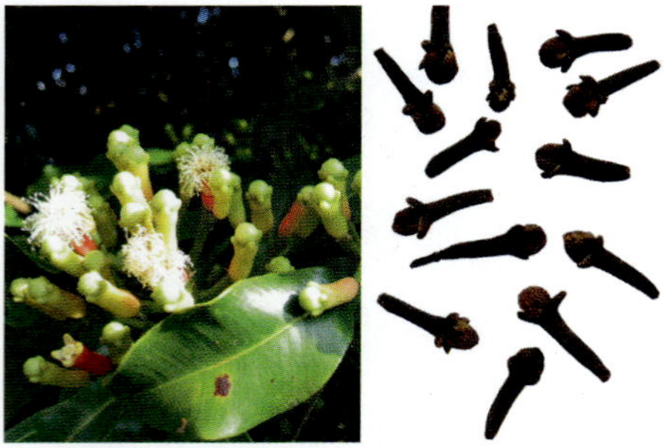

Gewürznelken kommen als ganze Gewürznelken oder in Pulverform in den Handel. Ganze Gewürznelken sind aromatischer.
Gewürznelken werden zum Würzen von Lebkuchen, Gebäck, Glühwein, Punsch und asiatischen Gerichten verwendet.
Nelkenöl wird in der Zahnheilkunde zur Desinfektion und zur Schmerzstillung eingesetzt.

Gewürzsalze

Gewürzsalze sind Mischungen von mehr als 40% Speisesalz mit einem oder mehreren Gewürzen und/oder *Gewürzzubereitungen*. Der Anteil an Gewürzen beträgt mindestens 15%.
Sie werden entweder nach der Zusammensetzung, z.B. als Zwiebelsalz, oder nach dem Verwendungszweck, z.B. als Grillsalz, bezeichnet.
Beispiel Zwiebelsalz:

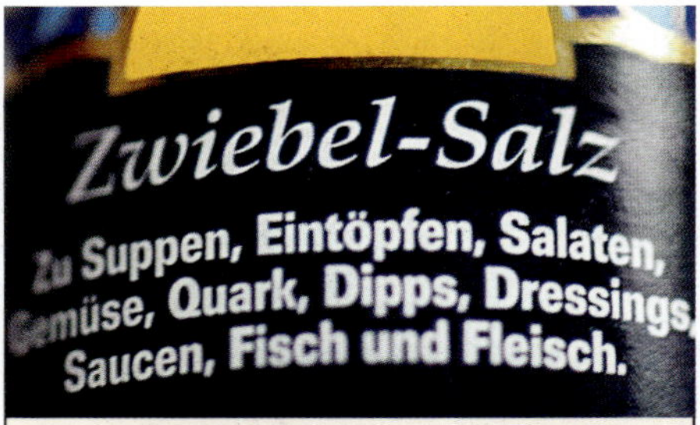

Zutaten: Speisesalz, Zwiebeln, pflanzliches Öl, Trennmittel: Siliciumdioxid. Kann Spuren von Weizen, Ei, Soja, Milch, Sellerie, Senf, Sesam enthalten.

Gewürzzubereitungen

Gewürzzubereitungen sind Mischungen von einem oder mehreren Gewürzen mit anderen geschmackgebenden Zutaten. Sie enthalten mindestens 60% Gewürze. Bis zu 5% Kochsalz kann ohne Kenntlichmachung zugesetzt werden, ein höherer Gehalt muss in der Zutatenliste angegeben werden.
Gewürzzubereitungen werden nach dem Verwendungszweck, z.B. Brathähnchen-Gewürzzubereitung, oder nach der Zusammensetzung, z.B. Curry-Gewürzzubereitung, bezeichnet.
Beispiel Geflügel Gewürzzubereitung:

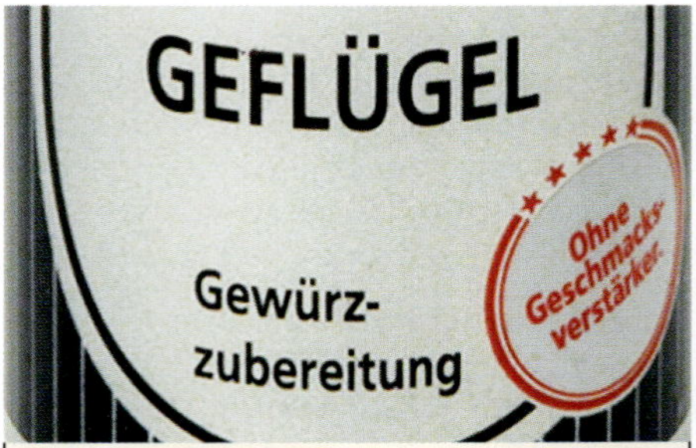

Zutaten: Paprika, Weizen, Pfeffer, Koriander, Kurkuma, Bockshornkleesaat, Erbsenmehl, Senfmehl, Nelken, Ingwer, Chilis, Dill, Speisesalz (3%), Hefe

GI

GI ist die Abkürzung für ***g**lykämischer **I**ndex*.

Gicht

Bei Gicht – Hyperurikämie – liegt eine Störung des *Purin*stoffwechsels vor, die zu Gelenkerkrankungen führt. Hyperurikämie heißt: hyper – erhöhte Konzentration –, urik – der *Harnsäure* –, ämie – im Blut. Es kommt zu Ablagerungen von Harnsäuresalzen an den Gelenken – zu Gichtknoten –, beginnend an dem Grundgelenk der großen Zehe.

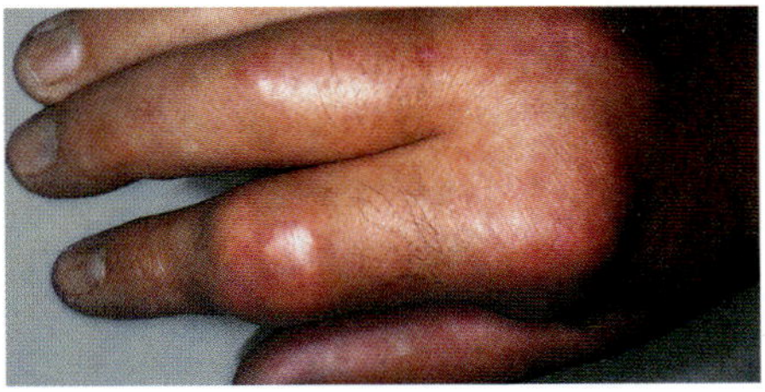

Später bilden sich auch im Bereich der Niere und des Herzens Ablagerungen der Harnsäure.

Primäre Gicht ist eine erbliche Stoffwechselkrankheit, bei der es zu einer verminderten Ausscheidung oder erhöhten Bildung von Harnsäure kommt.

Sekundäre Gicht wird durch andere Erkrankungen, z. B. der Niere, hervorgerufen.

Gichtanfall

Bei einem Gichtanfall kommt es unter heftigen Schmerzen zur Rötung und Schwellung an den betroffenen Gelenken. Bei einem Gichtanfall soll die Nahrungsaufnahme kurzfristig eingestellt, jedoch ausreichend getrunken werden.

Gicht, Diät

Der *Purin*gehalt – berechnet in Form von *Harnsäure* – der Nahrung soll bei maximal 300 mg pro Tag liegen. Hierdurch wird die Harnsäurebildung/-ausscheidung gesenkt. Alkohol darf nur in kleinen Mengen getrunken werden, da Alkohol die Harnsäureausscheidung hemmt. Die Flüssigkeitszufuhr soll 1,5 bis 2,5 Liter betragen, da so die Harnsäureausscheidung durch die hohe Flüssigkeitszufuhr verbessert wird.

Gicht, Stadien

Der Verlauf der Gichterkrankung wird in drei Stadien unterteilt:

- **1. Stadium:** Es liegen nur erhöhte Blutharnsäurewerte vor, Krankheitsanzeichen liegen noch nicht vor.
- **2. Stadium:** Es kommt zu Gichtanfällen.
- **3. Stadium:** Es kommt zu chronischen Entzündungen, Gelenkverformungen und zur Gichtniere, d. h., die Niere funktioniert nur noch teilweise.

Gifte

Gifte – Toxine – sind Stoffe, die in kleinen Mengen die Gesundheit schädigen bzw. den Tod herbeiführen.

Zu den anorganischen Giften gehören z. B. Blei, Quecksilber, Blausäure und Arsen.

Zu den organischen Giften gehören z. B. Pilzgifte – Mykotoxine –, Bakteriengifte – siehe *Botulismus* – und Pestizide. Ob ein Stoff giftig ist, ist abhängig von der Menge. „Was ist das nit gifft ist? Alle ding sind gifft/und nichts ohn gifft/allein die Dosis macht, das ein Ding kein gifft ist" (Zitat Paracelsus). Durch ein Gift wird die Zellstruktur zerstört oder lebensnotwendige Stoffwechselprozesse werden unterbrochen.

Ginseng

Ginseng ist eine ostasiatische Pflanze, deren Wurzel als Heilmittel verwendet wird. Ginseng wird u. a. zur Förderung geistiger und körperlicher Kräfte eingesetzt.

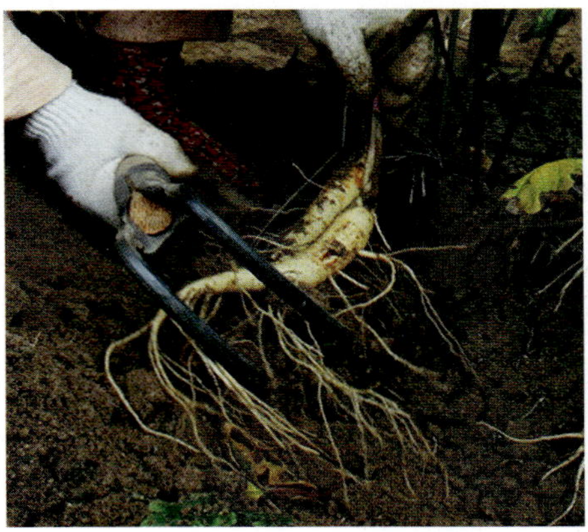

GL

GL ist die Abkürzung für ***g**lykämische **L**ast*.

Glc
Glc ist die Abkürzung für **Gl**u**c**ose – *Traubenzucker*.

Gln
Gln ist die Abkürzung für ***Gl****utami****n***, eine nicht essenzielle Aminosäure.

Globuline
Globuline ist ein Sammelbegriff für einfache kugelförmige – globuläre – Eiweißstoffe – Proteine. Globuline sind z. B. in Milch, Eiern und im Blut enthalten.

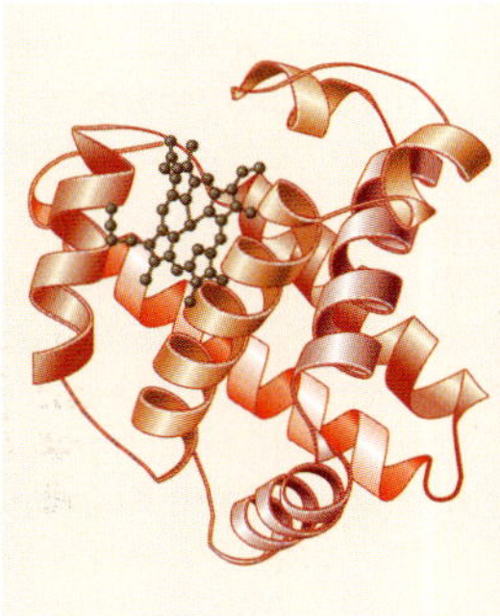

Zahlreiche Enzyme und Bluteiweißstoffe, die der Abwehr dienen, gehören ebenfalls zu den Globulinen.

Glu
Glu ist die Abkürzung für ***Glu****taminsäure*, eine nicht essenzielle Aminosäure.

Glucagon
Glucagon ist ein Hormon, das von den A-Zellen der *Langerhans Inseln* in der Bauchspeicheldrüse gebildet wird. Glucagon erhöht den Blutzuckerspiegel, indem es den *Glykogen*abbau und die *Gluconeogenese* und somit die Freisetzung von Traubenzucker – Glucose – aus der Leber steigert. Glucagon ist ein Gegenspieler des *Insulins*.

Gluconeogenese
Der Name Gluconeogenese bedeutet:
Gluco – Traubenzucker, neo – neu –, genese – Entstehung.
Die Gluconeogenese ist die hormonell gesteuerte Glucoseneubildung – Traubenzuckerneubildung – aus Glycerin, Milchsäure und glucogenen Aminosäuren – Alanin, Glycin, Serin, Threonin, Tryptophan usw. – in der Leber. Durch die Gluconeogenese wird der Blutzuckerspiegel auch bei Kohlenhydratmangel konstant gehalten.

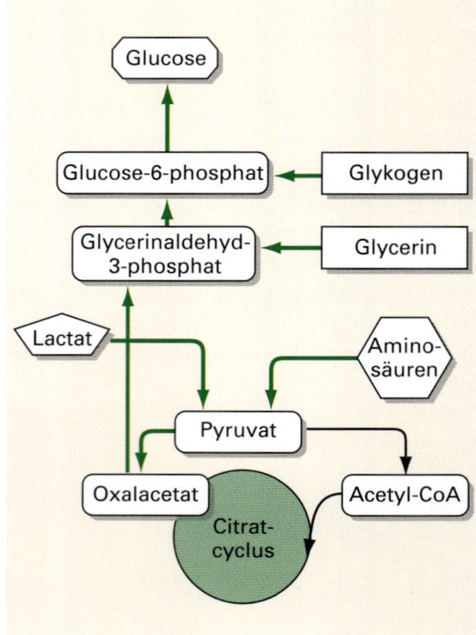

Gluconsäure, E 574
Gluconsäure kommt in geringen Mengen in Honig und Wein vor.
Künstlich hergestellte Gluconsäure und deren Salze sind als Lebensmittelzusatzstoffe – *Säureregulatoren* – zugelassen. Sie werden u. a. Limonaden und Milcherzeugnissen zugesetzt. Gesundheitliche Nebenwirkungen sind nicht bekannt.
Zum Beispiel diesen Nordseekrabben wurde Gluconsäure als Säureregulator zugesetzt:

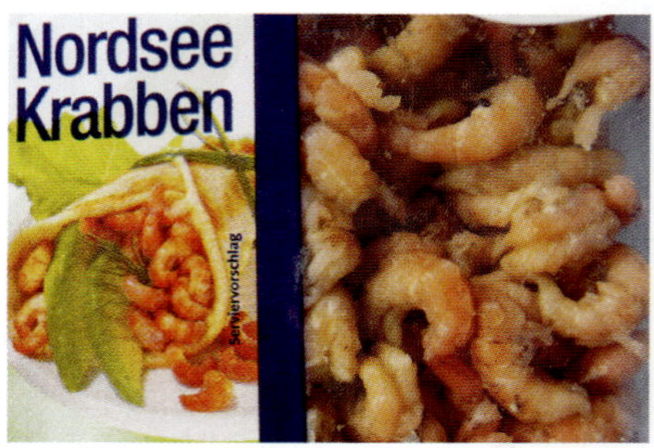

glucoplastische Aminosäuren
Glucoplastische – glucogene – Aminosäuren können in der Leber für die *Gluconeogenese* genutzt werden.

Glucose
siehe *Traubenzucker*

Glucose-Alanin- Zyklus
Der Glucose-Alanin-Zyklus ist ein wichtiger Stoffwechselweg zwischen Muskel und Leber.
Muskelproteine werden zu Aminosäuren abgebaut. Die Aminogruppe wird auf Pyruvat übertragen, es entsteht Alanin.
Das Alanin transportiert die Aminogruppe aus dem Muskel zur Leber.
In der Leber wird die Aminogruppe auf α-Ketoglutarat übertragen, es entsteht Glutamat.
Aus dem entstandenen Pyruvat wird Glucose aufgebaut, die an das Blut abgegeben wird.

Glucosesirup
Glucosesirup ist aus *Stärke* hergestellter Traubenzucker – Glucose – mit 16% Wasser. Glucosesirup wird z.B. zum Süßen von Obstkonserven verwendet.

Glucosetoleranz
Glucosetoleranz ist die Fähigkeit des menschlichen Körpers, Glucose ausreichend aus dem Blut zu entfernen und in die Zelle zur Energiegewinnung einzuschleusen. Eine zu geringe Chromzufuhr kann die Glucosetoleranz herabsetzen.

Glucosetoleranzstörung
Eine Glucosetoleranzstörung liegt vor, wenn die Aufnahme von Traubenzucker in die Zellen verringert ist bzw. wenn Zellrezeptoren nicht mehr ausreichend auf *Insulin* reagieren. Eine Glucosetoleranzstörung ist ein Zeichen für die Stoffwechselerkrankung *Diabetes mellitus*.

Glucosetoleranztest, oral
Der Glucosetoleranztest wird bei Verdacht auf Diabetes mellitus durchgeführt. Hierbei wird getestet, ob die Bauchspeicheldrüse ausreichend *Insulin* für die Senkung des Blutzuckerspiegels produziert.
Der Test wird morgens nüchtern durchgeführt. Zunächst wird der Nüchternblutzucker bestimmt, danach muss der Betroffene eine Zuckerlösung trinken.
Über die nächsten Stunden wird festgestellt, wie schnell der Blutzucker ansteigt und wie schnell es der Bauchspeicheldrüse gelingt, den Zucker aus dem Blut zu entfernen.

Glucosidasen
Glucosidasen sind *Enzyme*, die sich in der Darmwand befinden. Glucosidasen spalten Doppelzucker – Disaccharide – unter Wasseranlagerung in Einfachzucker – Monosaccharide. Die Glucosidasen gehören dementsprechend zu den *Hydrolasen*.
Die wichtigsten Glucosidasen sind:

- **Maltase** – spaltet den Doppelzucker *Malzzucker* – Maltose – unter Wasseranlagerung in zwei Moleküle Traubenzucker.
- **Lactase** – spaltet *Milchzucker* – Lactose – unter Wasseranlagerung in Traubenzucker und Galaktose.
- **Saccharase** – spaltet *Saccharose* unter Wasseranlagerung in Traubenzucker und Fruchtzucker.

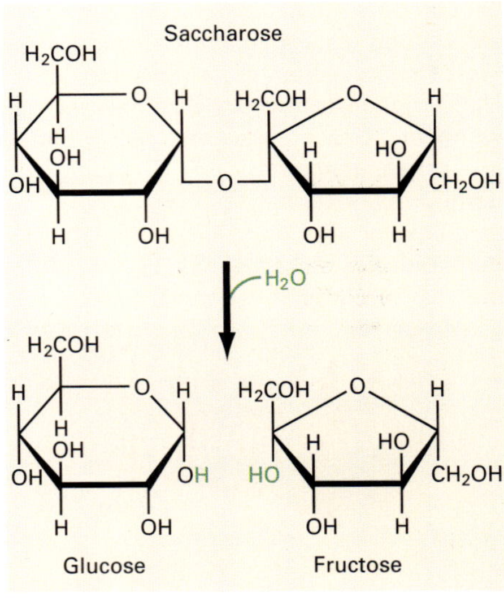

Glucosinolate
Glucosinolate – Senfölglucoside – sind scharfe Aromastoffe – *sekundäre Pflanzenstoffe* –, z.B. in Senf, Meerrettich, Knoblauch und Kohlgemüse. Die Glucosinolate sind schwefelhaltige Moleküle, die aus Aminosäuren gebildet werden. Diese Stoffe mindern das Infektions- und Krebsrisiko.

Glucosurie

Glucosurie ist der medizinische Fachbegriff für das Ausscheiden von Glucose im Urin.

Die Glucoseausscheidung im Urin erfolgt ab einem Blutzuckerspiegel von 180 mg Glucose pro 100 ml Blut.

Zum Beispiel bei Diabetes mellitus kann der Blutzuckerspiegel so stark ansteigen, dass die *Nierenschwelle* überschritten und Glucose mit dem Urin ausgeschieden wird.

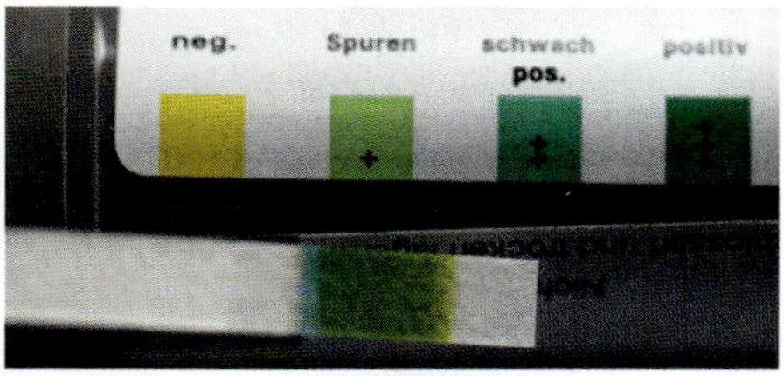

Glucose wird dann mit in den Urin gehaltenen Teststäbchen nachgewiesen.

Glutamate, E 621–625

Glutamate sind Salze der *Glutaminsäure*, sie werden als Lebensmittelzusatzstoffe – *Geschmacksverstärker* – eingesetzt.

Natriumglutamat ist der am meisten verwendete Geschmacksverstärker. Einige Menschen reagieren auf Glutamat mit dem *China-Restaurant-Syndrom*.

Es gibt keine *ADI-Werte* für Glutamat.

Zum Beispiel dieser Suppe wurde Glutamat als Geschmacksverstärker zugesetzt:

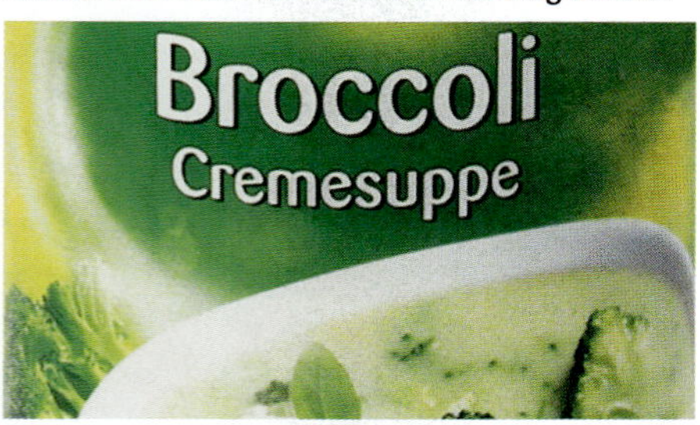

Glutamat-Intoleranz

siehe *China-Restaurant-Syndrom*

Glutamin (Gln)

Glutamin ist eine nicht essenzielle, glucogene Aminosäure. Glutamin ist von Bedeutung für die Harnstoffsynthese und damit für die Entgiftung von Ammoniak.

Strukturformeln:

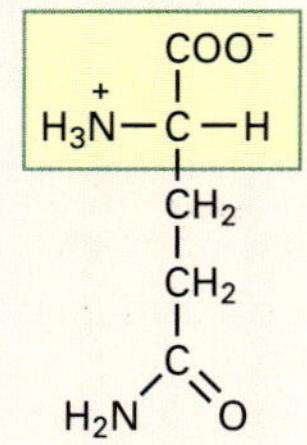

Glutamin

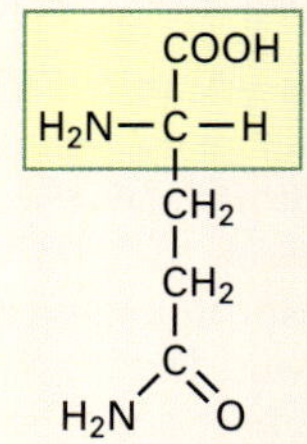

Glutaminsäure

Glutaminsäure (Glu), E 620

Glutaminsäure (s. o.) ist im Stoffwechsel die Vorstufe von *Glutamin*.

Glutaminsäure ist eine nicht essenzielle, saure Aminosäure. Die Salze der Glutaminsäure sind die *Glutamate*.

Glutaminsäure entsteht im menschlichen Organismus aus α-Ketoglutarsäure und Ammoniak.

Glutaminsäure ist als Lebensmittelzusatzstoff – *Geschmacksverstärker* – zugelassen. Sie sorgt zusammen mit Kochsalz für einen würzigen, fleischigen Geschmack. Glutaminsäure – Glutamat – wird vor allen Dingen Fertiggerichten zugesetzt.

Gluten

siehe *Klebereiweiß*

glutenfrei

Für Menschen mit einer Glutenunverträglichkeit – *Zöliakie* – werden glutenfreie Lebensmittel angeboten. Sie tragen das Zeichen, das in der Abbildung zu sehen ist.

Die Personenzahl mit einer Glutenunverträglichkeit hat in den letzten Jahren stark zugenommen. Jeder 250. Mensch in Deutschland verträgt dieses Eiweiß nicht.

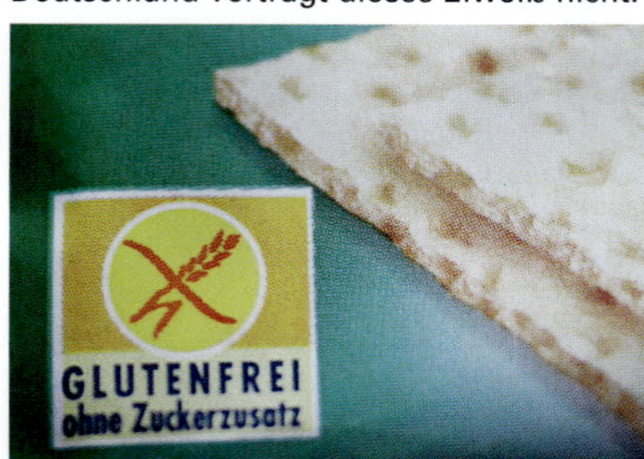

Gly

Gly ist die Abkürzung für ***Gly****cin*, eine nicht essenzielle Aminosäure.

Glycerin, E 422

Glycerin ist ein dreiwertiger Alkohol. Glycerin ist ein Bestandteil aller *Fette*. Glycerin hat die Summenformel $C_3H_5(OH)_3$. Bei der Fettbildung werden die OH-Gruppen des Glycerins mit den *Carboxylgruppen* der Fettsäuren unter Wasserabspaltung verestert.

Glycerin wird auch als Lebensmittelzusatzstoff – E 422 –, als *Feuchthaltemittel* ohne Höchstmengenbegrenzung für Süß- und Backwaren und als Lösungsmittel für Aromen eingesetzt.

Zum Beispiel diesem Milchriegel wurde Glycerin als Feuchthaltemittel zugesetzt:

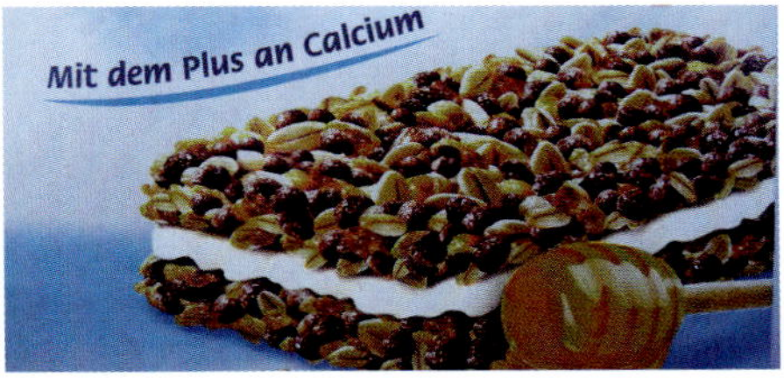

Bei der Aufnahme größerer Mengen Glycerin kann es zu Kopfschmerzen kommen.

Glycerinester aus Wurzelharz, E 445

Glycerinester aus Wurzelharz wird aus Kiefernharz hergestellt. Dieser Stoff ist als Lebensmittelzusatzstoff – *Stabilisator* – mit Höchstmengenbegrenzung – *ADI-Wert* 12,5 mg/kg KG – für alkoholfreie Getränke zugelassen. Glycerinester aus Wurzelharz stabilisiert Aussehen und Farbe der Getränke. Gesundheitliche Nebenwirkungen sind nicht bekannt.

Zum Beispiel diesem Erfrischungsgetränk wurde Glycerinester aus Wurzelharz als Stabilisator zugesetzt:

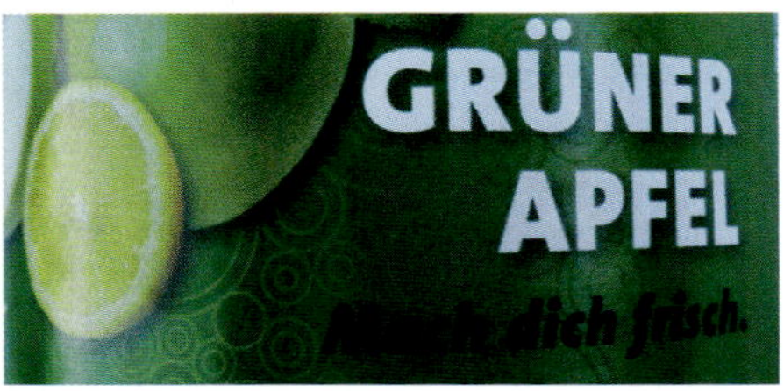

Glycin (Gly), E 640

Glycin ist eine nicht essenzielle Aminosäure. Glycin ist die einfachste Aminosäure, sie besitzt als Seitenkette lediglich ein Wasserstoffatom. Strukturformel:

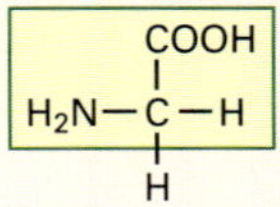

Glycin ist eine farblose Substanz mit süßlichem Geschmack. Der Name wurde aufgrund des süßen Geschmacks vom griechischen Wort glykys – süß – abgeleitet.

Kollagen besteht zu 30 % aus Glycin.

Glycin und seine Natriumsalze werden als Lebensmittelzusatzstoffe – als *Geschmacksverstärker* – für *Süßstoffe* eingesetzt.

glykämische Last (GL)

Die **g**lykämische **L**ast berücksichtigt nicht nur den Anstieg des Blutzuckerspiegels nach einer Mahlzeit, sondern auch die *Insulin*ausschüttung nach der Mahlzeit.

Die Insulinausschüttung ist abhängig von der

- Kohlenhydratart und
- Kohlenhydratmenge.

Bei der Berechnung der glykämischen Last eines Lebensmittels wird nicht nur die Kohlenhydratart, sondern auch die Kohlenhydratmenge, die in einer Portion enthalten ist, berücksichtigt.

Zur Berechnung der glykämischen Last eines Lebensmittels wird die Kohlenhydratmenge in einer Portion mit dem *glykämischen Index* des Lebensmittels multipliziert und durch 100 dividiert.

(GI × Kohlenhydratmenge/Portion) : 100 = GL

Beispiel: Bananen haben einen GI von 52. 100 g Bananen enthalten 20 g Kohlenhydrate.

52 × 20 : 100 = 10,4

Die GL von 100 g Bananen beträgt also 10,4.

Trotz des relativ hohen glykämischen Index kommt es nach dem Verzehr von Bananen zu keiner hohen Insulinausschüttung.

glykämischer Index (GI)

Der **g**lykämische **I**ndex eines Lebensmittels gibt an, wie stark der Blutzuckerspiegel nach dem Verzehr einer Lebensmittelmenge, die 50 g verwertbare Kohlenhydrate enthält, ansteigt. Dabei wird davon ausgegangen, dass der glykämische Index von Glucose einem Wert von 100 entspricht.

Lebensmittel mit einem hohen glykämischen Index – mit Werten zwischen 70 und 100 – bewirken nach dieser Theorie einen schnellen Anstieg des Blutzuckers.

Folgende Einflussfaktoren auf die glykämische Reaktion werden nicht berücksichtigt:

- Verdaulichkeit – Zusammensetzung eines Lebensmittels,
- Essgeschwindigkeit, Grad der Verarbeitung,
- Zusammensetzung und Menge einer Mahlzeit,
- Häufigkeit der Nahrungsaufnahme usw.

Da die Aussagekraft des glykämischen Index also eher gering ist, wird meistens die *glykämische Last* berechnet.

Glykogen

Glykogen ist ein Polysaccharid – Vielfachzucker. Es ist das Speicherkohlenhydrat in Muskulatur und Leber bei Menschen und Tieren.

Glykogen besteht aus stark verzweigten Ketten mit 5 000 bis 7 000 Glucoseresten. Verzweigungen erfolgen nach 6 bis 10 Glucoseresten. Glykogen ist also ähnlich wie *Amylopektin* aufgebaut. Glykogen unterscheidet sich jedoch vom Amylopektin durch den stärkeren Verzweigungsgrad.

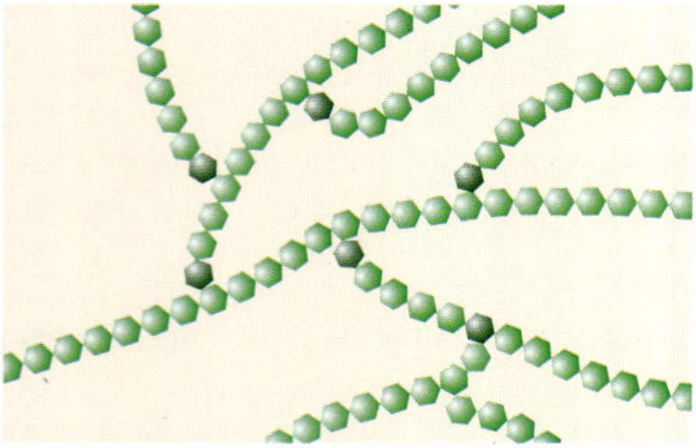

Im menschlichen Körper sind nach den Mahlzeiten durchschnittlich 350 g Glykogen gespeichert.

Die Speicherung verteilt sich wie folgt:

- 200 g als Muskelglykogen und
- 150 g als Leberglykogen.

Muskelglykogen wird zwischen den Mahlzeiten zur Energieversorgung des Muskels in den Muskelzellen zu Traubenzucker – Glucose – abgebaut und weiter zu CO_2 und H_2O und ATP.

Leberglykogen wird zwischen den Mahlzeiten zu Traubenzucker – Glucose – abgebaut und an das Blut abgegeben, u. a. zur Versorgung des Gehirns.

Insbesondere vor einem sportlichen Wettkampf müssen die Glykogenspeicher durch den Verzehr kohlenhydratreicher Lebensmittel aufgefüllt werden. Besonders geeignet hierfür sind *Oligosaccharide* und Polysaccharide.

Glykogenaufbau

Beim Glykogenaufbau wird Glucose zunächst durch *Adenosintriphosphat* (ATP) zu Glucose-6-phosphat aktiviert. Nach weiteren Umbauschritten wird ein Glucoserest angelagert. Durch die folgenden Reaktionsschritte wird die Glykogenkette schrittweise verlängert.

Glykogenolyse

Glykogenolyse bedeutet: *Glykogen* und lyse – Auflösung –, also Abbau von Glykogen in der Leber zur Bereitstellung von Glucose zur Regulation des Blutzuckerspiegels und in der Muskulatur zur Bereitstellung von Energie.

Glykolipide

Glykolipide bestehen aus einem Fettanteil und einem Kohlenhydratanteil. Die einfachsten Glykolipide sind die *Cerebroside*, sie enthalten neben dem Fettanteil Glucose oder Galaktose. Sie kommen im Zentralnervensystem (ZNS) vor.

Glykolyse

Glykolyse bedeutet: Glyko – Glucose –, lyse – Auflösung –, also Abbau von Traubenzucker.

Die Glykolyse ist der enzymatische Abbau von Glucose: *anaerob* zu Milchsäure – Lactat – unter Freisetzung von Energie, und zwar 2 ATP (pro Mol).

Glykolyse

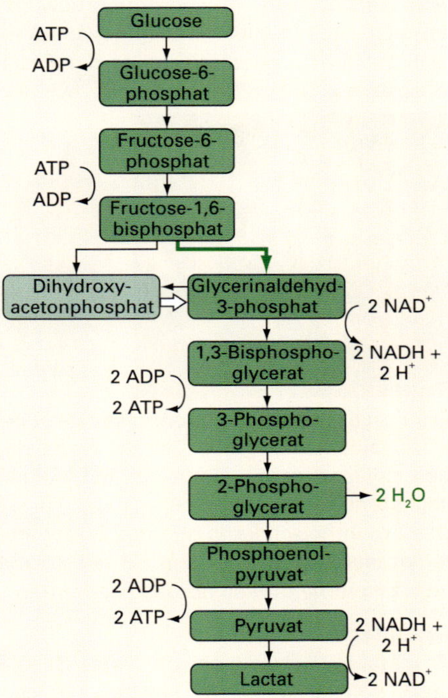

Glykoproteine

Glykoproteine sind komplexe Verbindungen, die aus Eiweiß – Protein – und einem Kohlenhydratanteil – Oligosaccharid – bestehen. Zu den Glykoproteinen gehören Membranproteine, Hormone und Schleimstoffe.

Glyx-Diät

Die Glyx-Diät ist eine *Reduktionsdiät*. Bei der Glyx-Diät werden Lebensmittel mit einem niedrigen *glykämischen Index* gegessen wie Gemüse, Fleisch, Fisch, Wurst. Lebensmittel mit einem hohen glykämischen Index wie Weißbrot, Reis, Kartoffeln und Teigwaren sollen wenig verzehrt werden. Es soll also möglichst wenig *Insulin* ausgeschüttet werden, da Insulin die Fettbildung fördert.

Fett- und Gesamtenergiezufuhr werden bei dieser Reduktionsdiät nicht beachtet.

GMP

GMP ist die Abkürzung für ***G**uanosin**m**ono**p**hosphat*.

Gold, E 175

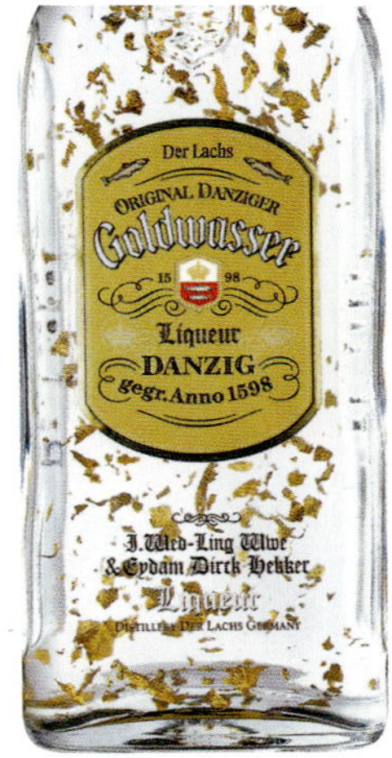

Gold wird aufgrund des Preises nur selten zum Färben von Lebensmitteln eingesetzt. Zugelassen ist das gesundheitlich unbedenkliche Gold ohne Höchstmengenbegrenzung für Überzüge von Süßwaren, Verzierungen von Pralinen und für Liköre, z. B. Danziger Goldwasser.

Golden Reis

Golden Reis ist eine gentechnisch veränderte Reissorte mit einem höheren Gehalt an Provitamin A und Eisen. Durch das Eisen erhält der Reis seine gelbe Farbe. Durch den höheren Gehalt an Provitamin A sollen Augenerkrankungen vermieden werden. Der Reis ist noch nicht erhältlich.

Golgi-Apparat

Der Golgi-Apparat in der Zelle besteht aus Membrankanälen.

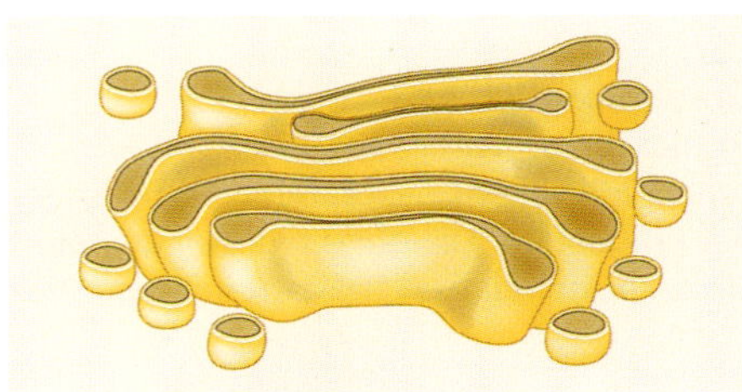

In dem Golgi-Apparat sammeln sich Stoffwechselprodukte: Vielfachzucker – Polysaccharide – und Proteine – Eiweißstoffe. Diese Stoffe werden hier weiter umgebaut und dann in kugelförmigen Gebilden – Vesikeln (Blasen) – verpackt, die dann an andere *Zellorganellen* weitergeleitet werden bzw. die Zelle verlassen.

Gorgonzola

Gorgonzola ist ein italienischer *Weichkäse* mit Blauschimmel, der nach der Stadt Gorgonzola in der Nähe von Mailand benannt ist. Er wird mindestens in der Fettgehaltsstufe Vollfett – 45% Fett i. Tr. – angeboten. Gorgonzola hat einen würzigen, kräftigen Geschmack.

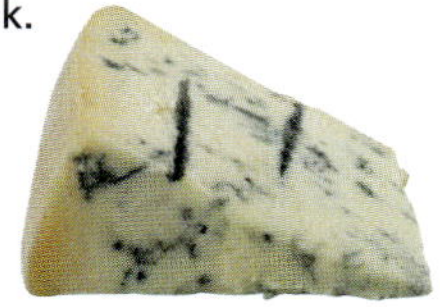

Goudakäse

Goudakäse ist ursprünglich ein holländischer Schnittkäse, der nach der Stadt Gouda benannt ist.

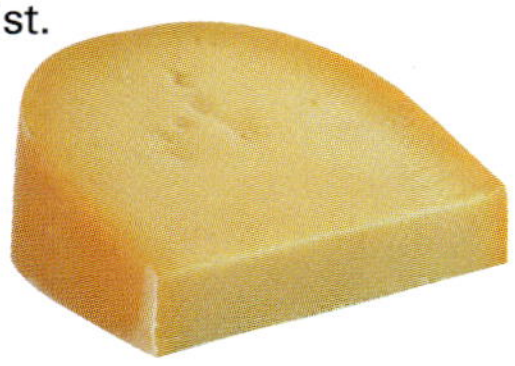

Heute wird Goudakäse in vielen Ländern hergestellt. Goudakäse wird in den Fettgehaltsstufen Dreiviertelfettstufe bis Rahmstufe – 30% Fett i. Tr. bis 50% Fett i. Tr. – angeboten. Goudakäse wird in drei Reifegraden angeboten:

- junger Gouda – 4 bis 8 Wochen
- mittelalter Gouda – 2 bis 6 Monate
- alter Gouda – älter als 6 Monate

Je älter der Käse ist, umso kräftiger ist der Geschmack.

Grahambrot

Grahambrot wird aus *Weizenvollkornschrot* mit einem besonderen Backverfahren hergestellt. Das Brot wurde nach dem amerikanischen Arzt Graham benannt.

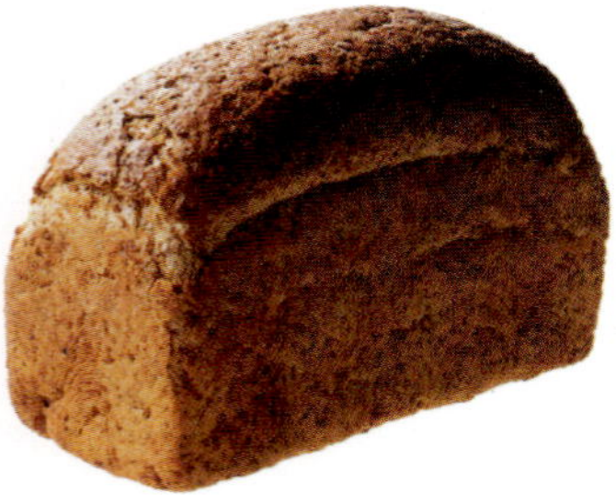

Granadilla

Granadillas stammen eigentlich aus Brasilien, heute werden die Früchte auch in Australien, Südafrika, Kalifornien usw. geerntet. Die Granadillas sind nahe Verwandte der Maracujas – der Früchte der Passionspflanze. Siehe *Passionsfrucht*.

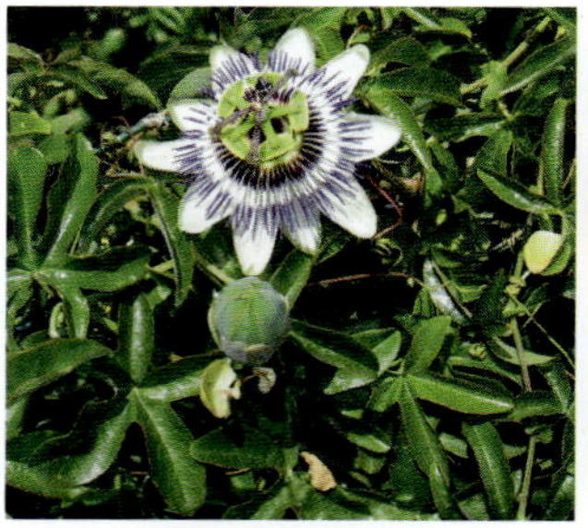

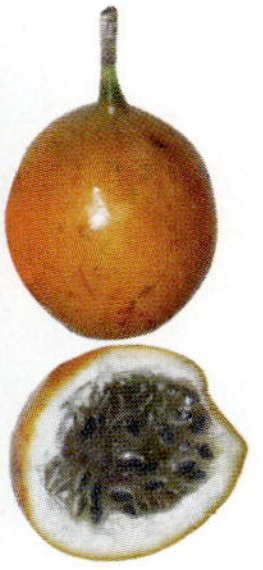

Die Frucht hat einen Durchmesser von ca. 8 cm, eine dicke gelbe Schale und saftiges, geleeartiges Fruchtfleisch mit kleinen essbaren Kernen.

Das Fruchtfleisch kann aus der Schale gelöffelt werden oder es kann z. B. eine Soße bzw. Eiscreme daraus hergestellt werden.

Granatapfel

Granatäpfel haben eine rote, feste Schale und geleeartiges, kernreiches Fruchtfleisch. Granatäpfel wachsen im Mittelmeerraum. Sie wiegen 100 bis 300 g.

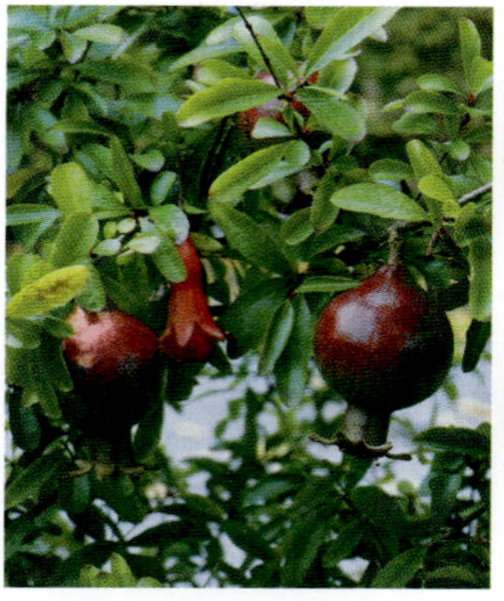

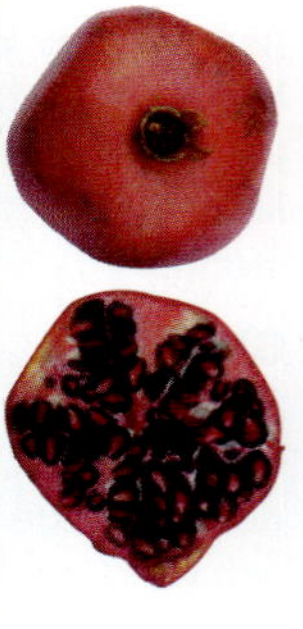

Granatäpfel eignen sich zum Rohverzehr und für die Herstellung von Säften. Die Frucht wird aufgeschnitten und ausgedrückt oder ausgelöffelt.

Bei den Griechen galt der Granatapfel aufgrund der großen Zahl an Samen als Symbol der Fruchtbarkeit.

Grapefruit

Die Grapefruit, unzutreffend auch Pampelmuse genannt, ist eine 10 bis 15 cm große Zitrusfrucht. Das gelbe oder rötliche, sehr saftige Fruchtfleisch schmeckt säuerlich bis leicht bitter. Das Fruchtfleich der Grapefruit ist reich an Vitamin C.

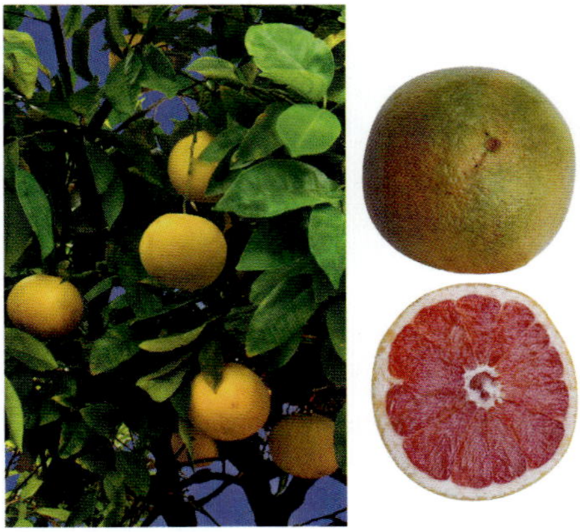

Das Fruchtfleisch kann ausgelöffelt oder für Obstsalat oder die Saftherstellung verwendet werden.

Die *Pampelmuse – Pomelo* – ist eine eigenständige Zitrusfruchtart.

Gratinieren

Gratinieren – Überbacken – ist ein Bräunen der Oberfläche von Speisen unter eventueller gleichzeitiger Verkrustung durch Wärmeeinwirkung.

Graupen, Herstellung

Für die Herstellung von Graupen werden ganze oder geschälte Gersten- oder Weizenkörner länglich oder rund geschliffen und poliert.

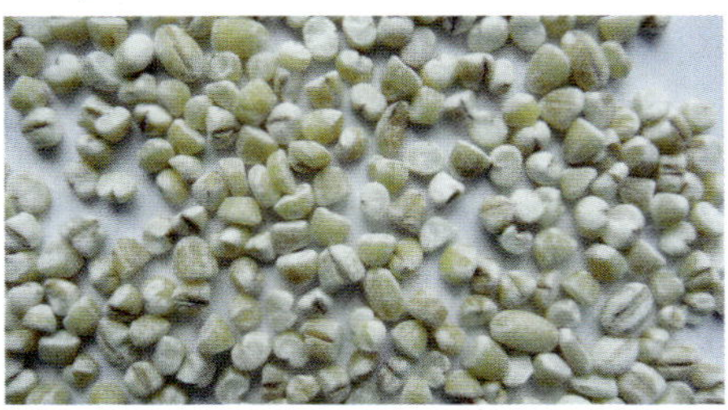

Die wertvollen Randschichten des Getreidekorns werden also bei der Herstellung entfernt.

Grieben

Grieben sind knusprige braune Bindegewebsstücke, aus denen Griebenschmalz ausgelassen wurde. Griebenschmalz vom Schwein wird als Brotaufstrich verwendet.

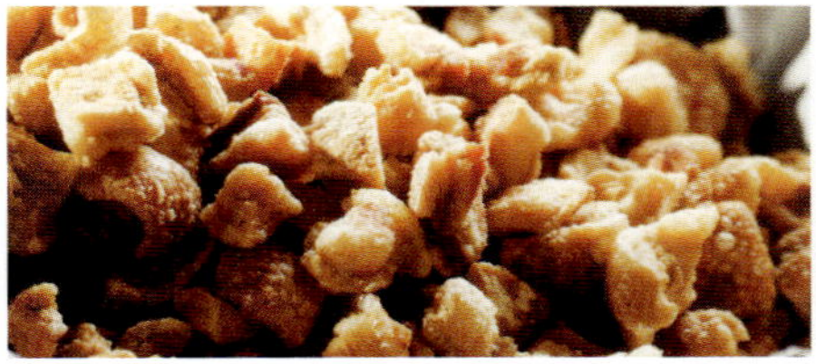

Grieß, Herstellung

Für die Herstellung von Grieß wird der *Mehlkörper* von Hartweizen grob vermahlen, für Vollkorngrieß das ganze Getreidekorn. Grieß kann aus allen Getreidesorten hergestellt werden.

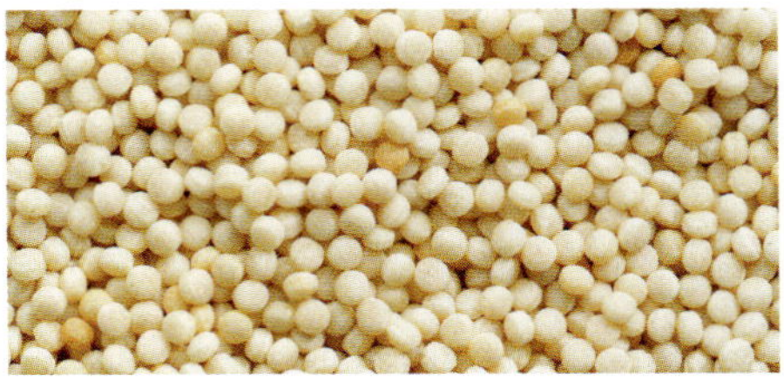

Grillen

Grillen ist ein Garen unter Bräunung durch Strahlungshitze oder Kontaktwärme mit oder ohne Fettzugabe. Gegrillt werden vorwiegend Fleisch und Fisch.

Beim Grillen auf dem Holzkohlegrill kann es zur Bildung des gesundheitsschädlichen *Benzo(a)pyrens* kommen.

Grundgedeck

Das Grundgedeck besteht aus einem großen Teller, Gabel, Messer, Trinkglas und Serviette.

Grundnährstoffe, energieliefernde

Kohlenhydrate, Fette und Eiweißstoffe sind die energieliefernden Grundnährstoffe. Bei dem Abbau dieser Nährstoffe werden in den Körperzellen chemische Energie (ATP) und Wärme gebildet.

Grundnährstoffe, physikalischer Energiegehalt

siehe *Kalorimeter-Bombe*

Grundumsatz, Ruhe-nüchtern-Umsatz

Der Grundumsatz – der Ruhe-nüchtern-Umsatz – ist die Energiemenge, die ein Mensch

- bei völliger Ruhe im Liegen,
- zwölf Stunden nach der letzten Nahrungsaufnahme,
- bei einer Raumtemperatur von 20 °C durchschnittlich benötigt.

Der Grundumsatz gibt die Energiemenge an, die für den Grundstoffwechsel, z. B. Atmung, Herztätigkeit und Wärmeregulation, benötigt wird.
Für den Grundumsatz werden 60 bis 70 % des Gesamtenergiebedarfs benötigt.

Grundwasser

Grundwasser entsteht aus unterirdisch versickerndem Oberflächenwasser und Niederschlägen. Die Bodenschichten, durch die das Grundwasser hindurchsickert, wirken als natürlicher Filter. Je nach der Bodenbeschaffenheit staut sich das Grundwasser in unterschiedlichen Tiefen über wasserundurchlässigen Gesteinsschichten.

Grünkern

Als Grünkern werden halb reife, noch grün geerntete Dinkelkörner bezeichnet. Durch die folgende Trocknung entwickelt sich ein nussartiges Aroma.
Grünkern eignet sich für Bratlinge, Aufläufe und Suppen.

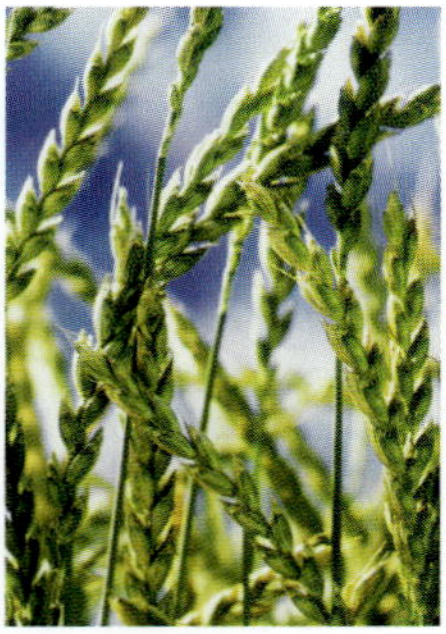

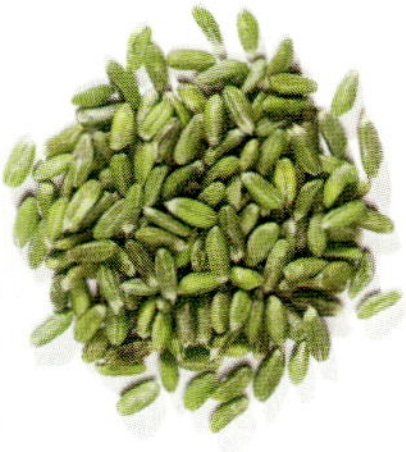

Grünkohl, Braunkohl

Grünkohl – Braunkohl – ist eine schnell wachsende Blattkohlart mit grünen, krausen Blättern. Grünkohl – ein beliebtes Wintergemüse – wird oft erst nach dem ersten Frost geerntet. Der Zuckerabbau in der Pflanze ist bei diesen Temperaturen verlangsamt und der Grünkohl schmeckt dann besser.

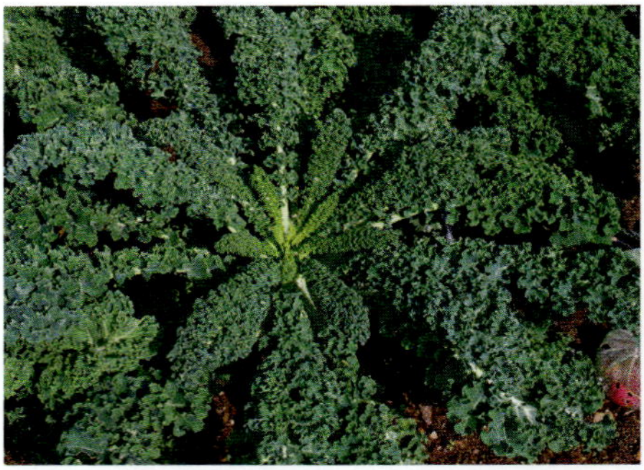

Grünkohl enthält reichlich Vitamin C, β-Carotin und Folsäure sowie Calcium und Kalium. Grünkohl wird gekocht verzehrt.

Grütze, Herstellung

Für Grütze werden die Frucht- und Samenschale und der Keimling vom Getreidekorn entfernt. Das Korn wird dann grob gemahlen.

GTP

GTP ist die Abkürzung für ***G**uanosin**t**ri**p**hosphat*.

GU

GU ist die Abkürzung für ***G**rund**u**msatz*.

Guanin

Guanin ist eine organische Base, die Baustein der *Nucleinsäuren* und von *Guanosintriphosphat* ist.

Guanosindiphosphat (GDP)

Guanosin**dip**hosphat (GDP) ist eine energiereiche Verbindung, die aus Guanin, Ribose und zwei Phosphatresten besteht. Aus GDP kann durch Anlagerung von Phosphat *Guanosintriphosphat* aufgebaut werden.

Guanosinmonophosphat (GMP)

Guanosin**m**ono**p**hosphat (GMP) ist eine energiereiche Verbindung, die aus *Guanin*, Ribose und einem Phosphatrest besteht. Werden an Guanosinmonophosphat schrittweise zwei Phosphatgruppen angelagert, so entsteht über *Guanosindiphosphat* (GDP) *Guanosintriphosphat* (GTP).

Guanosintriphosphat (GTP)

Guanosin**trip**hosphat (GTP) ist eine energiereiche Verbindung, die aus Guanin, Ribose und drei Phosphatresten besteht. GTP entsteht im *Citratcyclus* aus Guanosindiphophat (GDP) und anorganischem Phosphat. Von GTP wird die Energie dann auf Adenosindiphosphat (ADP) übertragen.

Guanylsäure, Guanylate, E 626–E 629

Guanylsäure und ihre Salze sind *Geschmacksverstärker*. Diese Stoffe sind in tierischen und pflanzlichen Zellen vorhanden. Gluanylsäure wird unter Beachtung der vorgeschriebenen Höchstmengenbegrenzung als *Geschmacksverstärker*, z. B. für Fertiggerichte, eingesetzt. Gesundheitliche Nebenwirkungen sind nicht bekannt. Ein *ADI-Wert* ist nicht festgelegt.

Zum Beispiel dieser Instantsuppe wurde Guanylat als Geschmacksverstärker zugesetzt:

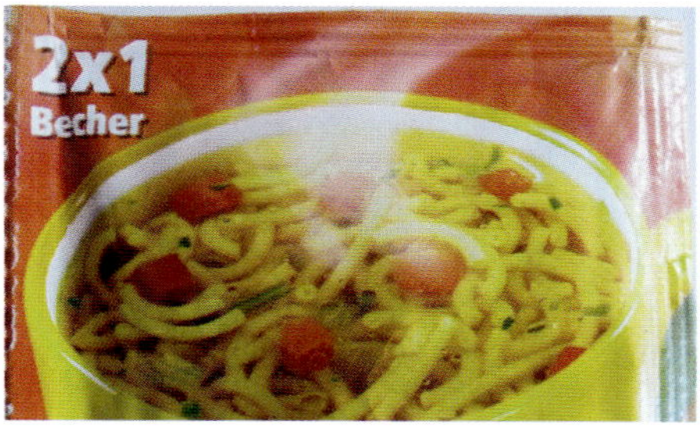

Guarkernmehl, E 412

Guarkernmehl ist ein pflanzliches Geliermittel und Verdickungsmittel, das aus den Keimlingen der Guarpflanze gewonnen wird.

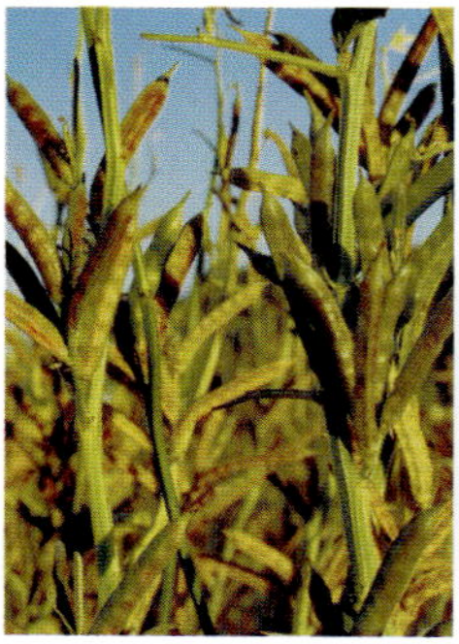

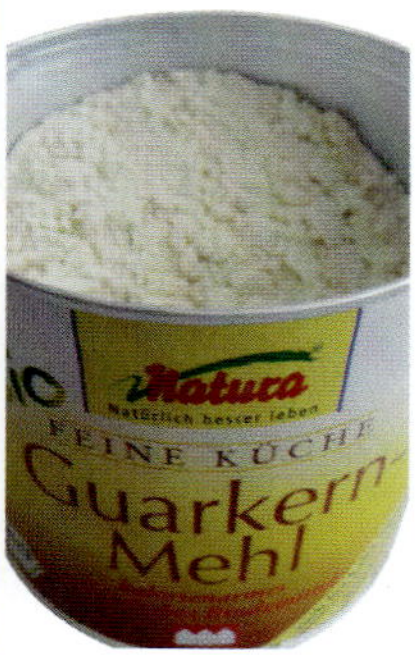

Guarkernmehl kann von den Verdauungsenzymen nicht abgebaut werden, es ist also ein Ballaststoff.

Guarkernmehl ist ohne Höchstmengenbegrenzung allgemein für Lebensmittel zugelassen. Guarkernmehl wird z. B. Eiscreme sowie Brot- und Backwaren zugesetzt.

Zum Beispiel diesem Geflügelsalat wurde Guarkernmehl als Verdickungsmittel zugesetzt:

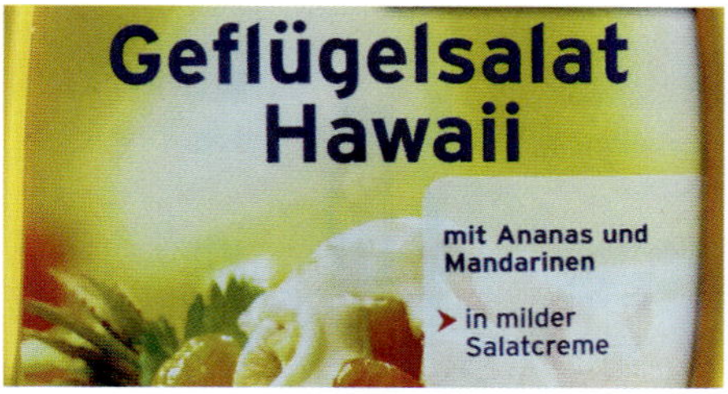

Der Verzehr größerer Mengen an Guarkernmehl kann Blähungen und Bauchkrämpfe hervorrufen.

Guave

Guaven sind apfelsinengroße Früchte mit hellgelber Schale. Ein Guavenbaum kann im Jahr bis zu 1000 Früchte (ca. 400 kg) tragen.

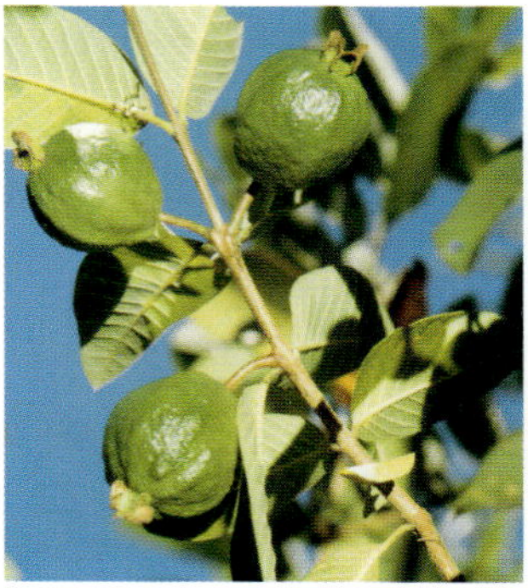

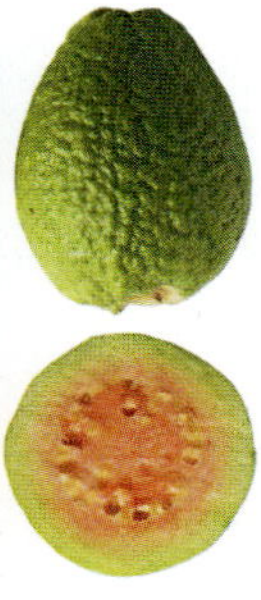

Die Heimat der Guave sind die Antillen (Haiti). Im 17. Jahrhundert gelangte sie von dort in andere tropische Gebiete.

Das weiße bis rötliche, saftige Fruchtfleisch mit vielen kleinen Samen hat einen quittenähnlichen Geschmack. Guaven enthalten reichlich Vitamin C und außerdem Selen und Kalium.

Guaven eignen sich zum Rohverzehr und für Obstsalat.

G

Guideline Daily Amounts (GDA)

Guideline **D**aily **A**mounts (GDA) bedeutet: Richtlinie für tägliche Aufnahmemengen.

Die folgende Nährwertkennzeichnung wurde von dem Verband der Europäischen Lebensmittelindustrie vorgeschlagen. Die Verbraucher sollen durch diese Kennzeichnung eine Hilfestellung für die Planung einer ausgewogenen Mahlzeit für eine gesunde Person bekommen.

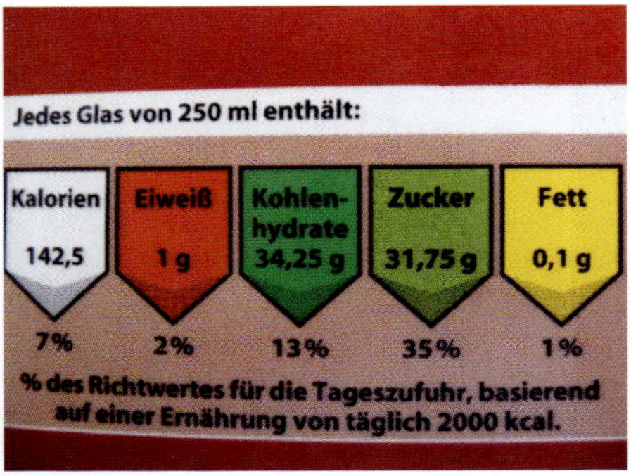

Die folgenden Daten sind die Basisdaten für die Berechnung der Guideline Daily Amounts (GDA) – der empfohlenen Tagesaufnahme:

	Frauen	Männer
Energie	2000 kcal	2500 kcal
	8350 kJ	10450 kJ
Protein	50 g	60 g
Kohlenhydrate	270 g	340 g
Fett	70 g	80 g
gesättigte Fettsäuren	20 g	30 g
Ballaststoffe	25 g	25 g
Salz	6 g	6 g
Gesamtzucker	90 g	110 g

Die ausgewiesenen Werte sollen für

- Fett, gesättigte Fettsäuren und Salz eine Obergrenze,
- Kohlenhydrate und Ballaststoffe eine Untergrenze darstellen.
- Die Angaben für Energie, Eiweiß und Zucker sind als Mittelwerte anzusehen.

Auf den Packungen von Lebensmitteln werden häufig die niedrigeren Werte für Frauen verwendet.

Kritikpunkte:

- Die Portionsgrößen, für die die GDA-Werte berechnet werden, entsprechen häufig nicht der Realität, z.B. eine halbe Scheibe Käse.
- Die Richtwerte für Energie, Fett und gesättigte Fettsäuren sind z.B. für Senioren zu hoch.
- Der Richtwert für Ballaststoffe ist generell zu gering.

Internet: www.gda.ciaa.eu

Gülle

Gülle ist ein Gemisch aus Kot und Harn aus der Massentierhaltung. Gülle wird als Düngemittel auf landwirtschaftlichen Nutzflächen eingesetzt. Mit der Gülle kann *Nitrat* in das Grundwasser gelangen.

Gummi arabicum, E 414

Gummi arabicum wird aus einer Akazienart gewonnen. Gummi arabicum ist ein *Geliermittel und Verdickungsmittel* und auch ein *Füllstoff*.

Gummi arabicum ist ohne Höchstmengenbegrenzung für Lebensmittel zugelassen. Gummi arabicum wird u.a. Süßwaren, Eiscreme, Dressings und Kuchenfertigmischungen zugesetzt.

Zum Beispiel diese Knäckebrotstücke in Bitterschokolade enthalten das Überzugsmittel Gummi arabicum:

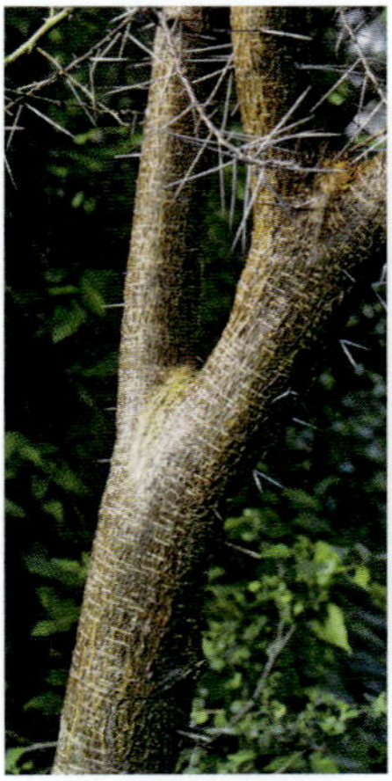

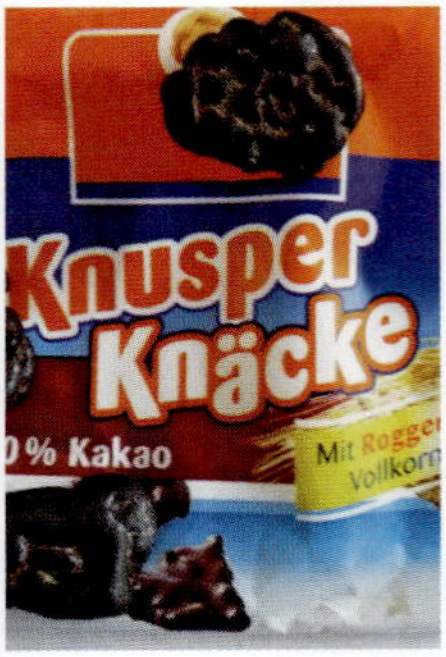

Eventuell kann Gummi arabicum bei empfindlichen Personen *Allergien* auslösen.

Gurke
Die Gurke ist ein einjähriges Kürbisgewächs. Die länglichen, energiearmen Gurken enthalten bis zu 90 % Wasser.
Es werden schlangenförmige Salatgurken zum Rohessen und kleinere Einlegegurken, die zur Herstellung von z. B. Gewürzgurken verwendet werden, unterschieden.

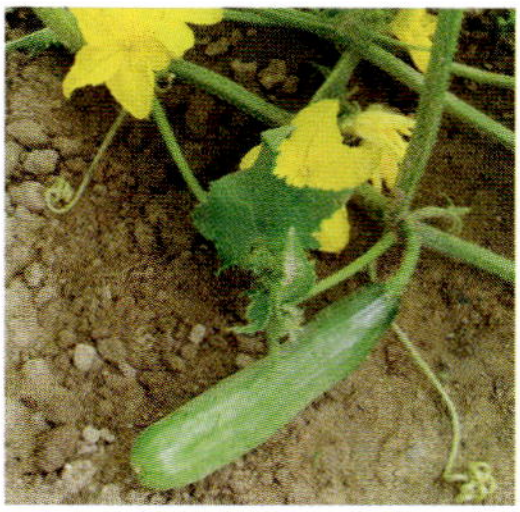
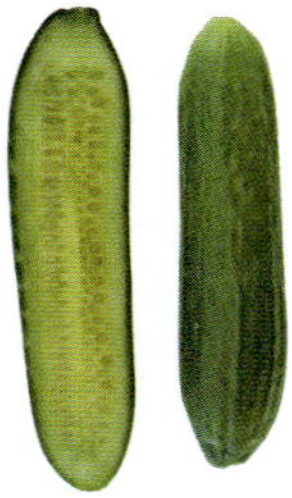
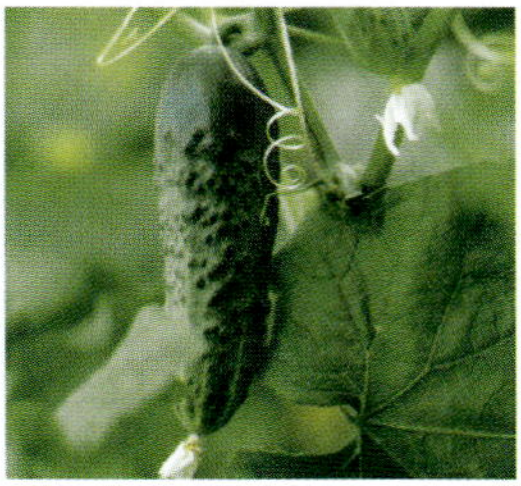
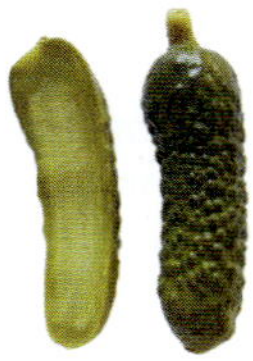

Gurkenkraut
siehe *Dill*

Gütesiegel
Gütesiegel sind Zeichen, die die Einhaltung bestimmter Kriterien bestätigen. Bekannte Gütesiegel sind das *QS-Prüfzeichen* und das *Biosiegel*.

GV
GV ist die Abkürzung für **G**emeinschafts**v**erpflegung.

GVO
GVO ist die Abkürzung für **g**entechnisch **v**eränderte **O**rganismen. Der neue Organismus unterscheidet sich in mindestens einer Eigenschaft von dem ursprünglichen Organismus.

gynoide Fettgewebeverteilung
Bei der gynoiden Fettgewebeverteilung ist das Körperfett um die Hüften herum verteilt. Bei diesem *Fettverteilungstyp* spricht man auch vom Birnentyp.

H
H ist das chemische Symbol für *Wasserstoff*.

Haargefäße
siehe *Kapillaren*

HACCP-Konzept
Das HACCP-Konzept ist ein System zur Eigenkontrolle der Hygiene im Betrieb. Es stellt ein Verfahren für die kritische Bewertung aller Produktionsschritte bezüglich mikrobiologischer, chemischer und physikalischer Gefahren dar.
HACCP ist die Abkürzung für:
Hazard – Gesundheitsgefahren
Analysis – Analyse der Gefahr
Critical – kritisch für die Sicherheit
Control – Steuerung
Points – Abschnitte des Verfahrens
Hazard Analysis and Critical Points (HACCP) ist so zu übersetzen: Gefahrenanalyse und Überwachung kritischer Kontrollpunkte.
Das Kontrollsystem wurde 1959 von der NASA erstellt, um weltraumgeeignete hygienische Lebensmittel mit hundertprozentiger Sicherheit erzeugen zu können.
Vom Gesetzgeber sind Lebensmittel verarbeitende Betriebe laut EU-Verordnung Nr. 852/2004 über Lebensmittelhygiene dazu verpflichtet, die Produktionsabläufe zu kontrollieren und zu dokumentieren.
Das HACCP-Konzept soll nach folgendem Plan umgesetzt werden:
- Gefahrenanalyse
- Festlegung der Lenkungspunkte
- Festlegung der Grenzwerte
- Überwachung der Lenkungspunkte
- Korrekturmaßnahmen
- Veränderung der Überwachung
- Dokumentation

Für die Umsetzung des Konzepts ist eine regelmäßige Schulung des Personals notwendig.

Hacken
Mit dem Wiegemesser oder mit dem Kochmesser werden Lebensmittel in feinste Stücke gehackt.

Hafer
Hafer war im Mittelalter die am häufigsten verzehrte Getreideart. Hafer ist fett- und eiweißreicher als andere Getreidearten.

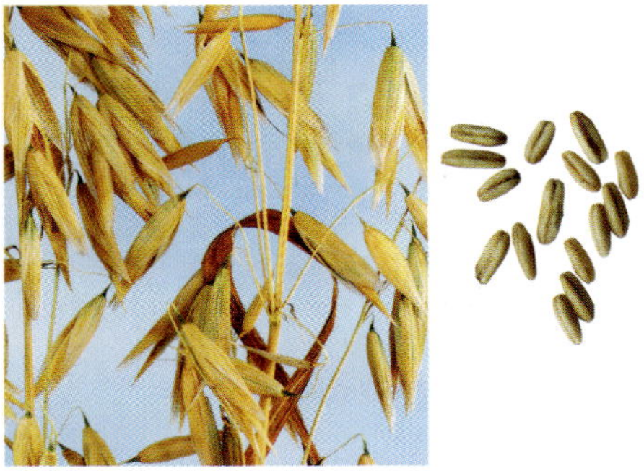

Hafer enthält auch reichlich Vitamine, Mineralstoffe und Ballaststoffe. Hafer eignet sich besonders für die Herstellung von Haferflocken und Hafergrütze.

Hähnchen
Hähnchen sind fünf bis sechs Wochen alte Tiere bzw. weibliche Tiere vor der Geschlechtsreife. Sie wiegen 800 bis 1200 g.

Hai
siehe *Dornhai*

Halbfettbutter
Halbfettbutter ist fettreduzierte Butter, sie enthält 39 bis 41% Fett. Außerdem sind Zusätze von *Zitronensäure*, Konservierungsstoffen, Speise*gelatine* und *Emulgatoren* erlaubt.

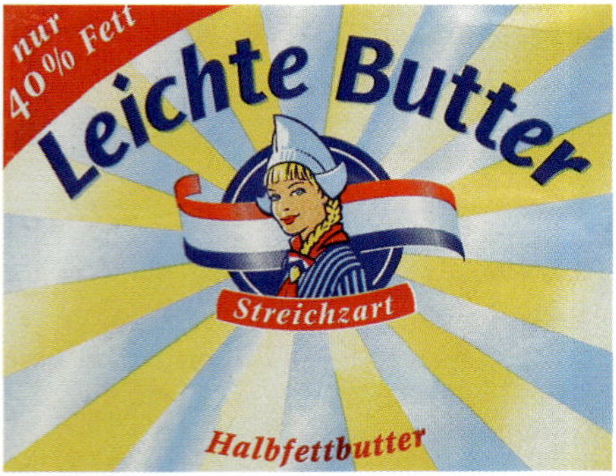

Halbfettbutter ist aufgrund des hohen Wassergehalts nicht zum Braten und Backen, sondern nur als Brotaufstrich und zum Dünsten geeignet.

Butter wird auch in anderen Fettgehaltsstufen angeboten, z.B. als Dreiviertelfettbutter – 60 bis 62% Fett.

Halbfettkäse
Halbfettkäse enthält mindestens 20% *Fett i. Tr.*

Halbfettmargarine
Halbfettmargarine ist eine energiereduzierte Margarine mit 39 bis 41% Fett. Außerdem sind Zusätze von *Zitronensäure*, Konservierungsstoffen, Speise*gelatine* und *Emulgatoren* erlaubt.

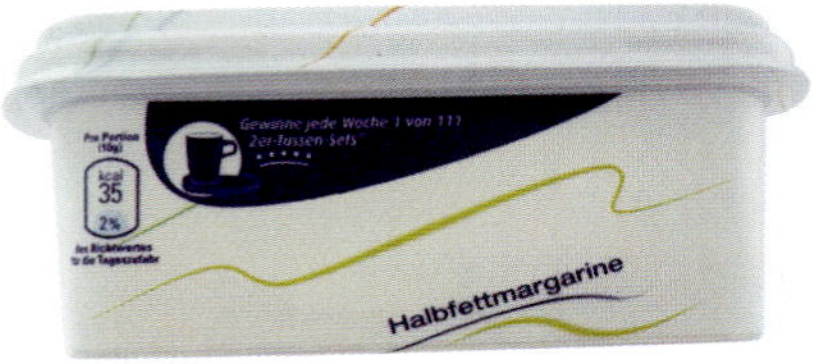

Halbkonserven, Präserven
Halbkonserven – Präserven – ist eine Sammelbezeichnung für Lebensmittel in geschlossenen Behältern, z.B. Feinkostsalate, die trotz kühler Lagerung und des evtl. Zusatzes von Konservierungsstoffen nur begrenzt haltbar sind. Halbkonserven können auch durch Pasteurisieren kurzfristig haltbar gemacht werden.
Zwei Beispiele für Halbkonserven – Präserven:

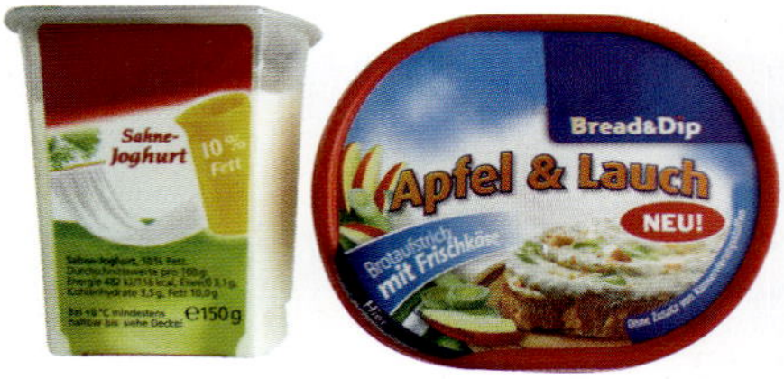

Halbwertzeit, biologische
Die biologische Halbwertzeit ist die Zeit, nach der die Hälfte eines Stoffes auf natürlichem Wege aus dem menschlichen Körper ausgeschieden ist.
Die biologische Halbwertzeit ist ein wichtiges Maß zur Beurteilung der Schädlichkeit eines Giftes – Toxins – oder eines *Schwermetalls*. Eine lange Halbwertzeit bedeutet eine hohe Belastung.

Halbwertzeit, effektive

Die effektive Halbwertzeit ist die Zeit, nach der sich aufgrund von Zerfall und Ausscheidung nur noch die Hälfte eines Stoffes im menschlichen Körper befindet.

Halbwertzeit, physikalische

Die physikalische Halbwertzeit ist die Zeit, nach der die Hälfte der Atomkerne zerfallen ist. Sie spielt bei radioaktiven Stoffen, z. B. *Cäsium*^{134} und *Cäsium*^{137} und *Strontium*^{90}, eine Rolle.

Haltbarmachungsverfahren

siehe *Konservierungsverfahren*

Hammelfleisch

Hammelfleisch ist dunkelrotes, festes, von Fett umgebenes Fleisch von männlichen Schafen – Hammeln –, die bis zu zwei Jahre alt sind.

hämo

Hämo bedeutet Blut, blutartig.

Beispiel: Hämatom – Ansammlung von Blut außerhalb der Blutbahn, im Gewebe, auch Bluterguss genannt.

Hämoglobin (Hb)

Hämoglo**b**in (griechisch: hämo – Blut) ist der rote Blutfarbstoff in den roten Blutkörperchen – *Erythrozyten*.

Hämoglobin ist ein *Chromoprotein*, es besteht also aus dem Eiweißstoff *Globulin* (96 %) und dem Farbanteil Häm (4 %).

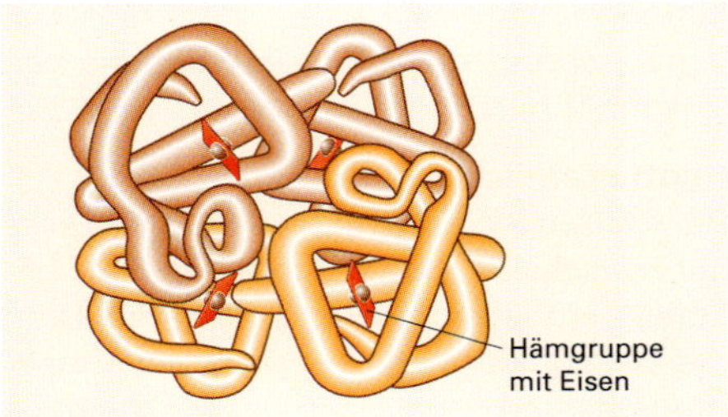

Hämoglobin besitzt vier Hämgruppen, die Sauerstoff von der Lunge zu den Zellen und Kohlenstoffdioxid von den Zellen zur Lunge transportieren. Täglich werden ca. 5,5 mg Hämoglobin im Körper gebildet. Beim Abbau der Erythrozyten wird das Eisen zur Neusynthese von Hämoglobin wiederverwendet.

Handelsklassen, Vermarktungsnormen

Vermarktungsnormen – Handelsklassen – geben Auskunft über Größe, Form, Aussehen und äußere Beschaffenheit von Obst, Gemüse und Kartoffeln.

Folgende Handelsklassen werden unterschieden:

- **Extra** – auserlesene Ware
- **Klasse I** – hochwertige Ware
- **Klasse II** – gute Ware

Die Handelsklassen der angebotenen Waren geben keine Auskunft über

- Gesundheitswert, z. B. Nährstoffgehalt,
- Umweltverträglichkeit, z. B. die Anbauart,
- Sozialverträglichkeit, z. B. Erhalt der bäuerlichen Landwirtschaft.

Harn

Harn – Urin – ist die von den Nieren über die Harnwege ausgeschiedene Flüssigkeit, die *Harnsäure*, *Harnstoff* und anorganische Salze enthält.

Die pro Tag ausgeschiedene Harnmenge beträgt 1 bis 1,5 l, abhängig von der Trinkmenge und dem Flüssigkeitsverlust durch das Schwitzen.

Harnsäure

Harnsäure entsteht beim Abbau von Bestandteilen der Zellkerne – den *Purinen*. Die Salze der Harnsäure heißen Urate. Aus sauren und schwer löslichen Uraten können sich in der Niere Harnsäuresteine bilden.

Harnsäure wird mit dem Harn ausgeschieden. Im Körper eines gesunden Erwachsenen ist weniger als 1 g Harnsäure vorhanden, d. h. 6,6 mg/100 ml.

Bei einem erhöhten Harnsäurespiegel im Blut kommt es zur Ablagerung von Harnsäurekristallen in den Gelenken – zu *Gicht*.

Harnstoff

Harnstoff ist das stickstoffhaltige Abbauprodukt – *Ammoniak* – des Eiweißstoffwechsels, das mit dem Harn ausgeschieden wird. Aus den Aminosäuren wird in der Leber das Ammoniak abgespalten und in der Leber oder Niere zu ungiftigem Harnstoff umgebaut.

Harnzucker

Harnzucker – Glucose im Urin – kann mit Glucoseteststäbchen nachgewiesen werden. Entsprechende Glucoseteststäbchen sind in Apotheken erhältlich.

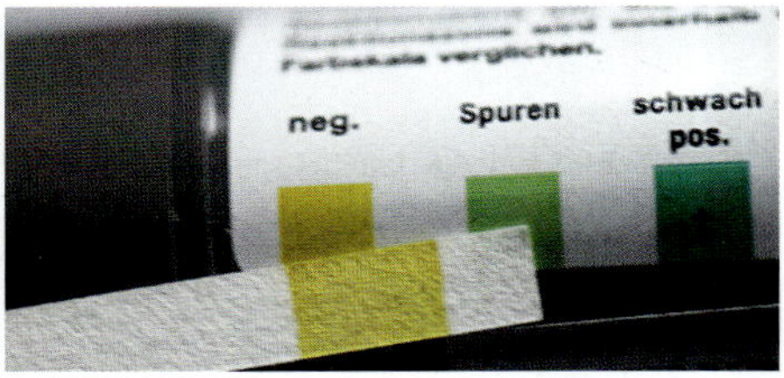

Die Bestimmung der Traubenzuckerausscheidung mit dem Urin wird als Suchtest für *Diabetes mellitus* eingesetzt. Die *Nierenschwelle* ist der Blutzuckerspiegel, ab dem vermehrt Zucker mit dem Urin ausgeschieden wird.

Hartkäse

Hartkäse ist eine Sammelbezeichnung für Käsesorten, die längere Zeit reifen. Sie haben einen geringen Wassergehalt. Der Gehalt an Trockenmasse beträgt bei diesen Käsesorten mindestens 60 %, sie haben also den größten Gehalt an Trockenmasse.
Zur Gruppe der Hartkäse gehören z. B. folgende Käsesorten: *Bergkäse*, *Emmentaler Käse*, *Cheddarkäse*, *Chesterkäse*, *Parmesankäse*.

Hartweizen

siehe *Weizen*

Harzer Käse

Harzer Käse ist ein *Sauermilchkäse* der Magerstufe. Die Oberfläche wird mit Gelbschmierbakterien behandelt. Der Käse reift etwa zwei Wochen.
Der Käse ist nur begrenzt haltbar, da der Reifungsprozess weitergeht.

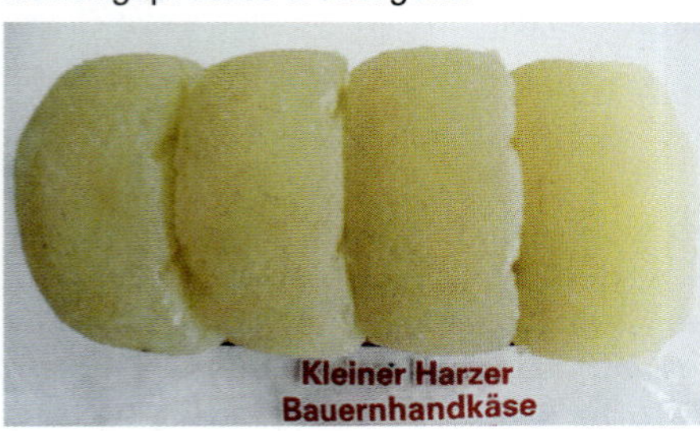

Haselnuss, Haselnussöl

Die Nüsse des Haselnussstrauchs enthalten 62 % Öl. Im Handel sind sowohl Haselnüsse mit Schale als auch geschälte Haselnüsse erhältlich.

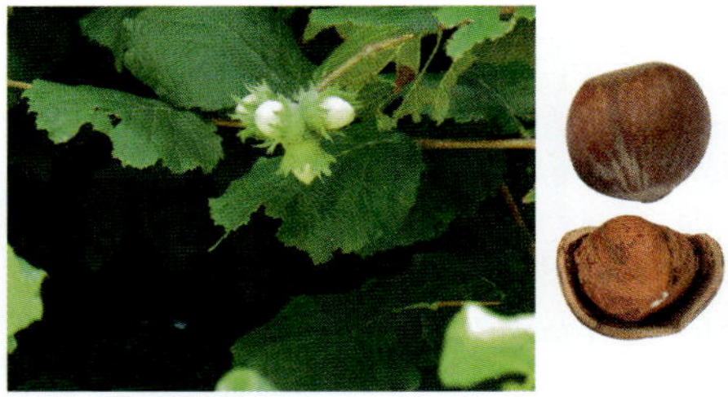

Für die Ölgewinnung werden die Haselnüsse zunächst geröstet und dann von der Schale befreit. Das Öl wird dann ausgepresst oder extrahiert.
Haselnussöl enthält einen hohen Anteil an *Ölsäure*.
Haselnussöl wird manchmal mit einem Zusatz von Olivenöl verfälscht.
Kalt gepresstes Haselnussöl kann nicht hoch erhitzt werden und eignet sich daher für Salate und Gemüse.
Die Haselnussallergie – eine häufige Lebensmittelallergie – kann auch durch Haselnussöl ausgelöst werden.

Haut

Die Haut ist mit 1,5 bis 2 m^2 das größte Organ eines Erwachsenen. Sie schließt den Körper nach außen ab. Die Haut hat vielfältige Funktionen: Temperaturregulation, Schweißproduktion, Tastsinn, Bildung von Vitamin D durch UV-Licht usw.

Hautfaltendicke

Die Hautfaltendicke entspricht der Dicke der Fettschicht, die sich unter der Haut befindet. Mithilfe der Hautfaltendicke kann die Gesamtkörperfettmenge – der Ernährungszustand – beurteilt werden. Gemessen wird die Dicke der Trizepshautfalte auf halber Armhöhe mit einer Messzange.
Siehe *anthropometrische Messungen*.

Hay'sche Trennkost

siehe *Trennkost*

Hb

Hb ist eine Abkürzung für ***H**ämoglo**b**in*.

HbA_{1c}
Der HbA_{1c}-Wert ist ein wichtiger Messwert zur Beurteilung der langfristigen Blutzuckereinstellung bei Diabetikern. Je höher der HbA_{1c}-Wert ist, umso mehr Traubenzucker hat sich durch einen hohen Blutzuckerspiegel an das Hämoglobin angelagert. Bei einer guten Einstellung ist der HbA_{1c}-Wert < 6,5 %.

HDL
HDL ist eine Abkürzung für **H**igh **D**ensity **L**ipoproteine – Lipoproteine mit hoher Dichte. Siehe *Alpha(α)-Lipoproteine*.

He
He ist das chemische Symbol für *Helium*.

Health Claims
Health Claims (englisch: gesundheitsbezogene Angaben) und nährwertbezogene Angaben zu Lebensmitteln in der Werbung oder auf Lebensmittelpackungen müssen wissenschaftlich ausreichend gesichert sein und vor der Veröffentlichung durch die Europäische Kommission genehmigt werden. Die rechtlichen Regelungen dazu sind in der Health-Claims-Verordnung angegeben.

Hecht
Der Hecht ist ein Raubfisch, der sich von kleinen Fischen ernährt. Er lebt in Europa, Nordamerika und Nordasien im Süßwasser. Der Hecht wird 35 bis 70 cm lang und zwei bis drei kg schwer.

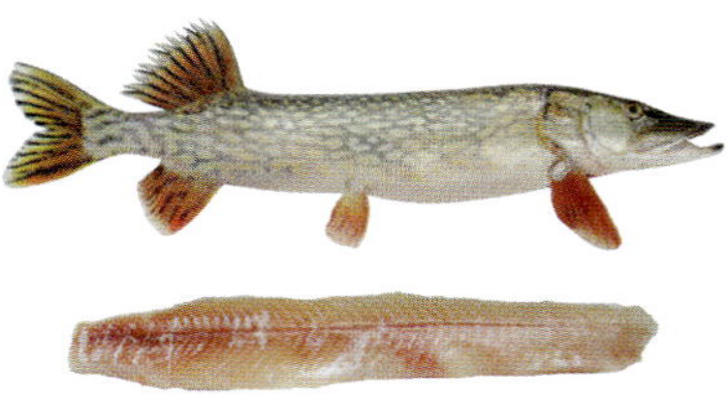

Der Hecht ist ein wohlschmeckender, grätenreicher Magerfisch. Junge Fische werden unzerteilt zubereitet, ältere Fische werden zu Klößchen oder Pasteten verarbeitet.

Hefen
Hefen sind einzellige Pilze, die sich durch Sprossung – durch Bildung von Tochterzellen – vermehren.

Hefezellen können aerob – in Gegenwart von Sauerstoff – und anaerob – ohne Sauerstoff – leben.

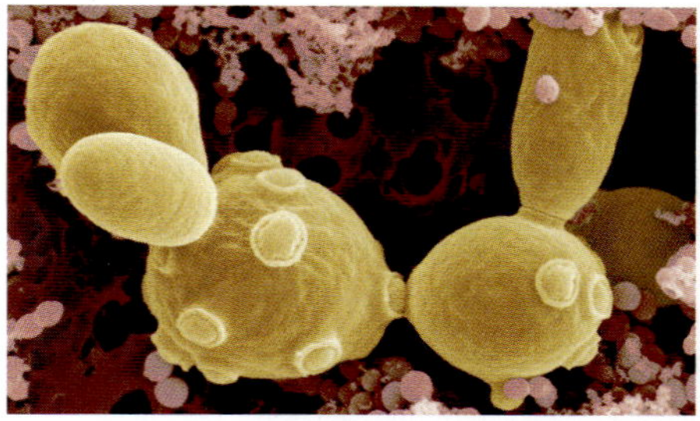

In der Lebensmittelindustrie werden Back-, Bier- und Weinhefen eingesetzt. Backhefe ist frisch und als Trockenbackhefe im Handel erhältlich.

Frische Hefe ist im Kühlschrank etwa zwei Wochen haltbar, Trockenhefe dagegen ohne Kühlung zwei Jahre.

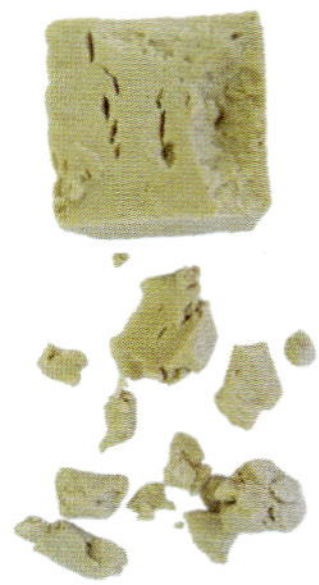

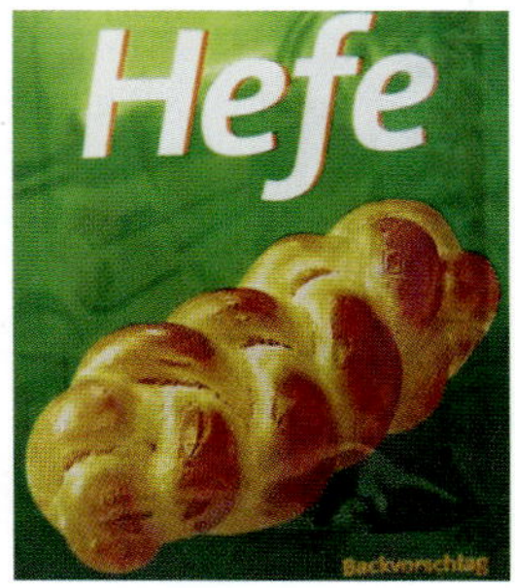

Alkoholische Gärung: Hefen vergären ohne Sauerstoff Traubenzucker – Glucose – zu Ethanol (Alkohol) und Kohlenstoffdioxid. Beim Backen lockert das entstandene Kohlenstoffdioxid den Teig und macht ihn so leichter verdaulich.

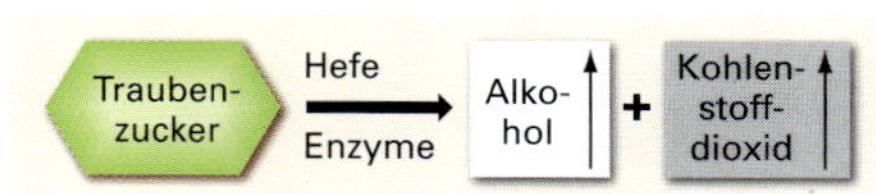

Hefen werden auch als Nahrungsergänzung angeboten, da sie dem Körper B-Vitamine und Mineralstoffe liefern.

Hefeteig
Hefeteig ist ein Teig auf der Grundlage von Mehl mit Wasser bzw. Milch, Salz und Hefe. Fett und Ei können ergänzend hinzugefügt werden.

Heidelbeeren

Heidelbeeren, auch Bickbeeren bzw. Blaubeeren genannt, sind kleine kugelige Beerenfrüchte mit dunkelrotem, saftigem Fruchtfleisch. Sie stammen von einem buschigen kleinen Strauch.

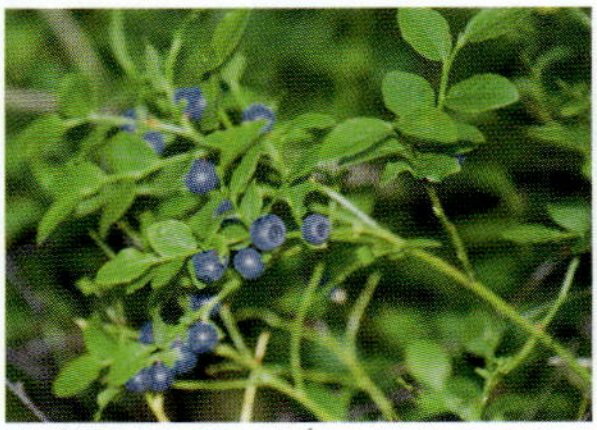

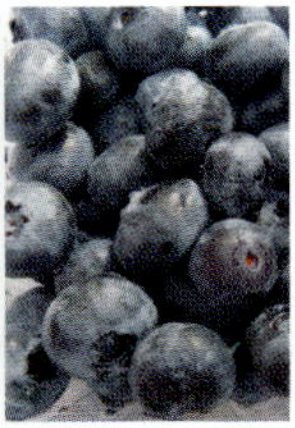

Heidelbeeren haben einen hohen Gehalt an Fruchtsäure, *Gerbstoffen* und *sekundären Pflanzenstoffen*.
Heidelbeeren werden frisch verzehrt oder z. B. für Muffins verwendet.

Heilbutt

Der weiße Heilbutt ist der größte Plattfisch, der im Atlantik und Pazifik vorkommt. Er wird bis 240 cm lang und 300 kg schwer. Der weiße Heilbutt gehört zu den *Magerfischen*.

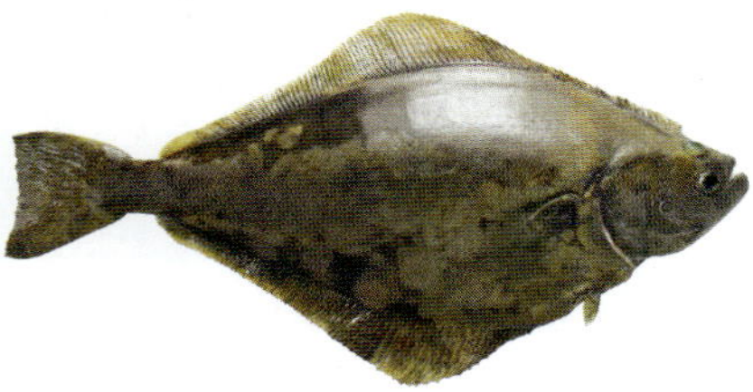

Der schwarze Heilbutt wird durchschnittlich 80 cm lang und 30 kg schwer. Der schwarze Heilbutt ist fetter als der weiße Heilbutt.

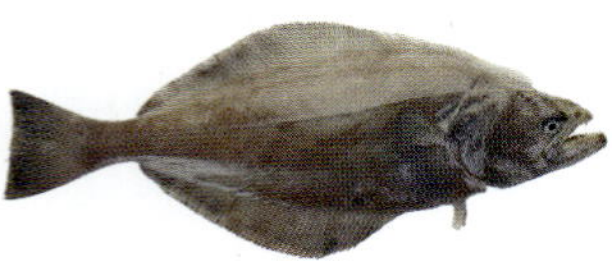

Größere, ältere Fische dieser Art können einen erhöhten *Quecksilber*wert aufweisen.

Heilfasten

Heilfasten ist ein Naturheilverfahren. Heilfasten erfolgt vorbeugend oder zur Behandlung von ernährungsbedingten Erkrankungen.
Es werden täglich zwei bis drei Liter Flüssigkeit aufgenommen – Mineralwasser, Kräutertee, Obst- und Gemüsesäfte –, um Giftstoffe bzw. Schlackenstoffe aus dem Körper zu entfernen.
Außerdem wird regelmäßige körperliche Bewegung empfohlen.

Heilkräuter

Heilkräuter sind Kräuter, die eine heilende oder gesundheitsfördernde Wirkung haben, wie z. B. Arnika, *Johanniskraut* und *Kamille*. Heilkräuter finden

- innerliche Anwendung in Form von Tee und Frischpflanzensaft,
- äußerliche Anwendung in Form von Badezusätzen, Salben und als Zusätze zum Inhalieren.

Heilwässer

Heilwässer sind Mineral- oder Thermalwässer mit nachgewiesener Heilwirkung. Heilwässer gehören zu den Arzneimitteln und unterliegen also dem Arzneimittelgesetz. Heilwässer enthalten je nach der Quelle unterschiedliche Mineralstoffe. Heilwasser wird nicht nur getrunken, sondern auch zum Baden und Inhalieren verwendet.

Heißhungerattacken

Heißhungerattacken treten bei folgenden Essstörungen auf:

- *Binge-Eating-Disorder*
- *Ess-Brech-Sucht* – Bulemie

Bei einer spontan auftretenden Heißhungerattacke kommt es zu unkontrolliertem Essen – vorzugsweise von sonst „verbotenen Dickmachern". Bei einer solchen Attacke können bis zu 40 000 kJ (9 570 kcal) aufgenommen werden.

Heißräuchern

siehe *Räuchern*

Helium, E 939

Helium ist als Lebensmittelzusatzstoff – *Treibgas* – zugelassen. Helium ist ein Edelgas, das in Spuren in der Luft vorkommt. Helium ist gesundheitlich unbedenklich und deshalb auch für Bio-Lebensmittel zugelassen.

Hemicellulosen

Hemicellulosen ist ein Oberbegriff für wasserunlösliche *Ballaststoffe*, die sich in den Zellwänden von Pflanzen befinden. Diese Ballaststoffe quellen im Wasser auf und bewirken so eine bessere Füllung des Darms und fördern damit die Darmbewegung.
Xylan ist die wichtigste Hemicellulose.

Hepatitis

Hepatitis ist eine chronische oder akute Leberentzündung, die durch Viren, Bakterien oder durch Einwirken von Giften, z. B. Alkohol, hervorgerufen wird und zu einer Schädigung der Leberzellen führt.

Herbizide

Herbizide sind synthetisch hergestellte Stoffe, die entweder jeden Pflanzenwuchs vernichten oder nur unerwünschte Pflanzen.

Heringe

Der Hering, der im Atlantik lebt, wird durchschnittlich 35 cm lang und 300 g schwer. Der Ostseehering ist etwas kleiner.

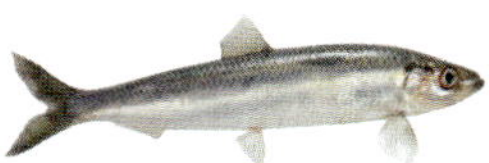

Der Hering ist einer der wichtigsten Speisefische. Er gehört zu den *Fettfischen* und ist daher eine gute Quelle für *Omega(ω)-3-Fettsäuren* und *Jod*.
Heringe werden überwiegend verarbeitet angeboten als *Bismarckhering*, *Bückling*, *Matjeshering*, Hering in Gelee usw.

Herkunftsangaben, Herstellerangaben

Bei Lebensmitteln muss das Herkunftsland bzw. die Region oder der Ort angegeben werden. Bei Lebensmitteln mit einer Herkunftsangabe, z. B. „Schwarzwälder Schinken", muss der Produktionsbetrieb für das Räuchern dort ansässig sein. Bei anderen Herkunftsbezeichnungen stammen die Rohstoffe aus der Gegend. Geschützte Ursprungsbezeichnungen sind z. B. „Allgäuer Bergkäse" und „Dresdner Stollen".

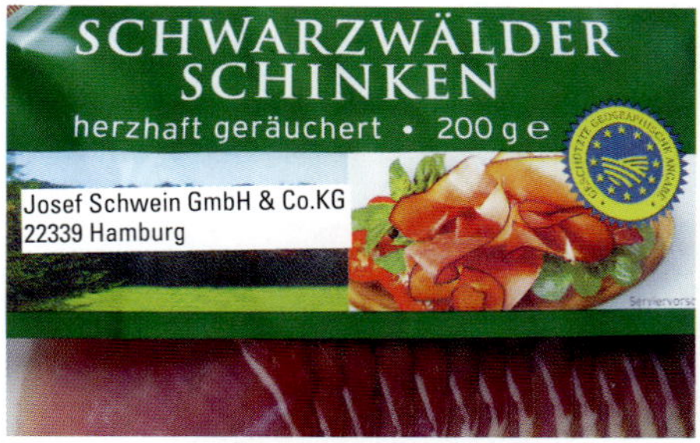

Auf Fertigpackungen müssen Name und Anschrift des Herstellers oder Vertreibers oder Importeurs – Einfuhrunternehmers – angegeben werden.

Herzinfarkt

Bei einem Herzinfarkt sind ein oder mehrere Gefäße – meist infolge von *Arteriosklerose* oder durch ein Blutgerinnsel – verschlossen. Das Gewebe ist dadurch von der Blut- und Sauerstoffzufuhr abgeschnitten. Das Gewebe des nicht versorgten Teils des Herzmuskels beginnt abzusterben.

Herzinfarkt, Risikofaktoren

Risikofaktoren für die Entstehung eines Herzinfarkts sind:

- überreichliche Ernährung
- erhöhter *Blutcholesterinspiegel*
- *Diabetes mellitus*
- *Gicht*
- Bewegungsmangel
- reichlicher Alkohol-, Nikotin- und Kaffeekonsum
- chronische Überbelastung, Stress
- *Bluthochdruck* – Hypertonie

heterogen

Heterogen bedeutet aus Ungleichartigem zusammengesetzt.

Hexosen

Hexosen sind Einfachzucker – Monosaccharide – mit sechs Kohlenstoffatomen im Molekül. Summenformel: $C_6H_{12}O_6$
Zu den Hexosen gehören *Traubenzucker* – Glucose –, *Fruchtzucker* – Fructose – und *Galaktose*.

Hg

Hg ist das chemische Symbol für *Quecksilber*.

Himbeeren

Himbeeren bestehen aus zahlreichen kleinen Einzelfrüchten. Neben den roten gibt es auch gelbe und rotschwarze Himbeeren.

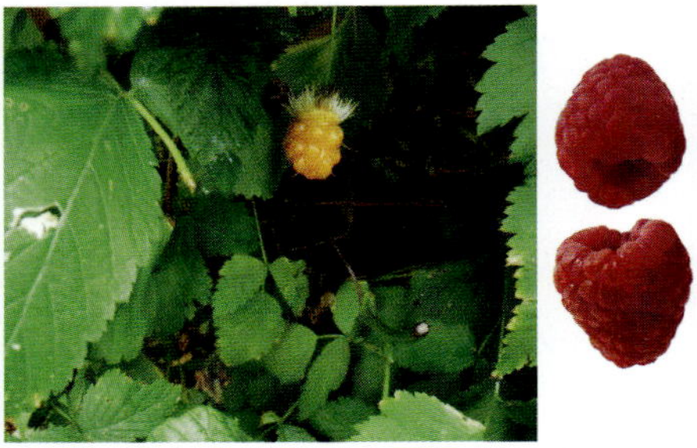

Himbeeren enthalten reichlich Vitamin C. Aufgrund der schlechten Haltbarkeit werden Himbeeren hauptsächlich für die Herstellung von z. B. Konfitüre oder Sirup verwendet. Außerdem werden sie tiefgefroren.

Hirnanhangsdrüse

siehe *Hypophyse*

Hirschhornsalz, E 503

Hirschhornsalz – ein *Backtriebmittel* – ist Ammoniumhydrogencarbonat. Es zerfällt durch Hitze und Säure in Wasser, Kohlenstoffdioxid und *Ammoniak* und bewirkt so die Teiglockerung. Der Name Hirschhornsalz kommt daher, dass es ursprünglich aus Hirschhorn gewonnen wurde.

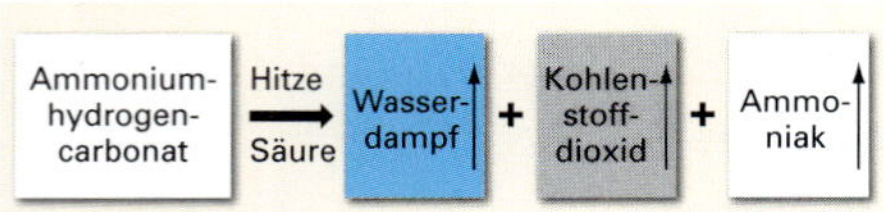

Hirschhornsalz ist ein Backtriebmittel für flaches, stark gewürztes Gebäck, z. B. Lebkuchen. Aus flachem Gebäck kann das Ammoniak besser entweichen. Zum Beispiel Amerikaner werden mit Hirschhornsalz gebacken.

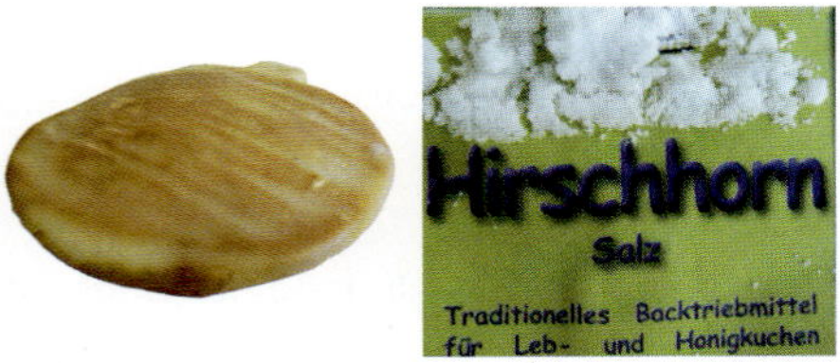

Hirse

Hirse – eine Getreideart – ist in Afrika ein Hauptnahrungsmittel. Hirse sind kleine gelbe rundliche Körner.

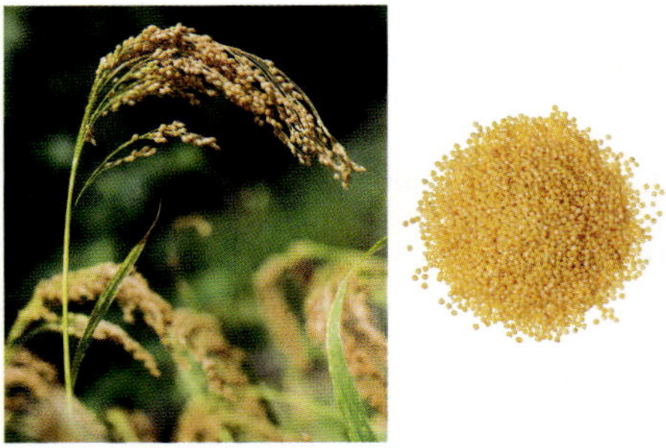

Hirse kann vielseitig für salzige und süße Speisen verwendet werden. Hirse ist reich an Magnesium und Eisen.
Sie ist allein nicht backfähig, da sie kein *Klebereiweiß* – Gluten – enthält. Aus Hirse werden diätetische Lebensmittel für Menschen mit *Zöliakie* hergestellt.
Aus Hirse werden außerdem Alkohol und Traubenzucker gewonnen.

His

His ist die Abkürzung für ***His**tidin*, eine nicht essenzielle Aminosäure.

Histamin

Histamin – ein biogenes Amin – entsteht durch Decarboxylierung der Aminosäure *Histidin* und auch durch Mikroorganismen.

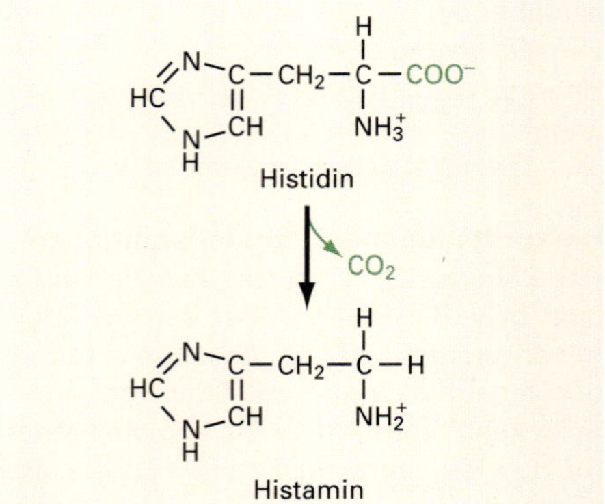

Histamin gehört zu den Gewebshormonen, es regt die Muskelkontraktion an, senkt den Blutdruck und ist an allergischen Reaktionen beteiligt.

Eiweißhaltige Lebensmittel enthalten Histamin. Beim mikrobiellen Verderb dieser Lebensmittel steigt deren Histamingehalt. Besonders hoch ist der aus Histidin gebildete Histamingehalt in verdorbenem Fisch, insbesondere Thunfisch und Makrele. Der Verzehr von verdorbenem Fisch führt so zu einer Fischvergiftung.
Histamin wird auch bei allergischen Reaktionen – *Allergie* – im menschlichen Körper ausgeschüttet.

Histidin (His)

Histidin ist eine glucogene Aminosäure. Histidin wird teilweise als halbessenzielle Aminosäure eingestuft, da bei Langzeitstudien an künstlich ernährten Patienten Mangelerscheinungen auftraten. Diese traten jedoch erst nach längerer unzureichender Zufuhr auf, da Histidin in einem Dipeptid gespeichert wird.
Bei Histidinmangel kommt es zu einer verminderten Bildung von roten Blutkörperchen – Erythrozyten.
In verdorbenem Fisch entsteht aus dem im Eiweiß enthaltenen Histidin durch Decarboxylierung *Histamin*.

Histone

Histone sind kugelförmige – globuläre – Eiweißstoffe. Histone sind Strukturproteine der *Chromosomen*.

H-Milch

H-Milch ist die Abkürzung für **h**altbare **Milch**, die *ultrahocherhitzt* wurde und so zwölf Wochen ohne Kühlung in der geschlossenen Packung haltbar ist.

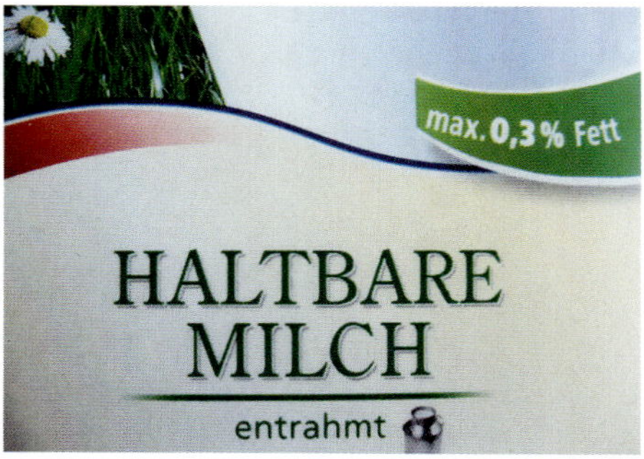

H-Milch wird in unterschiedlichen Fettgehaltsstufen angeboten:

- **entrahmt** – höchstens 0,5 % Fett
- **fettarm** – 1,5 bis 1,8 % Fett
- **Vollmilch** – mindestens 3,5 % Fett

Hobeln

Beim Hobeln entstehen feine Scheiben durch ein Schneidemesser, das sich auf einer Fläche befindet.

Höchstmengen, Zusatzstoffe, Schadstoffe

Die erlaubten Höchstmengen von Lebensmittelzusatzstoffen und Schadstoffen – *ADI-Werte* – sind so festgelegt, dass meist kein gesundheitliches Risiko von diesen Stoffen ausgeht.
Wenn bei einer Lebensmittelkontrolle festgestellt wird, dass für einen Stoff die vorgeschriebene Höchstmenge überschritten wurde, wird die Ware beschlagnahmt und vernichtet.

Holunderbeeren

Holunder hat weiße bis gelbliche Blüten und violettschwarze, beerenartige Steinfrüchte, die auch Fliederbeeren genannt werden. Holunder wird als Wildfrucht geerntet.

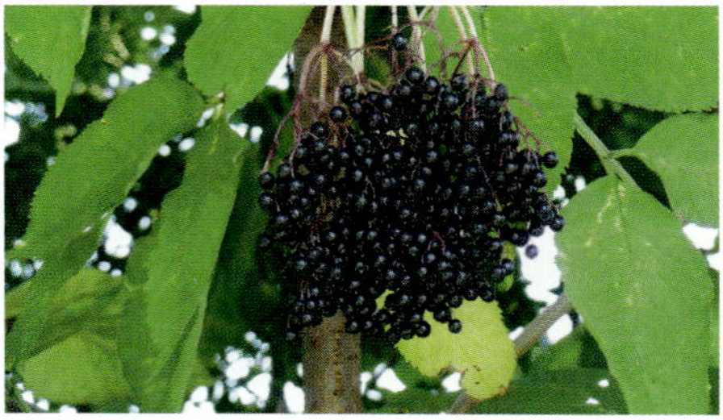

Aus den Blüten kann Tee zubereitet werden. Der Tee wird bei Erkältungen getrunken, er hat eine schweißtreibende Wirkung. Aus den Früchten wird Saft oder Gelee hergestellt.

homo

Homo bedeutet gleich, gleichartig.

homogen

Homogen bedeutet gleichmäßig, einheitlich, aus Gleichartigem, aus nur einer Phase bestehende Gemische.
Beispiel: *Homogenisieren* – gleichmäßiges Vermischen von Fett und Wasser.

homogenisieren

Beim Homogenisieren wird die Milch unter Druck durch feinste Düsen gedrückt, die Fetttröpfchen der Milch werden dabei zerkleinert und gleichmäßig in der Milch verteilt. Die Milch kann nicht mehr *aufrahmen*.

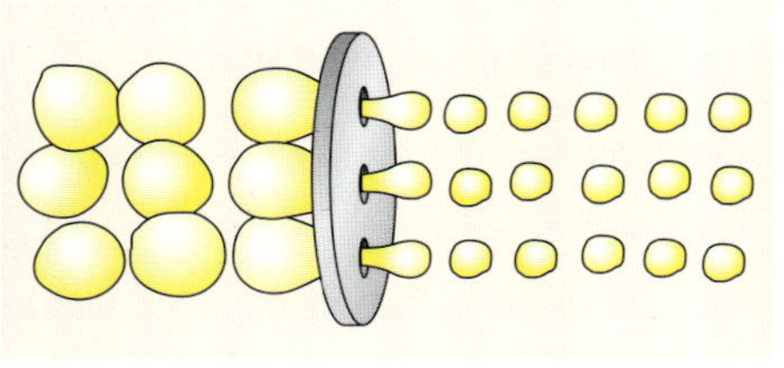

Honig

Honig ist ein natursüßer Stoff, der von Bienen erzeugt wird, indem sie Blütennektar oder Sekrete von Pflanzenteilen aufnehmen und in eigene Stoffe umwandeln und diese in Waben speichern und dort reifen lassen.

Bienenhonig besteht zu 70 % aus *Invertzucker* – Traubenzucker und Fruchtzucker. Honig enthält außerdem 7 % Malzzucker und eine geringe Menge an Mineralstoffen, Vitaminen und Eiweiß.

Nach der pflanzlichen Herkunft werden folgende *Honigsorten* unterschieden:

- Blütenhonig und
- Honigtauhonig bzw. Waldhonig.

Honigmelonen

Honigmelonen sind einjährige Kürbisgewächse. Honigmelonen sind rundlich bis oval. Sie haben eine dünne gelbe Schale. Das weiße Fruchtfleisch ist sehr süß. Honigmelonen haben einen hohen Wassergehalt.

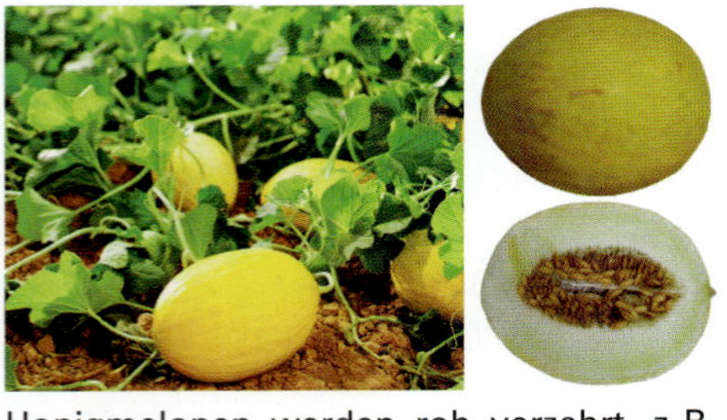

Honigmelonen werden roh verzehrt, z. B. als Bestandteil eines Obstsalats.

Honigsorten

Es werden generell zwei Honigsorten unterschieden:

Blütenhonig stammt aus dem Blütennektar der Pflanzen, der von den Bienen zu Honig verarbeitet wird. Blütenhonig hat eine hellere Farbe als Waldhonig.

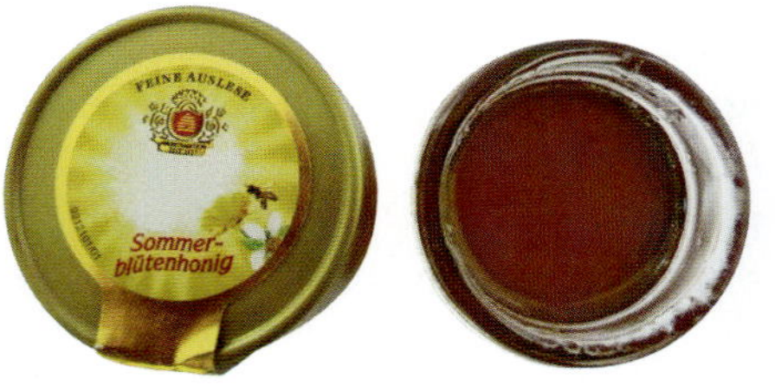

Honigtauhonig (Waldhonig) stammt aus dem Sekret der Blatt- und Schildläuse. Es ist der klebrige, süße Belag der Nadelbäume. Dieses Sekret wird von den Bienen zusammen mit Pollen eingesammelt und zu Honig verarbeitet. Der Honigtauhonig hat eine hellbraune bis grünlich schwarze Farbe.

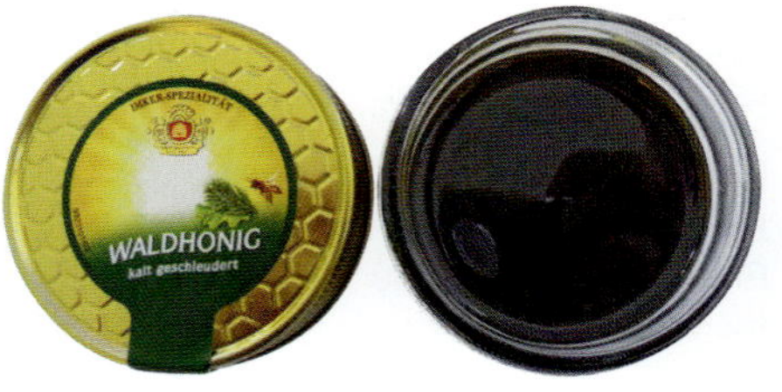

Hopfen

Hopfen ist eine Kletter- und Schlingpflanze, die ausschließlich für das Bierbrauen angebaut wird. Beim Bierbrauen werden die Geschmacksstoffe des Hopfens freigesetzt und tragen zum Geschmack der jeweiligen Biersorte bei.

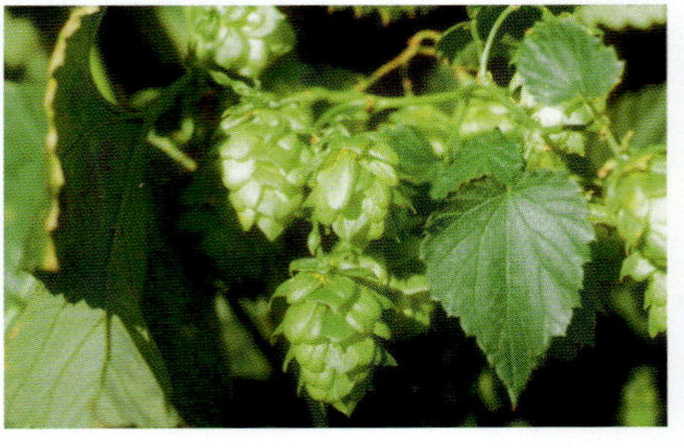

Hormone

Hormone sind vom Körper gebildete Botenstoffe, die im Körper Informationen weiterleiten und auf den Stoffwechsel einwirken.

Hormone werden von bestimmten Zellen produziert und ins Blut ausgeschüttet. Die Zielzellen, auf die die Hormone wirken, besitzen Rezeptoren, an die die Hormone andocken und dadurch die jeweilige Reaktion auslösen.

Gesteuert wird die Hormonausschüttung von bestimmten Teilen des Gehirns: dem *Hypothalamus* und der *Hypophyse*.

Alle Hormone werden im Körper schnell abgebaut. Sie müssen ständig nachgebildet werden und haben fast immer ein antagonistisches Hormon – ein ihnen entgegenwirkendes Hormon.

Beispiel: Insulin senkt den Blutzuckerspiegel, Glucagon dagegen erhöht den Blutzuckerspiegel.

Hühnereier

siehe *Eier*

Hülsenfrüchte

Hülsenfrüchte – Leguminosen – sind die reifen, getrockneten Samen von Pflanzen mit zweischaligen Fruchthülsen oder Schoten.

Es sind Bohnen, *Erbsen*, *Erdnüsse*, *Kichererbsen*, *Linsen* und *Sojabohnen*. Die Erdnüsse werden allerdings in der Ernährung den Nüssen zugeordnet.

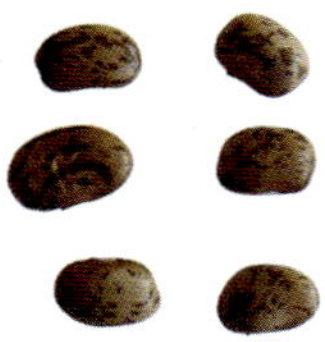

Wachtelbohnen

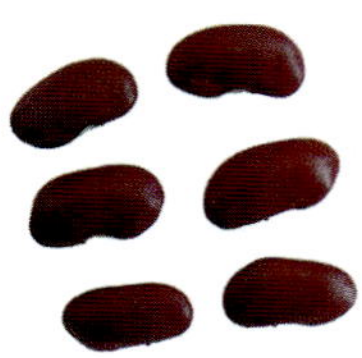

Kidneybohnen

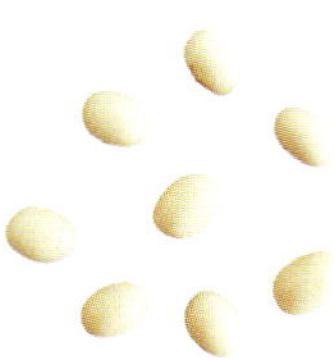

Bohnen, weiß

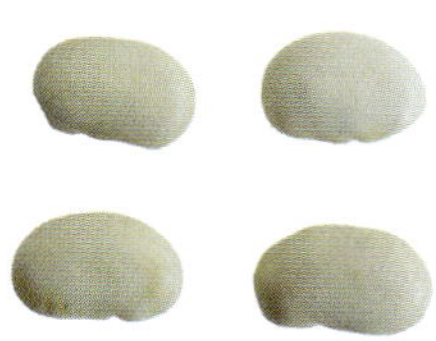

Riesenbohnen, weiß

Hülsenfrüchte sind die eiweißreichsten pflanzlichen Lebensmittel.

- Die *biologische Wertigkeit* der Eiweißstoffe kann durch den gleichzeitigen Verzehr von Getreide, Milch oder Ei noch verbessert werden.
- Außerdem sind in Hülsenfrüchten reichlich *Stärke* und *Ballaststoffe* enthalten.

Fett ist in Hülsenfrüchten – abgesehen von Sojabohnen – nur in Spuren enthalten.

Hunger

Hunger ist das Verlangen nach Nahrung. Hungergefühl tritt vor allen Dingen bei leerem Magen auf und verschwindet mit der Füllung des Magens.

Der Magen sendet Signale an das Hungerzentrum des *Hypothalamus* und dieser regt den Menschen an, Nahrung aufzunehmen.

Auch durch einen zu geringen *Blutzuckerspiegel* und durch das Fettgewebshormon *Leptin* wird Hunger ausgelöst.

Hungerstoffwechsel

Beim Hungerstoffwechsel wird der Grundumsatz und somit der Energiebedarf nach acht bis zehn Tagen gesenkt. Täglich werden nun etwa 150 g Fett aus dem Fettgewebe zu Fettsäuren und Glycerin abgebaut. Der größte Teil der Fettsäuren, etwa 120 g, wird zur Energieversorgung von Muskeln, Herz und Niere benötigt. Die restlichen Fettsäuren werden in der Leber zu *Ketonkörpern* umgebaut.

Nach dem Verbrauch des Leberglykogens müssen körpereigene Stoffe zu Glucose – Traubenzucker – umgebaut werden. Täglich werden etwa 25 g Aminosäuren, 50 g Lactat und 15 g Glycerin zu Glucose umgebaut. Das Gehirn wird nun durch die neu gebildete Glucose und die Ketonkörper versorgt. Der Stoffwechsel der roten Blutkörperchen – der Erythrozyten – bleibt unverändert. Die Gewichtsabnahme durch den Abbau von Körperfett und Körpereiweiß beträgt nun etwa 350 g pro Tag.

Aufgrund der Ketonkörperbildung kann es im Hungerstoffwechsel zu einer *Acidose* kommen. Auch ein *Gicht*anfall aufgrund des Abbaus von Zellkernen ist möglich.

Hüttenkäse

Hüttenkäse – Cottage-Cheese – ist ein körniger weicher *Frischkäse*. Der säuerlich schmeckende Hüttenkäse wird in den Fettgehaltsstufen mager – 10 % Fett i. Tr. – und viertelfett – 20 % Fett i. Tr. – angeboten.

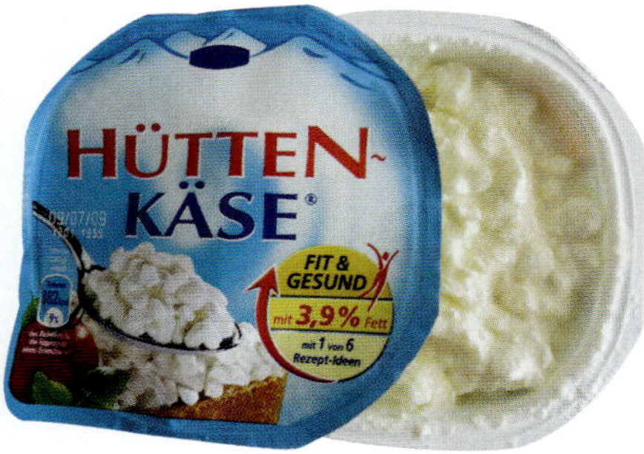

Hydration, hydratisiert

Hydration bedeutet, dass Stoffe mit Wasser – hydro – verbunden sind. Beispiel: Anlagerung von Wassermolekülen.
Bei einer Hydration im menschlichen Körper steigt der Wassergehalt. Dadurch kann es zur Ödembildung kommen.
Das Gegenteil der Hydration ist die *Dehydration*.

Hydrierung

Hydrierung bedeutet Anlagerung/Einführung von Wasserstoff in eine Verbindung. Beispiel: Bei der *Fetthärtung* wird Wasserstoff an ungesättigte Fettsäuren angelagert.

hydro

Hydro ist das Fremdwort für Wasser.

Hydrogencarbonat

Hydrogencarbonat (HCO_3^-) ist ein Salz der Kohlensäure H_2CO_3. Zum Beispiel Calciumhydrogencarbonat ist von Bedeutung für die Wasserhärte. Durch Wärme wird Calciumhydrogencarbonat in Calciumcarbonat – Kalk – umgewandelt.
$Ca(HCO_3)_2 \Rightarrow CaCO_3 + H_2O + CO_2$

Hydrolasen

Hydrolasen sind Enzyme, die eine hydrolytische Spaltung – eine Spaltung unter Wasseranlagerung – von Stoffen ermöglichen. Alle Verdauungsenzyme sind Hydrolasen.
Esterasen, z. B. *Lipasen*, spalten die Esterbindungen der Fette.
Glucosidasen, z. B. *Amylasen* und *Maltasen*, spalten Kohlenhydrate.
Proteasen, z. B. Endo- und Exopeptidasen, spalten Peptidbindungen.

hydrophil

Hydrophil bedeutet: hydro – Wasser, philos – freundlich, also *wasserliebend*. Hydrophile Stoffe sind in Wasser löslich.

hydrophob

siehe *fettliebend*

Hydroxylgruppe

Die Hydroxylgruppe ist die Bezeichnung für die funktionelle OH-Gruppe in organischen Verbindungen. Die Hydoxylgruppe ist z. B. kennzeichnend für *Alkohole*.
Glycerin z. B. hat drei Hydroxylgruppen.

Hygiene

Unter Hygiene werden die Maßnahmen verstanden, die durchgeführt werden, um das Entstehen und die Verbreitung von Krankheiten zu verhindern, sie dienen also dem vorbeugenden Gesundheitsschutz. Zur Verhinderung der nachteiligen Beeinflussung von Lebensmitteln gibt es z. B. das *HACCP-Konzept*. Die Lebensmittelhygiene wird außerdem durch weitere Hygienevorschriften, z. B. Bundesseuchengesetz, geregelt.

hygroskopisch

Hygroskopisch sind Stoffe, wenn sie aus der Umgebung Wasser anziehen bzw. Wasser binden, z. B. Zucker auf einem Apfelstück.

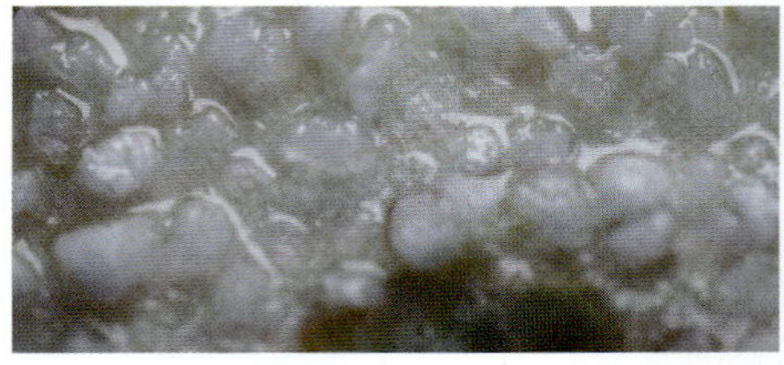

hyper

Hyper bedeutet über, übermäßig, über dem Normalen.
Beispiel: Hypertonie – *Bluthochdruck*.

Hyperaktivität
Hinsichtlich der Hyperaktivität – sehr starker Bewegungsdrang – bei Kindern werden auch Ernährungseinflüsse diskutiert: Könnte die Störung bei manchen Kindern deutlich verringert werden, wenn bestimmte Lebensmittel nicht gegessen werden?
Lebensmittelzusatzstoffe wie *Azofarbstoffe*, koffeinhaltige Getränke und Phosphat sind mögliche Auslöser.
Eventuell kann auch ein Magnesiummangel eine Ursache für eine Hyperaktivität sein.

Hypercalcämie
Hypercalcämie ist eine Erhöhung der Blutcalciumkonzentration.
Mögliche Ursachen sind:
- ein verstärkter Knochenabbau
- selten eine zu hohe Vitamin-D-Zufuhr

Hypercholesterinämie
siehe *Cholesterinspiegel, erhöhter*

Hyperglykämie
Hyperglykämie ist die Bezeichnung für eine Überzuckerung – einen erhöhten *Blutzuckerspiegel* – z. B. als Folge einer Stoffwechselstörung bei Diabetes mellitus.
Die Blutzuckerwerte liegen über 140 mg/100 ml. Ein sehr hoher Blutzuckerspiegel führt zum *diabetischen Koma*.

Hyperkaliämie
Bei einer Hyperkaliämie ist die Kaliumkonzentration im Blut erhöht. Eine mögliche Ursache kann die Einnahme von blutdrucksenkenden Medikamenten sein. Der Verzehr kaliumreicher Lebensmittel, z. B. Obst, Gemüse und Vollkornerzeugnisse, muss in diesem Fall eingeschränkt werden.

Hyperlipidämie
Hyperlipidämie ist die Bezeichnung für erhöhte Blutfettwerte – Triglyceride – infolge einer Fettstoffwechselstörung.

hyperton
Hyperton bedeutet, dass die *Osmolarität* – die *Elektrolyt*menge – einer Lösung bzw. einer Körperflüssigkeit im Verhältnis zu einer Vergleichslösung erhöht ist.

Hypertonie
siehe *Bluthochdruck*

Hyperurikämie
siehe *Gicht*

Hypervitaminose
Hypervitaminose ist die Bezeichnung für eine Gesundheitsstörung durch eine übermäßige Zufuhr bestimmter Vitamine.
Hyper bedeutet über das Maß hinaus.
Eine Hypervitaminose kann nur durch eine zu hohe Zufuhr der fettlöslichen Vitamine A, D, E und K verursacht werden, da nur diese in größeren Mengen im Körper gespeichert werden. Bei einer langfristigen überreichlichen Aufnahme durch Vitaminpräparate kann es zu Gesundheitsbeeinträchtigungen kommen.
Wasserlösliche Vitamine können keine Hypervitaminosen auslösen, da überschüssige Mengen mit dem Harn ausgeschieden werden. Siehe *Vitamine, wasserlösliche*.

hypo
Hypo bedeutet unter, darunter, unter dem Normalen. Beispiel: Hypotonie – zu niedriger Blutdruck

Hypoallergene Säuglingsnahrung (HA)
Hypoallergene Säuglingsnahrung wird zur Allergievorbeugung bei Säuglingen mit einem erhöhten Allergierisiko angewandt. Sie wird als Anfangs- und als Folgenahrung angeboten.
In der hypoallergenen Säuglingsnahrung wird das Eiweiß in kleine allergenarme Bausteine aufgespalten.
Säuglingen, die eine Kuhmilchallergie haben, darf man die hypoallergene Säuglingsnahrung nicht geben.

Hypocalcämie
Bei einer Hypocalcämie ist die Calciumkonzentration im Blut erniedrigt.
Mögliche Ursachen sind:
- Mangel an *Calciferolen* – Vitamin D
- eine zu hohe *Phosphat*aufnahme

Die Behandlung besteht in einer ausgewogenen Calcium- und Phosphatzufuhr und einer eventuellen Gabe von Vitamin-D-Tabletten.

Hypoglykämie

Hpoglykämie ist die Bezeichnung für eine Unterzuckerung. Die Blutzuckerwerte liegen unter 60 mg/100 ml. Es kann zu Zittern, Unruhe und Herzklopfen kommen. Ursache für eine Unterzuckerung kann eine zu geringe Kohlenhydratzufuhr oder eine zu hohe *Insulin*zufuhr sein.

hypoglykämischer Schock

Hypoglykämischer Schock ist eine sehr starke Unterzuckerung – Hypoglykämie – infolge einer zu geringen Kohlenhydratzufuhr bzw. einer zu hohen *Insulin*zufuhr.
Ein hypoglykämischer Schock kann bis zur Bewusstlosigkeit führen.

Hypophyse

Die Hypophyse ist die Hirnanhangdrüse. Sie ist so groß wie eine Kirsche. Die Hypophyse produziert eine Reihe von Hormonen und speichert die aus dem Hypothalamus stammenden Hormone. Die Hypophyse ist die Steuerzentrale des Hormonsystems im menschlichen Körper.

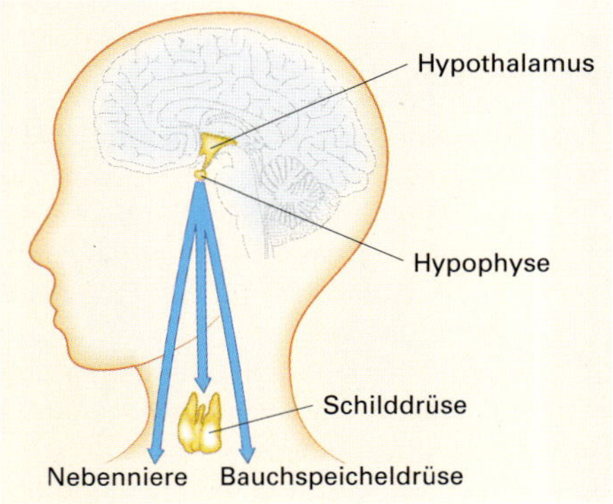

Hypothalamus

Der Hypothalamus ist ein spezialisierter Teil des Gehirns, der Botschaften aus dem Zentralnervensystem empfängt und Hormone produziert, die zur Information an die unterhalb gelegene Hypophyse geschickt werden.
Durch ein Signal des Hypothalamus wird z.B. das *Wachstumshormon* in der Hypophyse gebildet, ein anderes Hormon bewirkt, dass die *Schilddrüse* zur Hormonbildung angeregt wird.

hypoton

Hypoton bedeutet, dass die *Osmolarität* – die Elektrolytmenge – einer Lösung bzw. einer Körperflüssigkeit im Verhältnis zu einer Vergleichslösung erniedrigt ist.

hypotone Getränke

siehe *Getränke, hypotone*

Hypotonie

Hypotonie bedeutet zu niedriger *Blutdruck*.

Hypovitaminose

Hypovitaminose ist eine Bezeichnung für einen leichten Vitaminmangel im menschlichen Körper.
Hypo bedeutet unterhalb des Normalen. Eine Hypovitaminose kann unterschiedliche Ursachen haben:

- einseitige Ernährung mit unzureichendem Vitaminangebot
- gestörte Vitaminresorption
- erhöhter Vitaminbedarf während Schwangerschaft und Stillzeit
- längere Behandlung mit Medikamenten
- erhöhter Alkoholkonsum, Lebererkrankungen

Bei einem schweren Vitaminmangel wird von einer *Avitaminose* gesprochen.

I

I ist das chemische Symbol für Iod – *Jod*.

IDL

IDL ist die Abkürzung für **I**ntermediate **D**ensity **L**ipoprotein – Lipoproteine mit intermediärer Dichte (intermediär – dazwischen befindlich).
Die IDL entstehen aus den *Prä-β-Lipoproteinen* (VLDL) nach Abgabe der Fettsäuren am Fettgewebe.

I. E.

I. E. ist die Abkürzung für ***I**nternationale **E**inheit*.

I. E. P.

I. E. P. ist die Abkürzung für ***i**so**e**lektrischer **P**unkt*.

Ile

Ile ist die Abkürzung für ***I**so**le**ucin*, eine essenzielle Aminosäure.

Imbiss
Ein Imbiss – Snack – ist meist eine kleine Zwischenmahlzeit, die sehr unterschiedlich aussehen kann. Das Spektrum reicht von einer warmen Suppe über Würstchen bis hin zu Knabberartikeln.

Immobilität
Immobilität bedeutet Unbeweglichkeit, Fehlen der körperlichen Aktivität. Immobil kann ein Mensch z.B. aufgrund eines Schlaganfalls werden. Auch der Abbau von Muskelgewebe bzw. körperliche Schwäche können Ursachen für Immobilität sein.

Immunbiologie
Immunbiologie ist die Lehre von den biologischen und biochemischen Grundlagen der körperlichen Abwehr von Krankheitserregern – Bakterien, Viren, Pilzen – und anderen körperfremden Stoffen, z.B. biologischen Giftstoffen und Umweltgiften. Außerdem befasst sie sich mit Störungen und Fehlfunktionen dieser Abwehrmechanismen.

Immunität, immun
Immunität ist die angeborene oder erworbene Fähigkeit, einer Infektion durch Krankheitserreger oder Gifte – Toxine – zu widerstehen.

Immunsystem
Das Immunsystem ist die Gesamtheit aller Abwehrreaktionen, die dem Körper gegen Krankheitserreger, deren Gifte oder fremde schädliche Stoffe zur Verfügung stehen. Das Immunsystem hat also die Aufgabe, in den Körper eingedrungene körperfremde schädliche Stoffe und Mikroorganismen sowie veränderte Körperzellen unschädlich zu machen. Zum Immunsystem gehören die weißen Blutkörperchen – Leukocyten –, die im Knochenmark gebildet werden. Bestimmte weiße Blutkörperchen, die Lymphozyten, besitzen die Fähigkeit, Antigene zu erkennen und darauf spezifisch zu reagieren. Je stärker das Immunsystem ist, umso besser gelingt es dem Körper, Erkrankungen zu besiegen.
Durch gesunde Ernährung und Bewegung wird das Immunsystem gestärkt.

Indigotin, Indigokarmin, E 132
Indigotin ist ein blauer, synthetisch hergestellter Farbstoff, der unter Beachtung der Höchstmengenbegrenzung – *ADI-Wert* 5 mg/kg KG – z.B. für Getränke, Süßwaren und Kunstspeiseeis zugelassen ist. Der Farbstoff gilt als gesundheitlich unbedenklich.
Zum Beispiel diese Hustenbonbons enthalten den Farbstoff Indigotin:

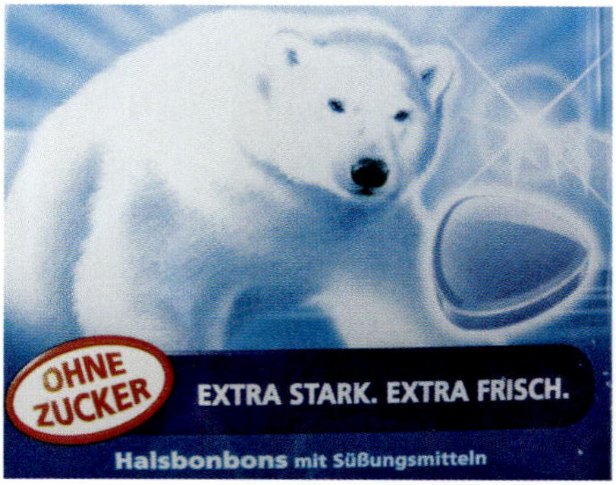

Indikator
Ein Indikator ist ein Stoff, z.B. *Lackmus*, der durch Farbwechsel eine bestimmte chemische Reaktion anzeigt.

Individualverpflegung
Individualverpflegung ist eine andere Bezeichnung für Einrichtungen der Gastronomie. Diese Einrichtungen arbeiten auf Gewinnbasis. In diesem Bereich gibt es eine Vielzahl verschiedener Einrichtungen neben dem klassischen Gaststättengewerbe, zum Beispiel die Systemgastronomie mit gleichem Management in allen Betrieben.

Infarkt
Bei einem Infarkt ist eine *Arterie* völlig verschlossen. Hierdurch kommt es zu Sauerstoffmangel in dem betroffenen Organ und so zum Gewebetod.

Infektion
Bei einer Infektion dringen vermehrungsfähige Krankheitserreger in den Körper ein und vermehren sich dort. Durch ein Lebensmittel, das z.B. mit Salmonellen verunreinigt ist, kann es zu einer *Lebensmittelinfektion* kommen.

Infektionskrankheit

Eine Infektionskrankheit wird durch Mikroorganismen ausgelöst und ist deshalb leicht übertragbar.

Ingwer

Neben frischem oder kandiertem Ingwer wird Ingwer auch als Gewürz aus den getrockneten Wurzeln der Ingwerpflanze angeboten: Schwarzer Ingwer stammt aus ungeschälten Wurzeln, weißer Ingwer aus geschälten Wurzeln.

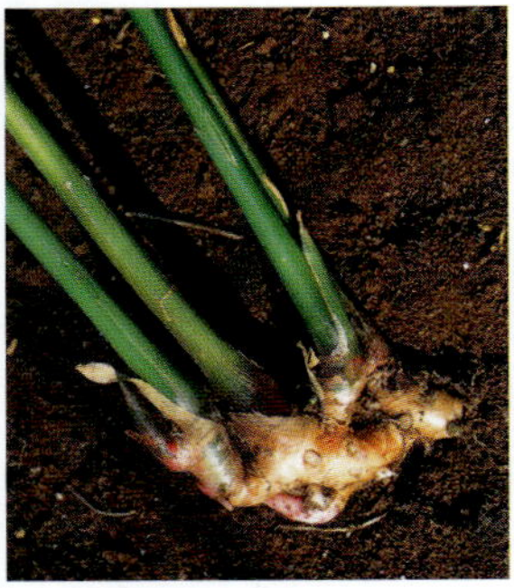

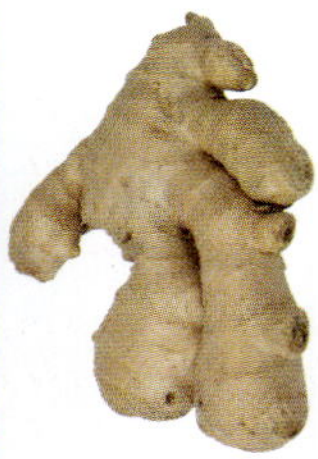

Ingwer hat einen scharfen, brennenden Geschmack und wird zum Würzen von süßen und salzigen Speisen und auch für Gebäck und Konfitüren verwendet.
Ingwer regt den Kreislauf an. Außerdem wird Ingwer als Heilmittel bei Verdauungsstörungen eingesetzt.

Inhibitoren

Inhibitoren – Hemmstoffe – sind Eiweißstoffe, die mit Enzymen Verbindungen eingehen und dadurch diese Enzyme blockieren.

Inkubationszeit

Inkubationszeit ist der Zeitraum zwischen der Ansteckung – Eindringen der Krankheitserreger – und dem Auftreten der Krankheitsanzeichen.

Innereien

Innereien sind die inneren Organe von Schlachttieren: Leber, Niere, Herz, Bries (Wachstum steuernde Drüse), Kutteln (Teile des Magen-Darm-Traktes) usw.
Leber und Niere können größere Mengen an Schadstoffen – *Schwermetallen* – enthalten.

Inosinsäure, Inosate, E 630–633

Inosinsäure und ihre Salze sind Lebensmittelzusatzstoffe – *Geschmacksverstärker* –, die aus *Purinen* bestehen. Die geschmacksverstärkende Wirkung der Inosinsäure ist bedeutend stärker als die von *Glutamat*.
Inosinsäure ist – unter Beachtung der zulässigen Höchstmenge von 500 mg/kg Lebensmittel – für Fertiggerichte, Fleischerzeugnisse, Suppen und Tomatenprodukte, zugelassen. Für Würzmittel gibt es keine Höchstmengenbegrenzung. Inosate wirken appetitanregend. Personen mit Gicht sollten diesen Lebensmittelzusatzstoff meiden. Zum Beispiel dieses aufbereitungsfertige Gericht enthält Inosat als Geschmacksverstärker:

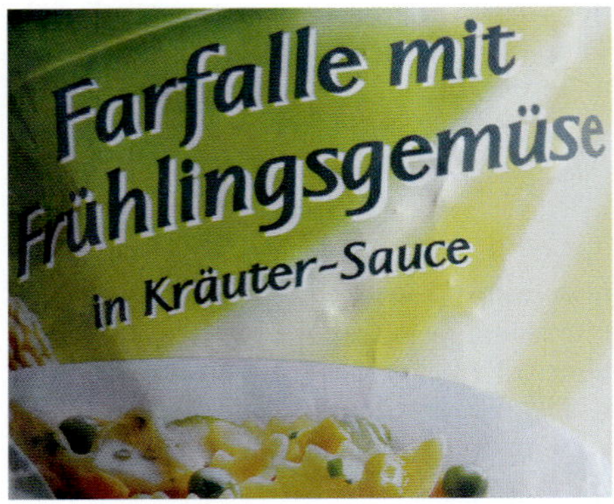

Insektizide

Insektizide sind eine Untergruppe der *Pestizide*. Es sind Chemikalien zur Bekämpfung von Insekten.

Instant-Kaffee

Instant-Kaffee ist schnell löslicher Kaffee in Pulverform, der durch Sprüh- oder Gefriertrocknung hergestellt wurde.

Instant-Produkte

Instant-Produkte sind Trockenprodukte, die sich schnell ohne Klumpenbildung in Flüssigkeit auflösen. Die schnellere Zubereitung kann teilweise auch ohne Kochen erfolgen. Typische Beispiele für Instant-Produkte sind: Instant-Suppen, Instant-Getränke, Instant-Puddingpulver, Instant-Soßenpulver, Instant-Mehl, Instant-Milchpulver, Instant-Kaffee und Instant-Tee.

Insulin

Insulin ist ein Hormon, das in den B-Zellen der Langerhans-Inseln der *Bauchspeicheldrüse* gebildet wird.

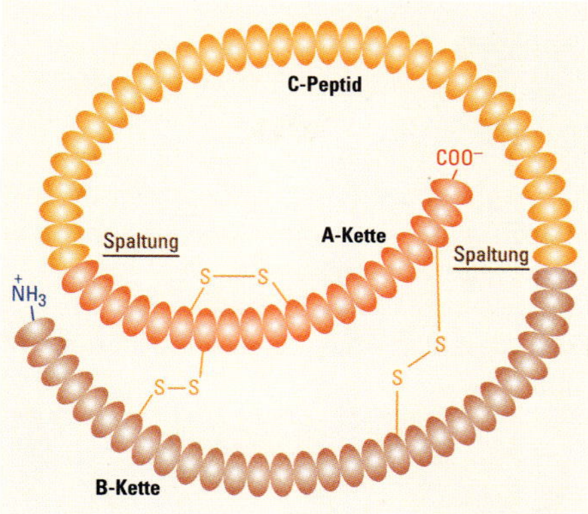

Die Abbildung zeigt die Peptidkette des Proinsulins. Durch hydrolytische Spaltung wird das C-Peptid abgespalten, es entsteht Insulin.

Insulin senkt den *Blutzuckerspiegel*, indem es die Speicherung von Traubenzucker – Glucose – als *Glykogen* in der Leber und Muskulatur und den Aufbau von Fetten in der Leber und im Fettgewebe fördert.

Auf den Zellmembranen der Leber-, Muskel- und Fettgewebszellen befinden sich *Insulinrezeptoren*, die für die Vermittlung der Insulinwirkung verantwortlich sind.

Glucagon ist der Gegenspieler des Insulins.

Insulin-Pen

Ein Insulin-Pen ist eine Injektionshilfe bei der Insulintherapie. Ein Insulin-Pen sieht ähnlich aus wie ein Füllfederhalter.

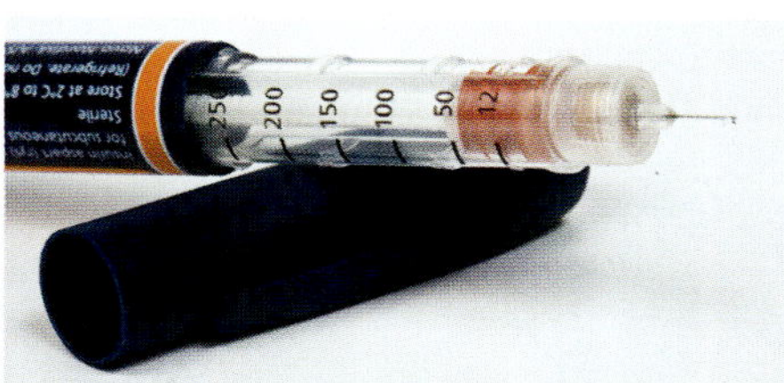

Im Inneren des Pens befindet sich die Patrone mit dem Insulin. Die benötigte Insulinmenge wird meist durch eine Drehung am oberen Ende des Pens eingestellt.

Insulinpumpe

Die Insulinpumpe ist ein batteriebetriebenes, programmierbares Gerät, das am Körper getragen wird. Über einen Katheter wird aus der *Insulin*pumpe kontinuierlich Normalinsulin an das Unterhautfettgewebe abgegeben.

Insulinresistenz

Bei einer Insulinresistenz liegt eine verminderte Wirkung des im Körper produzierten Insulins vor bzw. die *Insulinrezeptoren* sind defekt.

Es muss also mehr Insulin produziert werden, damit der überschüssige Traubenzucker – Glucose – aus dem Blut in die Zellen aufgenommen wird.

Insulinresistenz liegt häufig beim *Typ-2-Diabetiker* vor. Die wichtigsten Behandlungsmaßnahmen bestehen

- in einer Gewichtsnormalisierung und
- in einer vermehrten körperlichen Aktivität.

Insulinrezeptoren

Insulinrezeptoren sind Bindestellen für *Insulin* an den Zelloberflächen der Leber-, Muskel- und Fettzellen. Die Bindung von Insulin an die Insulinrezeptoren bewirkt eine verstärkte Aufnahme von Traubenzucker – Glucose – und Eiweiß – Proteinen – in die Zellen.

Insulintherapie

Eine Insulintherapie ist bei Typ-1-Diabetikern und bei einigen Typ-2-Diabetikern notwendig. Humaninsulin, das dem Aufbau des menschlichen Insulins entspricht, wird bevorzugt für die Insulintherapie eingesetzt. Humaninsulin wird vorwiegend gentechnisch durch veränderte Bakterien gewonnen. Das Insulin wird in das Unterhautfettgewebe gespritzt.

Die verschiedenen verwendeten Insulinsorten unterscheiden sich hinsichtlich ihrer Wirkung. Normalinsulin (Altinsulin) wirkt rasch, es hat jedoch eine kurze Wirkdauer. Depotinsulin gelangt dagegen langsam in das Blut, wirkt aber bis zu 24 Stunden.

Bei der konventionellen Insulintherapie wird das Insulin regelmäßig gespritzt und die regelmäßigen Mahlzeiten werden an die Insulinwirkung angepasst.

Bei der intensivierten konventionellen Insulintherapie wird einmal am Tag Depotinsulin gespritzt. Außerdem wird abgestimmt auf die Mahlzeiten Normalinsulin (Altinsulin) gespritzt. Die Mahlzeiten müssen also nicht zu festgelegten Zeiten erfolgen.

intermediärer Stoffwechsel

Der intermediäre Stoffwechel, auch Zwischenstoffwechsel genannt, bezeichnet alle biochemischen Stoffwechselprozesse in den Zellen bzw. Zellverbänden.

Der intermediäre Stoffwechsel wird durch Hormone gesteuert. Dabei werden katabole – abbauende – und anabole – aufbauende – Stoffwechselwege unterschieden.

Internationale Einheit (IE)

Die **I**nternationale **E**inheit ist eine international gültige Maßeinheit für biochemisch wirksame Stoffe: Hormone, Vitamine und Antibiotika.

interstitielle Flüssigkeit

Die interstitielle Flüssigkeit ist die *Gewebsflüssigkeit*, die sich im Körper zwischen den Zellen befindet. Sie versorgt die Zellen mit Nährstoffen und sorgt für den Abtransport der Stoffwechselendprodukte. Die Gewebsflüssigkeit stellt eine Verbindung zwischen der Zellflüssigkeit und der extrazellulären Flüssigkeit in Blut- und Lymphgefäßen dar.

Intoxikation

Intoxikation bedeutet Vergiftung.

Siehe *Lebensmittelvergiftung*.

intra

Intra bedeutet innerhalb.

intrazelluläre Flüssigkeit

Intrazelluläre Flüssigkeit ist die Flüssigkeit in den Zellen. Die intrazelluläre Flüssigkeit ist neben der *extrazellulären Flüssigkeit* der Hauptteil – 70 % – der Körperflüssigkeit.

Nur wenn genügend Flüssigkeit in den Zellen vorhanden ist, können z. B. enzymatische Reaktionen ablaufen.

Inulin

Inulin ist ein Mehrfachzucker – *Oligosaccharid* –, der zu 95 % aus Fruchtzucker – Fructose – und zu 5 % aus Traubenzucker – Glucose – besteht. Inulin wird z. B. in Backwaren als Zuckerersatz verwendet. Inulin kann im Dünndarm nicht verdaut werden und gelangt daher fast unverändert in den Dickdarm. Inulin wird durch die Darmbakterien abgebaut und regt dadurch die Vermehrung der Darmbakterien an und hält so die Darmflora gesund.

Inulin gehört zu den *Präbiotika*.

Zum Beispiel diese Streichwurst enthält Inulin:

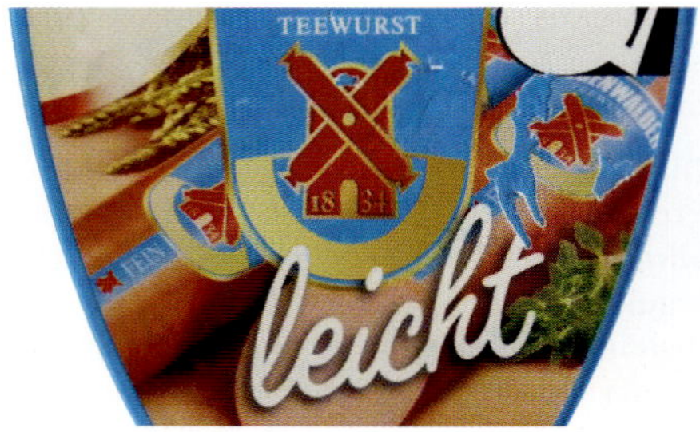

Invertase, E 1103

Invertase ist ein Enzym im menschlichen Körper, das *Invertzucker* in Traubenzucker – Glucose – und Fruchtzucker – Fructose – spaltet.

Invertase ist als Lebensmittelzusatzstoff – *Feuchthaltemittel* – zugelassen. Invertase wird eingesetzt, um z. B. Marzipan feucht zu halten oder die Bildung von Zuckerkristallen in Süßwaren zu verhindern. Invertase wird hauptsächlich aus Back- und Bierhefen gewonnen.

Gesundheitliche Nebenwirkungen sind nicht bekannt.

Zum Beispiel diese Pralinenmischung enthält das Feuchthaltemittel Invertase:

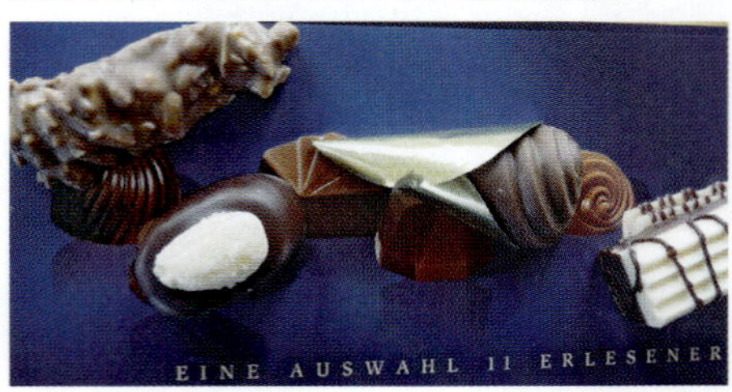

Invertzucker, Invertzuckercreme

Invertzucker entsteht durch die Spaltung von Rohr- oder Rübenzucker – Saccharose – in

- Traubenzucker – Glucose – und
- Fruchtzucker – Fructose.

Invertzucker ist also ein süßes Gemisch aus Traubenzucker und Fruchtzucker. Invertzucker ist der Hauptbestandteil von Honig.

Invertzuckercreme war früher auch unter dem Namen „Kunsthonig" bekannt. Invertzuckercreme ist ein hellgelber bis bräunlicher Brotaufstrich, der aus Rohr- und Rübenzucker gewonnen wird. Sie darf auch mit Honig gemischt bzw. mit Honigaroma aromatisiert und mit zugelassenen Farbstoffen gefärbt werden.

Invertzuckercreme wurde früher als Ersatz für Honig verwendet.

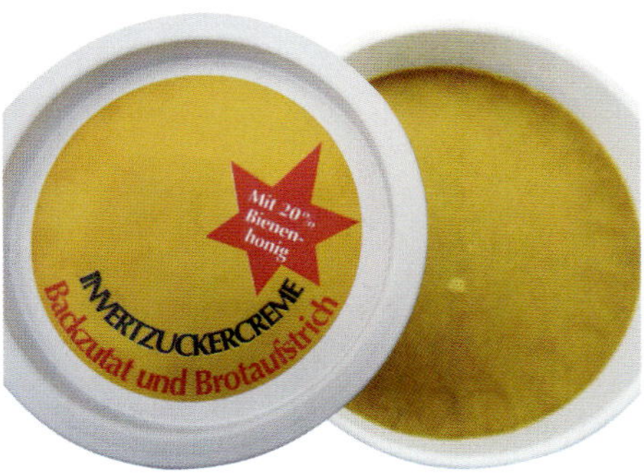

in vitro

In vitro bedeutet, dass ein Versuch im Reagenzglas bzw. im Labor durchgeführt wird, also nicht im lebenden Organismus. Beispiel: Befruchtung einer Eizelle im Reagenzglas.

in vivo

In vivo bedeutet, dass die Untersuchung im lebenden Organismus durchgeführt wird.

Iod

siehe *Jod*

Iod^{131}

Bei Störungen in einem Atomkraftwerk kann es zu radioaktiven Niederschlägen von Iod^{131} kommen.

Iod^{131} wird in der Schilddrüse gespeichert. Iod^{131} hat eine physikalische Halbwertzeit von 8 Tagen und eine biologische Halbwertzeit von 80 Tagen. Risikogruppen sind Babys und Kleinkinder, die überwiegend mit Milch ernährt werden.

Siehe *Halbwertzeit, physikalische*.

Siehe *Halbwertzeit, biologische*.

Iodzahl

siehe *Jodzahl*

Ion

Ein Ion ist ein *Atom* oder eine Atomgruppe, das/die positiv oder negativ geladen ist. Ionen entstehen durch Aufnahme oder Abgabe von Elektronen aus neutralen Atomen oder Molekülen.

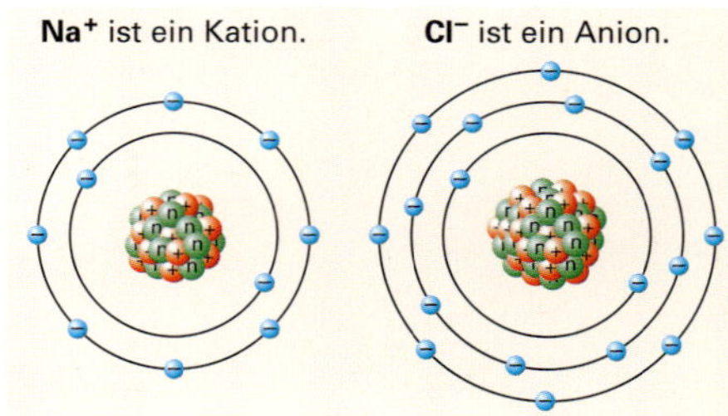

Ein positiv geladenes Ion wandert zur negativen Kathode und heißt deshalb *Kation*. Ein negativ geladenes Ion wandert zur Anode und heißt deshalb *Anion*.

Ionenbindungen

Ionenbindungen werden durch die elektrostatischen Kräfte unterschiedlich geladener *Ionen* hervorgerufen.

Beispiel: Natriumchlorid (NaCl) ist eine Ionenverbindung, die aus dem *Kation* Na^+ und dem *Anion* Cl^- besteht.

irreversibel

Irreversibel heißt, dass ein Vorgang nicht umkehrbar ist.

Beispiel: Eiweiß gerinnt durch Erhitzen. Der Vorgang der Gerinnung kann nicht rückgängig gemacht werden.

iso

Iso bedeutet entsprechend, gleiche Anzahl.

Beispiel: Isotonische Getränke haben die gleiche Anzahl an Mineralstoffen wie das Blut.

Isoascorbinsäure, E 315, Natriumisoascorbat, E 316

Isoascorbinsäure und das Natriumsalz sind synthetisch aus *Ascorbinsäure* hergestellte Lebensmittelzusatzstoffe, die unter Beachtung der Höchstmengenbegrenzung – *ADI-Wert* 6 mg/kg KG – als *Antioxidationsmittel* z. B. für konservierte Fleischerzeugnisse zugelassen sind.
Isoascorbinsäure hemmt eventuell die Vitamin-C-Aufnahme in den Körper.
Zum Beispiel diesen Mini-Salamis wurde Isoascorbinsäure als Antioxidationsmittel zugesetzt:

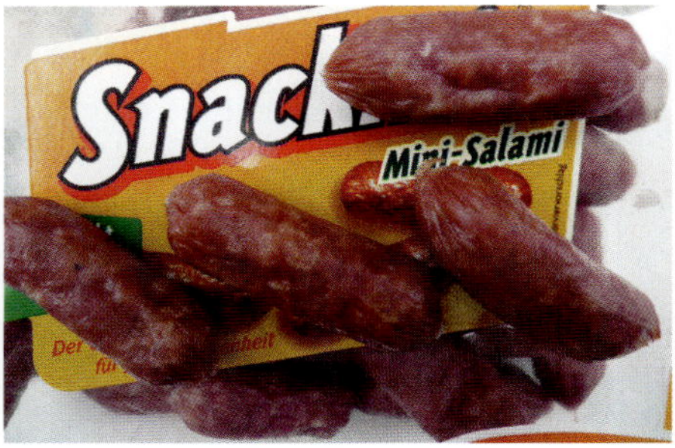

Isodynamie der Nährstoffe

In Bezug auf den Energiehalt sind die Grundnährstoffe – Kohlenhydrate, Fett und Eiweißstoffe – austauschbar. Isodynamie bedeutet gleiche Stärke. Folgende Nährstoffmengen haben also den gleichen Energiegehalt – die gleiche Stärke:

- 1 g Fett ist mit
  2,18 g Eiweiß oder
  2,18 g Kohlenhydraten isodynam.
- 1 g Eiweiß ist mit
  1 g Kohlenhydraten oder
  0,46 g Fett isodynam.

Die Nährstoffe sind jedoch in Bezug auf die Aufgaben und die Energiegewinnung in den einzelnen Zellarten nicht austauschbar.

isoelektrischer Punkt (IEP)

Der **i**so**e**lektrische **P**unkt ist der *pH-Wert* einer wässrigen Lösung, bei dem Zwitterionen – z. B. Aminosäuren – ungeladen sind und die geringste Löslichkeit aufweisen. Die Verbindung wandert also weder zur Anode noch zur Kathode.

Isoglucose

Isoglucose wird aus Glucosesirup mithilfe der Glucoseisomerase hergestellt. Dabei werden ca. 45 % der Glucose – Traubenzucker – in Fructose – Fruchtzucker – umgewandelt.
Durch diese Umwandlung wird die Süßkraft des Sirups erhöht, da Fructose eine höhere Süßkraft als Glucose hat.
Der Glucosesirup für dieses Süßungsmittel kann z. B. aus Maisstärke gewonnen werden.

Isoleucin (Ile)

Isoleucin ist eine essenzielle Aminosäure mit einer unpolaren – *fettliebenden* – Seitenkette. Isoleucin hat eine große Bedeutung für den Muskelstoffwechsel. Strukturformel:

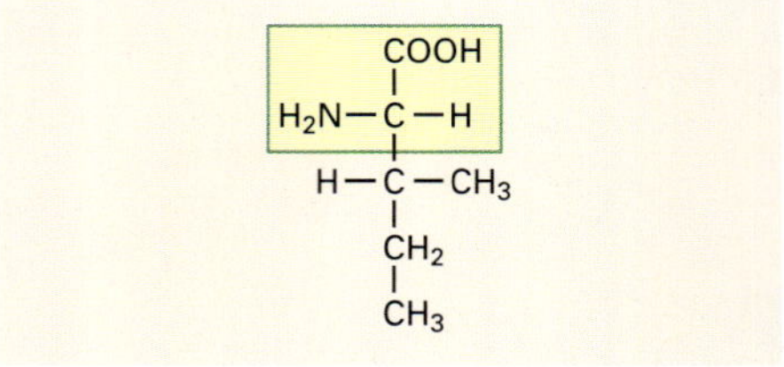

Isomalt, E 953

Isomalt ist ein *Zuckeraustauschstoff*, der *insulin*unabhängig verwertet wird. Es hat 50 % der *Süßkraft* von Rübenzucker – Saccharose.
Isomalt wirkt abführend.
Der Zuckeraustauschstoff ist zum Süßen von zuckerfreien, energieverminderten Lebensmitteln, Dessertspeisen, Speiseeis, Konfitüren und Süßwaren zugelassen.
Zum Beispiel diesen zuckerfreien Kirsch-Marzipan-Bonbons wurde Isomalt als Süßungsmittel zugesetzt:

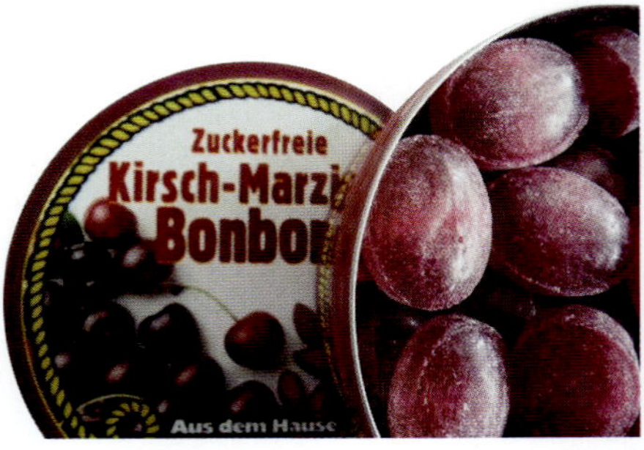

Isomerasen
Isomerasen sind Enzyme, die Verbindungen innerhalb des Moleküls umlagern.
Beispiel: Das Enzym Glucosephosphat-Isomerase bewirkt die Umwandlung von Glucose-6-phosphat in Fructose-6-phosphat.

Isomere
Isomere sind Verbindungen, die die gleiche Summenformel, aber einen unterschiedlichen Molekülaufbau und deshalb auch unterschiedliche Eigenschaften haben.
Beispiel: Cis- und Transfettsäuren.
Siehe *Cis-Trans-Isomerie*.

isotone Getränke
siehe *Getränke, isotone*

Ita-Ita-Krankheit
Die Ita-Ita-Krankheit ist die Aua-Aua-Krankheit, die in Japan nach dem übermäßigen Verzehr von Lebensmitteln mit einem erhöhten *Cadmium*gehalt beobachtet wurde. Es kommt zu Knochenerweichung, Leber- und Nierenschädigungen und die Krankheit endet häufig tödlich.
Die Knochenerweichung entsteht durch den Austausch von Calcium durch Cadmium in den Knochen.

Jackfrucht
Die Jackfrüchte wachsen direkt am Stamm des 20 m hohen Jackfruchtbaums. Das Durchschnittsgewicht beträgt 20 bis 30 kg, es sind die Nutzpflanzen mit den größten Früchten. Die Schalenfarbe und die Farbe des Fruchtfleisches der reifen Sammelfrüchte ist Gelb.

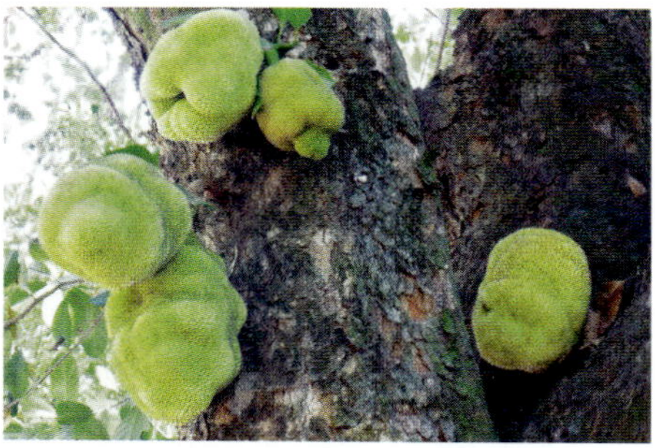

Jackfrüchte werden zu Nektar und anderen Erfrischungsgetränken sowie zu Konfitüre verarbeitet.

Jagdwurst
Jagdwurst ist eine grobe *Brühwurst* mit durchwachsenen Fleischstücken im *Brät*. Sie wird aus Rindfleisch, Schweinefleisch, Speck und Gewürzen hergestellt. Sie wird heiß geräuchert.

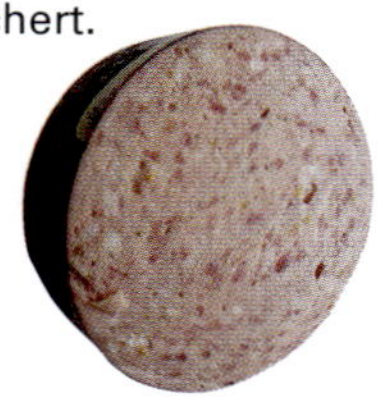

Jod (I)
Jod – Iod – ist ein essenzielles *Spurenelement*. Jodide sind organische Jodverbindungen. Der Gesamtbestand an Jod im menschlichen Körper beträgt 10 bis 20 mg, 8 bis 15 mg davon befinden sich in der Schilddrüse.
Jod ist Bestandteil der *Schilddrüsenhormone*. Diese Hormone werden nur gebildet, wenn genügend Jod in der Nahrung enthalten ist.
Bei einem Jodmangel kommt es zur Kropfbildung – einer Vergrößerung der Schilddrüse –, um durch eine erhöhte Hormonproduktion den Mangel auszugleichen. Gleichzeitig besteht eine Schilddrüsenunterfunktion, d.h., der Grundumsatz ist gesenkt. Ein Jodmangel während der Schwangerschaft und Stillzeit kann Auswirkungen auf die geistige und körperliche Entwicklung des Kindes haben.

Arbeitskreis Jodmangel

Internet:
www.jodmangel.de

Jodbedarf
Jugendliche sollen täglich 200 µg Jod zu sich nehmen. 15% dieses Jods werden binnen 24 Stunden von der Schilddrüse aufgenommen. Der Jodbedarf kann durch den Verzehr von Seefisch, z.B. Seelachs oder Kabeljau, und durch jodiertes Speisesalz gedeckt werden. Jodiertes Speisesalz enthält 25 mg Jod pro Kilogramm.

jodiertes Speisesalz
siehe *Speisesalz, jodiertes*

Jodkaliumjodidlösung (I)

Jodkaliumjodidlösung dient zum Nachweis von *Stärke*. Bei Anwesenheit von Stärke erfolgt eine Blaufärbung durch Jodkaliumjodid. Diese Blaufärbung entsteht durch eine Einschlussverbindung von Jod in der *Amylose*.

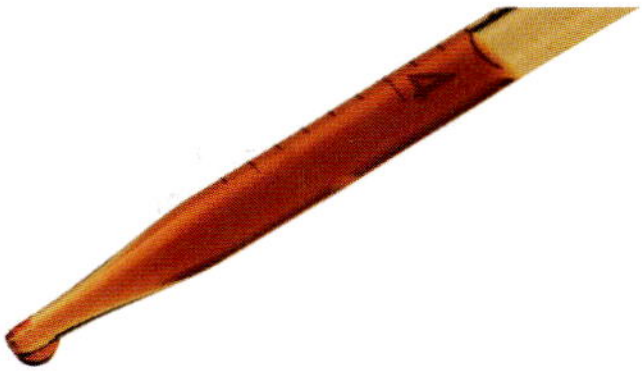

Jodzahl (I)

Die Jodzahl ist eine Fettkennzahl. Mithilfe der Jodzahl kann die durchschnittliche Anzahl an *Doppelbindungen* bzw. an ungesättigten Fettsäuren in Speisefetten und -ölen ermittelt werden. Jod lagert sich an die Doppelbindungen an. Je höher die Jodzahl ist, desto größer ist die Anzahl an Doppelbindungen.

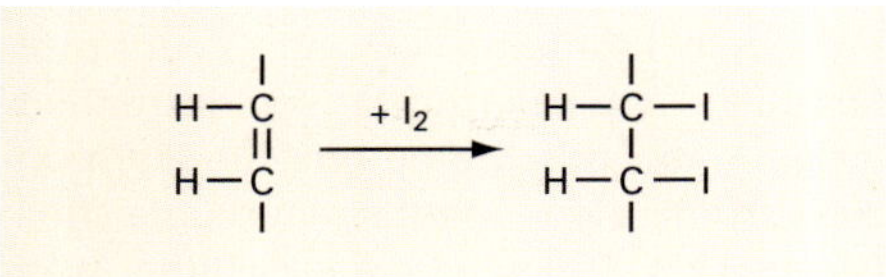

Joghurterzeugnisse

Joghurterzeugnisse sind gesäuerte Milcherzeugnisse, die mit speziellen Joghurtkulturen hergestellt werden. Der in der Milch enthaltene Milchzucker – Lactose – wird dabei in Milchsäure umgewandelt.

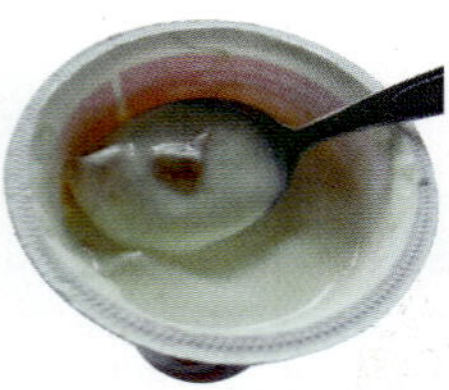

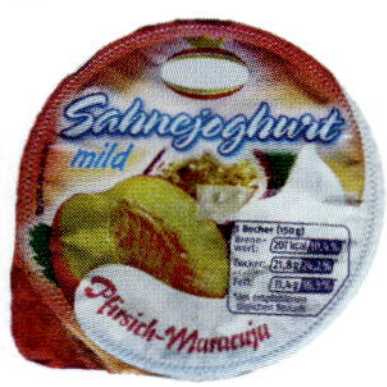

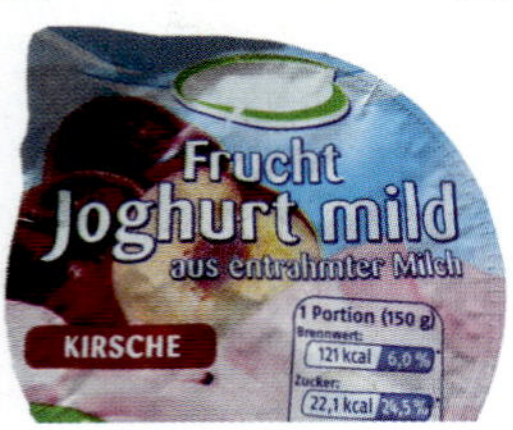

Für Joghurt, mild, werden spezielle Bakterienkulturen verwendet. Daneben ist auch *probiotisch*er Joghurt im Handel erhältlich. Joghurterzeugnisse werden in den gleichen Fettgehaltsstufen wie *Milch* angeboten. Daneben gibt es Sahnejoghurt mit 10 % Fett.

Johannisbeeren

Es gibt rote, weiße und schwarze Johannisbeeren. Sie reifen an Sträuchern.

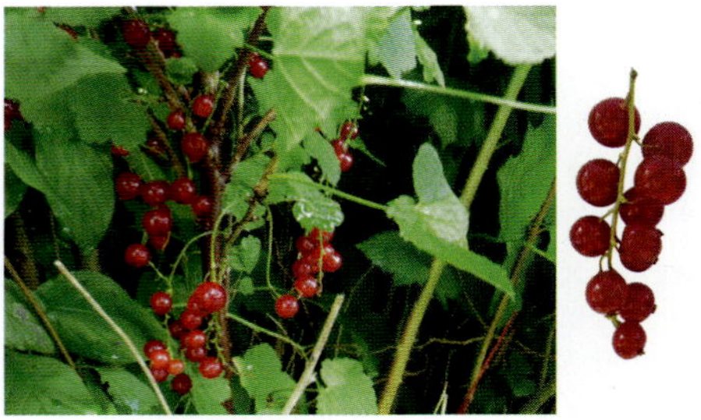

Die säuerlich schmeckenden Johannisbeeren sind reich an Vitamin C und Kalium. Besonders viel Vitamin C enthalten schwarze Johannisbeeren.
Aufgrund der schlechten Haltbarkeit werden Johannisbeeren häufig tiefgefroren. Da sie einen sehr säuerlichen Geschmack haben, werden Johannisbeeren selten roh verzehrt, sondern meist zu Grütze oder Konfitüre verarbeitet.

Johannisbrotkernmehl, E 410

Johannisbrotkernmehl ist ein pflanzliches *Geliermittel und Verdickungsmittel*, das aus den reifen, gemahlenen Samen der Früchte des Johannisbrotbaums gewonnen wird. Die Samen befinden sich in dunkelbraunen bis schwarzen Schoten, die ca. 20 cm lang und 3 cm breit sind.

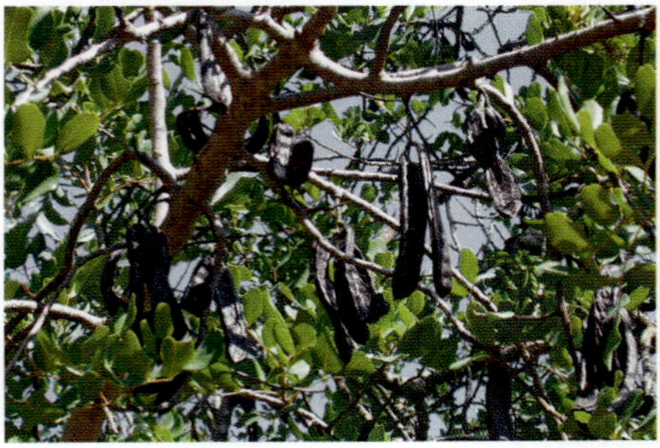

Johannisbrotkernmehl ist ein unverdaulicher *Vielfachzucker* – Polysaccharid –, der abführend wirkt, außerdem senkt er den *Cholesterinspiegel*.

Johannisbrotkernmehl verzögert das Altbackenwerden von Brot und verhindert die Eiskristallbildung in Speiseeis. Johannisbrotkernmehl ist ohne Höchstmengenbegrenzung als pflanzliches Verdickungsmittel für Lebensmittel zugelassen.

Johannisbrotkernmehl kann möglicherweise bei empfindlichen Personen Allergien auslösen.

Zum Beispiel diesem Milchfrühstück wurde Johannisbrotkernmehl als Verdickungsmittel zugesetzt:

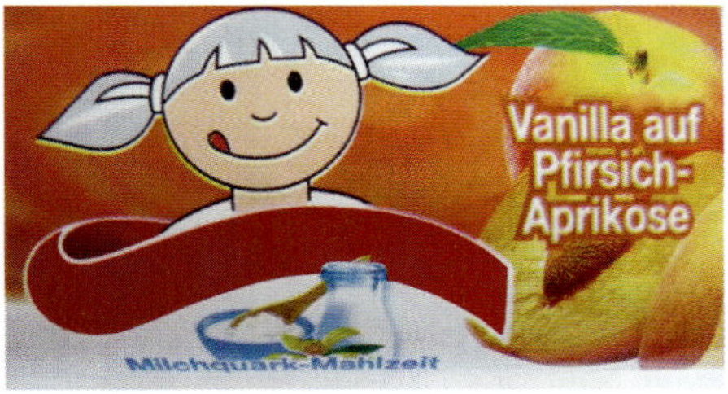

Johanniskraut

Johanniskraut wächst wild an Waldrändern und wird auch als Heilpflanze angebaut. Die Blüten und das Kraut werden als Heilmittel verwendet. Bereits in der Antike war das Johanniskraut als Heilpflanze bekannt.

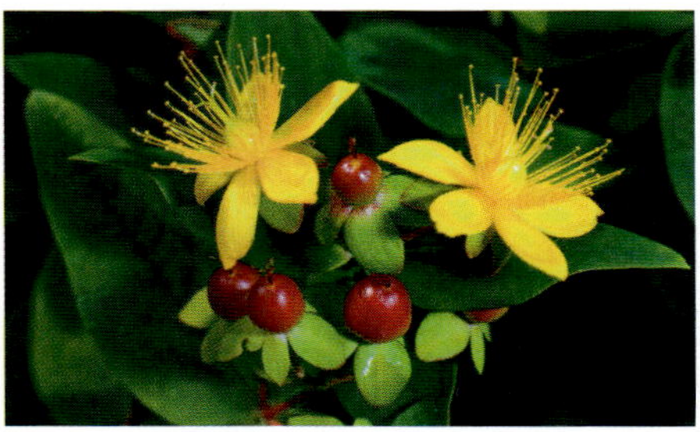

Heute werden mit dem Johanniskraut Nervosität und leichte Depressionen, aber auch Magen-Darm-Beschwerden behandelt.

Jo-Jo-Effekt

Der Jo-Jo-Effekt ist die unerwünschte Erscheinung nach der Durchführung einer Gewichtsreduktionsdiät. Bei einer Reduktionsdiät sinkt der Energiebedarf. Der Energiegehalt der Nahrung wird also nach Beendigung der Reduktionsdiät besser ausgenutzt. Die verlorenen Pfunde werden schnell wieder zugenommen, oft wird sogar das Ausgangsgewicht überstiegen.

Joule (J)

Joule ist die internationale Maßeinheit für Energie und Wärme. Benannt wurde die Maßeinheit nach James Prescott Joule (1818 bis 1889). 1 Joule ist die Energiemenge, die benötigt wird, um 1 Kilogramm mit der Kraft von 1 Newton um 1 Meter zu bewegen.

1 000 J entsprechen 1 Kilojoule (kJ).

Der Energiegehalt der Lebensmittel wird in Kilojoule pro Gramm angegeben:

- 1 J entspricht 0,239 kcal, einer früher üblichen, aber auch heute noch verwendeten Energieeinheit.
- 1 kcal entspricht 4,186 kJ.

Jugendliche, Energie- und Nährstoffbedarf

Weibliche Jugendliche (15 bis unter 19 Jahre) haben einen täglichen Energiebedarf von 10,5 MJ (2 500 kcal).

Männliche Jugendliche (15 bis unter 19 Jahre) haben einen täglichen Energiebedarf von 13,0 MJ (3 100 kcal).

Diese Werte gelten für Jugendliche mit Normalgewicht und einer altersgemäßen körperlichen Aktivität (PAL-Wert 1,7).

Die körperliche Entwicklung von Jugendlichen ist durch Längenwachstum und Zunahme des Körpergewichts gekennzeichnet. Jugendliche haben aufgrund dieser Tatsache einen erhöhten Nährstoffbedarf, z. B. an Eiweiß, Calcium und Eisen.

Junkfood

Junkfood (englisch: junk – Schund) ist eine Bezeichnung für ungesundes Essen, das zu fett- oder zuckerreich ist und wenig Eiweiß, Vitamine und Ballaststoffe enthält.

Jus

Jus ist der entfettete, beim Braten von Fleisch austretende eiweißreiche Fleischsaft, der nach dem Erkalten geliert.

K
K ist das chemische Symbol für ***K****alium*.

Kabeljau
Der Kabeljau lebt im Nordatlantik und gehört zu den *Magerfischen*. Er wird bis zu 150 cm lang und 90 kg schwer.

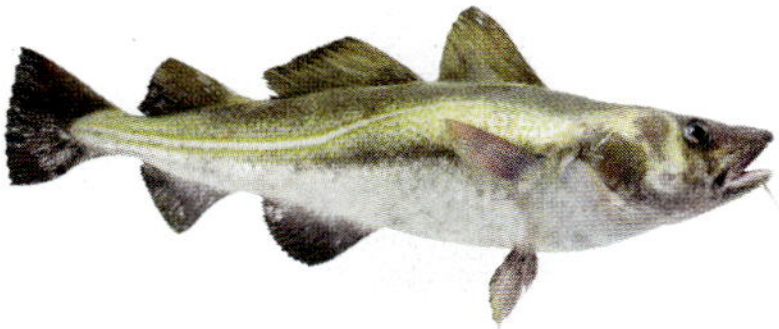

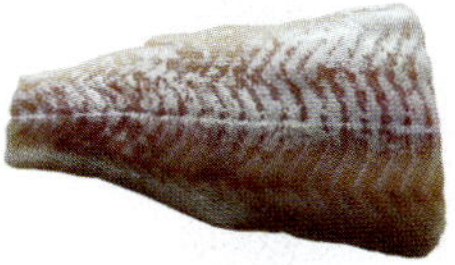

Junge, noch nicht geschlechtsreife Fische aus der Ostsee werden *Dorsch* genannt. Aus der Leber wird *Dorschöl* gewonnen. Die Bestände an Kabeljau sind durch Überfischen gefährdet, in der EU gibt es deshalb eine Fangbeschränkung. In Deutschland wird Kabeljau frisch und tiefgefroren angeboten. In Norwegen wird aus Kabeljau *Klippfisch* hergestellt.

Kadmium
siehe *Cadmium*

Kaffee
Kaffee ist ein Aufgussgetränk aus gerösteten und gemahlenen Kaffeebohnen.
Kaffee wird auf großen Plantagen u.a. in Brasilien angebaut. Neun Monate nach der Blüte sind die Früchte des immergrünen Kaffeebaums, die roten Kaffeekirschen, reif.

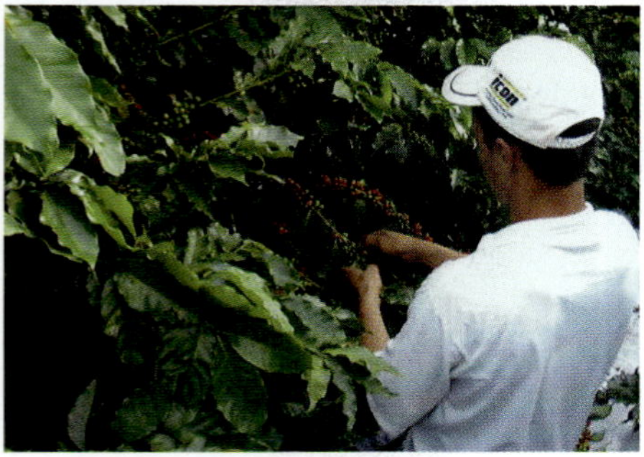

Jede Frucht enthält zwei Samen, die grünen Kaffeebohnen.
Nach der Ernte werden die grünen Kaffeebohnen vom Fruchtfleisch befreit, gewaschen und getrocknet. Dieser Rohkaffee wird in die Verbraucherländer exportiert.

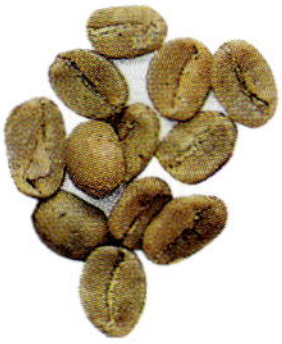

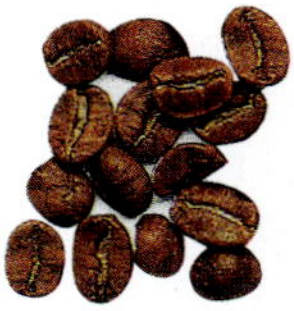

Die Kaffeebohnen werden erst beim Röstprozess braun und entwickeln das typische Aroma. Gemahlener Kaffee verliert schnell sein Aroma.
Kaffeebohnen enthalten 1 bis 2 % *Koffein*.
Kaffeespezialitäten sind u.a. *Cappuccino*, *Espresso*, Mokka, *Kaffee Latte* und *Latte macchiato*.

Kaffee-Ersatz
Kaffeeersatz wird aus gerösteten Pflanzenteilen, z.B. Gerste und *Zichorien*, hergestellt. Malzkaffee ist ein Kaffee-Ersatz.

Kaffee Latte
Kaffee Latte ist Milchkaffee, der zu gleichen Teilen aus Kaffee und Milch besteht. Er wird mit oder ohne Milchhaube gereicht.

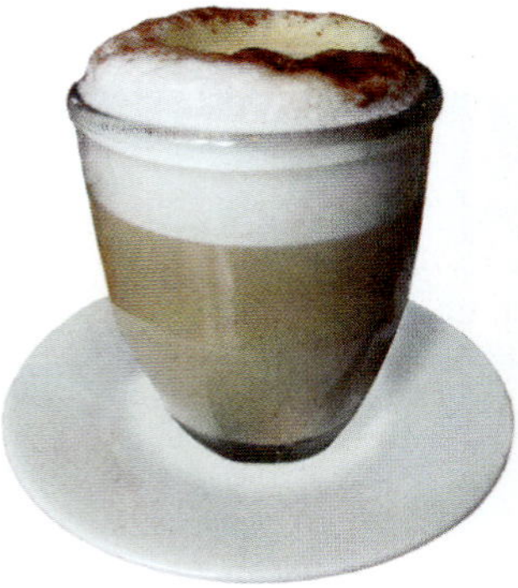

Kaffeesorten
Entkoffeinierter Kaffee hat den normalen Geschmack, er übt aber keine anregende Wirkung auf den Körper aus.
Bei **säurearmem Kaffee** wurde der Säuregehalt der Kaffeebohnen gesenkt. Dieser

Kaffee steigert nicht die Ausschüttung von Verdauungssäften, z.B. der Magensalzsäure. Die anregende Wirkung des Kaffees bleibt aber erhalten.

Schnell löslicher oder **Instant-Kaffee** wird durch Hitze- oder Gefriertrocknung aus einem konzentrierten Kaffeeaufguss gewonnen.

Kakao

Die ursprüngliche Heimat des Kakaobaums ist das obere Amazonasgebiet. Der Kakaobaum erreicht eine Höhe von 10 bis 15 Metern und hat einen ca. 30 cm dicken Stamm. Die reifen Früchte des Kakaobaums sind gelb bis rot. Sie sind eiförmig und haben eine Länge von 20 bis 30 cm. Eine Kakaofrucht enthält in dem Strang in der Mitte etwa 50 Samen – Kakaobohnen.

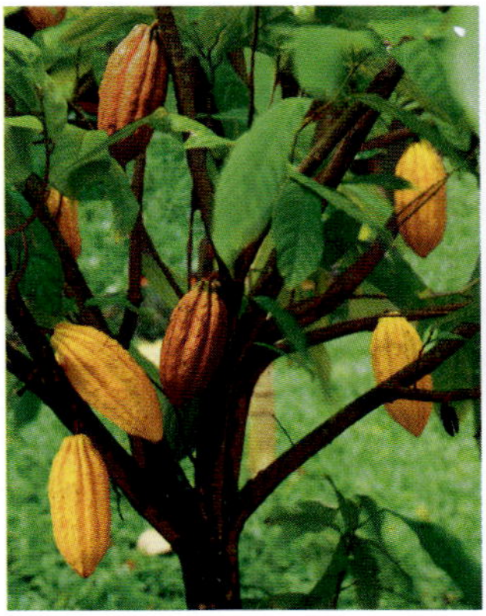

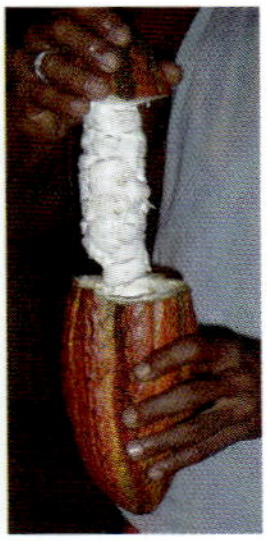

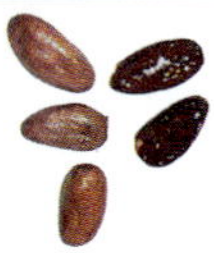

Kakaopulver wird aus den Kakaobohnen – den Samen der Kakaofrucht des Kakaobaums – gewonnen. Die Kakaobohnen werden von der Schale und dem Keimling befreit und getrocknet. Nach dem Export werden sie geröstet und zu Kakaopulver vermahlen. Aus dem Kakaopulver wird dann teilweise noch Fett – Kakaobutter – ausgepresst.

Kakaopulver, schwach entölt, enthält mindestens 20% Kakaobutter, es schmeckt mild.

Kakaopulver, stark entölt, enthält mindestens 10% Kakaobutter, es hat einen herben Geschmack.

Kakaopulver enthält *Theobromin* und *Koffein*.

Instant-Kakaogetränkepulver besteht meist aus 20% Kakao und 80% Zucker. Oft ist das Pulver angereichert mit Vitaminen, Mineralstoffen und Aromastoffen. Das Instant-Kakaogetränkepulver ist im Gegensatz zum Kakao leicht löslich, sogar in kalter Milch.

Kakaobutter

Kakaobutter, ein gelbliches Fett, wird durch Pressen aus den gerösteten Kakaobohnen gewonnen. Kakaobutter hat einen hohen Gehalt an *Palmitinsäure* – ca. 25% – und *Stearinsäure* – ca. 35%.

Kakaobutter kann daher den *Cholesterinspiegel* erhöhen und so zu *Arteriosklerose* und Herzinfarkt führen.

Kakaobutter ist ein sehr teures Fett, sodass Kakaobutteraustauschfette eine gewisse Bedeutung erlangt haben. So werden beispielsweise aus Palmöl und Kokosfett Ersatzfette gewonnen.

Schokolade muss mindestens 35% Gesamtkakaotrockenmasse und davon mindestens 18% Kakaobutter enthalten.

Kaki

Kakifrüchte sind orangengroße, tomatenähnliche, sehr süße Früchte mit einer dünnen glatten Haut. In dem in Fächer unterteilten Fruchtfleisch sind Kerne eingelagert.

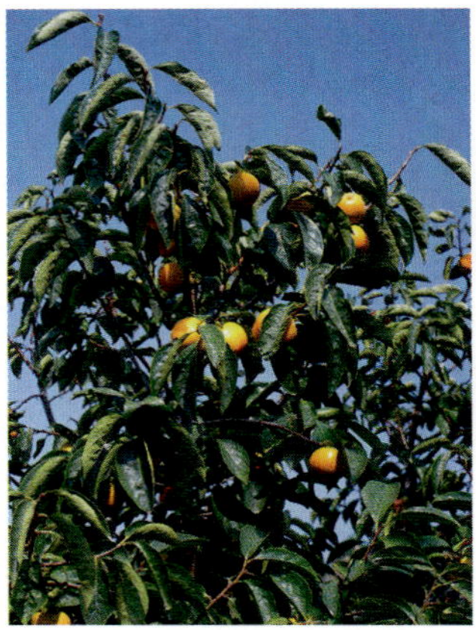

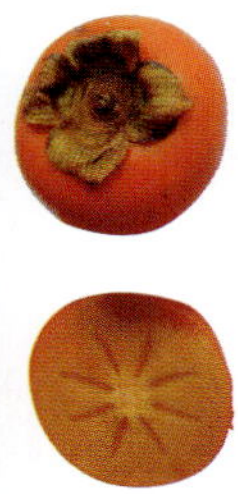

Kakis enthalten reichlich Zucker, *Carotinoide* und auch der Vitamin-C-Gehalt – *Ascorbinsäure*gehalt – ist sehr hoch.

Das Fruchtfleisch kann frisch aus der Schale gelöffelt oder zu Obstsalat bzw. Kompott verarbeitet werden.

Kaktusfeige
Kaktusfeigen sind 6 bis 10 cm lange Früchte einer Kakteenart, die im Mittelmeerraum und Südafrika wächst. Sie haben eine stachelige Haut.

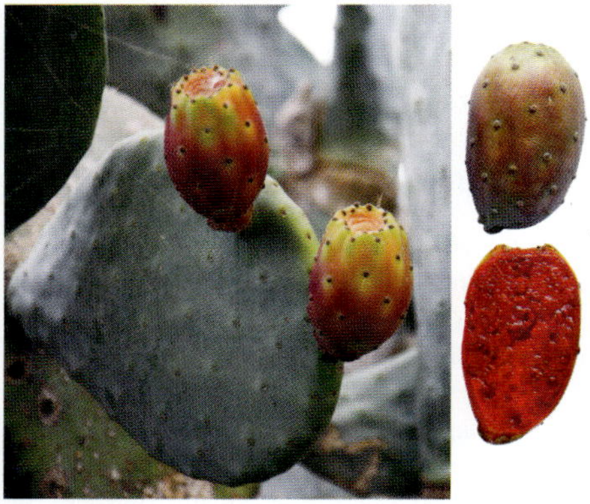

Das saftige, gelbliche bis rötliche Fruchtfleisch mit Kernen kann ausgelöffelt oder für Obstsalat verwendet werden.

Kalbfleisch
Kälber sind Rinder im Alter von unter 12 Monaten. Kälber für die Fleischproduktion werden geschlachtet, wenn sie maximal sechs Monate alt sind und ein Schlachtgewicht von ca. 150 kg haben. Kalbfleisch ist zart und hellrosa.
Kalbfleisch enthält hochwertiges Eiweiß, ist fettarm und reich an *Thiamin* – Vitamin B_1 – und Eisen.

Kalium (K)
Kalium ist ein Mineralstoff. Kalium befindet sich im Gegensatz zu *Natrium* hauptsächlich in den Zellen. Kalium wird durch die Natrium-Kalium-Pumpe in die Zellen befördert und gleichzeitig wird Natrium aus den Zellen transportiert. Durch die unterschiedliche Verteilung von Kalium und Natrium werden Nervenimpulse an die Muskelfasern übertragen.
Kalium hat in Verbindung mit anderen Mineralstoffen die Aufgabe, den *osmotischen Druck* – die Gewebespannung – in den Zellen aufrechtzuerhalten.
Kalium wird auch für den Transport von Insulin in die Zellen benötigt. Kalium hat eine blutdrucksenkende Wirkung.
Der Kaliumbestand im menschlichen Körper beträgt ca. 170 g.

Kaliumbedarf
Jugendliche sollen täglich mindestens 2 bis 3 g Kalium zu sich nehmen.
Kalium ist reichlich in pflanzlichen Lebensmitteln wie z. B. Getreide, Obst, Gemüse und Kartoffeln enthalten. Ein Kaliummangel kommt bei einer normalen, ausgewogenen Ernährung nicht vor.
Die längere Einnahme von *Abführmitteln* und anhaltende Durchfälle können zu einem Kaliummangel führen. Dadurch kommt es zu einer Schwächung der Muskulatur – auch des Darms – und so wiederum zu Verstopfung.

Kaliumcarbonat
Kaliumcarbonat ist das Kaliumsalz der Kohlensäure. Siehe *Pottasche*.

Kaliumchlorid, E 508
Kaliumchlorid Ist ein Lebensmittelzusatzstoff, der ohne Höchstmengenbegrenzung als *Diätsalz* verwendet wird.

Kaliumhydroxid, E 525
Kaliumhydroxid ist Kalilauge, sie ist ein Lebensmittelzusatzstoff – *Säureregulator* –, der bei der Kakaobearbeitung und bei der Herstellung von Würzen eingesetzt wird. Die Verwendung muss nicht in der Zutatenliste angegeben werden.

Kalmare
Kalmare – Tintenfische – sind zehnarmige Kopffüßler. Sie haben acht Fangarme und zwei Tentakel zum Ergreifen der Beute. Die vor der europäischen Küste gefangenen Kalmare werden 30 bis 50 cm lang und ca. 1,5 kg schwer.

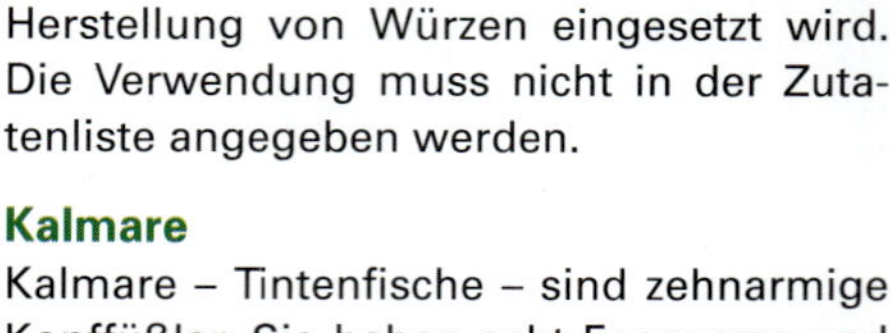

Nur die Fangarme und der Körperbeutel werden verzehrt. Das Fleisch der Kalmare ist eiweißreich und fettarm. Kalmare werden zerkleinert beispielsweise als Salat oder frittiert serviert.

Kalorie (cal)

Eine Kalorie (cal) ist die Wärmemenge, die benötigt wird, um 1 g Wasser von 14,5 auf 15,5 °C zu erwärmen.

Der Energiegehalt der Lebensmittel wird vielfach in Kilokalorien (kcal) angegeben. 1 kcal sind 1 000 cal.

1969 wurde die Kalorie im Rahmen der Nährwertberechnung als Maßeinheit für die Wärmemenge durch die Maßeinheit Energie-Wärmemenge *Joule* ersetzt.

kalorienreduzierte Mischkost

Die kalorienreduzierte Mischkost ist eine energiereduzierte Mischkost – *Reduktionsdiät* – zur Gewichtsreduzierung.

Kalorimeter-Bombe

Die Kalorimeter-Bombe ist ein Gerät zur Bestimmung der Energie- und Wärmemenge, die bei der Verbrennung eines Stoffes, z. B. eines Nährstoffes, erzeugt wird.

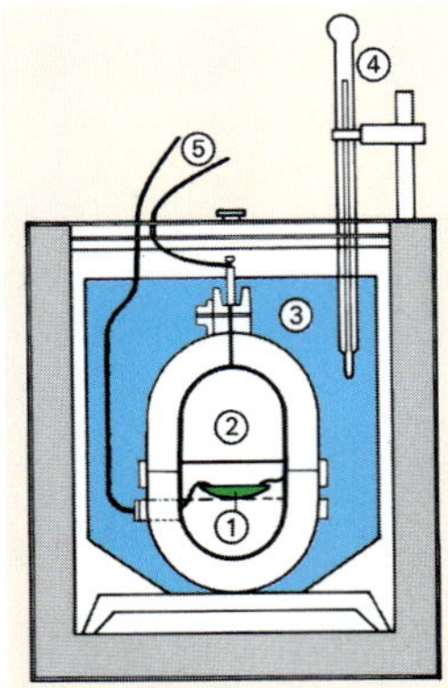

1 Lebensmittel
2 Sauerstoffkammer
3 Wasser
4 Thermometer
5 Stromkabel

Durch die frei werdende Energie wird eine Temperaturänderung in der Kalorimeter-Bombe bewirkt. Hierdurch kann der physikalische Energiegehalt des verbrannten Stoffes ermittelt werden.

Physikalischer Energiegehalt der Grundnährstoffe:

1 g Kohlenhydrate:	17,2 kJ – 4,1 kcal
1 g Fett:	38,9 kJ – 9,3 kcal
1 g Eiweiß:	23,4 kJ – 5,6 kcal

Im menschlichen Körper wird Eiweiß nicht vollständig sondern nur zu Harnstoff abgebaut. Daraus ergibt sich der niedrigere Energiegewinn.

Kaltpressung

siehe *Speiseöl, kalt gepresst*

Kalträucherung

siehe *Räuchern*

Kaltschale

Kaltschale ist eine Flüssigkeit mit rohen Einlagen, die kalt gemischt wird.

Kamillentee

Kamillentee wird aus den getrockneten Blüten der echten Kamille hergestellt.

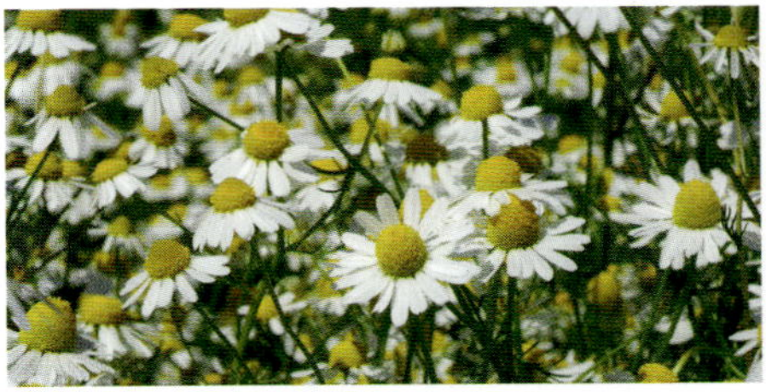

Kamillentee wirkt entzündungshemmend und krampflösend. Kamillentee wird z. B. bei Magen-Darm-Beschwerden eingesetzt.

Kandiszucker, braun

Brauner Kandiszucker wird aus karamellhaltigem Zuckersirup hergestellt. Da der Kandiszucker in der Zuckerlösung langsam kristallisiert, entstehen besonders große Zuckerkristalle. Kandiszucker eignet sich zum Süßen von Tee.

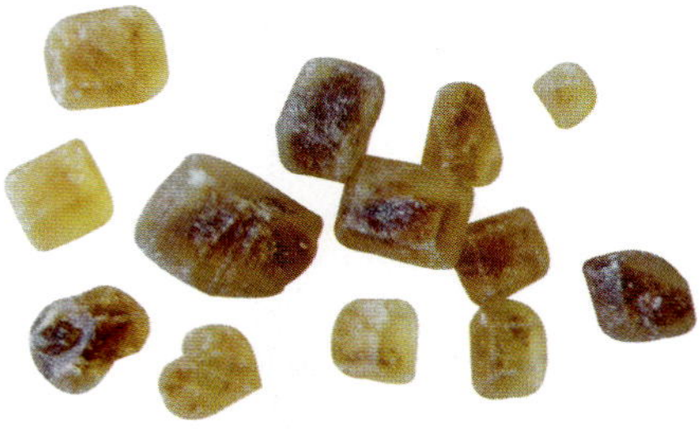

Kantine

Die Kantine ist der Speiseraum in Betrieben oder auch z. B. in Kasernen. Hier erfolgt die Betriebsverpflegung.

In Deutschland werden ca. 6 Millionen Menschen in über 20 000 Betriebskantinen verköstigt. Oft gibt der Arbeitgeber einen Zuschuss, sodass die Kosten für den Arbeitnehmer begrenzt sind.

kanzerogene Stoffe

Kanzerogene Stoffe sind krebserregende Stoffe. Krebserregende Stoffe sind z. B. *Aflatoxine*, *Benzo(a)pyren*, *Nitrosamine*, ionisierende Strahlen.

Kaolin, E 559

Kaolin – Aluminiumsilikat – ist ein Lebensmittelzusatzstoff, der als Trennmittel eingesetzt wird. In der Zutatenliste steht Siliciumdioxiod, *Kieselsäure*.

Kapern

Kapern sind die olivgrünen, etwa erbsengroßen, noch geschlossenen Blütenknospen des Kapernstrauchs.

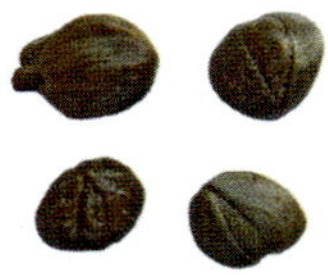

Als Kapernersatz werden auch die Blütenknospen von der Kapuzinerkresse, des Besenginsters, der Sumpfdotterblume und des Löwenzahns verwendet.

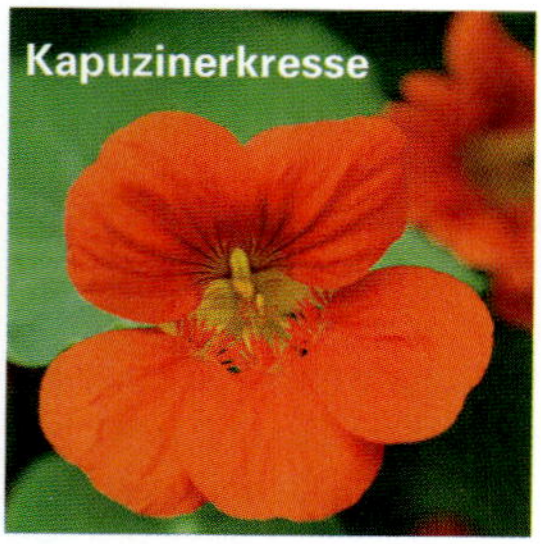

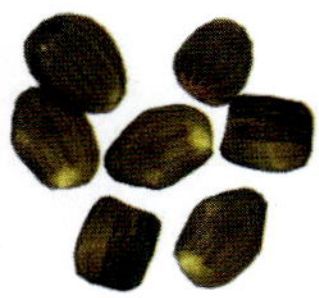

Je kleiner die Kapern, desto höher wird ihre Qualität bewertet.

Kapern können in Essig, Speisesalz oder Speiseöl eingelegt sein.

Eingelegte Kapern werden zum Würzen von Eier-, Fisch- und Fleischgerichten verwendet.

Werden die Blütenknospen des Kapernstrauchs nicht geerntet, so entwickeln sich daraus Kapernäpfel, die wie Oliven als Snack verzehrt werden.

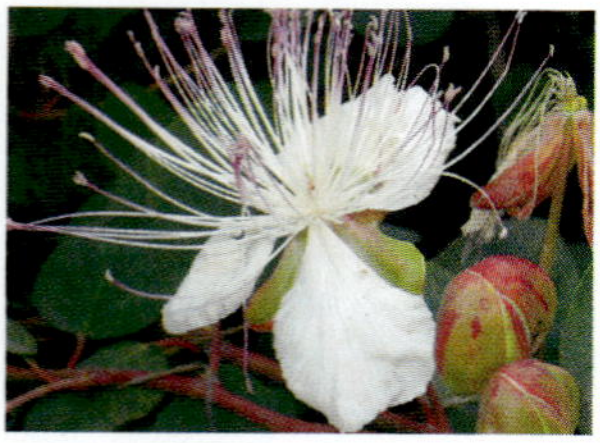

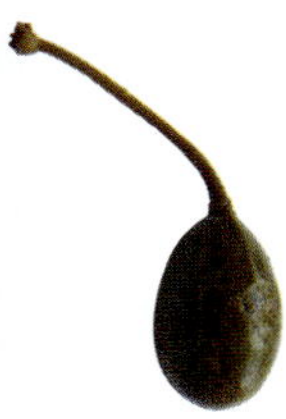

Kapillaren

Kapillaren sind die feinsten Verästelungen der Blutgefäße, die den Sauerstoffaustausch im Körper zwischen Blut und Zellen bzw. zwischen Blut und Lungenbläschen ermöglichen. Ein Haar ist zehnmal dicker als eine Kapillare.

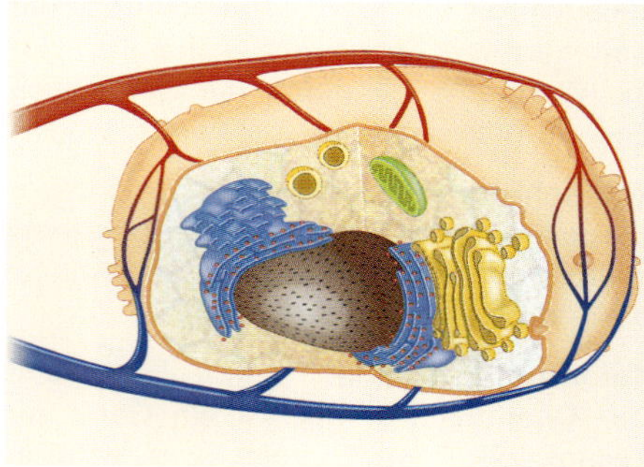

Kapstachelbeere

siehe *Physalis*

Karambole

Die Karambole wird auch Sternfrucht genannt. Sie stammt von einem 10 m hohen Baum, der in den Tropen verbreitet ist.

Das gelb durchscheinende, saftige Fruchtfleisch bildet quer durchgeschnitten einen fünfeckigen Stern. Der Geschmack ist aromatisch-sauer.

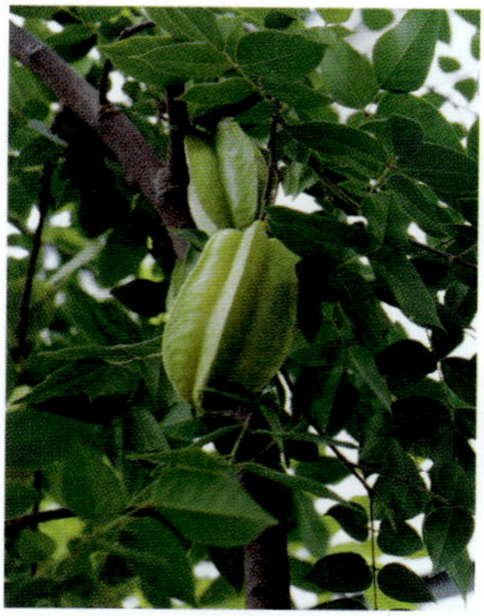

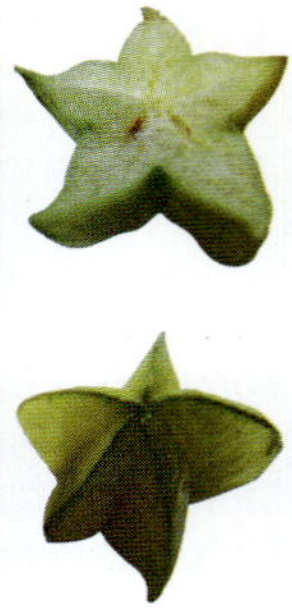

Die Frucht enthält neben Vitaminen und Mineralstoffen viel *Oxalsäure*.

Die Frucht kann roh verzehrt werden. Die in Scheiben geschnittene Sternfrucht wird auch zum Verzieren – Garnieren – von Platten verwendet.

Karamell
Karamell entsteht durch stärkeres trockenes Erhitzen von Zucker auf ca. 170 °C. Es ist eine hellbraune, klebrige Masse, die für Bonbons und Süßspeisen verwendet wird.

Karayagummi, E 416
Karaya ist ein aus Kohlenhydraten bestehendes Pflanzengummi, das ein großes Quellvermögen besitzt. Karaya ist ein *Geliermittel und Verdickungsmittel*, das unter Beachtung der Höchstmengenbegrenzung – *ADI-Wert* 12,5 mg/kg KG – z. B. für Knabbererzeugnisse auf Getreide- und Kartoffelbasis und Überzüge von Nüssen zugelassen ist.

Kardamom
Kardamom wird aus den 3 mm langen, hellbraunen Samen der bis zu 3 m hoch werdenden schilfartigen Kardamomstaude gewonnen. Kardamom kommt ganz und gemahlen in den Handel.

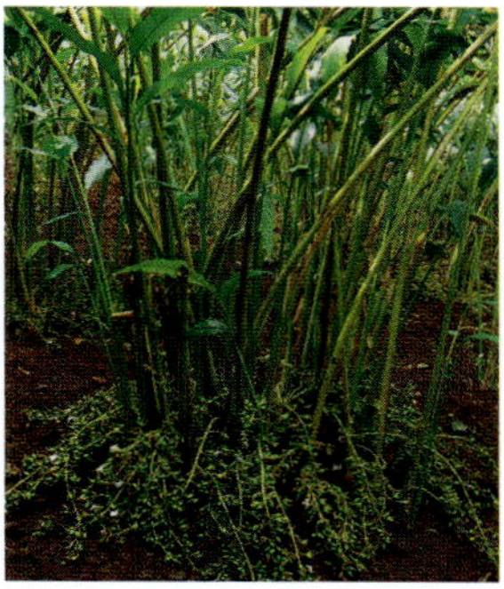

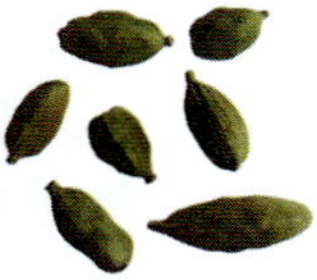

Kardamom hat eine appetitanregende und verdauungsfördernde Wirkung. Kardamom wird für Lebkuchengebäck und Liköre verwendet.

Karies
Karies entsteht durch Bakterien, die Nahrungsreste – besonders Kohlenhydrate – zersetzen. Dabei entsteht Milchsäure, die den *Zahn*schmelz angreift.
Die Ursachen für Karies sind vielfältig, sei es mangelnde Mundhygiene oder der häufige Verzehr „klebriger“ Kohlenhydrate. *Fluorid*haltige Zahnpasta wirkt schützend.

Karotinoide
siehe *Carotinoide*

Karpfen
Der Karpfen ist ein wichtiger Speisefisch, der im stehenden oder langsam fließenden Süßwasser lebt. Karpfen leben meist in Aquakulturen. Sie können bis zu 140 cm lang und 40 kg schwer werden. Gehandelt werden meist Karpfen, die 35 bis 50 cm lang und 2 bis 3 kg schwer sind.

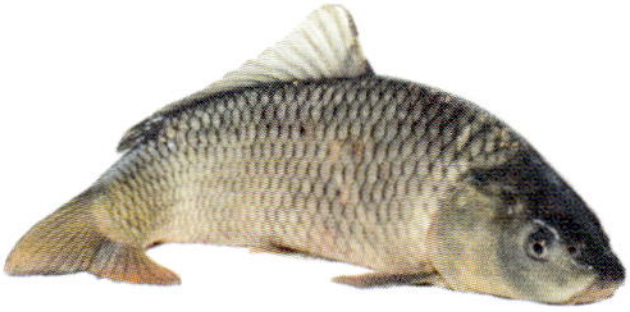

Karpfen gehören zu den Magerfischen. Der Fettgehalt kann allerdings je nach der Fütterung auch höher sein.
In Deutschland angebotener Karpfen stammt aus eigener Zucht oder aus Osteuropa. Karpfen wird überwiegend als „Karpfen blau“ und besonders zur Weihnachtszeit verzehrt.

Kartoffeln
Kartoffeln sind die an den unterirdischen Ausläufern gebildeten Sprossenknollen der Kartoffelpflanze.

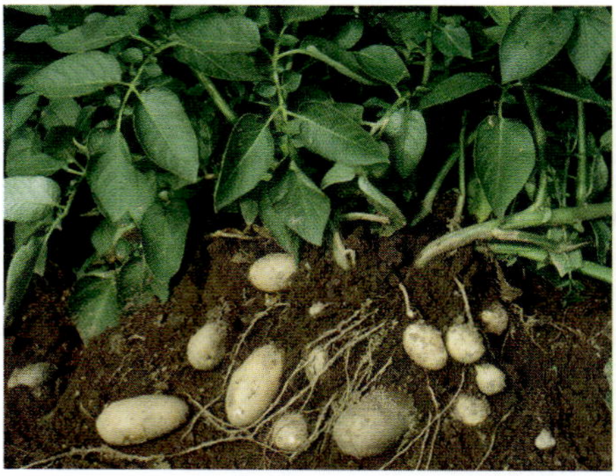

Die Kartoffel stammt aus Südamerika. Sie wurde 1570 in Europa eingeführt.
Speisekartoffeln sind fettarm, stärkereich (15 %) und enthalten eine geringe Menge hochwertiges Eiweiß. Außerdem sind Speisekartoffeln kaliumreich und enthalten reichlich Vitamin C und Ballaststoffe.
Nur ein Drittel der erzeugten Kartoffeln wird als Speisekartoffeln verzehrt, aus den restlichen Kartoffeln werden Kartoffelerzeugnisse oder Kartoffelstärke hergestellt.

Kartoffeln, Kennzeichnung

Folgende Angaben gehören zur Kartoffelkennzeichnung:

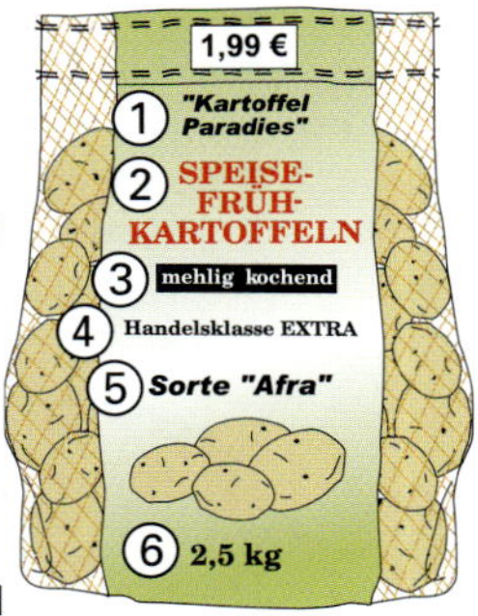

① Abfüller oder Verkäufer
② Erntezeit: Speisefrühkartoffeln oder Speisekartoffeln
③ Kochtyp: festkochend, vorwiegend festkochend oder mehlig kochend
④ Handelsklasse Extra oder Handelsklasse I
⑤ Sortenname: z.B. Hansa, Grata, Bintje oder Sieglinde
⑥ Gewicht bei verpackten Kartoffeln

Kartoffeln, Kochtypen

Drei Kochtypen werden unterschieden:

- **festkochende Kartoffeln** für Kartoffelsalat, Kartoffelgratin, und Bratkartoffeln, z.B. Hansa, Linda, Nicola, Sieglinde
- **vorwiegend festkochende Kartoffeln** für Salz- und Pellkartoffeln, z.B. Gloria, Leyla, Satina, Solara
- **mehlig kochende Kartoffeln** für Püree, Klöße und Suppen, z.B. Aula, Freya, Irmgard, Likaria

Kartoffeln, Verzehrempfehlung

Täglich sollen drei bis vier mittelgroße gegarte Kartoffeln (200 bis 250 g) verzehrt werden.

Es gibt viele Kartoffelsorten, die sich hinsichtlich der Farbe, des Geschmacks, des Nährstoffgehalts, der Reifezeit und der Kocheigenschaften unterscheiden.

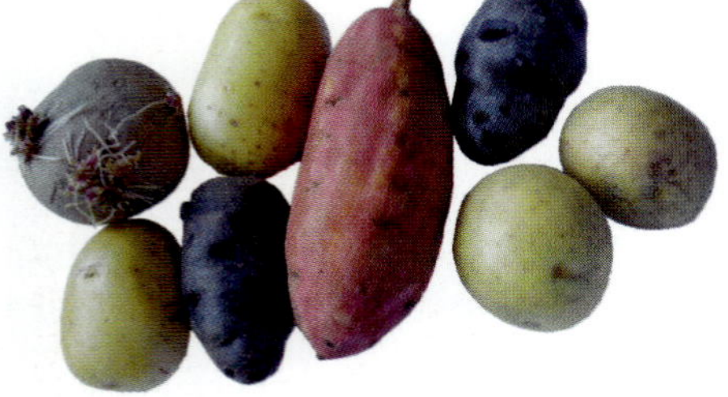

Kartoffeln, Zubereitung

Kartoffeln

- kurz und gründlich waschen,
- erst unmittelbar vor dem Garen schälen,
- nur kurze Zeit in kaltem Wasser aufbewahren,
- mit wenig Wasser kochen bzw. dämpfen.

Käse

Käse wird aus Milch oder Milcherzeugnissen durch

- Säuerung mit Milchsäurebakterien – *Sauermilchkäse* – oder
- Labzusatz – *Labkäse* – gewonnen.

Dabei wird das *Casein* – der Käsestoff – von der *Molke* abgetrennt. Der entstandene Käsestoff wird danach einer Reifung unterzogen. Bei Frischkäse erfolgt keine Reifung.

Im Übrigen unterscheiden sich die Käsesorten hinsichtlich des Wasser- und Fettgehalts.

Käse, fettarmer

Ein Käse ist fettarm, wenn er

- einen hohen Wassergehalt und
- einen niedrigen Fettgehalt besitzt.

Beispiel: Speisequark, mager, unter 10% Fett i.Tr.

Käse, Fettgehaltsstufen

Die Fettgehaltsstufen geben den Fettgehalt eines Käses **i**n der **Tr**ockenmasse (i.Tr.) an.

Es werden acht Fettgehaltsstufen unterschieden:

• mager	unter 10% Fett i.Tr.
• viertelfett	mind. 10% Fett i.Tr.
• halbfett	mind. 20% Fett i.Tr.
• dreiviertelfett	mind. 30% Fett i.Tr.
• fett	mind. 40% Fett i.Tr.
• vollfett	mind. 45% Fett i.Tr.
• Rahmstufe	mind. 50% Fett i.Tr.
• Doppelrahmstufe	mind. 60 bis 85% Fett i.Tr.

Käse, fettreicher

Ein Käse ist fettreich, wenn er

- einen niedrigen Wassergehalt und
- einen hohen Fettgehalt besitzt.

Beispiel: Tilsiter – Schnittkäse, Doppelrahmstufe, 60 bis 85% Fett i.Tr.

Käseimitat

Analogkäse ist ein Käseimitat, das nicht aus Milch, sondern aus Eiweißpulver, Wasser, Pflanzenfetten oder -ölen, Schmelzsalzen, *Geschmacksverstärkern* und Farbstoffen besteht.

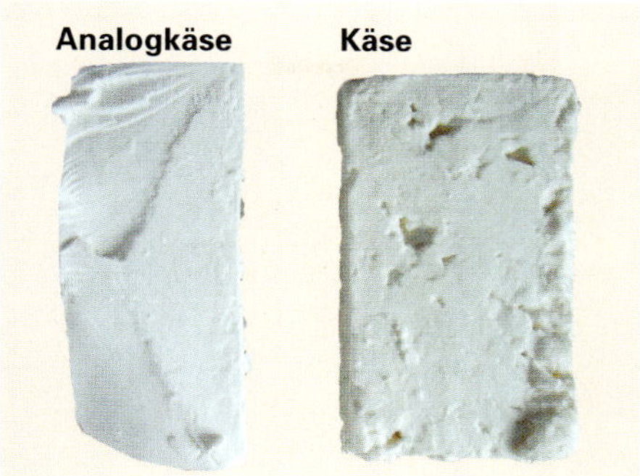

Analogkäse wird z. B. unter den Bezeichnungen „Pizza-Mix" oder „Bäcker-Mix" verkauft.

Die Bezeichnung Käse darf nur für ein Erzeugnis, das aus Milch oder Milcherzeugnissen hergestellt wurde, verwendet werden. Käseimitate können schneller (da keine Reifezeit) und kostengünstiger als echter Käse hergestellt werden.

Analogkäse hat im Gegensatz zu echtem Käse keine Löcher oder Risse. Mit dem Verzehr von Analogkäse sind keine gesundheitlichen Risiken verbunden.

Käse, Kennzeichnungsvorschrift

Bei Käse muss die Fettgehaltsstufe oder der Fettgehalt in der Trockenmasse – Fett i. Tr. – angegeben werden.

Käse, Nährstoffgehalt

Käse enthält hochwertiges, leicht verdauliches Eiweiß. Außerdem ist Käse wie Milch ein wichtiger Calcium- und Vitamin-B_2-Lieferant.

Fettarme Käsesorten bis einschließlich vollfetter Käse, z. B. Gouda – 45% Fett i. Tr. –, sollen bevorzugt werden.

Käse, Verzehrempfehlung

Die DGE – *Deutsche Gesellschaft für Ernährung* – empfiehlt den täglichen Verzehr von zwei Scheiben Käse, fettarme Produkte sind zu bevorzugen.

Käse, Wassergehaltsstufen

Die Wassergehaltsstufen geben den Wassergehalt eines Käses in der fettfreien Trockenmasse an.

Man unterscheidet folgende Wassergehaltsstufen:

- Hartkäse – höchstens 56 % Wasser
- Schnittkäse – 54 bis 63 % Wasser
- halbfester Schnittkäse – 61 bis 69 % Wasser
- Sauermilchkäse – 60 bis 73 % Wasser
- Weichkäse – mindestens 67 % Wasser
- Frischkäse – mindestens 73 % Wasser

Katabolismus

Katabolismus bedeutet Abbaustoffwechsel. Beim Abbaustoffwechsel im Körper findet der Abbau von körpereigenen Stoffen statt.

Katalysatoren

Katalysatoren sind Stoffe, die die Reaktionsgeschwindigkeit verändern, indem sie die benötigte Aktivierungsenergie herabsetzen. Katalysatoren liegen nach der Reaktion unverändert vor. *Enzyme* sind Biokatalysatoren.

Kationen

Positiv geladene Ionen wandern zur Kathode und heißen deshalb Kationen. Kationen sind also positiv geladene Ionen, z. B. K^+, Na^+, Mg^{2+}. *Anionen* sind dagegen negativ geladene Ionen.

Kaviar

Kaviar wird aus gesalzenem Rogen verschiedener Fischarten hergestellt. Echter Kaviar stammt vom Stör. Kaviarersatz stammt von anderen Fischarten:

Deutscher Kaviar vom Seehasen, seltener vom Dorsch oder Hering. Er ist rot oder schwarz gefärbt.

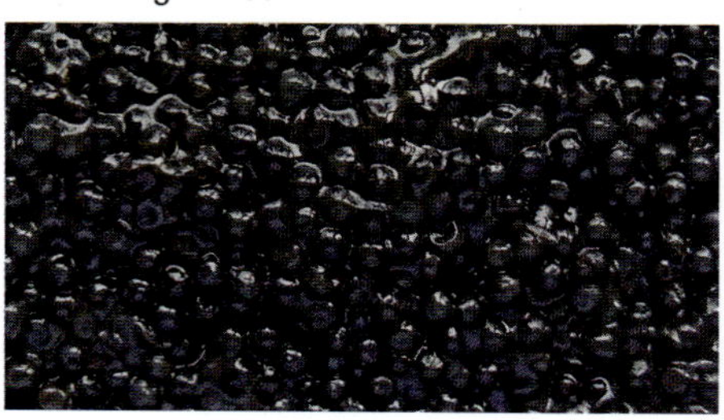

Kefirerzeugnisse

Kefir ist ein dickflüssiges Sauermilchgetränk. Für Kefirerzeugnisse werden besondere Kefirkulturen verwendet. Die Kefirkulturen vergären den Milchzucker. Kefir wird wie Joghurt in den Fettgehaltsstufen der *Milch* und mit 10% Fett angeboten.

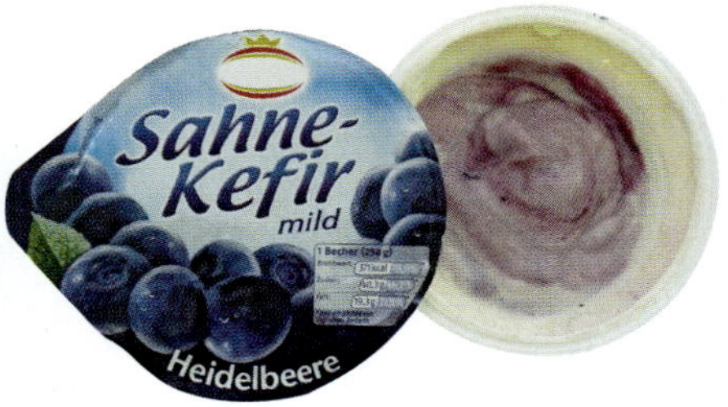

Kefir stammt ursprünglich aus dem Kaukasus und wurde dort aus Stutenmilch hergestellt. Es wurde dort als das „Getränk der Hundertjährigen" bezeichnet.

Keimling

Der Keimling ist der eigentliche Keim des *Getreidekorns* bzw. der Hülsenfrüchte. Er enthält Fett, Eiweiß, Mineralstoffe und Vitamine.

Aus Keimlingen können in Keimgeräten Sprossen gezüchtet werden. Während des Keimvorgangs wird der Gehalt an Wasser, Vitaminen und Eiweiß gesteigert. Der Gehalt an Kohlenhydraten und Fetten nimmt ab.

Die *Sprossen* können roh oder gegart verzehrt werden.

Kephaline

Kephaline (kepha – griechisch Kopf) sind Phospholipide, die Bestandteile der Membranen sind. Hauptsächlich kommen sie im Gehirn und in den Nerven vor. Kephaline haben einen hohen Gehalt an langkettigen, mehrfach ungesättigten Fettsäuren.

Keratine

Keratine sind filbrilläre – faserförmige – Strukturproteine, z.B. in Haaren, Wolle und Fingernägeln.

Für die menschliche Ernährung sind die Keratine ohne Bedeutung.

Siehe *Eiweißstoffe, faserförmige*.

Kerbel

Kerbel gehört zu den Küchenkräutern. Kerbel sollte nicht mitgekocht werden. Der Anis-Fenchel-Geschmack der gehackten Blätter passt zu Quark, Salaten, Rührei und Fisch.

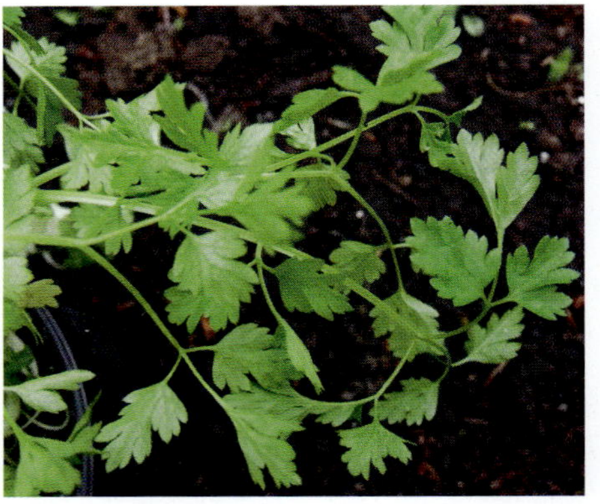

Kernobst

Kernobst ist ein Sammelbegriff für wichtige einheimische Obstsorten. Hierzu gehören beispielsweise *Äpfel*, *Birnen* (*Nashi*) und *Quitten*.

Kerntemperatur

Kerntemperatur ist die Temperatur im Inneren – im Kern – des Fleisches beim Garen. Das Kerntemperaturmessgerät besteht aus einem Fühler und einer Anzeigeskala. Es ersetzt die Nadelprobe beim Kuchen bzw. die Druckprobe beim Fleisch. Mit der Messung kann festgestellt werden, ob eine ausreichende Erhitzung stattgefunden hat.

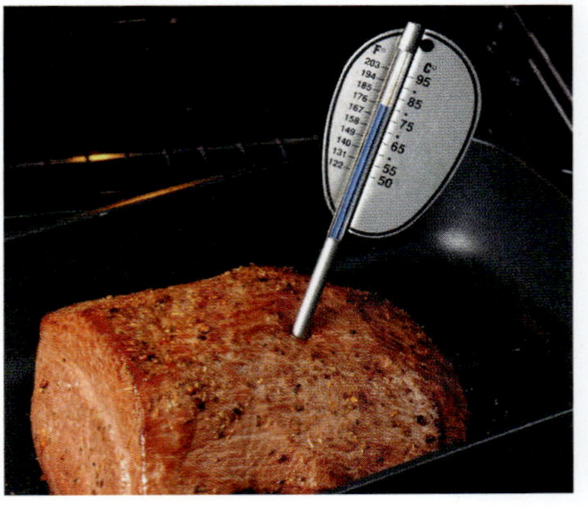

Ketchup
Ketchup ist eine Würzsoße in verschiedenen Geschmacksrichtungen aus Tomatenmark, Wasser, Zucker, Salz, Essig und Gewürzen und weiteren Zutaten.

Ketoacidose
Bei einer Ketoacidose kommt es zu einer Übersäuerung des Körpers durch eine vermehrte Bildung von *Ketonkörpern*. Der Gehalt an Ketonkörpern im Blut ist hierbei erhöht.

ketogene Aminosäuren
Ketogene Aminosäuren sind Aminosäuren, aus deren Kohlenstoffkette keine Glucose aufgebaut werden kann. Die Kohlenstoffketten dieser Aminosäuren können im abbauenden Stoffwechsel nur zur

- Energiegewinnung,
- Fettsäuresynthese oder
- *Ketonkörper*bildung

genutzt werden.

Ketogenese
Ketogenese bedeutet Bildung von *Ketonkörpern* bei Kohlenhydratmangel oder bei mangelhafter Kohlenhydratverwertung bei Diabetes mellitus.

Ketogruppe
siehe *Carbonylgruppe*

Ketone
Ketone sind organische Verbindungen, die eine Ketogruppe – *Carbonylgruppe (>C=O)* – als funktionelle Gruppe besitzen. Es gibt viele Ketone, z.B. Stoffwechselprodukte und Duftstoffe.

Ketonkörper
Ketonkörper sind organische Verbindungen, die eine Ketogruppe – *Carbonylgruppe (>C=O)* haben:

- Acetoacetat,
- β-Hydroxybutyrat und
- *Aceton*.

Die Ketonkörper werden in der Leber gebildet und an das Blut abgegeben. Im Hungerzustand und bei einem Mangel an Insulin – bei Kohlenhydratmangel in den Körperzellen – wird das Gehirn durch Ketonkörper mit Energie versorgt.

Bei einem Anstieg der Ketonkörper im Blut kommt es zu einer *Acidose* – Übersäuerung des Körpers. Diese Stoffwechselentgleisung kann im Extremfall zu einer tiefen Bewusstlosigkeit – zum *diabetischen Koma* – führen.

Ketonurie
Bei einer Ketonurie erfolgt eine Ausscheidung von *Ketonkörpern* mit dem Urin.
Eine Ketonurie ist ein Zeichen für einen vermehrten Fettabbau im Hungerstoffwechsel oder bei Diabetes mellitus.

Ketosäuren
Ketosäuren sind organische Säuren, die außer einer Carboxylgruppe (-COOH) auch eine Carbonylgruppe (>C=O) besitzen. *Brenztraubensäure* ist z. B. eine Ketosäure.
Strukturformel:

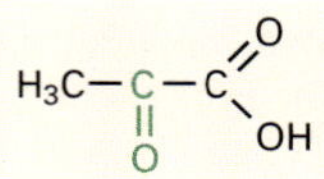

Ketosen
Ketosen sind *Einfachzucker* – Monosaccharide –, die eine Ketogruppe besitzen, z. B. *Fruchtzucker* – Fructose.

Kettenreaktion
Eine Kettenreaktion ist eine besondere Reaktionsart, bei der instabile Zwischenprodukte – meist freie *Radikale* – aus dem Ausgangsstoff entstehen.
Danach folgt die eigentliche Kettenreaktion, bei der immer neue freie Radikale gebildet werden. Durch eine Abbruchreaktion, z.B. durch Vitamin C, kann die Kettenreaktion beendet werden.

KG
KG ist die Abkürzung für **K**örper**g**ewicht.

KH
KH ist die Abkürzung für ***K**ohlen**h**ydrate*.

KHE
KHE ist die Abkürzung für ***K**ohlen**h**ydrat**e**inheit*.

KHK
KHK ist die Abkürzung für ***k**oronare **H**erz**k**rankheiten*.

Kichererbsen

Kichererbsen sind gelbliche bis rötliche – 8 bis 10 mm große – *Hülsenfrüchte*, die aus Vorderasien stammen.

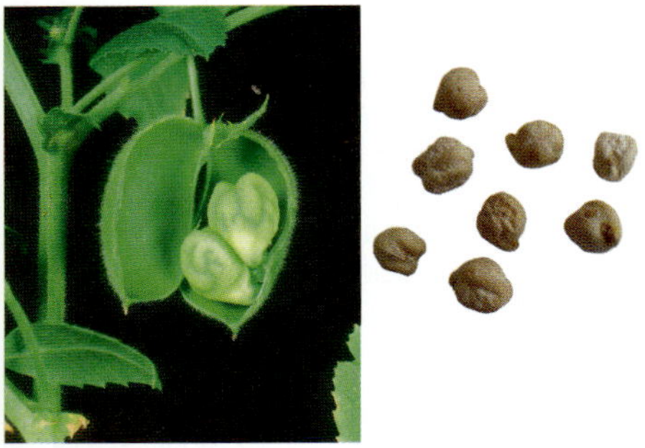

Vor dem Garen eingeweichte Kichererbsen eignen sich für Eintöpfe.
Die aus Arabien stammenden Falafel werden aus pürierten Kircherbsen, Maismehl und Gewürzen hergestellt. Falafel werden frittiert und in Teigtaschen mit Gemüse serviert.

Kieselsäure, Silikate, E 551 – E 559

Kieselsäure ist als Lebensmittelzusatzstoff – *Trennmittel* – ohne Höchstmengenbegrenzung zugelassen.
Kieselsäure wird aus Quarzsand gewonnen und erhöht die Rieselfähigkeit von pulverförmigen Lebensmitteln, z. B. Soßenpulver, Trockensuppen und Speisesalz.
Die Stoffe können nicht resorbiert werden. Gesundheitliche Nebenwirkungen sind nicht bekannt.
Zum Beispiel diesem Gewürzsalz wurde das Trennmittel Kieselsäure zugesetzt:

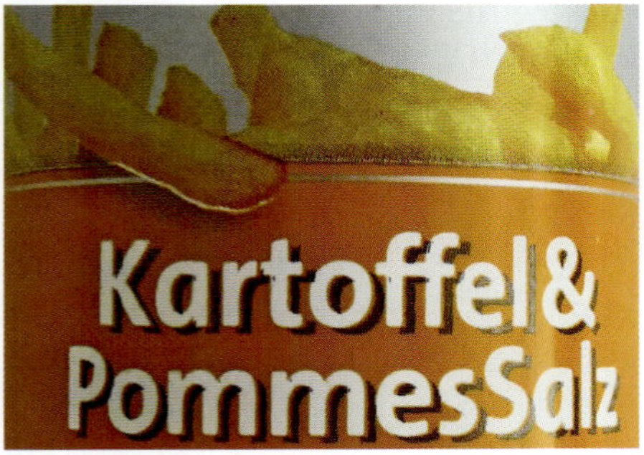

Kilojoule

siehe *Joule*

Kilokalorie

siehe *Kalorie*

Kirschen

Kirschen gehören zum Steinobst. Es werden Süß- und Sauerkirschen angeboten.

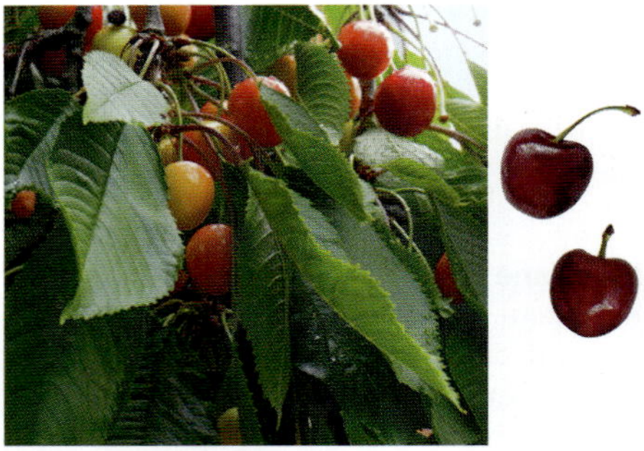

Die Süßkirschen eignen sich besonders zum Frischverzehr. Daneben werden sie auch durch Hitze konserviert oder zu Konfitüre verarbeitet.
Sauerkirschen werden dagegen eher konserviert oder zu Nektar verarbeitet.
Kirschen enthalten reichlich Folsäure, Kalium und Eisen.

Kiwi

Kiwi ist die Frucht des in China beheimateten Kiwibaums. Kiwis haben eine grünlichbraune Schale mit kurzen Borstenhaaren.

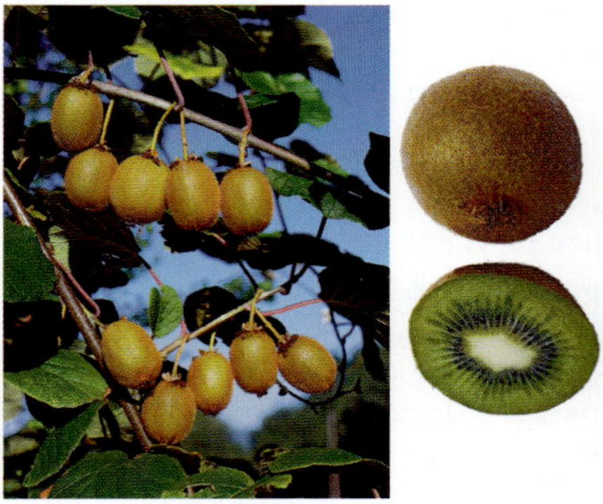

Das grüne, saftige Fruchtfleisch ist sehr Vitamin-C-reich.
Kiwis eignen sich für den Rohverzehr und für Obstsalate. Das Hauptanbauland für Kiwis ist Neuseeland. Kiwis werden auch in Kalifornien und im Mittelmeerraum angebaut.

Klebereiweiß

Klebereiweiß – Gluten – ist der Getreideeiweißstoff, der entscheidend für die Backfähigkeit eines Getreidemehls ist. Klebereiweiß bindet beim Backprozess Wasser im Teig und ermöglicht so die Krumen- und Krustenbildung. Weizengluten weist die besten Backeigenschaften auf. Manche Menschen reagieren mit *Zöliakie* auf Klebereiweiß.

Klebereiweiß ist ein in Wasser unlösliches Eiweiß. Es kann dementsprechend aus dem Weizenmehl ausgewaschen werden.

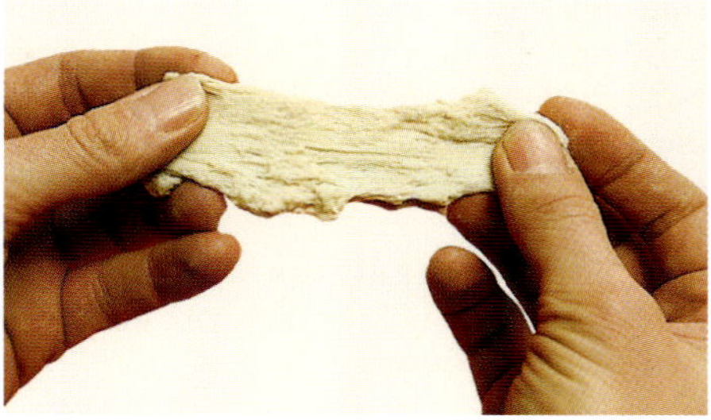

Gluten muss auf Lebensmitteln als *Allergen* gekennzeichnet werden. Folgende Getreidesorten enthalten Gluten: Weizen, Roggen, Gerste, Hafer, Dinkel.

Kleie

Kleie ist ein Sammelbegriff für die ballaststoff- und mineralstoffreichen Bestandteile des Getreidekorns, die bei der Herstellung von Auszugsmehlen abgetrennt werden: *Fruchtschale*, *Samenschale* und *Keimling*.

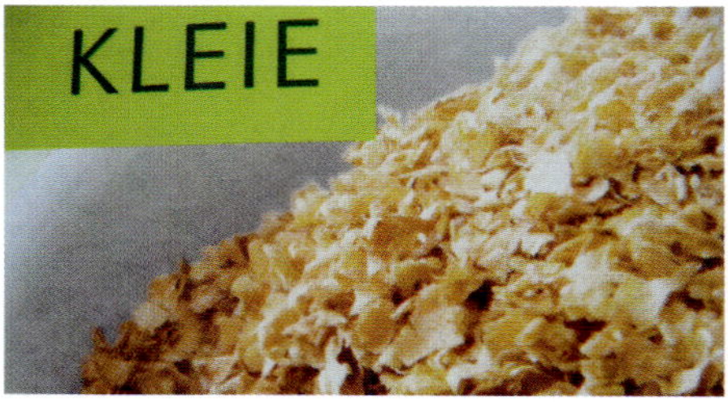

Kleie fördert die Verdauung und wirkt so Verstopfung und *Divertikeln* entgegen.

Kleingebäck

Kleingebäck sind Backwaren bis zu einem Stückgewicht von 250 g. Typische Beispiele für Kleingebäck sind Plätzchen, Brötchen, Hörnchen, Brezeln und Croissants.

Klippfisch

Klippfisch ist an der Luft getrockneter und gesalzener Seefisch. Die Fische werden von der Bauchseite her aufgeschnitten, die Hälften sind nur noch am Rücken miteinander verbunden. Der Fisch ist ohne Kopf und ausgenommen, die Hauptgräte bis auf den Teil im Schwanzende entfernt – „geklippt". Der Salzgehalt liegt bei etwa 20 %.

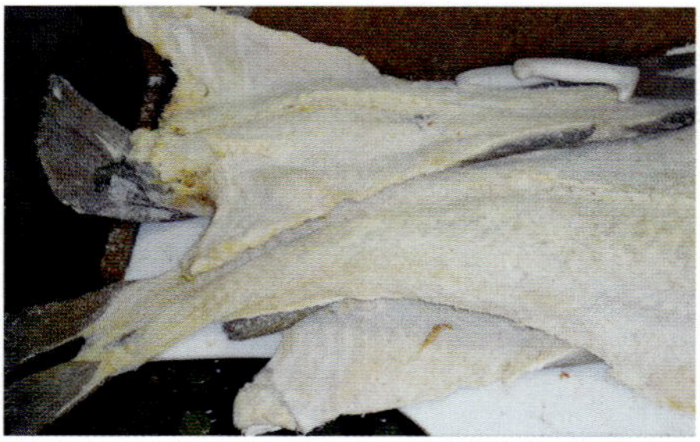

Für Klippfisch werden z. B. folgende Fischarten verwendet: *Kabeljau*, *Schellfisch* und *Seelachs*.

Klippfisch wird seit dem 15. Jahrhundert an den Küsten Nord- und Westeuropas hergestellt.

Zubereitet wird der Klippfisch mit Kartoffeln, Zwiebeln, Tomaten und Paprika.

Klonen

Klonen ist die ungeschlechtliche Vermehrung von Lebewesen. Die geklonten Nachkommen sind mit den Vorfahren genetisch vollkommen gleich. Das Schaf Dolly war das erste geklonte Tier.

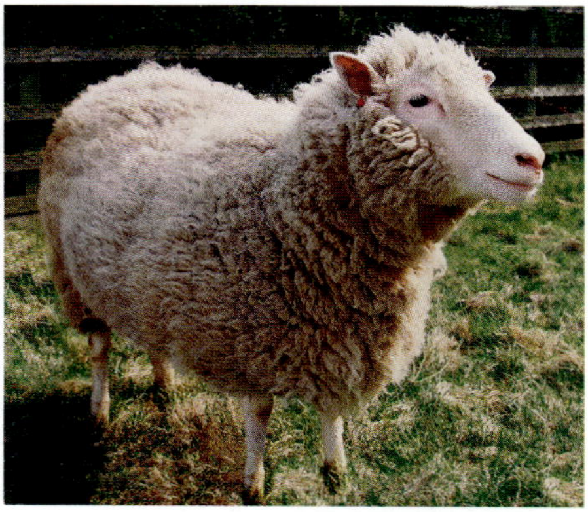

Jede Zelle eines Organismus hat den kompletten Satz des Erbguts, dadurch kann theoretisch aus jeder Zelle ein neuer Organismus hervorgebracht werden.

Vorgehensweise beim Klonen:
Aus einer Eizelle wird der Zellkern entfernt und durch den Zellkern eines ausgewachsenen Tieres ersetzt. Die Eizelle entwickelt sich zum Embryo, der schließlich in eine „Leihmutter" eingepflanzt und der üblichen Entwicklung überlassen wird.

Klöße
Klöße – Knödel – sind zu Kugeln geformte Teigmassen, die man in viel Flüssigkeit gar ziehen lässt: Kartoffelklöße, Semmelklöße, Thüringer Klöße usw.

Knäckebrot
Knäckebrot wird als Trockenflachbrot (max. 10% Wasser) unter Verwendung von Vollkornschrot, Vollkornmehl aus Roggen, Weizen, anderen Getreidearten oder Mischungen derselben hergestellt. Die dünnen Fladen werden bei hohen Temperaturen gebacken und anschließend nachgetrocknet.

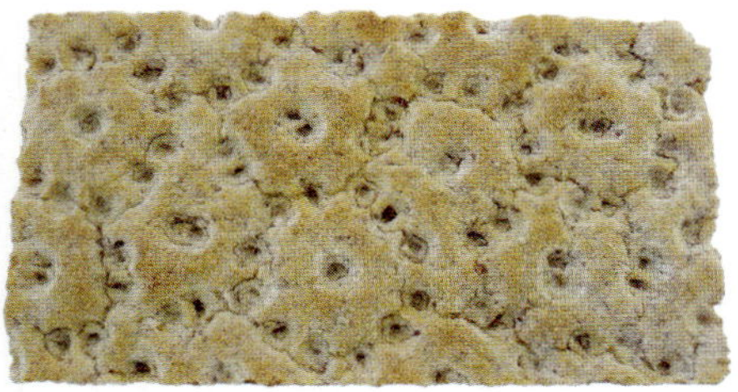

Kneten
Kneten ist ein Mischen von Zutaten zu einer festen Masse.

Knoblauch

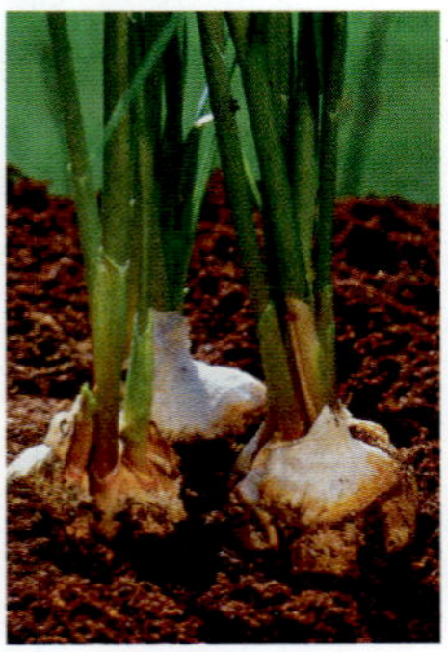

Knoblauch ist ein Lauchgewächs, dessen Zwiebeln aus vielen „Zehen" bestehen.

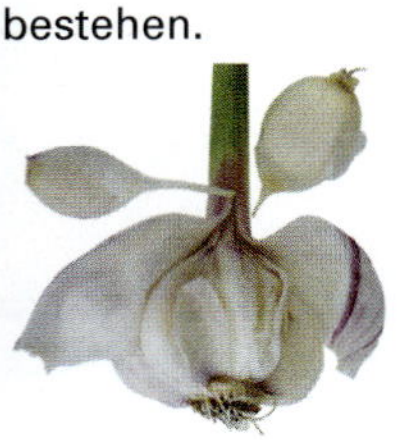

Knoblauch wird als Gewürz und auch in der Medizin verwendet. Die Knoblauchzehen enthalten *Sulfide* – sekundäre Pflanzenstoffe –, die für den Geruch des Knoblauchs verantwortlich sind.
Als Würzmittel wird Knoblauch u.a. für Fleisch- und Fischgerichte, Gemüse, Salate und Butter eingesetzt.

Knochenerweichung
siehe *Osteomalazie*

Knochenmark
Das Knochenmark ist das schwammige Gewebe im Inneren der langen Röhrenknochen, das aus Fett, Blut- und Lymphgefäßen besteht. Große Röhrenknochen sind der Oberschenkel- und der Oberarmknochen. Im Knochenmark findet die Blutbildung statt.
Für die Herstellung von Markklößchen wird meistens das Knochenmark aus Röhrenknochen verwendet.

Knödel
siehe *Klöße*

Knollen
Knollen sind Verdickungen an Wurzeln oder Sprossen bestimmter Pflanzenarten. Die Spossenknollen werden z.B. von der *Kartoffel*pflanze zur Vermehrung gebildet. Wurzelknollen haben z.B. *Rettich*- und *Radieschen*pflanzen.

Knollengemüse
siehe *Wurzelgemüse*

Kobalt (Co)
Kobalt gehört zu den *Spurenelementen*. Kobalt ist das Zentralatom von Vitamin B_{12} – *Cobalamine*. Vitamin B_{12} wird für die Blutbildung benötigt. Kobalt wird mit Vitamin B_{12} fast ausschließlich über tierische Lebensmittel aufgenommen. Ein Kobaltmangel ist nicht bekannt.

Kochen, Sieden
Kochen ist ein Garen in siedender Flüssigkeit, also bei 100 °C.

Kochen, unter Druck
Kochen unter Druck ist ein Garen in siedender Flüssigkeit bei 120 °C.

Kochkäse

Kochkäse wird aus Quark, Käse, Butter, Schmelzsalzen und evtl. Kümmel hergestellt. Diese Masse wird gekocht und noch heiß in Becher abgefüllt. Der streichfähige Kochkäse hat eine gelbe Farbe.

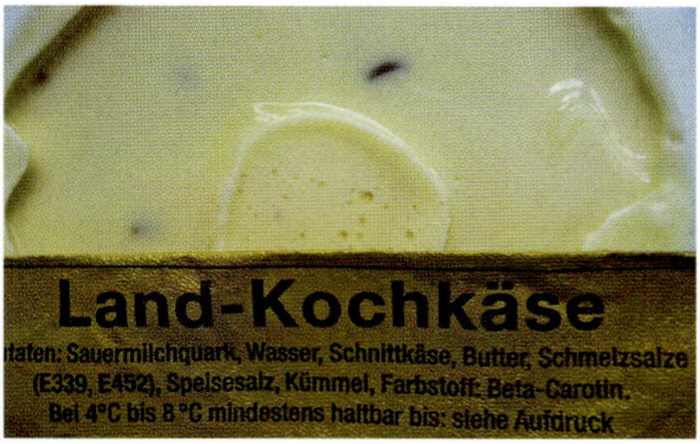

Kochsalz

siehe *Speisesalz, jodiertes*

kochsalzarme Diät

siehe *natriumarme Diät*

Kochsalzersatzmittel, Diätsalz

Als Kochsalzersatzmittel – anstelle von Natriumchlorid – wird *Diätsalz* aus Kaliumchlorid, Calciumchlorid und Magnesiumchlorid eingesetzt, z. B. im Rahmen einer natriumarmen Diät zur Senkung des *Blutdrucks* oder bei chornischen Nierenerkrankungen.
Kaliumhaltige Kochsalzersatzmittel sollten nur nach Rücksprache mit dem Arzt verwendet werden.

Kochsalzkonsum

Durch Kochsalz – NaCl – werden dem Körper Natrium und Chlorid zugeführt.
6 g Kochsalz pro Tag sind ausreichend, von einer Aufnahme von über 10 g Kochsalz pro Tag ist abzuraten. Der Kochsalzkonsum übersteigt aber besonders bei einem regelmäßigen Verzehr von Fertigprodukten diesen Richtwert.

Kochwürste

Kochwürste werden aus vorgegarter Wurstmasse – Fleisch, Innereien, Speck, Blut usw. – hergestellt. Kochwürste werden nach dem Abfüllen in die Wursthüllen nochmals gebrüht oder gekocht und teilweise geräuchert.
Kochwürste sind bei kühler Lagerung kurz haltbar. Beispiele: *Leberwurst*, *Rotwurst*, Sülzwurst.

Koffein

Koffein ist in *Kaffee*bohnen, *Kolanüssen*, *Kakao*, *Tee*blättern und *Matetee* enthalten.
Der Koffeingehalt

- einer Tasse Tee liegt bei 40 mg,
- der einer Tasse Kaffee bei 100 mg,
- der von Energy-Drinks zwischen 65 und 250 mg.

Koffein hat eine anregende Wirkung auf Herz, Kreislauf und das Zentralnervensystem. Koffein steigert außerdem die Harnausscheidung. Zu viel Koffein kann Übererregbarkeit und Schlaflosigkeit bewirken.

koffeinfrei, entkoffeiniert

Koffeinfreie Produkte enthalten maximal 0,1% Koffein. Kaffeebohnen und Teeblättern kann das Koffein mithilfe von Lösungsmitteln oder im Hochdruckverfahren entzogen werden.

Kohlenhydrate

Der Name Kohlenhydrate bedeutet:
Hydrat des Kohlenstoffes (hydro – Wasser). Kohlenhydrate bestehen also aus Wasser und Kohlenstoff, d. h., Kohlenhydrate enthalten die Elemente

- Kohlenstoff (C),
- Wasserstoff (H) und
- Sauerstoff (O).

Zu den Kohlenhydraten gehören die

- *Einfachzucker* – Monosaccharide,
- *Doppelzucker* – Disaccharide,
- *Vielfachzucker* – Polysaccharide.

Zu den Kohlenhydraten gehören also alle Zucker- und Stärkearten und fast alle Ballaststoffe.

Kohlenhydrate, Bedarfsdeckung

55% der täglichen Energiezufuhr sollen durch Kohlenhydrate gedeckt werden.

- Zwei Drittel des Kohlenhydratbedarfs sollten durch Vielfachzucker – Stärke – gedeckt werden.
- Ein Drittel des Kohlenhydratbedarfs kann durch Doppel- und Einfachzucker gedeckt werden.

Energiearme kohlenhydratreiche Lebensmittel – Vollkornprodukte, Kartoffeln, Hülsenfrüchte, Gemüse und Obst – sollten also Grundlage der täglichen Mahlzeiten sein.

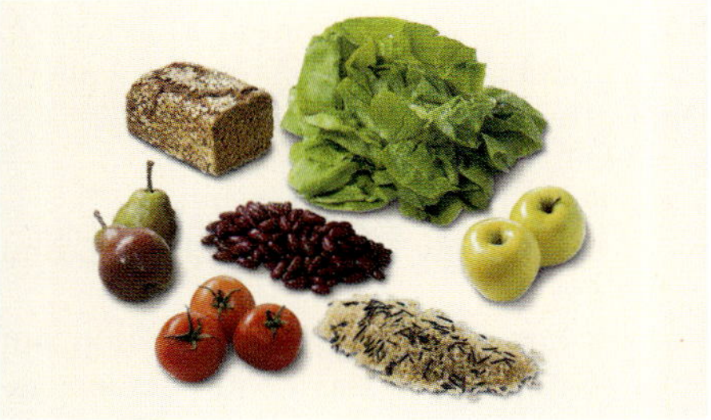

Ungeeignet sind energiereiche kohlenhydratreiche Lebensmittel wie zuckerhaltige Getränke und Speisen.

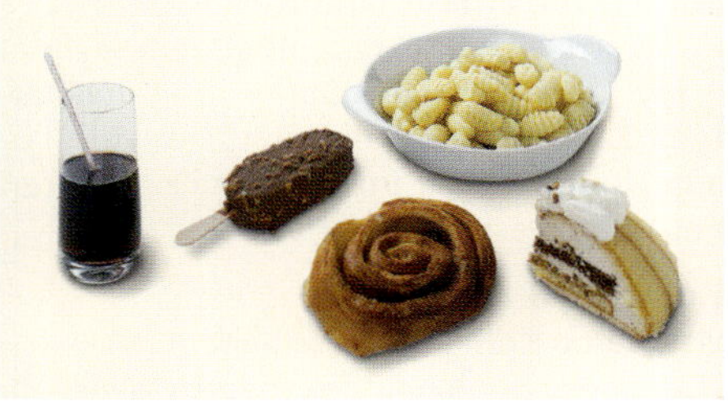

Kohlenhydrate, Energiegehalt

1 g Kohlenhydrate enthält durchschnittlich 17 kJ bzw. 4 kcal.

Kohlenhydrateinheit (KHE)

Eine **K**ohlen**h**ydrat**e**inheit entspricht der Lebensmittelmenge, in der 10 g Kohlenhydrate enthalten sind.

Kohlenhydrate, Stoffwechsel

Folgende Einfachzucker – Monosaccharide – werden täglich aus dem Darm in das Blut aufgenommen:

- ca. 200 bis 250 g Traubenzucker – Glucose
- 10 bis 15 g Galaktose
- 30 bis 60 g Fruchtzucker – Fructose

Insulin steuert die Traubenzuckeraufnahme in die Leber-, Muskel- und Fettzellen. In die Nervenzellen gelangt Traubenzucker insulinunabhängig.

Fruchtzucker und Galaktose gelangen in die Leberzellen und dort in den Traubenzuckerstoffwechsel – Glucosestoffwechsel.

Aus überschüssigem Traubenzucker werden in der Leber Fette aufgebaut. Die Fette werden mit den *Prä-β-Lipoproteinen* – VLDL – zum Fettgewebe transportiert.

In der Leber und den Muskeln wird Traubenzucker nach den Mahlzeiten in Form von *Glykogen* kurzfristig gespeichert. Zwischen den Mahlzeiten wird das Leberglykogen wieder zu Traubenzucker abgebaut und an das Blut abgegeben. Die anderen Körperzellen werden also zwischen den Mahlzeiten durch die Leber mit Traubenzucker versorgt.

Das Muskelglykogen wird zwischen den Mahlzeiten ebenfalls wieder zu Traubenzucker abgebaut und dient der Energieversorgung des Muskels.

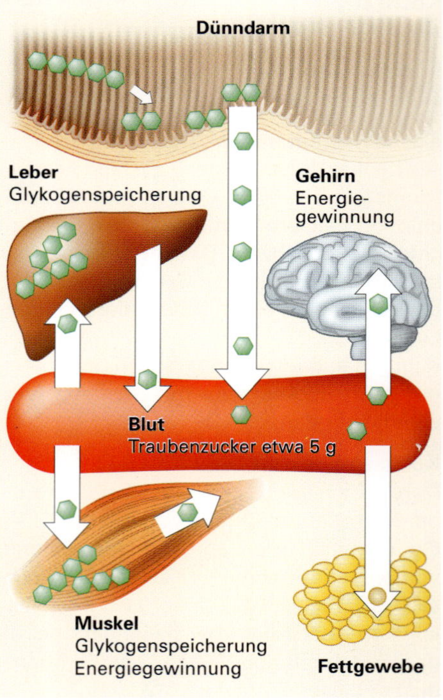

Kohlenhydrate, Verdauung

Die Kohlenhydratverdauung beginnt im Mund ①, *Amylasen* spalten Vielfachzucker unter Wasseranlagerung in *Dextrine* und *Malzzucker* – Maltose.

Die Verdauung der Kohlenhydrate erfolgt dann hauptsächlich im Zwölffingerdarm ② und im übrigen Dünndarm. Vielfachzucker werden hier vollständig unter Wasseranlagerung zu den *Doppelzuckern*

- *Malzzucker* – Maltose –,
- *Milchzucker* – Lactose – und
- Rohr- und *Rübenzucker* – Saccharose –

abgebaut.

Die Doppelzucker werden schließlich an der Darmwand ③ unter Wasseranlagerung in Einfachzucker gespalten. Endprodukte der Kohlenhydratverdauung sind

- *Traubenzucker* – Glucose –,
- *Fruchtzucker* – Fructose – und
- *Galaktose*.

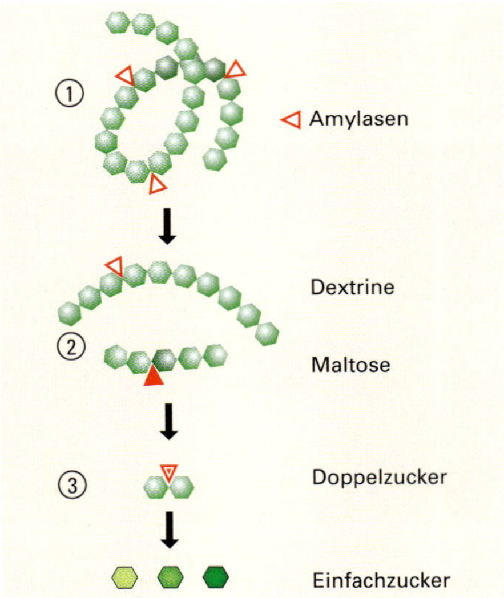

Kohlenhydrate, Verteilung im Körper für die Energieversorgung

- In der Leber werden nach den Mahlzeiten etwa 150 g Kohlenhydrate (Glykogen) gespeichert, das sind 10 g/100 g Gewebe. Das Leberglykogen dient der Blutzuckerregulation.
- In der Muskulatur werden nach den Mahlzeiten etwa 200 g Kohlenhydrate (Glykogen) gespeichert, das ist 1 g/100 g Gewebe. Das Muskelglykogen dient der Energieversorgung des Muskels.
- Im Blut zirkulieren etwa 5 g Traubenzucker, das ist 0,1 g/100 ml. Dieser Traubenzucker versorgt das Gehirn mit Energie.

Kohlensäure, E 290

Kohlenstoffdioxid als Lebensmittelzusatzstoff ist für alle Getränke als *Treibgas* zugelassen.

Wird Kohlenstoffdioxid in Wasser eingeleitet, so entsteht durch das Lösen von Kohlenstoffdioxid im Wasser Kohlensäure.

$CO_2 + H_2O \rightarrow H_2CO_3$

Bei der Verwendung von Kohlenstoffdioxid als Treibgas erscheint in der Zutatenliste die Angabe Kohlensäure.

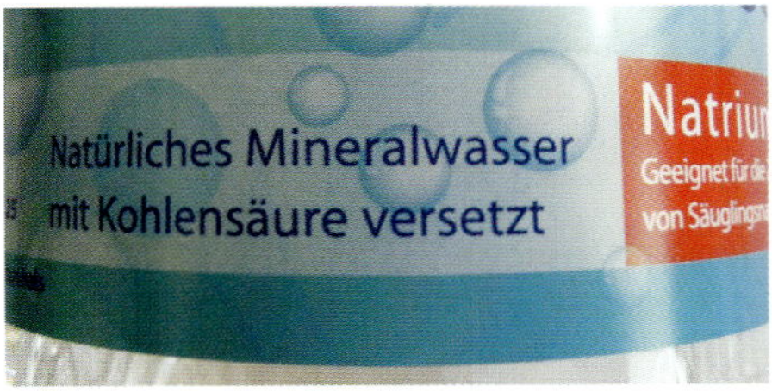

Personen mit empfindlichem Magen sollten auf kohlensäurehaltige Getränke verzichten, da Kohlensäure den Magen reizt.

Die Salze der Kohlensäure sind die *Carbonate* und Hydrogencarbonate.

Kohlenschwarz

siehe *Pflanzenkohle, E 153*

Kohlenstoff (C)

Kohlenstoff ist ein chemisches Element, das in allen organischen Verbindungen vorkommt.

Die Umwandlung von anorganischem Kohlenstoff in organischen Kohlenstoff geschieht bei der *Fotosynthese*.

Die Umwandlung von organischem Kohlenstoff in anorganischen Kohlenstoff geschieht bei der *Atmung*.

99,8 % des Kohlenstoffs kommt in Mineralien, der Rest in organischen Lebewesen vor.

Kohlenstoff wird in der Archäologie zur Altersbestimmung von organischem Material eingesetzt.

Kohlgemüse

Kohlgemüse ist ein Sammelbegriff für verschiedene Kohlarten. Hierzu gehören *Blumenkohl*, *Brokkoli*, *Chinakohl*, *Grünkohl*, *Kohlrabi*, *Rosenkohl*, *Rotkohl*, *Spitzkohl*, *Weißkohl* und *Wirsing*.

Kohlrabi

Kohlrabi ist eine Kohlart mit einer verdickten weißen, grünen oder roten bis blauen Sprossenknolle.

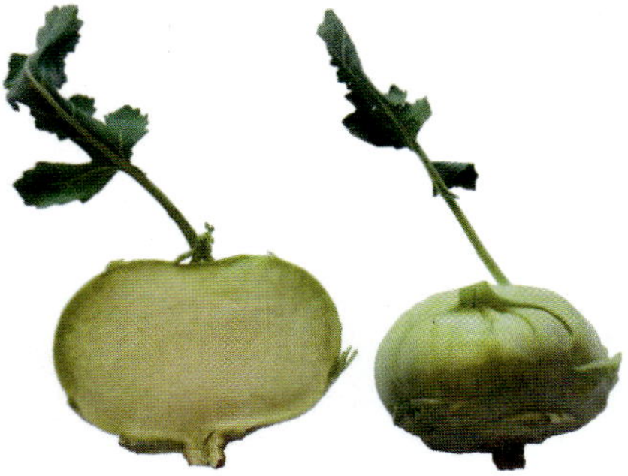

Der geschälte Kohlrabi wird roh oder gegart verzehrt. Kohlrabi schmeckt leicht süßlich und hat keinen ausgeprägten Kohlgeschmack.
Kohlrabi liefert reichlich Vitamin C, Folsäure, Kalium, Magnesium und Ballaststoffe.

Kokosfett

Die Kokospalme ist in allen Tropengebieten verbreitet. Sie erreicht eine Höhe von 30 bis 35 Metern. Die reifen Früchte wiegen 1,5 bis 2,5 kg. An einer Kokospalme können 60 bis 160 Kokosnüsse reifen.
Bei uns kommt nur der innere braune Steinkern in den Handel.

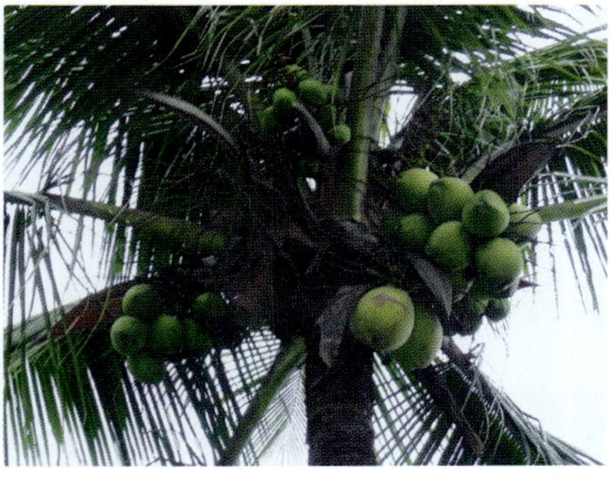

Kokosfett ist ein weißes, festes, nicht streichfähiges Speisefett. Gewonnen wird Kokosfett aus dem getrockneten Fruchtfleisch – *Kopra* – der Kokosnuss, dessen Fettgehalt 60 bis 70 % beträgt.
Kokosfett enthält zu 90 % gesättigte Fettsäuren.

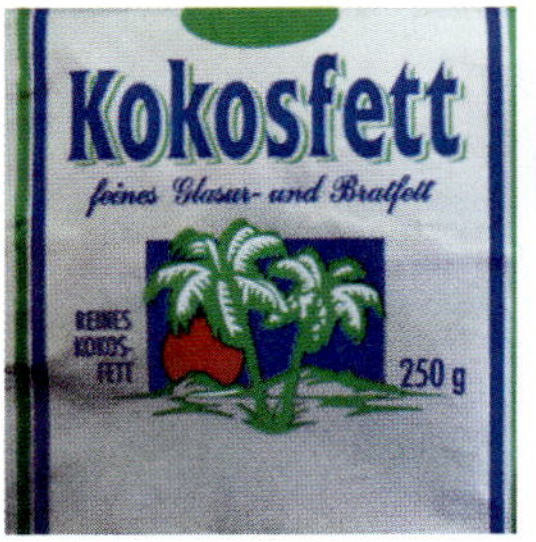

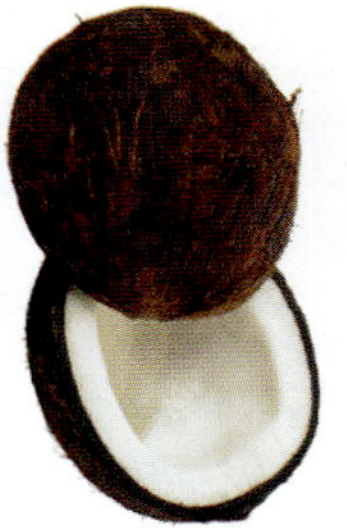

Plattenfette werden aus Kokosfett hergestellt.

Kokosmilch

Kokosmilch – Kokoswasser – ist eine milchige, weiße, süße Flüssigkeit, die aus dem Innenraum der unreifen Kokosnuss stammt oder aus Kokosraspeln erzeugt wird.

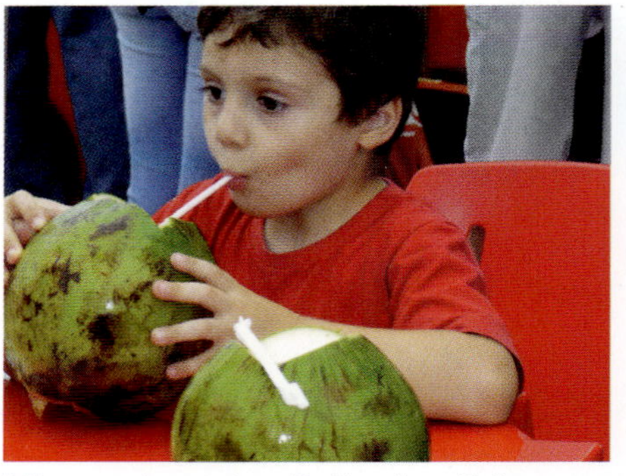

Mit zunehmender Reife der Kokosnuss trocknet die Kokosmilch ein, es bildet sich das fetthaltige Fruchtfleisch.

Kolanüsse

Die Samen des 15 m hohen Kolabaums enthalten durchschnittlich 2,5 % Koffein, das für die Herstellung von Erfrischungsgetränken, *Cola-Getränken*, genutzt wird.

Kollagene

Kollagene sind fibrilläre – faserförmige – Struktureiweißstoffe von Bindegewebe, Sehnen, Bandscheiben und Knorpeln. 25 bis 30 % der Eiweißstoffe im menschlichen Körper sind Kollagene.
Kollagene sind die längsten Eiweißstoffe mit sehr hoher Zugfestigkeit. Die Struktur der Kollagene ist durch die *Tripelhelix*form gekennzeichnet.

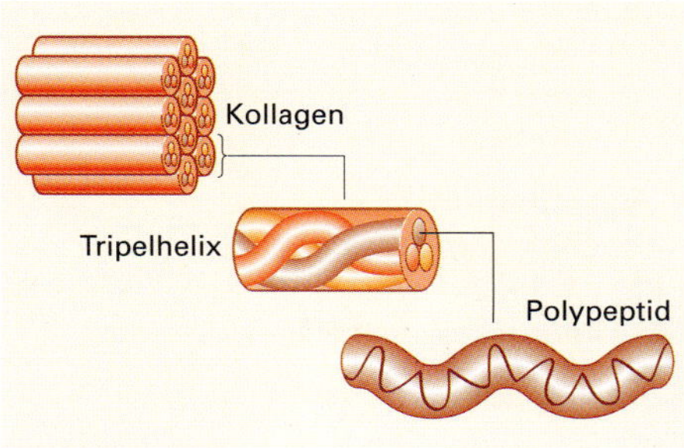

Beim Erhitzen von Kollagen bildet sich lösliche *Gelatine*, aus der Speisegelatine hergestellt wird.
Für die menschliche Ernährung haben die Kollagene aufgrund ihrer geringen biologischen Wertigkeit keine besondere Bedeutung.

Kollath, Werner

Werner Kollath (1892 bis 1970) war ein deutscher Arzt, der mit seinem Buch „Vollwert der Nahrung" die Grundlagen für die *Vollwert-Ernährung* legte.
Kollath unterteilte die Lebensmittel in sechs Wertstufen von frischem Obst und Rohmilch bis zu raffiniertem Zucker. Im Mittelpunkt seiner Ernährung standen Vollkorngetreide und Milchprodukte.

Kölsch

Kölsch ist ein obergäriges *Bier* mit 4% Alkohol, das im Raum Köln hergestellt wird.

Koma

Koma ist die Bezeichnung für eine tiefe Bewusstlosigkeit.

Komplexbildner

Komplexbildner sind Stoffe, die *Schwermetalle* in Lebensmitteln an sich binden und unwirksam machen. Außerdem verstärken sie die Wirkung der *Antioxidationsmittel*.

Kompott

Kompott ist eine Speise aus Obst, die mit Zucker gegart wurde.

Kondensation

Kondensation ist die Umwandlung von Gasen oder Dämpfen in Flüssigkeiten durch Abkühlen oder durch Druck.

Kondensmilch

Kondensmilch wird durch Wasserentzug (50 bis 75%) mit und ohne Zuckerzusatz aus sterilisierter Milch hergestellt. Kondensmilch hat einen Fettgehalt zwischen 4 und 10%. Sie wird für Kaffee und für die Zubereitung von Soßen verwendet.

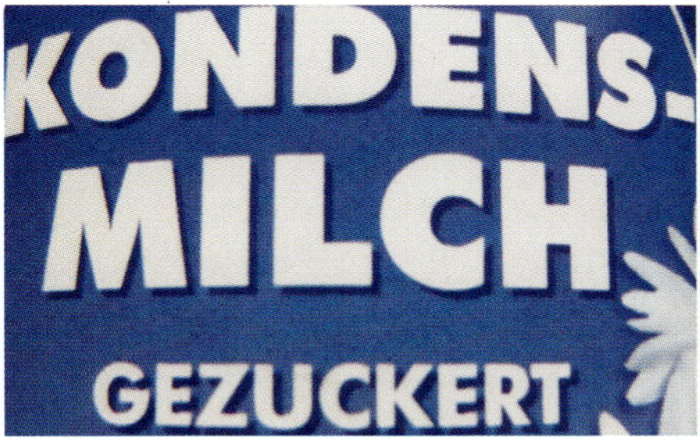

Konfitüre, Kennzeichnung

Konfitüre ist ein streichfähiges Erzeugnis aus Frucht und Zucker. Bei Konfitüre müssen die verwendeten Früchte in absteigender Reihenfolge der Gewichtsanteile genannt werden. Bei mehr als zwei Fruchtarten ist die Angabe „Mehrfrucht" möglich. Konfitüre kann Geliermittel und Verdickungsmittel – z. B. *Pektine* – enthalten.
Konfitüre extra enthält 45% Früchte und mindestens 60 g Zucker je 100 g.

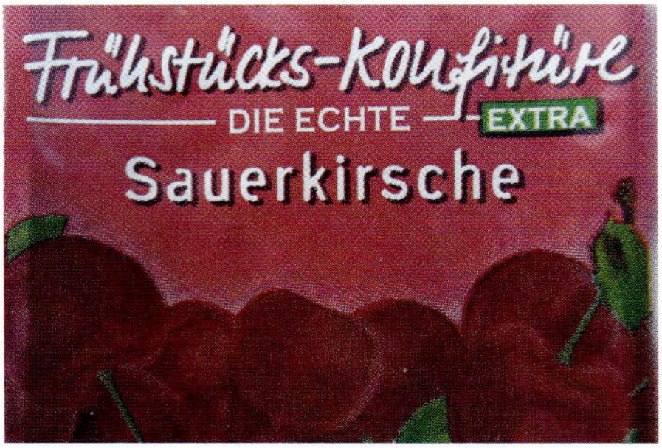

Konfitüre muss mindestens 35% Früchte enthalten.
Die Zugabe von synthetischen Lebensmittelfarbstoffen ist verboten.
Der Gesamtzuckeranteil in je 100 g Konfitüre muss angegeben werden.
Fruchtaufstriche sind ähnliche Brotaufstriche wie Konfitüre. Hinsichtlich des Frucht- und/oder Zuckergehaltes entsprechen sie jedoch nicht der Konfitürenverordnung.

Konjak, E 425

Konjak ist ein *Geliermittel und Verdickungsmittel*, das aus den getrockneten, gemahlenen Wurzelknollen der Teufelszunge gewonnen wird. Konjak wird z. B. Glasnudeln zugesetzt. Konjak darf nicht für die Herstellung von Geleesüßwaren eingesetzt werden, da diese nach dem Verzehr aufquellen und es dadurch zu Erstickungsanfällen kam. Konjak kann die Vitaminresorption hemmen und evtl. abführend wirken.

Konserven

Konserven sind sterilisierte oder pasteurisierte – konservierte – Lebensmittel, evtl. unter Zusatz von Konservierungsstoffen, in luftdicht schließenden Gläsern, Dosen oder Tetrapacks.

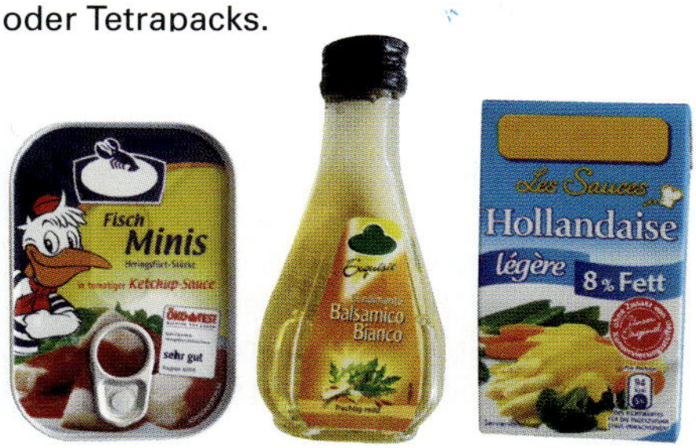

Unterschieden werden *Vollkonserven*, *Tropenkonserven* und *Halbkonserven*.

Konservierung

Konservierung ist das Haltbarmachen von Lebensmitteln durch spezielle Verfahren zur Einschränkung oder Verhinderung von mikrobiellem oder enzymatischem Verderb, mit dem Bestreben, den Nährstoffgehalt und den Genusswert der Lebensmittel zu erhalten.
Konservierungsverfahren sind: *Bestrahlung*, *Pasteurisieren*, *Räuchern*, *Sterilisieren*, *Säuern*, *Tiefgefrieren*, *Trocknen*, *Ultrahocherhitzung*.

Konservierungsstoffe, chemische

Chemische Konservierungsstoffe verhindern oder verzögern das Wachstum von Mikroorganismen und erhöhen so die Haltbarkeit der Lebensmittel.
Chemische Konservierungsstoffe sind Lebensmittelzusatzstoffe, die in der Zutatenliste gekennzeichnet werden müssen.
Chemische Konservierungsstoffe sind u. a. *Benzoesäure*, Nitrat (*Pökelsalze*), Nitrit, *Orthophenylphenol*, *PHB-Ester*, *Propionsäure*, *Schwefeldioxid* und *Sorbinsäure*.

Kontamination

Kontamination bezeichnet die Verunreinigung von Lebensmitteln oder Geräten mit Mikroorganismen oder Schadstoffen.

Kontrollpunkt, kritischer (CCP)

Kritische Kontrollpunkte (CCP) im *HACCP-Konzept* sind Stellen im Prozessablauf, von denen bei einem Verlust der Kontrolle eine gesundheitliche Gefährdung ausgehen kann. Kritische Kontrollpunkte müssen während des Prozesses ständig überwacht und dokumentiert werden.

Kopfsalat

Kopfsalat bzw. grüner Salat ist eine einjährige Pflanze. Die gelblichen Innenblätter schmecken milder als die grünen Außenblätter. Kopfsalat wird roh als Salat zubereitet. Der Kopfsalat ist energiearm und vitaminreich.

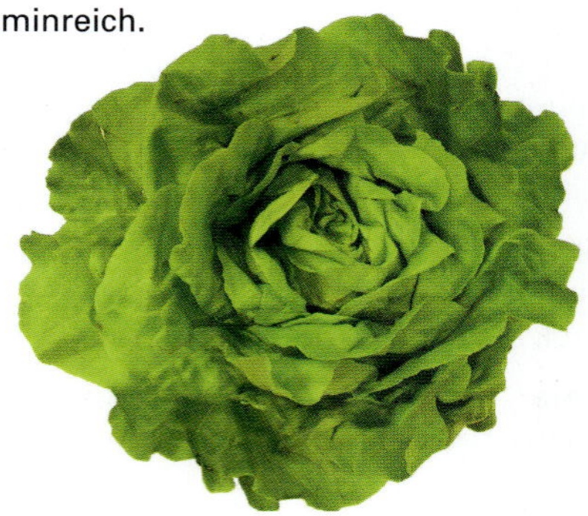

Die im Winter angebotene Treibhausware kann nitratreich sein.
Zu den Zuchtformen des Kopfsalats gehört der Eisbergsalat.

Kopra

Kopra ist das fetthaltige Fruchtfleisch der Kokosnuss, aus dem *Kokosfett* gewonnen wird.

Koriander

Koriander sind die kugeligen Samen des 20 bis 50 cm hohen Korianderkrauts. Die sehr alte Gewürzpflanze ist im Mittelmeergebiet heimisch.

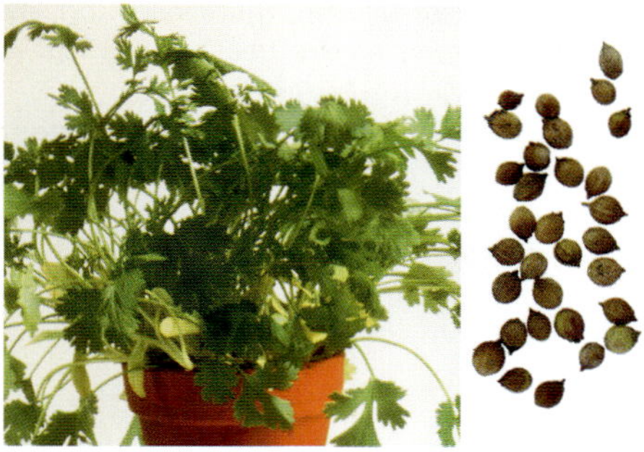

Koriander ist Bestandteil von Wurst, Lebkuchengewürz und *Currypulver*.

Korinthen

Korinthen sind getrocknete, kernlose, violettschwarze Früchte einer kleinbeerigen blauen Weintraube.

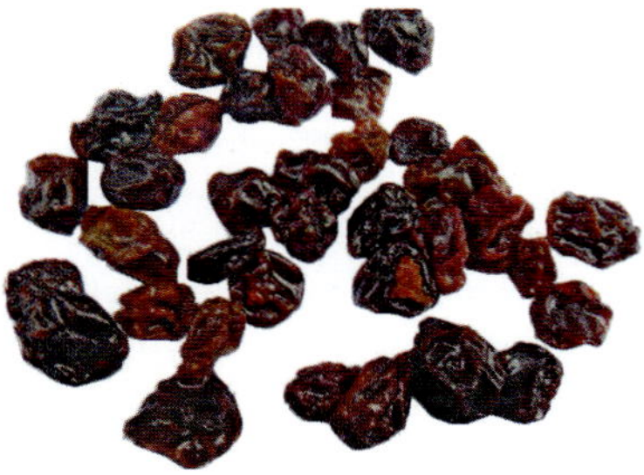

Korinthen gehören zu den *Rosinen*. Sie sind ungeschwefelt im Handel erhältlich.

Korn

Korn ist die Kurzbezeichnung für ein einzelnes Getreidekorn bzw. die allgemeine Bezeichnung für die Getreidesorten.
Außerdem wird die Bezeichung „Korn" für Getreidesprituosen angewandt, die aus Weizen, Gerste, Roggen, Buchweizen oder Hafer gewonnen werden.

koronare Herzkrankheit (KHK)

Die Ursache der **k**oronaren **H**erz**k**rankheit ist meist *Arteriosklerose*, durch die die Gefäßwände der Herzkranzgefäße – Koronargefäße – verengt werden.
Dadurch kann es zu folgenden Erkrankungen kommen:

- *Herzinfarkt*,
- Herzinsuffizienz – Herzmuskelschwäche – oder
- plötzlicher Herztod.

Körpereiweiß, Aufbau

Der genetische Code für den Aufbau von Körpereiweiß ist in der *Desoxyribonucleinsäure* (DNA) der Zellkerne festgelegt.
Für die Eiweißsynthese in den Körperzellen wird zunächst eine Negativkopie der DNA erstellt.
Die Aminosäuren werden nun in den Zellen entsprechend dieser Informationen miteinander verknüpft.
Durch die folgende Faltung – räumliche Struktur – erhält der Eiweißstoff dann seine biologischen Eigenschaften.

Körperzusammensetzung

Der menschliche Körper besteht zu

- 50 bis 60 % aus Wasser,
- ca. 20 % aus Eiweiß,
- ca. 15 % aus Fett,
- ca. 5 % aus Mineralstoffen,
- ca. 1 % aus Kohlenhydraten.

Einen Einfluss auf die Körperzusammensetzung haben Geschlecht, Körpergröße und Gewicht, Alter und Ernährung.

Kostform

Kostform bezeichnet die Art der Nahrungszusammensetzung. Es gibt z. B. verschiedene vegetarische bzw. alternative Kostformen und Kostformen für spezielle Erkrankungen, z. B. leichte Vollkost.

Krabben

siehe *Nordseegarnelen*

Krankheiten, ernährungsabhängige

Neben einer erblichen – genetischen – Veranlagung werden verschiedene Krankheiten durch falsches Ernährungsverhalten, z. B. durch Übergewicht, ausgelöst.
Hierzu gehören u. a.:

- Fettstoffwechselstörungen
- *Bluthochdruck*
- *Arteriosklerose*, *Herzinfarkt*, Schlaganfall
- Diabetes mellitus – *Typ-2-Diabetiker*
- Gicht
- Krebserkrankungen

Es werden zu viel Fett und isolierte Kohlenhydrate, zu wenig Ballaststoffe und sekundäre Pflanzenstoffe gegessen. Ausreichende Bewegung fehlt zusätzlich.

Krankheiten, Ursachen

Es werden unterschieden:

- **Innere Ursachen**: wie Alterungsprozess, embryonale Fehlbildungen, Erbkrankheiten. Die Ursachen sind wenig oder gar nicht beeinflussbar.
- **Äußere Ursachen**: wie Umweltbedingungen, Krankheitserreger, Ernährungszustand, soziale Verhältnisse, sozialer Stress. Die Ursachen sind weitgehend beeinflussbar.

Kräuter

Kräuter sind die oberirdischen Pflanzenteile, die im frischen, getrockneten oder tiefgefrorenen Zustand zur Geschmacksverfeinerung verwendet werden.

Kräutersalz

siehe *Gewürzsalz*

Kräutertee

Kräutertees sind Tees aus den getrockneten Blättern, Blüten oder Früchten von Kräutern.

Zum Beispiel dieser Kräutertee enthält folgende Zutaten: Rotbusch, Brombeerblätter, Verbenenkraut, Pfefferminze, Kamille, Fenchel, Süßholz, Zimt:

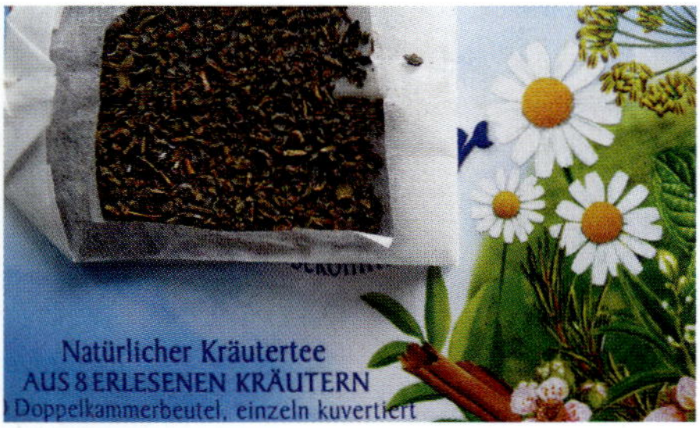

Kräutertees sind *koffein*frei und enthalten teilweise *sekundäre Pflanzenstoffe*, die eine gesundheitsfördernde Wirkung haben.

Kreatin, Kreatinphosphat

Kreatin ist eine organische Verbindung, die aus Aminosäuren in den Zellen der Muskeln entsteht. Kreatinphosphat – eine energiereiche Verbindung – ist eine schnell verfügbare Energiequelle.

Im menschlichen Körper werden ca. 120 g Kreatinphosphat zu 95 % in der Muskulatur gespeichert.

Kreatin wird in der Sportlerernährung als *Nahrungsergänzungsmittel* – 30 g/Tag – eingesetzt.

Kreatin wirkt im Kurzzeitbereich leistungssteigernd und verzögert die Ermüdung.

Die Ausdauerleistungsfähigkeit wird aber nicht verbessert. Durch die erhöhte Zufuhr von Kreatin kommt es zu Wassereinlagerungen in Muskeln sowie zu Muskelkrämpfen.

Krebs

Krebs ist eine bösartige Erkrankung, bei der sich Zellen verstärkt bzw. unkontrolliert vermehren. In dem umliegenden gesunden Gewebe können die Krebszellen Tochtergeschwülste bilden. Krebs gehört in den Industrieländern zu den häufigsten Todesursachen.

90 % aller Krebserkrankungen entstehen an Stellen, die in direktem Kontakt mit der Umwelt stehen.

Krebserregende Stoffe in der Nahrung sind z. B. *Aflatoxine*, *Benz(o)apyren* und *Nitrat/Nitrosamine*.

Überernährung fördert die Krebsentstehung, dabei scheint der Fettgehalt der Nahrung eine Rolle zu spielen. Alkohol gilt ebenfalls als Risikofaktor für die Krebsentstehung. Andererseits hat ein hoher Ballaststoffgehalt der Nahrung eine positive Wirkung, da er den Darmkontakt mit krebserregenden Stoffen verringert. Die Vitamine A, C, E und sekundäre Pflanzenstoffe mindern das Krebsrisiko.

Durch diätetische Maßnahmen kann Krebs nicht geheilt werden. Wichtig ist jedoch die Erhaltung bzw. Wiederherstellung eines möglichst guten Ernährungszustands bei Krebserkrankten. Dies ist besonders wichtig, da es bei Krebs, z. B. aufgrund der Appetitlosigkeit, zu Mangelernährung und so zu einer Verschlechterung des Allgemeinzustands kommt.

Krebsfleischimitat

siehe *Surimi*

Kresse

Kresse ist der Oberbegriff für verschiedene Würzkräuter. Garten- oder Brunnenkresse hat gefiederte grüne Blätter.

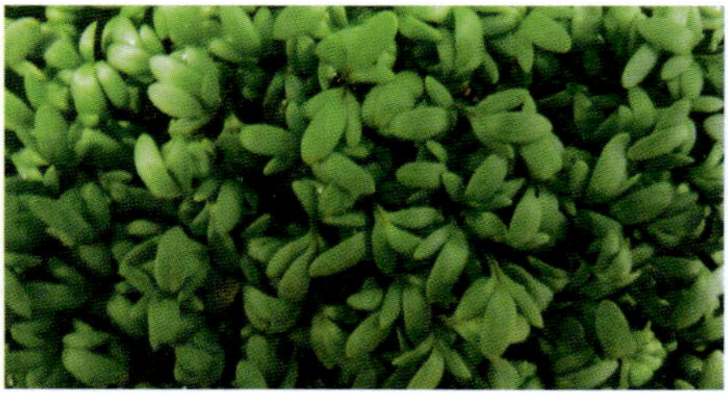

Kresse hat einen würzigen Geschmack. Sie wird zum Würzen und Garnieren verwendet.
Kresse liefert reichlich Vitamin C und Kalium, Calcium, Magnesium und Eisen.

Kretinismus

Mit Kretinismus wird das Zurückbleiben der körperlichen und geistigen Entwicklung aufgrund einer Unterfunktion der *Schilddrüse* bei Neugeborenen bezeichnet. Hierbei liegt ein *Jod*mangel vor. Bei Neugeborenen werden entsprechende Vorsorgeuntersuchungen durchgeführt.

Krill

Krill sind sehr kleine Meereskrebse, die in riesigen Schwärmen im Polarmeer leben und sich von Plankton ernähren. Sie selbst sind die Nahrungsgrundlage für Fische und Meeressäuger. Sie werden bis zu 6 cm lang und 1 g schwer.

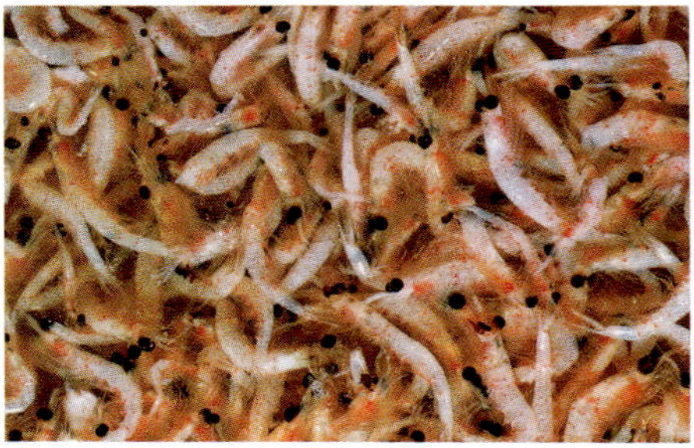

In Asien wird Krillfleisch auch als Lebensmittel angeboten.

Kronsbeeren

Kronsbeeren – auch Preiselbeeren genannt – sind kleine rote Früchte, die an etwa 15 cm hohen Krautgewächsen reifen. Eng verwandt mit den Kronsbeeren sind die Cranberries, die in Nordamerika gedeihen.

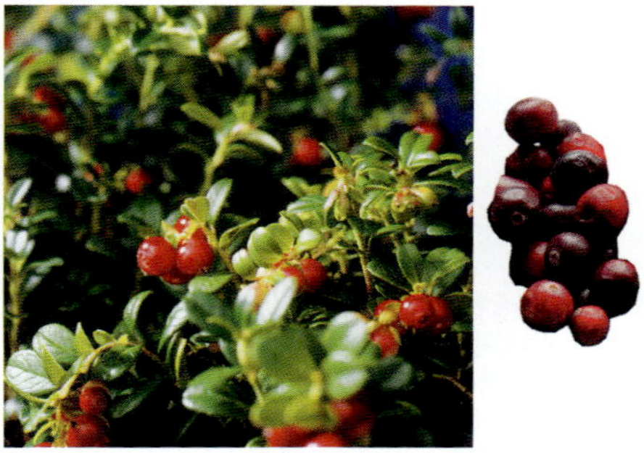

Kronsbeeren enthalten gesundheitsfördernde *sekundäre Pflanzenstoffe*, Vitamin C und Vitamin A.
Aus Kronsbeeren kann eine dickflüssige Soße zubereitet werden, die zu Geflügel und Wild passt.

Kropf

Der Kropf, auch *Jod*mangelkropf genannt, entsteht durch eine Vergrößerung der Schilddrüse als Folge eines chronischen Jodmangels. Ein ausgeprägter Kropf kann Schluck- und Atembeschwerden auslösen.

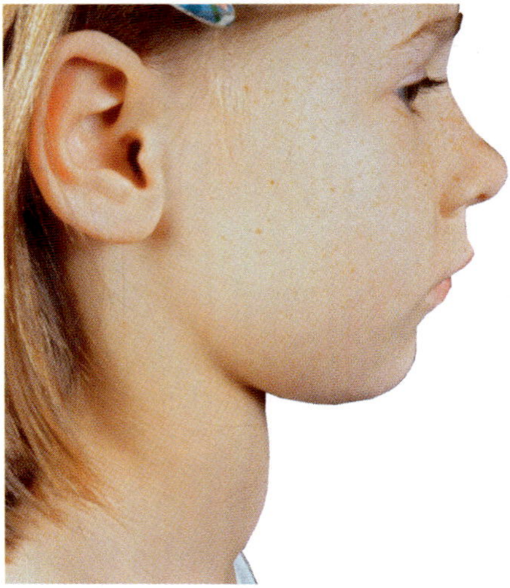

Krume

Krume ist die Bezeichnung für den weichen inneren Teil einer Backware, der unterhalb der Kruste liegt.

Kruste

Kruste ist der braune, feste äußere Rand beim Gebäck und auch beim Braten.

Kühlen

Kühlen ist ein kurzzeitiges Frischhalten von Lebensmitteln zwischen +2 und +8 °C zur Verlängerung der Haltbarkeit.

Kühlkost-Verpflegungssystem

siehe *Cook and Chill*

Kuhmilchallergie

Die Kuhmilchallergie ist die häufigste *Allergie* im Säuglingsalter. Aufgrund der höheren Durchlässigkeit der Darmschleimhaut bei Säuglingen, können Eiweißbestandteile die Darmschleimhaut durchdringen und eine Allergie auslösen.

Kümmel

Kümmel sind die 4 bis 6 mm langen sichelförmigen Früchte der Kümmelpflanze.

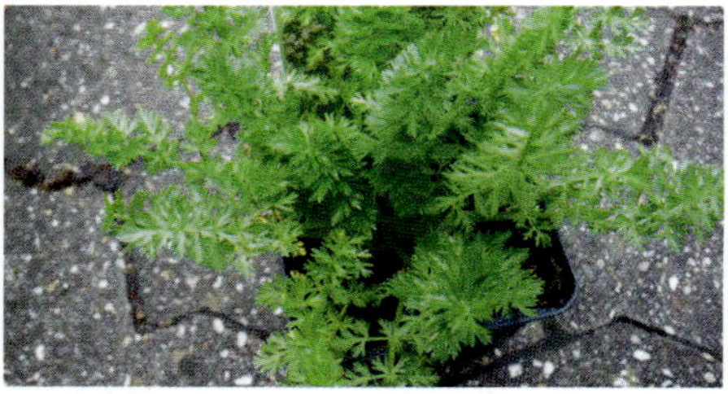

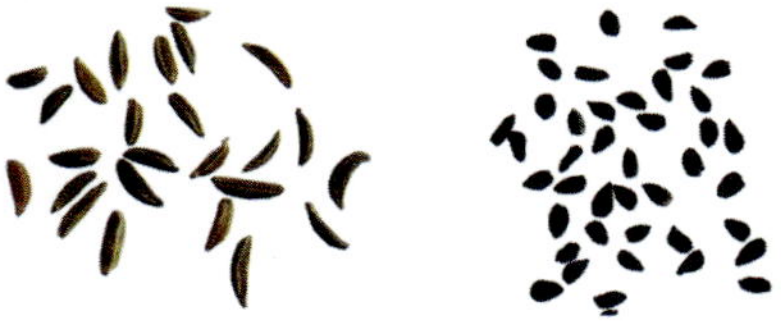

Eine spezielle Sorte ist der Schwarzkümmel (rechts).

Der herb-aromatisch schmeckende Kümmel passt u. a. zu Brot, Gebäck, Weißkohl, Sauerkraut, Quark und Kartoffelgerichten. Kümmel hilft gegen Blähungen und Völlegefühl.

Kumquat

siehe *Zwergorange*

Kunsthonig

siehe *Invertzuckercreme*

Kupfer (Cu)

Kupfer ist ein essenzielles *Spurenelement*. Kupfer ist Bestandteil zahlreicher Enzyme. Kupfer ist auch an der Pigmentierung von Haut und Haaren beteiligt. Der Gesamtbestand an Kupfer im menschlichen Körper beträgt ca. 100 mg.

Bei einem Kupfermangel kommt es zu einer Störung beim Aufbau der roten Blutkörperchen und zu einer verminderten Pigmentierung der Haut.

Bei einer zu hohen Kupferaufnahme kann es bei Säuglingen wahrscheinlich zu Leberschädigungen kommen.

Kupferbedarf

Jugendliche sollten täglich 1,0 bis 1,5 mg Kupfer zu sich nehmen. Getreideprodukte, Fisch, Nüsse und Kakao eignen sich zur Kupferbedarfsdeckung.

Kürbis

Kürbis ist eine einjährige Pflanze mit großen Beerenfrüchten, die zu den größten Früchten im Pflanzenreich gehört. Alle Kürbisarten stammen ursprünglich aus Amerika – den USA und Mexiko.

Hauptanbaugebiete in Europa sind heute Österreich (Steiermark), Ungarn und die Balkanstaaten.

Die reifen, unterschiedlich gestalteten und gefärbten Früchte werden roh oder gegart gegessen. Die Kürbiskerne können als Snack verzehrt werden.

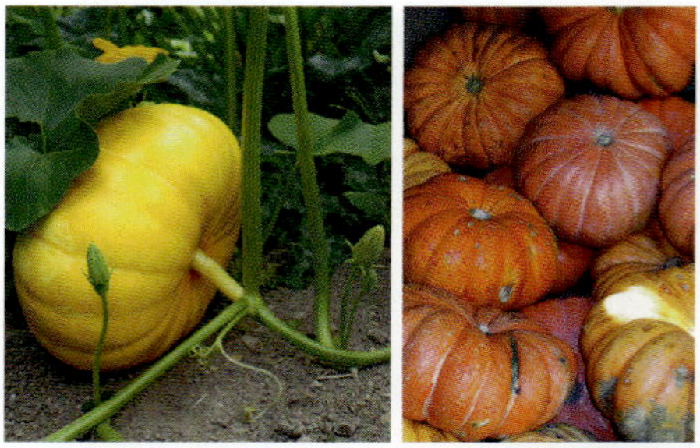

Der Kürbis spielt im Brauchtum für Halloween – in der Gruselnacht vom 31. Oktober zum 1. November – eine große Rolle.

Kürbiskernöl

Kürbiskernöl wird aus den Samen des Kürbis meist durch Kaltpressung gewonnen. In Österreich werden jährlich ca. 2 Millionen Liter Kürbiskernöl erzeugt. Kalt gepresstes Kürbiskernöl ist dunkelgrün bis schwarz, es schmeckt nussig.

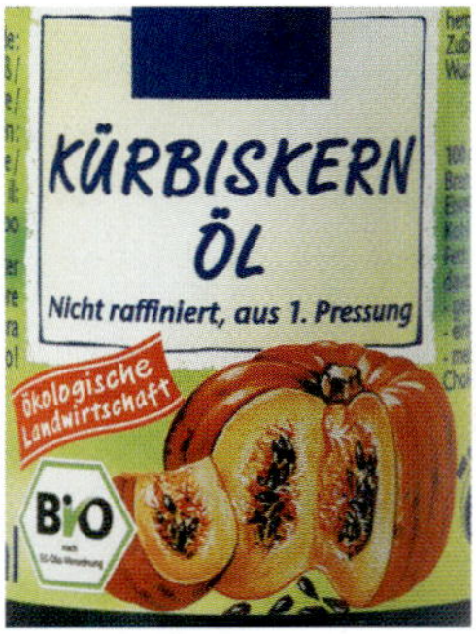

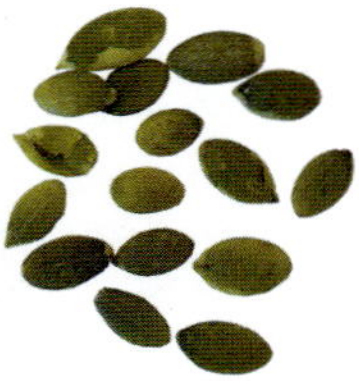

Kürbiskernöl ist mit ca. 50% *Linolsäure* und ca. 30% *Ölsäure* ein hochwertiges Salatöl. Kürbiskernöl enthält reichlich Vitamin A, E und *Carotinoide*.

Kurkuma

Kurkuma, auch Gelbwurz genannt, ist ein Gewürz aus den getrockneten Teilen der Wurzelstöcke der Kurkumapflanze. Sie wird heute hauptsächlich in Indien und China angebaut.

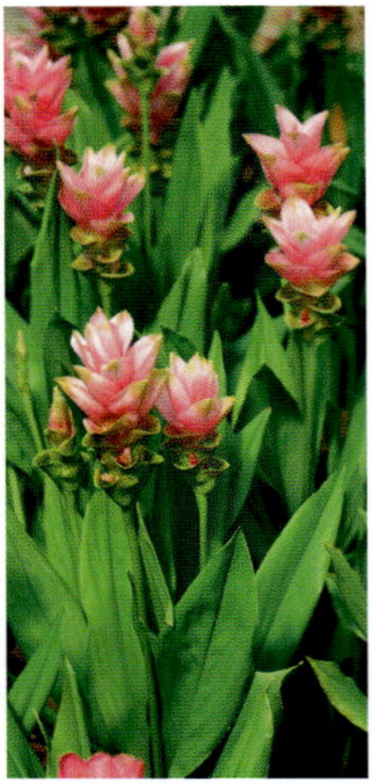

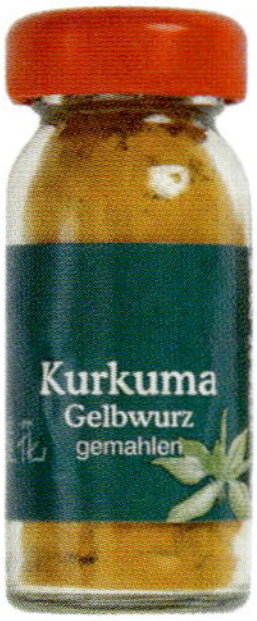

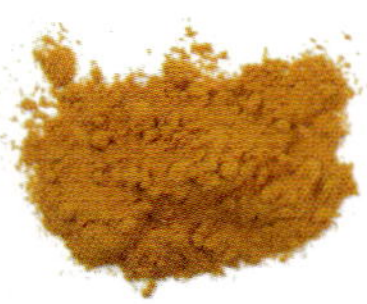

Kurkuma ist Bestandteil des *Currypulvers*. *Kurkumin* ist der Farbstoff – Lebensmittelzusatzstoff –, der aus Kurkuma gewonnen wird.

Kurkumin, E 100

Kurkumin ist ein gelboranger *Farbstoff* – Lebensmittelzusatzstoff – aus den Wurzelstöcken der *Kurkuma*pflanze. Dieser Farbstoff wird natürlich und auch synthetisch hergestellt.

Kurkumin ist zur Färbung bestimmter Lebensmittel zugelassen, z.B. für Currypulver, Margarine, Senf und Konfitüre.
Zum Beispiel der abgebildete Saft enthält den Farbstoff Kurkumin:

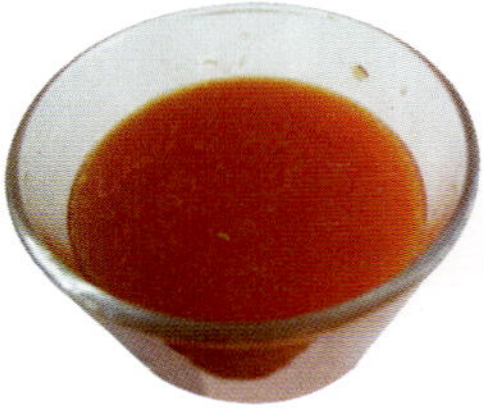

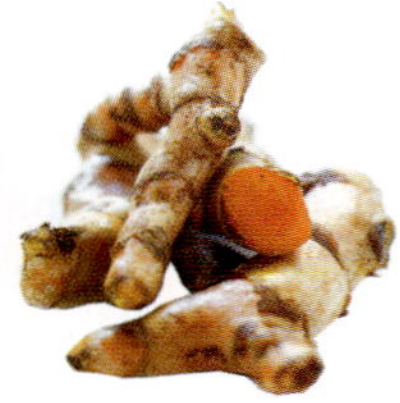

Kurzbraten

Kurzbraten – das Braten in der Pfanne – ist ein Garen und Bräunen in heißem Fett.

Kwashiorkor

Kwashiorkor bedeutet in der Sprache der Ghanaer „erste" und „zweite". Diese Bezeichnung wurde gewählt, da diese Krankheit das erste Kind befällt, wenn das zweite geboren ist und nun anstelle des älteren Kindes gestillt wird. Die abgestillten Kinder bekommen oft lediglich einen dünnen Getreideschleim, Maniok oder Kochbananen. Diese Lebensmittel enthalten zwar genug Energie, aber zu wenig Eiweiß.
Bei Kwashiorkor liegt also eine Eiweißmangelernährung vor. Diese Form der Unterernährung tritt besonders in Entwicklungsländern auf.
Aufgrund der Wasseransammlungen im Körper wird die Gewichtsabnahme meist erst spät bemerkt.
Bei Kwashiorkor kommt es außerdem zu Hautveränderungen – Pigmentierungen – und zum Verlust der Haare. Die Leber ist vergrößert.

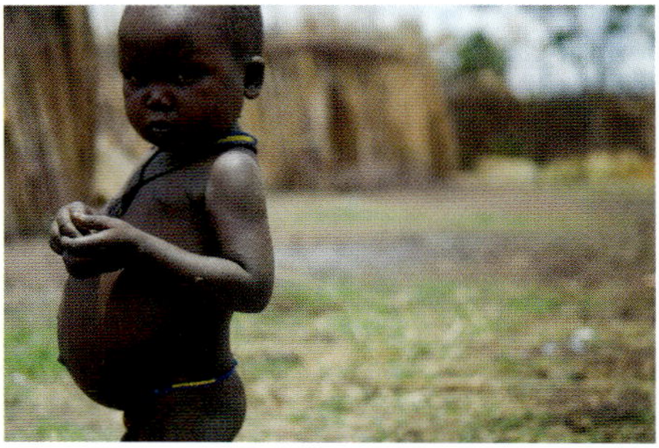

Lab
Lab ist ein *Enzym*gemisch, das im Labmagen von Kälbern gebildet wird. Bei der Labgerinnung wird das Casein – der Käsestoff – mit dem Calcium in eine unlösliche Form überführt. Lab wird für die Gerinnung des Caseins bei der Labkäseherstellung verwendet.

Labaustauschstoffe
Mikrobielle Labaustauschstoffe werden von Mikroorganismen gebildet. Die Enzyme dieser Mikroorganismen – Schimmelpilze – werden verstärkt zur Dicklegung der Milch anstelle des knapp gewordenen Labs aus Kälbermägen eingesetzt.
Zum Beispiel dieser Käse wurde mit mikrobiellem Lab hergestellt:

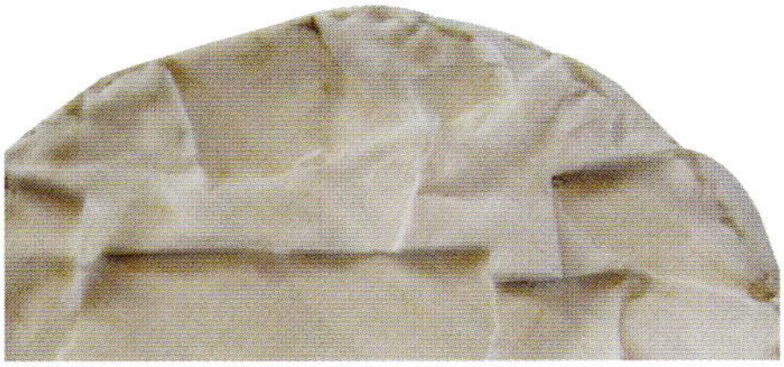

Labkäse
Labkäse wird aus unterschiedlichen Milchsorten – Kuhmilch, Ziegenmilch, Schafmilch – hergestellt. Der Milch werden Milchsäurebakterien und *Lab* zugesetzt. Durch diese Zusätze gerinnt das Milcheiweiß und der Käsestoff – das *Casein* – wird von der *Molke* getrennt. Danach muss der Käse reifen. Die meisten Käsesorten werden durch Labgerinnung gewonnen.

Labmagen
Der Labmagen bei Kühen ist der letzte Abschnitt des Magens, in dem die enzymatische Verdauung der Nahrung beginnt. Der Labmagen von Kälbern wird zur Gewinnung von Lab für die Käseherstellung verwendet.

Lachgas, Distickstoffmonoxid, E 942
Lachgas – Distickstoffmonoxid – ist ein farbloses Gas, das ohne Höchstmengenbegrenzung als Lebensmittelzusatzstoff – *Treibgas* – zugelassen ist. Es wird für die Schaumbildung bei Lebensmitteln, z. B. Sahne, und für Sprühdosen verwendet.
Zum Beispiel für diese Sprühsahne wurde Lachgas als Treibgas verwendet:

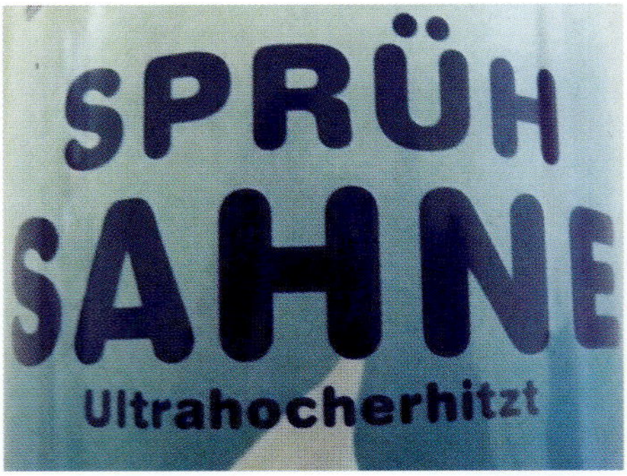

Lachgas wird auch als Betäubungsmittel verwendet, die Konzentration in Lebensmitteln ist jedoch diesbezüglich belanglos. Inwieweit Lachgas die Umwelt hinsichtlich der Klimaerwärmung schädigt, wird diskutiert.

Lachs
Lachs ist ein Wanderfisch zwischen Süß- und Meerwasser. Zum Laichen kommt der Lachs an seinen Geburtsort in den oberen Flussläufen zurück. Nach dem Ablaichen von bis zu 30 000 Eiern sterben die meisten Lachse vor Erschöpfung. Der Lachs wird bis 150 cm lang und 40 kg schwer.

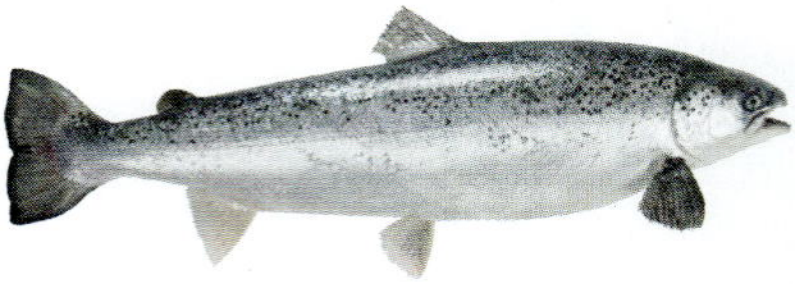

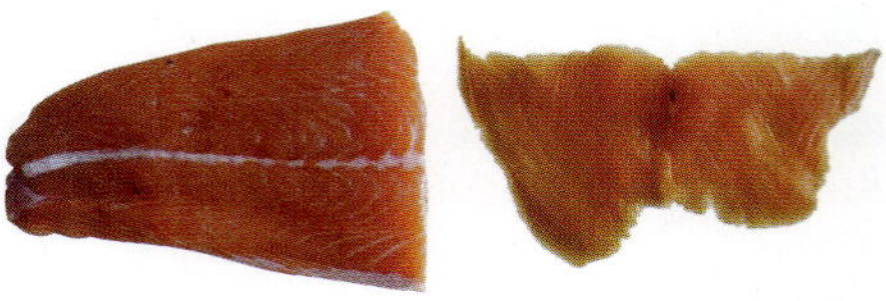

Ein großer Teil der im Handel angebotenen Lachse stammt aus *Aquakulturen*, daneben gibt es Wildlachs. Lachs wird als Frischfisch – Filet (links) – und als Räucherlachs (rechts) angeboten. Das nahezu grätenlose rote Lachsfleisch ist sehr schmackhaft. Lachs gehört mit einem Fettgehalt von ca. 14 % zu den *Fettfischen*.

Lachsersatz

Lachsersatz sind lachsähnlich gefärbte, kalt geräucherte Seelachs- oder Kabeljauscheiben in Öl. Lachsersatz enthält ca. 7 % Kochsalz.

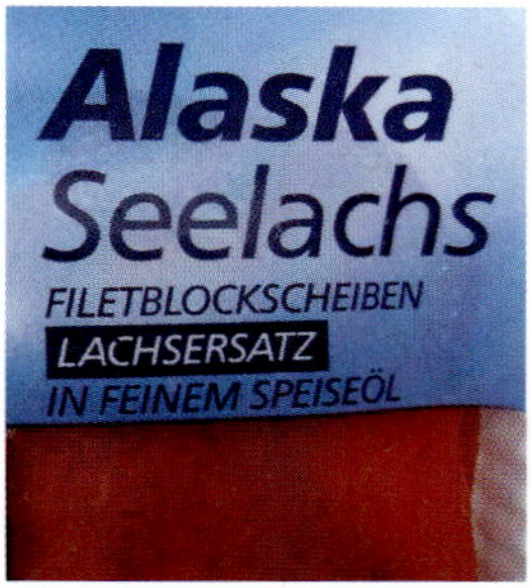

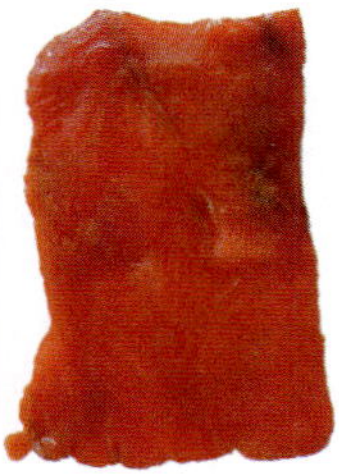

Lachsforelle

Die Lachs*forelle*, auch Meerforelle genannt, wird ca. 60 cm lang und 2,5 kg schwer. Sie gehört zu den *Magerfischen* und hat lachsrotes Fleisch.

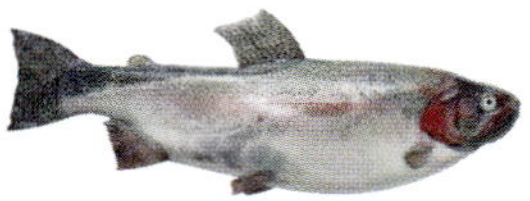

Lachsforellen leben frei oder in *Aquakulturen* im Meerwasser oder auch im Süßwasser.

Lackmus

Lackmus ist ein Farbstoff, der sich

- bei Anwesenheit von Säuren rot färbt,
- bei Anwesenheit von Basen blau färbt.

Der Umschlagsbereich dieses häufig eingesetzten Indikators liegt zwischen pH 5 und pH 8.

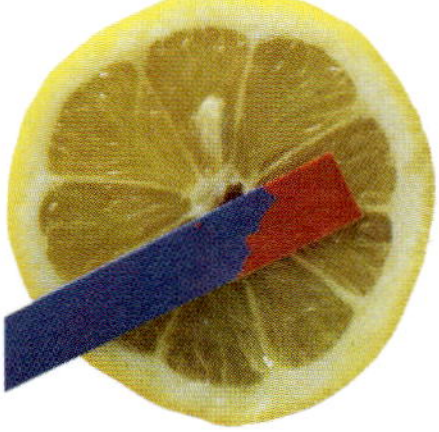

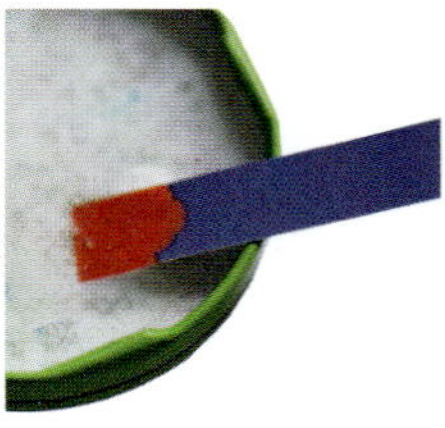

Lactase

Lactase ist ein Verdauungsenzym in der Darmwand, das Lactose – *Milchzucker* – unter Wasseranlagerung in Galaktose und Traubenzucker – Glucose – spaltet.

Lactasemangel, Lactoseintoleranz

Bei einer Lactoseintoleranz – Milchzuckerunverträglichkeit – liegt ein angeborener oder erworbener Lactasemangel vor. Das Enzym *Lactase*, das Milchzucker – Lactose – in Traubenzucker und Galaktose spaltet, ist nicht in ausreichender Menge im Verdauungstrakt vorhanden oder es fehlt vollständig.

Menschen mit Lactasemangel haben nach dem Verzehr von frischer Milch Darmbeschwerden bzw. Durchfall, da der nicht gespaltene Milchzucker nicht aus dem Darm resorbiert wird und dort Wasser anzieht.

Sauermilchprodukte bzw. *lactosefreie Milchprodukte* werden dagegen besser vertragen, da der Milchzucker durch Milchsäurebakterien abgebaut bzw. entfernt wurde.

Lactate, E 325 – E 327

Lactate sind Salze der *Milchsäure*, die ohne Höchstmengenbegrenzung als Lebensmittelzusatzstoffe – *Säureregulatoren* – z. B. für Feinkostsalate, Käse und Konfekt zugelassen sind.

Lactat – Milchsäure – entsteht auch im menschlichen Körper beim anaeroben Abbau von Traubenzucker – Glucose. Gesundheitliche Nebenwirkungen sind also nicht bekannt.

Zum Beispiel diesem Eiersalat wurde Lactat als Säureregulator zugesetzt:

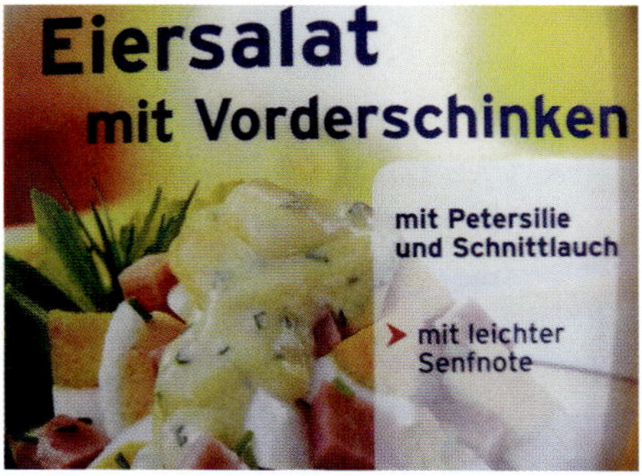

Lactit, E 966

Lactit ist ein Zuckeralkohol – *Zuckeraustauschstoff* – der aus Lactose – Milchzucker – hergestellt wird. Lactit kann insulinunabhängig verwertet werden. Lactit ist gut wasserlöslich und hat eine *Süßkraft*

von 30 % bezogen auf Rohr- und Rübenzucker – Saccharose.
Lactit ist ohne Höchstmengenbegrenzung z. B. für Süßspeisen, Süßigkeiten, Konfitüren und Gebäck zugelassen. Lactit hat eine stark abführende Wirkung.
Zum Beispiel diesen Sahne-Bonbons wurde Lactit als Süßungsmittel zugesetzt:

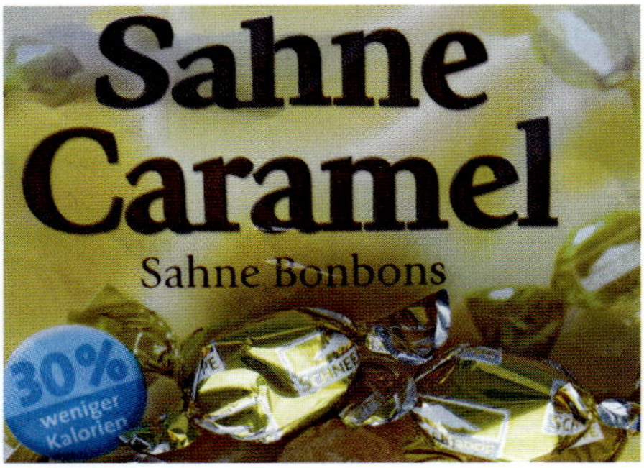

Lactoflavin

Lactoflavin ist eine veraltete Bezeichnung für *Riboflavin*.

Lactose

siehe *Milchzucker*

lactosefreie Milchprodukte

Bei lactosefreien Milchprodukten wird die Lactose gezielt durch den Zusatz von Lactase in Galaktose und Traubenzucker – Glucose – gespalten. Der Restgehalt an Lactose in diesen Produkten beträgt weniger als 0,1 %. Durch die Spaltung der Lactose schmecken die Produkte süßlich. Die restlichen Inhaltsstoffe der Milch werden nicht verändert. Diese Produkte werden für Menschen mit einer Lactoseintoleranz – *Lactosemangel* – angeboten.

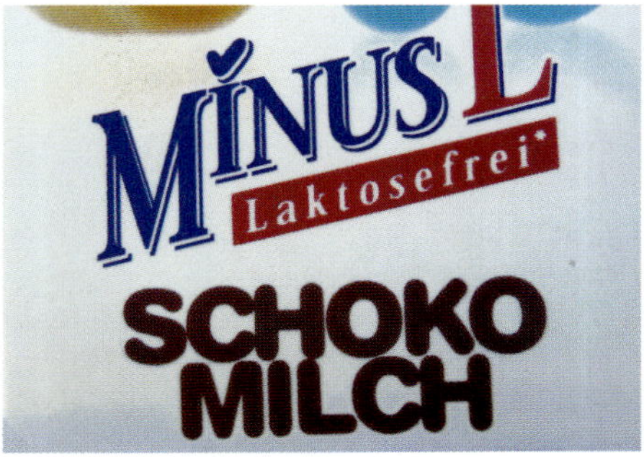

lactovegetarische Kost

siehe *vegetarische Kost*

Lactulose

Lactulose ist ein Doppelzucker – Disaccharid –, der aus *Fruchtzucker* und *Galaktose* besteht. Lactulose hat eine *Süßkraft* von 50 bis 60 % bezogen auf Rohr- und Rübenzucker. Lactulose wird nicht im Dünndarm durch Enzyme gespalten, sondern gelangt in den Dickdarm und beeinflusst dort das Wachstum positiver Mikroorganismen. Aus diesem Grund wird Lactulose den *Präbiotika* zugeordnet.
Lactulose wird auch bei Säuglingen bei Darmträgheit als Abführmittel eingesetzt.

Lakritze

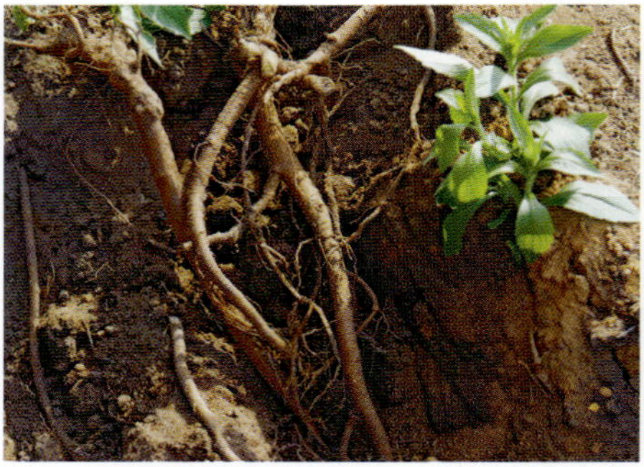

Die Lakritze, auch Süßholz genannt, ist eine krautige Pflanze, deren Wurzeln im Herbst geernet werden.
Der Extrakt aus der Süßholzwurzel wird zu einer zähen Flüssigkeit verarbeitet und dann mit Zucker, Mehl, Gelatine, Stärke und Geschmacks- und Farbstoffen vermischt.
Der Hauptwirkstoff in der Lakritze ist das Glycyrrhizin. Dieser Stoff besitzt die 50-fache Süßkraft von Rübenzucker, außerdem wirkt er entzündungshemmend.
Aber dieser Stoff hat auch eine negative Wirkung im menschlichen Körper, er lässt den Natriumgehalt im Blut ansteigen und bewirkt so eine Verschiebung von Flüssigkeit aus den Zellen in das Blut – der Blutdruck steigt. Außerdem kann es zur Ödembildung kommen.
Der Glycyrrhizinwert in Lakritze liegt zwischen 34 und 500 Milligramm.

Ab 200 mg muss auf der Verpackung der Begriff „Starklakritze" (Erwachsenenlakritze, keine Kinderlakritze) aufgedruckt sein. Aufgrund der Wirkung des Glycyrrhizins wird vor einem übermäßigen Konsum von Lakritzen gewarnt.

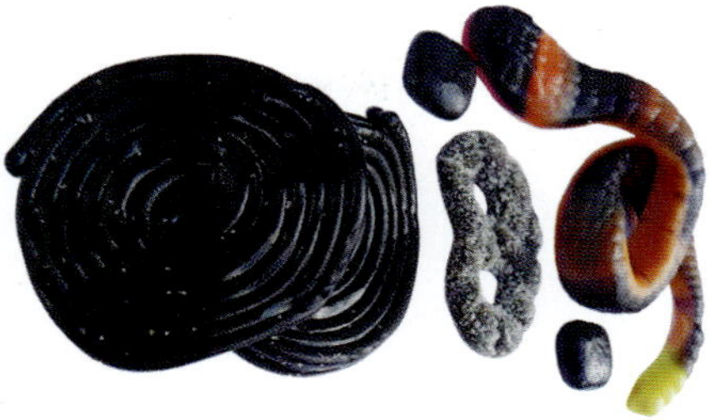

Laktose

siehe *Milchzucker*

Lamm

Ein Lamm ist ein junges Schaf.
Man unterscheidet:

- Milchlamm: bis 6 Monate alt
- Mastlamm: bis 12 Monate alt

Lammfleisch

Lammfleisch ist das hellrote, magere und feinfaserige Fleisch von Schafen, die noch kein Jahr alt sind.

Landjäger

Landjäger ist eine durch längere Kalträucherung gut haltbare, flach gepresste *Dauerwurst*.

Landjäger werden aus sehnenreichem Rind- und Schweinefleisch und Gewürzen hergestellt.

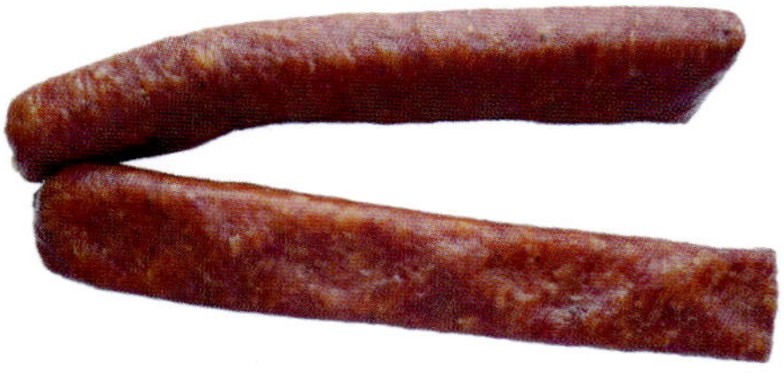

Langerhans-Inseln

Die Langerhans-Inseln sind kleine Inselzellen – Hormone bildende Zellverbände – in der Bauchspeicheldrüse. Sie wurden nach dem Pathologen Paul L. Langerhans (1847 bis 1888) benannt.

Man unterscheidet folgende Zellverbände:

- A-Zellen, sie bilden *Glucagon*
- B-Zellen, sie bilden *Insulin*

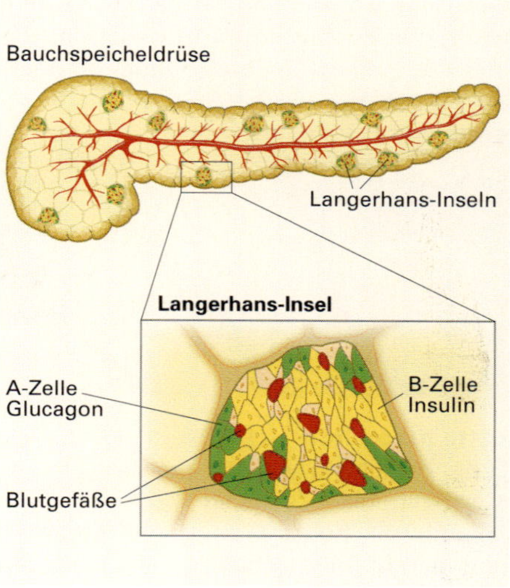

Bei Diabetes mellitus Typ 1 sind die B-Zellen z. B. infolge einer Infektion zerstört.

Langkornreis

Langkornreis wird geschält und als Vollkornreis angeboten. Langkornreis wird auch Brühreis oder Patna genannt. Langkornreis hat einen hohen Eiweißanteil und kocht daher körnig.

Verwendungsmöglichkeiten: Beilagen, Eintöpfe und Suppen.

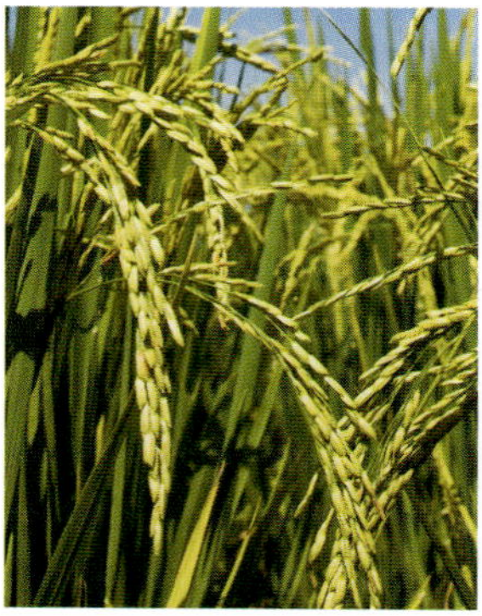

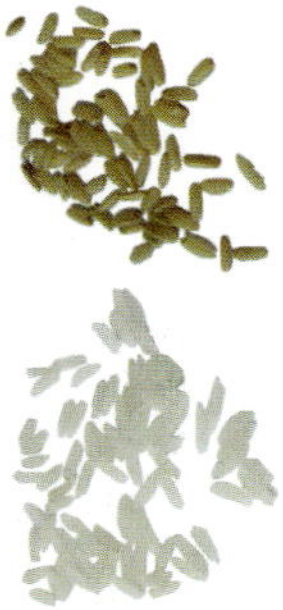

Langzeitbraten

Langzeitbraten ist ein Garen und Bräunen in trockener Hitze im Backofen, evtl. unter Flüssigkeits- und Fettzugabe.

Lasagneplatten
Lasagneplatten sind Nudelteigplatten, die in verschiedenen Farben und Formen in den Handel kommen. Die Lasagneplatten werden abwechselnd mit Hackfleischsoße und Béchamelsoße übereinander im Backofen überbacken.

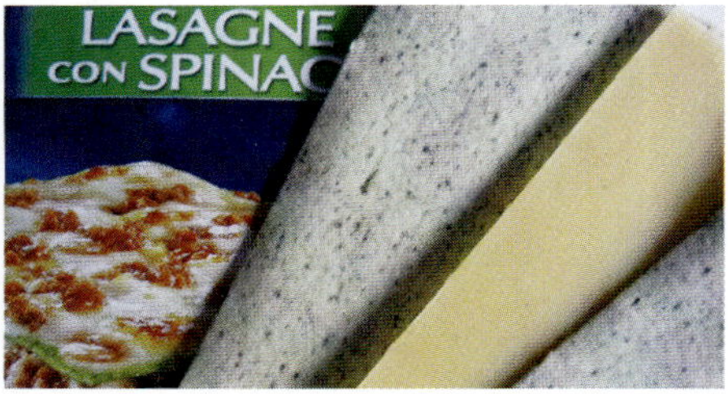

Latte macchiato
Latte macchiato ist ein mehrschichtiges Mischgetränk. Zunächst kommt heiße Milch in ein hohes Glas, darauf Espresso und darauf Milchschaum. Die Schichten vermischen sich kaum.

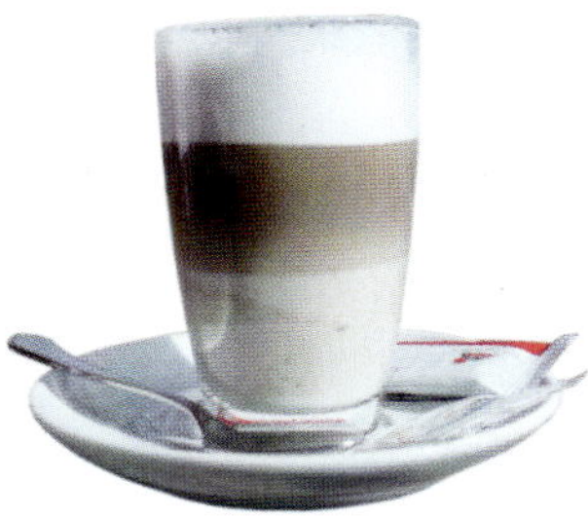

Lauch
siehe *Porree*

Lauchzwiebeln
Die Lauchzwiebel ist eine Zuchtform der Speisezwiebel. Die Lauchzwiebel hat unten eine weiße, verdickte Partie und darüber grüne Blätter. Lauchzwiebeln werden im Bund angeboten. Die mild schmeckenden Lauchzwiebeln werden in Ringe geschnitten und z. B. als Salat serviert.

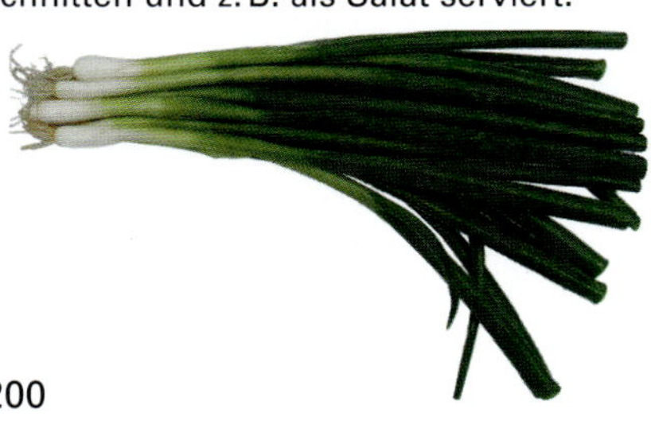

Lauge
Eine Lauge ist eine wässrige Lösung, die deutlich *alkalisch* – basisch – reagiert, z. B. Natronlauge NaOH und Kalilauge KOH.

Laugengebäck
Laugengebäck wird in Brezel- oder Stangenform mit Salz, Kümmel oder anderen Gewürzen bestreut angeboten.

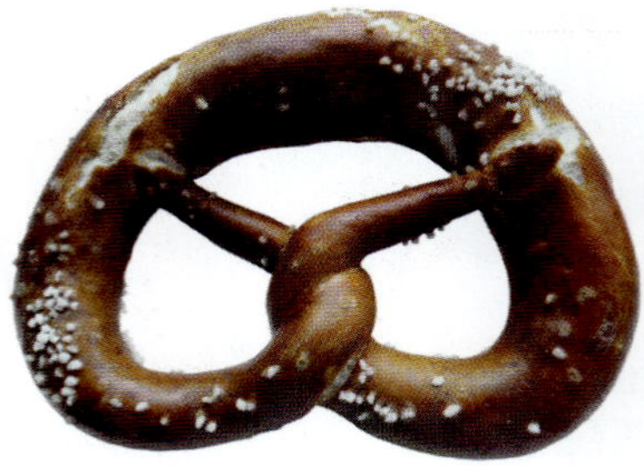

Laugengebäck hat seinen Namen bekommen, da es vor dem Abbacken mit bis zu 4%iger *Natronlauge* behandelt wird. Hierdurch erhält das Gebäck eine glänzende braune Kruste.

Laurinsäure
Laurinsäure ist eine mittelkettige, gesättigte Fettsäure mit 12 C-Atomen.
Strukturformel:

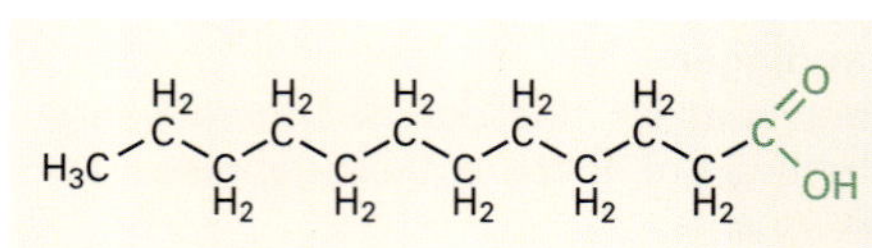

Der Schmelzpunkt liegt bei +43 °C. Laurinsäure kommt in Kokosfett, Palmkernfett und in kleinen Anteilen im Milchfett vor.
Laurinsäure ist als mittelkettige Fettsäure mit am Fettverderb beteiligt.
Laurinsäure erhöht die LDL-Fraktion des Serumcholesterins.

Laxanzien
Laxanzien ist das Fremdwort für *Abführmittel*. Laxanzien haben die Aufgabe, die Darmentleerung zu beschleunigen. Laxanzien sind also Arzneimittel. Es gibt Laxanzien, die als Gleitmittel wirken, andere wirken osmotisch.

laxierend
Laxierend bedeutet abführend.

L-Carnitin

L-Carnitin wird im Körper aus den Aminosäuren *Lysin* und *Methionin* gebildet. Außerdem wird L-Carnitin mit der Nahrung – Fleisch, Fisch, Geflügel – aufgenommen. In der Muskulatur, Leber und Niere sind 15 bis 20 g L-Carnitin gespeichert.

L-Carnitin wird in den Körperzellen für den Transport langkettiger Fettsäuren in die *Mitochondrien* benötigt. Die Fettsäuren werden hier zu *Acetyl-CoA* abgebaut. L-Carnitin senkt so den Triglycerid- und Cholesterinspiegel.

Auch für die Energiegewinnung im Rahmen des Leistungssports steht genügend L-Carnitin durch die körpereigene Synthese zur Verfügung. Lediglich bei speziellen Krankheiten kann eine Nahrungsergänzung durch L-Carnitin erforderlich sein.

Zum Beispiel dieser L-Carnitin Bar (Riegel) wird als *Nahrungsergänzungsmittel* angeboten:

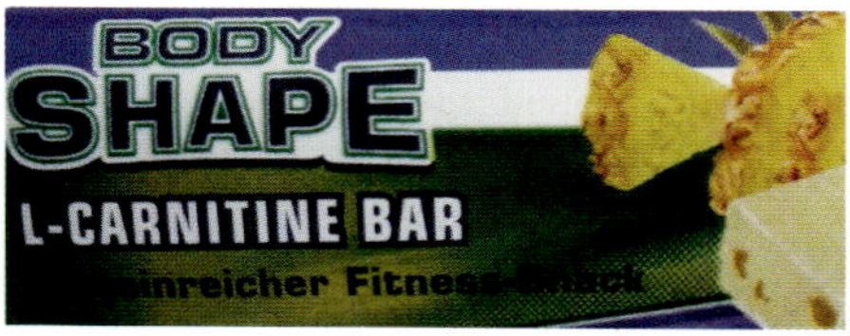

LD_{50}-Wert

LD steht für letale Dosis – tödliche Dosis. Der LD_{50}-Wert kennzeichnet also die Menge eines Giftstoffes oder einer Strahlung, bei der im Tierversuch innerhalb eines bestimmten Zeitraums 50% der Versuchstiere (z. B. Ratten oder Mäuse) sterben. Der LD_{50}-Wert wird in mg der Substanz pro Kilogramm Körpergewicht angegeben. Aus Tierschutzgründen wird dieser Wert nur selten bestimmt.

LDL

LDL ist die Abkürzung für **l**ow **d**ensity **Li**poproteine. Siehe *Beta(β)-Lipoproteine*.

LDL-Cholesterin

LDL-Cholesterin wird umgangssprachlich als „schlechtes" Cholesterin bezeichnet, da es an der Entstehung der Arteriosklerose beteiligt ist. HDL-Cholesterin wird dagegen als das „gute" Cholesterin bezeichnet.

Lebensmittel

Lebensmittel im Sinne des Lebensmittelrechts sind alle Stoffe oder Erzeugnisse, die dazu bestimmt sind oder von denen nach vernünftigem Ermessen erwartet werden kann, dass sie in verarbeitetem, teilweise verarbeitetem oder unverarbeitetem Zustand von Menschen aufgenommen werden.

Zu den Lebensmitteln zählen auch Getränke, Kaugummi sowie alle Stoffe – einschließlich Wasser –, die dem Lebensmittel bei der Herstellung oder Ver- bzw. Bearbeitung absichtlich zugesetzt werden.

Nicht zu den Lebensmitteln gehören Futtermittel, lebende Tiere, Pflanzen vor der Ernte, Arzneimittel und kosmetische Mittel.

Lebensmittel werden generell in *Nahrungsmittel* und *Genussmittel* unterteilt.

Lebensmittelallergien

Eine Lebensmittel*allergie* ist eine Unverträglichkeitsreaktion nach dem Verzehr bestimmter Lebensmittel. Dabei werden *Antikörper* gegen die jeweiligen Eiweißstoffe oder Kohlenhydrate der Lebensmittel gebildet, die bei einem erneuten Kontakt die allergische Reaktion auslösen. Als Folge treten besonders häufig Nesselfieber und Asthma auf.

Die häufigsten *Allergene*, z. B. Soja oder Erdnüsse, müssen auf den Lebensmitteln gekennzeichnet werden.

Siehe *Allergenkennzeichnung*.

Lebensmittel, aufbereitfertig

Aufbereitfertige Lebensmittel sind teilfertige Lebensmittel. Sie sind bereits fertig vorbereitet oder gegart. Diese Lebensmittel benötigen jedoch noch weitere Zutaten oder sie müssen noch bis zur Verzehrtemperatur erwärmt werden, bevor sie verzehrt werden können, z. B. Kartoffelbreiflocken oder Tiefkühlpizza oder Fischstäbchen.

Lebensmittelbestrahlung

siehe *Bestrahlung*

Lebensmittelfarbstoffe

siehe *Farbstoffe*

Lebensmittel, garfertig

Garfertige Lebensmittel bzw. Speisen sind soweit vorbereitet, dass sie nur noch gegart werden müssen. Zum Beispiel: Pizza, Fischstäbchen, Pommes frites, Suppengemüse und Tiefkühlkost.

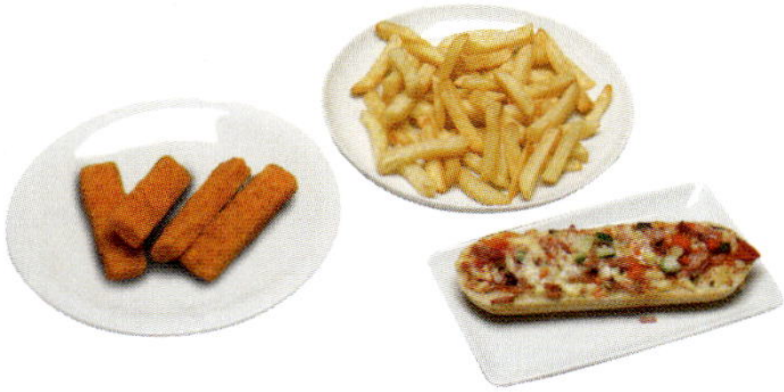

Lebensmittelhygiene-Verordnung

Die Lebensmittelhygiene-Verordnung enthält Hygienevorschriften für Lebensmittelunternehmen vom „Acker bis zum Teller". Ein besonderer Schwerpunkt der Verordnung ist das HACCP-Konzept.

Durch die Lebensmittelhygiene-Verordnung sollen Lebensmittelinfektionen und Lebensmittelintoxikationen verhindert werden.

Lebensmittelimitate

Ein Imitat ist ein nachgemachtes – imitiertes – Produkt. Lebensmittelimitate sind hinsichtlich des Geschmacks, des Aussehens und der Beschaffenheit den ursprünglichen Lebensmitteln sehr ähnlich.

Lebensmittelimitate werden z. B. als Milchersatzprodukte angeboten:

- *Sojadrink* statt Milch
- *Tofu* statt Käse
- Mischfette statt Butter. Bei Mischfetten wird ein Teil des Milchfetts durch pflanzliche Öle oder Fette ersetzt.
- Zum Beispiel das gut zu erkennende Milchimitat „Cremefine":

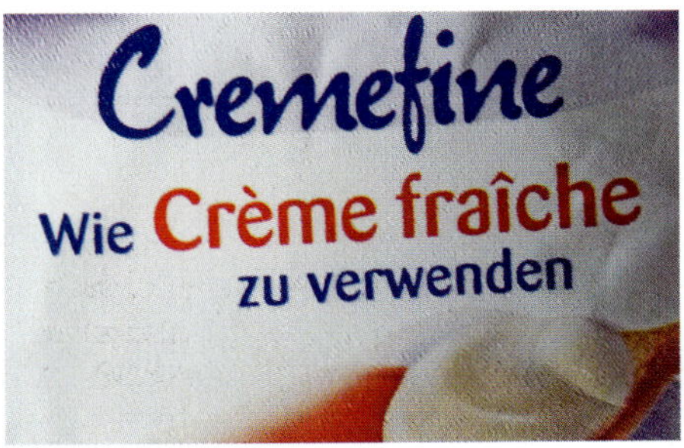

Zutaten: 63 % Buttermilch,
20 % Magermilch, 7,5 % pflanzliches Öl,
7,5 % pflanzliches Fett, gehärtet,
modifizierte Stärke
Stabilisatoren: Pektin, Guarkernmehl
Säuerungsmittel: Milchsäure, Milchsäurebakterienkulturen, Farbstoff Carotin

Zu den Lebensmittelimitaten gehören auch Fleischersatzerzeugnisse aus Sojabohnen und Krebsfleischimitat – *Surimi* – aus Fischfleisch.

Lebensmittelinfektionen, Mikroorganismen

Lebensmittelinfektionen treten auf, wenn krank machende Mikroorganismen mit den Lebensmitteln aufgenommen werden und es dem menschlichen Körper nicht mehr gelingt, die Mikroorganismen abzutöten.

Die Mikroorganismen können sich im menschlichen Darm ansiedeln und werden dann mit dem Kot ausgeschieden. Die Personen können andere Personen anstecken, ohne selbst unter Krankheitsanzeichen zu leiden.

Bei uns vorkommende Lebensmittelinfektionen sind: *Botulismus*, *Campylobacteriose*, *EHEC*, Erkrankungen durch *Eitererreger*, *Listeriose*, *Noroviren*, *Salmonellose*, *Toxoplamose*, Trichinellose (*Trichinen*), *Yersinose*.

Lebensmittelintoleranz

Bei einer Lebensmittelintoleranz – Lebensmittelunverträglichkeitsreaktion – liegt keine toxische – giftige – Reaktion vor, es findet auch keine Reaktion mit dem *Immunsystem* statt.

Zu den Lebensmittelintoleranzen gehören

- die *Lactoseintoleranz* und
- *pseudo-allergische Reaktionen* durch Lebensmittelzusatzstoffe, z. B. Schwefeldioxid.

Es gibt angeborene und erworbene Lebensmittelintoleranzen.

Beispielsweise bei einer angeborenen Lactoseintoleranz fehlt das Enzym *Lactase*. Dadurch kann der Milchzucker – Lactose – nicht gespalten werden.

Diese Intoleranz kann auch durch fehlenden Milchkonsum erworben werden: Der Körper stellt dann aufgrund des geringen Milchkonsums die Lactaseproduktion ein.

Lebensmittelkennzeichnungs-Verordnung

Die Lebensmittelkennzeichnungs-Verordnung besagt, dass auf abgepackten Lebensmitteln folgende Informationen in deutscher Sprache angegeben werden müssen:

- Verkehrsbezeichnung, also die genaue Bezeichnung des Produkts
- Name und Anschrift des Herstellers oder Verpackers
- *Mindesthaltbarkeitsdatum* oder das *Verbrauchsdatum*
- *Zutatenliste* einschließlich der Zusatzstoffe und *Allergene*
- genaue Mengenangabe, evtl. das *Abtropfgewicht*

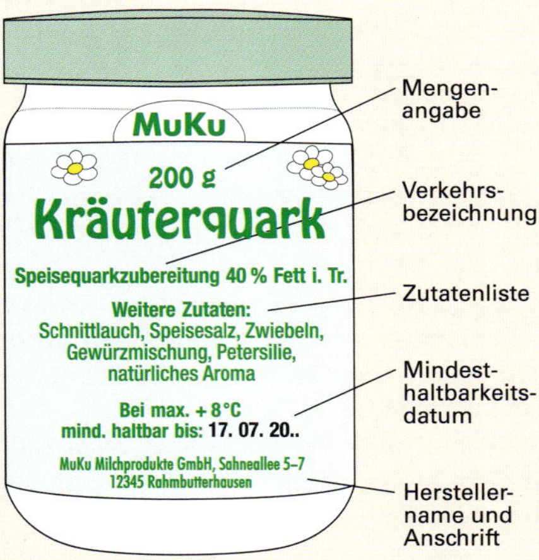

Durchschnittlicher Nährwert je Portion (50 g)

kcal	Kohlenhydrate (davon 2,20 g Zucker)	Ballaststoffe	Fett (davon gesättigte Fettsäuren 3,2 g)	Eiweiß	Natrium
70	2,25 g	0,1 g	4,8 g	4,3 g	0,18 g
3,50 %	<1 %	<1 %	7 %	6 %	3,50 %

Für einige Warengruppen, z. B. Hühnereier, Kartoffeln, Käse, Konfitüre und Milch, gibt es darüber hinaus noch weitere Kennzeichnungsvorschriften.

Lebensmittel, kontaminierte

Kontaminierte Lebensmittel bedeutet verunreinigte, verseuchte Lebensmittel. Lebensmittel können z. B. mit Eitererregern kontaminiert sein.

Lebensmittel, küchenfertig

Von küchenfertigen Lebensmitteln sind die nicht essbaren Teile entfernt und sie können gegebenenfalls zerkleinert sein, z. B. Suppengemüse, Hackfleisch, Fischfilet, Schnitzel.

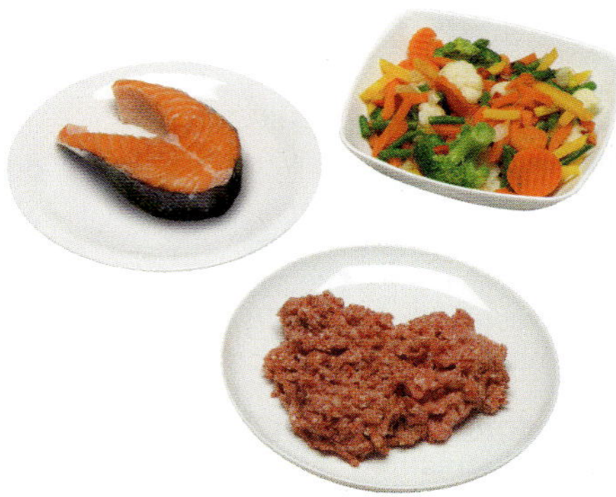

Lebensmittelrecht

Das **L**ebensmittel- und **F**uttermittel**g**esetz**b**uch (LFGB) enthält das deutsche Lebensmittelrecht in zahlreichen Gesetzen und Verordnungen. Das Lebensmittelrecht gilt für Lebensmittel/Genussmittel, Futtermittel, kosmetische Mittel und sonstige Bedarfsgegenstände.

Ziele des Lebensmittelrechts sind

- der Gesundheitsschutz und
- der Schutz der Verbraucher vor Täuschung sowie
- die Verbraucherinformation.

Die Leitsätze für die Herstellung, Beschaffenheit und sonstigen Merkmale der Lebensmittel sind vom ***B**undes**m**inisterium für **E**rnährung, **L**andwirtschaft und **V**erbraucherschutz* (BMELV) ins Internet gestellt und können dort abgerufen werden: www.bmelv.de

Lebensmittel, teilfertig

Teilfertige Lebensmittel sind Lebensmittel, die weitere Zutaten benötigen und/oder einer weiteren Bearbeitung, z. B. Zerkleinern, Mischen, Garen oder Erwärmen, bedürfen. Hierzu gehören *Lebensmittel, aufbereitfertig*, *Lebensmittel, garfertig* und *Lebensmittel, küchenfertig*.

Lebensmitteltoxine

Lebensmitteltoxine sind giftige, in Lebensmitteln gebildete Stoffe. Diese werden vor allem durch Schimmelpilze, aber auch durch verschiedene Bakterienarten gebildet.

Lebensmittel- und Futtermittelgesetzbuch (LFGB)

siehe *Lebensmittelrecht*

Lebensmittelunverträglichkeiten

Zu den Lebensmittelunverträglichkeiten gehören

- *Lebensmittelintoleranzen* und
- *Lebensmittelallergien*.

Oft lassen sich beide Gruppen nicht klar voneinander unterscheiden.

Lebensmittelvergiftungen, Mikroorganismen

Lebensmittelvergiftungen treten auf, wenn von Mikroorganismen gebildete Giftstoffe mit Lebensmitteln aufgenommen werden, z. B. von *Eitererregern* gebildete Giftstoffe.

Lebensmittel, verzehrfertig

Verzehrfertige Lebensmittel können ohne weitere Behandlung oder Tätigkeit verzehrt werden.

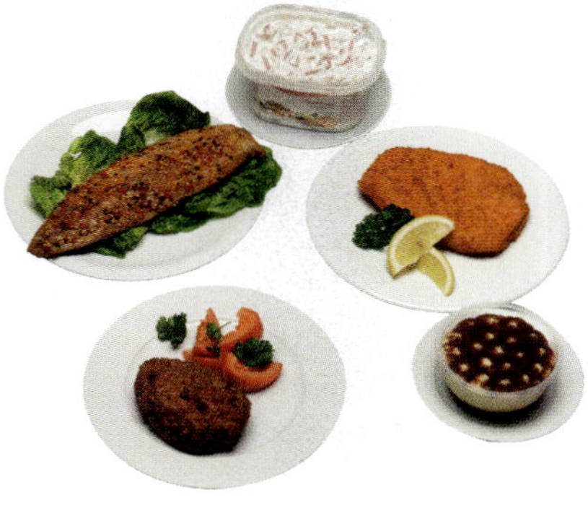

Nur das Öffnen und Entfernen der Verpackung ist erforderlich, z. B. Fischfrikadelle, geräucherte Makrele, Kartoffelsalat, Fruchtcocktail, Sandwich, Salat mit Dressing.

Lebensmittel, vorgefertigte

Vorgefertigte Lebensmittel – Convenience-Produkte – werden in bestimmten Be- und Verarbeitungsstufen angeboten: *Lebensmittel, aufbereitfertig*, *Lebensmittel, küchenfertig*, *Lebensmittel, teilfertig* und *Lebensmittel, verzehrfertig*.

Lebensmittelüberwachung

Die Lebensmittelüberwachung ist zum Schutz des Verbrauchers da.

Die Lebensmittelüberwachung überprüft die Einhaltung des Lebensmittelrechts. Sie erfolgt in Form von Betriebskontrollen und stichprobenartigen Überprüfungen einzelner Lebensmittel/Speisen und Getränke.

Die Lebensmittelüberwachung wird von entsprechend geschultem Personal durchgeführt.

Die Überwachung ist Aufgabe der Bundesländer.

Lebensmittelzusatzstoffe

Lebensmittelzusatzstoffe sind Stoffe mit oder ohne Nährwert, die in der Regel weder selbst als Lebensmittel verzehrt noch als charakteristische Zutat eines Lebensmittels verwendet werden und die einem Lebensmittel aus technologischen Gründen beim Herstellen oder Behandeln zugesetzt werden.

Nach ihrer Wirkung werden die Lebensmittelzusatzstoffe in unterschiedliche Gruppen unterteilt. Einige Hauptgruppen sind:

- *Antioxidationsmittel*
- *Backtriebmittel*
- *Emulgatoren*
- *Farbstoffe*
- *Gelier- und Verdickungsmittel*
- *Geschmacksverstärker*
- *Konservierungsstoffe*
- *Oberflächenbehandlungsmittel*
- *Säuerungsmittel*
- *Schmelzsalze*
- *Stabilisatoren*
- *Süßstoffe*

- *Treibgase*
- *Trennmittel*
- *Überzugsmittel*
- *Zuckeraustauschstoffe*

Einige Lebensmittelzusatzstoffe haben unterschiedliche Wirkungen, z. B. Antioxidationsmittel und Konservierungsstoffe. Welche Lebensmittelzusatzstoffe in welchem Umfang eingesetzt werden dürfen, wird durch das Lebensmittel- und Futtermittelgesetzbuch geregelt. Lebensmittelzusatzstoffe müssen in der Zutatenliste namentlich, z. B. Aspartam, oder mit dem Klassennamen „Süßstoff" und der E-Nummer „E 951" genannt werden.

Leber

Die Leber ist die größte Drüse im menschlichen Körper. Die Leber liegt im rechten Oberbauch und hat ein Gewicht von ca. 1,5 kg. Die Leber besteht aus vier Leberlappen. An der Unterseite der Leber befinden sich der Gallengang und die Gallenblase.

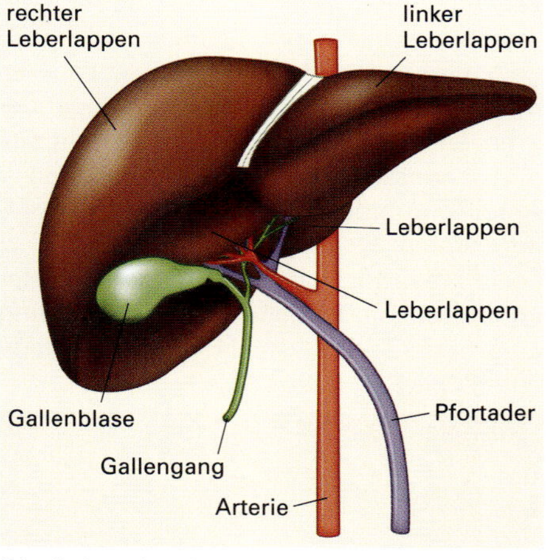

Die Leber ist das zentrale Organ für den Stoffwechsel. Die *Pfortader* bringt das nährstoffreiche Blut vom Darm zur Leber.
In der Leber werden der *Gallensaft* und Bluteiweißstoffe gebildet.
Außerdem wird in der Leber *Glykogen* gespeichert und Traubenzucker – Glucose – sowie Fette werden gebildet.
Aus den Aminosäuren der Nahrung bildet die Leber körpereigene Eiweißstoffe. Auch der Stickstoff der Aminosäuren wird in Leber und Niere im Harnstoff in eine ungiftige Verbindung überführt.
Alkohol kann nur in der Leber zur Energiegewinnung abgebaut oder zu Fett umgebaut werden.
Schließlich dient die Leber als Vitaminspeicher und als Entgiftungsorgan.

Leberglykogen

In der Leber werden etwa 150 g *Glykogen* nach den Mahlzeiten gespeichert. Zwischen den Mahlzeiten wird dieses Glykogen wieder zu Glucose abgebaut und für die Regulation des *Blutzuckerspiegels* genutzt.

Lebertran

Fischleberöl wird aus der Leber von Fischen, z. B. Heilbutt und Dorsch, gewonnen. Lebertran hat einen hohen Anteil an *Omega(ω)-3-Fettsäuren* sowie dem fettlöslichen Vitamin A – *Retinole* – und Vitamin D – *Calciferole*.
Zum Beispiel der abgebildete medizinische Lebertran enthält mindestens 15 % ω-3-Fettsäuren. Er ist für die Prophylaxe von Rachitis und Vitaminmangel während Schwangerschaft und Stillperiode gedacht.

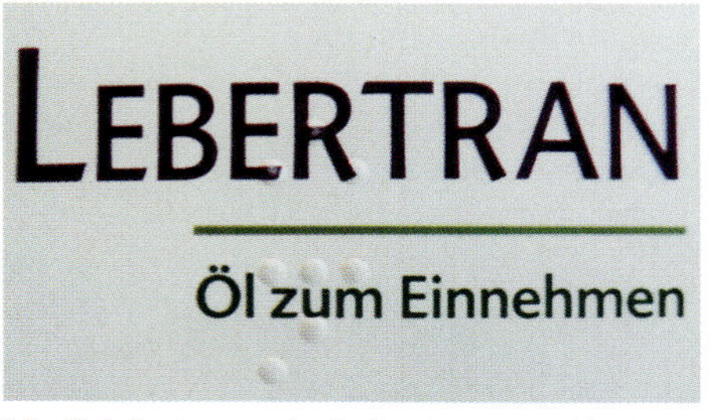

Medizinisch wurde Lebertran zur Vorbeugung gegen Knochenerweichung und *Arteriosklerose* – Verkalkung der Gefäße – eingesetzt.
Da Lebertran stark mit Schadstoffen belastet sein kann, sollte man nur auf den Schadstoffgehalt überprüfte Produkte kaufen. Mit der Einführung synthetisch hergestellter Vitamine hat der Lebertran im Übrigen seine Bedeutung verloren.

Leberverfettung

siehe *Fettleber*

Leberwurst

Leberwurst ist eine Sammelbezeichnung für streichbare *Kochwürste*, die über 10 % Leberanteil – Kalbs- oder Schweineleber – haben.

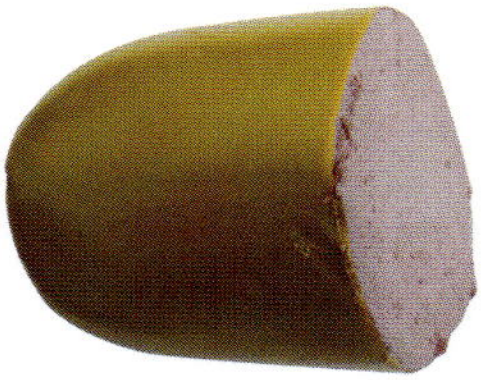

Es gibt viele verschiedene grobe und feine Leberwürste.

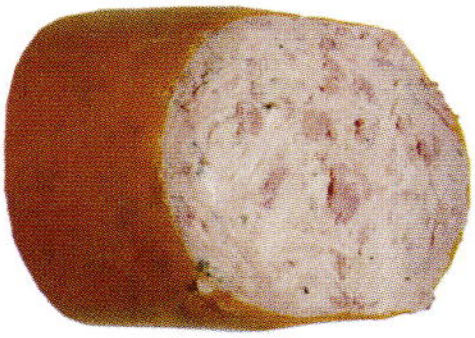

Typische Gewürze für Leberwurst sind Kardamom, Majoran, Muskat, Pfeffer und Piment.

Leberzirrhose

Leberzirrhose ist eine chronisch fortschreitende, **nicht umkehrbare** Zerstörung des Lebergewebes durch einen Umbau in narbiges Bindegewebe.

Die Leber verhärtet zur sogenannten „Schrumpfleber“ und wird nur noch schlecht durchblutet. Durch die verminderte Leberfunktion ist die Entgiftung des Körpers beeinträchtigt.

Die Abbildungen zeigen rechts das Lebergewebe bei einer Leberzirrhose und links dieses Lebergewebe vergrößert.

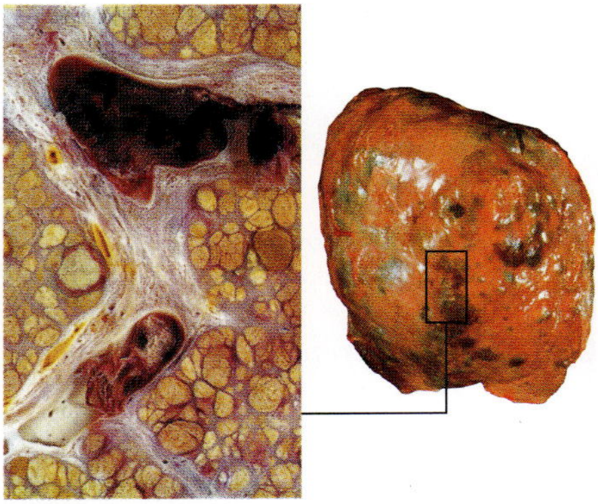

Leberzirrhose ist meist die Folge von chronischem Alkoholkonsum. Aber auch bei einer Eiweißmangelernährung kann es zu Leberzirrhose kommen.

Lebkuchengewürz

Zum Beispiel dieses Lebkuchengewürz enthält *Zimt*, *Sternanis*, *Gewürznelken*, *Anis*, Muskatblüte – *Macis* –, *Koriander*, *Ingwer*, *Muskat* und *Kardamom*. 20 g dieser Würzmischung reichen für 1 kg Mehl.

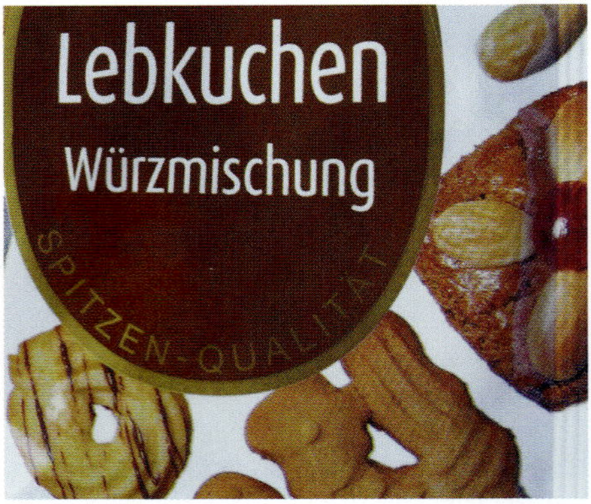

Lecithin, E 322

Lecithine sind fettähnliche Stoffe – *Phospholipide* –, die als *Emulgatoren* wirken. Lecithin ist in größerer Menge in den Zellmembranen, der Hirnsubstanz und im Eigelb vorhanden. Lecithin ist als Lebensmittelzusatzstoff ohne Höchstmengenbegrenzung zugelassen. Lecithin besteht aus einem wasserliebenden – hydrophilen – Anteil und einem fettliebenden – lipophilen – Anteil.

Lecithin wird z. B. bei der Margarine-, Mayonnaise- und Schokoladenherstellung eingesetzt. Zum Beispiel diese Schokolade enthält als Emulgator Sojalecithin:

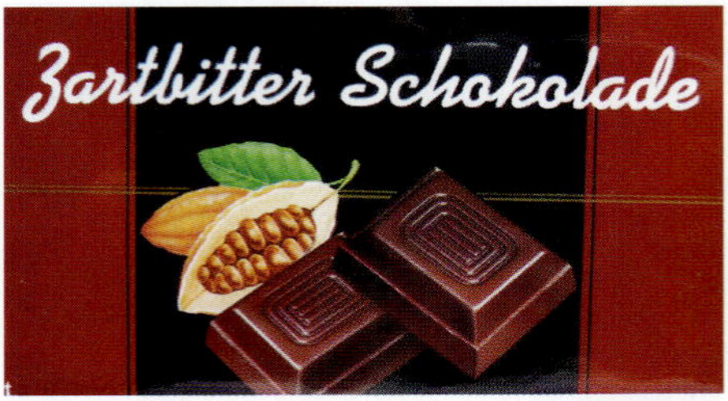

Lectine

Lectine sind *sekundäre Pflanzenstoffe*, die in Hülsenfrüchten vorkommen. Zusammen mit den *Protease-Inhibitoren* schützen sie wohl vor Krebs.

Legehennenhaltung

Folgende Arten der Legehennenhaltung werden unterschieden:

- 0 ≙ Bio – ökologische Erzeugung
- 1 ≙ Freilandhaltung: pro Huhn 4 m^2 Auslauffläche im Freien
- 2 ≙ Bodenhaltung: 9 Hühner pro m^2 Bodenfläche im Stall
- 3 ≙ Käfighaltung: 800 bis 900 cm^2 pro Henne

Legieren

Legieren ist ein Einrühren von Eigelb oder einer Eigelb-Sahne-Mischung in nicht mehr kochende Flüssigkeit zum Binden. Legierte Speisen dürfen nicht nochmals kochen. Das Eigelb gerinnt sonst.

Leguminosen

siehe *Hülsenfrüchte*

leichte Vollkost

Die leichte Vollkost wurde früher auch Schonkost genannt. Eine leichte Vollkost soll einzelne Verdauungsorgane oder auch das ganze Stoffwechselsystem entlasten.

- Die Speisen sollen deshalb nur wenig gesalzen und nur leicht gewürzt sein.
- Es sollen nur schonende Gartechniken wie Dämpfen, Dünsten, Garen in Folie oder in der Mikrowelle angewendet werden.
- Fettreiche und zuckerreiche Lebensmittel sowie alkoholische und kohlensäurehaltige Getränke müssen gemieden werden.
- Speisen und Getränke sollen weder zu heiß noch zu kalt sein.
- Stark blähende Speisen, wie Rettich, Zwiebeln, Paprika, Kohlarten, Hülsenfrüchte, Pflaumen und Gurken, sollen gemieden werden, da sie häufig schlecht vertragen werden.

Leinöl

Leinöl wird aus den Samen der Flachspflanze, die bis zu 43 % Öl enthalten, durch Pressung oder Extraktion gewonnen.

Die Fettsäurezusammensetzung ist abhängig von der Herkunft des Speiseöls. Leinöl enthält 50 bis 70 % *Linolensäure*, 10 bis 20 % *Linolsäure* und 10 bis 20 % *Ölsäure*.

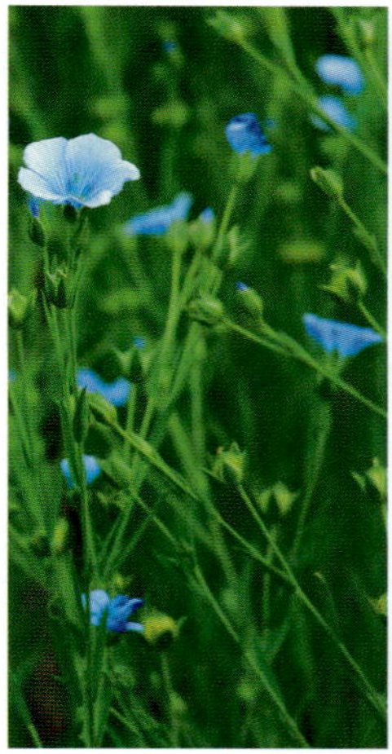

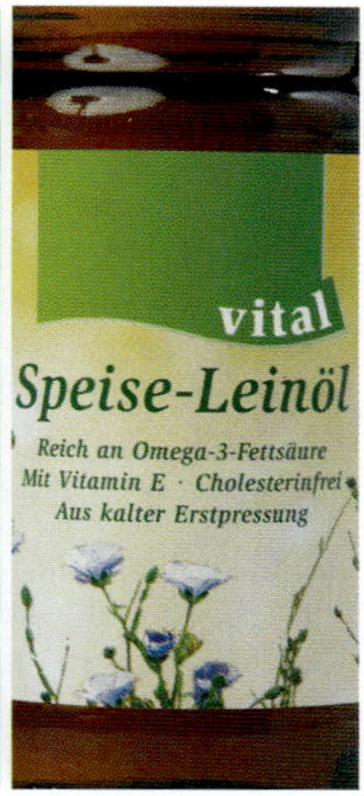

Bei uns wird Leinöl hauptsächlich zur Herstellung von Farben und Lacken verwendet. In Osteuropa und Nordamerika wird es häufiger auch als Speiseöl verwendet. Leinöl kann einen erhöhten *Cholesterinspiegel* senken.

Leinsamen

Leinsamen sind die Samen von Flachspflanzen, aus denen Leinen gewonnen wird. Flachs ist eine meist einjährige, 60 bis 120 cm hohe Pflanze. Sie gehört zu den ältesten Kulturpflanzen der Welt. Die 4 bis 6 mm langen, gelben bis tiefbraunen Samen, aus denen *Leinöl* gewonnen wird, haben einen nussartigen Geschmack.

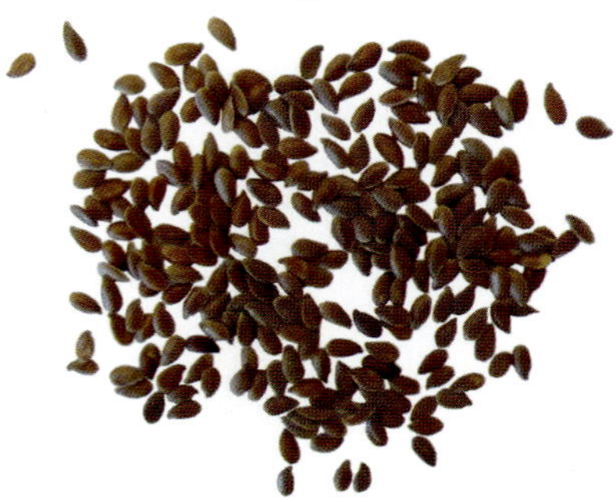

Leinsamen werden als Zugabe für Müsli oder auch beim Brotbacken verwendet. Leinsamen regen die Darmtätigkeit an, da sie bei ausreichender Flüssigkeitszufuhr im Darm aufquellen und so das Stuhlvolumen vergrößern.

Leitsätze des Deutschen Lebensmittelbuches

Das Deutsche Lebensmittelbuch ist eine Sammlung von Leitsätzen, in denen Herstellung, Beschaffenheit und Merkmale von Lebensmitteln, die für die Verkehrsfähigkeit von Bedeutung sind, beschrieben werden. Herausgeber ist die Deutsche Lebensmittelbuch-Kommission. Die Leitsätze sind im Internet als pdf-Datei unter folgender Internetadresse zu finden: www.bmelv.de.

Leistungsumsatz

Der Leistungsumsatz gibt den Energiebedarf bei körperlicher Aktivität an bzw. den Energiebedarf, der über den *Grundumsatz* hinaus benötigt wird.

Lemongras

siehe *Zitronengras*

Leptin

Leptin ist ein von den Fettzellen gebildetes *Hormon*, das den Füllzustand der Fettzellen an das Gehirn meldet. Ein hoher Leptinspiegel im Blut hemmt den Appetit, dies wurde im Versuch mit Mäusen nachgewiesen. Leptin ist also an der Konstanthaltung des Körpergewichts beteiligt. Bei *adipösen* Menschen ist dieser Sättigungsmechanismus vermutlich gestört.

Leu

Leu ist die Abkürzung für ***Leu**cin*, eine essenzielle Aminosäure.

Leucin (Leu)

Leucin ist eine essenzielle *Aminosäure* mit einer verzweigten Seitenkette. Leucin hat eine große Bedeutung für den Muskelstoffwechsel. Strukturformel:

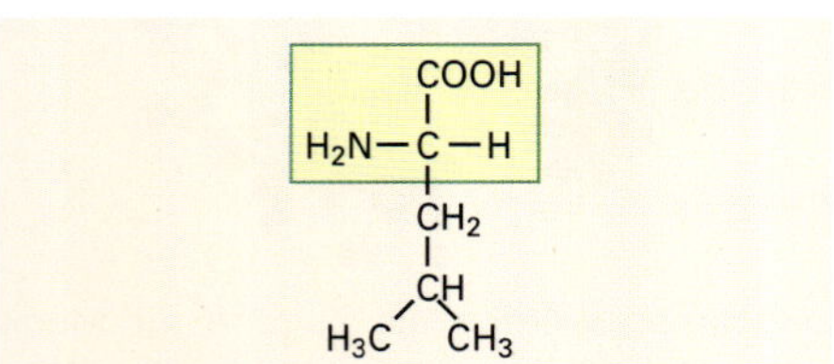

Leucin ist in den meisten Eiweißstoffen zu 7 bis 10 % enthalten. Bei einer sehr seltenen Stoffwechselkrankheit (Ahornsirupkrankheit) ist der Abbau von Leucin, Isoleucin und Valin gestört. Eine entsprechende Diät muss eingehalten werden.

Leukämie

Leukämie ist eine bösartige Erkrankung des Knochenmarks, das die weißen Blutkörperchen bildet, sowie der Milz und der Lymphknoten. Dabei werden viele funktionsuntüchtige weiße Blutkörperchen in das Blut abgegeben.

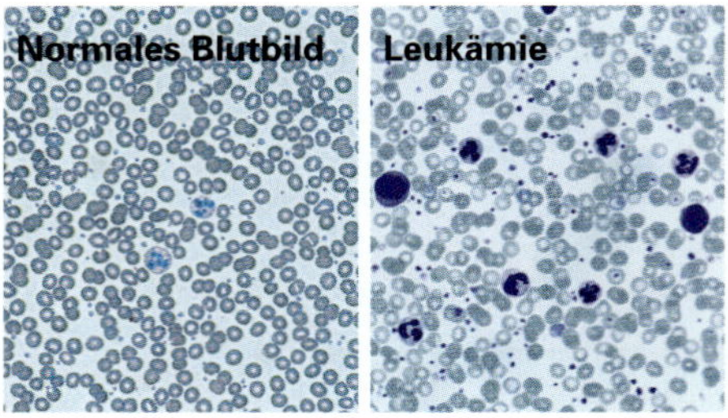

Leukozyten

Leukozyten sind die weißen Blutkörperchen. Sie dienen der Abwehr von Krankheitserregern und Fremdkörpern. Sie nehmen Krankheitserreger in ihr Plasma auf und vernichten sie. Leukozyten werden im Knochenmark gebildet. Ihre Lebensdauer beträgt etwa 10 Tage.

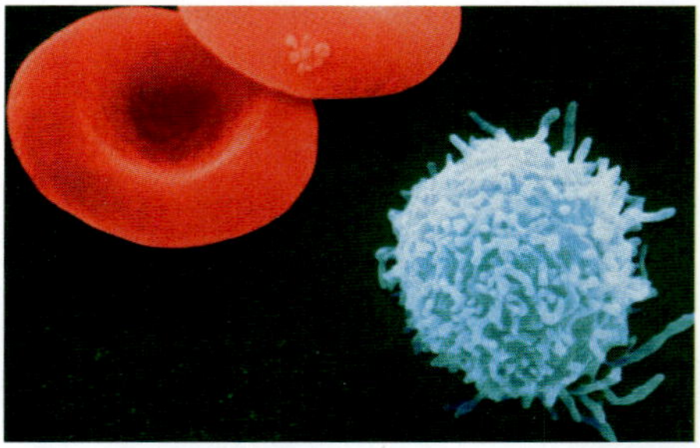

LFGB

LFGB ist die Abkürzung für **L**ebensmittel- und **F**uttermittel**g**esetz**b**uch.

Liebig, Justus

Freiherr Justus von Liebig (1803 bis 1873) gehört zu den Begründern der modernen Ernährungswissenschaften. Er forschte besonders auf dem Gebiet der organischen Chemie.

1847 entwickelte er den Fleischextrakt, der seit 1857 industriell hergestellt wird.

Liebstöckel

Liebstöckel wird auch als Maggikraut bezeichnet, da der Geschmack dieses Krauts der Maggiwürze ähnelt. Liebstöckel sollte aufgrund des intensiven Aromas sparsam verwendet werden.

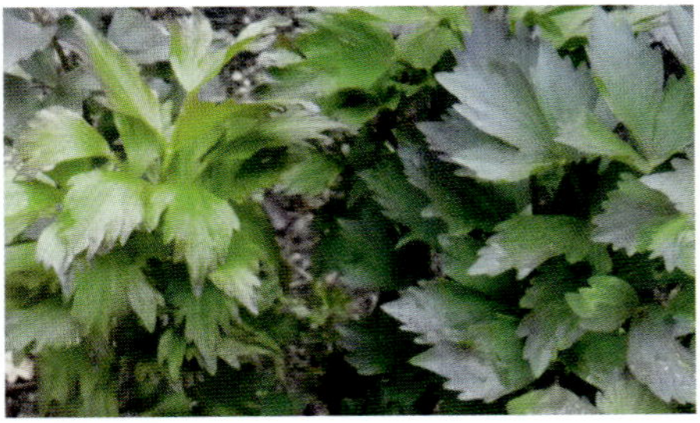

Liebstöckel eignet sich für Braten, Gemüse, Suppen und Brühen.

Lightprodukte

Als Lightprodukte werden Lebensmittel und Getränke bezeichnet, wenn deren Energiegehalt mindestens 30 % unter dem Energiegehalt vergleichbarer Produkte liegt.

Der Fettgehalt muss bei der Bezeichnung „fettarm" unter 3 % liegen.

„Zuckerarme" Lebensmittel dürfen nicht mehr als 5 g Zucker pro 100 g bzw. 2,5 g Zucker pro 100 ml enthalten.

Bei Lightprodukten wird z. B.

- Fett durch einen *Fettaustauschstoff* ersetzt oder
- Zucker durch *Süßstoffe* ersetzt.

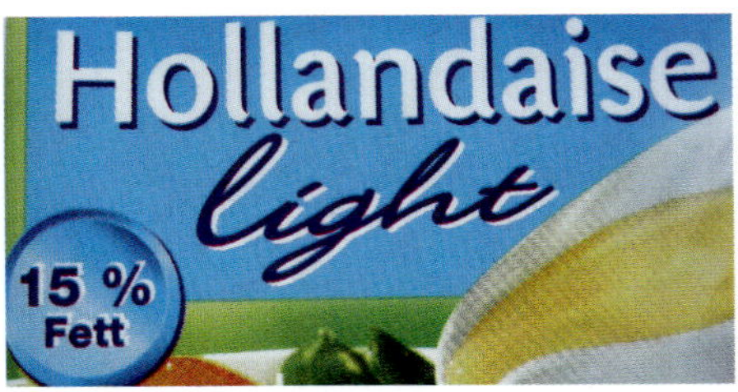

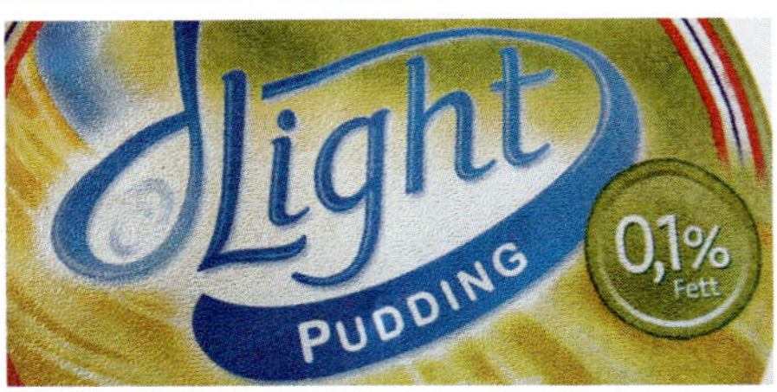

Lignine

Lignine sind neben *Cellulose* und *Hemicellulose* Hauptbestandteile der pflanzlichen Zellen. Lignine sind unlösliche Ballaststoffe, sie können kein Wasser binden. Lignine sind keine Kohlenhydrate. Lignine befinden sich z. B. in den Randschichten der Getreidekörner (*Kleie*).

Limburger Käse

Limburger Käse ist ein schnittfester Weichkäse in Backsteinform, der von der Halbfettstufe bis zur Rahmstufe angeboten wird. Der Geschmack dieser Käsesorte ist je nach Reifegrad würzig bis pikant.

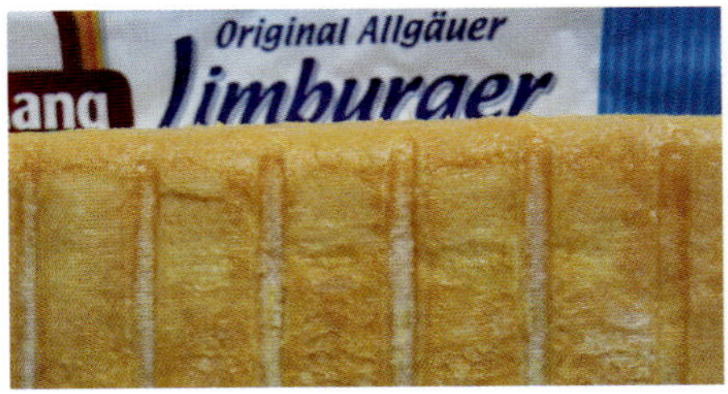

Seinen Ursprung hat dieser Käse in der belgischen Stadt Limburg.

Limetten, Limonen

Limetten sind zitronenähnliche Früchte mit einer grünen bis gelben Schale. Sie haben einen Durchmesser von bis zu 6 cm. Das gelbgrüne, sehr saure und saftige Fruchtfleisch ist Vitamin-C-reich.

Limetten werden in vielen tropischen Ländern, z. B. Mexiko und Brasilien, angebaut.

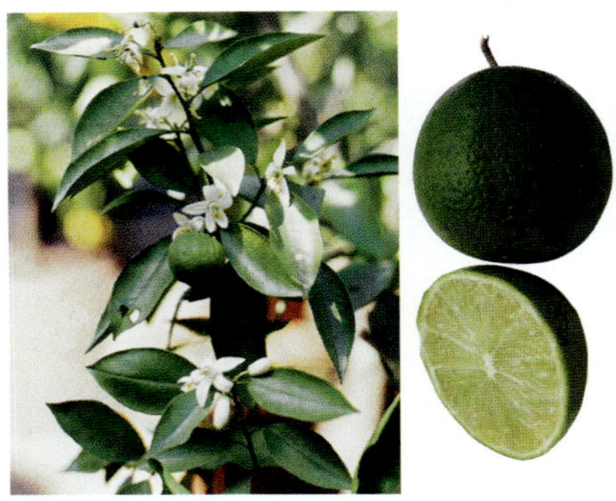

Das Fruchtfleisch wird meist zu Saft verarbeitet, der Bestandteil zahlreicher Cocktails oder anderer Getränke ist.

limitierende Aminosäure

Die limitierende Aminosäure ist die essenzielle Aminosäure, die die biologische Wertigkeit eines Eiweißstoffes begrenzt. Die Konzentration dieser Aminosäure ist in dem Eiweißstoff im Verhältnis zum Bedarf in der geringsten Menge vorhanden. In pflanzlichen Eiweißstoffen ist oft *Lysin* die limitierende Aminosäure, in tierischen Eiweißstoffen sind es dagegen oft *Methionin* oder *Tryptophan*.

Limonaden

Limonaden haben einen halb so großen Fruchtsaftanteil – 3 bis 15 % – wie *Fruchtsaftgetränke*. Limonaden enthalten außerdem natürliche Aromastoffe und/oder Aromaextrakte, Trinkwasser, natürliches Mineralwasser, Quellwasser oder Tafelwasser und Farbstoffe.

Der Zuckergehalt bei Limonaden beträgt mindestens 7 %. Bei energieverminderten Limonaden wird der Zucker ganz oder teilweise durch *Süßstoff* ersetzt.

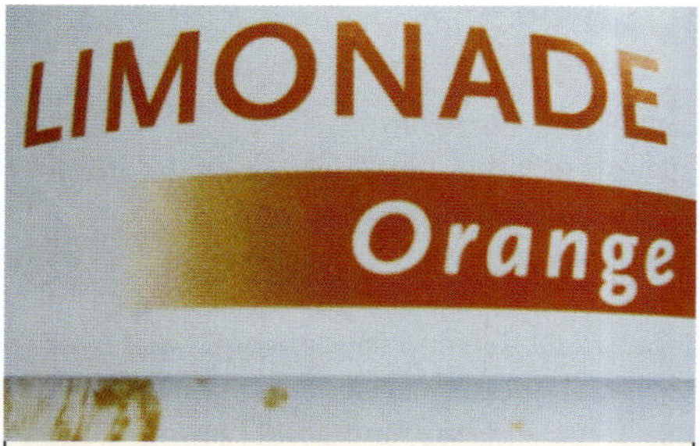

Zutaten: Wasser, Zucker, Orangensaft aus Orangensaftkonzentrat (3 %), Kohlensäure
Säuerungsmittel: Citronensäure
Antioxidationsmittel: Ascorbinsäure, Aroma
Stabilisator: Johannisbrotkernmehl
Farbstoff: Beta-Carotin

Limone

siehe *Limette*

Lindenblütentee

Lindenblütentee wird aus ganzen oder zerkleinerten Blütenständen der Linde zubereitet. Lindenblütentee hat eine schweißtreibende Wirkung und gilt als Hausmittel bei Erkältungen.

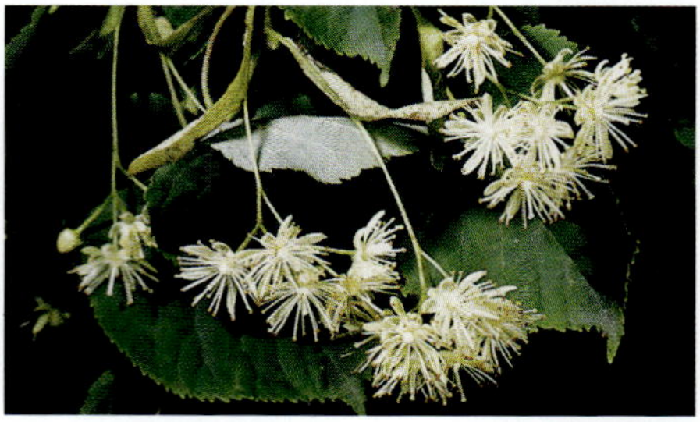

Linolensäure

Linolensäure (18 C-Atome) ist eine langkettige, mehrfach ungesättigte, essenzielle Fettsäure – *Omega-3-Fettsäure* – mit drei Doppelbindungen. Die Doppelbindungen befinden sich nach dem dritten, sechsten und neunten C-Atom. Der Schmelzpunkt liegt bei −11 °C. Linolensäure ist u. a. in *Leinöl*, *Rapsöl*, *Sojaöl* und *Walnussöl* enthalten.

Linolsäure

Linolsäure (18 C-Atome) ist eine langkettige, mehrfach ungesättigte, essenzielle Fettsäure – *Omega-6-Fettsäure* – mit zwei Doppelbindungen. Die Doppelbindungen befinden sich nach dem sechsten und neunten C-Atom. Der Schmelzpunkt liegt bei −8 °C. Linolsäure ist reichlich in Maiskeimöl, Sonnenblumenöl und Sojaöl enthalten.

Linolsäure ist Bestandteil der Zellmembran. Linolsäure senkt den Cholesterinspiegel.

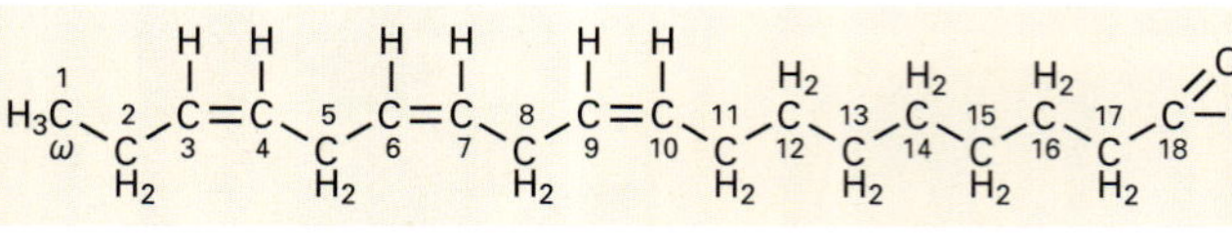

Linolensäure

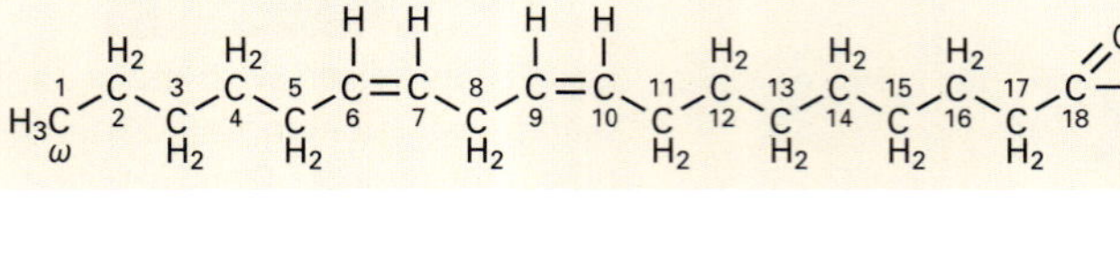

Linolsäure

Linsen

Der Linsenstrauch ist eine der ältesten Kulturpflanzen der Menschheit. Esau verkauft – im Alten Testament – sein Erstgeburtsrecht für ein Linsengericht an seinen Bruder Jakob. Linsen sind scheibenförmige, eiweißreiche und kohlenhydratreiche Hülsenfrüchte. Farbe und Größe der Linsen sind sortenabhängig. Es gibt rote, gelbe, bräunliche, schwarze und grünliche Linsen.

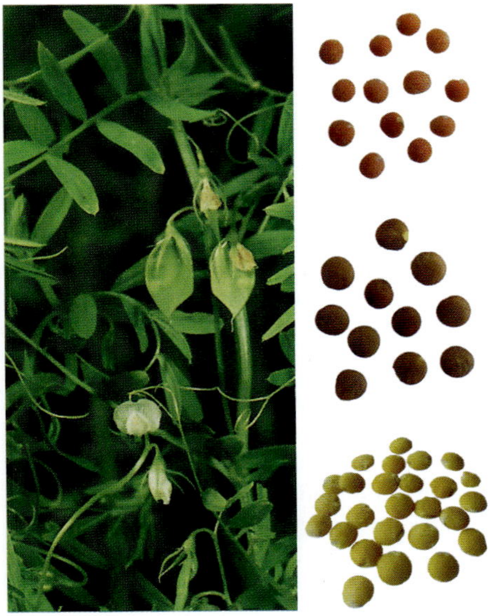

Linsen können als Suppe, Eintopf oder Gemüse zubereitet werden. Linsen sind ein wichtiger Bestandteil der indischen Küche.

Lipasen

Lipasen sind Enzyme, die in der Bauchspeicheldrüse gebildet werden. Lipasen sind *Hydrolasen*. Lipasen sind die wichtigsten *Esterasen*.

Sie spalten Fette – Triglyceride – unter Wasseranlagerung in *Diglyceride*, dann in *Monoglyceride* und schließlich in *Glycerin* und freie *Fettsäuren*.

Zunächst werden die Fettsäuren in Position 1 und 3 abgespalten und zum Schluss die Fettsäure in Position 2.

Lipasen befinden sich im Bauchspeichel für die Fettverdauung und im Fettgewebe für den Fettabbau.

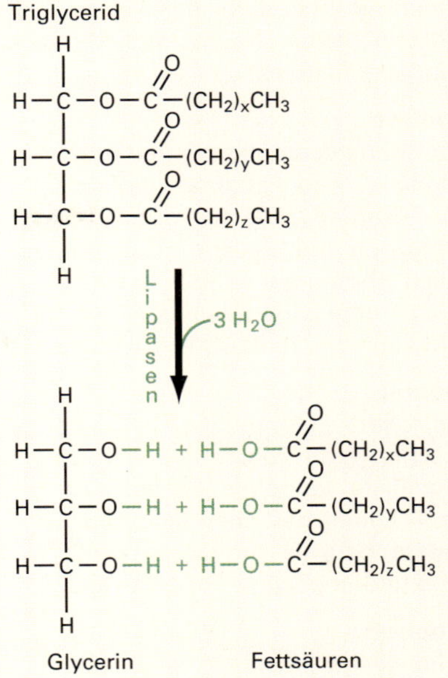

Lipide

Das Wort Lipid kommt vom griechischen Wort lipos – Fett.

Lipide ist eine Sammelbezeichnung für eine Vielzahl von Stoffen. Gemeinsam haben diese Stoffe die Eigenschaft, dass sie in Wasser schlecht löslich sind. Es sind wasserunlösliche – hydrophobe – Stoffe. Dagegen sind sie gut löslich in unpolaren organischen Lösungsmitteln.

Die Lipide können in folgende Gruppen unterteilt werden:

- Fette – *Triglyceride*
- *Phospholipide*
- *Glykolipide*
- *Sterine*
- *Carotinoide*
- *Lipoproteine*

Lipidstoffwechsel

siehe *Fettstoffwechsel*

Lipogenese

Lipogenese bedeutet lipos – Fett –, genese – Entstehung –, also Fettaufbau bzw. Fettbildung im Körper. Der entgegengesetzte Prozess ist die *Lipolyse*.

Lipoide
Lipoide ist eine ältere Bezeichung für fettähnliche Stoffe. Heute spricht man von komplexen *Lipiden*.

Lipolyse
Lipolyse bedeutet lipos – Fett –, lyse – Auflösung –, also Fettabbau im Körper. Die Fette werden zunächst durch Lipasen in Fettsäuren und Glycerin gespalten. In den Zellen werden dann die Fettsäuren zu Acetyl-CoA abgebaut. Das anfallende Glycerin wird ebenfalls zu Acetyl-CoA abgebaut.

lipophil
Das Wort lipophil kommt vom griechischen Wort lipos – Fett – und philos – freundlich. Lipophile Stoffe sind Stoffe, die in Fetten und Ölen leicht löslich sind. Andere Begriffe für lipophil sind hydrophob und unpolar.

lipophob
siehe *wasserliebend*

Lipoproteine
Lipoproteine sind unterschiedlich große und unterschiedlich zusammengesetzte Partikel aus Fett, Cholesterin, *Phospholipiden* und Eiweiß. Sie transportieren wasserunlösliches Fett und Cholesterin durch die Blutgefäße und Lymphgefäße.
Lipoproteine sind die:
- *Chylomikronen*
- *Prä-β-Lipoproteine* (VLDL), Lipoproteine mit sehr geringer Dichte – very low density
- *Beta(β)-Lipoproteine* (LDL), Lipoproteine mit geringer Dichte – low density
- *Alpha(α)-Lipoproteine* (HDL), Lipoproteine mit hoher Dichte – high density

Listeriose
Listeriose ist eine Infektionskrankheit, die durch Listerien hervorgerufen wird.

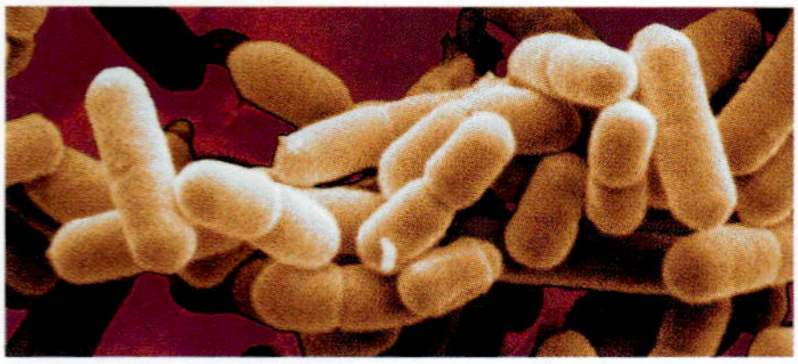

Listerien sind sehr widerstandsfähige Bakterien, die aber durch Hitze abgetötet werden können.
Übertragen werden diese Bakterien durch:
- rohes bzw. nicht durchgegartes Rind- und Schweinefleisch
- rohe Eier
- *Rohmilch* bzw. Rohmilchkäse
- nicht gegartes Gemüse von Feldern, die mit *Gülle* gedüngt wurden

Diese Infektionskrankheit ist nur gefährlich für ungeborene Kinder (Schwangere), Kleinkinder und ältere Menschen. Bei ihnen kann der Krankheitsverlauf tödlich enden. Schwangere, Kleinkinder und ältere Menschen sollten deshalb die genannten Speisen meiden.

Litholrubin BK, E 180
Litholrubin BK ist ein roter, synthetisch hergestellter *Azofarbstoff*. Der Farbstoff ist nur zum Färben von Käserinde zugelassen.

Litschi, Litchi
Litschis sind etwa pflaumengroße Früchte des Litschibaums, der ursprünglich aus China stammt. Unter der nicht essbaren, harten Schale befindet sich das weiße, gallertartige saftreiche Fruchtfleisch. Der nicht essbare Samen in der Mitte der Frucht ist eichelgroß.

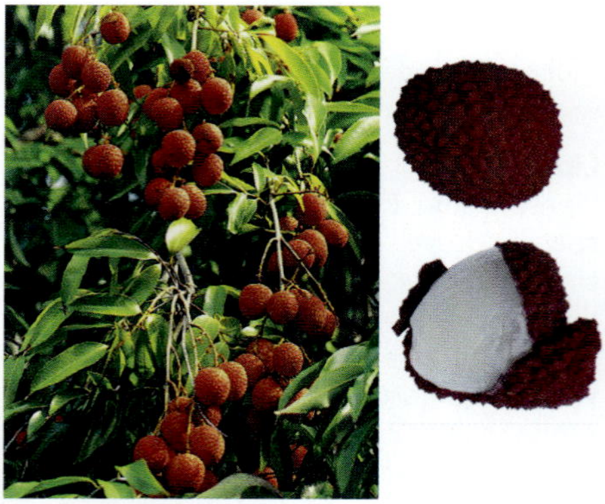

Die Vitamin-C-reichen Litschis werden roh aus der Schale gegessen oder zu Obstsalat verarbeitet.

LM
LM ist die Abkürzung für ***L**ebens**m**ittel*.

Lollo biondo, Lollo rosso

Lollo biondo und Lollo rosso sind ursprünglich in Italien beheimatete Pflücksalate. Sie haben stark gekrauste Blätter und einen Durchmesser von ca. 30 cm.

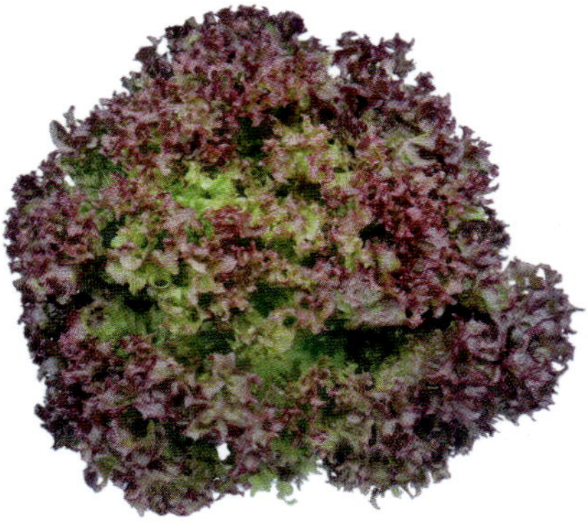

Die Blätter haben einen herben, nussartigen Geschmack. Sie besitzen einen ähnlichen Nährstoffgehalt wie Kopfsalat.

Longanfrucht

Die runde bis ovale Longanfrucht reift an einem immergrünen Baum. Sie hat eine zimtbraune, sehr feste Schale. Darunter liegt das glasig-weiße Fruchtfleisch. Der leicht säuerliche Geschmack des Fruchtfleisches erinnert an Erdbeeren.

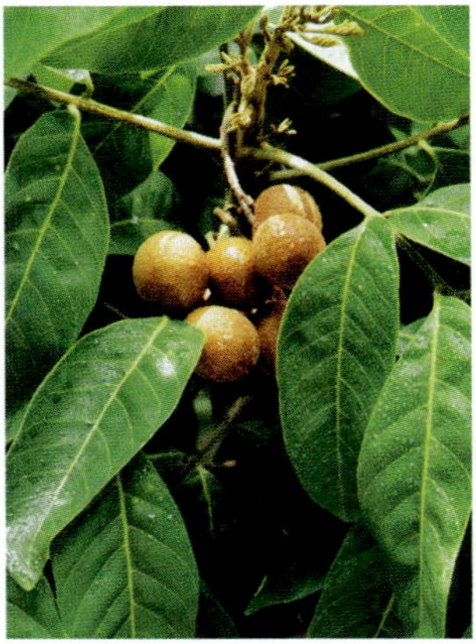

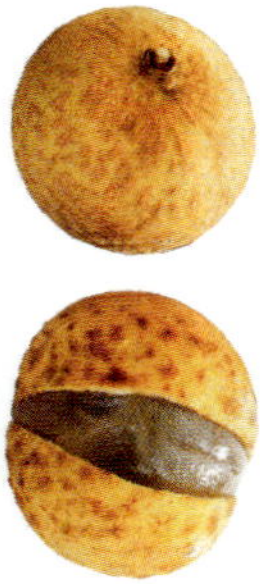

Der Longanbaum ist in China und Indien beheimatet. Heute findet man ihn fast überall in den Tropen. Die Longanfrucht ist mit der *Litschi* verwandt. Die Longanfrucht kommt frisch oder in Konserven in den Handel.

Lorbeerblätter

Lorbeerblätter sind die frischen oder getrockneten Blätter und Triebspitzen des immergrünen Lorbeerbaums, die als Gewürz verwendet werden.

Frische Lorbeerblätter haben ein kräftiges, würziges und sehr bitteres Aroma.

Getrocknete Lorbeerblätter werden zum Würzen z. B. von Rotkohl, Fisch-, Fleisch- und Wildgerichten verwendet. Das Blatt wird mitgegart.

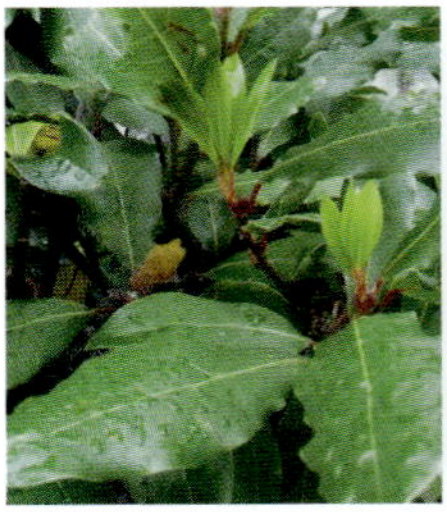

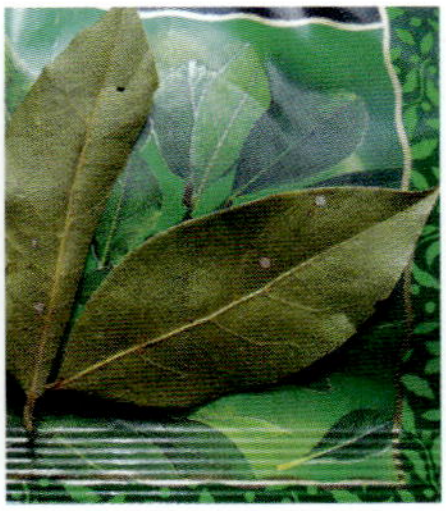

Lorbeerblätter helfen bei Verdauungsbeschwerden. Aus dem Öl der Lorbeerblätter werden auch Salben hergestellt, die bei Verstauchungen und Blutergüssen helfen.

Loup de Mer

siehe *Wolfsbarsch*

Lutein, E 161 b

Lutein ist ein in der Natur weitverbreitetes gelb-orangefarbenes *Carotinoid* u.a. in Blütenblättern und im Eigelb.

Der meist synthetisch hergestellte Farbstoff ist für bestimmte Lebensmittel unter Beachtung der Höchstmengenbegrenzung von 200–500 mg/kg Lebensmittel – zugelassen, z. B. für Butter, Teigwaren, Würzmittel, Nahrungsergänzungsmittel. Der Farbstoff gilt sonst als gesundheitlich unbedenklich.

Zum Beispiel diesem Salatdressing wurde Lutein als Farbstoff zugesetzt:

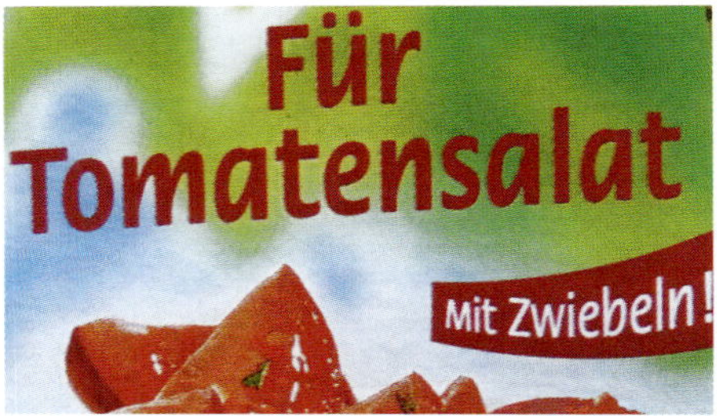

Lykopin, E 160 d

Lykopin ist ein *Carotinoid* – ein sekundärer Pflanzenstoff –, der reichlich in Tomaten, roten Grapefruits, Guaven und Wassermelonen enthalten ist. Lykopin schützte im Tierversuch vor Krebs. Lykopin wird auch als orangeroter *Farbstoff* eingesetzt.

Lymphe

Lymphe ist die Flüssigkeit, die sich zwischen den Zellen als Gewebsflüssigkeit befindet, und die Flüssigkeit, die sich in den Lymphgefäßen sammelt und von den Lymphknoten gefiltert wird und dann in das Blut zurückgelangt.

Lymphgefäße

Lymphgefäße bilden neben den Blutgefäßen ein zweites Röhrensystem. Das Lymphgefäßsystem hat u. a. die Aufgabe, Nahrungsfette mit den Chylomikronen aus der Darmwand zum Fettgewebe zu transportieren.

Lys

Lys ist die Abkürzung für ***Lys**in*, eine essenzielle *Aminosäure*.

Lysin (Lys)

Lysin ist eine *essenzielle* basische Aminosäure. Sie besitzt also eine zusätzliche Aminogruppe in der Seitenkette.
Strukturformel:

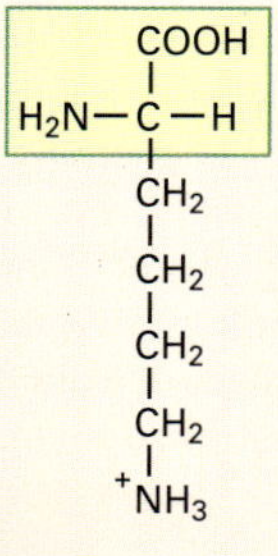

Lysin ist in pflanzlichen Proteinen nur in geringen Mengen vorhanden. Die biologische Wertigkeit von Getreideproteinen kann durch die Zugabe von tierischem Protein erhöht werden. In tierischen Proteinen kommt Lysin zu 7 bis 9 % vor.
Lysin ist Bestandteil des *Kollagens*.

Lysosom

Lysosomen sind *Zellorganellen* mit einem Durchmesser von etwa 0,5 µm. Diese kugelförmigen Bläschen mit einer Außenmembran enthalten viele verschiedene Enzyme, die alte Zellorganellen sowie Proteine, Kohlenhydrate, Fette und Nucleinsäuren abbauen. Da diese Enzyme die *Zelle* „verdauen" würden, sind sie in den Lysosomen angesiedelt.

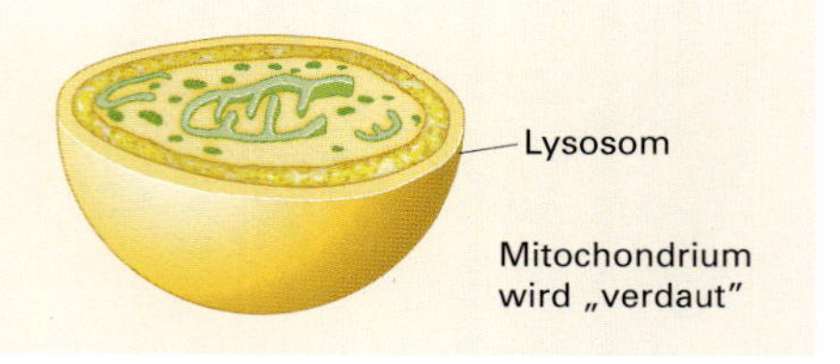

Die in den Lysosomen entstandenen Stoffwechselabbauprodukte werden an das *Zytoplasma* abgegeben und stehen nun der Zelle zur weiteren Verwendung zur Verfügung.

Lysozym, E 1105

Lysozym ist ein Enzym, das z. B. im Mundspeichel und in der Tränenflüssigkeit vorhanden ist. Lysozym hemmt das Wachstum bestimmter Bakterien.
Lysozym besteht aus 129 Aminosäureresten. Es war das erste Enzym, dessen dreidimensionale Struktur 1965 aufgeklärt wurde.
Lysozym wird aus Hühnereiklar gewonnen.
Lysozym ist ohne Höchstmengenbegrenzung als Lebensmittelzusatzstoff – *Konservierungsmittel* – zugelassen. Lysozym wird nur bei der Käsereifung anstelle von Nitrat eingesetzt.
Zum Beispiel diesem Käse wurde das Konservierungsmittel Lysozym zugesetzt:

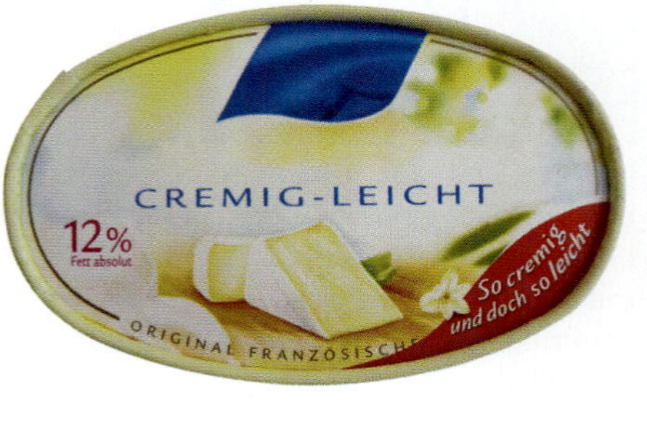

Macadamianüsse

Macadamianüsse wurden ursprünglich in Queensland im Osten Australiens geerntet, heute werden sie in verschiedenen tropischen und subtropischen Gebieten angebaut. Die haselnussgroße Steinfrucht ist in grünes, hartes Fruchtfleisch eingehüllt.

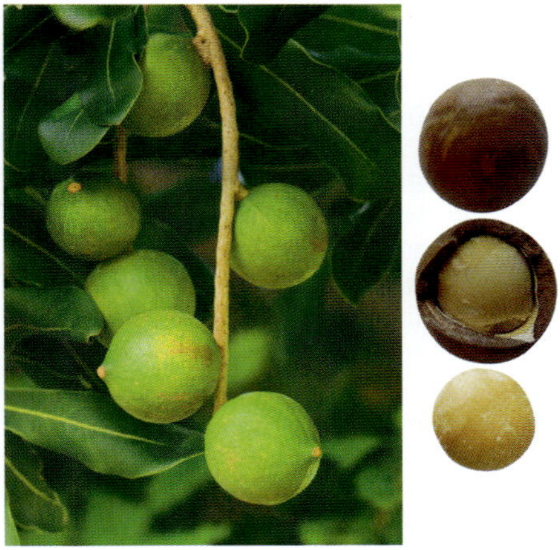

Nach der Ernte werden die dicken, grünen Schalen maschinell entfernt. Die Nüsse werden nun getrocknet und dann wird die innere Schale geknackt. Anschließend werden sie z. B. geröstet und gesalzen und als Knabberartikel angeboten.

Die Nüsse enthalten bis zu 72 % Fett und sind reich an *Ölsäure*.

Macis, Muskatblüte

Macis oder Muskatblüte ist der getrocknete, orangefarbene Samenmantel der *Muskatnuss*. Nach der Ernte der Muskatnüsse wird das Fruchtfleisch entfernt und der Samenmantel von der Muskatnuss getrennt. Der Samenmantel wird dann getrocknet und kommt gemahlen oder in Stücken in den Handel.

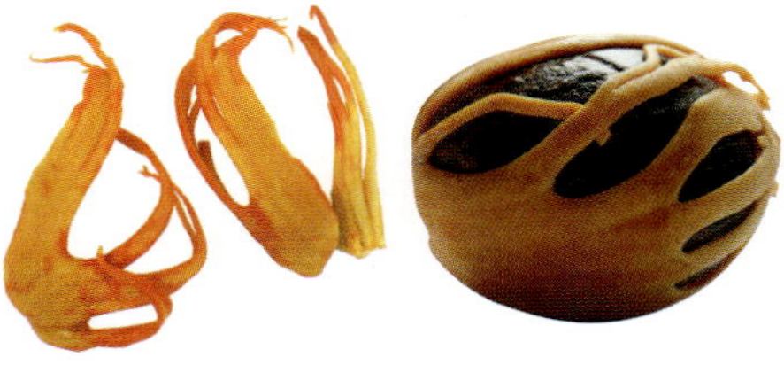

Macis wird als Gewürz verwendet. Macis schmeckt ähnlich wie die Muskatnuss.

Magen

Der Magen ist eine Erweiterung des Verdauungstrakts zwischen Speiseröhre und Zwölffingerdarm. Die Speiseröhre gelangt durch den etwa 2 cm breiten Magenmund in den Magen. Der Magenmund öffnet sich nur, wenn Nahrungsbrei in den Magen gelangen soll.

Der Magen hat die Aufgabe, den zerkleinerten Speisebrei zu durchmischen und anzuverdauen und portionsweise durch den Magenausgang – den *Pförtner* – an den Zwölffingerdarm abzugeben. Der Pförtner öffnet sich nur, um den Nahrungsbrei weiterzuleiten.

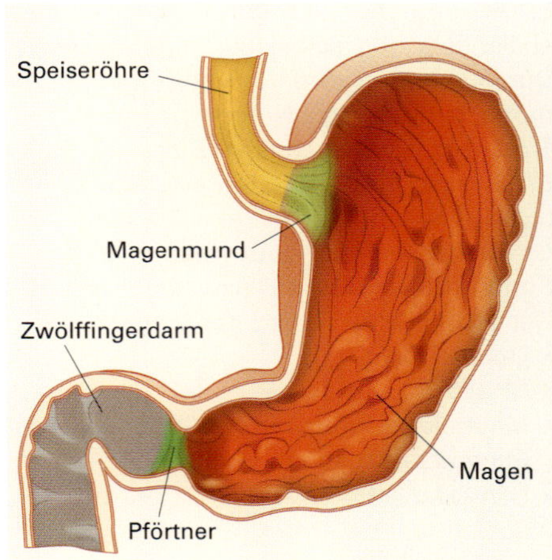

Das Fassungsvermögen des Magens beträgt 1 bis 1,5 Liter. Die Verweildauer des Speisebreis ist abhängig von der Zusammensetzung:

- kohlenhydratreiche Speisen haben die kürzeste und
- fettreiche Speisen die längste Verweildauer.

Magensaft

Täglich werden ca. 2 l Magensaft gebildet. Magensaft enthält 0,5 %ige Salzsäure, die

- Mikroorganismen abtötet und
- für die *Denaturierung* der Eiweißstoffe sorgt.

Der Magensaft enthält außerdem Schleimstoffe und zusätzlich eiweißspaltende Enzyme – *Pepsine*.

Magerfisch

Magerfische haben einen Fettgehalt von unter 10%, z.B. *Dorsch*, *Forelle*, *Heilbutt*, *Karpfen*, *Rotbarsch*, *Schellfisch*, *Scholle*, *Seelachs*, *Steinbutt* und *Zander*.

Einige Magerfische, z.B. der Dorsch, reichern Fett in der Leber an, das zu Fischöl – *Lebertran* – verarbeitet wird.

Magerkäse

Magerkäse hat höchstens 10% Fett in der Trockenmasse. *Harzer Käse* ist z.B. ein Magerkäse.

Magersucht

Magersucht – Anorexia nervosa – ist eine Essstörung, bei der der Gewichtsverlust absichtlich und selbst herbeigeführt wird. Durch Hungern wird versucht, dem Körper möglichst wenig Nahrung zuzuführen. Trotz extremem Untergewicht – *Body-Mass-Index* (BMI) < 17,5 – empfinden sich die Personen häufig als zu dick. Die Gewichtsabnahme wird zusätzlich durch Sport und *Abführmittel* usw. gefördert.

Gesundheitliche Folgen der Magersucht:

- Unterernährung
- Muskelschwund
- Mangelernährung – z.B. Vitamin- und Mineralstoffmangel
- hormonelle Veränderungen, die zu Haarausfall und Hauttrockenheit führen
- niedriger Blutdruck
- Ausbleiben der Menstruation

Die Betroffenen benötigen therapeutische Hilfe.

Maggikraut

siehe *Liebstöckel*

Magnesium (Mg)

Magnesium ist ein Mineralstoff, der zu den Mengenelementen gehört. Der Gesamtbestand an Magnesium im menschlichen Körper beträgt ca. 25 g. Das Magnesium befindet sich zu ca. 60% in den Knochen. Magnesium ist ein *Kation*, das sich überwiegend in den Zellen befindet.

Magnesium aktiviert rund 300 Enzyme, besonders des Energiestoffwechsels, und wird auch für die Synthese von Proteinen und *Nucleinsäuren* benötigt.

Magnesium ist wichtig für die Reizübertragung im Nervensystem und die Muskelkontraktion.

Bei einem Magnesiummangel kommt es zu vielfältigen Störungen: Muskelkrämpfe, Funktionsstörungen der Herz- und Skelettmuskulatur, schlechtere Ausnutzung der Nahrung.

Alkoholismus und Abführmittelmissbrauch sind die häufigsten Ursachen für einen Magnesiummangel.

Magnesiumbedarf

Jugendliche sollten täglich 0,35 bis 0,40 g Magnesium zu sich nehmen.

Vollkorngetreideprodukte, alle grünen Gemüsesorten, Milch und Milchprodukte sowie magnesiumreiches Mineralwasser eignen sich zur Magnesiumbedarfsdeckung. Mit der Nahrung ist es kaum möglich, zu viel Magnesium aufzunehmen. Bei einer zu hohen Magnesiumzufuhr kommt es zu Durchfall.

Magnesiumcarbonat, E 504

Magnesiumcarbonat ist ein Magnesiumsalz der Kohlensäure, das als *Trennmittel* und als *Säureregulator* eingesetzt wird.

Magnesiumcarbonat ist zusammen mit Calciumcarbonat für die Wasserhärte verantwortlich.

Magnesiumcarbonat ist ohne Höchstmengenbegrenzung als Lebensmittelzusatzstoff zugelassen.

Zum Beispiel diesen Dinkelplätzchen wurde Magnesiumcarbonat als Trennmittel zugesetzt:

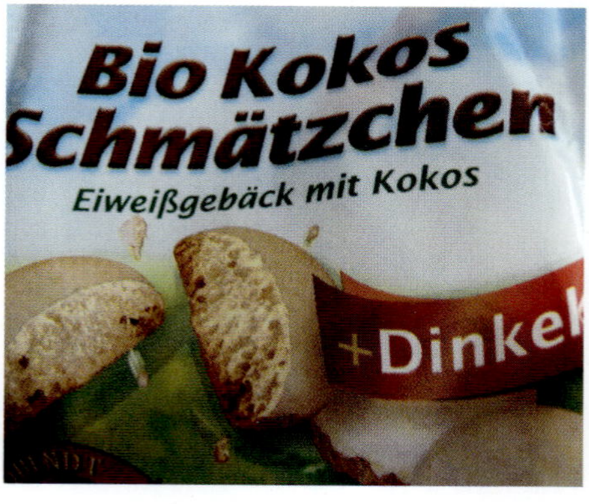

Magnesiumchlorid, E 512

Magnesiumchlorid ist ein Magnesiumsalz der Salzsäure. Magnesiumchlorid lässt Sojaeiweiß gerinnen, es wird deshalb als Lebensmittelzusatzstoff – Nigarisalz – bei der Tofuherstellung eingesetzt.

Magnesiumchlorid dient auch als *Kochsalzersatzmittel* und zur Anreicherung von Lebensmitteln mit Magnesium.

Zum Beispiel bei der Herstellung dieses Tofus wurde Magnesiumchlorid eingesetzt:

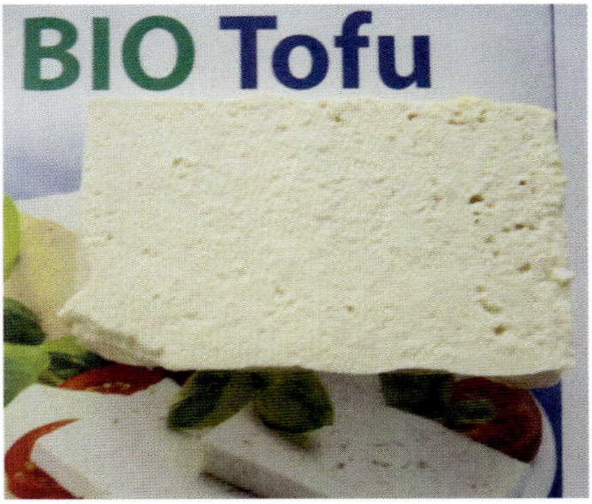

Mahlzeiten

Bei den Mahlzeiten werden zu bestimmten Tageszeiten Speisen und Getränke eingenommen. Man unterscheidet zwischen Hauptmahlzeiten – Frühstück, Mittagessen und Abendessen – und Zwischenmahlzeiten – zweites Frühstück und Kaffeetrinken.

Durch die Anzahl und die Verteilung der Mahlzeiten kann die Leistungskurve positiv beeinflusst werden. Fünf kleine Mahlzeiten sind besser als drei große.

Maillard-Reaktion

Die Maillard-Reaktion wurde erstmals von dem französischen Biochemiker Louis C. Maillard (1878 bis 1936) beschrieben.

Die Maillard-Reaktion ist eine nicht enzymatische Bräunungsreaktion, bei der Zucker mit Aminosäuren unter Wärmeeinwirkung reagiert.

Die Maillard-Reaktion ist verantwortlich für die Braunfärbung und die Bildung von Geschmacksstoffen beim Backen, Rösten und Braten.

Mais

Mais ist ein einjähriges, bis zu 2,50 m hohes Gras, bei dem aus den Blattachsen die Maiskolben herauswachsen. Mais hat seinen Ursprung in Mittel- und Südamerika.

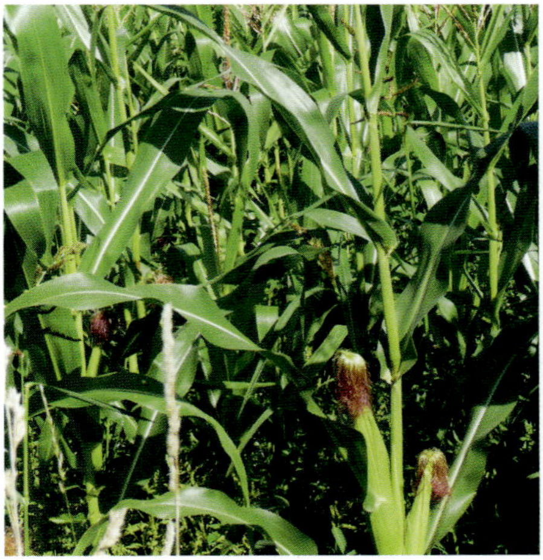

Mais ist Hauptnahrungsmittel in Teilen von Zentralamerika.

Mais ist reich an Kohlenhydraten und Ballaststoffen. Eine einseitige Maisernährung kann zu der Vitaminmangelkrankheit Pellagra führen, siehe *Niacin*.

Mais wird bei uns vor allem zu Maisstärke und Maisgrieß verarbeitet. Ansonsten wird Mais als *Cornflakes*, Popcorn, *Zuckermais* und Gemüsemais angeboten. Maismehl allein ist nicht backfähig.

Aus Mais wird auch *Maiskeimöl* hergestellt.

Maische

Maische ist das zucker- und/oder stärkehaltige Ausgangsmaterial beim Bierbrauen. Die Maische besteht aus gemahlenem Malz und Wasser.

Maiskeimöl

Maiskeimöl wird aus den Keimlingen der Maiskörner gepresst oder extrahiert und schonend *raffiniert*.

Die Zusammensetzung des Maiskeimöls ist abhängig von der Herkunft der Maiskörner.

Der *Linolsäure*gehalt schwankt zwischen 35 und 65 %, der *Ölsäure*gehalt zwischen

20 und 40 %. Außedem enthält Maiskeimöl viel Vitamin E und verdirbt nicht so leicht.

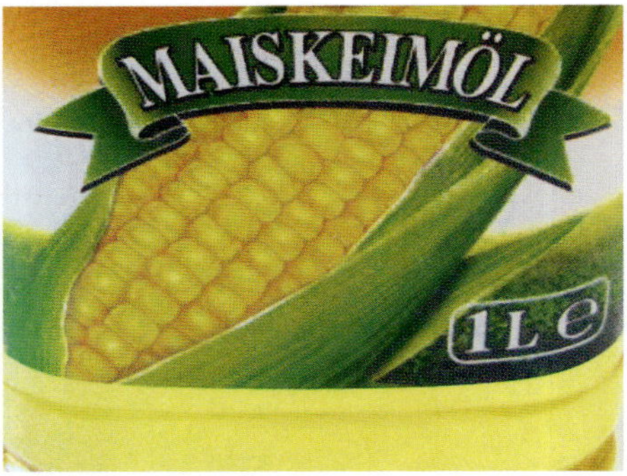

Aus Maiskeimöl werden Salatöl, Margarine und Mayonnaise hergestellt.

Majoran
Majoran gehört zu den Küchenkräutern und ist eines der Hauptgewürze in Italien. Majoran ist ein einjähriges, stark duftendes Kraut. Majoran hat einen aromatischen und leicht bitteren Geschmack.

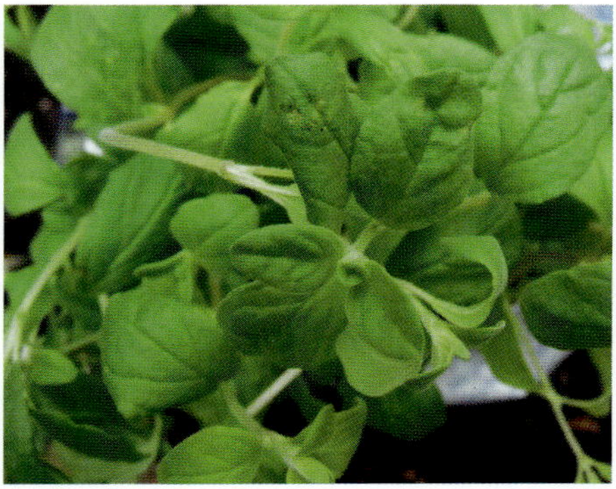

Majoran passt zu Fleisch, Tomatensoße, Salaten und Kartoffelgerichten. Majoran wird auch als Gewürz bei der Wurstherstellung eingesetzt.

Makrele
Die Makrele ist ein mittelgroßer Schwarmfisch, der durchschnittlich 30 bis 40 cm lang und 500 g schwer wird. Makrelen leben in allen Weltmeeren.

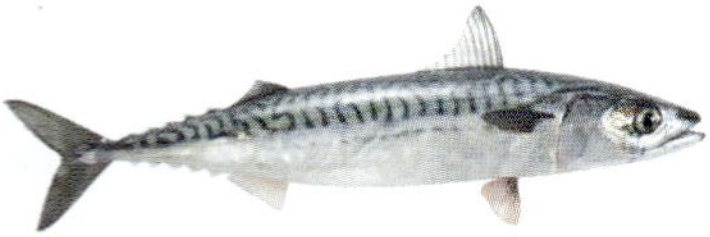

Die Makrele ist ein *Fettfisch*, sie enthält *Omega-3-Fettsäuren*. Der Fettgehalt schwankt nach Jahreszeit und Fanggebiet. Das Makrelenfleisch ist rötlich.

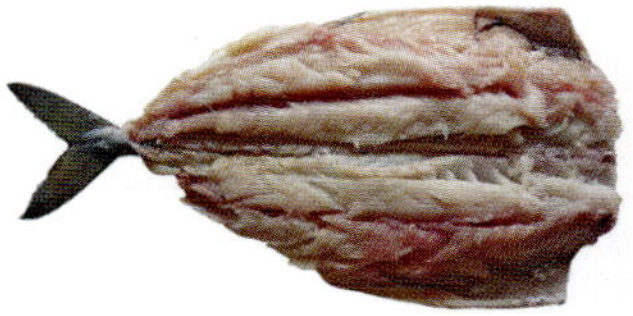

Makrelen eignen sich zum Braten, Grillen oder Räuchern.

makro
Makro bedeutet groß, größer als normal.

Makroangiopathie
Makroangiopathie ist eine Erkrankung der mittelgroßen und großen Arterien – Schlagadern. Ursache ist meist eine *Arteriosklerose*.

Makrobiotik
Makrobiotik (makros – lang –, bios – Leben –, biotik – Technik zur Verjüngung) ist eine alternative Kostform, die ihren Ursprung im Zen-Buddhismus hat. Im Mittelpunkt dieser chinesischen Ernährungsform stehen die entgegengesetzten Kräfte Yin und Yang. Yin drängt nach außen und Yang zieht zusammen. Bei der Auswahl der Lebensmittel muss ein ausgewogenes Verhältnis zwischen den Yin- und Yang-Anteilen bestehen.
Die Mahlzeiten bestehen daher aus gekochtem und gewürztem

- Vollkornreis,
- Frischgemüse,
- Hülsenfrüchten und
- Suppen.

Milch, Obst und Säugetierfleisch sind zu meiden. Es soll wenig getrunken werden.
Insgesamt ist die Kostform einseitig und kann bei Kindern, Schwangeren und Stillenden zu einer Mangelernährung führen.

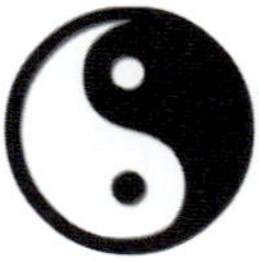

Symbol für Yin und Yang

Makromoleküle
Makromoleküle sind sehr große Moleküle. Makromoleküle sind z. B. Eiweißstoffe, Cellulose und Glykogen.

Malate
Malate sind die Salze der *Apfelsäure*, sie sind Lebensmittelzusatzstoffe.

Malnutrition
Malnutrition bedeutet *Fehlernährung*.

Maltase
Maltase ist ein Verdauungsenzym an der Darmschleimhaut, das Maltose – Malzzucker – unter Wasseranlagerung in zwei Moleküle Traubenzucker spaltet. Maltase ist also eine *Hydrolase*.

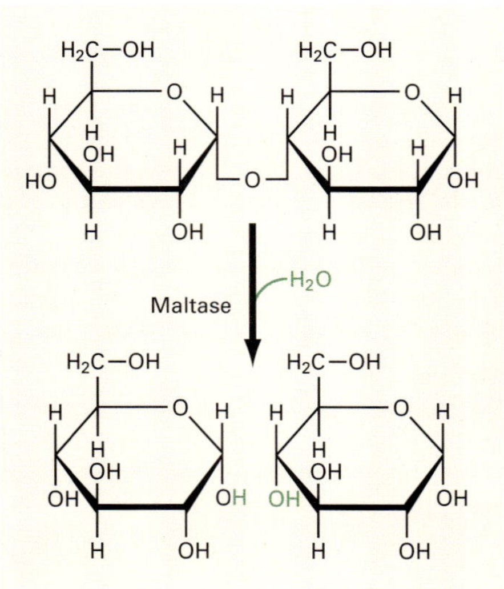

Maltit, E 965
Maltit ist ein *Zuckeraustauschstoff*, der insulinunabhängig verwertet wird. Maltit wird aus Stärke/*Maltose* gewonnen. Maltit besitzt 90 % der Süßkraft von Rübenzucker – Saccharose.

Maltit ist zum Süßen von zuckerfreien, energieverminderten Lebensmitteln zugelassen, z. B. Dessertspeisen, Speiseeis, Konfitüren und Süßwaren. Größere Mengen an Maltit wirken abführend.

Zum Beispiel diese Erdnussplätzchen für Diabetiker enthalten Maltit als Süßungsmittel:

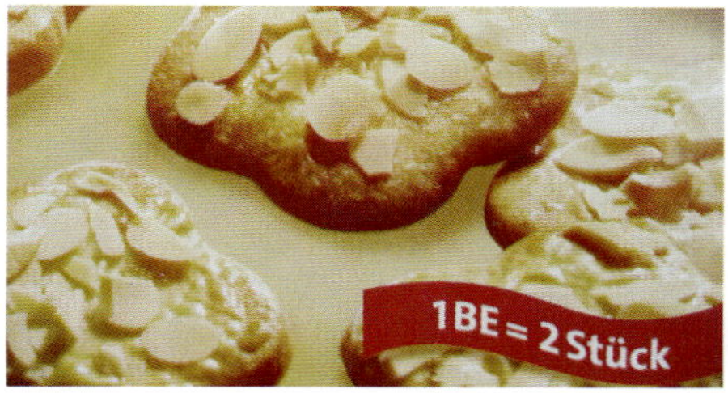

Maltodextrin
Maltodextrin ist ein *Fettersatzstoff* auf Kohlenhydratbasis. Maltodextrin wird aus Stärke hergestellt und besteht aus mehreren Zuckerbausteinen.

Maltodextrine werden auch isotonischen Getränken zur Erhöhung des Kohlenhydratanteils zugesetzt. Sie erhöhen den Blutzuckerspiegel nur langsam.

Zum Beispiel dieser Brotaufstrich enthält Maltodextrin:

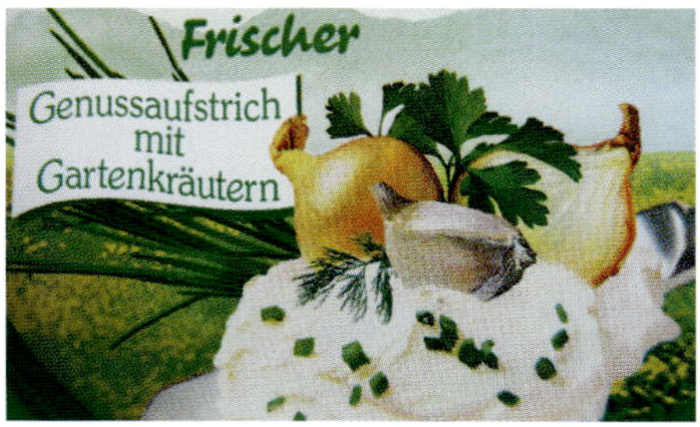

Maltol, E 636
Maltol ist ein Aromastoff, der in Malz und Karamell vorkommt. Maltol wird als *Geschmacksverstärker* z. B. in Süßwaren und Erfrischungsgetränken eingesetzt.

Maltol verbessert auch das „Mundgefühl" von fettreduzierten Lebensmitteln. Maltol muss nicht in der Zutatenliste genannt werden.

Maltose
siehe *Malzzucker*

Malzextrakt
Malzextrakt wird aus gekeimter und gerösteter Gerste gewonnen. Malzextrakt besteht aus *Malzzucker* und *Maltodextrin*. Mit Malzextrakt werden zum Beispiel Vollkornbrot und Zwieback gefärbt. Aus Malzextrakt werden auch Malzbonbons hergestellt.

Malzkaffee

Malzkaffee wird als Kaffeeersatz aus geröstetem Gerstenmalz hergestellt. Die Stärke im Gerstenmalz wird bei der Herstellung von Malzkaffee teilweise zu *Malzzucker* – Maltose – abgebaut. Beim Rösten des Malzkaffees entsteht nun aus dem Malzzucker *Karamell* und daher der Geschmack des Malzkaffees.

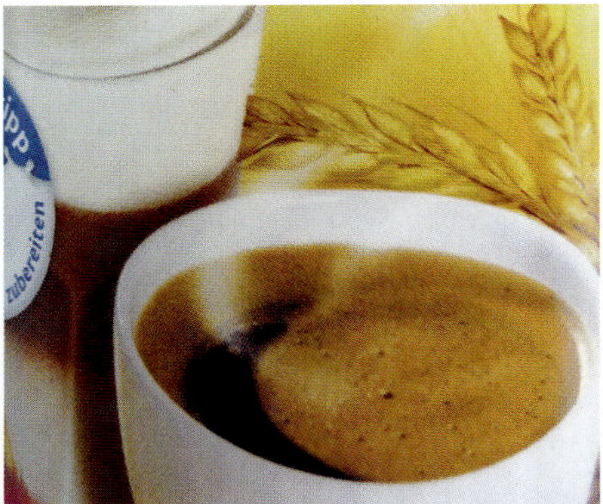

Zutaten: Gerste, Gerstenmalz, Zichorie, Roggen (Spuren: Milch)

Malzzucker

Malzzucker – Maltose – ist ein *Doppelzucker* – Disaccharid. Maltose besteht aus zwei Glucosemolekülen. Strukturformel:

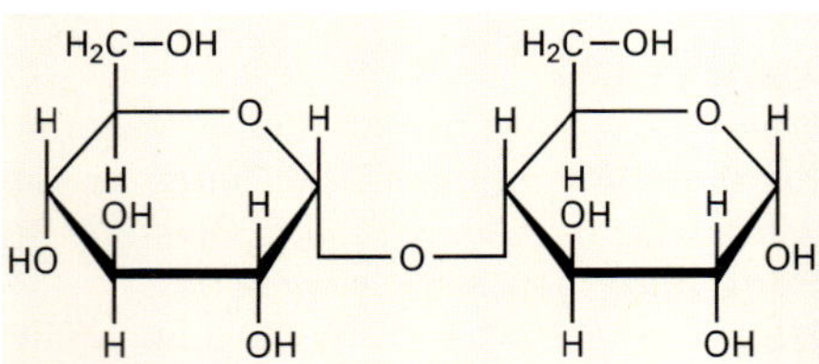

Malzzucker besitzt eine Süßkraft von 40 % bezogen auf Rohr- und Rübenzucker.

Malzzucker entsteht bei der Verdauung von *Stärke* – Amylose und Amylopektin.

Malzzucker kommt in keimenden Getreidekörnern und Bier vor.

Die Gewinnung von Malzzucker erfolgt aus Stärke.

Mandarine

Mandarinen wachsen an kleineren immergrünen Bäumen. Zu der Familie der Mandarinen gehören auch

- die Clementine, eine Kreuzung zwischen Apfelsine und Mandarine,
- die meist kernlose Satsuma, die aus Japan stammt,
- die kernlose Tangerine, die kleiner als die Mandarine ist und als Dosenobst angeboten wird.

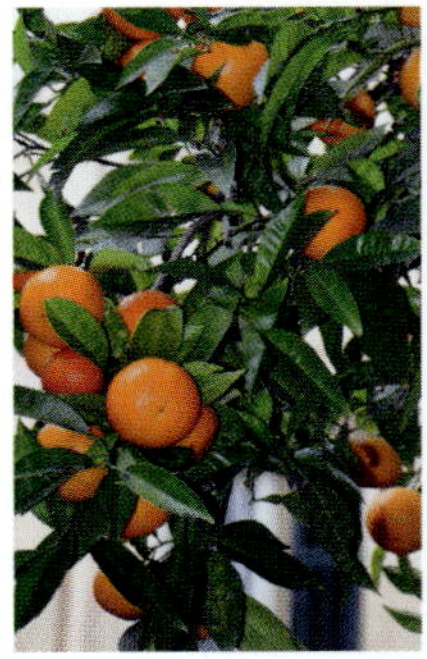

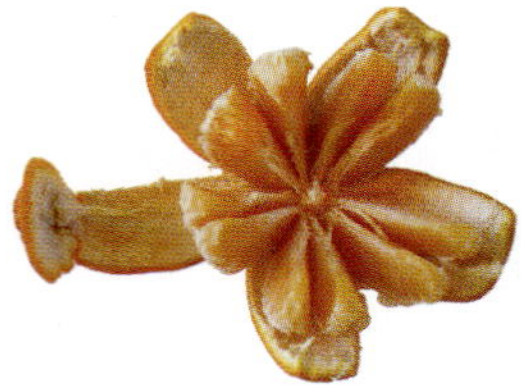

Kennzeichnend für die Mandarinen ist, dass die orangefarbene Schale leicht abzulösen ist. Das in acht bis zwölf Segmente unterteilte Fruchtfleisch ist saftig und süß bis säuerlich.

Mandarinen werden meist frisch verzehrt. Sonst werden die Mandarinen im Anbauland zu Konserven oder Saft verarbeitet.

Mandel

Der Ursprung des Mandelbaums liegt wohl in China und in Vorderasien. Hauptanbauländer sind heute Kalifornien und Spanien.

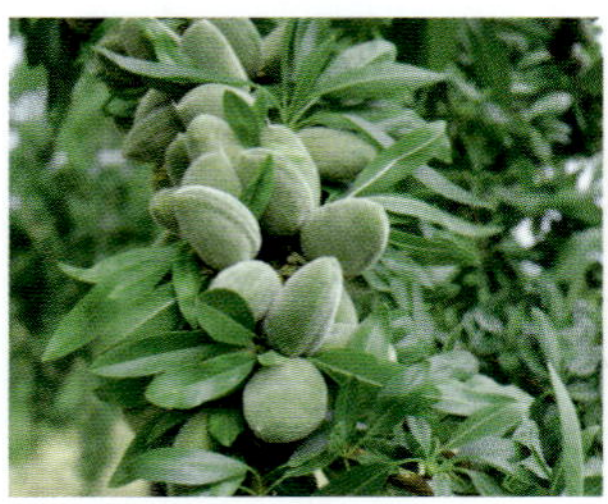

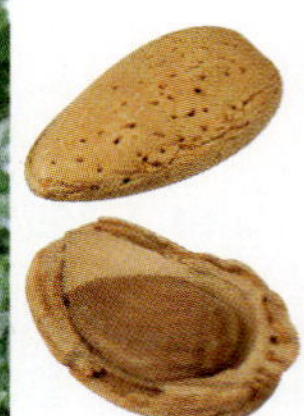

Mandeln gehören zum *Schalenobst* – zu den Nüssen. Sie haben einen hohen Fettgehalt von etwa 50 %. Mandelöl ist reich an *Ölsäure*.

Mandeln werden zu Knabberartikeln und zu *Marzipan* verarbeitet, außerdem dienen sie als Gebäckzutat.

Die Mandelbäume im Mittelmeerraum tragen oft neben süßen auch bittere Mandeln.

Mangan (Mn)

Mangan ist ein essenzielles *Spurenelement*. Der Manganbestand im menschlichen Körper beträgt ca. 10 bis 40 mg. Mangan ist meist in den Knochen gebunden.

Mangan ist wichtiger Bestandteil vieler Enzyme bzw. aktiviert Enzyme und ist so an der Herstellung von körpereigenen Eiweißstoffen und Fettsäuren beteiligt.

Manganbedarf

Es wird angenommen, dass bei einer täglichen Zufuhr von 2 bis 5 mg Mangan weder ein Mangel noch eine Überdosierung eintritt.

Lebensmittel pflanzlicher Herkunft enthalten mehr Mangan als tierische Lebensmittel, insbesondere Tee, Lauch, Kopfsalat, Nüsse, Spinat, Erdbeeren und Haferflocken. Eine zu hohe Manganaufnahme durch Lebensmittel tritt bei normalen Ernährungsbedingungen nicht auf, ebenso wenig ein Mangel.

Mango

Die Heimat des 20 bis 25 m hohen Mangobaums ist Indien. Die Mango ist eine ovale, bis zu 2 kg schwere Steinfrucht.

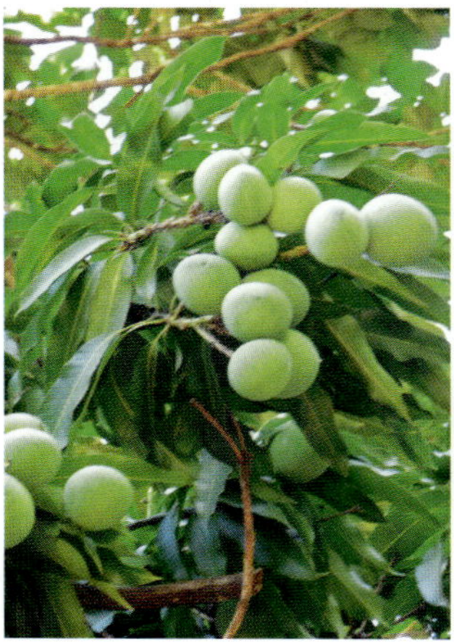

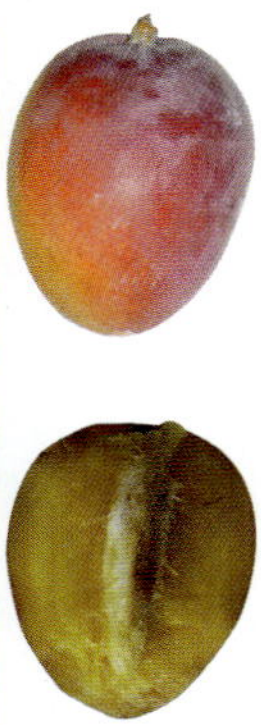

Das süßherbe orangefarbene Fruchtfleisch ist mit dem Kern verwachsen. Mangos sind reich an *Carotinoiden* und Vitamin C.

Mangos eignen sich am besten zum Frischverzehr, sie können aber auch für Fruchtsalat oder Soßen – Mangochutney – verarbeitet werden.

Mangold

Mangold ist eine mit der Zuckerrübe verwandte Gemüsepflanze. Sie hat bis zu 30 cm lange Blätter.

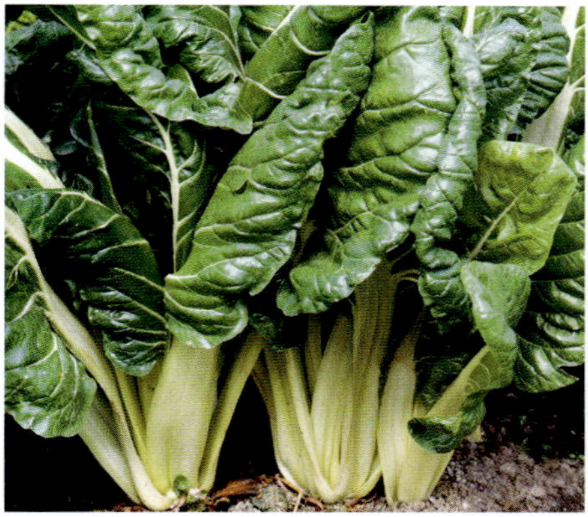

Schnittmangold wird wie Spinat zubereitet. Er kann immer wieder geerntet werden.

Stielmangold hat dicke Blattrippen und wird wie Spargel zubereitet.

Mangold hat einen hohen Gehalt an Mineralstoffen – Calcium und Eisen. Außerdem hat Mangold einen hohen Oxalsäuregehalt.

Mangostane

Die Mangostane stammt von der malaiischen Inselwelt und wächst an einem 10 bis 15 m hohen Baum. Die Mangostane ist eine kugelförmige Frucht, ähnlich einer Orange. Die Früchte haben eine dicke rotbraune Außenschale mit einem wulstigen Blattkranz am Stielansatz.

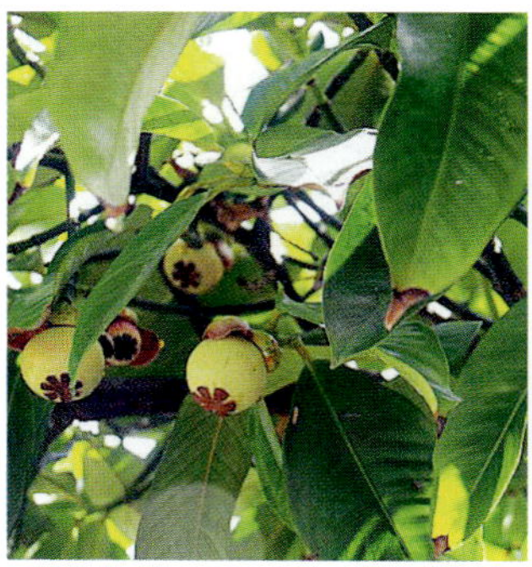

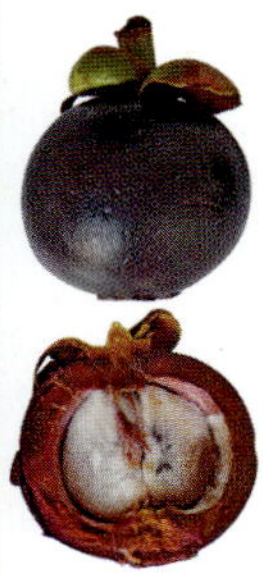

Mangostane haben ein hervorragendes Aroma. Die Vitamin-C-reiche Frucht wird meist frisch gegessen.

Maniok

Maniok bzw. Tapioka ist die stärkereiche Wurzelknolle eines 2 bis 3 m hohen Busches.

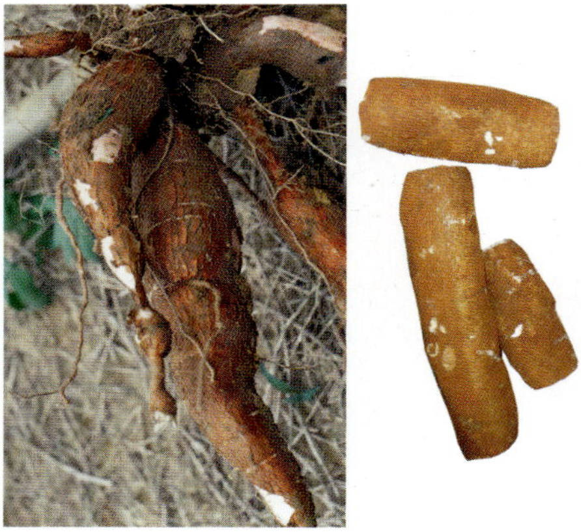

Maniok stammt ursprünglich aus dem Amazonasgebiet Brasiliens. Maniok kommt heute zum größten Teil aus Afrika, dort ist Maniok aufgrund des hohen Stärkegehaltes für viele Menschen ein wichtiges Hauptnahrungsmittel. Die Schale der stärkehaltigen Wurzelknollen ist meist rot bis braun, das Fleisch gelb bis weiß.
Maniok wird wie Kartoffeln geschält und anschließend gekocht oder frittiert.
Aus Maniok wird Maniokstärke – Tapiokastärke – gewonnen. Da Maniok Blausäureverbindungen enthält, sollte er nicht roh gegessen werden.

Mannit, E 421, Mannitol

Mannit bzw. Mannitol ist ein *Zuckeraustauschstoff* – Zuckeralkohol –, der in verschiedenen Pflanzen vorkommt. Mannit kann auch aus *Fruchtzucker* – Fructose – hergestellt werden. Mannit besitzt bezogen auf Rohr- und Rübenzucker – Saccharose – eine *Süßkraft* von 50 %.
Mannit ist ohne Höchstmengenbegrenzung z. B. für zuckerfreie und zuckerverminderte Süßigkeiten und Diabetikerlebensmittel zugelassen.
Mannit wirkt in größeren Mengen abführend.

Maracuja

siehe *Passionsfrucht*

Marasmus (PEM)

Bei Marasmus bzw. PEM liegt eine Energie- und Eiweißmangelernährung vor. PEM bedeutet **P**rotein-**E**nergie-**M**alnutrition (Fehlernährung). Marasmus tritt vor allen Dingen bei Kindern unter einem Jahr aufgrund von Unterernährung auf.

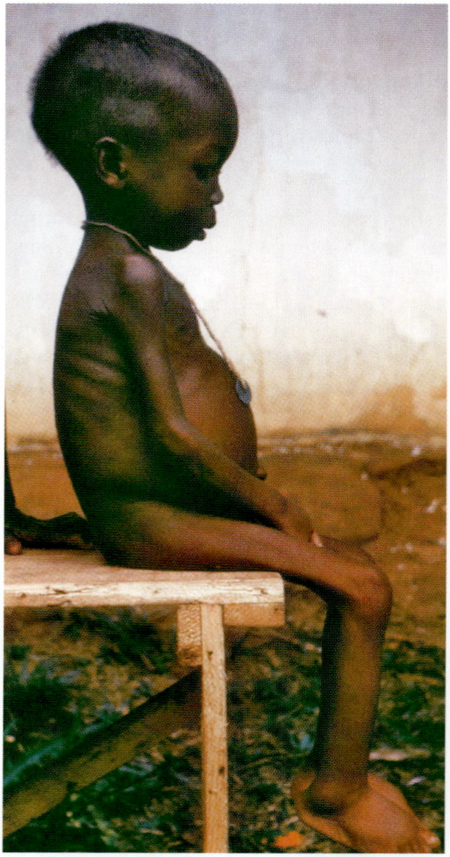

Diese Form der *Unterernährung* gibt es besonders in Entwicklungsländern.
Die Eiweiß- und Fettreserven werden abgebaut, d. h., das Unterhautfettgewebe und die Muskeln werden abgebaut. Die Körpertemperatur ist erniedrigt. Es kommt zu Haarausfall und Durchfall. Der Bauch ist aufgetrieben und die Personen sind sehr anfällig für Infektionskrankheiten.
Tritt keine Besserung der Ernährungssituation ein, so führt Marasmus zum Hungertod.

Margarine

Margarine gehört neben der Butter und den Mischfetten zu den Streichfetten.

Margarine besteht zu 80 % aus Speiseölen und -fetten. Margarine ist eine *Wasser-in-Öl-Emulsion*. Für die Margarineherstellung werden z. B. Sonnenblumenöl und Sojaöl gehärtet. Außerdem werden Fette, z. B. Palmkernfett, verwendet. Wenn Speiseöle gehärtet wurden, muss dies auf der Packung angegeben werden, z. B. Sonnenblumenöl, gehärtet. Zum Beispiel diese Margarine enthält keine gehärteten Speiseöle:

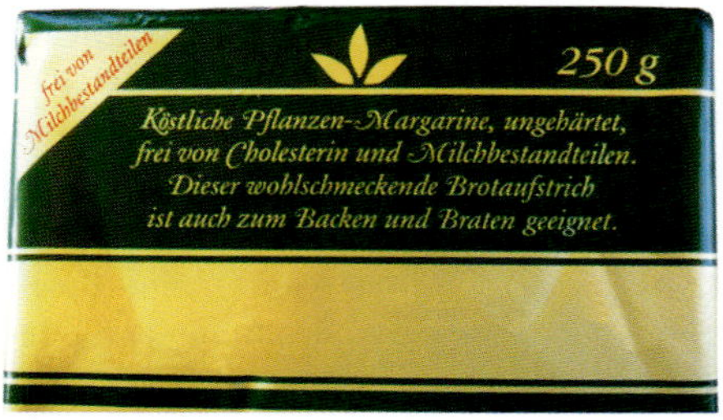

Die Erfindung der *Fetthärtung* durch den deutschen Chemiker Normann im Jahre 1902 war von Bedeutung für die Margarineherstellung.

In Schnellkühlern werden dann

- die Fettphase – das Fett-Öl-Gemisch –,
- *Lecithine* als Emulgatoren,
- *Carotinoide* zum Färben usw. und
- die wässrige Phase, z. B. Magermilch,

miteinander gemischt – emulgiert.

Die Färbung von Margarine und der Zusatz von Vitaminen ist üblich.

Die Margarine wird dann geformt und verpackt.

Margarinesorten

Nach der Streichfettverordnung werden folgende Margarinesorten unterschieden:

- Margarine (80 bis 90 % Fett)
- Dreiviertelfettmargarine (60 bis 62 % Fett)
- Halbfettmargarine (39 bis 41 % Fett)

„Margarinesorten", die einen anderen Fettgehalt haben, werden als Streichfette unter Angabe des genauen Fettgehalts in den Handel gebracht.

Der Fettanteil einer *Pflanzenmargarine* muss zu 98 % aus pflanzlichen Fetten und Ölen stammen.

Marille

siehe *Aprikose*

Marinade

Marinade bedeutet „in Meerwasser eingelegt". Eine Marinade ist eine gewürzte Flüssigkeit, die Grundzutaten Geschmack gibt, z. B. eine Salatsoße oder eine Flüssigkeit zum Einlegen von Fleisch, Fisch oder Gemüse.

Marmelade

Marmelade ist ein Erzeugnis aus Zitrusfrüchten. Sie besteht aus Fruchtmark, Saft, Zucker und teilweise Schalenanteilen.

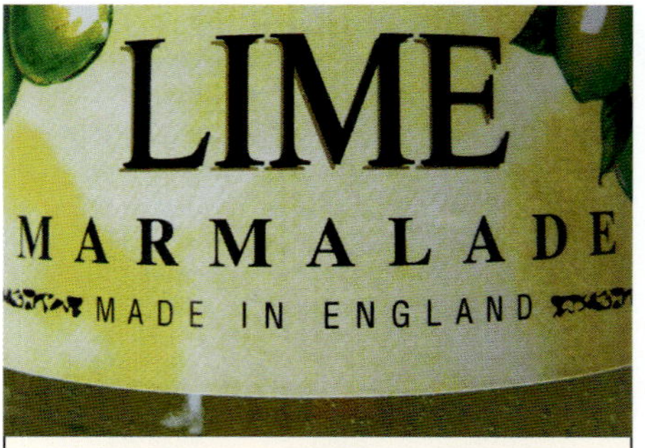

Zutaten: Zucker, Limetten, Glucose-Fructose-Sirup, Wasser, Säureregulatoren: Zitronensäure, Natriumcitrat, Geliermittel: Pektin, Fabstoff E 141

Marone, Esskastanie

Esskastanien – Maronen – sind die Nussfrüchte des aus Kleinasien stammenden, sommergrünen Esskastanienbaums. Esskastanien sind in einem dicht bestachelten Fruchtbecher eingeschlossen.

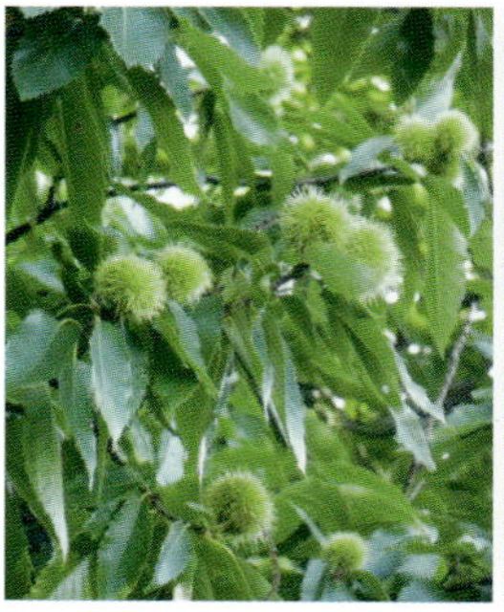

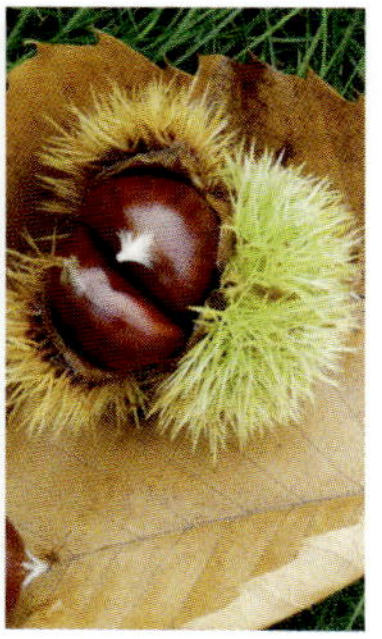

Esskastanien sind stärkereich. Esskastanien enthalten weniger als 2% Fett. Nach dem Rösten schmecken Esskastanien nussähnlich. Sie werden als heiße Röstmaronen verzehrt oder auch zu Maronencreme verarbeitet.

Marzipanrohmasse
Marzipanrohmasse ist eine aus *blanchierten*, geschälten Mandeln, Puderzucker und Aromastoffen hergestellte Masse.
Marzipanrohmasse enthält höchstens 17 % Feuchtigkeit. Der Anteil des zugesetzten Zuckers beträgt höchstens 35 % und der Mandelölgehalt mindestens 28 %.
Die Rohmasse wird dann weiter zu Marzipan verarbeitet, d. h., die Rohmasse wird mit Puderzucker verknetet.

Mascarpone
Mascarpone ist ein italienischer Frischkäse aus Kuhmilch, der aus der Lombardei stammt. Der Frischkäse ist gelblich und hat eine feste Konsistenz.

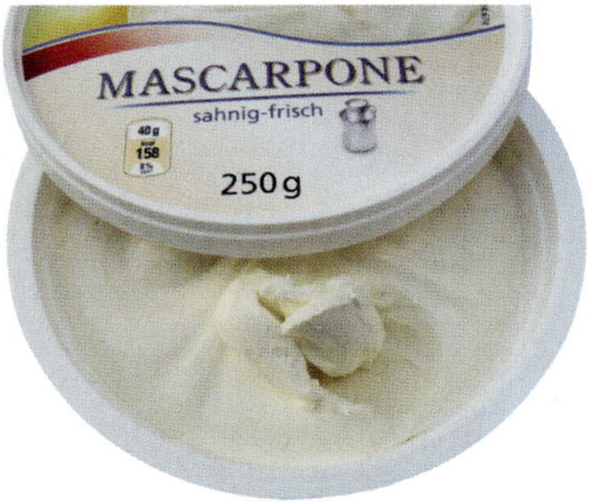

Bei der Herstellung wird Sahne auf 90 °C erhitzt und anschließend Zitronensäure dazugegeben. Der Frischkäse hat einen milden, aromatischen Geschmack. Der Fettgehalt liegt bei ca. 80 % Fett i. Tr.

Massen
Massen werden für die Herstellung von Backwaren aus Mehl und/oder Stärke, Zucker, Eiern und Fett durch Rühren hergestellt.

Mastdarm
Der Mastdarm – Enddarm – ist der letzte Teil des Dickdarms vor dem After. Der Mastdarm ist nur etwa 20 cm lang. Im Mastdarm wird der Kot gesammelt, geformt und dann ausgeschieden.

Masthilfen, Thyreostatika
Masthilfsmittel hemmen die Schilddrüsenfunktion der Tiere. Hierdurch wird der Grundumsatz gesenkt und so eine Gewichtszunahme erreicht. Die Gewichtszunahme beruht jedoch vor allen Dingen auf einer verstärkten Wassereinlagerung im Gewebe. Der Verbraucher erhält wässriges Fleisch – *PSE-Fleisch*. Der Einsatz von Masthilfsmitteln ist verboten.

Mastzellen
Mastzellen sind Zellen im Blut und im Bindegewebe, die *Histamin* enthalten und freisetzen. Diese Zellen sind an Entzündungsprozessen und Allergien beteiligt. Im Blut gehören diese Zellen zu den weißen Blutkörperchen.

Matetee
Der immergrüne Matebaum – eine Stechpalmenart – hat bis zu 20 cm lange Blätter. Der Matebaum ist in Südamerika heimisch. Erzeugerländer für Matetee sind Brasilien und Paraguay.

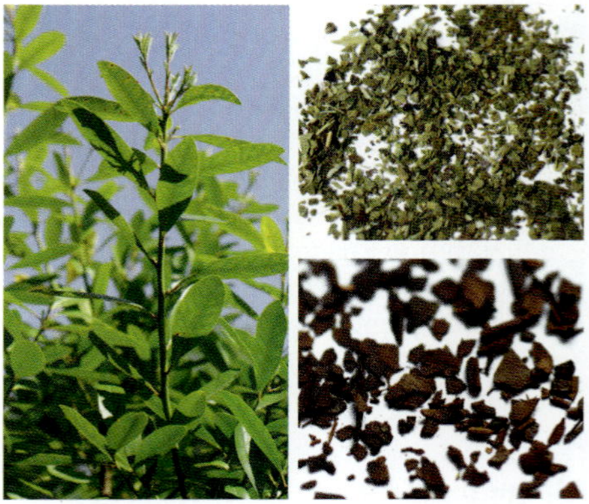

Matetee – ein teeähnliches Getränk – wird aus den getrockneten und zerkleinerten, ungerösteten (rechts oben) oder gerösteten (rechts unten) Blättern, Blatt- und Blütenstielen sowie Triebspitzen zubereitet. Die Trocknung erfolgt über dem offenen Feuer, Matetee hat daher ein leichtes Raucharoma. Die getrockneten Pflanzenteile enthalten 0,3 bis 2 % Koffein und etwa 10 % Gerbstoffe.
Matetee gilt als verdauungsfördernd und schweißtreibend.

Matjeshering

Der Matjeshering ist ein junger, noch nicht geschlechtsreifer Hering ohne Kopf mit mindestens 12% Fett. Der Matjeshering wird in einer Marinade gesalzen.

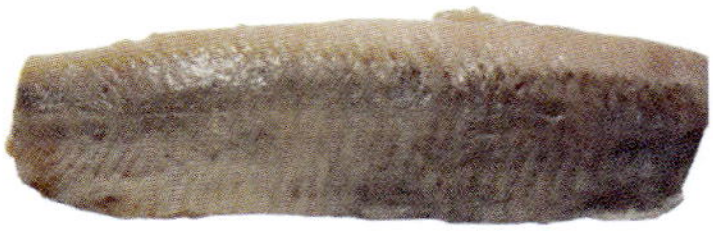

Frischer Matjes wird in den Monaten Mai bis August angeboten. Im Übrigen wird Matjes zu Fischkonserven verarbeitet.

Maulbeere, schwarze

Die schwarze Maulbeere wächst an einem sommergrünen Baum und ist eine schwarzviolette, brombeerartige, saftreiche und süße Frucht, die bis zu 2,5 cm lang wird.

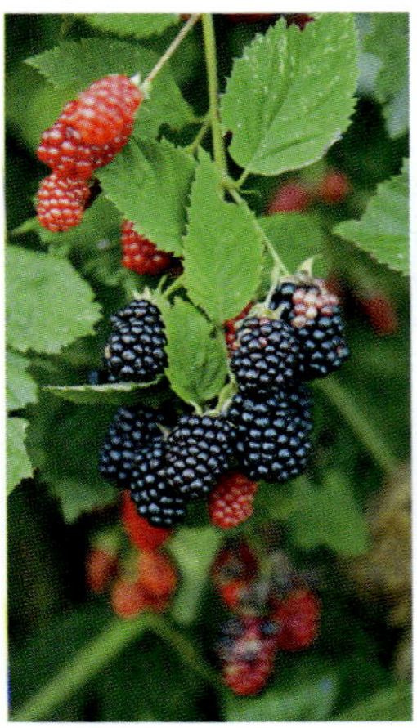

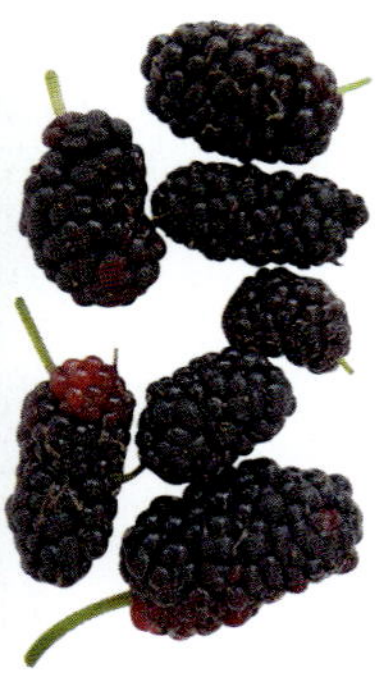

Die Maulbeere verdirbt leicht und wird daher kaum als Frischobst verwendet, sondern zu Saft oder Gelee verarbeitet.

Maul- und Klauenseuche (MKS)

Die **M**aul- und **K**lauen**s**euche ist eine anzeigepflichtige, ansteckende Viruserkrankung, die besonders Rinder, aber auch Schweine, Schafe und Ziegen befällt. Symptome sind: Fieber, verminderte Fresslust, starker Speichelfluss und die Bildung von Bläschen im Maul.

Selten erfolgt durch Rohmilch eine Übertragung auf den Menschen.

Max Rubner-Institut

Das Max Rubner-Institut ist das Bundesforschungsinstitut für Ernährung und Lebensmittel, es gehört zum Geschäftsbereich des Bundesministeriums für Ernährung, Landwirtschaft und Verbraucherschutz.

Forschungsschwerpunkt des Max Rubner-Instituts ist der gesundheitliche Verbraucherschutz im Ernährungsbereich. Im Rahmen dieser Zielsetzung sind folgende Teilgebiete wichtig:

- Bestimmung und ernährungsphysiologische Bewertung gesundheitlich wichtiger Inhaltsstoffe von Lebensmitteln
- Untersuchung schonender, Ressourcen erhaltender Verfahren der Be- und Verarbeitung
- Qualitätssicherung pflanzlicher und tierischer Lebensmittel
- Untersuchung der Bestimmungsgründe des Ernährungsverhaltens
- Verbesserung der Ernährungsinformationen

Das Max Rubner-Institut verfügt über acht Institute, davon arbeiten vier produktübergreifend und vier produktorientiert:

Produktübergreifende Institute:

- Physiologie und Biochemie der Ernährung, Karlsruhe
- Ernährungsverhalten, Karlsruhe
- Lebensmittel- und Bioverfahrenstechnik, Karlsruhe
- Mikrobiologie und Biotechnologie, Kiel

Produktorientierte Institute:

- Sicherung und Qualität bei Milch und Fisch, Kiel
- Sicherung und Qualität bei Obst und Gemüse, Karlsruhe
- Sicherung und Qualität bei Fleisch, Kulmbach
- Sicherung und Qualität bei Getreide, Detmold

MRI
Max Rubner-Institut
Bundesforschungsinstitut für Ernährung und Lebensmittel

Internet: www.mri.bund.de

Mayonnaise

Mayonnaise ist eine emulgierte Würzsoße aus Pflanzenöl, Eigelb und Zitronensaft. Mayonnaise ist eine *Öl-Wasser-Emulsion*. Der Mindestfettgehalt von Mayonnaise beträgt 80%. Salatmayonnaise hat einen Mindestfettgehalt von 50%. Frisch zubereitete Mayonnaise darf aufgrund der *Salmonellen*gefahr nur für den Sofortverzehr verwendet werden.

Mazdaznan-Ernährungslehre

Die Mazdaznan-Ernährung ist eine alternative Ernährungsform. Mazdaznan bedeutet so viel wie „Meistergedanke“ oder „Gedanke, der alles meistert“. Die Mazdaznan-Bewegung geht auf Otoman Zar-Adusht Hanisch (1844 bis 1936) zurück (bürgerlicher Name Otto Hanisch).

Die Grundpfeiler der Bewegung sind die Atmung und die Ernährung. Die Atmung soll den Blutkreislauf anregen. Die Ernährung ist vorwiegend vegetarisch, Fleisch und Fisch werden also abgelehnt, Eier und Milch sind erlaubt. Rohkost wird ebenfalls abgelehnt. Die Kostform besteht zu zwei Dritteln aus Gemüse und zu einem Drittel aus stärke-, fett- und proteinhaltigen Speisen. Lebensmittel ähnlicher Art sollen nicht gleichzeitig verzehrt werden, z.B. Käse und Milch, da Hanisch der Meinung war, dass sie sich bei der Verdauung gegenseitig behindern.

MCT-Fette

MCT ist die Abkürzung für **m**edium **c**hain **t**riglycerides, also für Fette – Triglyzeride – mit mittelkettigen *Fettsäuren*.

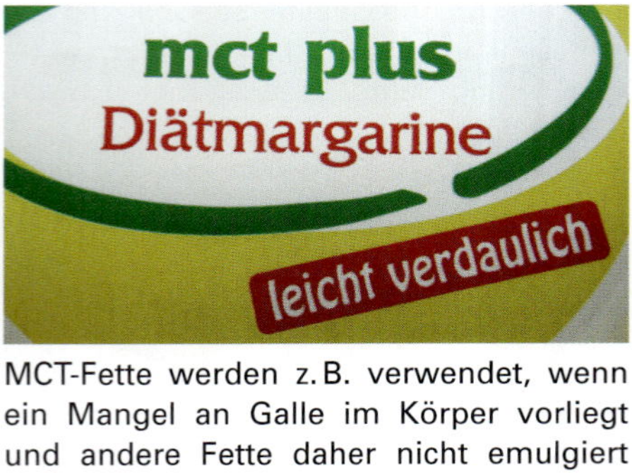

MCT-Fette werden z.B. verwendet, wenn ein Mangel an Galle im Körper vorliegt und andere Fette daher nicht emulgiert werden können.

MDH

MDH ist die Abkürzung für ***M**indest**h**altbarkeits**d**atum*.

mediterrane Kost

Die mediterrane Kost ist die Ernährungsweise, die in den 1960er-Jahren in den Olivenanbaugebieten von Kreta zu finden war.

- Die Kost bestand im Wesentlichen aus Getreideprodukten, Gemüse, Hülsenfrüchten, Salat und Obst.
- Zubereitet wurden die Speisen mit Olivenöl.
- Als tierische Lebensmittel standen Käse – Feta und Mozzarella –, Geflügel, Eier und Fisch auf dem Speiseplan. Rotes Fleisch – Lamm, Hammel und Schwein – wurde nur selten verzehrt.
- Der geringe Verarbeitungsgrad war ein weiteres Merkmal der mediterranen Ernährung.
- Produkte der Saison wurden bevorzugt.
- Hinzu kam der mäßige Süßwarenkonsum, als „Snacks“ gab es Oliven, Nüsse, Kerne oder Rosinen.

Die Menschen leisteten schwere körperliche Arbeit, ihr Energiebedarf war hoch.

Die mediterrane Kost hatte positive Effekte: Typische Zivilisationskrankheiten – *Arteriosklerose*, *Diabetes mellitus* und *Hypertonie* – traten seltener auf.

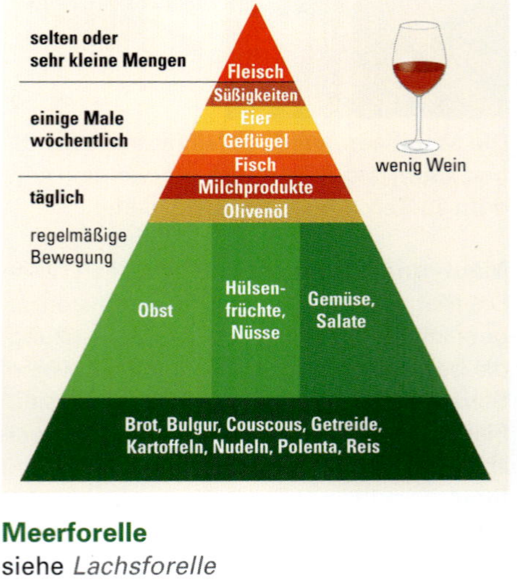

Meerforelle

siehe *Lachsforelle*

Meerrettich, Kren
Meerrettich ist eine aus Südosteuropa stammende Staude mit einer dicken Pfahlwurzel. Die sehr scharf schmeckende Wurzel des Meerrettichs wird als Gewürz für z. B. pikante Soßen verwendet.

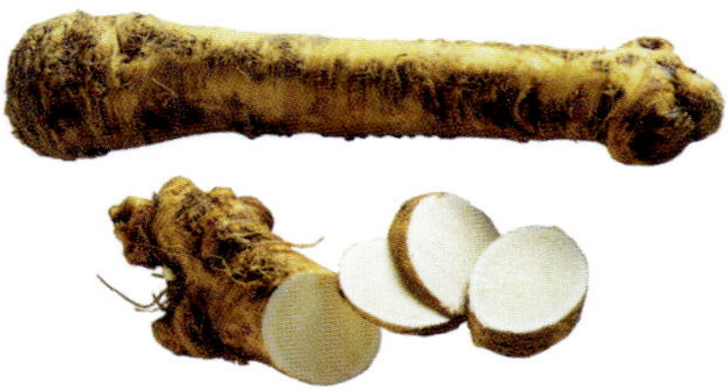

Im Handel sind außerdem Meerrettichzubereitungen, z. B. Sahne-Meerrettich, erhältlich.

Meersalz
Meersalz wird aus dem Meerwasser oder salzreichem Wasser von Binnenseen gewonnen. Das Meerwasser wird für die Salzgewinnung in flache Becken geleitet. Das Wasser verdunstet und das Salz – Kochsalz – kristallisiert aus. Es wird dann gesäubert und anschließend gemahlen. Meersalz enthält nur geringe Mengen an Mineralstoffen, z. B. *Jod*.

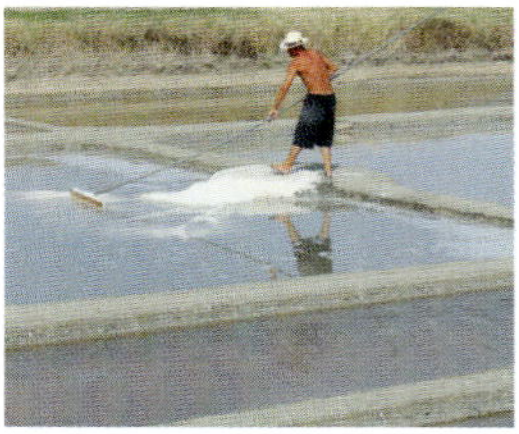

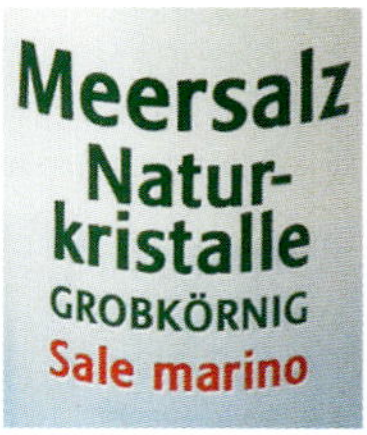

Megajoule (MJ)
1 Megajoule entspricht 1 000 kJ.

Mehl
Mehl wird durch Vermahlen von Getreidekörnern gewonnen. Helles Mehl – Auszugsmehl – wird aus dem Mehlkörper des Getreidekorns gewonnen, der Keimling und die äußeren Randschichten werden nicht mit vermahlen.
Bei Vollkornmehlen wird dagegen das ganze Getreidekorn vermahlen. Das wichtigste Merkmal eines Getreidemehls ist also der *Ausmahlungsgrad*.

Mehlbehandlungsmittel
Mehlbehandlungsmittel sind Lebensmittelzusatzstoffe, die Mehl und Backmischungen zugesetzt werden. Sie sorgen für eine bessere Knetbarkeit der Teige und eine gleichmäßigere Poren- und Krumenbildung. Zulässige Mehlbehandlungsmittel sind z. B. Ascorbinsäure E 300, Lecithin E 322, Cystein E 920 und Cystin E 921.

Mehlkörper
Der Mehlkörper ist der innere stärkereiche Teil des *Getreidekorns*, der auch das *Klebereiweiß* – Gluten – enthält.

Mehltypen
Die Mehltype gibt den Mineralstoffgehalt in mg pro 100 g Mehl an.
Weizenmehl Type 405 enthält z. B. 405 mg Mineralstoffe in 100 g Mehl.
Je höher die Mehltypenzahl ist, umso weniger Bestandteile des Getreidekorns wurden vor dem Vermahlen abgetrennt. Eine hohe Mehltype entspricht also einem hohen Ausmahlungsgrad.
Weizen: Mehltypen 405 (Weißmehl), 550, 812, 1050, 1700 (Backschrot)
Roggen: 997, 1150, 1370, 1800 (Backschrot)

mehrfach ungesättige Fettsäuren
siehe *Fettsäuren, mehrfach ungesättigt*

Mehrkornbrot
Mehrkornbrote werden aus mindestens einer (backfähigen) Brotgetreideart sowie aus mindestens einer anderen Getreideart, insgesamt aus drei oder entsprechend mehr verschiedenen Getreidearten hergestellt. Jede Getreideart ist mit mindestens 5 % enthalten. Es gibt Mehrkornbrot mit drei, vier oder fünf Getreidearten.

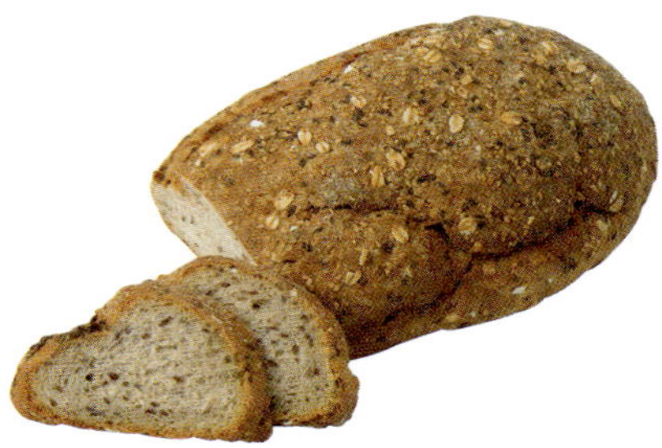

Melasse
Melasse ist ein dunkler, zähflüssiger Zuckersirup, der bei der Verarbeitung von Zuckerrohr und Zuckerrüben zu Zucker als Rückstand entsteht. Melasse enthält etwa 50 % Zucker – Saccharose. Aus Melasse wird z. B. Alkohol hergestellt.

Melisse
siehe *Zitronenmelisse*

Melonen
Melonen gehören zu den Kürbisgewächsen. Die Heimat dieser Kürbisgewächse ist Afrika.
Es gibt *Honigmelonen* und *Wassermelonen.* Honigmelonen enthalten weniger Flüssigkeit als Wassermelonen, aber mehr Zucker. Das mit Kernen durchsetzte Fruchtfleisch der Wassermelone besteht zu 95 % aus Wasser.
Melone wird roh oder z. B. im Fruchtsalat verzehrt.

Membran
siehe *Zellmembran*

Mengenelemente
Mengenelemente sind eine Gruppe der *Mineralstoffe*.

Menü
Ein Menü ist eine Speisenfolge, die aus mindestens drei Gängen besteht, z. B. Vorspeise, Hauptgang und Dessert.

Menükarte
Die Menükarte informiert den Gast z. B. bei einem festlichen Menü über die Speisenfolge.

messenger-RNA (m-RNA)
Die messenger – Boten – Ribonucleinsäure wird im Zellkern gebildet. Sie bringt die Erbinformationen der DNA zu den *Ribosomen* und übersetzt diese für die Eiweißsynthese.

meso
Meso bedeutet mitten, Mitte.

Met
Met ist die Abkürzung für ***Met****hionin*, eine essenzielle Aminosäure.

Met, Honigwein
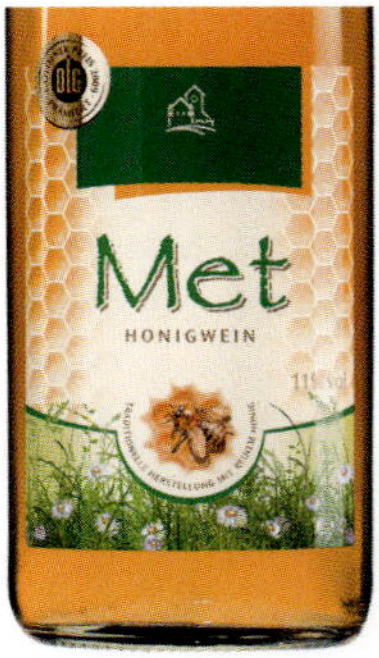

Met ist ein weinähnliches Getränk, das durch Vergären aus Honig und Wasser (Verhältnis 1 : 2) gewonnen wird. Met wird mit Anis und Hopfen aromatisiert.
In den germanischen Mythen war Met der Trank der Götter und Helden in Walhall.

metabolisches Syndrom
Das metabolische Syndrom – tödliches Quartett – ist ein gleichzeitiges Vorliegen folgender Stoffwechselstörungen:

- Fettstoffwechselstörung – erhöhter Blutfettspiegel
- Hypertonie – *Bluthochdruck*
- erhöhter *Blutzuckerspiegel* – Diabetes mellitus Typ 2
- Hyperuricämie bzw. *Gicht*
- Übergewicht – ein großer Taillenumfang

Mindestens drei der genannten Kriterien müssen für die Diagnose eines metabolischen Syndroms erfüllt sein. Bei diesen Stoffwechselstörungen besteht eine erhöhte Gefahr für die Entstehung von *Arteriosklerose* und damit für Herz- und Kreislauf-Erkrankungen.
Wird das Körpergewicht vermindert, so können sich die Krankheitsanzeichen wieder zurückbilden.

Metabolismus
Metabolismus bedeutet Stoffwechsel. Hiermit sind alle aufbauenden und abbauenden Stoffwechselvorgänge im Körper gemeint.

Metaboliten
Metaboliten sind Stoffwechselzwischenprodukte der Zellen beim aufbauenden und abbauenden Stoffwechsel.

Metallproteine
Metallproteine sind Eiweißstoffe, die ein Metall binden. Diese Eiweißstoffe wirken im Stoffwechsel als Enzyme oder sie speichern oder transportieren Metalle. Transferrin transportiert z. B. Eisen. *Hämoglobin* und *Myoglobin* sind ebenfalls Metallproteine.

Metaweinsäure, E 353

Metaweinsäure ist als Lebensmittelzusatzstoff – *Stabilisator* – für Wein mit Höchstmengenbegrenzung von 100 mg pro Liter zugelassen. Eine Angabe über einen eventuellen Zusatz erfolgt nicht, da dies bei Wein nicht vorgeschrieben ist.

Methanol, Methylalkohol

Methanol ist der einfachste, sehr giftige Alkohol. In Getränken aus Früchten kann Methanol in geringen Mengen vorhanden sein. Methanol ist in geringen Mengen – 0,1 g pro Liter – in Wein vorhanden.

Methionin (Met)

Methionin ist eine essenzielle schwefelhaltige Aminosäure. Strukturformel:

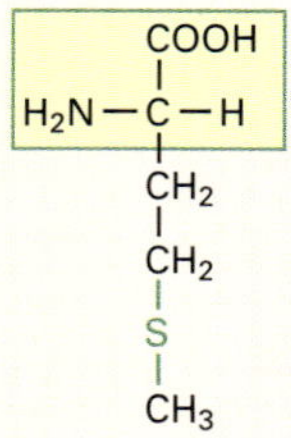

Der Schwefel der Aminosäure wird für Entgiftungsfunktionen benötigt. Ein Teil des Methioninbedarfs in der Nahrung kann durch Cystein ersetzt werden. Ein Mangel an Methionin – bei gleichzeitigem Eiweißmangel – kann bei Veganern auftreten. Dieser Mangel führt zu einer Hemmung des Wachstums.

Mett

Mett ist Schweinehackfleisch, das überwiegend zum Rohverzehr bestimmt ist und zunächst keine weiteren Zutaten enthält.

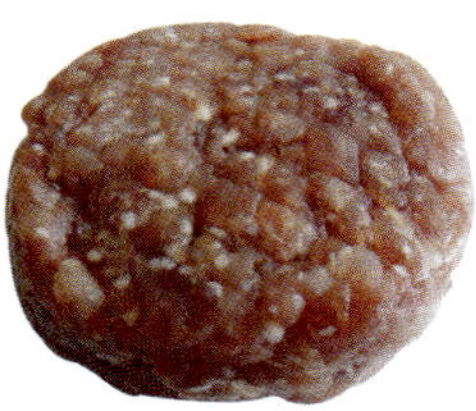

Für die Zubereitung von Thüringer Mett werden zusätzlich Zwiebeln, Salz und Gewürze verwendet.

Mettwurst

Mettwurst ist eine streichfähige, geräucherte *Rohwurst*. Mett bedeutet im Niederdeutschen Fleisch. Das feine Brät für Mettwurst wird überwiegend aus Schweinefleisch hergestellt.

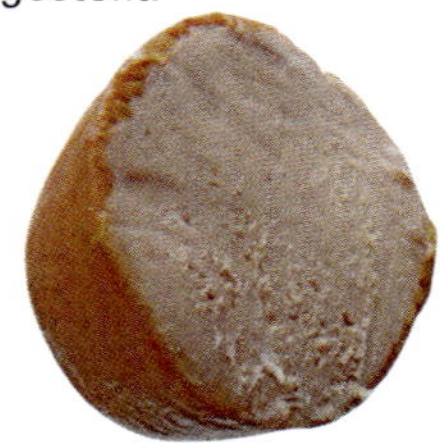

Mg

Mg ist das chemische Symbol für ***Mag****nesium*.

Micellen

Micellen sind Einschlussverbindungen, die z. B. von *Phospholipiden* gebildet werden. Sie entstehen dadurch, dass die Phospholipidmoleküle ihren

- *wasserliebenden* – hydrophilen – „Kopf" zu den Wassermolekülen hin ausrichten und ihren
- *fettliebenden* – lipophilen – „Schwanz" zum Inneren der kugelförmigen Micelle ausrichten.

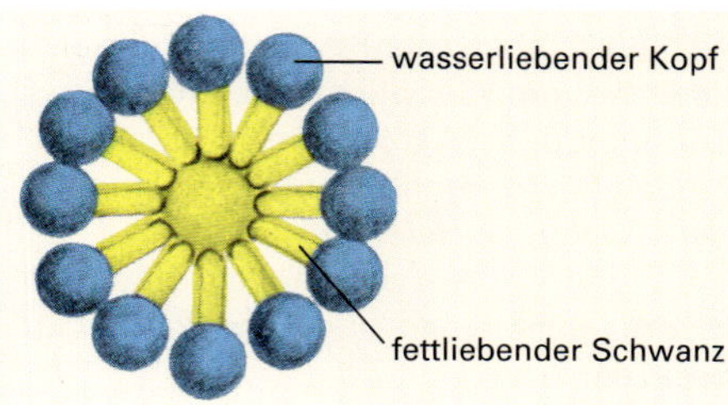

Micellen können so z. B. bei der Fettverdauung durch die Gallenflüssigkeit Fette wasserlöslich machen.

mikro

Mikro bedeutet klein, kleiner als normal. Beispiel: Mikroorganismen – Kleinstlebewesen.

Mikroangiopathie, diabetische

Mikroangiopathie ist eine mögliche Spätfolge bei *Diabetes mellitus*. Die kleinen und kleinsten arteriellen Blutgefäße sind verändert. Als Folge kommt es zu Durchblutungsstörungen in Nierengefäßen und an den Augen – in der Netzhaut (Fotos).

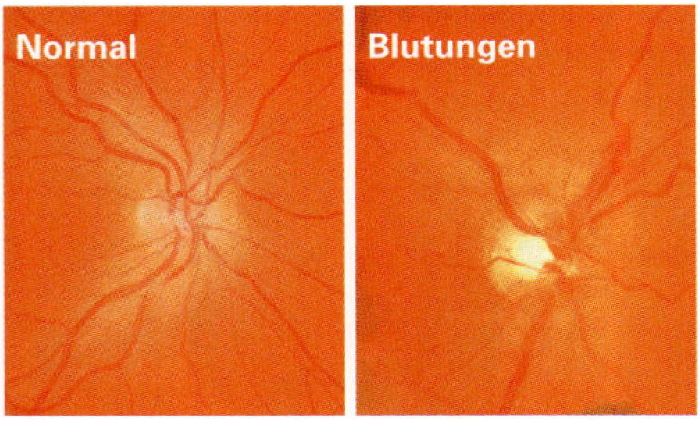

Durch eine gute Blutzuckereinstellung können diese Veränderungen verhindert bzw. verzögert werden.

Mikroben

siehe *Mikroorganismen*

mikrokristallines Wachs, E 905

Mikrokristallines Wachs – Paraffin, Paraffinöl – ist ohne Höchstmengenbegrenzung als *Oberflächenbehandlungsmittel* für Süßwaren und Früchte zugelassen.
Da Paraffin unverändert wieder ausgeschieden wird, gilt es als gesundheitlich unbedenklich.

Mikroorganismen

Mikroorganismen (mikro – klein –, Organismen – Lebewesen) sind meist einzellige tierische und pflanzliche Lebenwesen, die nur unter dem Mikroskop sichtbar sind.
Zu den Mikroorganismen zählen einige *Algen*, *Bakterien*, *Hefen*, niedere Pilze.
Viren und *Prionen* zählen nicht zu den Mikroorganismen, da sie keine Zellstruktur besitzen.
Mikroorganismen werden in der Lebensmittelindustrie z. B. für die Produktion von Stoffen, z. B. Lab, eingesetzt.
Mikroorganismen verursachen aber auch den Verderb von Lebensmitteln.

Mikrowellengaren

Mikrowellengaren ist ein Garen durch elektromagnetische Wellen in einem speziellen Garraum. Die dabei erzeugte Molekülbewegung bewirkt Reibung und somit Wärme, durch die das lebensmitteleigene Wasser erwärmt wird.

Milch

Milch bezeichnet in Europa generell das Gemelk von Kühen. Daneben wird in Europa auch Milch von Schafen, Ziegen, Büffeln und Pferden gewonnen.
Die Rohmilch wird in der Meierei zunächst gereinigt und dann entrahmt. Danach wird die Fettgehaltsstufe eingestellt: Vollmilch, fettarme Milch und entrahmte Milch sind die häufigsten Fettgehaltsstufen. Außerdem wird die Rohmilch *homogenisiert* und es folgt eine Wärmebehandlung: *Pasteurisieren*, *Ultrahocherhitzen* oder *Sterilisieren*.

Milch, entrahmte

Entrahmte Milch enthält mindestens 0,3% Fett und höchstens 0,5% Fett.

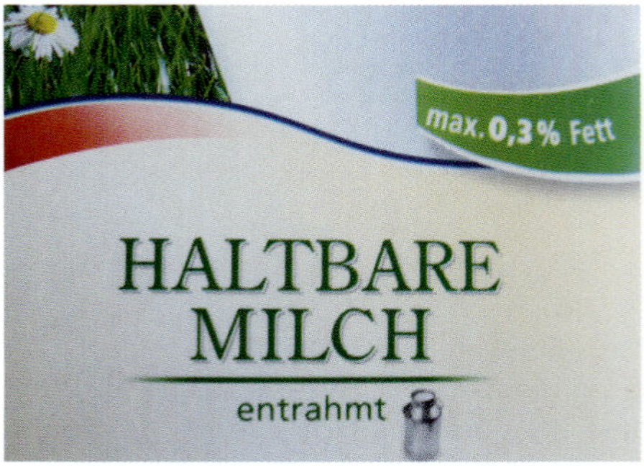

Entrahmte Milch ist meist *homogenisiert* und kann unterschiedlich erhitzt sein: *pasteurisiert* oder *ultrahocherhitzt*.

Milch, fettarme

Fettarme Milch – teilentrahmte Milch – hat einen Fettgehalt von mindestens 1,5 und höchstens 1,8% Fett.

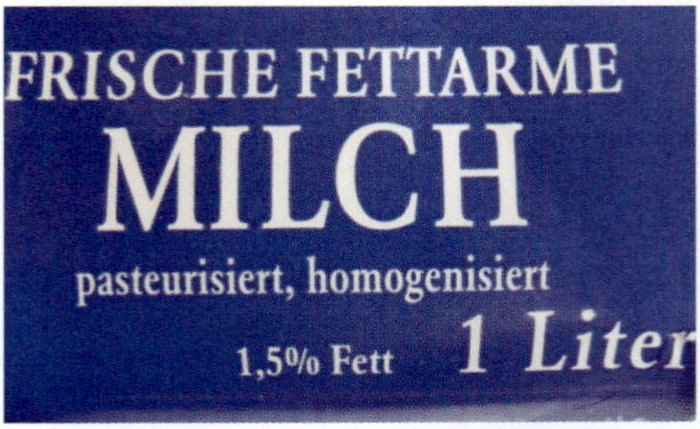

Fettarme Milch ist meist *homogenisiert* und kann unterschiedlich erhitzt sein: *pasteurisiert* oder *ultrahocherhitzt*.

Milch, haltbare
siehe *H-Milch*

Milch, länger frische
Neben der klassischen pasteurisierten Milch mit sieben bis zehn Tagen Haltbarkeit gibt es die sogenannte ESL-Milch. ESL steht für „Extended Shelf Life", also „längere Haltbarkeit im Regal". Die Mindesthaltbarkeit der ESL-Milch beträgt etwa drei Wochen.

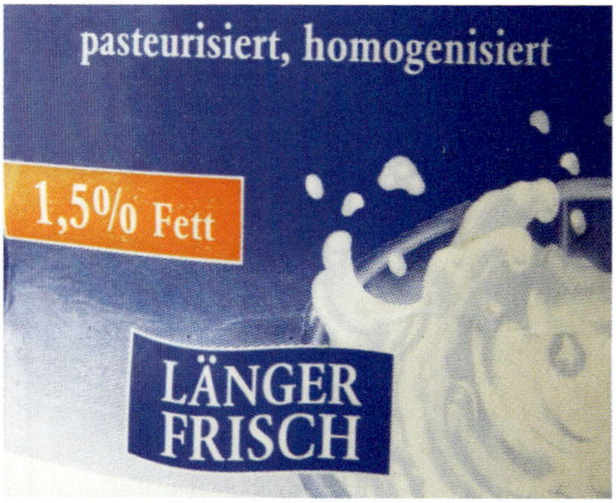

Es gibt zwei Verfahren, um die Haltbarkeit der Milch zu verlängern:
- zum einen die Hocherhitzung, bei der die Rohmilch für zwei Sekunden auf bis zu maximal 127 °C erhitzt wird,
- zum anderen die Mikrofiltration, bei der die Magermilch durch allerfeinste Spezialfilter zur Mikroorganismusentfernung gegeben und anschließend pasteurisiert wird. Bei diesem Verfahren wird zumeist nur der Fettanteil höher erhitzt.

Milch, Milchprodukte, Verzehrempfehlung
Täglich sollen
- 200 bis 250 g Milch oder Joghurt und
- 50 bis 60 g Käse gegessen werden.

Fettarme Produkte sind zu bevorzugen.

Milch, Nährstoffgehalt
Milch enthält
- 3,5% hochwertiges Eiweiß,
- 5% Kohlenhydrate in Form von Milchzucker.

Der Fettgehalt der verschiedenen Milchsorten ist unterschiedlich hoch:
- Vollmilch mindestens 3,5% Fett
- fettarme Milch 1,5 bis 1,8% Fett
- entrahmte Milch höchstens 0,5% Fett

Milch ist außerdem ein wichtiger Calcium- und Vitamin-B_2-Lieferant.
Der Eisengehalt und Vitamin-C-Gehalt der Milch sind dagegen sehr gering.

Milchreis
siehe *Rundkornreis*

Milchsäure, E 270
Milchsäure ist ein Stoffwechselprodukt im menschlichen Körper. Milchsäure entsteht beim anaeroben – ohne Sauerstoff stattfindenden – Abbau von Traubenzucker. Die Salze der Milchsäure sind die *Lactate*.
Als Lebensmittelzusatzstoff – *Säuerungsmittel* – wird Milchsäure ohne Höchstmengenbegrenzung vielseitig eingesetzt, z.B. für Sauergemüse.
Zum Beispiel dem abgebildeten Dressing für Gurkensalat wurde Milchsäure als Säuerungsmittel zugesetzt:

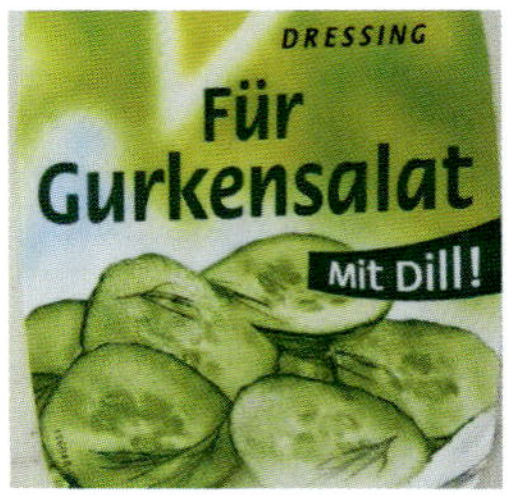

Strukturformel:

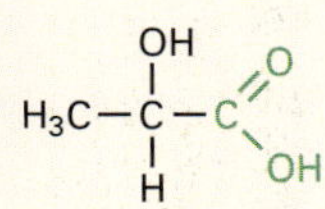

Milchsäure

Milchsäurebakterien
Milchsäurebakterien sind anaerob – ohne Sauerstoff – lebende Mikroorganismen, die Kohlenhydrate zu *Milchsäure* vergären – abbauen.

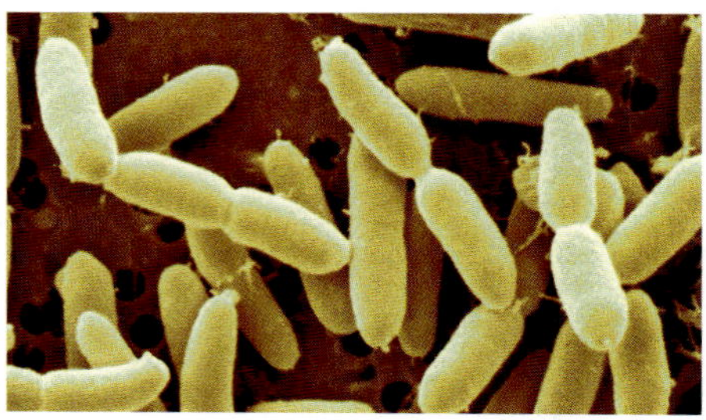

Milchsäurebakterien befinden sich z.B. im Sauerteig oder Sauermilchprodukten wie z.B. Dickmilch oder sie wirken konservierend im Sauerkraut.

Milch, Vollmilch
Vollmilch hat mindestens 3,5% Fett. Vollmilch ist meist *homogenisiert* und kann unterschiedlich erhitzt sein.

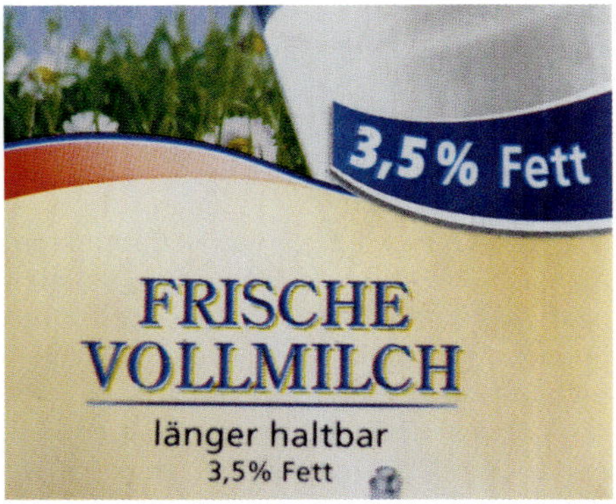

Milchzucker
Milchzucker – Lactose – ist ein *Doppelzucker* – Disaccharid. Milchzucker besteht aus den Einfachzuckern Traubenzucker – Glucose – und Galaktose.
Strukturformel:

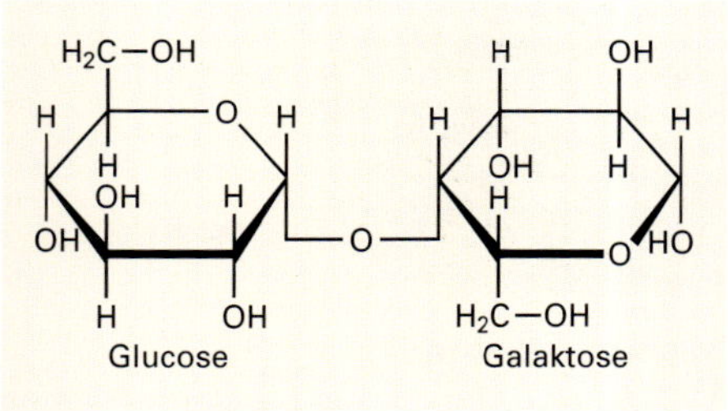

Milchzucker besitzt eine *Süßkraft* von 20% bezogen auf Rohr- und Rübenzucker. Milchzucker kommt in der Milch von Säugetieren und in der Muttermilch vor.
Die Gewinnung von Milchzucker erfolgt aus *Molke*.

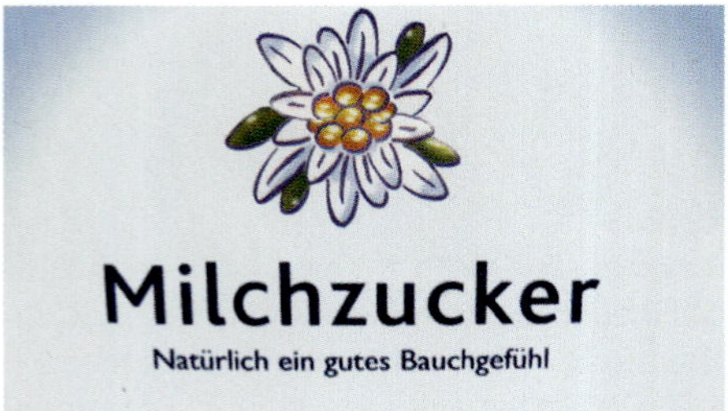

Milchzucker ist bei Verstopfung hilfreich.

Milz
Die Milz liegt links seitlich des Magens und hat die Form einer Kaffeebohne. Sie wiegt 150 bis 200 g.

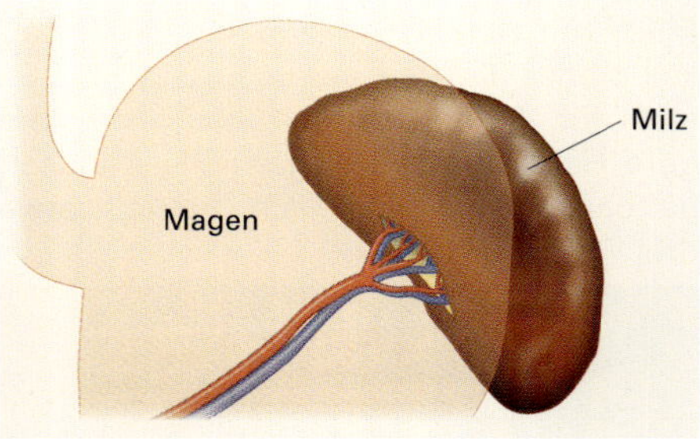

Die Milz sortiert defekte rote Blutkörperchen – Erythrozyten – aus und baut sie ab. Die Milz bildet außerdem weiße Blutkörperchen. Die Aufgaben der Milz können von der Leber, dem Knochenmark und den Lymphknoten übernommen werden.

Mindesthaltbarkeitsdatum (MHD)
Der Hersteller garantiert, dass das Lebensmittel bis zum **M**indest**h**altbarkeits**d**atum – unter Einhaltung der genannten Lagerbedingungen – nicht verdirbt, also seine spezifischen Eigenschaften wie Geruch, Geschmack und Nährstoffgehalt behält.
Das Mindesthaltbarkeitsdatum ist kein *Verbrauchsdatum*, nach Ablauf dieses Datums ist das Lebensmittel nicht notwendigerweise verdorben.

Mineralstoffe
Mineralstoffe sind anorganische, nicht brennbare Nahrungsbestandteile.
Bisher sind 21 anorganische Elemente bekannt, die essenzielle Mineralstoffe sind. Diese muss der Mensch mit der Nahrung in bestimmten Mengen aufnehmen. Demnach unterscheidet man *Mengenelemente* und *Spurenelemente*. Eine unzureichende Zufuhr führt zu Mangelerscheinungen.

Mineralstoffe, Baustoffe
Einige Mineralstoffe sind am Aufbau des menschlichen Körpers beteiligt.
Calcium und *Phosphat* sind beispielsweise am Aufbau der Knochen beteiligt. Sie geben diesen Festigkeit und ermöglichen so die Stützfunktion der Knochen.

Mineralstoffe, Mengenelemente

Mineralstoffe – anorganische Bestandteile –, die im menschlichen Körper in einer Konzentration von über 50 mg pro Kilogramm Körpergewicht vorliegen, sind Mengenelemente. Von diesen Mineralstoffen müssen täglich mehr als 50 mg aufgenommen werden, damit die Funktionen im Körper erfüllt werden können.

Essenzielle Mengenelemente sind: *Calcium*, *Chlorid*, *Kalium*, *Magnesium*, *Natrium*, *Phosphat* und *Schwefel*.

Schwefel gehört auch zu den Mengenelementen, die Zufuhr erfolgt jedoch ausreichend durch schwefelhaltige Aminosäuren.

Mineralstoffe, organische Verbindungen

Mineralstoffe sind Bestandteile von wichtigen organischen Verbindungen, z. B.:

- *Jod* ist Bestandteil der Schilddrüsenhormone und regelt so den Grundumsatz.
- *Eisen* ist Bestandteil der roten Blutkörperchen – der Erythrozyten – und ist dort für den Sauerstofftransport verantwortlich. Aufgrund dieser Funktion kann die Einnahme von Mineralstoffpräparaten z. B. während der Schwangerschaft sinnvoll sein.

Mineralstoffpräparate

Mineralstoffpräparate sind *Nahrungsergänzungsmittel* oder Arzneimittel in Form von Tabletten, Kapseln oder Brausetabletten, die einzelne oder mehrere Mineralstoffe enthalten. Die Mineralstoffe dürfen nur in der einfachen Menge der empfohlenen Tagesdosis enthalten sein.

Mineralstoffe, Reglerstoffe

Mineralstoffe sind an der Regelung von Körpervorgängen beteiligt.

Natrium und *Kalium* regeln z. B. gemeinsam mit anderen Mineralstoffen den *osmotischen Druck*, die Gewebespannung. Stoffwechselvorgänge in den Zellen können nur bei einer normalen Gewebespannung ablaufen.

Mineralstoffe, Spurenelemente

siehe *Spurenelemente*

Mineralwasser

Mineralwasser ist Wasser aus mineralhaltigen Quellen, das normalerweise natürliche Kohlensäure enthält oder künstlich mit Kohlensäure versetzt wurde.

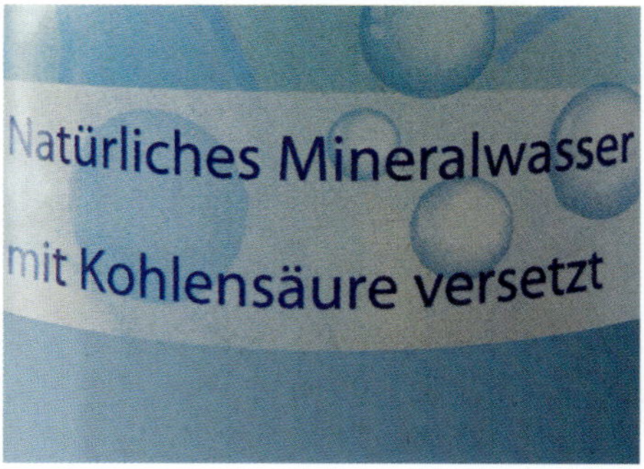

In Deutschland gibt es über 700 amtlich anerkannte natürliche Mineralwässer.

Natürliches Mineralwasser hat denselben Gehalt an Kohlenstoffdioxid wie das Wasser am Quellaustritt.

Stilles Mineralwasser ist Mineralwasser, dem die Kohlensäure vollständig oder teilweise entzogen wurde. Das Entfernen von Eisen- und Schwefelverbindungen aus dem Mineralwasser ist erlaubt. Die Kennzeichnung lautet: „enteisent" oder „entschwefelt". Wenn ein Mineralwasser weniger als 20 mg Natrium pro Liter enthält, kann die Angabe „natriumarm" erfolgen.

Neben Mineralwasser gibt es

- *Heilwasser*,
- *Quellwasser* und
- *Tafelwasser*.

Minze

Minze ist ein Sammelbegriff für verschiedene Heil- und Gewürzpflanzen. Als Küchenkraut gibt es die grüne Minze, die an Ufern und auf feuchten Wiesen wächst. Die Blätter dieser Pflanzen haben einen starken Pfefferminzgeruch. Auch die *Pfefferminze* gehört zu der Gattung der Minze.

Mirabelle

Mirabellen sind kleine runde, gelbe Steinfrüchte mit gelbem saftigem Fruchtfleisch. Mirabellen werden entweder frisch oder

als Kompott verzehrt.
Mirabellen werden auch zu Konfitüre oder Mirabellenbrand verarbeitet.

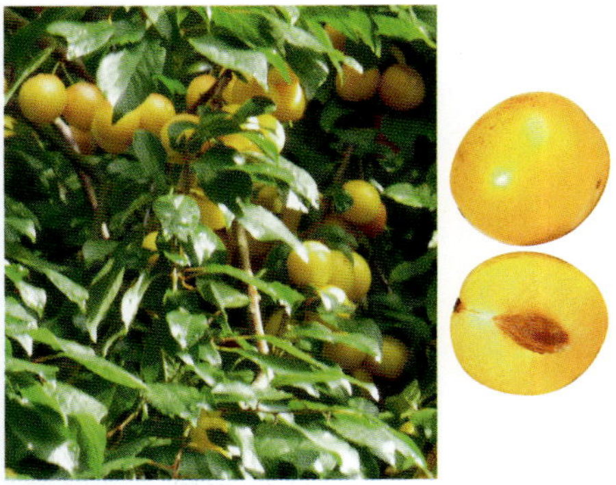

Mischfette

Mischfette sind Fette, die aus Mischungen von pflanzlichen oder tierischen Fetten mit Milchfett bestehen.
Mischfette werden in unterschiedlichen Fettgehaltsstufen angeboten.

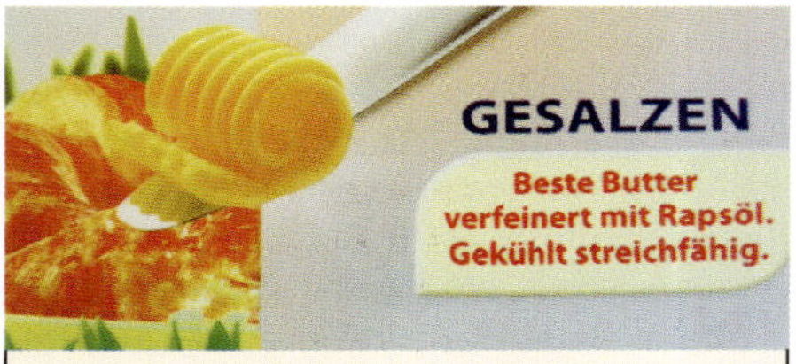

Zutaten: Butter, Rapsöl, Wasser, Milchsäurekulturen, Salz (1 %). Gesamtfettgehalt 75 %

Miso

Miso ist eine aus Sojabohnen und Getreide – Weizen, Reis – und Salz hergestellte Würzsoße. Miso wird zum Würzen für Fleisch-, Fisch- und Gemüsegerichte verwendet.

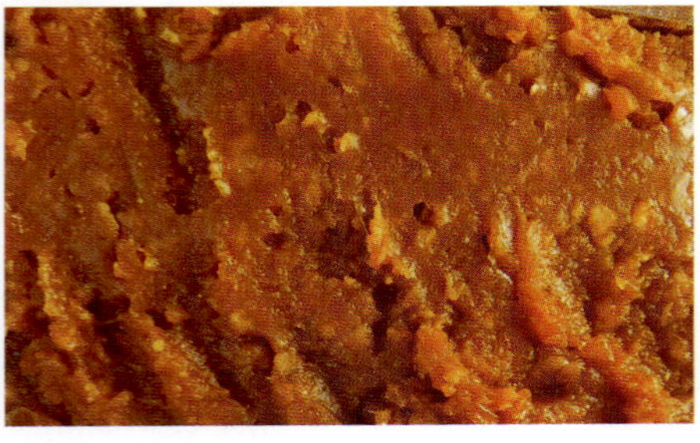

Mitochondrien

Mitochondrien sind *Zellorganellen*. Sie sind die „Kraftwerke" der Zellen. Sie besitzen eine Außenmembran, die sie von dem *Zytoplasma* abgrenzt, und eine Innenmembran mit zahlreichen Faltungen. Durch diese Faltungen wird die Oberfläche der Innenmembran wesentlich vergrößert.

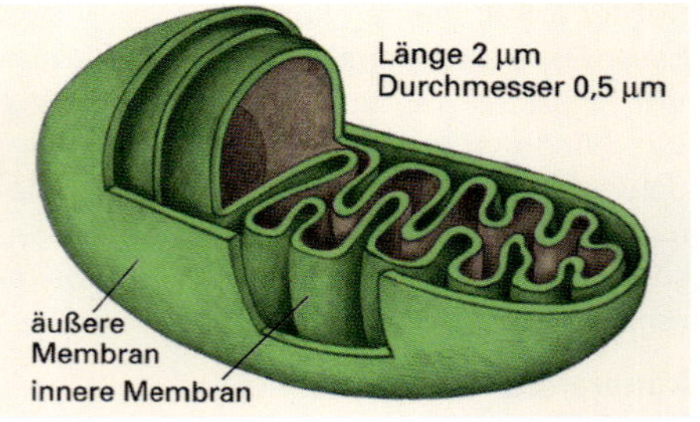

Der größte Teil der Energiegewinnung durch *ATP*-Bildung erfolgt an der Innenmembran der Mitochondrien durch den *Citratcyclus* und die *Atmungskette*.

Mittagessen

Das Mittagessen soll eine nicht zu umfangreiche Hauptmahlzeit sein. Höchstens zwei Drittel der täglichen Gesamtenergiemenge sollen mit dem Mittagessen aufgenommen werden.
Die Mahlzeit soll langsam eingenommen werden, da sich das Sättigungsgefühl erst nach 15 Minuten einstellt.
Es muss nicht immer Fleisch sein: Milchprodukte, Fisch, Hülsenfrüchte und Getreidegerichte sind Alternativen.

Mittelalter, Esskultur

siehe *Esskultur*

mittelkettige Fettsäuren

siehe *Fettsäuren*

Mittelmeerkost

siehe *mediterrane Kost*

mixen

Mixen ist das Mischen und evtl. gleichzeitige Zerkleinern durch ein sich drehendes Messerkreuz.

MKS

MKS ist die Abkürzung für ***M**aul- und **K**lauen**s**euche*.

Mo
Mo ist das chemische Symbol für ***Mo****lybdän.*

modifizieren
Modifizieren bedeutet, dass die Zustandsform geändert wird.
Beispiel: modifizierte Stärke.

modifizierte Stärke
siehe *Stärke, modifizierte*

Mohn
Mohn ist eine sehr alte Kulturpflanze mit roten, weißen oder violetten Blüten. Die Mohnsaat befindet sich in walnussgroßen Kapseln. Aus dem Saft der grünen, unreifen Kapseln des Schlafmohns kann Opium gewonnen werden. Der Anbau dieser Mohnsorte ist in Deutschland verboten.
Reife Blaumohnsamen werden für Backwaren verwendet. Sie haben ein nussiges Aroma und einen Fettgehalt von ca. 40 %.

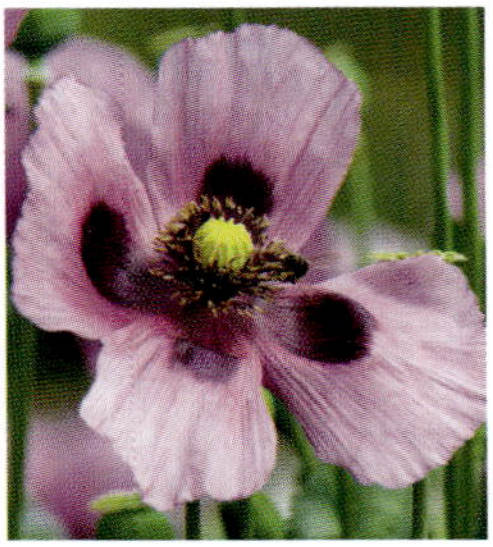
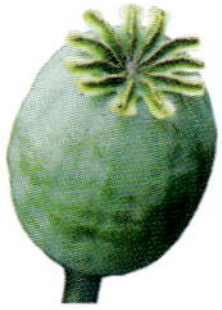
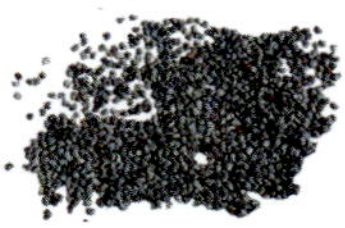

Die Samen haben einen hohen Anteil an Linolsäure, Magnesium, Eisen und Vitamin B_1.
Aus reifen Mohnsamen kann Öl gewonnen werden.

Möhre, Karotte, gelbe Rübe
Die Möhren – auch gelbe Rüben genannt – sind die gelb bis orangerot und violett gefärbten Wurzeln der einjährigen Möhrenpflanze.
Die Farbe erhält die Wurzel durch den β-Carotingehalt. Möhren liefern außerdem Kalium, Folsäure und Ballaststoffe.
Durch entsprechende Züchtungen gibt es heute auch gelbe und violette Möhren.
Möhren werden roh oder gegart als Salat oder Gemüse verzehrt sowie zu Saft verarbeitet.

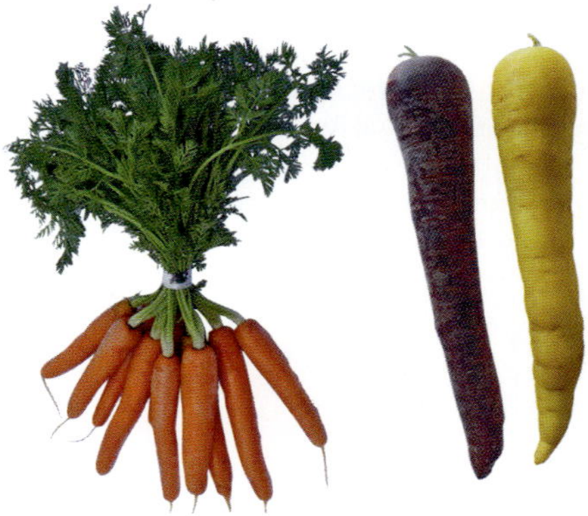

Molekül
Ein Molekül ist eine kleine Einheit, die aus mindestens zwei gleichartigen oder verschiedenen *Atomen* aufgebaut ist. Der Zusammenhalt zwischen den Atomen erfolgt durch Atombindungen.
Moleküle können im Gegensatz zu Atomen mit chemischen Methoden in ihre Bestandteile zerlegt werden.

Molekülmasse
Die Molekülmasse wird berechnet durch eine Addition der Atommassen der in einem Molekül gebundenen Atome.
Beispiel Wasser:

$H + H + O$

$1 + 1 + 16 = 18$

Wasser hat die relative Molekülmasse 18.

Molke
Molke ist die Flüssigkeit, die bei der Käseherstellung nach der Gerinnung durch *Lab* oder Säure von dem Käsestoff – *Casein* – und Milchfett abgetrennt wird.

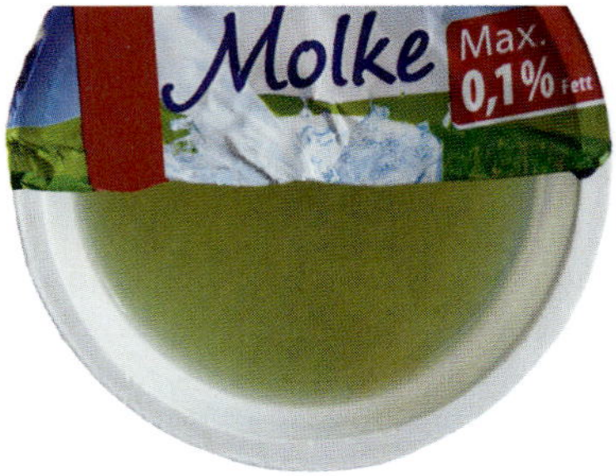

Molke ist also ein fettarmes Nebenprodukt der Käseherstellung.

Molkenerzeugnisse

Molkenerzeugnisse werden aus *Molke* hergestellt. Entsprechend gibt es

- Sauermolke bzw. Süßmolke mit 0,2 % Fett,
- Molkensahne, Molkenrahm mit mindestens 10 % Fett.

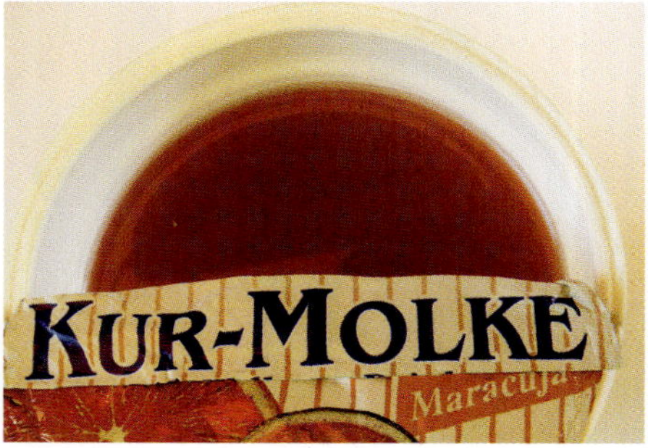

Abgebildet ist ein Diätmolkenmischerzeugnis, das mit Sauermolke, Fruchtsaftkonzentrat usw. hergestellt wurde.

Molybdän (Mo)

Molybdän ist ein essenzielles *Spurenelement* aus der Gruppe der Schwermetalle. Molybdän ist Bestandteil einiger Enzyme. Molybdän befindet sich überwiegend im Blut, in den roten Blutkörperchen.

Der Tagesbedarf liegt wahrscheinlich zwischen 50 bis 100 µg pro Tag. Molybdän ist reichlich in Hülsenfrüchten und Getreide enthalten.

Bei einer langfristigen extrem hohen Molybdänaufnahme kann es zu gichtähnlichen Symptomen kommen.

mono

Mono bedeutet eins, einmalig.
Beispiel: Monosaccharid – Einfachzucker.

Monoglyceride

Monoglyceride sind Verbindungen, bei denen nur eine der drei *Hydroxylgruppen* – OH-Gruppen – des *Glycerins* mit einer Fettsäure verestert ist. Die Fettsäure kann mittelständig oder endständig an das Glycerin angelagert sein.

Monoglyceride sind Zwischenprodukte beim Aufbau bzw. Abbau von Fetten. Monoglyceride entstehen also z. B. bei der Fettverdauung.

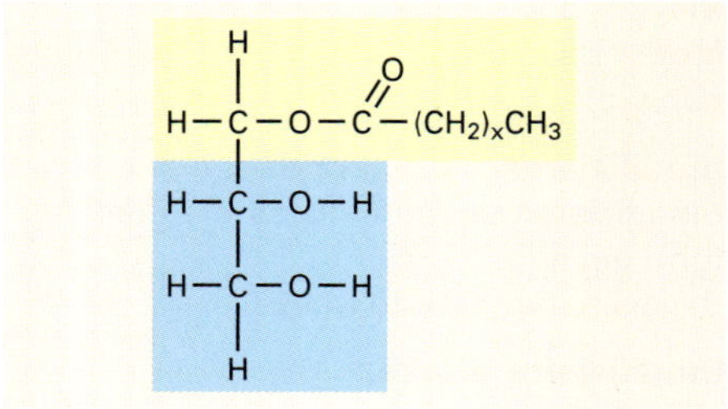

Monoglyceride können als Emulgatoren wirken, da sie sowohl einen wasserliebenden (blau) – hydrophilen – als auch einen fettliebenden (gelb) – lipophilen – Bereich haben.

Mono- und Diglyceride von Speisefettsäuren, E 471 – E 472 a – f

Monoglyceride und *Diglyceride* von Speisefettsäuren sind ohne Höchstmengenbegrenzung als Lebensmittelzusatzstoffe – *Emulgatoren* – zugelassen.

Bei diesen Stoffen wurde ein Teil der Fettsäuren vom *Glycerin* abgespalten. Hierdurch wird der *wasserliebende* Teil der Verbindungen vergrößert und die Eigenschaften als Emulgator werden so verbessert.

Mono- und Diglyceride sind gesundheitlich unbedenklich, da sie wie Speisefette verstoffwechselt werden.

Sie werden z. B. bei der Margarineherstellung, in Backwaren, Schokoladeerzeugnissen und Kartoffelpüree eingesetzt.

Zum Beispiel bei der Herstellung dieser Halbfettmargarine wurden als Emulgator Mono- und Diglyceride von Speisefettsäuren verwendet:

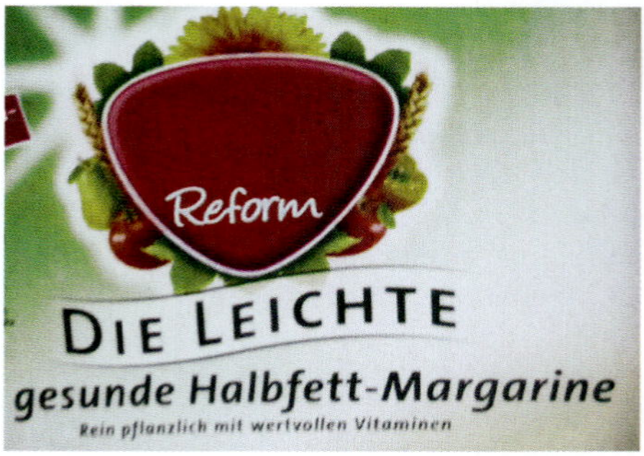

Monosaccharide

siehe *Einfachzucker*

Montansäureester, E 912

Montansäureester ist ein *Oberflächenbehandlungsmittel*, das aus dem Montanwachs, das in Braunkohle enthalten ist, gewonnen wird.

Montansäureester ist nur für die Oberflächenbehandlung von Zitrusfrüchten zugelassen.

Gesundheitliche Nebenwirkungen sind nicht bekannt.

Morbus Crohn, Crohnkrankheit

Morbus Crohn ist eine chronische Darmerkrankung, die besonders den letzten Abschnitt des Dünndarms und den Dickdarm betrifft. An der Darmwand bilden sich teilweise große Geschwüre und Einrisse. Es kann zu Darmverengungen kommen.

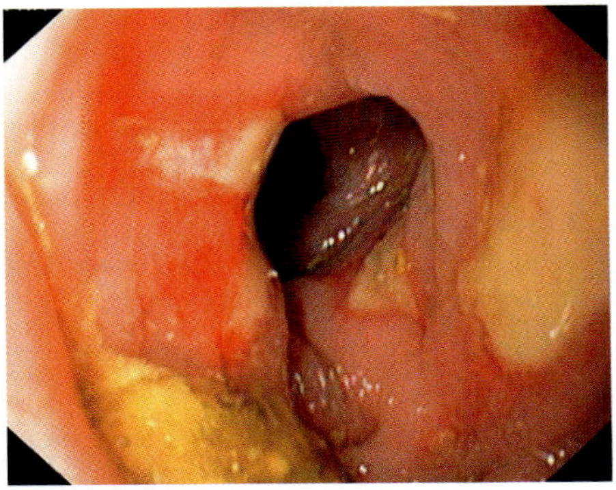

Erste Symptome der Erkrankung sind Bauchschmerzen und Durchfälle. Außerdem kommt es zu Gewichtsverlust und Mangelerscheinungen, z.B. Vitaminmangelerscheinungen, da diese im Darm nicht synthetisiert bzw. resorbiert werden können.

Die Ursachen für die Erkrankung sind bisher nicht bekannt. Es wird eine erbliche Veranlagung vermutet. Das Immunsystem richtet sich gegen den eigenen Körper. Außerdem wird angenommen, dass ein hoher Zuckerverzehr und Verzehr von Transfettsäuren die Entstehung fördert. Eine spezielle Diät wird nicht empfohlen. Eine leichte Vollkost, evtl. mit wenig Ballaststoffen, kann hilfreich sein.

Mostrich

siehe *Senf*

Mortadella

Mortadella ist eine aus Italien stammende gepökelte *Brühwurst* aus Schweinefleisch, Speckeinlagen, *Pökelsalz* und Gewürzen. Die Verwendung anderer Fleischsorten und von *Pistazien* ist ebenfalls möglich.

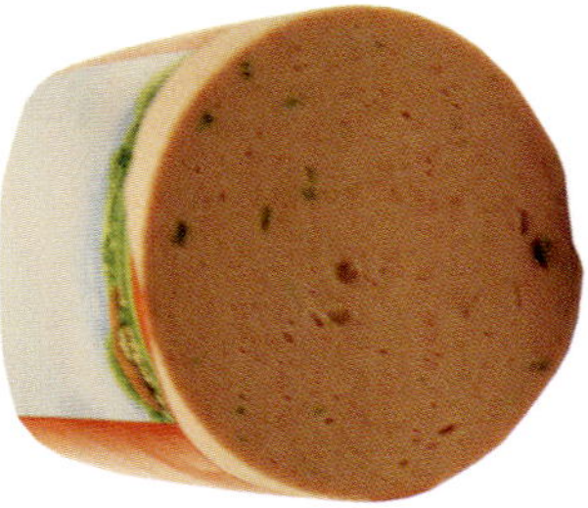

Mortalität

Mortalität bedeutet Sterblichkeit.

Mozzarella

Mozzarella ist ein ungereifter, rindenloser *Frischkäse*. Ursprünglich wurde Mozzarella in Mittelitalien nur aus Büffelmilch hergestellt. Mozzarella wird meist in der Aufgussflüssigkeit angeboten.

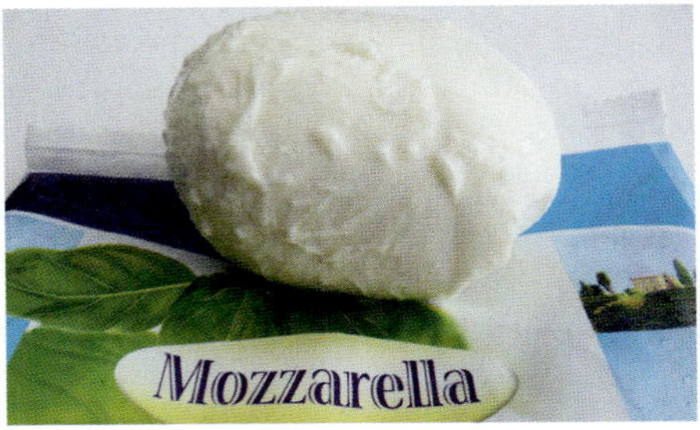

Mozarella wird als Vorspeise mit Gemüse, zum Belegen von Pizza und für Nudelgerichte verwendet.

m-RNA

m-RNA ist die Abkürzung für ***m**essenger-* ***RNA*** – Boten-Ribonucleinsäure.

Mucine

Mucine ist eine Sammelbezeichnung für Schleimstoffe, die u.a. mit dem Speichel und dem Dünndarmsaft abgegeben werden. Sie schützen die Schleimhäute bzw. wirken als Gleitmittel. Mucine sind *Glykoproteine*, d.h., sie bestehen aus Eiweiß und Kohlenhydraten.

Mucosa

Mucosa ist das Fremdwort für Schleimhaut, z. B. ist die *Dünndarm*mucosa die innerste Auskleidung der Dünndarmwand auf den *Darmzotten*.

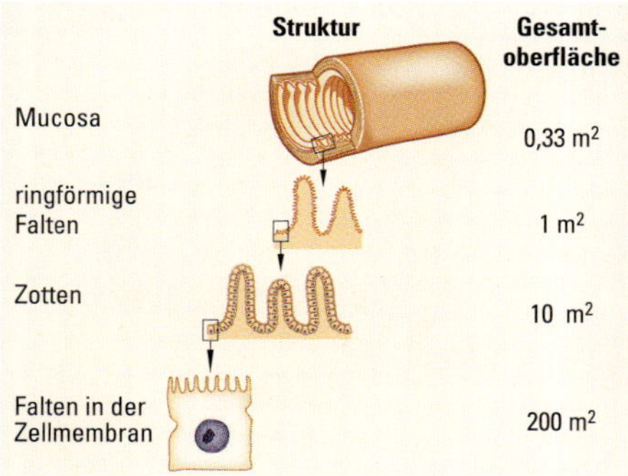

Die Dünndarmmucosa ist gefaltet und vergrößert hierdurch die Oberfläche des Dünndarms.

Sie ist zunächst ringförmig 1 cm hoch gefaltet (3-fache-Vergrößerung), dann noch durch einzelne Zotten (30-fache-Vergrößerung) an dieser ringförmigen Faltung. Schließlich sind die Membranen der Zellen nochmals gefaltet (600-fache Vergrößerung). Durch die Oberflächenvergrößerung wird die Resorption der Nährstoffe gewährleistet.

MUFS

MUFS ist die Abkürzung für **m**ehrfach **u**ngesättigte ***F****ett****s****äuren*.

multi

Multi bedeutet viel, zahlreich.

Beispiel: Multivitaminsaft, Saft mit vielen Vitaminen.

Mundspeichel

Im Mund wird die Nahrung zunächst mechanisch zerkleinert und dann mit Speichel durchsetzt. Täglich wird etwa 1 l Mundspeichel gebildet.

Der Mundspeichel

- erhöht die Gleitfähigkeit der Speisen;
- erfüllt eine Abwehrfunktion gegenüber Krankheitserregern;
- enthält kohlenhydratspaltende Enzyme – *Amylasen* – die Stärke und teilweise Malzzucker – Maltose – abbauen.

Mungbohne

Die Mungbohne wird hauptsächlich in Indien angebaut. Es sind kleine grüne oder gelbe Hülsenfrüchte.

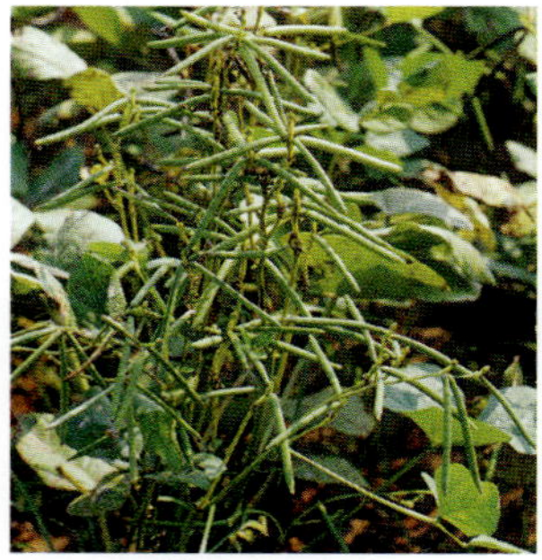

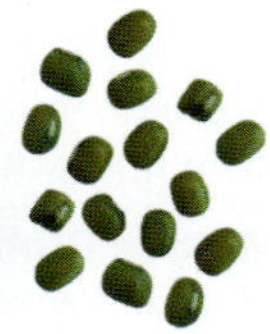

Sie werden als Gemüse gegessen oder auch zu Brei verarbeitet. Mungbohnenmehl wird für die Herstellung von Glasnudeln verwendet. Gekeimte Mungbohnen werden als Rohkost gegessen. Mungbohnen haben einen hohen Eiweißgehalt und sind auch reich an Mineralstoffen.

Mürbeteig

Mürbeteig ist ein Teig, der aus Zucker, Fett und Mehl meistens im Verhältnis 1:2:3 besteht.

Muscheln

Muscheln sind Weichtiere, die von einer Kalkschale geschützt sind. Zu den essbaren Muscheln gehört u. a. die Miesmuschel (Mytilus edulis).

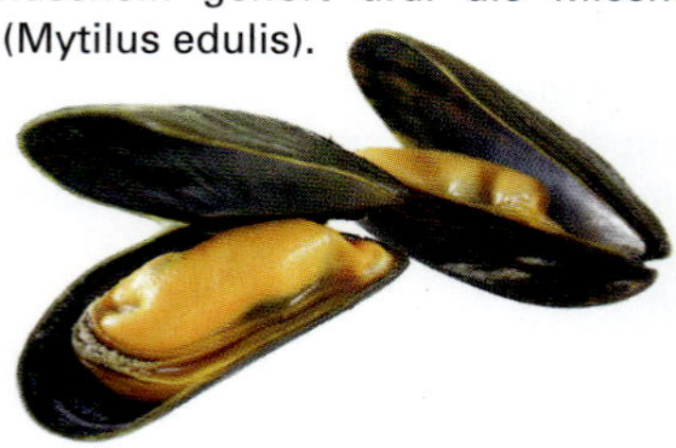

Sie kommt an der europäischen Atlantikküste und in der Ostsee vor. Heute wird sie auch in großen Anlagen für den Verzehr gezüchtet. Miesmuscheln werden von September bis April lebend verkauft. Da die Muscheln ständig das Wasser filtern und Plankton aufnehmen, nehmen sie auch gleichzeitig Schadstoffe, z. B. Schwermetalle – Cadmium, Blei und Quecksilber –, aus dem Wasser auf.

Muskatblüte
siehe *Macis*

Muskatnuss
Muskatnüsse sind die Samen des Muskatnussbaums.

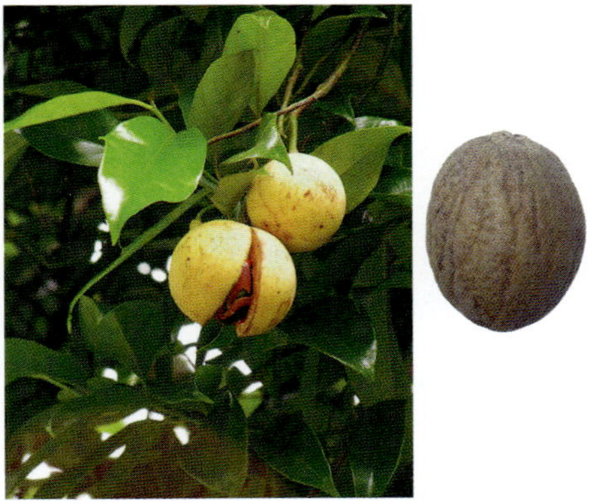

Die Samen werden von der Samenschale und dem Samenmantel – *Macis* – befreit und getrocknet.
In den Handel kommt die Muskatnuss als Pulver oder als ganze Nuss. Bei der ganzen Nuss bleiben das Aroma und die Inhaltsstoffe besser erhalten.
Dunkle Nüsse sind naturbelassen, weiße Nüsse wurden zum Schutz vor Schädlingen mit Kalk – *Calciumhydroxid* – gebleicht.
Muskatnuss wird zum Würzen von Suppen, Soßen, Fleisch- und Kartoffelgerichten verwendet.
Muskatnuss wirkt appetitanregend und verdauungsfördernd.

Muskelfarbstoff
siehe *Myoglobin*

Muskelglykogen
In den Muskeln können etwa 200 g *Glykogen* nach den Mahlzeiten gespeichert werden. Zwischen den Mahlzeiten wird Muskelglykogen zur Energiegewinnung für den Muskel wieder zu Glucose und dann entweder anaerob zu Lactat – *Milchsäure* – oder aerob zu Acetyl-CoA abgebaut.

Mutation
Mutationen sind Erbgutveränderungen, die häufig Krebs auslösen.

Mutterkornpilz
Mutterkornpilz wächst auf Getreideähren – meist Roggen und Weizen – in den Fruchtknoten.

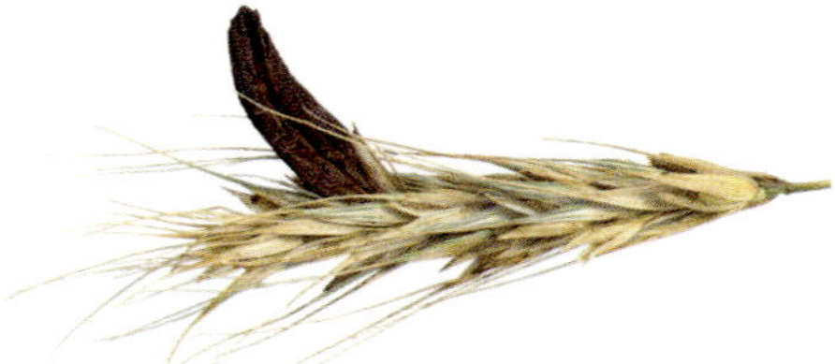

Im reifen Zustand sind es schwarzbraune Körper, in denen sich Stoffe – Toxine – bilden, die zu Vergiftungen führen. Anzeichen: Bewegungs- und Sprachstörungen und Nervenschädigungen.
Durch die moderne Mühlentechnologie und den Einsatz von Pilzbekämpfungsmitteln ist die Gefahr einer Mutterkornvergiftung heute gering. Nur auf Biogetreide, das ohne Pilzbekämpfungsmittel wächst, kann sich noch Mutterkorn befinden.

Muttermilch, Frauenmilch
Muttermilch ist die beste Nahrung für den Säugling, da sie in der Zusammensetzung genau auf den Bedarf des Säuglings abgestimmt ist und Antikörper zum Schutz vor Infektionskrankheiten enthält. Gestillte Kinder sind daher weniger anfällig für Infektionskrankheiten. Wenn ein Stillen mal nicht möglich ist, kann die Milch abgepumpt werden.

Milchpumpe

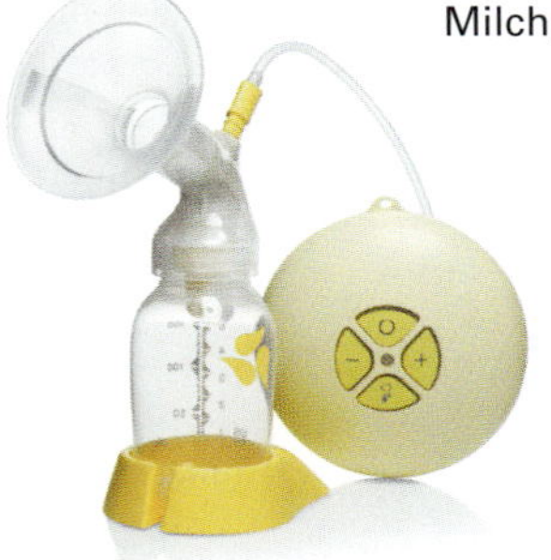

Muttermilch ist im Vergleich zur Kuhmilch eiweißarm, durch die Zusammensetzung ist das hochwertige Eiweiß der Muttermilch leicht verdaulich.
Der Milchzucker – Lactose – der Mutter-

milch deckt etwa 40 % des Energiebedarfs des Säuglings.

Das Milchfett hat einen hohen Anteil an ungesättigten Fettsäuren – Linolsäure.

Der Vitamin- und Mineralstoffgehalt entspricht ebenfalls dem Bedarf des Säuglings, teilweise ist dieser jedoch abhängig vom Ernährungsstatus der Mutter.

Auch von der Mutter aufgenommene Genussmittel, bestimmte Schadstoffe und Medikamente gelangen in die Milch und können so den Säugling schädigen. Der Schadstoffgehalt der Muttermilch ist unter anderem abhängig vom Alter und dem Wohnort der Mutter.

Mykotoxine, Pilzgifte

Es gibt etwa 300 verschiedene Mykotoxine.

Mykotoxine sind die giftigen Stoffwechselprodukte von Schimmelpilzen. Mykotoxine sind für den Menschen giftige – toxische – Stoffe, z. B. *Aflatoxine*, die in kleinsten Mengen schädigend auf den menschlichen Körper wirken. Sie sind meist krebserregend.

Der *Mutterkornpilz* enthält ein Nervengift.

Myoglobin

Myoglobin ist der rote Muskelfarbstoff. Myoglobin gehört zu der Gruppe der *Chromoproteine*.

Er besteht aus einer Peptidkette mit 153 Aminosäuren und einer Sauerstoff bindenden Hämgruppe, die Eisen enthält.

Myoglobin kann daher Sauerstoff im Muskel speichern.

Myoglobin ist ein kugelförmiger Eiweißstoff.

Myosin

Myosin ist ein Eiweißstoff – Protein –, der in die Muskelfasern eingebettet ist. Das Myosinmolekül ist ein lang gestreckter Eiweißstoff.

Myosin besteht aus einem dicken Myosinstrang und dem kugelförmigen Myosinkopf.

Myosin und *Actin* zusammen ermöglichen, dass sich ein Muskel zusammenziehen bzw. strecken kann.

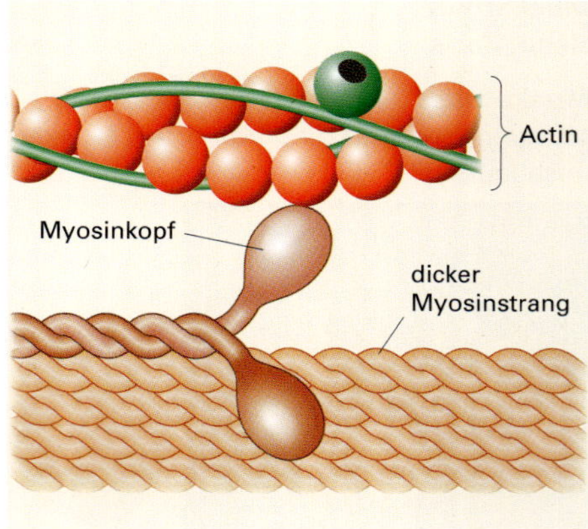

Myristinsäure

Myristinsäure ist eine langkettige, gesättigte Fettsäure mit 14 C-Atomen. Der Schmelzpunkt dieser Fettsäure liegt bei +54 °C. Strukturformel:

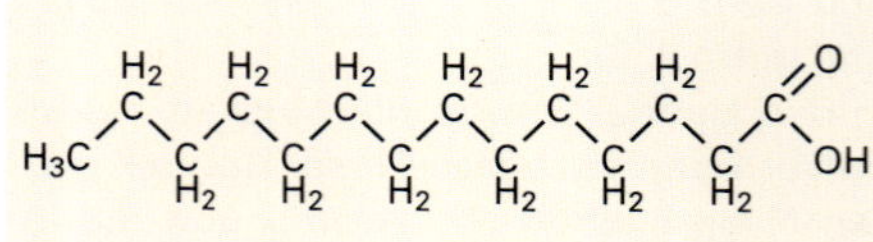

Myristinsäure ist Bestandteil der meisten Speisefette und Speiseöle, z. B. Kokosfett, Palmkernfett und Butterfett. Myristinsäure erhöht den Blutcholesterinspiegel.

Myzel

Myzel ist das für das Menschenauge unsichtbare Fadengeflecht, das Schimmelpilze in Lebensmitteln bilden. In dem Myzel bilden einige Schimmelpilze Giftstoffe – Toxine –, die wasserlöslich sind und das ganze Lebensmittel durchdringen können.

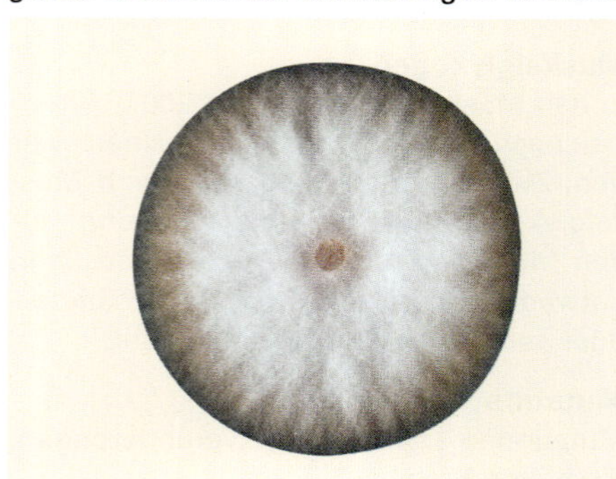

N
N ist das chemische Symbol für *Stickstoff*.

Na
Na ist das chemische Symbol für ***Na****trium*.

nachhaltige Ernährung
siehe *Ernährung, nachhaltige*

Nachmittagsmahlzeit
Die Nachmittagsmahlzeit soll – wie das zweite Frühstück – vitaminreich und mineralstoffreich sein. Bei fünf kleinen Mahlzeiten bleibt die Leistungsfähigkeit besser erhalten als bei drei großen Mahlzeiten.

Nachtblindheit
Nachtblindheit ist eine Beeinträchtigung des Sehvermögens in der Dämmerung. Nachtblindheit wird durch einen Vitamin-A-Mangel – *Retinol*-Mangel – hervorgerufen. In den Stäbchen der Netzhaut kann bei Vitamin-A-Mangel kein Sehpurpur gebildet werden.

Nachtkerzenöl
Nachtkerzenöl wird aus den Samen der Nachtkerze gewonnen. Die Nachtkerze ist eine zweijährige Pflanze, die im zweiten Jahr einen bis zu 150 cm hohen beblätterten Stängel mit goldgelben Blüten hat. Die Blüten öffnen sich erst am Abend.

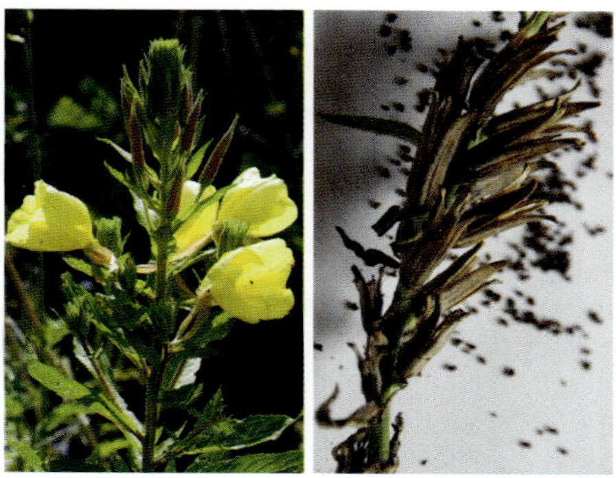

Aus den 10000 Samen der Nachtkerze wird durch Extraktion 1 g klares hellgelbes Öl gewonnen. Das Nachtkerzenöl ist reich an γ-Linolensäure. Nachtkerzenöl wird als Nahrungsergänzungsmittel oder als Bestandteil von Cremes bei Neurodermitis eingesetzt, da es eine stark entzündungshemmende Wirkung hat.

NAD⁺
NAD⁺ ist die Abkürzung für ***N****icotinsäureamid-***a***denin-***d***inucleotid*.

NADP⁺
NADP⁺ ist die Abkürzung für ***N****icotinsäureamid-***a***denin-***d***inucleotid***p***hosphat*.

Nährmittel
Nährmittel ist eine Sammelbezeichnung für Trockenerzeugnisse aus Getreide, z.B. *Graupen*, *Grieß* und *Grütze*.

Nährstoffbedarf
Unter Nährstoffbedarf versteht man die Menge eines Nährstoffs, die für die Aufrechterhaltung aller Körperfunktionen und die optimale Gesundheit und Leistungsfähigkeit benötigt wird.
Bezogen auf den Gesamtenergiebedarf einer gesunden Person wird folgende durchschnittliche Nährstoffaufnahme empfohlen:

- 15 % Eiweiß
- 30 % Fett
- 55 % Kohlenhydrate. Mehr als die Hälfte der täglichen Nahrungsaufnahme sollte also aus Kohlenhydraten bestehen
- Für die einzelnen Mineralstoffe und Vitamine gibt es jeweils spezielle Empfehlungen für die tägliche Bedarfsdeckung.

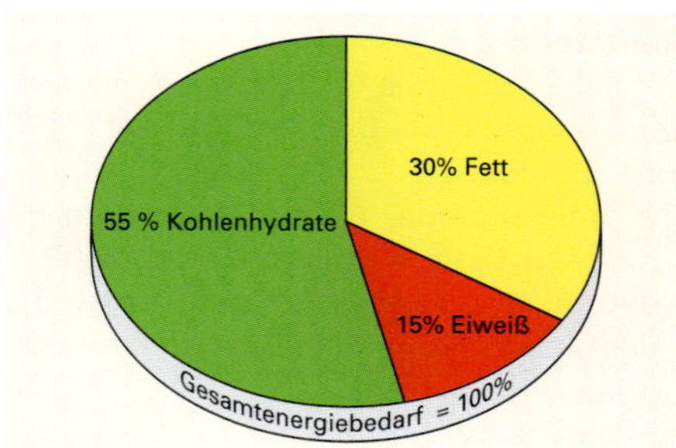

- Außerdem wird eine tägliche Zufuhr von 30 g Ballaststoffen und 2,5 Litern Flüssigkeit empfohlen.

Nährstoffdichte, Lebensmittel
Die Nährstoffdichte eines Lebensmittels ergibt sich aus dem Quotienten zwischen dem Gehalt an einem essenziellen Nährstoff und dem Energiegehalt. Die Nährstoffdichte von Lebensmitteln wird als

Menge des Nährstoffs (mg oder g) pro Energiegehalt (kJ oder MJ) angegeben.

Beispiele:

1 Kiwi (50 g) enthält 36 mg Vitamin C bei einem Energiegehalt von 118 kJ.

36 : 118 = 0,30 Nährstoffdichte

Die Kiwi enthält also pro kJ 0,30 mg Vitamin C.

1 Apfel (150 g) enthält 18 mg Vitamin C bei einem Energiegehalt von 315 kJ.

18 : 315 = 0,06 Nährstoffdichte

Der Apfel enthält also pro kJ 0,06 mg Vitamin C.

Die Nährstoffdichte an Vitamin C ist also bezogen auf den Energiegehalt der Lebensmittel in der Kiwi fünfmal höher als im Apfel.

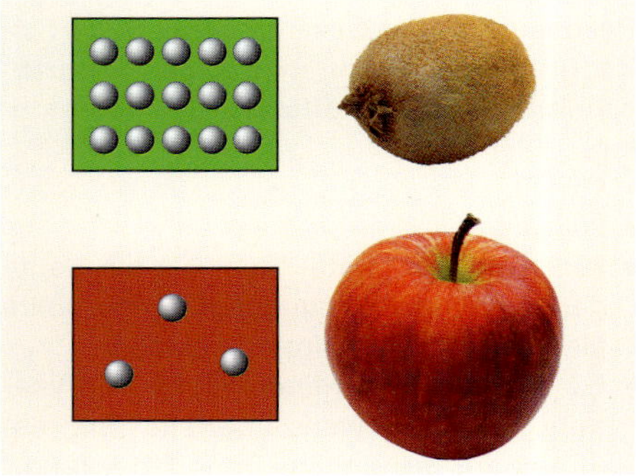

Nährstoffe

Nährstoffe sind die im menschlichen Körper verwertbaren Inhaltsstoffe der Nahrung. Es gibt

- energieliefernde Nährstoffe, das sind Kohlenhydrate, Fette und Eiweißstoffe;
- und nicht energieliefernde Nährstoffe, das sind Wasser, Mineralstoffe und Vitamine.

Die Nährstoffe werden darüber hinaus in folgende Gruppen unterteilt:

- Baustoffe: Eiweißstoffe, Wasser und Mineralstoffe
- Brennstoffe: Fett und Kohlenhydrate
- Wirkstoffe: einige Mineralstoffe, Spurenelemente, Vitamine
- sekundäre Pflanzenstoffe und Ballaststoffe

Nährstoffe sind für Wachstum, Entwicklung und Erhalt des gesunden Lebens notwendig. Beim Fehlen eines Nährstoffs treten charakteristische biochemische und physiologische Veränderungen auf.

Nährstofffarben

Folgende Farben werden für die Kennzeichnung der verschiedenen Nährstoffe verwendet:

- Kohlenhydrate – grün
- Fette – gelb
- Eiweißstoffe – rot
- Wasser – blau
- Mineralstoffe – braun
- Vitamine – schwarz

Nährstoffgehalt, Lebensmittel

Der Nährstoffgehalt von Lebensmitteln und Speisen kann analytisch bestimmt oder berechnet werden.

Die in den Nährwerttabellen zusammengestellten Daten sind Durchschnittswerte, da sich der Nährstoffgehalt der Lebensmittel je nach Erntezeit, Anbauverfahren, Sorte oder Herstellungsverfahren erheblich unterscheiden kann, z. B. gibt es viele verschiedene Kartoffelsorten mit unterschiedlichem Kohlenhydrat- und Eiweißgehalt. In den meisten Nährwerttabellen gibt es aber nur einen Durchschnittswert für alle Kartoffelsorten.

Nährwertkennzeichnung

Die Nährwertkennzeichnung ist im Prinzip freiwillig. Sie erfolgt pro 100 g oder 100 ml. Zusätzlich kann die Nährwertkennzeichnung pro Portion erfolgen.

In einigen Fällen ist die Nährwertkennzeichnung jedoch verpflichtend, z. B. wenn die Lebensmittel besondere Nährwerteigenschaften haben, wie „fettarm", „zuckerarm" oder „Vitamin-C-reich". Auch bei diätetischen Lebensmitteln muss eine Nährwertkennzeichnung erfolgen.

Der Bund für Lebensmittelrecht und Lebensmittelkunde (BLL) empfiehlt, dass eine freiwillige Nährwertkennzeichnung erfolgen soll, und zwar in Form der sogenannten GDA-Angaben – *Guideline Daily Amounts*.

Nahrungsergänzungsmittel

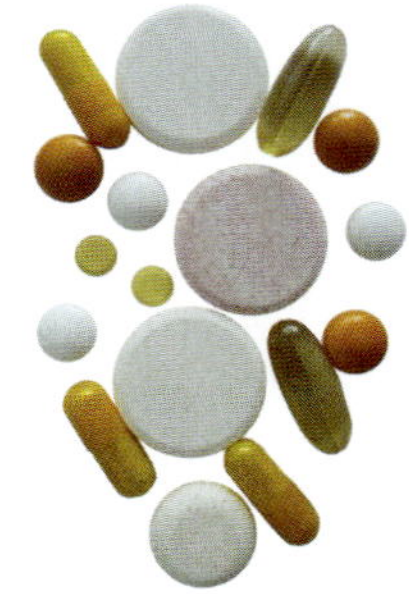

Nahrungsergänzungsmittel sind Produkte, die bestimmte Nährstoffe oder Lebensmittelbestandteile in konzentrierter Form enthalten. Sie sind dazu gedacht, die Nahrung von Personen zu ergänzen, wenn deren Zufuhr an einem oder mehreren Nährstoffen aus der gewöhnlichen Ernährung möglicherweise unzureichend ist. Nahrungsergänzungsmittel werden als Tabletten, Kapseln, Brausetabletten, Trinkampullen und in Pulverform angeboten.

Trotz dieser arzneitypischen Form sind Nahrungsergänzungsmittel keine Arzneimittel, sie unterliegen dem Lebensmittelrecht.

Folgende Vorschriften gelten für die Herstellung und Kennzeichnung von Nahrungsergänzungsmitteln:

- Auf Nahrungsergänzungsmitteln muss die empfohlene tägliche Verzehrmenge angegeben werden.
- Vitamine dürfen in Nahrungsergänzungsmitteln nicht mehr als in der dreifachen Menge der empfohlenen Tagesdosis enthalten sein.
- Mineralstoffe dürfen in Nahrungsergänzungsmitteln nicht mehr als in der einfachen Menge der empfohlenen Tagesdosis enthalten sein.

Nahrungskette

- An der ersten Stelle der Nahrungskette stehen die Kohlenhydrat bildenden Pflanzen.
- Es folgen in der Nahrungskette die Pflanzenfresser und
- als nächstes Glied die Fleischfresser.
- Zwischen Pflanzen- und Fleischfressern stehen die Allesfresser, zu denen auch der Mensch gehört.
- Den Schluss der Nahrungskette bilden Mikroorganismen und Tiere, die sich von toten organischen Stoffen ernähren und anorganische Stoffe bilden, die die Pflanzen wiederum zum Leben benötigen.

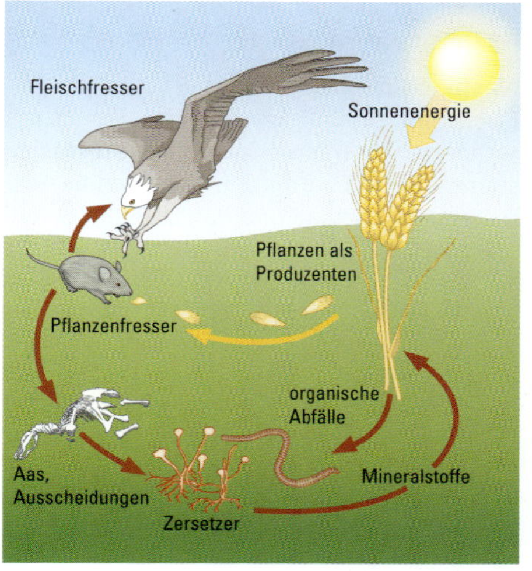

Nahrungsmittel

Nahrungsmittel dienen der menschlichen Ernährung. Sie werden in pflanzliche und tierische Nahrungsmittel unterteilt. Nahrungsmittel werden roh oder verarbeitet gegessen oder getrunken. Nahrungsmittel gehören zusammen mit den Genussmitteln zu den Lebensmitteln.

Nahrungsmittelunverträglichkeit

siehe *Lebensmittelunverträglichkeit*

Naranjilla, Lulo-Frucht

Die Naranjilla stammt aus den Anden. Die tomatengroße grünliche bis orangefarbene Frucht hat grünliches Fruchtfleisch mit zahlreichen linsenförmigen Samen. Der

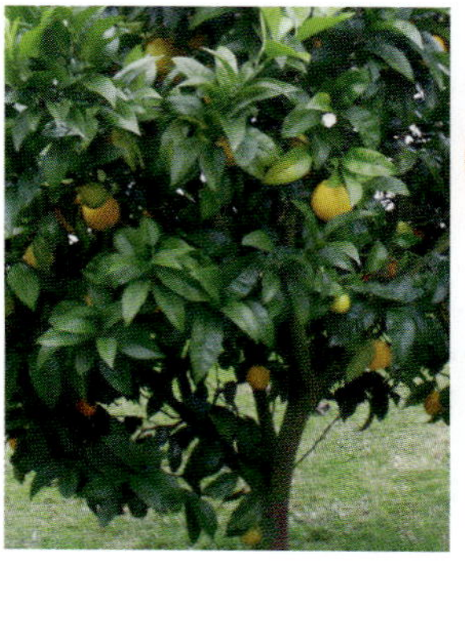

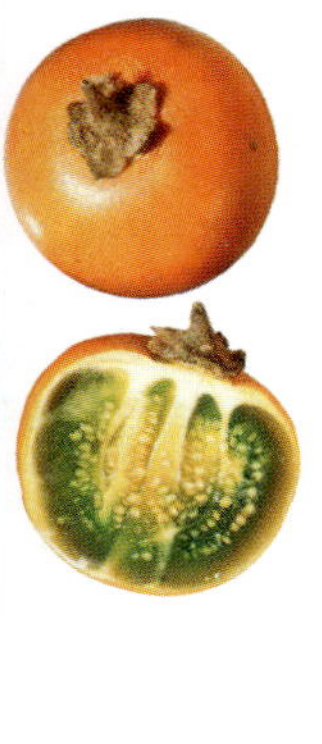

Geschmack der Frucht erinnert an Ananas und Guave. Die Vitamin-C-reichen Früchte werden roh aus der Schale gelöffelt oder zu Saft verarbeitet. Aufgrund der geringen Haltbarkeit werden sie nicht exportiert.

Nashi, chinesische Birne

Die Nashi ist eine apfelförmige Frucht mit einer glatten gelben Haut, die aus Asien stammt. Heute wird die Nashi auch in Australien, Neuseeland und den USA angebaut.

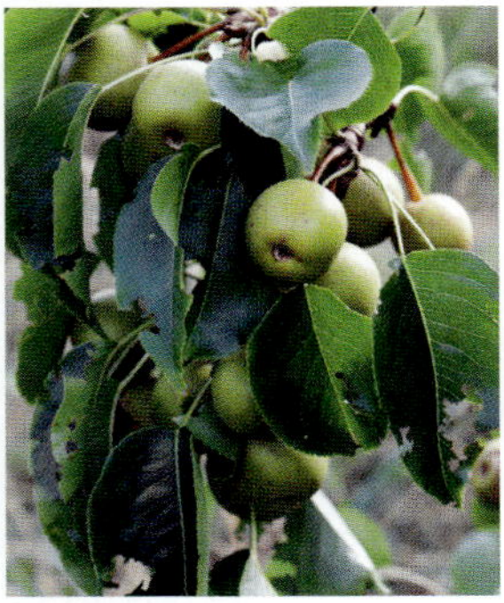

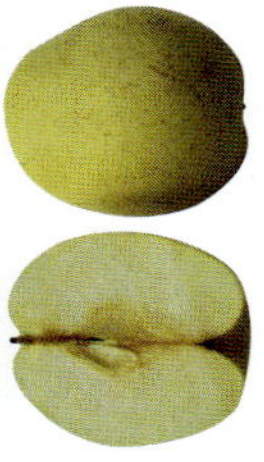

Das Fruchtfleisch ist fest und saftig. Die Frucht ist energiearm. Der Mineralstoff- und Vitamingehalt entspricht dem einer Birne. Nashi wird als Frischfrucht oder als Beilage z. B. zu Wildgerichten verzehrt.

Nasi

Nasi ist die indonesische Bezeichnung für gekochten Reis. Nasi ist Bestandteil des Namens aller indonesischen Gerichte, die mit Reis zubereitet werden. Das bekannteste Gericht ist Nasi Goreng.

Natamycin, E 235

Natamycin ist ein durch Pilzkulturen hergestellter chemischer Konservierungsstoff, der Mikroorganismen wie ein Antibiotikum hemmt oder abtötet.

Natamycin wird unter Beachtung der vorgeschriebenen Höchstmengenbegrenzung – *ADI-Wert* 1 mg pro cm^2 – zur Oberflächenbehandlung von Hartkäse, Schnittkäse sowie getrockneten und gepökelten Würsten eingesetzt. 5 mm unterhalb der Oberfläche darf der Konservierungsstoff nicht mehr nachweisbar sein.

Zum Beispiel dieser Käse enthält den Konservierungsstoff Natamycin:

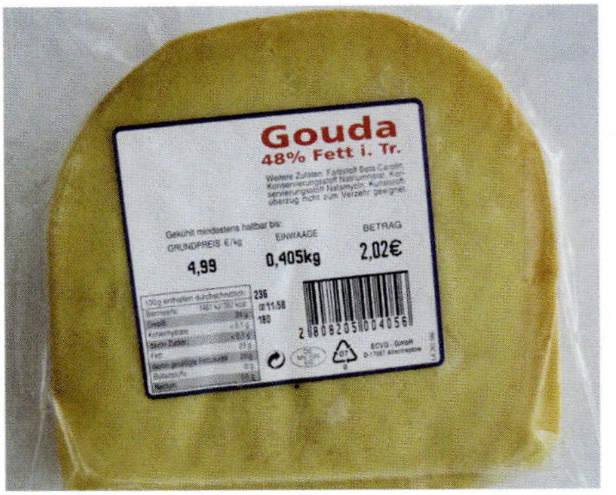

Nationale Verzehrsstudie II (NVS)

Die nationale Verzehrsstudie ist eine umfangreiche Datenerhebung und -auswertung über den Lebensmittelverzehr, das Ernährungsverhalten und den Gesundheitszustand der deutschen Bevölkerung.

Die letzte nationale Verzehrsstudie wurde von Ende 2005 bis Ende 2007 vom Max-Rubner-Institut im Auftrag des Bundesministeriums für Ernährung, Landwirtschaft und Verbraucherschutz (BMELV) durchgeführt.

An dieser Verzehrsstudie waren bundesweit 20 000 zufällig ausgewählte, deutschsprachige Personen im Alter zwischen 14 und 80 Jahren beteiligt, die in Privathaushalten lebten. Die Befragung erstreckte sich über 13 Monate. Es wurde erfragt, was gegessen wurde, und auch die Körpermaße wurden erfasst. Im Jahr 2008 wurden die Ergebnisse veröffentlicht.

Mithilfe der ermittelten Daten wird der Versorgungszustand der deutschen Bevölkerung hinsichtlich der Nährstoffe abgeschätzt.

Auch die Ernährungsgewohnheiten können mithilfe der Daten ermittelt werden.

Außerdem kann so abgeschätzt werden, wie hoch z. B. die Aufnahme von Schad- oder Lebensmittelzusatzstoffen ist, und somit kann eine Risikobewertung erfolgen.

Nationale Verzehrs Studie II

Im Internet: www.was-esse-ich.de

Natrium (Na)

Natrium ist ein Mineralstoff. Etwa 70 g Natrium befinden sich im menschlichen Körper, rund die Hälfte davon im Blut und in der Gewebsflüssigkeit, also in den extrazellulären Flüssigkeiten – außerhalb der Zellen. Die *Natrium-Kalium-Pumpe* sorgt dafür, dass die Natriumkonzentration außerhalb der Zellen höher ist als in den Zellen.

Natrium hat in Verbindung mit anderen Mineralstoffen die Aufgabe, den osmotischen Druck – die Gewebespannung – in den Zellen aufrechtzuerhalten.

Auch für die Enzymtätigkeit ist Natrium von Bedeutung.

Ein Natriummangel durch Durchfälle, starkes Schwitzen und die Einnahme von entwässernden Medikamenten kann zu Krämpfen und Austrocknung – *Dehydratation* – führen.

Bei Personen mit entsprechender Veranlagung kann eine erhöhte Kochsalzzufuhr eine Blutdrucksteigerung bewirken.

natriumarme Kost, kochsalzarme Kost

Eine kochsalzarme Kost – natriumarme Kost – wirkt teilweise bei Bluthochdruck blutdrucksenkend.

- Bei einer kochsalzarmen Diät sind nur 3 g Kochsalz (1,2 g Natrium) pro Tag erlaubt,
- bei einer streng kochsalzarmen Diät soll nur 1 g Kochsalz (0,4 g Natrium) pro Tag verzehrt werden.

Bei einer kochsalzarmen Diät muss neben der Verwendung von Kochsalz der Verzehr von Brot, Käse, Wurst, Gemüsekonserven, Fertigprodukten eingeschränkt werden.

Natriumarme Gemüse- und Obstsorten, frischer Fisch, ungesalzene Nüsse, Kräuter und salzfreie Gewürze sind dagegegen erlaubt. Auch *Kochsalzersatzmittel* – Diätsalz – ist erlaubt.

Natriumarme – kochsalzarme – Lebensmittel dürfen höchstens 120 mg Natrium pro 100 g enthalten. Natriumarme Getränke dürfen nicht mehr als 20 mg Natrium je Liter enthalten, streng natriumarme Lebensmittel 40 mg Natrium pro 100 g.

Natriumcarbonat, E 500

Natriumcarbonat wird auch Soda genannt. Es ist ein Salz der Kohlensäure. Es wird als *Backtriebmittel* eingesetzt. Natriumcarbonat ist Bestandteil des Backpulvers und als Lebensmittelzusatzstoff ohne Höchstmengenbegrenzung zugelassen.

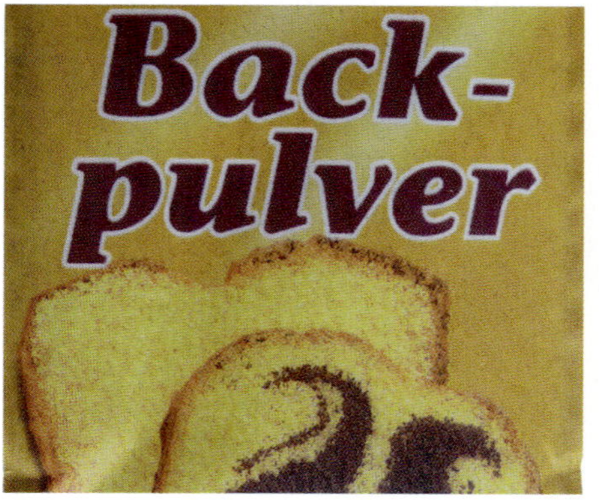

Aus Natriumcarbonat wird durch Säuren Kohlenstoffdioxid (CO_2) freigesetzt, das Teige und Massen lockert.

Natriumchlorid (NaCl)

Natriumchlorid ist die chemische Bezeichnung für Kochsalz. Natriumchlorid besteht zu 40 % aus Natrium und zu 60 % aus Chlorid. Die tägliche Zufuhr von 6 g Natriumchlorid ist für einen Erwachsenen ausreichend. Siehe *Speisesalz, jodiertes*.

Natriumhydrogencarbonat

siehe *Natron*

Natriumhydroxid, E 524

Natriumhydroxid – Natronlauge – ist ein Lebensmittelzusatzstoff – *Säureregulator*. Zum Beispiel das abgebildete Laugen-

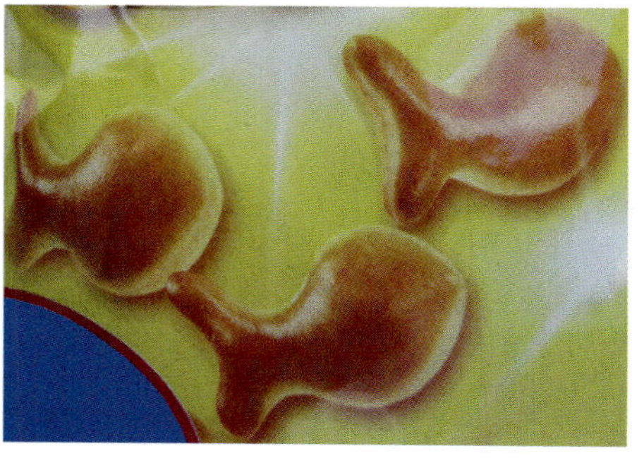

knabbergebäck wurde vor dem Backen in Natronlauge getaucht, daher die Bezeichnung „Laugengebäck".
Auch zum Aufschließen zum Beispiel des abgebildeten Kakaos wurde Natronlauge eingesetzt.

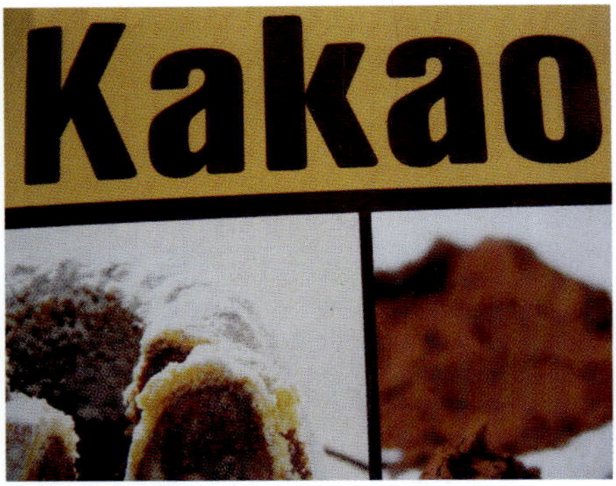

Die Verwendung von Natronlauge muss nicht in der Zutatenliste angegeben werden.

Natrium-Kalium-Pumpe

Die Natrium-Kalium-Pumpe in den Zellmembranen sorgt dafür, dass Na^+-Ionen aus den Zellen herausbefördert und K^+-Ionen gleichzeitig in die Zellen hineinbefördert werden. Auf diese Weise kann die unterschiedliche Konzentration von Natriumionen (hauptsächlich außerhalb der Zellen) und Kaliumionen (hauptsächlich innerhalb der Zellen) aufrechterhalten werden.

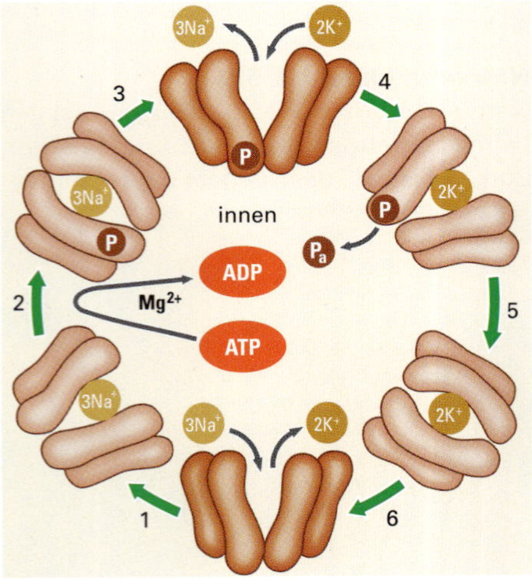

Reaktionsschritte:

① Das Carrierprotein ist nach innen offen, es hat zwei K^+-Ionen in die Zelle abgegeben und nimmt nun drei Na^+-Ionen auf.

② Das Carrierprotein wird durch den Mg-ATP-Komplex phosphoryliert und erfährt dadurch eine Konformationsänderung. Die Na^+-Ionen können so in den Kanal hineinrutschen.

③ Das Carrierprotein öffnet sich nach außen. Na^+-Ionen werden an den extrazellulären Raum abgegeben und K^+-Ionen können angelagert werden.

④–⑥ Phosphat wird abgespalten, das Carrierprotein erfährt wiederum eine Konformationsänderung. K^+-Ionen rutschen den Kanal zu der inneren Bindungsstelle und werden dann an die Zelle abgegeben.

Natriumnitrat ($NaNO_3$)

Natriumnitrat ist ein Salz der Salpetersäure, siehe *Pökelsalze*.

Natriumnitrit ($NaNO_2$)

Natriumnitrit ist ein Salz der salpetrigen Säure, siehe *Pökelsalze*.

Natron, E 500

Natron ist eine Bezeichnung für *Natriumhydrogencarbonat* bzw. ursprünglich für Soda.

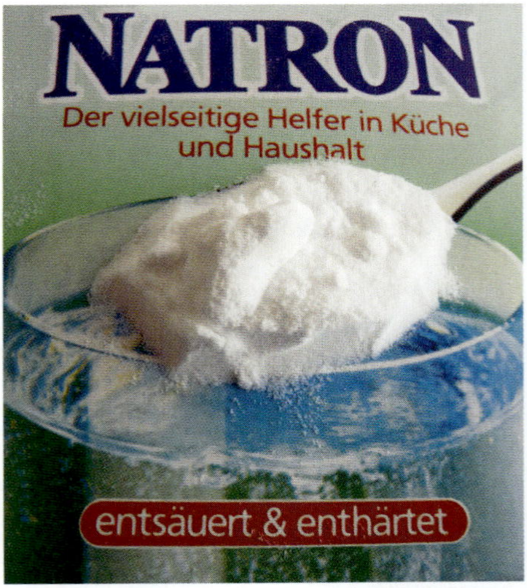

Natronlauge

siehe *Natriumhydroxid*

Naturfarbstoffe

Naturfarbstoffe ist ein Sammelbegriff für färbende Lebensmittelbestandteile. Hierzu zählen nicht nur die Pflanzenfarbstoffe, sondern auch Farbstoffe aus tierischen Organismen. Dazu gehören z. B. das gelbe *Riboflavin* und das rote *Cochenille*, die als Lebensmittelfarbstoffe zugelassen sind.

naturidentisch

Naturidentisch ist eine Bezeichnung für Produkte, die künstlich nachgebaut sind, jedoch den natürlichen Produkten entsprechen, z. B. naturidentische Aromastoffe.

Naturkost Naturwaren Herstellung und Handel e. V.

Naturkost ist eine Sammelbezeichnung für Lebensmittel, die nach ökologischen und sozial-ethischen Prinzipien gewonnen wurden.

Der Bundesverband Naturkost Naturwaren Herstellung und Handel e. V. vertritt die Interessen der Naturkostbranche auf politischer und wirtschaftlicher Ebene. Der Verband ist an der Gestaltung internationaler und nationaler Gesetzesvorhaben beteiligt, beispielsweise an der Weiterentwicklung der EU-Öko-Verordnung. Darüber hinaus betreibt er aktive Presse- und Öffentlichkeitsarbeit.

Naturland-Verband

Der ökologische Naturland-Verband wurde 1982 gegründet – zunächst im südbayerischen Raum.

Neben der Bodenfruchtbarkeit werden die artgerechte Pflanzen- und Tierhaltung beachtet. Der Verband setzt sich auch für die Ausbildung und Fortbildung der Mitarbeiter sowie die Förderung der Entwicklung des ökologischen Landbaus ein.

Naturland

Internet: www.naturland.de

Naturreis

siehe *Vollkornreis*

Nebenniere

Die Nebenniere ist ein kappenartiges, 10 g schweres Organ, das auf jeder Niere sitzt. Die Nebennieren sind Hormondrüsen, die aus einer breiten Rinde und dem Nebennierenmark bestehen.

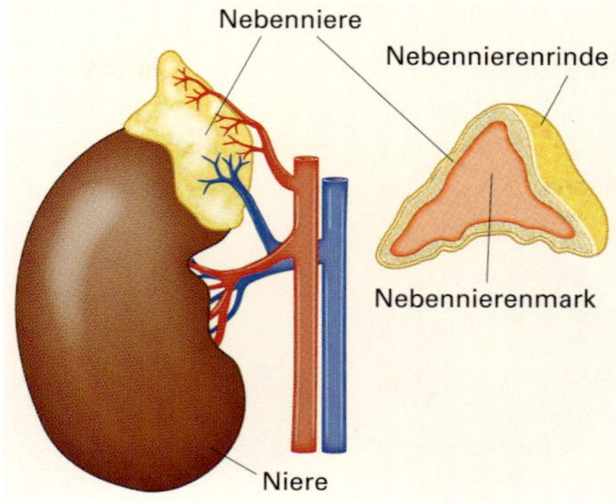

Nebennierenhormone

Nebennierenhormone sind eine Gruppe von Hormonen, die für den Stoffwechsel eine große Bedeutung haben.

Unterschieden werden die Hormone

- des Nebennierenmarks, z. B. *Adrenalin*, und
- der Nebennierenrinde, z. B. *Cortison*.

Nebenschilddrüse

Die Nebenschilddrüsen sind kleine, 8 mm lange Organe, die auf der Rückseite des Kehlkopfs an der Schilddrüse liegen. In den Nebenschilddrüsen wird das *Parathormon* gebildet, das den Calcium- und Phosphatstoffwechsel reguliert.

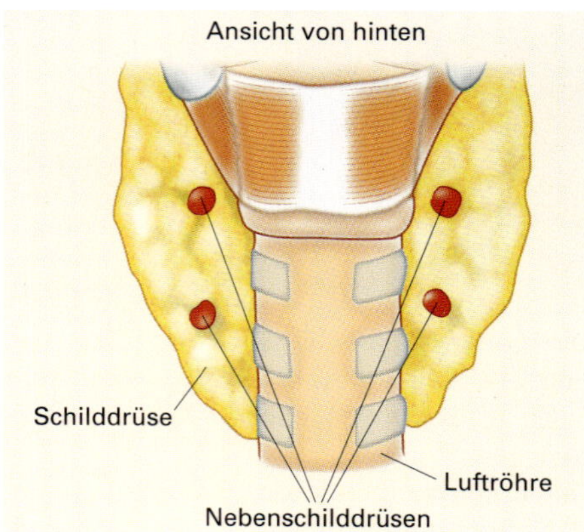

N

Nektar

Nektar ist ein pflanzliches Sekret, das von Blüten abgegeben wird. Das Sekret wird den Insekten als „Lockspeise" angeboten. Im Honigmagen der Bienen wird der Nektar umgesetzt und in den Honigwaben wird daraus Blütenhonig.

Nektarine

Die Nektarine ist eine glattschalige Variante des Pfirsichs mit leicht herauslösbarem Kern.

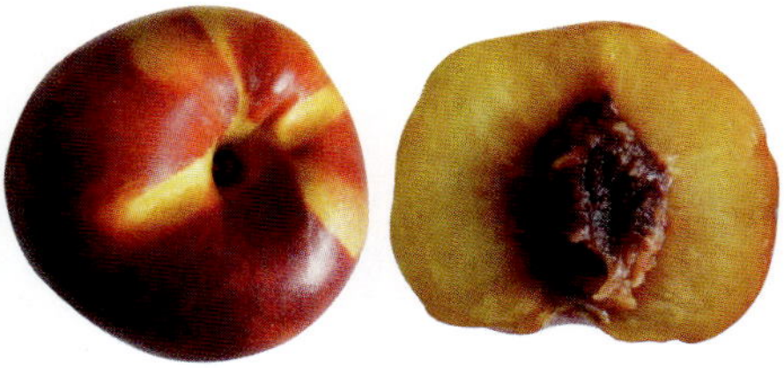

Hauptanbauländer sind Frankreich, Spanien, Griechenland, Italien, Kalifornien, Chile und Südafrika. Das aromatische, feste Fruchtfleisch der Nektarine enthält reichlich Kalium und β-Carotin.

Nelke

siehe *Gewürznelke*

Nelkenpfeffer

siehe *Piment*

Nematoden

Nematoden sind dünne Fadenwürmer, die in Fischen und anderen Tieren leben. Es gibt viele unterschiedliche Arten.

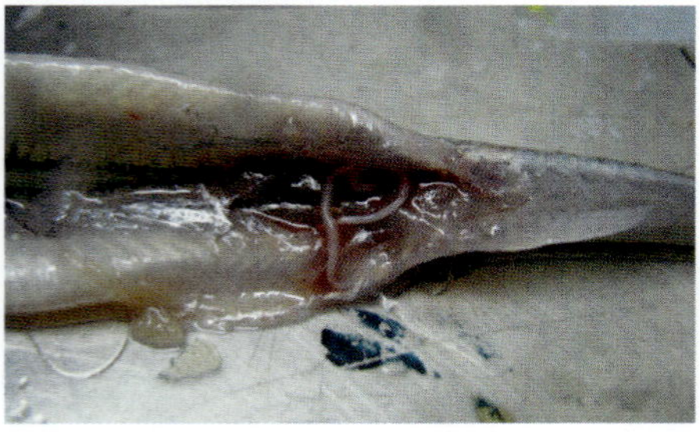

Die Larven dieser Fadenwürmer können beim Verzehr von unzureichend erhitztem Fisch in den menschlichen Körper gelangen.
Die Erkrankungen durch Nematoden haben einen unterschiedlichen Schweregrad.

Neohesperidin DC, E 959

Neohesperidin ist ein *Süßstoff*, der aus den Schalen von Zitrusfrüchten gewonnen wird. Die *Süßkraft* dieses Süßstoffs ist 600-mal stärker als die von Rohr- und Rübenzucker – Saccharose. Der Süßstoff hat allerdings einen mentholartigen Beigeschmack, die Anwendungsmöglichkeiten sind daher begrenzt.
Der Süßstoff ist unter Beachtung der vorgeschriebenen Höchstmengenbegrenzung – *ADI-Wert* 5 mg/kg KG – für energieverminderte oder zuckerfreie Getränke, Snacks und Knabbererzeugnisse zugelassen.

Nervenzellen

Nervenzellen bestehen aus einem Zellkörper, von dem teilweise sehr lange Nervenfasern ausgehen. Die Nervenfasern leiten Informationen zu anderen Zellen weiter. Andere, kürzere Nervenfasern können Informationen aufnehmen. Nervenzellen sind auf Traubenzucker – Glucose – als Energielieferant angewiesen. Beim Fasten können jedoch auch Ketonkörper von den Nervenzellen zur Energiegewinnung genutzt werden.

Nesselsucht, Urtikaria

Nesselsucht äußert sich in einem aus Quaddeln bestehenden Hautausschlag mit starkem Juckreiz. Nesselsucht ist die häufigste Hauterkrankung.
Ursachen können sein:

- eine allergische Reaktion oder
- eine pseudo-allergische Reaktion, z. B. aufgrund bestimmter Lebensmittelinhaltsstoffe, oder
- eine Umweltunverträglichkeit, z. B. auf Brennnesseln oder Sonnenlicht.

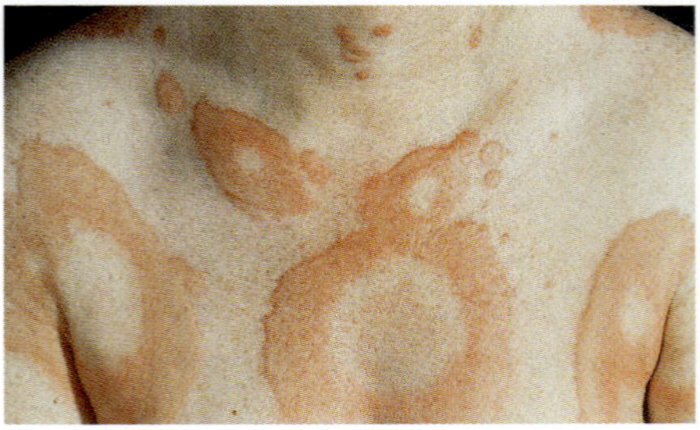

neuartige Lebensmittel

siehe *Novel Food*

Neuralrohrdefekt, Spina bifida

Der Neuralrohrdefekt ist eine Fehlbildung der Wirbelsäule und des Rückenmarks beim Embryo in den ersten Schwangerschaftswochen.

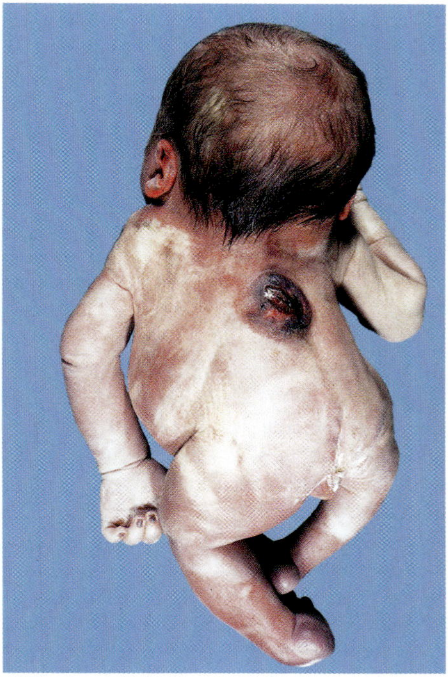

Ein *Folsäure*mangel spielt dabei eine wichtige Rolle. Vorbeugend sollten vier Wochen vor der Empfängnis und in den ersten acht Wochen der Schwangerschaft täglich zusätzlich 400 µg Folsäure eingenommen werden.

Neutralfette

Neutralfette ist ein Begriff, der für Fette verwendet wird, die im Wesentlichen aus *Triglyceriden* bestehen.

Neutronen

Die Neutronen sind zusammen mit den Protonen Bausteine des *Atom*kerns. Neutonen sind elektrisch neutral. Die Neutronen sind etwas größer als die Protonen und nahezu 2000-mal größer als die Elektronen.

Ni

Ni ist das chemische Symbol für ***Ni****ckel*.

Niacin

Niacin – ein Vitamin – ist Bestandteil von Wasserstoff übertragenden Enzymen, z.B. von *Nicotinsäureamid-adenin-dinucleotid* – NAD^+. Niacin wird benötigt, um Wasserstoff aus Kohlenhydraten, Fetten und Eiweißstoffen abzuspalten. Durch die spätere Bildung von *Oxidationswasser* wird Energie gewonnen.

Bei einem Niacinmangel kommt es zu Gewichtsverlust und Wachstumsstillstand.

Fehlt Niacin völlig, so kommt es zu der *Avitaminose* Pellagra (Pelle agra heißt kranke Haut). Es entstehen eine Braunfärbung der Haut und Entzündungen der Schleimhäute des Verdauungstrakts.

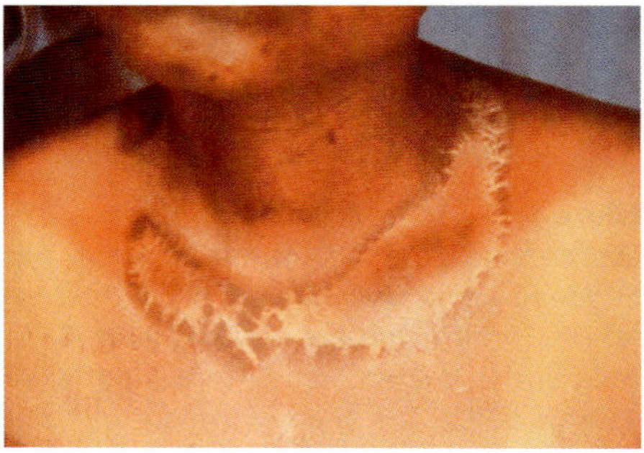

Niacinbedarf

Jugendliche sollten täglich 13 bis 17 mg Niacin zu sich nehmen. Der Niacinbedarf wird nicht nur durch die Nahrungsaufnahme gedeckt, sondern auch durch die Bildung von Niacin aus der essenziellen Aminosäure *Tryptophan* im menschlichen Körper. Gute Niacinlieferanten sind Vollkornprodukte, Fleisch, Fisch und Gemüse.

Nickel (Ni)

Nickel ist ein silberweißes *Schwermetall*. Der Gesamtbestand an Nickel im menschlichen Körper beträgt 5 mg. Die angemessene Nickelzufuhr für einen Erwachsenen beträgt 0,25 bis 30 µg, die eigentliche Nickelzufuhr ist jedoch meist höher.

Gute Nickelquellen sind Kakao, Nüsse und Getreide. Nickel wird hauptsächlich über den Harn ausgeschieden. Ob Nickel zu den

lebensnotwendigen Spurenelementen gehört, ist noch nicht vollständig nachgewiesen.
Nickel stabilisiert jedoch die *Desoxyribonucleinsäure* – DNA – und die *Ribonucleinsäure* – RNA. Außerdem ist Nickel wohl für die Eisenverwertung und für die Aktivierung von Enzymen von Bedeutung.

Nickelallergie

Nickel in Lebensmitteln kann Allergien auslösen. Außerdem werden Nickelallergien häufig durch nickelhaltige Jeansknöpfe, Reißverschlüsse, Brillengestelle, Armbanduhren, Ohrstecker usw. ausgelöst.

Nicotinsäureamid-adenin-dinucleotid, NAD^+

NAD^+ ist ein Wasserstoff übertragendes *Coenzym* zahlreicher Enzyme, das den Wasserstoff der Nährstoffe zur Energiegewinnung in die *Atmungskette* überträgt. *Niacin* ist Bestandteil dieses Coenzyms.

Niere

Die bohnenförmigen Nieren liegen in der Lendengegend beiderseits der Wirbelsäule. Die Nieren sind etwa 12 cm lang, 6 cm breit und 3 cm dick. Jede Niere wiegt etwa 150 bis 300 g. Die Niere wird von der eingedellten Seite aus mit Blut versorgt.

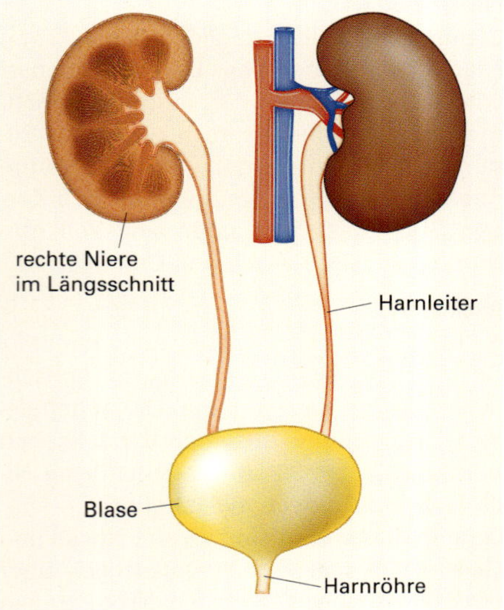

Die Nieren werden täglich mit durchschnittlich 1600 l Blut durchspült, d. h., das gesamte Blut passiert in 4 bis 5 Minuten einmal die Nieren. Aus dem Blut werden in 24 Stunden 170 bis 180 l *Primärharn* – Vorharn – in die Nierenkapseln abgegeben.
Durch Rückresorption wird dann aus dem Primärharn der endgültige Harn gebildet, die restliche Flüssigkeit wird wieder dem Blutkreislauf zugeführt. Der Harn wird dann aus der Niere über den Harnleiter in die Harnblase geleitet und über die Harnröhre ausgeschieden.

Nierenschwelle für Glucose

Die Nierenschwelle ist die Grenze, bis zu der die Niere einen Stoff zurückresorbieren kann. Übersteigt die Konzentration des Stoffes diese Grenze, so wird er mit dem Harn ausgeschieden.
Beispiel: Bei einem Nichtdiabetiker wird Glucose zu 100 % zurückresorbiert. Erst wenn der Blutzucker über einen Wert von 180 mg/dl ansteigt, kann der Zucker nicht mehr vollständig zurückresorbiert werden, er wird mit dem Harn ausgeschieden. Die Blutzuckerkonzentration, bei der die Zuckerausscheidung mit dem Urin beginnt, ist also die Nierenschwelle für Glucose.
Bei einem unbehandelten Typ-1-Diabetiker kann pro Tag 1 kg Traubenzucker ausgeschieden werden.

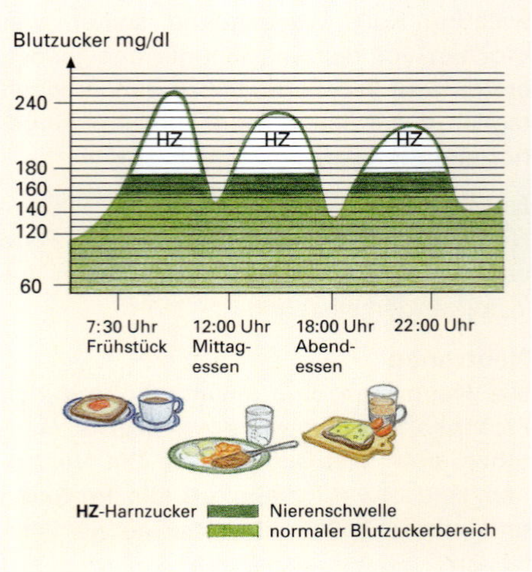

Nierenversagen, Niereninsuffizienz

Beim Nierenversagen kommt es zu einem Funktionsverlust der Nieren. Dadurch wird weniger Harn produziert, d.h., die harnpflichtigen Stoffe bleiben im Blut. Die Flüssigkeit wird im Gewebe eingelagert.

Nisin, E 234

Nisin ist ein chemischer *Konservierungsstoff*, der von Bakterien gebildet wird. Er kommt natürlich in Milch und Käse vor. Nisin hemmt oder tötet andere Mikroorganismen. Nisin wird als gesundheitlich unbedenklich unter Beachtung der vorgeschriebenen Höchstmengenbegrenzung – 3 bis 12,5 mg pro Kilogramm Lebensmittel – in der Milch- und Käseerzeugung eingesetzt.
Nisin wird im Magen- und Darmtrakt vollständig abgebaut und schädigt die Darmflora nicht.

Nitrat (NO3)

Nitrat ist ein wasserlösliches Salz der Salpetersäure.
Die Nitratbelastung von Trinkwasser und Gemüse steigt mit der Stickstoffdüngung.
Nitrat gelangt zu

- 70 % über Gemüse,
- 20 % über Trinkwasser und
- 10 % über tierische Lebensmittel in den menschlichen Körper.

Nitrat wird im Körper in Nitrit umgewandelt, das den Sauerstofftransport im Körper beeinträchtigt.
Folgende Gemüsesorten reichern besonders viel Nitrat an: grüne Bohnen, Chinakohl, Eisbergsalat, Feldsalat, Kopfsalat, Mangold, Rote Bete, Rettich, Radieschen, Spinat und Weißkohl.
Der Nitratgehalt pflanzlicher Lebensmittel kann durch folgende Maßnahmen gesenkt werden:

- Gemüse der Saison bevorzugen. Freilandgemüse enthält weniger Nitrat als stark gedüngtes Treibhausgemüse.
- Stiele, große Blattrippen und äußere Blätter bei Kopfsalat und Chinakohl entfernen, sie sind besonders nitratreich.
- Reste von nitratreichem Gemüse nicht aufbewahren und wieder erhitzen.

Nitratnachweis

Nitrat kann in Lebensmitteln mit Nitratteststäbchen nachgewiesen werden.
Beispiel: Ein Nitratteststäbchen auf die Schnittfläche eines Radieschens halten.
Die Farbänderung beobachten.
Die Farbänderung des Teststäbchens wird in der Gebrauchsanweisung erläutert.

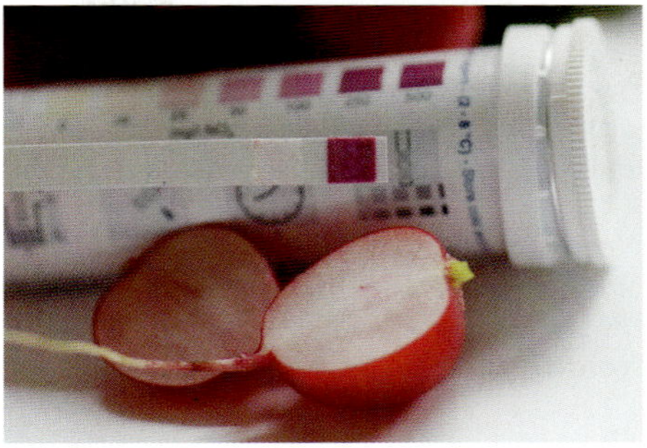

Nitrit (NO_2^-)

siehe *Pökelsalze*

Nitrosamine

Nitrosamine sind organische Verbindungen, die aus der Aminogruppe einer Aminosäure und dem Nitrit, das im Pökelsalz enthalten ist, entstehen.

$$R_2NH + HNO_2 \Rightarrow R_2N\text{-}NO + H_20$$

Nitrosamine kommen in gepökelten, gebratenen oder gegrillten Lebensmitteln, z. B. Toast Hawaii, und im Tabakrauch vor.

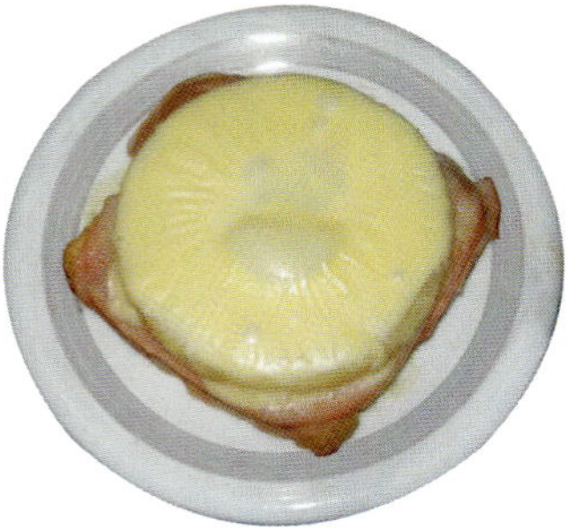

Außerdem können sich Nitrosamine auch im Körper aus Nitrit und biogenen Aminen bilden. Nitrosamine wirken im menschlichen Körper krebserregend. Durch eine ausreichende Vitamin-C-Aufnahme kann die Bildung von Nitrosaminen vermindert werden.

NOEL-Wert, No Observable Effekt Level

In Versuchen wird ermittelt, welche Menge eines Lebensmittelzusatzstoffes von Versuchstieren – Maus, Ratte, Schwein – ohne sichtbare Gesundheitsschäden vertragen wird. Zur Bestimmung dieses Wertes erhalten die Tiere unter standardisierten Bedingungen mindestens vier Wochen, meist jedoch ein halbes Jahr, die Prüfsubstanz mit dem Trinkwasser oder Futter.

Der NOEL-Wert wird zur Ermittlung des ADI-Wertes durch den Sicherheitsfaktor 100 geteilt.

Nordseegarnelen

Nordseegarnelen – Nordseekrabben – ist die bekannteste einheimische Garnelenart. Nordseegarnelen sind 5 bis 9 cm lang.

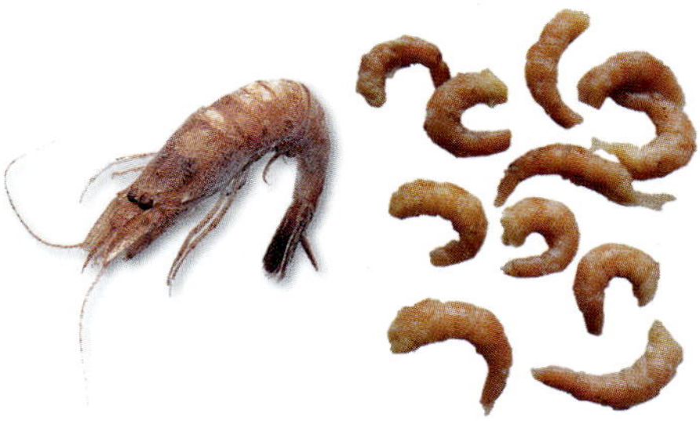

Sie leben im Wattenmeer der Nordsee. Die Nordseekrabben werden nach dem Fang gekocht und geschält und häufig mit Konservierungsstoffen – Benzoe- und Sorbinsäure – konserviert. Nordseekrabben enthalten reichlich Eiweiß und Purine.

Normalgewicht

Bei einem *Body-Mass-Index* – BMI – zwischen 18,5 und 24,5 hat eine Person Normalgewicht.

Noroviren

Die Noroviren zählen in Deutschland zu den häufigsten Erregern von Magen-Darm-Erkrankungen.

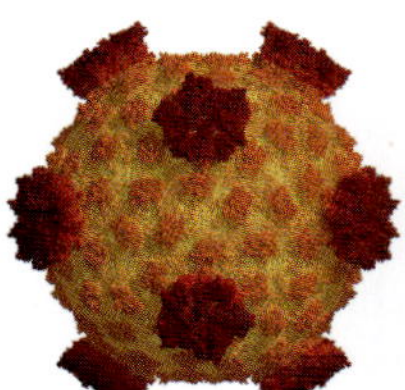

Es kommt nach 24 bis 28 Stunden zu Übelkeit, Erbrechen, Krämpfen und Durchfall. Die Krankheitsdauer beträgt bei im Übrigen gesunden Personen zwei bis drei Tage. Die Viren werden direkt von Menschen oder kontaminierten Oberflächen, z. B. Türklinken, oder über Lebensmittel übertragen. Noroviren sind besonders in der Gemeinschaftsverpflegung ein Problem, da hier viele Menschen auf begrenztem Raum Kontakt haben.

Novel Food

Novel Food ist eine Sammelbezeichnung für „neuartiges Essen" – Lebensmittel und Lebensmittelzusatzstoffe. Diese Lebensmittel werden mithilfe von Rohstoffen erzeugt, die in Europa bisher selten in der Lebensmittelindustrie eingesetzt wurden, z. B. *Fettersatzstoffe* oder Erzeugnisse aus *Algen*.

Novel Food muss vor dem Vertrieb auf seine gesundheitliche Unbedenklichkeit überprüft werden, danach wird es von der EU-Kommission zugelassen.

In den Bereich Novel Food gehören auch alle Lebensmittel und Lebensmittelzusatzstoffe, die gentechnisch erzeugt wurden. Novel Food muss gekennzeichnet werden. Zum Beispiel dieser Cook Island Noni-Saft aus biologisch kontrolliertem Anbau – indischer Maulbeersaft – wurde als Novel Food vom Bundesamt für Verbraucherschutz und Lebensmittelsicherheit zugelassen:

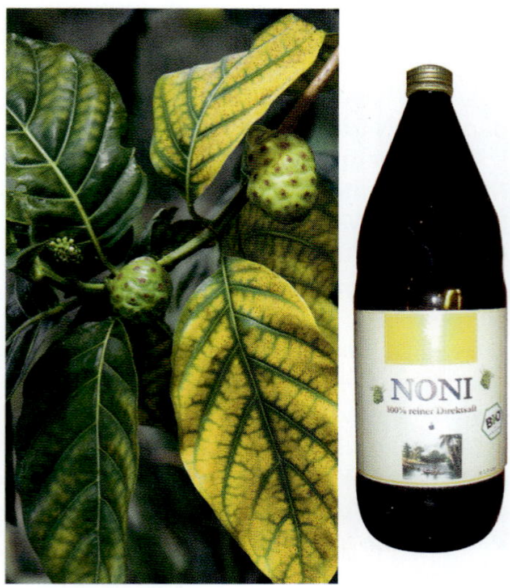

Nucleinsäuren

Nucleinsäuren kommen in den Zellen aller Lebewesen vor. Sie sind Bestandteile der *Nucleoproteine*, die die genetischen Informationen beinhalten.

Bei den Nucleinsäuren werden unterschieden:

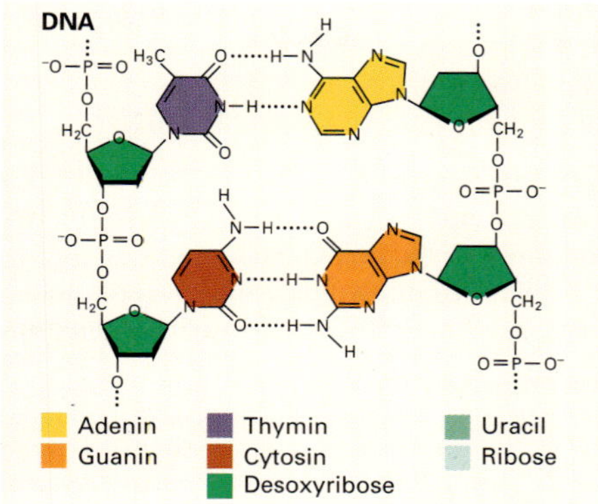

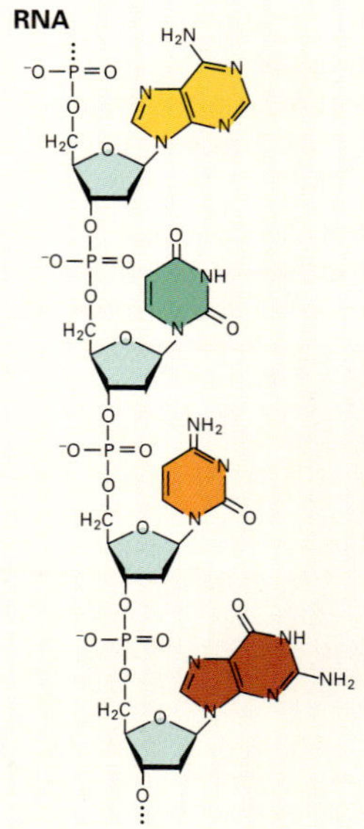

- DNA – *Desoxyribonucleinsäure*

Zwei einzelne DNA-Ketten sind zu einer Doppelhelix miteinander verbunden.

- RNA – *Ribonucleinsäure*

Sie haben Gemeinsamkeiten in der Struktur, sie unterscheiden sich aber in ihren Funktionen.

- Die DNA dient der Speicherung der genetischen Information.
- Die RNA überträgt genetische Informationen.

Nucleoproteine

Nucleoproteine sind komplexe Verbindungen aus *Nucleinsäuren* und Eiweißstoffen. Die Nukleoproteine sind für den Aufbau der Gene und Eiweißstoffe von Bedeutung.

Nudeln

siehe *Teigwaren*

Nulldiät

Bei einer Nulldiät werden täglich zwei bis drei Liter Flüssigkeit in Form von Mineralwasser, Tee oder Kaffee getrunken. Bei längerer Dauer der Diät werden außerdem Vitamine und Mineralstoffe gegeben. Weiteres darf nicht gegessen oder getrunken werden.

Die tägliche Gewichtsabnahme beträgt zunächst etwa 800 g, nach acht Tagen allerdings nur noch etwa 350 g, da der Grundumsatz sinkt.

Eine Nulldiät führt zu keiner Ernährungsumstellung und deshalb auch nicht zu einem Langzeiterfolg.

Nüsse

siehe *Cashewnuss*, *Erdnuss*, *Haselnuss*, *Macadamianuss*, *Mandel*, *Muskatnuss*, *Paranuss*, *Pekannuss*, *Pistazie*, *Walnuss*

Nuss-Nougat-Creme

Nuss-Nougat-Creme ist eine streichfähige Creme, die mindestens 10 % Haselnüsse, Kakaopulver und bis zu 67 % Zucker enthält. Getreideerzeugnisse werden nicht zugesetzt.

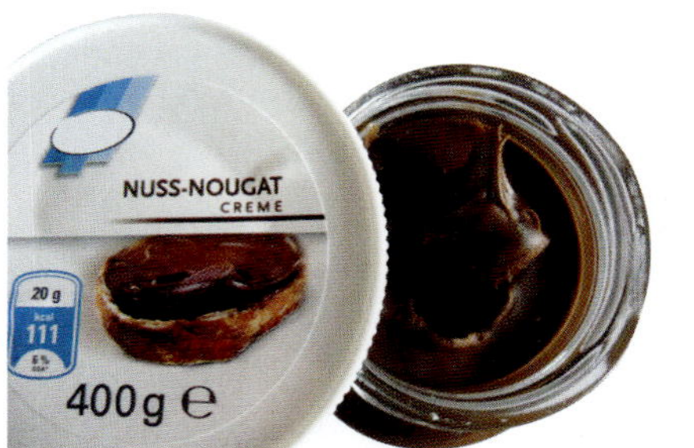

Zutaten: Zucker, pflanzliches Öl, Haselnüsse (13 %), Magermilchpulver, stark entöltes Kakaopulver, Emulgator: Sonnenblumenlecithine; Aroma. Enthält Spuren von Süßmolkenpulver, Vollmilchpulver, Butter, Öl, Walnuss, Macadamianuss, Pecannuss

NVS

NVS ist die Abkürzung für ***N**ationale **V**erzehrs**s**tudie*.

O
O ist das chemische Symbol für *Sauerstoff*.

Oberflächenbehandlungsmittel
Oberflächenbehandlungsmittel sind Lebensmittelzusatzstoffe, die die Oberfläche von Lebensmitteln vor dem Austrocknen und vor Aromaverlusten schützen. Meist handelt es sich um Harze oder Wachse. Es gibt auch Oberflächenbehandlungsmittel, die das Zusammenkleben von Lebensmitteln verhindern. Oberflächenbehandlungsmittel wirken z. B. bei Zitrusfrüchten gleichzeitig als Konservierungsstoff.
Zu den Oberflächenbehandlungsmitteln gehören u. a.:
- *Bienenwachs*
- *Candelillawachs*
- *Carnaubawachs*
- *Montansäureester*
- *Schellack*

Oberflächenwasser
Als Oberflächenwasser wird das Wasservorkommen in Flüssen, Seen und Talsperren bezeichnet. Oberflächenwasser wird erst nach der Trinkwasseraufbereitung als Trinkwasser genutzt. Bei der Trinkwasseraufbereitung werden Verunreinigungen entfernt und das Wasser wird entkeimt. In Deutschland stammen rund 28 % des Trinkwassers aus Oberflächenwasser.

Oblaten
Oblaten sind dünne, weiße Dauerbackwaren.
Sie werden aus einer dünnflüssigen Masse aus Mehl oder Stärke im Oblateneisen hergestellt. Oblaten werden als Unterlage für z. B. Lebkuchen oder Makronen genutzt.

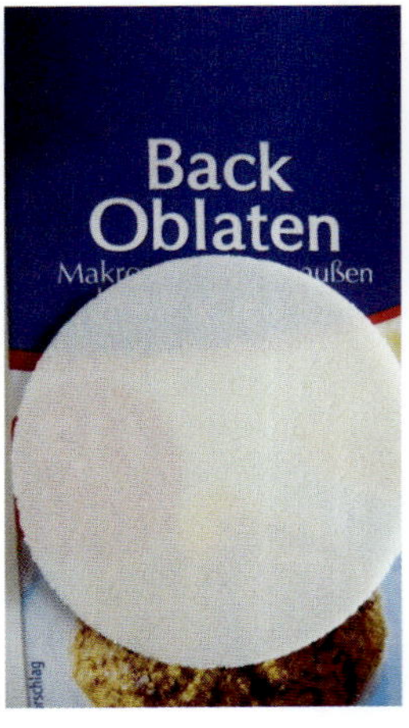

Obst
Obst ist der Sammelbegriff für die essbaren Früchte und Samen mehrjähriger Pflanzen. Obst wird unterteilt in:
- *Beerenobst*
- *Kernobst*
- *Schalenobst*, *Nüsse*
- *Steinobst*
- Südfrüchte/*Zitrusfrüchte*

Daneben gibt es noch *Wildfrüchte*, die in der freien Natur gesammelt werden.

Obsterzeugnisse
Obsterzeugnisse sind z. B. Trockenfrüchte, kandierte Früchte, Obstkonserven, tiefgefrorenes Obst, Konfitüren, Fruchtaufstriche, Gelees, Fruchtsäfte und Fruchtnektar.

Obstipation
Obstipation ist das Fremdwort für *Verstopfung*.

Obst, Kennzeichnung
Beim Verkauf von Obst muss Folgendes angegeben werden:
- die Art und die Sorte
- das Ursprungsland bzw. das Anbaugebiet

Bei einigen Sorten muss auch die Vermarktungsnorm – *Handelsklasse* Extra, Klasse I oder Klasse II – genannt werden.

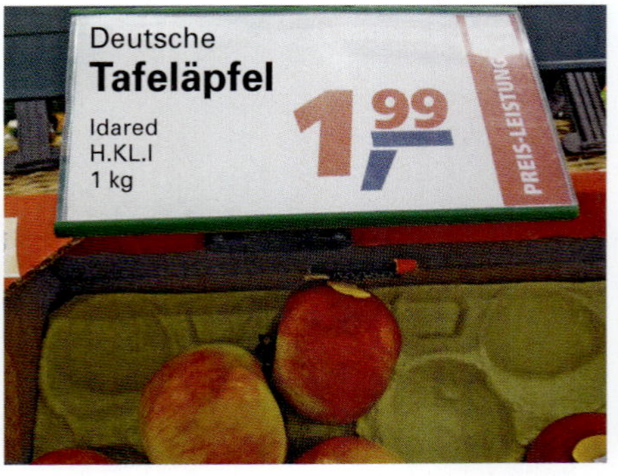

Obstsaft
siehe *Fruchtsaft*

Obstschorle
Für die Herstellung einer Obstschorle wird Fruchtsaft mit Trinkwasser oder Mineralwasser verdünnt. Der Fruchtsaftanteil beträgt bei einer Obstschorle 50 bis 60 %.

Obst, Verzehrempfehlung

Täglich sollten mindestens zwei bis drei Portionen Obst (250 g) gegessen werden. Die folgende Abbildung zeigt eine entsprechende Menge:

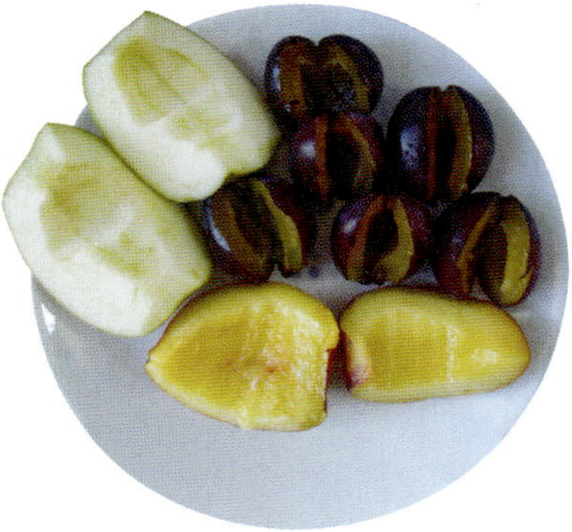

Ochse

siehe *Rinder*

Ödem

Ein Ödem ist eine Flüssigkeitsansammlung im Gewebe. Bei einem Ödem gelangt mehr Flüssigkeit aus dem Blut durch die kleinsten Blutgefäße – die Kapillaren – in das Gewebe als sonst. Die Behandlung von Ödemen wird durch eine natriumarme bzw. kaliumreiche Diät unterstützt.

öko

Öko ist die verkürzte Schreibweise für ökologisch, auf naturnahe Art und Weise erfolgend, der natürlichen Umwelt gerecht werdend.

Öko-Lebensmittel

Öko-Lebensmittel ist ein anderer Begriff für Bio-Lebensmittel.
Siehe *ökologischer Landbau*.

ökologische Anbauverbände

siehe *ökologischer Landbau*

ökologischer Landbau

Die Anfänge des ökologischen Landbaus haben ihren Urspung in den 1920er-Jahren, als Rudolf Steiner den *biologisch-dynamischen Landbau* begründete. In den 1930er-Jahren entwickelte sich in der Schweiz der organisch-biologische Anbau.

Die Begriffe öko und bio sind in Deutschland geschützt und stehen für die Einhaltung der Öko-Verordnung.

Im Bio-/Öko-Landbau erfolgen

- lediglich eine organische Düngung, chemische Mineraldünger sind verboten,
- ein vielseitiger Anbau,
- eine artgerechte Tierhaltung und
- ein Verzicht auf Pestizide,
- eine Tierfütterung mit Futter aus dem eigenen Betrieb,
- ein möglichst geringer Verbrauch von nicht erneuerbaren Energie- und Rohstoffvorräten.

Die Einhaltung dieser Grundsätze wird kontrolliert.

Bio-Lebensmittel haben eine Ökokontrollstellennummer.

- Diese Lebensmittel dürfen außerdem keine Geschmacksverstärker oder künstlichen Aromastoffe enthalten.
- Gentechnisch veränderte Lebensmittel/ Zutaten dürfen nicht verwendet werden.
- Nur bestimmte Lebensmittelzusatzstoffe sind für diese Lebensmittel zugelassen.

ökolandbau.de
Das Informationsportal

Internet: www.oekolandbau.de

Zur besseren Vermarktung der Bio-Lebensmittel wurde in Deutschland das *Bio-Siegel* eingeführt.

In Deutschland gibt es u. a. folgende ökologische Anbauverbände: *Biokreis*, *Bioland*, *Biopark*, *Demeter*, *Ecovin*, *Gäa*, *Naturland*.

ökologischer Wert, Lebensmittel

Der ökologische Wert eines Lebensmittels ist hoch, wenn es

- umweltfreundlich erzeugt wurde,
- aus der Region stammt und
- der Jahreszeit entsprechend geerntet wurde.

Die Umwelt muss geschont und Veredlungsverluste müssen vermieden werden.

Durch bewusste Lebensmittelauswahl und Zubereitung können die Verbraucher dazu beitragen, dass der ökologische Wert der Lebensmittel – der Ernährung – gesteigert wird.

Okra

Okra sind die fingerdicken Kapseln des Okrastrauches. Der Okrastrauch hat seine Heimat in Äthiopien. Die Farbe der Kapseln ist im unreifen Zustand Grün und später Gelb bis Rot.

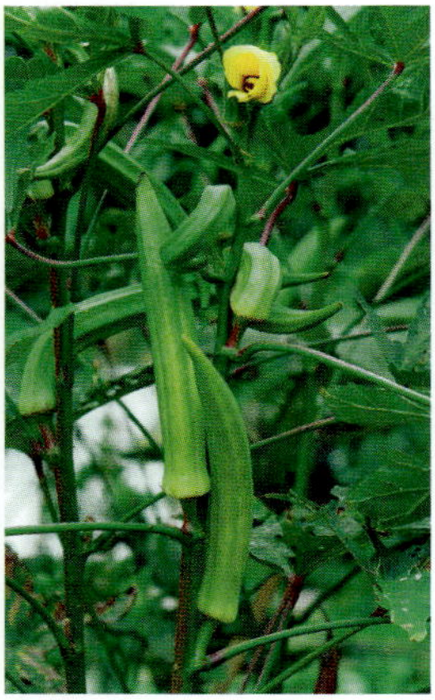

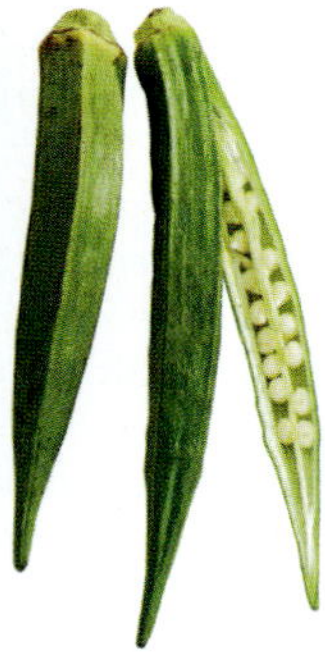

Okras werden unreif geernet und gekocht als Gemüsebeilage oder roh als Salat verzehrt. Der milchige Schleim, den die Okras beim Kochen absondern, kann durch vorheriges Blanchieren entfernt werden.
Die energiearme Frucht ist mineralstoffreich und eiweißreich.

Oktopus, Krake

Der Oktopus gehört zu den Tintenfischen – Kopffüßlern. Er hat acht Arme, die mit Saugnäpfen besetzt sind. Er kann bis zu 3 m lang werden.

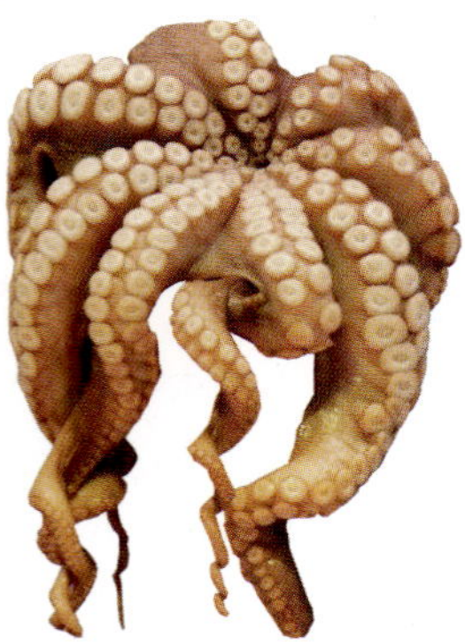

Der Oktopus lebt im Mittelmeer und anderen warmen Küstenbereichen. In Japan wird der Oktopus auch gezüchtet.
Die Zubereitung des Oktopus ist ähnlich wie die der *Kalmare*, es ist jedoch eine längere Garzeit erforderlich. Der Oktopus ist eiweißreich und selenreich.

Olestra

siehe *Fettersatzstoffe, synthetische*

oligo

Oligo bedeutet wenig, gering.

Oligofructose

Oligofructose besteht aus zwei bis zehn Fructoseresten. Sie ist leicht in Wasser löslich. Sie hat eine Süßkraft von etwa 30% bezogen auf Rohr- und Rübenzucker – Saccharose. Sie wird als *Präbiotikum* und als Süßungsmittel Lebensmitteln zugesetzt. Oligofructose gehört zu den *Oligosacchariden*.
Zum Beispiel diesen Keksen wurde Oligofructose zugesetzt:

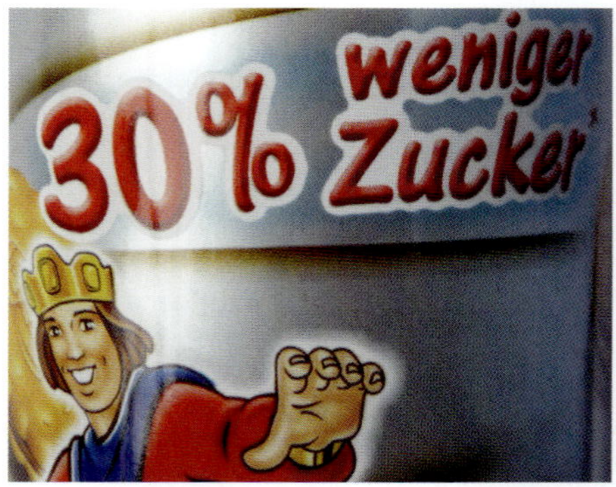

Oligopeptide

siehe *Peptide*

Oligosaccharide

Oligosaccharide sind Kohlenhydrate, die aus drei bis zehn Einfachzuckerresten – Monosaccharidresten – bestehen. Oligo ist die griechische Bezeichnung für wenig. *Dextrine* sind Oligosaccharide.

Oliven

Der Ursprung der Oliven liegt im östlichen Mittelmeerraum. Olivenbäume werden über 1000 Jahre alt und erreichen eine Höhe zwischen 10 und 16 Metern.
Oliven sind Steinfrüchte des Olivenbaums. Sie sind grün, violett oder dunkelblau.

Oliven werden hauptsächlich zur Ölgewinnung – seltener für Speiseoliven – in den Mittelmeerländern, den USA und Südamerika angebaut.

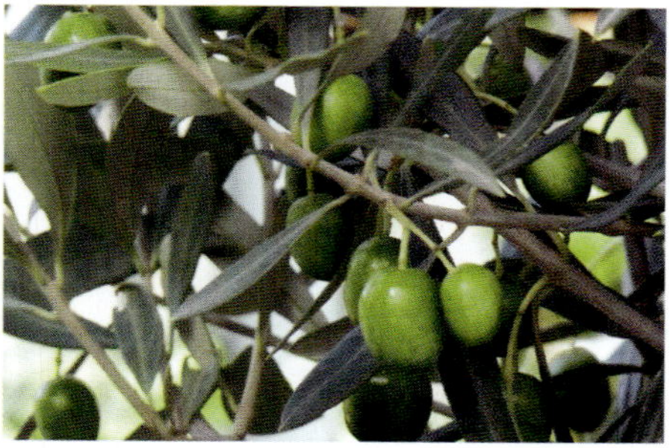

Speiseoliven werden entsteint und evtl. unterschiedlich gefüllt.

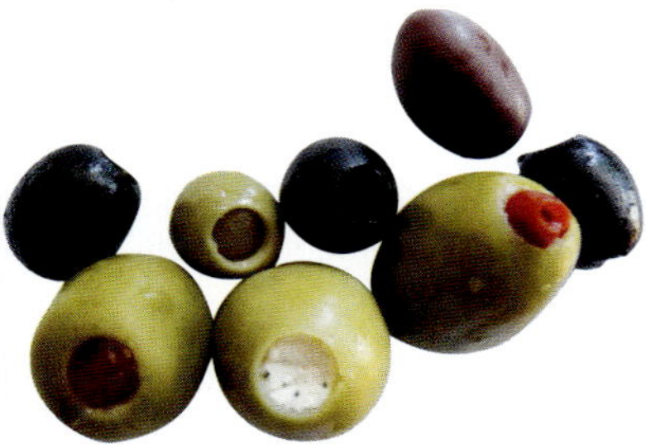

Das Fruchtfleisch enthält 15 bis 25% Olivenöl.

Olivenöl

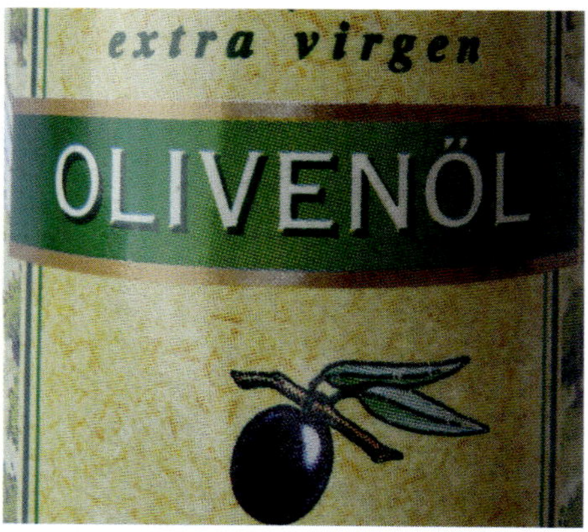

Olivenöl ist ein hellgelbes bis grünliches Speiseöl. Die Früchte werden für die Verarbeitung vollreif gepflückt und danach gepresst. Die Qualität der Oliven ist entscheidend für das Endprodukt.

Hochwertige Olivenölsorten werden aus den ganzen Oliven gepresst.

„Natives Olivenöl, extra", auch als „extra virgen" bezeichnet, hat die höchste Qualität. Der Gehalt an freien Fettsäuren darf höchstens 0,8 g/100 g Olivenöl betragen.

Die nächste Qualitätsstufe ist „natives Olivenöl". Der Gehalt an freien Fettsäuren darf höchstens 2 g/100 g Olivenöl betragen.

Beide Olivenölsorten werden

- durch Pressung gewonnen und nicht durch *Raffination*,
- haben das typische Aroma und eine grüne Farbe durch das Chlorophyll.

Olivenöl, das raffiniert wird, ist weniger aromatisch als andere Ölsorten, kann aber höher erhitzt werden.

Olivenöl enthält 70% Ölsäure – *Omega-9-Fettsäure* – und ist reich an Vitamin E – *Tocopherole*.

Ölsäure

Ölsäure ist eine langkettige, einfach ungesättigte Fettsäure mit 18 C-Atomen, die reichlich in Olivenöl und Rapsöl vorkommt.

Der Schmelzpunkt der Ölsäure liegt bei + 18 °C.

Die Ölsäure ist eine ω-9-Fettsäure, d. h., die Doppelbindung liegt zwischen dem 9. und 10. C-Atom. Ölsäure kann im menschlichen Körper gebildet werden. Ölsäure in Nahrungsfetten senkt den Cholesterinspiegel.

Strukturformel:

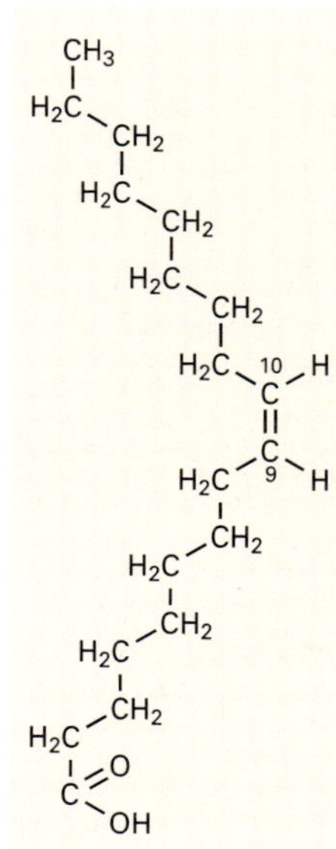

Öl-Wasser-Emulsion

Bei einer Öl-Wasser-Emulsion ist Öl in Wasser verteilt. Beispiele: Milch, Sahne und Mayonnaise. Für die Herstellung einer Öl-Wasser-Emulsion werden Emulgatoren, z. B. Lecithin, benötigt.

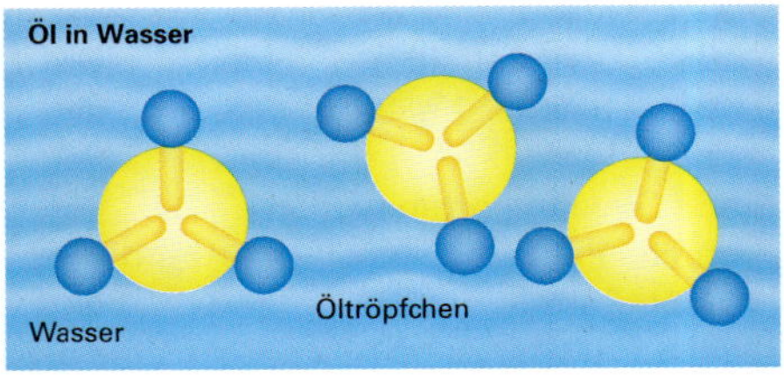

Omega

Omega – ω – ist der letzte Buchstabe im griechischen Alphabet.

Omega-3-Eier

Omega-3-Eier stammen von Hühnern, die mit *Omega-3-fettsäure*reichem Futter gefüttert wurden.

Diese Eier enthalten daher einen höheren Anteil an mehrfach ungesättigten Fettsäuren. Sie enthalten jedoch genauso viel Cholesterin wie herkömmliche Eier.

Die Omega-3-Eier sollen durch eine Senkung des Blutfettspiegels vor Herz-Kreislauf-Erkrankungen schützen. Ob dies wirklich der Fall ist, ist umstritten.

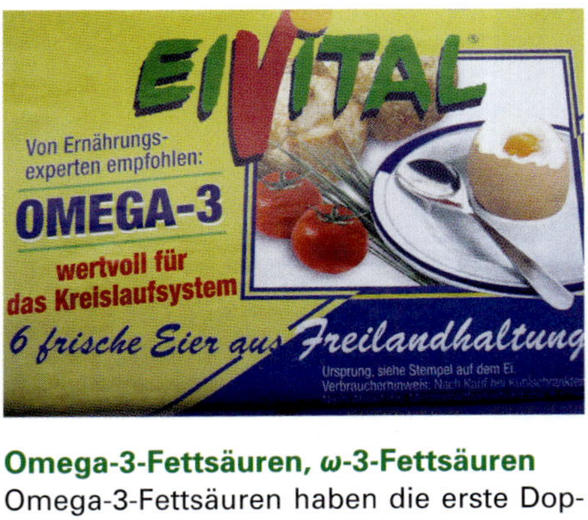

Omega-3-Fettsäuren, ω-3-Fettsäuren

Omega-3-Fettsäuren haben die erste Doppelbindung zwischen dem 3. und 4. C-Atom vom Kettenende aus gezählt.

Linolensäure hat drei Doppelbindungen und ist eine Omega-3-Fettsäure.

Omega-3-Fettsäuren sind in Fettfischen wie *Hering*, *Lachs* oder *Makrele* enthalten. Sie tragen zum Schutz vor Arteriosklerose sowie vor Herz- und Kreislauf-Erkrankungen bei.

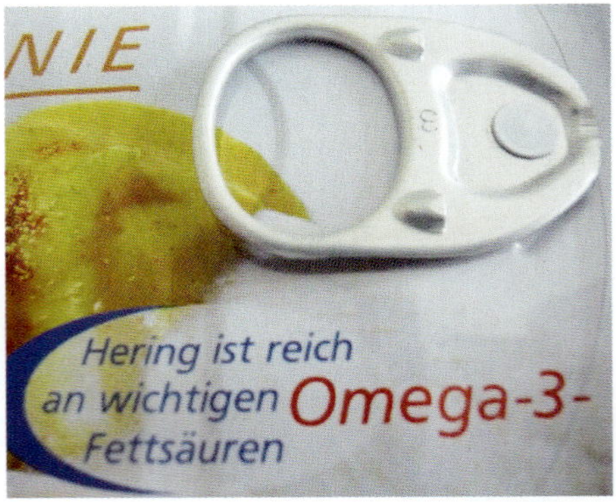

Omega-6-Fettsäuren, ω-6-Fettsäuren

Omega-6-Fettsäuren haben die erste Doppelbindung zwischen dem 6. und 7. C-Atom vom Kettenende aus gezählt. Die essenzielle *Linolsäure* mit zwei Doppelbindungen ist eine Omega-6-Fettsäure.

Omega-9-Fettsäuren, ω-9-Fettsäuren

Omega-9-Fettsäuren haben eine Doppelbindung zwischen dem 9. und 10. C-Atom vom Kettenende aus gezählt. *Ölsäure* ist eine Omega-9-Fettsäure.

Omelett

Ein Omelett wird aus schaumig geschlagenen Eiern unter Zusatz von Milch oder Sahne, Gewürzen und evtl. anderen Zutaten in der Pfanne gestockt.

Opiate

Opiate sind Wirkstoffe des Opiums wie Morphin. Morphin hat eine schmerzlindernde Wirkung. Opiate werden gereinigt als Arzneimittel verwendet. Sie werden allerdings auch oft als Drogen missbraucht. Die Einnahme kann zu einer seelischen und körperlichen Abhängigkeit führen.

oral

Oral bedeutet durch den Mund.

Beispiel: oraler Glucosetoleranztest. Bei Verdacht auf Diabetes mellitus trinkt man nüchtern eine Glucoselösung. Danach wird in bestimmten Abständen der Blutzuckerspiegel gemessen.

O

Orange
Die Orange oder Apfelsine ist eine Zitrusfrucht mit gelblicher bis rötlicher Schale. Das saftige Fruchtfleisch im Inneren ist in Segmente unterteilt.

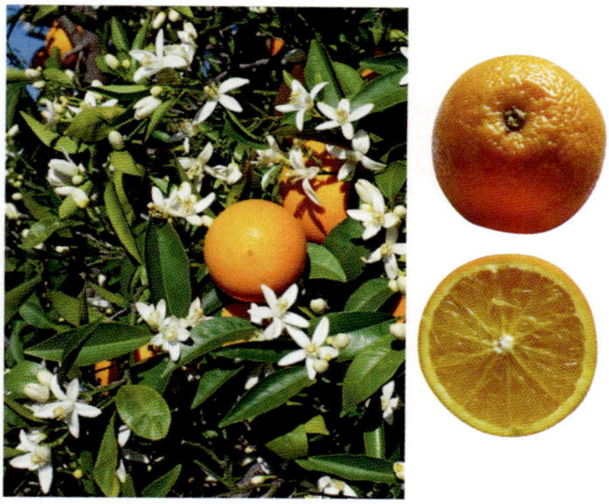

Orangen werden überwiegend frisch verzehrt. Daneben wird aus Orangen auch Saft oder Marmelade hergestellt. Aus den Schalen wird *Orangeat* hergestellt.

Orangeat
Orangeat ist die kandierte Schale der *Pomeranzen* oder Orangen. Orangeat ist eine beliebte Backzutat z. B. für Stollen.

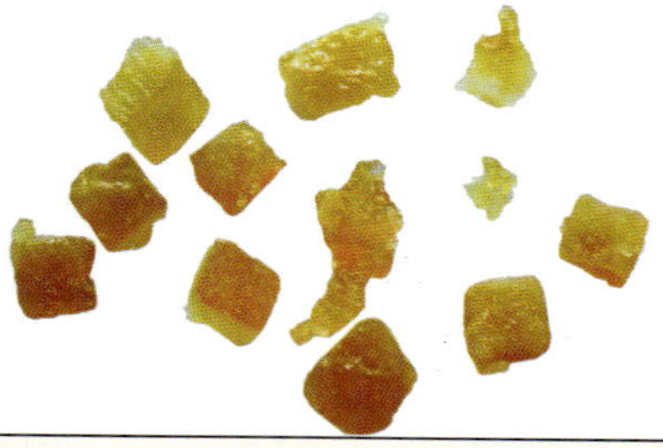

Zutaten: Orangenschalen, Glucose-Fructose-Sirup, Zucker, Salz, Säuerungsmittel: Zitronensäure

Orangensaft
siehe *Fruchtsaft*

Oregano
Oregano ist wilder Majoran. Oregano ist eine bis 60 cm hoch werdende Staude. Hauptanbauländer sind Italien und Spanien.

Oregano schmeckt scharf würzig. Er wird frisch oder getrocknet verwendet.

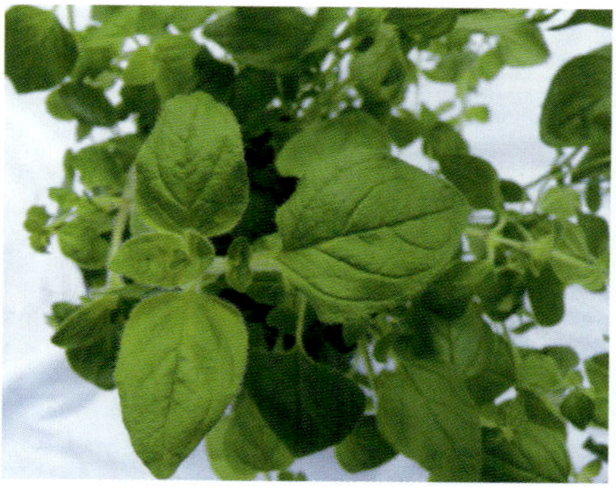

Oregano spielt in der Mittelmeerküche eine wichtige Rolle beim Würzen von Pizza und Tomatengerichten.

Oregano hat eine verdauungsfördernde Wirkung.

Organe
Organe sind spezialisierte Teile des menschlichen Organismus, die aus unterschiedlichen Zellen aufgebaut sind. Zu den Organen gehören die Muskeln, der Verdauungstrakt, das Herz, das Gehirn, die Lunge, die Leber, die Niere, die Schilddrüse, die Milz, die Haut, das Knochenmark und das Skelett.

Organellen
Organellen – kleine Organe – sind in die Zellflüssigkeit eingelagert. Wichtige Organellen sind der *Golgi-Apparat*, die *Lysosomen*, die *Mitochondrien* sowie das raue bzw. glatte endoplasmatische Reticulum.

organische Chemie
Die organische Chemie ist ein Teilgebiet der Chemie, das sich mit Verbindungen des Kohlenstoffs – mit Ausnahme der wasserstofffreien Verbindungen – beschäftigt. Die organische Chemie kennt etwa 15 000 000 Verbindungen. Hiervon bestehen 90 % aus Kohlenstoff, Wasserstoff und Sauerstoff in wechselnden Mengenverhältnissen. Hinzu kommen Verbindungen, die z. B. Stickstoff enthalten.

Organismus
Mit Organismus wird die Gesamtheit der Organe tierischer oder pflanzlicher Lebewesen bezeichnet.

Orotsäure

Orotsäure ist ein Stoff, der bei der körpereigenen Produktion von Nucleinsäuren entsteht. Er kommt daher in der Milch und im Fleisch von Säugetieren vor. Es wird diskutiert, ob Orotsäure die Leberzirrhose hemmen kann. Im Tierversuch an Ratten konnte Orotsäure den Cholesterinspiegel senken. Ob diese Wirkung auch beim Menschen zutrifft, ist noch unklar.

Orthophenylphenol, Natriumorthophenolat, E 231, E 232

Orthophenylphenol und Natriumorthophenolat sind synthetisch hergestellte *Konservierungsstoffe*, die unter Berücksichtigung der Höchstmengenbegrenzung – 12 mg pro Kilogramm Lebensmittel – auf die Schalenoberflächen von Zitrusfrüchten aufgebracht werden können. Diese Konservierungsstoffe verhindern das Schimmeln der Früchte.
Die Schalen der behandelten Früchte, vgl. Abbildung, sind nicht zum Verzehr geeignet. Es wurden allergische Hautreaktionen beobachtet.

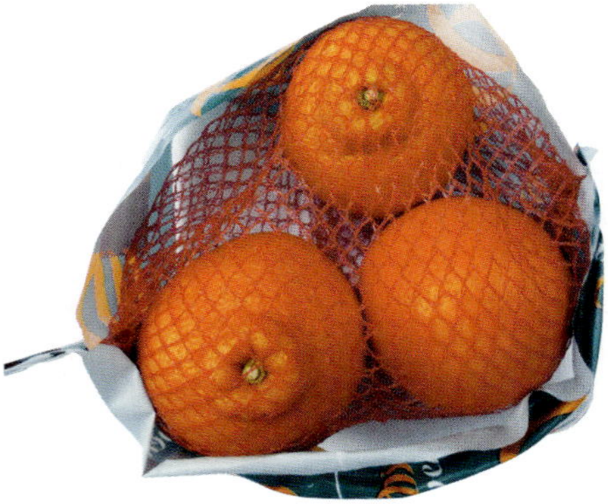

Osmolarität

Die Osmolarität einer Flüssigkeit bezeichnet die Menge gelöster Elektrolyte – osmotisch wirksamer Teilchen – pro Liter Lösung (osmol/l).

Osmose

Osmose ist eine einseitig ausgerichtete Diffusion. Also der Übergang eines Lösungsmittels, z. B. Wasser, einer Lösung in eine konzentriertere Lösung durch eine feinporige Wand, die für das Lösungsmittel, aber nicht für die gelösten Stoffe durchlässig ist.

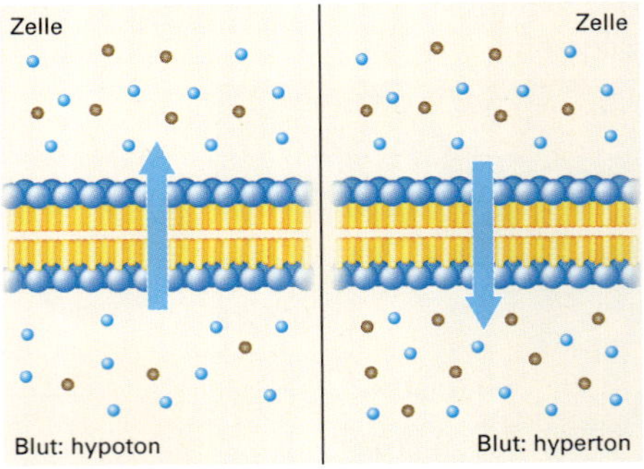

osmotischer Druck

Der osmotische Druck einer Lösung ist abhängig von der Stoffmenge der gelösten Teilchen in der Lösung. Je höher die Anzahl der gelösten Teilchen ist, desto höher ist der osmotische Druck.

Osteoklasten

Osteoklasten sind Knochen abbauende Zellen.

Osteomalazie

Osteomalazie – Knochenerweichung – ist eine Folge eines Vitamin-D-Mangels.

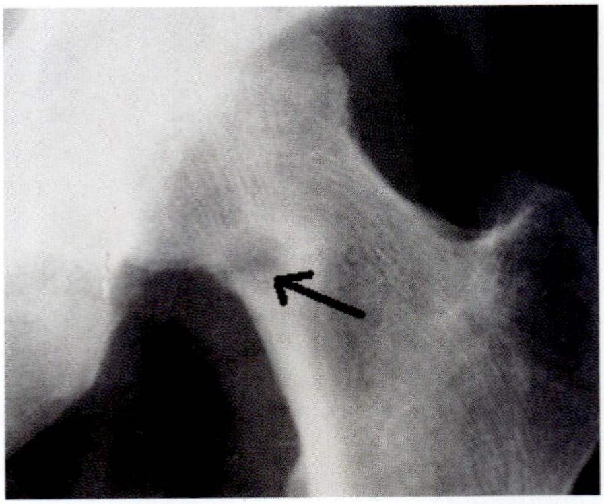

Calcium und Phosphat werden nicht ausreichend aus dem Darm aufgenommen, hierdurch ist die Verkalkung der Knochen gehemmt. Im Gegensatz zur Osteoporose ist die organische Knochensubstanz nicht verringert. Für die Behandlung werden Vitamin-D-Tabletten und eine calciumreiche Kost eingesetzt.

Osteoplasten
Osteoplasten sind Knochenbildungszellen.

Osteoporose
Osteoporose – Knochenschwund – ist eine Bezeichnung für eine Rückbildung des normalen Mineralstoffgehalts, also der Knochenmasse und Knochenstruktur. Bei Osteoporose werden die organische und die anorganische Knochenmasse – der Mineralstoffgehalt – verringert.

Als Folge dieser Veränderungen besteht ein erhöhtes Risiko für Knochenbrüche, z. B. für einen Oberschenkelhalsbruch.

Osteoporose tritt hauptsächlich in der zweiten Lebenshälfte auf. Mit chronischem Alkoholkonsum ist ein hohes Osteoporoserisiko verbunden.

Bei einer Osteoporose müssen die Calciumzufuhr erhöht und die Vitamin-D-Versorgung gesichert werden. Ausreichend Bewegung kann den Knochenverlust mindern.

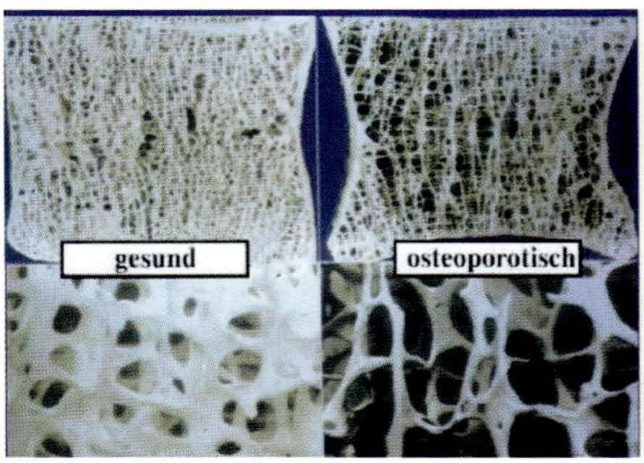

Östrogene
Östrogene sind die weiblichen Geschlechtshormone. Gelegentlich werden diese Hormone verbotenerweise in der Tiermast – besonders bei Kälbern – zur Verbesserung des Masterfolgs eingesetzt.

Oxalsäure
Oxalsäure ist die einfachste *Dicarbonsäure*. Sie ist in Form ihrer Salze – Oxalate – in einigen Gemüsesorten reichlich enthalten.

Oxalsäure beeinträchtigt die Calciumaufnahme in den menschlichen Körper, da sich Oxalsäure mit Calcium zu unlöslichem Calciumoxalat verbindet, das kaum resorbiert wird.

$$Ca^{2+} + C_2O_4{}^{2-} \longrightarrow CaC_2O_4$$

Calcium 40 mg	Oxalat 88 mg	⟶	Calciumoxalat 128 mg

Calciumoxalat kann Nieren- und Gallensteine bilden. Oxalsäurereiche Gemüsesorten sind Spinat, Mangold, Rhabarber und Tomaten.

Oxidation
Oxidation ist die Aufnahme von Sauerstoff bzw. die Abgabe von Wasserstoff bzw. von Elektronen.

Oxidation, biologische
siehe *Atmungskette*

Oxidationsmittel
Oxidationsmittel sind Verbindungen, die leicht Sauerstoff abgeben oder Elektronen aufnehmen können. Sie bewirken durch die Elektronenaufnahme eine Oxidation der Elektronen abgebenden Stoffe und werden dabei selbst *reduziert*.

Oxidationswasser
Oxidationswasser ist das Wasser, das in der Atmungskette in den *Mitochondrien* entsteht. Hier wird der Wasserstoff der Nährstoffe stufenweise auf den Sauerstoff der Atemluft übertragen und Oxidationswasser entsteht.

Bei einer üblichen Kost werden im Körper täglich 300 ml Oxidationswasser gebildet, die im Rahmen der *Wasserbilanz* zur Verfügung stehen.

oxidativer Stress
Oxidativer Stress bedeutet, dass sich mehr Radikale im Körper befinden, als der Körper beseitigen kann.

Die Folgen sind Membranschädigungen, Nervenschädigungen und arteriosklerotische sowie krebserregende Prozesse. Eine ausreichende Versorgung mit *Antioxidationsmitteln* – Antioxidantien – kann oxidativen Stress verhindern oder mindern.

P

P ist das chemische Symbol für ***P**hosphor*.

Packgase

Packgase werden bei der Verpackung von Lebensmitteln eingesetzt, um den Sauerstoff aus den Verpackungen zu verdrängen und so den Verderb durch Mikroorganismen, die Sauerstoff benötigen, zu verhindern. Die Verpackung muss also luftdicht sein, damit die Packgase wirken können. Packgase sind ohne Höchstmengenbegrenzung zugelassen. Gesundheitliche Nebenwirkungen sind nicht bekannt. Zu den Packgasen gehören u. a. *Argon*, *Butan*, *Helium*, *Kohlenstoffdioxid*, *Lachgas*, *Propan*, *Sauerstoff*, *Stickstoff*, *Wasserstoff*.

Paella

Paella ist ein spanisches Reisgericht mit verschiedenen Gemüsesorten und z. B. Muscheln, Tintenfisch und Krabben, das mit Salz, Pfeffer, Knoblauch und Safran gewürzt wird. Die Zubereitung der Paella erfolgt in einer speziellen Paella-Pfanne auf einem Gaskochring.

Palmherzen, Palmitos

Palmherzen – Palmitos – sind das Mark bestimmter südamerikanischer Palmenarten. Eine 10 bis 15 Jahre alte Palme liefert nach dem Fällen ein 2 bis 3 kg schweres, etwa 30 cm langes „Herz", das zunächst noch von Blatthüllen befreit werden muss, bevor das Mark verzehrt werden kann.

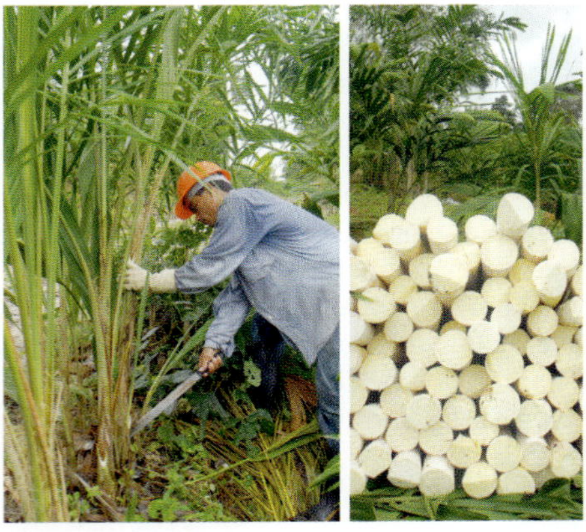

Palmitos sind häufig ein Abfallprodukt bei der Urwaldrodung.

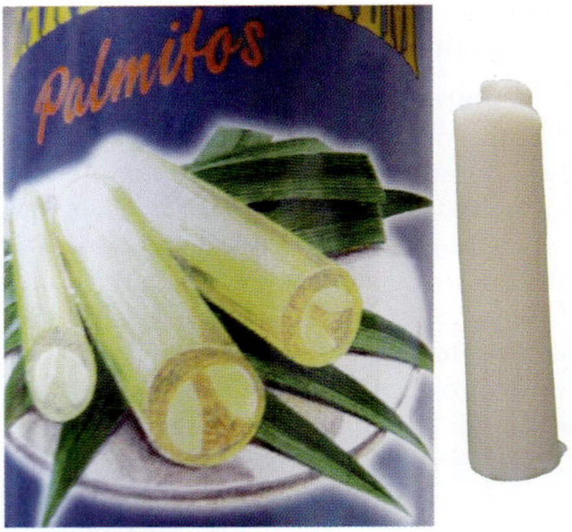

In Europa werden zerkleinerte Palmherzen fast nur in Konserven angeboten. Die elfenbeinfarbenen Palmherzen können als Gemüse zu Fleisch und Reis serviert werden. Palmherzen haben einen hohen Eisengehalt.

Palmitinsäure

Palmitinsäure ist eine langkettige gesättigte Fettsäure mit 16 C-Atomen.

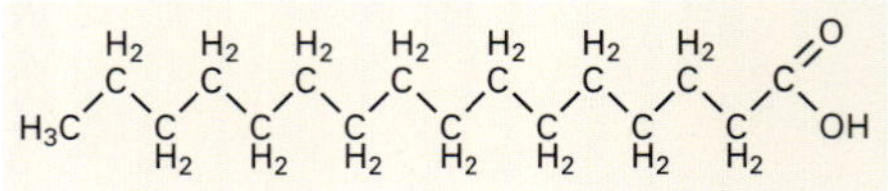

Der Schmelzpunkt der Palmitinsäure liegt bei + 63 °C.

Palmitinsäure ist die mengenmäßig in tierischen und pflanzlichen Fetten am weitesten verbreitete Fettsäure. Reich an Palmitinsäure sind Palmöl, Baumwollsaatöl und Kakaobutter. Eine zu hohe Zufuhr an Palmitinsäure lässt den Blutcholesterinspiegel ansteigen.

Palmitinsäure wird im menschlichen Körper gebildet und bei der Depotfettspeicherung in Triglyceride eingebaut.

Palmkernfett

Palmkernfett wird aus den Samen – Fruchtkernen – der Ölpalme gewonnen. Die Ölpalme ist ein bis zu 30 m hoher Baum mit einem bis zu 50 cm dicken Stamm. Die Früchte der Ölpalme stehen in bis zu 25 kg schweren Fruchtständen mit bis zu 4 000 Früchten. Jede einzelne Frucht ist 3 bis 30 g schwer. Der Samen der Ölpalme ist eine Nuss, die aus der Schale und mehreren Kernen besteht. Die Früchte enthalten 40 bis 60% Palmöl, die Samen 40 bis 50% Palmkernöl(fett).

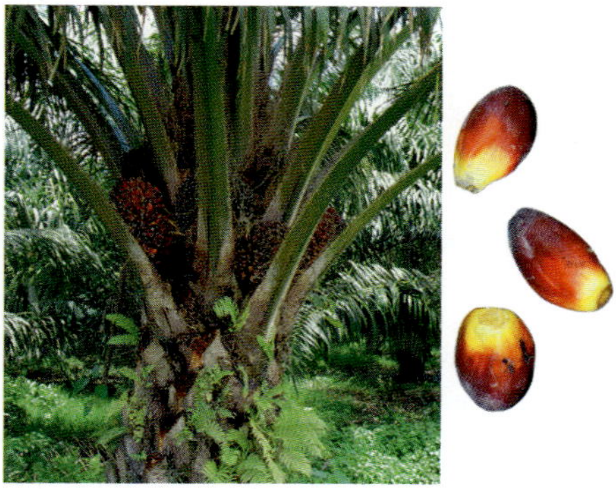

Palmkernfett ist ein Nebenprodukt bei der Gewinnung von *Palmöl*. Palmkernfett ist ein farbloses Fett, das eine ähnliche Fettsäurenzusammensetzung wie das *Kokosfett* aufweist.

Palmöl

Palmöl wird aus dem Fruchtfleisch der Ölpalme gewonnen. Es ist ein dunkelrot gefärbtes Öl. Gereinigtes Palmöl ist farblos und geschmacksneutral. Hauptanbauländer sind Malaysia und Indonesien.

Palmöl enthält 6 bis 12% *Linolsäure* und 36 bis 44% *Ölsäure*.

Palmöl wird für die Margarineherstellung und die Herstellung von Frittier- und Backfetten verwendet.

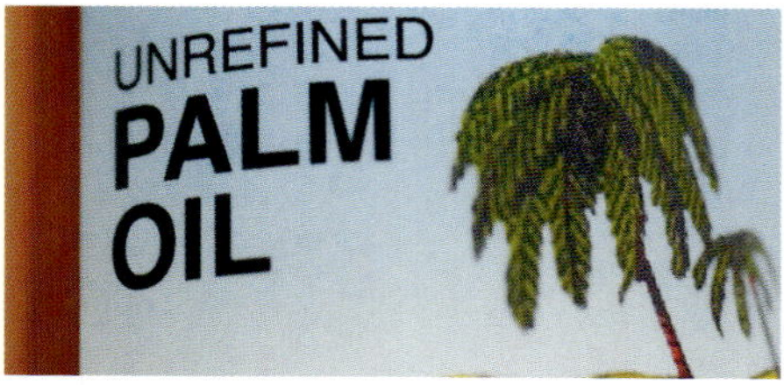

PAL-Wert

PAL bedeutet **p**hysical **a**ctivity **l**evel – körperliches Aktivitätsniveau. Der PAL-Wert wurde 1984 von der Weltgesundheitsorganisation (WHO) eingeführt.

Der PAL-Wert ist ein Maß für den Energieumsatz aufgrund körperlicher Aktivitäten – während Arbeit und Freizeit.

PAL-Wert	Verschiedene körperliche Aktivitäten
1,2	ausschließlich sitzende oder liegende Lebensweise, z. B. alte, gebrechliche Menschen
1,4 bis 1,5	ausschließlich sitzende Tätigkeit mit weniger oder keiner anstrengenden Freizeitaktivität, z. B. Büroangestellte
1,6 bis 1,7	sitzende Tätigkeit, zeitweise auch zusätzlicher Energieaufwand für gehende und stehende Tätigkeiten, z. B. Kraftfahrer
1,8 bis 1,9	überwiegend gehende und stehende Arbeit, z. B. Restaurantfachmann/-frau
2,0 bis 2,4	körperlich anstrengende berufliche Arbeit, z. B. Leistungssportler

Der PAL-Wert wird ermittelt, indem der Gesamtenergieumsatz in 24 Stunden durch den Grundumsatz dividiert wird.

Beispiel:

Der (Gesamt)**e**nergie**u**msatz (EU) beträgt 10,6 MJ und der **G**rund**u**msatz (GU) 7,6 MJ.

EU : GU = PAL-Wert
10,6 MJ : 7,6 MJ = 1,4

Der PAL-Wert beträgt also 1,4.

Umgekehrt kann der Energieumsatz – Gesamtenergiebedarf – mit folgender Formel berechnet werden:

PAL-Wert × GU = EU
1,4 × 7,6 MJ = 10,6 MJ

Der Gesamtenergiebedarf beträgt also 10,6 MJ.

Für sportliche Betätigungen und andere anstrengende Freizeitaktivitäten (30 bis 60 Minuten, 4- bis 5-mal pro Woche) können zusätzlich pro Tag 0,3 PAL-Einheiten zum beruflichen Arbeitsumsatz hinzugerechnet werden.

PAL-Wert × GU = EU
1,7 x 7,6 = 12,920 MJ

Der Gesamtenergiebedarf beträgt 12,9 MJ.

Pampelmuse

Pampelmusen sind Zitrusfrüchte des Pampelmusenbaums, der seine Heimat in Südostasien hat. Heute kommen die Pampelmusen aus Israel. Sie sind mittelgroß und leicht birnenförmig. Zu den Pampelmusen gehört auch die größere Pomelo.

Die dicke Schale lässt sich im Allgemeinen recht leicht von dem gelblichen oder rötlichen Fruchtfleisch lösen.

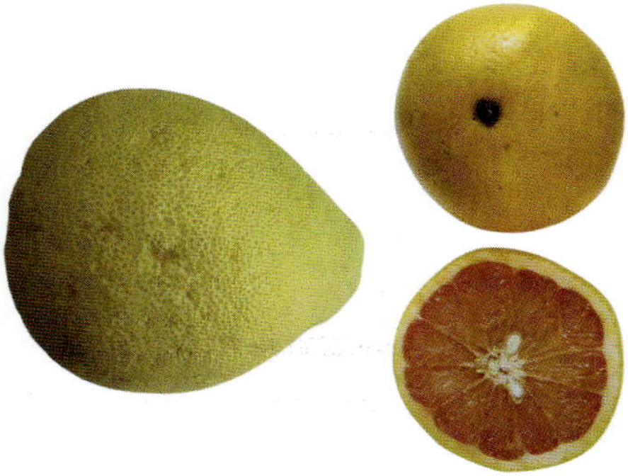

Der Geschmack der Pampelmuse ist ähnlich wie der der Grapefruit, aber süßlicher. Der Name der Pampelmuse wird teilweise fälschlich für die Grapefruit benutzt. Pampelmusen sind Vitamin-C-reich.

Pangasius

Der Pangasius ist ein Süßwasserfisch, der in Südasien in Aquakulturen in den Reisfeldern gezüchtet wird.

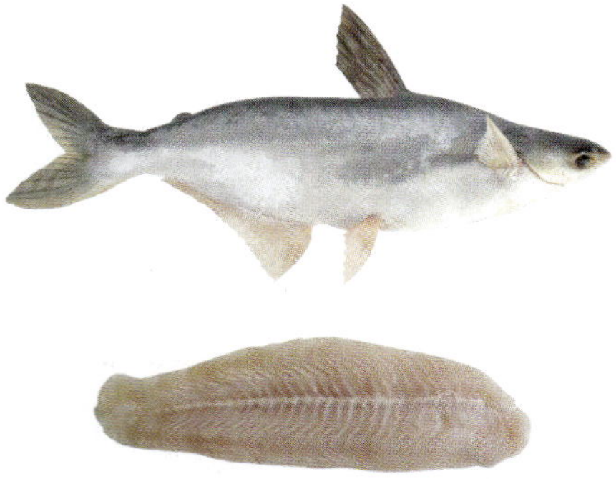

Er hat festes, weißes bis rosafarbenes Fleisch. Der Pangasius gehört zu den Magerfischen und ist grätenarm.

Die tiefgefrorenen Fischfilets werden zum großen Teil nach Europa exportiert.

Panieren

Panieren ist ein Einhüllen, Einkrusten von Lebensmitteln nacheinander mit Mehl, Ei und Panier(Semmel)mehl. Das Panieren verhindert z. B. das Austreten von Fleischsaft.

Pankreas

Pankreas ist das Fremdwort für *Bauchspeicheldrüse.*

Pantothensäure

Pantothensäure – griechisch: pantos – überall – ist ein Vitamin. Pantothensäure ist ein wasserlösliches Vitamin.

Pantothensäure ist im menschlichen Körper als Bestandteil des *Coenzyms A* an vielen Auf- und Abbaureaktionen des Kohlenhydrat-, Fett- und Amimosäurestoffwechsels beteiligt.

Ein Pantothensäuremangel tritt ernährungsbedingt selten auf, da die Pantothensäure in fast allen Lebensmitteln vorkommt. Lediglich durch eine längere Behandlung mit Medikamenten oder übermäßigen Alkoholkonsum kann es zu Mangelerscheinungen kommen.

Pantothensäurebedarf

Jugendliche sollten täglich 6 mg Pantothensäure zu sich nehmen.

Gute Pantothensäurelieferanten sind Fleisch, Fisch, Milch, Vollkornprodukte und Hülsenfrüchte.

Papaya

Papayas sind grünlich gelbe bis orangerote, melonenähnliche, bis zu 8 kg schwere Früchte. Papayas werden vor allen Dingen in Südamerika und Afrika angebaut.

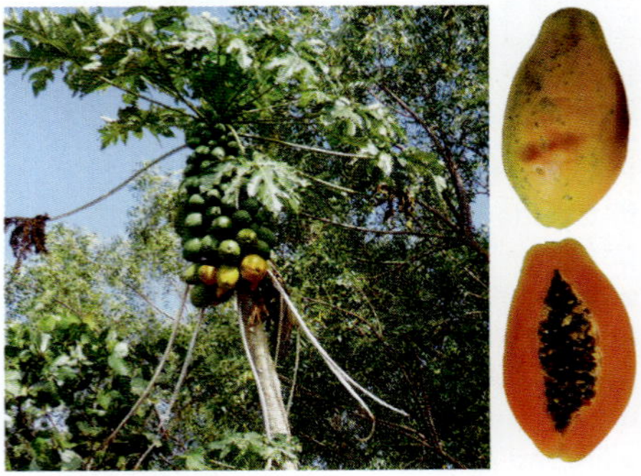

Das orangefarbene, sehr saftige Fruchtfleisch wird nach dem Entfernen der Kerne aus der Schale verzehrt oder zu Saft oder Obstsalat verarbeitet.
Die Früchte sind nicht lange haltbar.
Die Papaya ist Vitamin-C-reich und enthält außerdem viel β-Carotin und Magnesium. Das in den Früchten enhaltene Enzym Papain fördert außerdem die Eiweißverdauung.

Paprika

Die Paprika ist eine einjährige Pflanze, die aus Mittel- und Südamerika stammt.

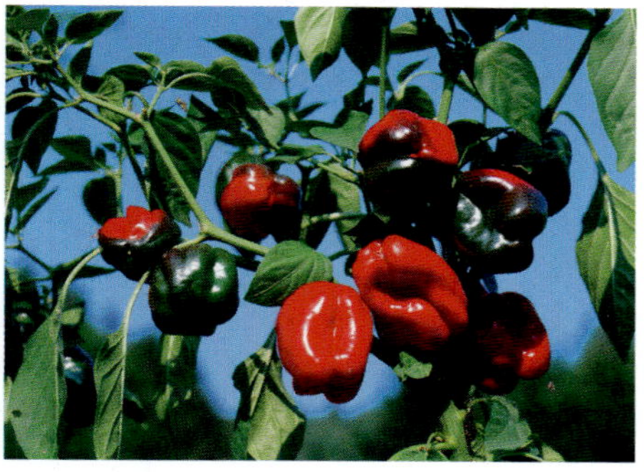

Paprika gibt es in vielen unterschiedlichen Größen und Farben.

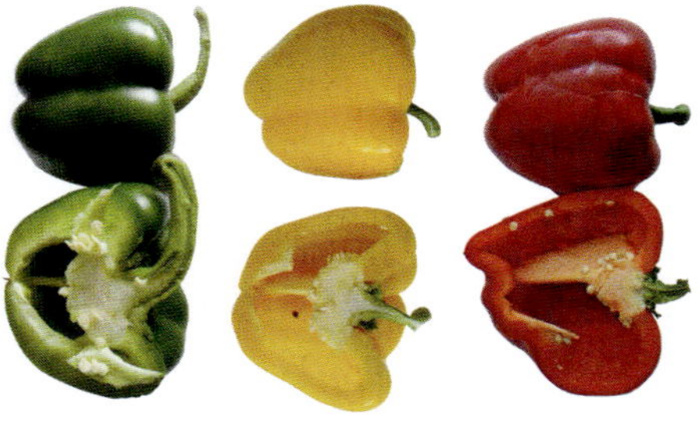

Generell unterscheidet man Gemüse- und Gewürzpaprika. Die Paprikaschoten sind innen hohl und durch Scheidewände in Segmente unterteilt.
Sie haben einen hohen Vitamin-C-Gehalt. Die roten und gelben Früchte liefern außerdem β-Carotin.

Paprikaextrakt, E 160c

Paprikaextrakt wird durch Lösungsmittel aus Paprikaschoten gewonnen. Es ist eine dunkelrote, zähe Flüssigkeit. Der Paprikaextrakt enthält färbende Carotinoide.

Paprikaextrakt wird Lebensmitteln zum Färben und Aromatisieren zugesetzt.
Zum Beispiel der abgebildete Käse enthält Paprikaextrakt als Farbstoff:

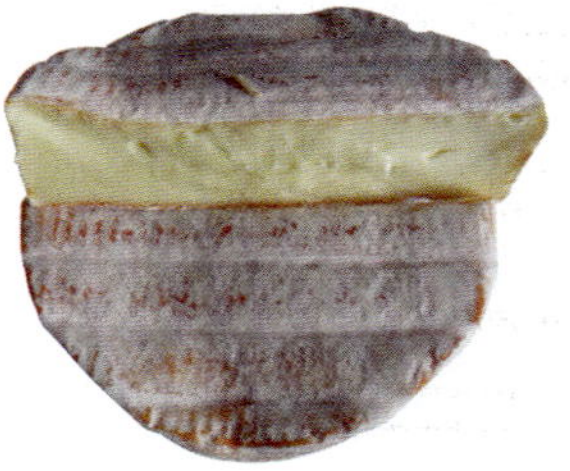

Paprikapulver, Gewürzpaprika

Paprikapulver wird aus den etwa 8 cm langen Früchten der Gewürzpaprikapflanze gewonnen. Die Früchte werden getrocknet und vermahlen.
Paprikapulver kommt nach Farbe und Schärfe sortiert in drei Angebotsformen in den Handel.

- **Delikatesspaprika:** dunkelrot, mild feurig. Hierfür werden die Gewürzpaprikaschoten ohne Samen und Scheidewände vermahlen.
- **Edelsüß-Paprika:** rot, mild, mit leichter Schärfe. Hierfür wird hauptsächlich das Fruchtfleisch verwendet.
- **Rosenpaprika:** rotbraun, scharf. Hierfür werden die ganzen Gewürzpaprikaschoten vermahlen.

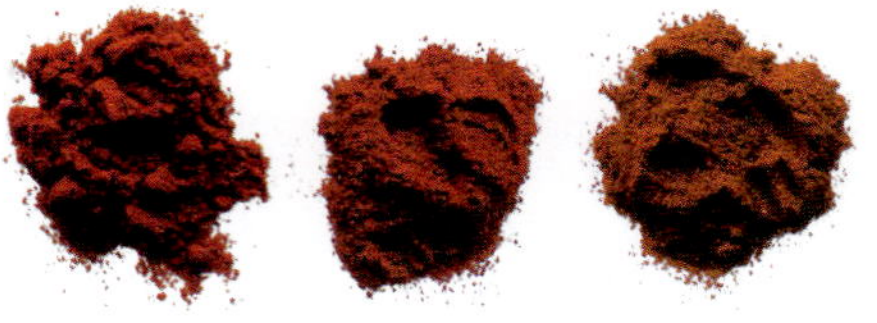

Paprikapulver wird zum Würzen z. B. für Gulasch, Suppen und Soßen verwendet.

Paracelsus

Philippus Theophrastus Aureolus Bombastus von Hohenheim, genannt Paracelsus (*1493 in Einsiedeln bis †1541 in Salzburg) war Arzt und Naturforscher und einer der Wegbereiter der heutigen Biochemie. Im Mittelpunkt seiner Thesen zur Vorbeugung und Heilung von Krankheiten stehen eine naturnahe Lebensweise und eine angemessene Ernährung.

P

Paranuss

Der 30 bis 60 Meter hohe Paranussbaum, der zu den größten Urwaldbäumen gehört, ist in Südamerika heimisch. Benannt ist der Baum nach dem brasilianischen Teilstaat Pará. Die hartschaligen, fettreichen Nüsse reifen in einer ein bis zwei Kilogramm schweren dunkelbraunen Kapselfrucht.

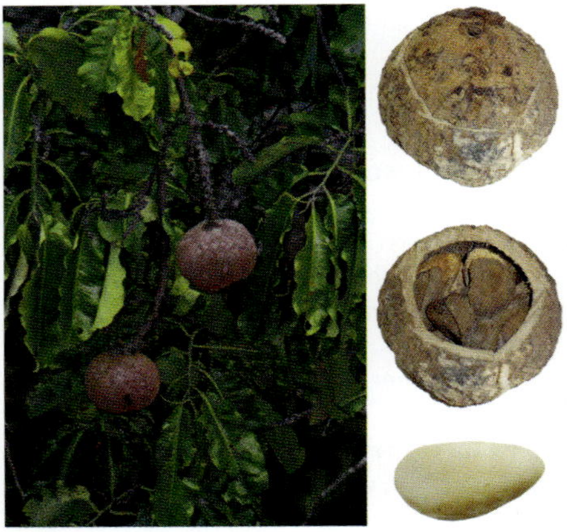

Mit speziellen Messern werden die Kapseln aufgeschlagen, bis zu 30 Paranüsse sind nun freigelegt.

Paranüsse sind wohlschmeckend.

Paranussöl wird von der brasilianischen Bevölkerung als Speiseöl verwendet. Das Paranussöl wird jedoch sehr schnell ranzig und wird deshalb nicht exportiert.

Paranussöl hat einen hohen *Selen*gehalt und kann daher zur Selengewinnung genutzt werden.

Paranüsse können Allergien auslösen. Die Schalen der Nüsse sind häufig mit *Aflatoxinen* belastet.

Parasiten

Parasiten sind Schmarotzer, die vorübergehend oder dauernd auf Kosten anderer artfremder Lebewesen (des Wirts) leben und diese schädigen. Parasiten beziehen von ihrem Wirt die Nahrung und beeinträchtigen die Funktionen des Wirtsorganismus.

Typische Parasiten, die auch auf den Menschen übertragen werden, sind z. B. Läuse, *Nematoden* sowie Spul- und *Bandwurm*, *Trichinen*, Wanzen und Zecken.

Parathormon (PTH)

Das **Parath**ormon wird in der *Nebenschilddrüse* gebildet. Das Parathormon wird ausgeschüttet, wenn der Blutcalciumspiegel zu niedrig ist.

Das Parathormon

① fördert zusammen mit Vitamin D – *Calciferole* – die Calciumresorption,

② bewirkt außerdem eine Freisetzung von Calcium aus den Knochen und

③ bewirkt eine verminderte Calciumausscheidung mit dem Harn.

Hierdurch wird der Blutcalciumspiegel erhöht.

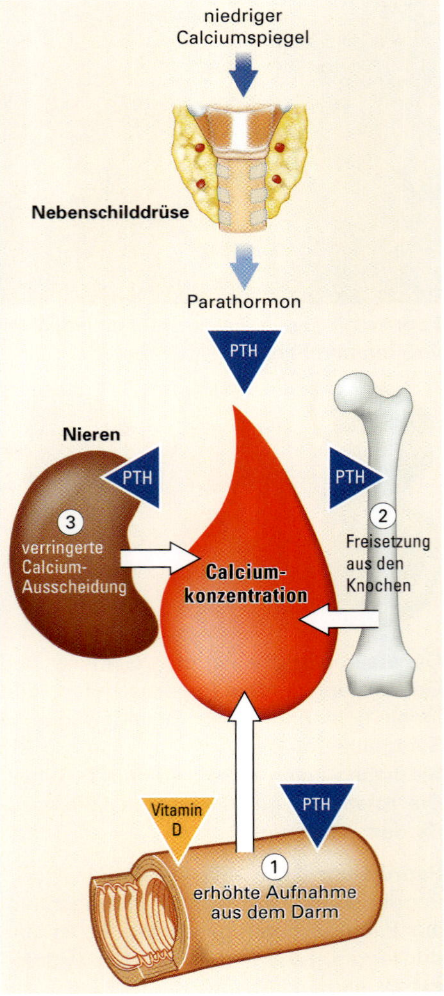

Parmesankäse
Parmesankäse ist ein italienischer *Hartkäse*. Die Rinde ist grünlich schwarz gefärbt. Parmesankäse wird z. B. als Reibekäse für Spaghetti verwendet.

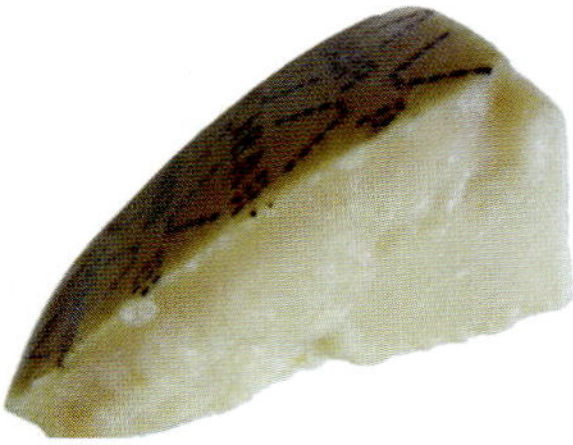

Parmesankäse hat einen Mindestfettgehalt von 32 % Fett i. Tr.
Als Parmesankäse darf nur Käse verkauft werden, der in Italien nach einem traditionellen Verfahren hergestellt wurde.

Passieren
siehe *Pürieren*

Passionsfrucht
Die Passionsfrucht – Maracuja – ist die pflaumengroße Frucht der Passionsblume. Passionsfrüchte haben eine gelbe bis braunviolette Schale und grünliches Fruchtfleisch mit vielen schwarzen Samen.

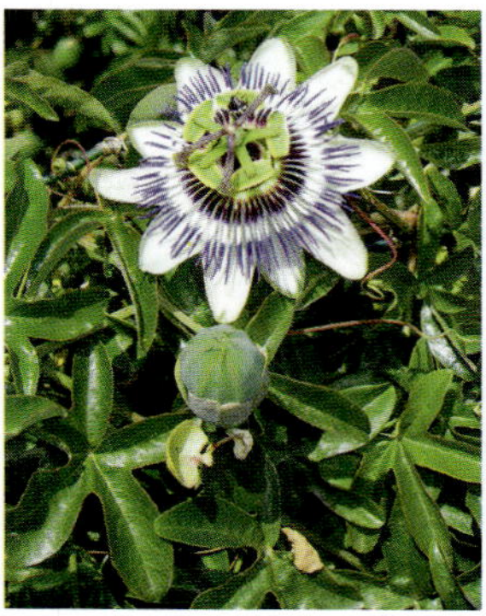

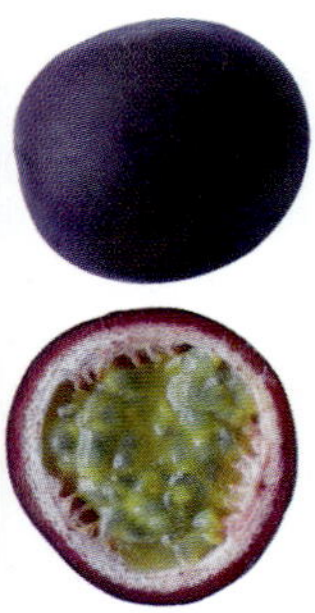

Sie eignen sich zum Rohverzehr, für Obstsalat und für Fruchtnektar oder Saft.
Auch die süße *Granadilla* ist die Frucht eines Passionsblumengewächses. Passionsfrüchte enthalten reichlich Vitamin C und Kalium.

passiv
Passiv ist ein Fremdwort für untätig, nicht ausübend.

passiver Transport
siehe *Transport, passiver*

Pasteurisieren, Milch
Das Pasteurisierverfahren wurde nach dem französischen Chemiker Louis Pasteur (1822 bis 1896) benannt. Pasteurisieren ist ein kurzfristiges Haltbarmachen von Lebensmitteln, in der Regel bei Temperaturen unter 100 °C.
Beim Pasteurisieren von Milch werden Kurzzeiterhitzung und Hocherhitzung unterschieden. Milch wird
- bei der Kurzzeiterhitzung 15 bis 30 Sekunden auf 72 bis 75 °C,
- bei der Hocherhitzung 4 Sekunden auf 85 bis 125 °C

erhitzt.
Insbesondere bei der Hocherhitzung bleiben die Nährstoffe und der Geschmack der Milch erhalten und unerwünschte Mikroorganismen werden abgetötet. Das Pasteurisieren von Milch ist für alle Milchsorten bis auf *Rohmilch* und *Vorzugsmilch* vorgeschrieben.

Pastinaken
Pastinaken sind 30 bis 90 cm hohe Pflanzen mit weißlich gelben Pfahlwurzeln.

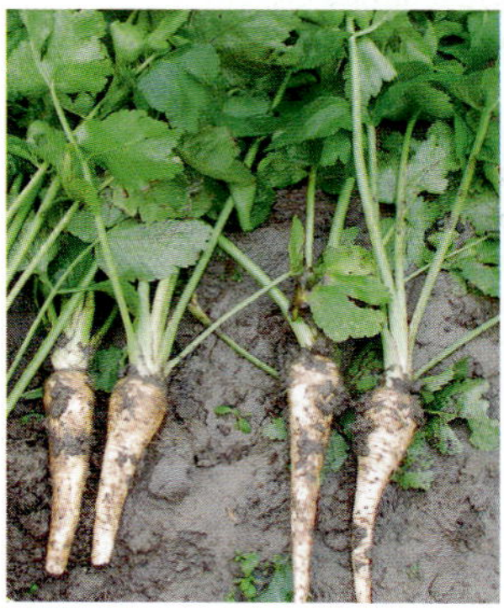

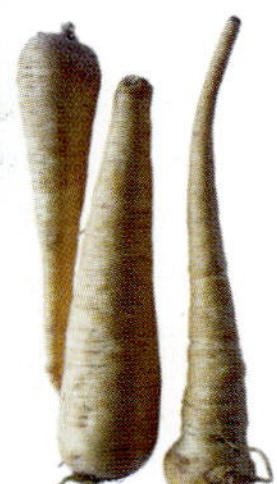

Die stärke- und ballaststoffreichen Pastinaken werden wie Karotten zubereitet und dann roh oder gegart verzehrt. Pastinaken enthalten reichlich *Folsäure*, *Kalium* und *Magnesium*.
Die Pastinake wird als Einstiegsgemüse in der Säuglingsernährung eingesetzt, da sie im Gegensatz zur Karotte nicht unter dem Verdacht steht, Allergien auszulösen.

Patentblau V, E 131

Patentblau V ist ein blauer synthetisch hergestellter *Farbstoff*, der für bestimmte Lebensmittel mit Höchstmengenbegrenzung – *ADI-Wert* 15 mg/kg KG – zugelassen ist, z. B. für Getränke, Süßigkeiten und Glasuren.

Da der Farbstoff im menschlichen Körper nur in geringen Mengen resorbiert wird, ist er wohl unbedenklich.

Zum Beispiel dieser Götterspeise wurde Patentblau als Farbstoff zugesetzt:

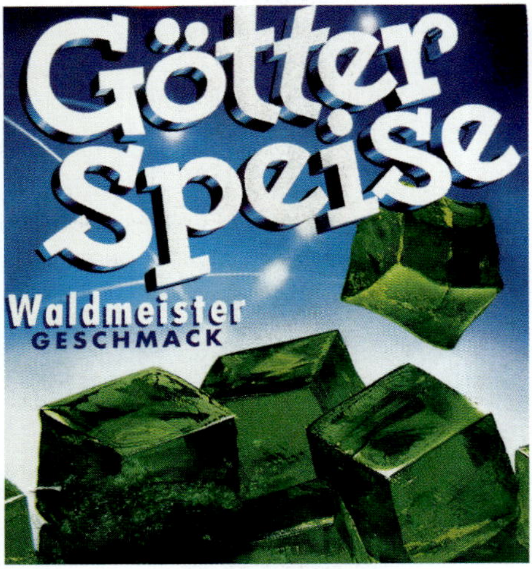

pathogen

Pathogen bedeutet krank machend, krankheitserregend, z. B. können pathogene Bakterien im menschlichen Körper Krankheiten verursachen.

Patulin

Patulin ist ein Mykotoxin – Schimmelpilzgift –, das von verschiedenen Schimmelpilzen an Obst und Gemüse und daraus hergestellten Erzeugnissen, z. B. im Apfelsaft, gebildet wird. Patulin ist ein Zellgift. Es wird vermutet, dass Patulin krebserregend und erbgutschädigend wirkt. Durch Pasteurisieren wird das Gift nicht zerstört, es kann also in Obststäften enthalten sein. In Deutschland gibt es bisher keinen Höchstwert für Patulin.

Pb

Pb ist das chemische Symbol für *Blei*.

Pekannuss

Der Pekannussbaum stammt aus den USA bzw. Mexiko. Der Pekannussbaum kann bis zu 300 Jahre alt werden.

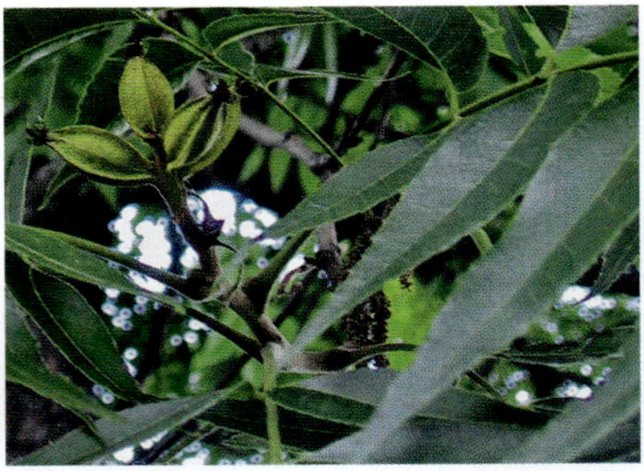

Unter der braunen Schale der Pekannuss befinden sich zwei hirnförmige Nüsse – ähnlich wie Walnüsse.

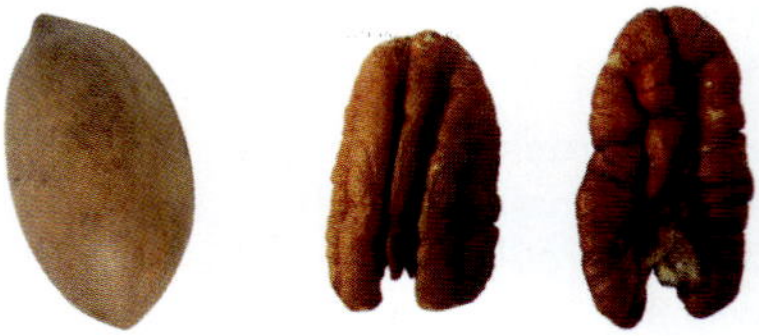

Pekannüsse haben einen hohen Gehalt an *Ölsäure* und *Linolsäure*. Der Blut*cholesterinspiegel* kann daher durch den Verzehr von Pekannüssen gesenkt werden. Pekannüsse können Allergien auslösen.

Pektine, E 440

Pektine sind wasserlösliche *Ballaststoffe*, die in den Zellwänden von Obst und Gemüse vorkommen, z. B. in Äpfeln und Kohl.

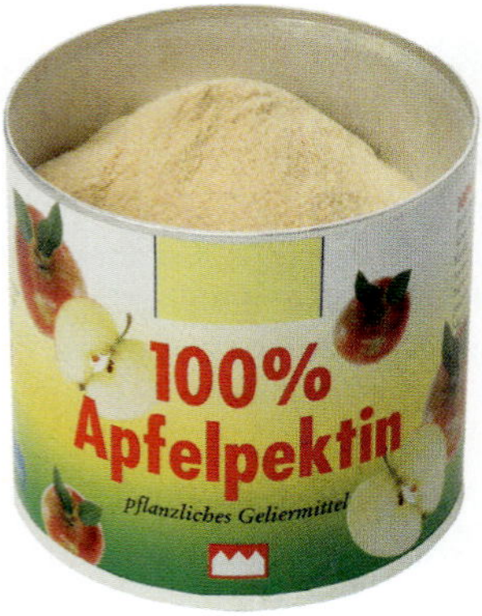

Pektine werden z. B. aus den Pressrückständen nach der Apfelsaftherstellung gewonnen.
Sie werden als Lebensmittelzusatzstoffe – *Geliermittel* – ohne Höchstmengenbegrenzung für die Herstellung von Konfitüren eingesetzt.
Zum Beispiel diesem Gelee wurde Pektin als Geliermittel zugesetzt:

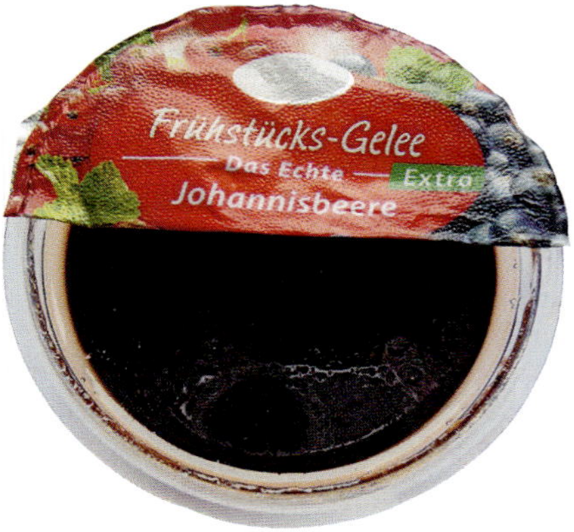

Pektine besitzen wie andere Ballaststoffe eine gesundheitsfördernde Wirkung. Apfelpektine werden auch bei Durchfall eingesetzt.

Pellagra
siehe *Niacin*

Pellen
Pellen ist ein Entfernen von feinhäutigen Schalen, z. B. bei Kartoffeln und Eiern.

Pen
siehe *Insulin-Pen*

Pentosen
Pentosen (griechisch: penta – fünf) sind Zucker – Monosaccharide – mit fünf C-Atomen. Zu den Pentosen gehören die *Arabinose* und die Ribose.

Strukturformel Ribose:

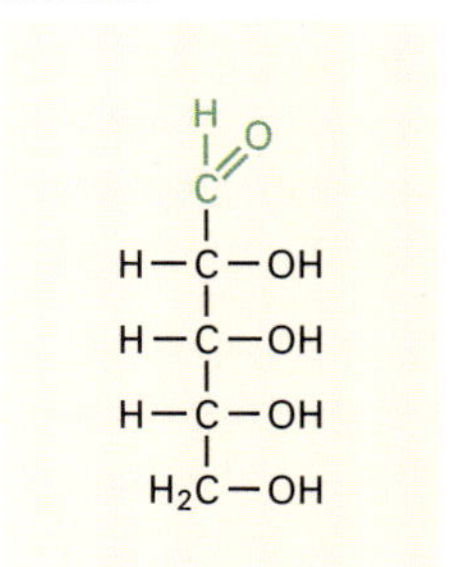

Peperoni
siehe *Chilis*

Pepsin
Pepsin ist ein Sammelbegriff für eiweißspaltende Enzyme im Magen. Die Pepsine sind *Hydrolasen*.
In der Magenschleimhaut wird zunächst die inaktive Vorstufe des Pepsins, das Pepsinogen, gebildet. Durch den sauren Magensaft wird Pepsinogen in aktives Pepsin umgewandelt.

Pepsinwein
Pepsinwein unterstützt die Eiweißverdauung. Er enthält mindestens 15 % Alkohol, Pepsin, Zucker und andere Bestandteile. Pepsinwein wird bei Appetitlosigkeit infolge einer Unterfunktion der Magenschleimhaut eingesetzt. Pepsinwein ist ein frei verkäufliches Arzneimittel, kein Lebensmittel.

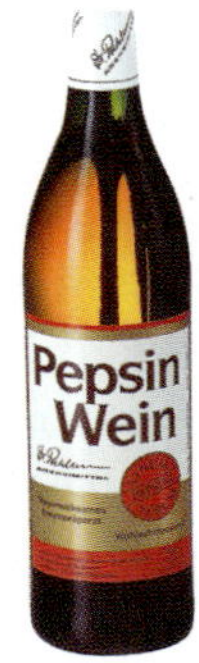

Peptidasen
Peptidasen ist ein Sammelbegriff für eiweißspaltende Enzyme: Endopeptidasen und Exopeptidasen. Diese Enzyme sind *Proteasen*.

Peptidbindung
Die Peptidbindung ist eine Bindungsform bei Eiweißstoffen. Bei der Peptidbindung reagiert die *Aminogruppe* einer Aminosäure mit der *Carboxylgruppe* einer zweiten Aminosäure unter Wasserabspaltung. Es entsteht ein *Dipeptid*. Durch weitere Peptidbindungen kann ein Peptid aufgebaut werden.
Strukturformel eines Peptids:

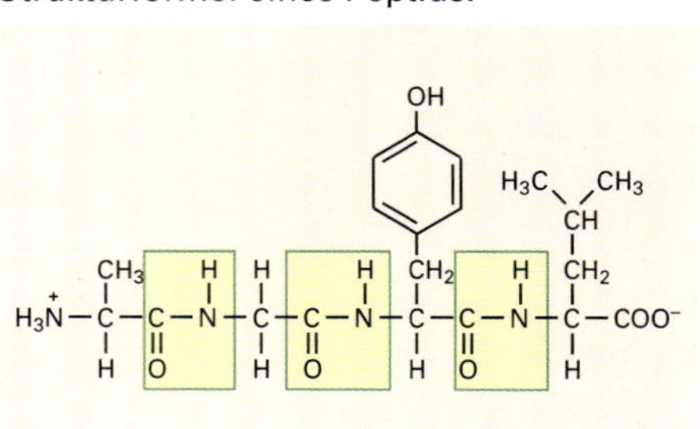

Peptide
Peptide sind Verbindungen aus zwei oder mehr Aminosäuren, die durch Peptidbindungen miteinander verbunden sind.
Nach der Anzahl der Aminosäurereste im Molekül werden folgende Peptide unterschieden:
- Dipeptide, bestehend aus 2 Aminosäureresten
- Oligopeptide, bestehend aus 3 bis 9 Aminosäureresten
- Polypeptide, bestehend aus 10 bis etwa 100 Aminosäureresten

Peristaltik
Peristaltik ist das wellenförmige Sichzusammenziehen z.B. des Darms und der Speiseröhre. Hierdurch wird der Inhalt durchmischt und weitertransportiert.

Perlhuhn
Das haushuhngroße Perlhuhn lebte ursprünglich in den Wäldern und Savannen Afrikas. Das Perlhuhn bekam seinen Namen, da es ein graues Gefieder mit weißen Punkten hat. Es hat einen kahlen Kopf, der bunt gefärbt ist. Es hat einen kurzen Schwanz.
Das größte Erzeugerland für Europa ist Frankreich.

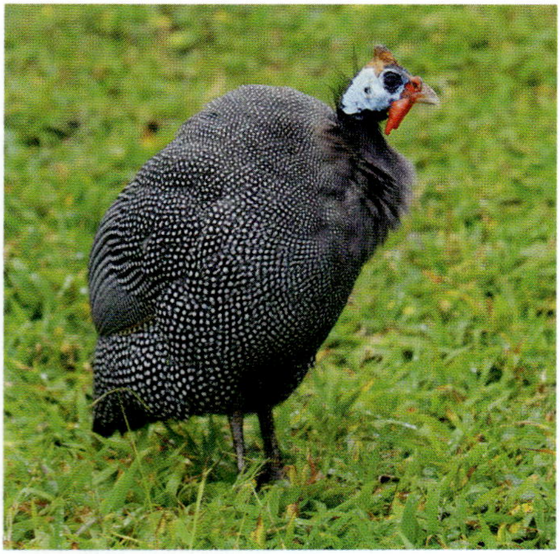

Zum Verzehr angeboten werden etwa sechs Monate alte bis zu 1 kg schwere Perlhühner. Das Perlhuhn hat mageres, eiweißreiches Fleisch mit einem hohen Kalium- und Eisengehalt.

Persipanrohmasse
Persipanrohmasse ist eine aus *blanchierten*, geschälten, ggf. entbitterten bitteren Aprikosen- und Pfirsichkernen sowie Mandeln hergestellte Masse.

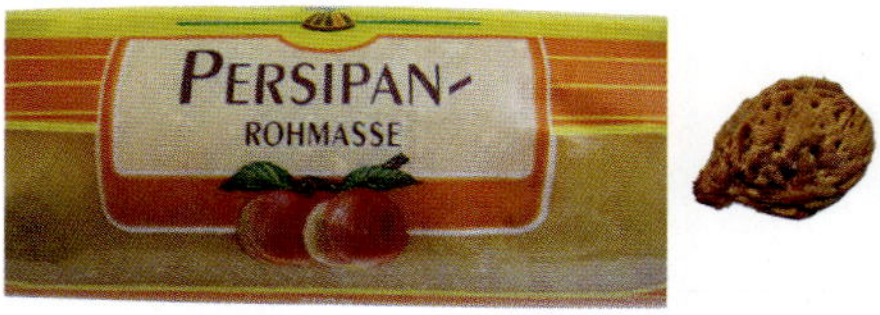

Persipanrohmasse enthält höchstens
- 20 % Feuchtigkeit,
- 35 % zugesetzten Zucker und
- 0,5 % zugesetzte Weizenstärke als Indikator dafür, dass es kein Marzipan ist.

Pestizide
Pestizide ist eine Sammelbezeichnung für Pflanzenschutz- und Schädlingsbekämpfungsmittel zur Vernichtung von pflanzlichen und tierischen Schädlingen, z.B. Insekten, Insektenlarven, Insekteneiern oder Milben aller Art.

Petersfisch
Der Petersfisch ist ein Seefisch mit einer Länge von 30 bis 40 cm und einem Gewicht von 1 bis 3 kg. Er gehört zu den Magerfischen.
Der Petersfisch wird frisch und tiefgefroren angeboten.

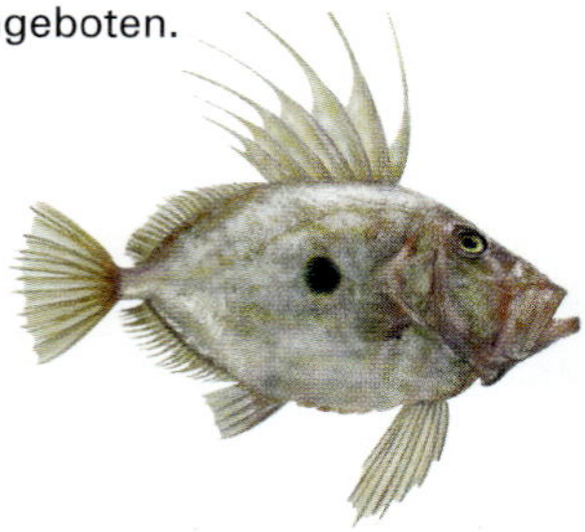

Der Petersfisch hat seinen Namen aufgrund einer Legende: Der heilige Petrus soll beim Fischen am See Genezareth eine Goldmünze verloren haben, die der Fisch verschluckte. Als der heilige Petrus nach dem Fisch griff, um die Goldmünze zurückzubekommen, blieb sein Fingerabdruck – die dunklen Flecken auf beiden Seiten – auf dem Fisch zurück. Der Petersfisch hat fettarmes, weißes Fleisch.

Petersilie

Petersilie, glatt oder kraus, ist das bekannteste Küchenkraut.

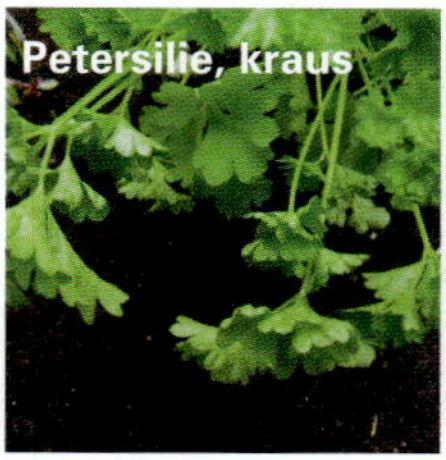

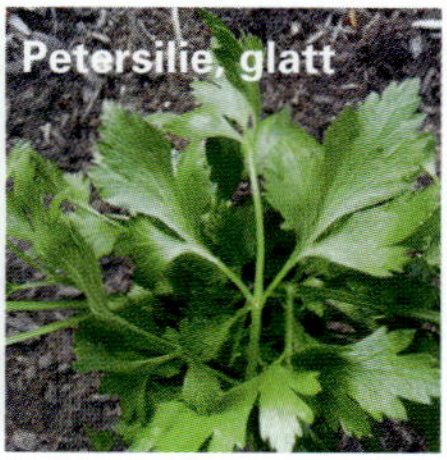

Petersilie wird nicht mitgekocht, sondern zu den fertigen Speisen gegeben.

Petersilie passt zu hellen Speisen, z.B. Eiergerichten, Kartoffeln, Fisch und Geflügelgerichten.

Fertiggerichte werden mit Petersilie aufgewertet.

Petersilienwurzel

Die Petersilienwurzel – Wurzelpetersilie – ist die 3 bis 5 cm dicke und bis zu 20 cm lange Pfahlwurzel der zweijährigen Petersilie. Die Pflanze ist eine Unterart der Petersilie.

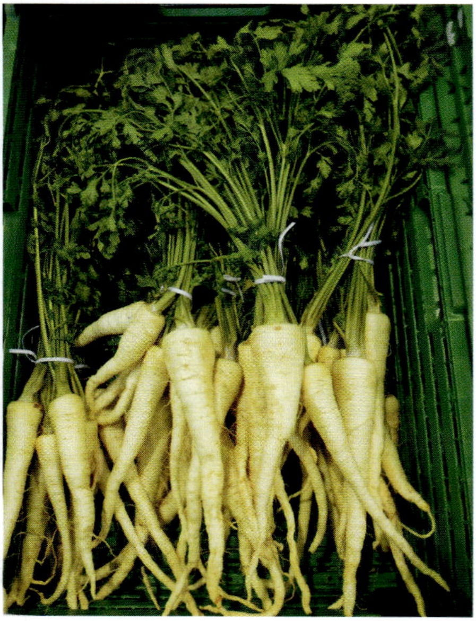

Petersilienwurzel ist Bestandteil des *Suppengrüns*. Sie ist Vitamin-C-reich und mineralstoffreich. Das Grün eignet sich wie glatte Petersilie als Küchenkraut.

Pfeffer

Pfeffer ist ein Fruchtgewürz – die beerenartige Steinfrucht des Pfefferstrauches.

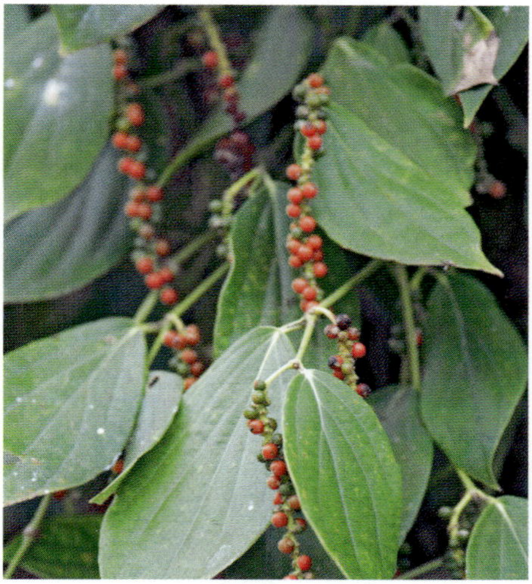

Unterschieden werden:

- **grüner Pfeffer:** unreif geerntete, ungeschälte grüne Früchte. Die Früchte schmecken in Salzlake eingelegt besonders mild und aromatisch.
- **schwarzer Pfeffer:** noch nicht völlig reif geerntete, ungeschälte, getrocknete Früchte. Er schmeckt kräftig scharf.
- **weißer Pfeffer:** getrocknete, geschälte Früchte. Er schmeckt milder als schwarzer Pfeffer.
- **roter Pfeffer:** reife, ungeschälte Pfefferfrüchte. Die Früchte werden meist wie der grüne Pfeffer in Salzlake eingelegt.

Pfeffer regt die Verdauung an.

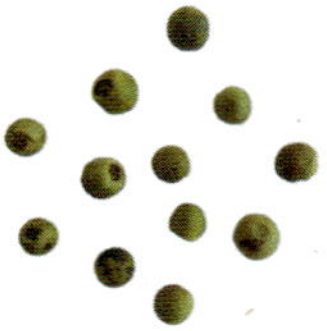

grüner Pfeffer

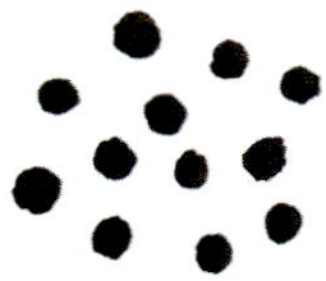

schwarzer Pfeffer

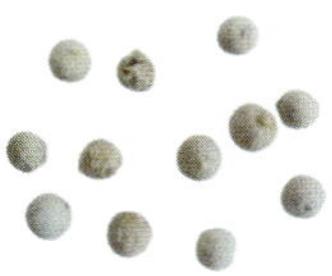

weißer Pfeffer

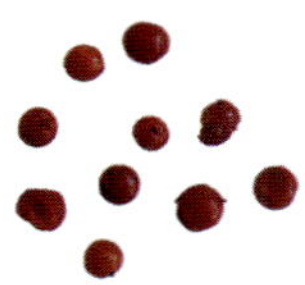

roter Pfeffer

Pfefferminze, Pfefferminztee

Pfefferminze – auch Minze genannt – ist eine wild wachsende und auch angebaute Tee-, Heil- und Gewürzpflanze mit würzig duftenden Blättern und kleinen lilafarbenen Blüten. Die Minze stammt aus England.

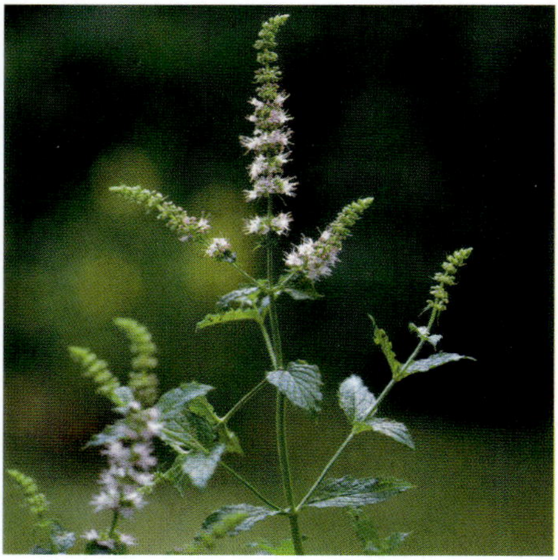

Die Blätter haben einen hohen Gehalt an ätherischen Ölen, die Menthol enthalten.

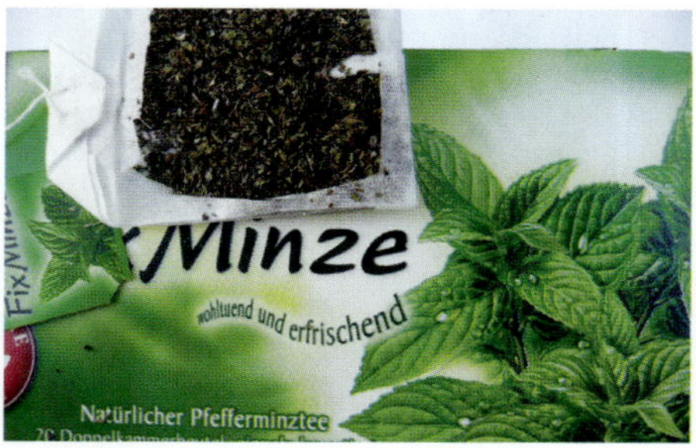

Pfefferminztee aus getrockneten Blättern und Stielteilen hilft gegen Blähungen sowie krampfartige Magenbeschwerden und regt die Ausschüttung von Gallensaft an.

Pfifferling

siehe *Pilze*

Pfirsich

Pfirsiche sind die gelben bis roten Früchte des Pfirsichbaums, der ursprünglich aus China stammt. Sie haben ein weißes oder gelbes, süß schmeckendes Fruchtfleisch und eine behaarte Schale. Die glattschalige Variante der Pfirsiche sind die *Nektarinen*.

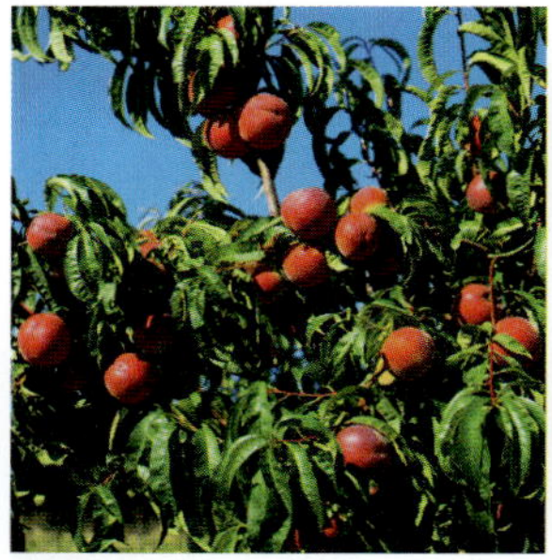

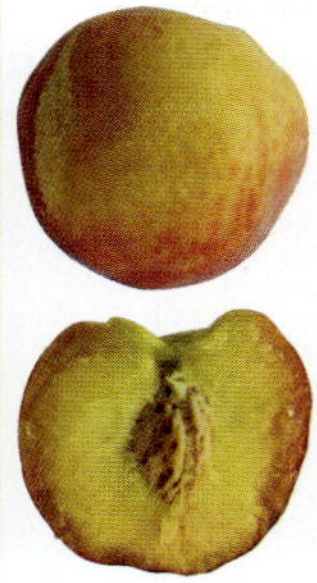

Pfirsiche werden roh gegessen oder zu Konfitüre, Saft oder Nasskonserven verarbeitet.
Pfirsichkerne werden als Ersatz für Mandeln für die Herstellung von *Persipanrohmasse* verwendet.

Pflanzencreme

Eine Pflanzencreme ist eine flüssige Pflanzenfettzubereitung, die weniger Fett und mehr Wasser als eine Margarine enthält. Die Konsistenz der Pflanzencreme ist besonders geschmeidig.

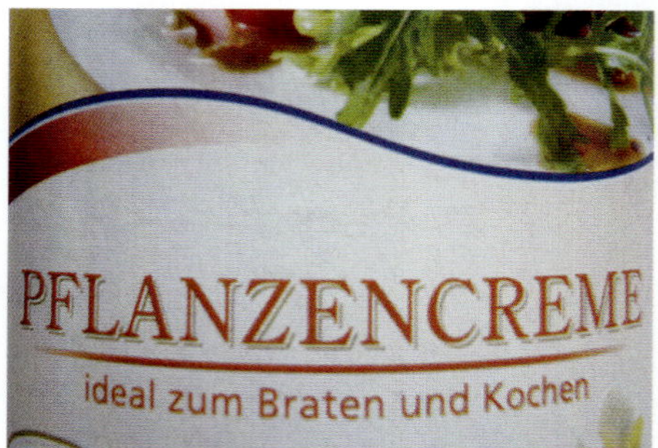

Zutaten: pflanzliches Öl, Wasser, pflanzliche gehärtete Öle, Emulgatoren: Lecithine, Mono- und Diglyceride von Speisefettsäuren; Salz, Säuerungsmittel: Zitronensäure, Aroma, Farbstoff: Beta-Carotin, Stickstoff zum Aufschlagen

Pflanzenfarbstoffe

Pflanzenfarbstoffe ist ein Sammelbegriff für Naturfarbstoffe, die in verschiedenen Pflanzen zu finden sind. Zu den Pflanzenfarbstoffen gehören u. a. die *Carotinoide*, das *Chlorophyll*, die *Flavonoide*, die *Polyphenole*. Die Pflanzenfarbstoffe werden gereinigt oder als färbende Lebensmittel eingesetzt, z. B. *Kumarin*, Spinatpulver, *Paprikaextrakt*, *Safran*. Färbende Lebensmittel sind keine Lebensmittelzusatzstoffe, doch um den Verbraucher nicht zu täuschen, müssen einige kenntlich gemacht werden.

Pflanzenkohle, E 153, Kohlenschwarz

Pflanzenkohle Kohlenschwarz – ist ein schwarzer *Farbstoff*, der durch unvollständige Verbrennung organischer Stoffe hergestellt wird.

Der Farbstoff ist ohne Höchstmengenbegrenzung für Lebensmittel zugelassen.
Er wird verwendet für Wachsbezüge bei Käse, Süßigkeiten und als medizinische Kohle bei Durchfall. Der Farbstoff wird als unschädlich eingeschätzt.
Zum Beispiel diesen schwarzen Lakritzpastillen wurde Pflanzenkohle als Farbstoff zugesetzt:

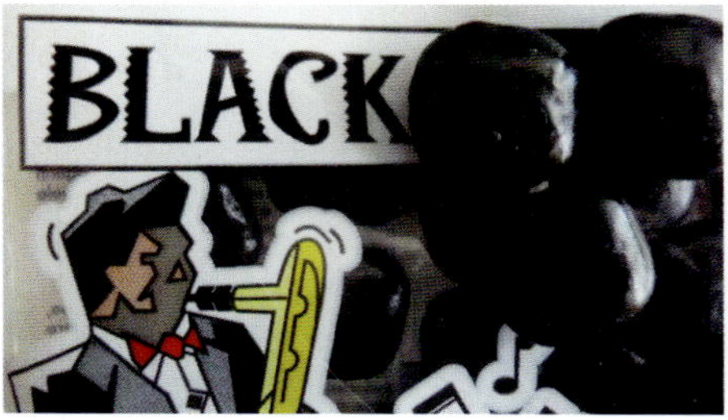

Pflanzenmargarine

Pflanzenmargarine muss zu mindestens 98 % aus pflanzlichen Fetten und Ölen bestehen.

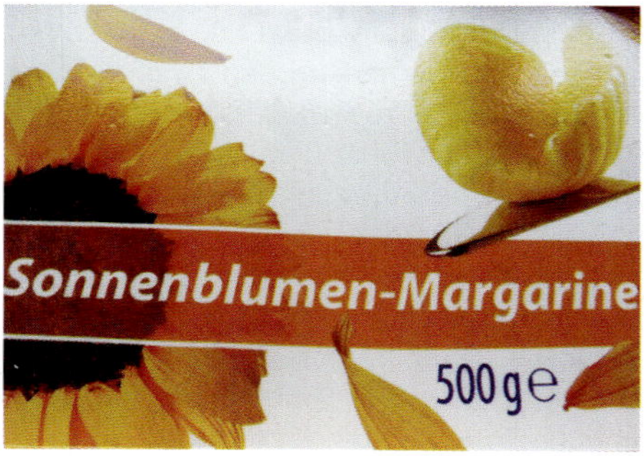

Die Kennzeichnung „linolsäurereich" ist ein Hinweis auf einen *Linolsäure*gehalt von mindestens 30 % der Gesamtmenge an Fettsäuren.
Stammt das Fett der Pflanzenmargarine zu 97 % von einer einzigen Pflanzenart, so darf die Pflanzenart in der Verkehrsbezeichnung genannt werden, z. B. Sonnenblumenmargarine.

Pflanzenstoffe, primäre

siehe *primäre Pflanzenstoffe*

Pflanzenstoffe, sekundäre

siehe *sekundäre Pflanzenstoffe*

pflanzliche Kost

siehe *vegetarische Kost*

Pflaume

Die blauen oder gelben Pflaumen sind die Steinfrüchte des Pflaumenbaums.

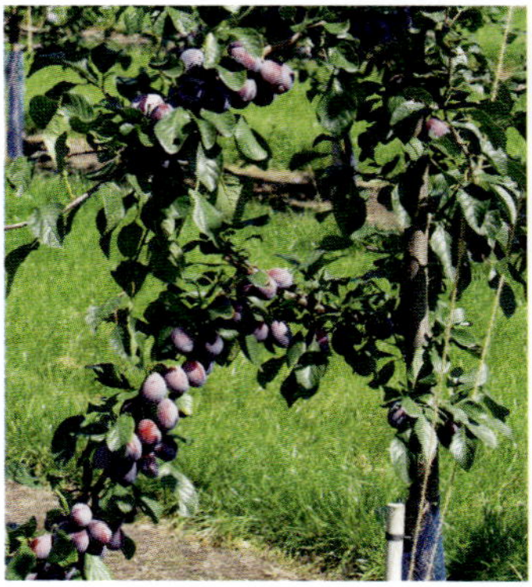

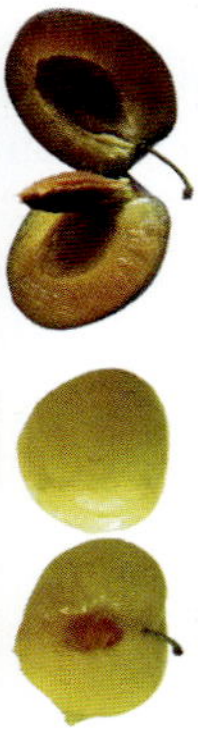

Der Pflaumenbaum stammt vermutlich aus Vorderasien. Mit den Pflaumen verwandt sind die Mirabelle, die Reneklode und die Zwetschge.
Pflaumen werden roh oder als Kompott gegessen. Daneben gibt es Pflaumenmus und Pflaumenkuchen.
Pflaumen haben einen hohen Zucker- und Kaliumgehalt. Besonders getrocknete Pflaumen oder Pflaumensaft regen die Verdauung an.

Pfortader

Die Pfortader ist eine große Vene, die das nährstoffreiche Blut von Magen, Darm, Bauchspeicheldrüse und Milz zur Leber leitet.

Pförtner

Der Pförtner ist der Ringmuskel am Ausgang des *Magens*. Alle 20 bis 30 Sekunden lässt der Pförtner eine geringe Menge Speisebrei in den Zwölffingerdarm passieren.

PHB-Ester, E 214, E 218, E 219

PHB-Ester sind chemische, synthetisch hergestellte *Konservierungsstoffe*, die aufgrund ihrer schlechten Geschmackseigenschaften kaum noch verwendet werden. PHB-Ester werden als Konservierungsstoffe unter Berücksichtigung der Höchstmengenbegrenzung – *ADI-Wert* 10 mg/kg KG – z. B. für Salate, Fischerzeugnisse und Marzipan, eingesetzt.
PHB-Ester lösen sehr häufig Allergien aus.

Phe

Phe ist die Abkürzung für ***Phe**nylalanin*, eine essenzielle Aminosäure.

Phenylalanin (Phe)

Phenylalanin ist eine essenzielle Aminosäure. Strukturformel:

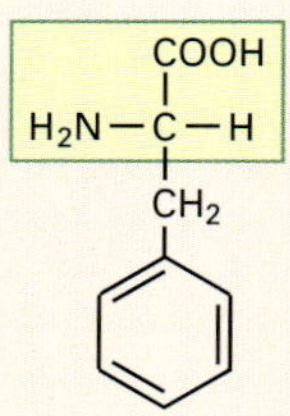

Phenylalanin wird im Körper zu *Tyrosin* umgebaut. Fehlt das entsprechende Enzym für diesen Reaktionsschritt, so kommt es zu der Stoffwechselkrankheit *Phenylketonurie*.

Phenylketonurie (PKU)

Phenyl**k**eton**u**rie ist eine angeborene Stoffwechselkrankheit, bei der die essenzielle Aminosäure Phenylalanin aufgrund eines Enzymmangels nicht zu Tyrosin abgebaut und daher nicht in das normale Stoffwechselgeschehen eingeschleust werden kann.
Dadurch erhöht sich der Phenylalaningehalt im Blut und es kommt durch alternative Stoffwechselwege zur Bildung giftiger Phenylketone – Phenylpyruvat –, die mit dem Harn ausgeschieden werden.

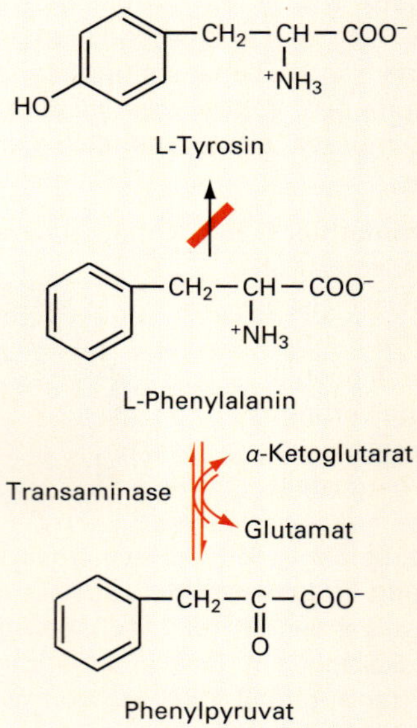

Die Früherkennung dieser Stoffwechselstörung erfolgt in den ersten Lebenstagen. Eine unbehandelte Phenylketonurie führt zu Hirnschädigungen.
Als Diät muss lebenslang eine eiweißarme – phenylalaninarme – Kost eingehalten werden. Hierdurch kann eine normale Entwicklung erreicht werden.
Der Süßstoff *Aspartam* enthält Phenylalanin. Er darf also bei einer Phenylketonurie nicht verwendet werden, ein entsprechender Warnhinweis ist daher vorgeschrieben.

Phosphat (PO_4^{3-}), E 339–E 343, E 450–E 452

Phosphat ist ein Mengenelement. Der Gesamtbestand an Phosphat im menschlichen Körper beträgt etwa 700 g. Phosphat hat mit Calcium zusammen eine wichtige Aufgabe beim Aufbau der Knochen. Außerdem ist Phosphat Bestandteil von energiereichen Verbindungen, z. B. *Adenosintriphosphat* (ATP).
Phosphat ist unter Beachtung der Höchstmengenbegrenzung – *ADI-Wert* 70 mg/kg KG – als Lebensmittelzusatzstoff zugelassen, und zwar als *Schmelzsalz* bei Käse und als *Emulgator* in der Fleischindustrie.

Zum Beispiel dieser Schmelzkäsezubereitung wurde Polyphosphat E 452 als Schmelzsalz zugesetzt:

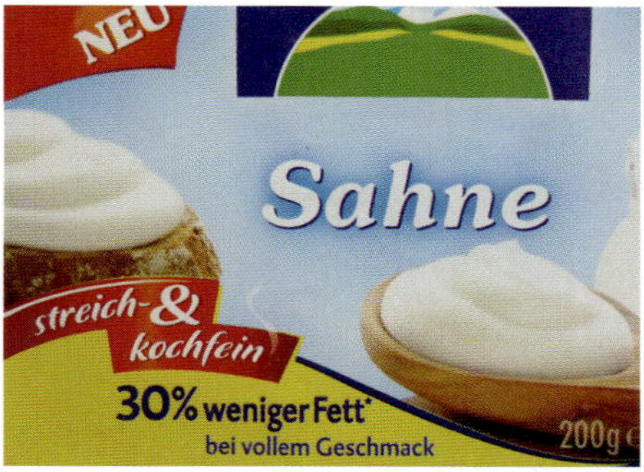

Polyphosphate beeinflussen den Calciumstoffwechsel des Menschen.

Phosphatbedarf

Jugendliche sollten täglich 1,25 g Phosphat zu sich nehmen. Fleisch, Milch, Milchprodukte und Hülsenfrüchte eignen sich zur Phosphatbedarfsdeckung. In der Wachstumsphase, während der Schwangerschaft und Stillzeit ist der Bedarf erhöht.

Phospholipid-Doppelschichten

Phospholipid-Doppelschichten bestehen aus zwei Lipidschichten, bei denen

- der hydrophile – wasserliebende – „Kopf" der Phospholipide nach außen gerichtet ist, und
- der lipophile – fettliebende – „Schwanz" im Inneren der Doppelschicht liegt.

Phospholipid-Doppelschichten sind Bestandteile der Zellmembranen.

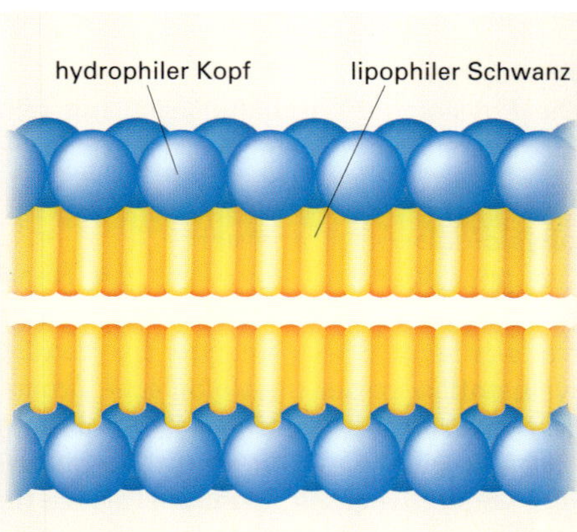

Phospholipide

Phospholipide sind fettähnliche Substanzen, bei denen Glycerin mit zwei Fettsäuren und Phosphorsäure verestert ist.
Die Phospholipide haben

- einen wasserlöslichen – hydrophilen – Anteil und
- einen wasserunlöslichen – hydrophoben – Anteil im Molekül.

Sie können daher als *Emulgatoren* – Lösungsvermittler – zwischen fettlöslichen und wasserlöslichen Substanzen dienen.
Phospholipide sind auch Bestandteil aller *Zellmembranen*, der Lipoproteine sowie der Gehirn- und Nervenzellen.
Zu den Phospholipiden gehören die *Lecithine*.

Phosphor (P)

Phosphor ist ein Mineralstoff, der in Form von *Phosphat* aufgenommen wird.

Phosphorsäure, E 338

Phosphorsäure ist eine mittelstarke Säure mit einem reinen sauren Geschmack ohne Nebengeschmack. Phosphorsäure ist als *Säuerungsmittel* unter Beachtung der Höchstmengenbegrenzung – *ADI-Wert* 70 mg/kg KG – z. B. für nicht alkoholische Getränke, z. B. Cola-Getränke, zugelassen. Gesundheitliche Nebenwirkungen sind nicht bekannt.
Zum Beispiel dieses koffeinhaltige Erfrischungsgetränk enthält das Säuerungsmittel Phosphorsäure:

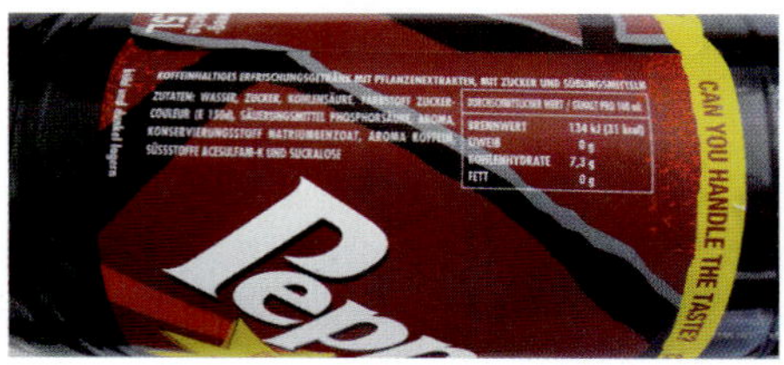

Ein hoher Phosphatgehalt in Lebensmitteln wurde mit der Hyperaktivität von Kindern in Verbindung gebracht. Ein solcher Einfluss von phosphatreichen Lebensmitteln konnte in Studien nicht belegt werden.

pH-Wert

pH-Wert bedeutet Stärke des Wasserstoffs, der Wasserstoffionenkonzentration. Der pH-Wert ist also die Messzahl, die den Säure- oder Laugegrad einer Lösung angibt.

Die pH-Wert-Skala reicht von 0 bis 14:

- Die pH-Werte 0 bis 6,9 werden dem sauren Bereich zugeordnet.
- Die pH-Werte 7,1 bis 14 werden dem basischen – alkalischen – Bereich zugerechnet.
- Der pH-Wert 7 besagt, dass die Lösung neutral ist.

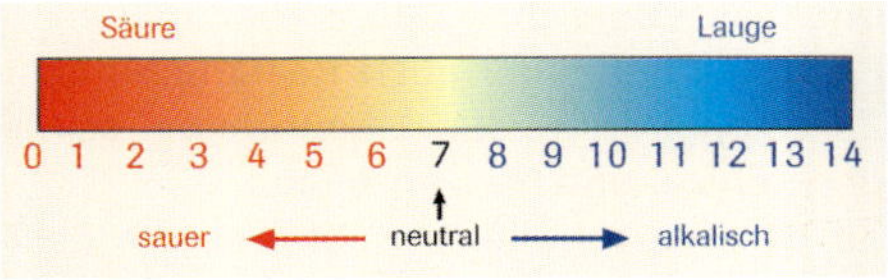

Die Messung des pH-Werts erfolgt am einfachsten durch bestimmte Farbstoffe – Indikatoren –, z. B. mit *Lackmus*.

Der pH-Wert der Körperflüssigkeiten ist für das normale Stoffwechselgeschehen von großer Bedeutung.

Phyllochinonbedarf

Jugendliche sollten täglich 60 bis 70 µg Phyllochinone – Vitamin K – zu sich nehmen. Vitamin K kommt reichlich in grünem Gemüse vor und auch in Milch, Milchprodukten, Eiern, Getreide, Früchten. Vitamin K wird mit Fetten aus dem Darm resorbiert.

Phyllochinone

Phyllochinone werden auch Vitamin K genannt. Vitamin K gehört zu den fettlöslichen Vitaminen und ist für den normalen Ablauf der Blutgerinnung notwendig.

Der tägliche Vitamin-K-Bedarf beträgt für Jugendliche 60 bis 70 µg. Ein Vitamin-K-Mangel kommt bei gesunden Menschen nicht vor, da Vitamin K auch von den Darmbakterien gebildet wird. Vitamin K kommt reichlich in grünem Gemüse vor.

Substanzen, die die Wirkung des Vitamin K aufheben, werden bei Herzinfarktpatienten eingesetzt. Hierzu zählt das Medikament Marcumar.

Physalis

Die Physalis oder Kapstachelbeere gehört zu den einjährigen Lampionblumen.

In der ungenießbaren Lampionhülle befindet sich eine orangefarbene, kugelige Frucht mit einer glatten Schale mit 3 bis 5 cm Durchmesser. Die Frucht hat zahlreiche Samen.

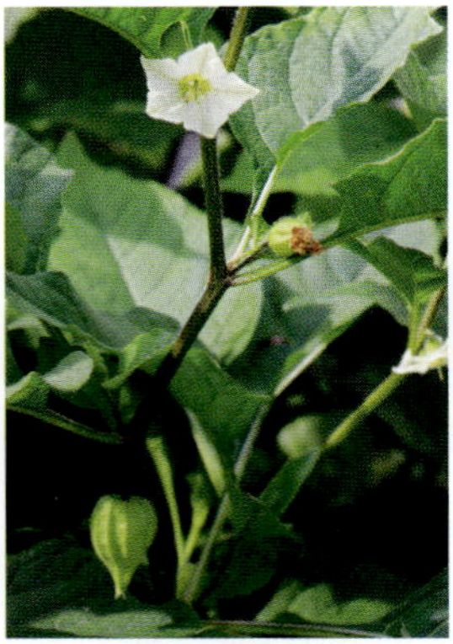

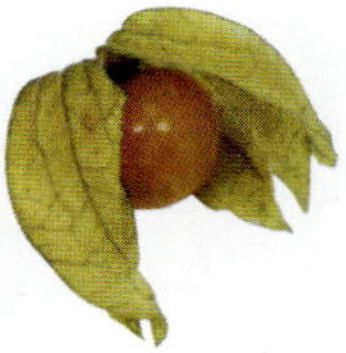

Die Frucht wird ganzjährig aus Afrika oder Südamerika nach Deutschland exportiert. Der Geschmack der Physalis ist ähnlich wie der der Stachelbeere.

Die Frucht besitzt einen hohen Vitamin-C-Gehalt. Sie kann roh gegessen oder zu Konfitüre verarbeitet werden.

physikalische Halbwertzeit

siehe *Halbwertzeit, physikalische*

physikalischer Brennwert

Der physikalische Brennwert der Nährstoffe wird durch eine vollständige Verbrennung der Nährstoffe ermittelt. Die Ermittlung der physikalischen Brennwerte der Nährstoffe erfolgt mithilfe einer *Kalorimeterbombe*.

Physiologie

Die Physiologie beschäftigt sich mit den Funktionen des Körpers und seiner Einzelteile – *Gewebe*, *Organe*, *Zellen*.

physiologischer Brennwert

Der physiologische Brennwert der Nährstoffe ist die im menschlichen Organismus frei werdende Energiemenge. Bei den Eiweißstoffen ist der physiologische Brennwert niedriger als der physikalische Brennwert, da die Aminosäuren nicht vollständig verstoffwechselt, sondern als Harnstoff ausgeschieden werden.

Phytinsäure

Phytinsäure befindet sich in den Randschichten von Getreidekörnern und in Hülsenfrüchten. Vollkornmehl/-schrot enthält also Phytinsäure. Phytinsäure hemmt die Resorption von Calcium, Eisen und Zink. Bei einer ausgewogenen Ernährung kommt es dadurch jedoch zu keinem Mangel. Durch eine gleichzeitig erhöhte Vitamin-C-Aufnahme kann die Eisenresorption gesteigert werden.
Aufgrund neuerer Untersuchungen werden der Phytinsäure auch krebshemmende und antioxidative Eigenschaften zugeschrieben.

Phytoöstrogene

Phytoöstrogene sind *sekundäre Pflanzenstoffe*, die in Hülsenfrüchten – Sojabohnen – und in Leinsamen, Kürbiskernen und Weizenvollkornprodukten vorkommen. Sie beeinflussen den Hormonstoffwechsel. Sie mindern wohl das Krebsrisiko in Brust und Prostata und schützen vor *Osteoporose*.

Phytosterine

Phytosterine sind Pflanzensterine – *sekundäre Pflanzenstoffe* –, die in fettreichen Pflanzenteilen, z. B. Sonnenblumenkernen und Sesam, vorkommen.
Sie haben eine senkende Wirkung auf den Blut*cholesterinspiegel*, da sie die Cholesterinaufnahme aus dem Darm hemmen. Margarine und Joghurt, Milch-, Frucht- und Saftgetränke werden daher teilweise mit Phytosterinen angereichert.

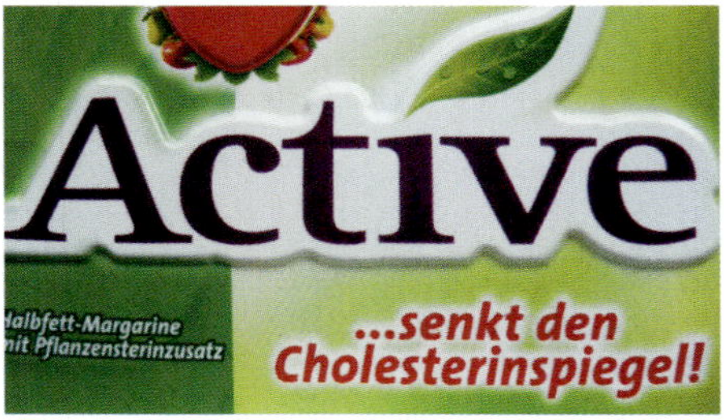

Pilze

Die Pilze werden in zwei Gruppen unterteilt:
Die niederen Pilze sind die einzelligen oder vielzelligen Pilze, z. B. *Schimmelpilze*.
Die höheren Pilze sind die genießbaren und ungenießbaren Speisepilze. Zu den genießbaren Speisepilzen gehören u. a. Butterpilz, Champignon, Pfifferling, Kräuterseitling und Steinpilz.

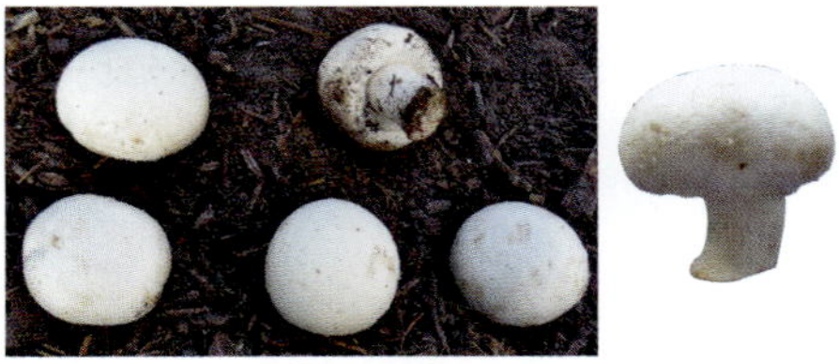

Champignons

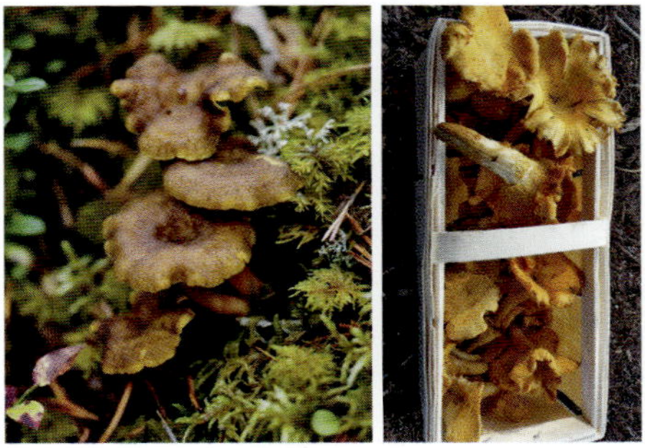

Pfifferlinge

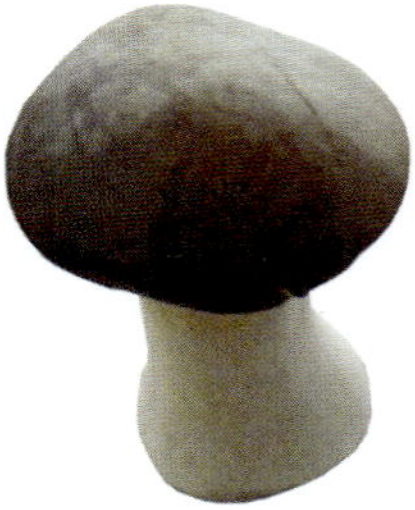

Kräuterseitling

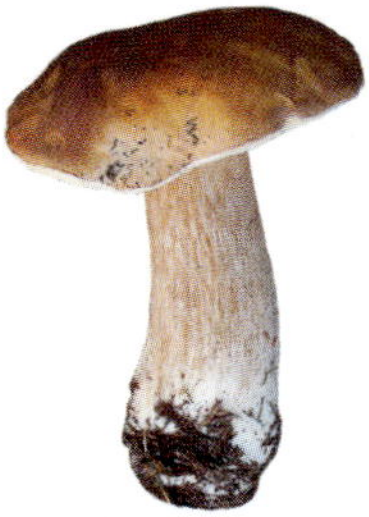

Steinpilz

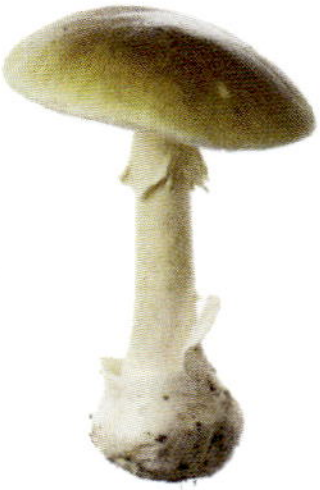

Knollenblätterpilz

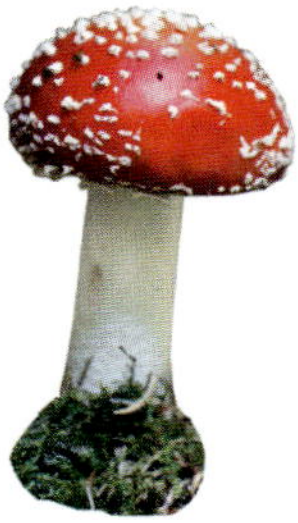

Fliegenpilz

Zu den ungenießbaren Speisepilzen gehören u. a. der Knollenblätterpilz und der Fliegenpilz.
Speisepilze bestehen zu 80 bis 90 % aus

Wasser und enthalten 2 bis 5% hochwertiges Eiweiß. Aufgrund der teilweise unverdaulichen Kohlenhydrate in den Pilzen sind diese schwer verdaulich.
Pilze reichern Schwermetalle wie Cadmium und Quecksilber und Radionuklide wie Caesium[137] an. Aus diesem Grund sollten pro Woche nicht mehr als 200 bis 250 g Wildpilze gegessen werden.

Piment

Piment wird auch Nelkenpfeffer genannt. Es sind die etwa 5 mm großen, reifen und getrockneten Beeren des Pimentbaums.

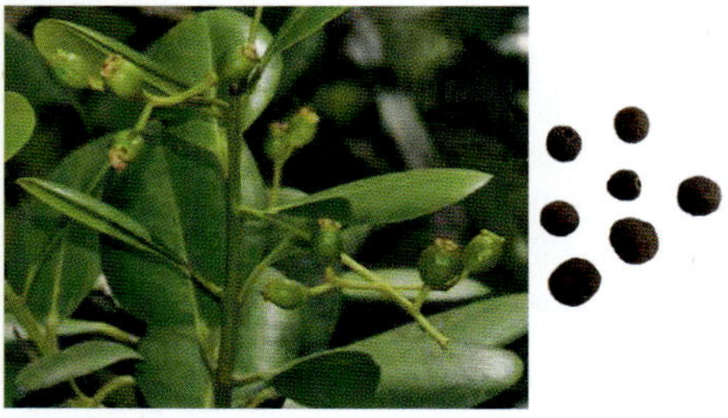

Der Geschmack von Piment erinnert an eine Mischung aus Pfeffer, Gewürznelke, Muskat und Zimt.
Piment wird ähnlich wie Pfeffer zum Würzen verwendet.

Pimpernelle

Pimpernelle – Bibernelle – ist eine auch wild wachsende Gewürzpflanze aus dem Mittelmeerraum.

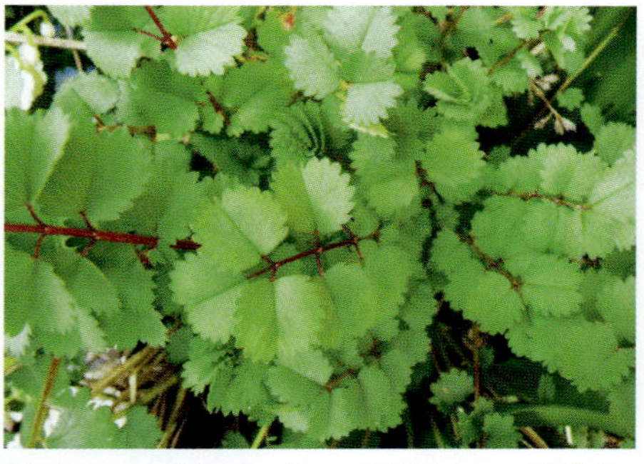

Die jungen blassgrünen Blätter und Triebe eignen sich frisch z. B. für Salat, Quark und Kräutersoßen. Pimpernelle soll nicht mitgekocht werden. Pimpernelle schmeckt nussig. Sie hat eine appetitanregende und verdauungsfördernde Wirkung.

Pinienkerne

Pinienkerne stammen aus den Zapfen des immergrünen Nadelbaums – der Pinie –, die besonders im Mittelmeerraum zu finden ist. Die kleinen flachen Pinienkerne sind von einer harten braunen Schale umgeben.

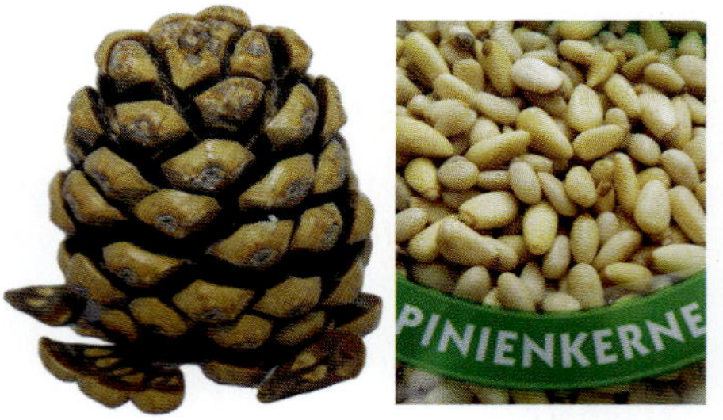

Pinenkerne haben einen Fettgehalt von ca. 60%, das zu 90% aus einfach und mehrfach ungesättigten Fettsäuren besteht. Die ölhaltigen, nussähnlich schmeckenden Pinienkerne können z. B. geröstet zu Blattsalaten gegeben werden.

Pistazie

Pistazien sind die Nüsse von sommergrünen kleinen Bäumen, die z. B. im Mittelmeergebiet wachsen. Bei der Reife spaltet sich die Frucht und die rötliche Schale der dreikantigen Pistazie wird sichtbar. Die gelben bis grünen Pistazien sind fett- und eiweißreich.

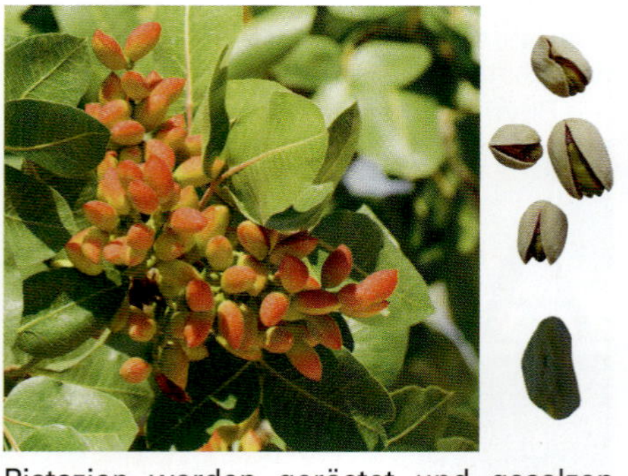

Pistazien werden geröstet und gesalzen als Snacks angeboten. Pistazien werden auch für Süßspeisen, Torten und *Mortadella* verwendet.

Pitahaya

siehe *Drachenfrucht*

PKU
PKU ist die Abkürzung für *Phenylketonurie*.

Pochieren
siehe *Garziehen*

Pökeln, Fleischwaren
90 % der Fleischwaren in Deutschland sind gepökelt. Gepökelt wird, um die Haltbarkeit der Fleischwaren zu verlängern, ein ansprechendes Aussehen – Umrötung – und das typische Pökelaroma zu erzielen.
Gepökelt wird mit *Pökelsalzen*:
- Nitratpökelsalz – Salze der Salpetersäure (HNO_3), Kochsalz – für die Herstellung von Rohschinken und Rohwürsten
- Nitritpökelsalz – Salz der salpetrigen Säure (HNO_2), Kochsalz – für die Herstellung von Mettwurst, Bierschinken usw.

Nicht gepökelt sind z. B. Gelbwurst, Bratwurst, Weißwurst und Parmaschinken.
Im Magen und auch beim Grillen oder Braten bildet Nitrit mit Eiweißbausteinen – Aminen – *Nitrosamine*, die krebserregend sind.
Andererseits wird durch das Pökeln dem Botulismus entgegengewirkt.

Pökelsalze
Nitratpökelsalze sind Mischungen aus
- Kochsalz und Kaliumnitrat KNO_3 (E 252) bzw. Natriumnitrat $NaNO_3$ (E 251).

Nitritpökelsalze sind Mischungen aus
- Kochsalz und Natriumnitrit $NaNO_2$ (E 249) bzw. Kaliumnitrit KNO_2 (E 250).

Pökelsalze sorgen für die Umrötung und das typische Pökelaroma. Durch Pökelsalze entstehen krebserregende Nitrosamine.
Zum Beispiel der Schwarzwälder Schinken und die Rinder-Zwiebel-Mettwurst wurden mit Nitrat- bzw. Nitritpökelsalz gepökelt:

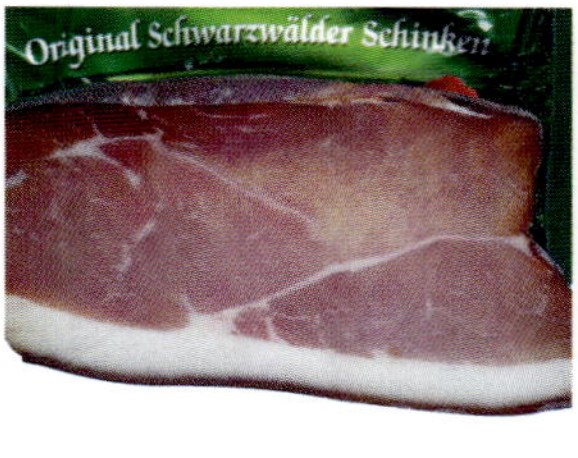

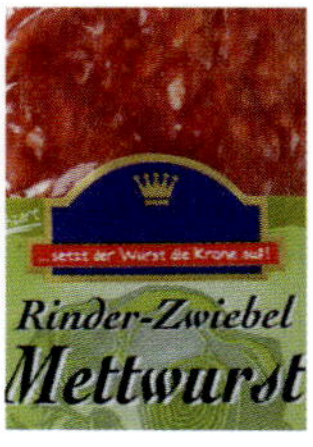

polar
siehe *wasserliebend*

Polenta
Polenta stammt ursprünglich aus Norditalien. Polenta war eine wichtige Speise im alten Rom.
Polenta ist sämiger Brei aus Maismehl. Das abgebildete Polentamehl besteht aus Maismehl, Steinpilzen, Knoblauch und Petersilie.

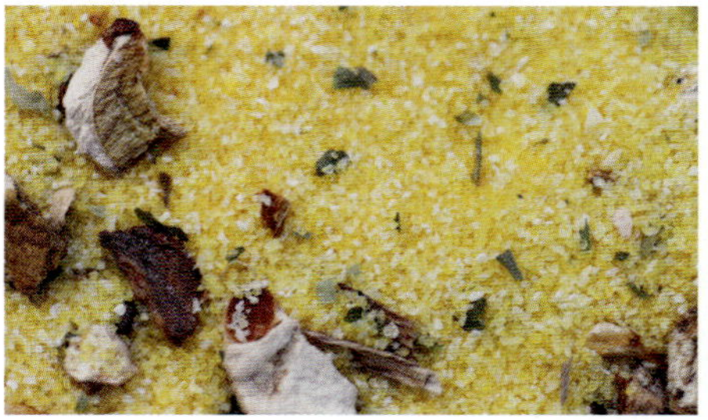

Polentamehl wird in Gemüsebrühe gekocht. Maismehl wird auch mit anderen Zutaten, z. B. Käse, gemischt.

politischer Wert, Lebensmittel
Bei dem weltweiten Handel sind die Menschen in den Entwicklungsländern die Verlierer. Der politische Wert eines Lebensmittels beinhaltet deshalb eine weltweite gerechte Ernährungs- und Gesundheitspolitik, also beispielsweise
- gerechte Löhne für Produkte aus Entwicklungsländern – *fairer Handel*;
- keine Biodieselproduktion zu Ungunsten der Ernährungssituation der heimischen Bevölkerung.

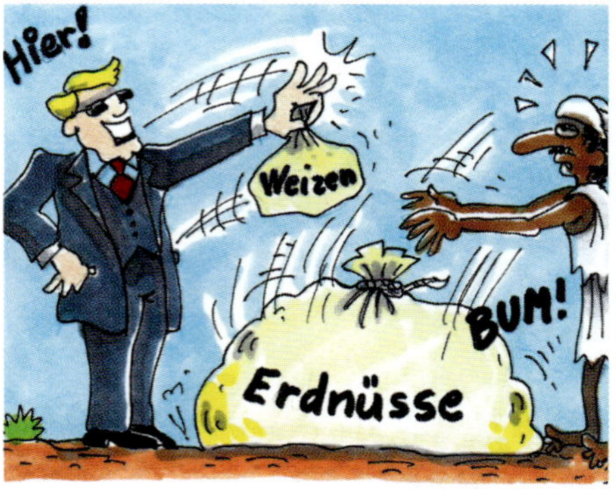

poly
Poly bedeutet viel, mehr. Beispiel: Polysaccharid – Vielfachzucker.

Polydextrose, E 1200

Polydextrose ist ein Füllstoff – *Fettersatzstoff* –, der synthetisch hergestellt wird und als Lebensmittelzusatzstoff zugelassen ist. Polydextrose wird *insulin*unabhängig verwertet. Polydextrose wird Lightprodukten zugesetzt. Gesundheitliche Nebenwirkungen sind nicht bekannt.

Zum Beispiel diesen Diät-Marzipanherzen wurde Polydextrose als Füllstoff zugesetzt:

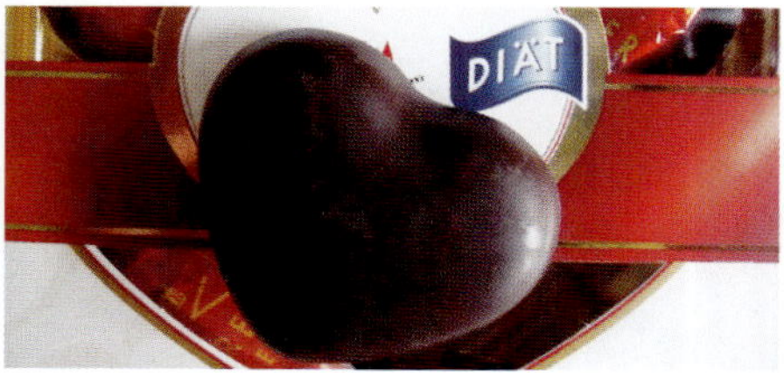

Polyenfettsäuren

siehe *Fettsäuren, mehrfach ungesättigt*

Polyethylenwachsoxidate, E 914

Polyethylenwachsoxidate sind synthetisch hergestellte Wachse, die als Lebensmittelzusatzstoffe – *Überzugsmittel* – ohne Höchstmengenbegrenzung für die Oberflächenbehandlung von Zitrusfrüchten zugelassen sind.

Polyglycerin, E 476

Polyglycerin ist unter Beachtung der Höchstmengenbegrenzung – *ADI-Wert* 7,5 mg/kg KG – als Lebensmittelzusatzstoff – *Emulgator* – zugelassen. Bei fettverminderten Lebensmitteln ermöglicht dieser Lebensmittelzusatzstoff das Einarbeiten von Wasser. Gesundheitliche Nebenwirkungen sind nicht bekannt.

Zum Beispiel dieser Diätschokolade wurde Polyglycerin als Emulgator zugesetzt:

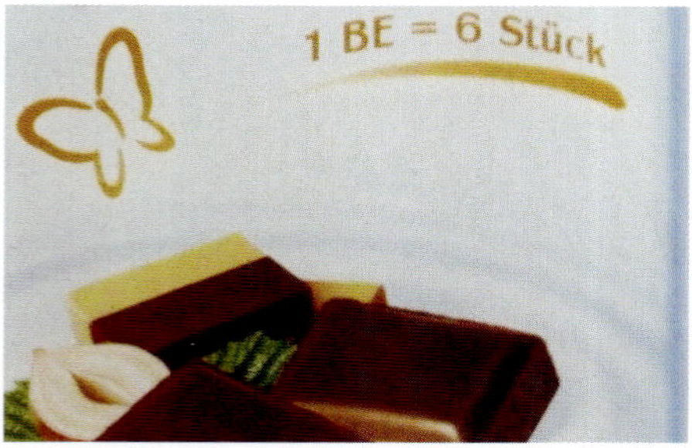

Polyglycerinester von Speisefettsäuren, E 475

Polyglycerinester von Speisefettsäuren sind unter Berücksichtigung der Höchstmengenbegrenzung – *ADI-Wert* 25 mg/kg KG – als Lebensmittelzusatzstoffe – *Emulgatoren* – zugelassen. Sie werden hauptsächlich Fetten zugesetzt. Sie verhindern z.B. das Spritzen von Fetten beim Erhitzen. Gesundheitliche Nebenwirkungen sind nicht bekannt.

Zum Beispiel diesem feinen Käsekuchen wurden Polyglycerinester von Speisefettsäuren als Emulgator zugesetzt:

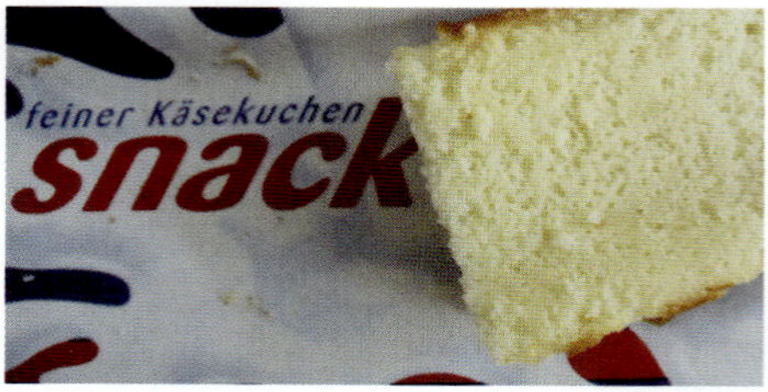

Polypeptide

siehe *Peptide*

Polyphenole

Polyphenole sind eine Untergruppe der *sekundären Pflanzenstoffe*, z.B. Farbstoffe, Bitterstoffe, *Gerbstoffe* und Aromastoffe in Früchten und im Rotwein. Polyphenole unterstützen enzymatische Bräunungsreaktionen. Zu den Polyphenolen gehören auch die *Flavonoide*, die im Körper als Antioxidationsmittel wirken. Polyphenole senken den Blutdruck und mindern das Krebsrisiko.

Polyphosphat, E 452

siehe *Phosphate*

Polysaccharide

siehe *Vielfachzucker*

Polysorbate, E 432–E 436

Polysorbate sind *Emulgatoren*, die aus dem Zuckeralkohol *Sorbit* hergestellt werden. Sie sind als Lebensmittelzusatzstoff unter Berücksichtigung der Höchstmengenbegrenzung – *ADI-Wert* 10 mg/kg KG – z.B. für Süßspeisen und Backwaren zugelassen.

Pomelo
siehe *Pampelmuse*

Pomeranze
Die Pomeranze – Bitterorange – ist eine Zitrusfrucht, deren sehr saures Fruchtfleisch nicht zum Frischverzehr geeignet ist. Die apfelsinengroßen Früchte besitzen eine sehr dicke Schale.
Aus der Schale stellt man *Orangeat* her. Aus den in Streifen geschnittenen und mit Zucker gekochten Früchten wird die englische Orangenmarmelade hergestellt.

Pommes frites
Pommes frites sind frittierte Kartoffelstäbchen.

Popcorn, Puffmais
Popcorn wird aus gepufften Maiskörnern hergestellt. Zur Herstellung wird eine spezielle Maissorte, der Puffmais, verwendet.

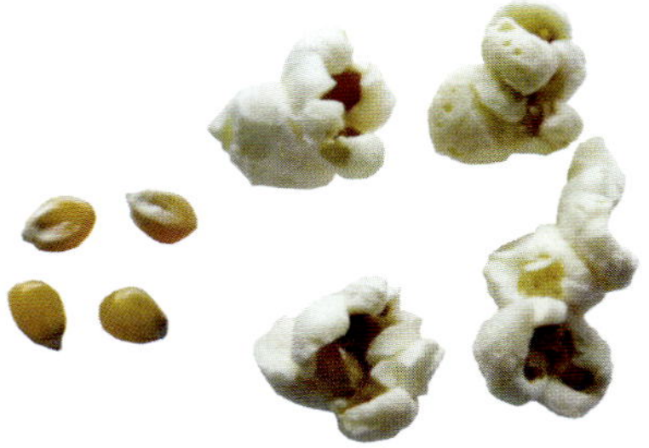

Werden die Maiskörner stark erhitzt, so entsteht aus dem Wasser in dem Maiskorn Wasserdampf, der das „Korn puffen lässt". Das fertige Popcorn wird salzig, süß oder pikant gewürzt.

Porree, Lauch
Porree ist ein zweijähriges Zwiebelgemüse mit einem ca. 5 cm dicken und 40 cm langen Schaft mit nach oben auseinandergehenden Blättern.

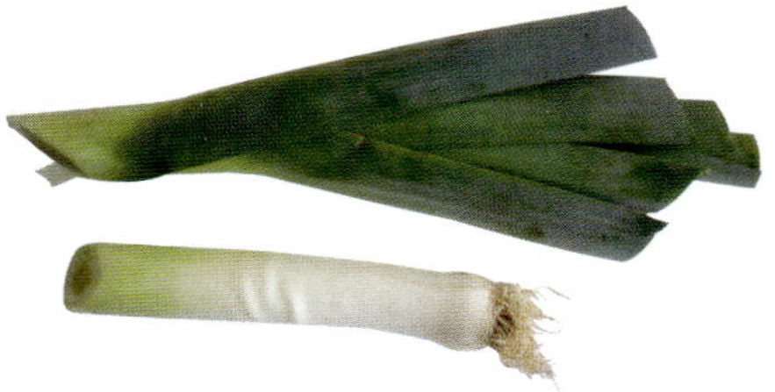

Porree enthält eine schwefelhaltige Verbindung, die für den Geschmack verantwortlich ist. Porree wird ganzjährig angeboten. Porree ist Bestandteil des *Suppengrüns*. Porree enthält reichlich Vitamin C, Vitamin K, Folate, Kalium, Calcium, Magnesium und Eisen.

Porridge
Porridge ist ein warmer Brei aus Haferflocken, der mit Wasser und Milch oder Sahne zubereitet wird. Porridge wird in Großbritannien zum Frückstück verzehrt. Es gibt viele süße und auch salzige Varianten des Porridge.

Porter
Porter ist ein starkes dunkles, aus England stammendes obergäriges Bier.

Portionieren
Portionieren ist das Aufteilen von Speisen in entsprechende Mengen für einzelne Personen.

Portionspackung
Eine Portionspackung enthält üblicherweise die Menge, die für den einmaligen Verbrauch durch eine Person ausreicht.

Portulak
Portulak ist eine Gemüse- und Heilpflanze, die wild wächst, aber auch angebaut wird. Die Pflanze stammt aus Vorderasien. Die Pflanze hat fleischige Blätter, die noch vor der Blüte geerntet werden.

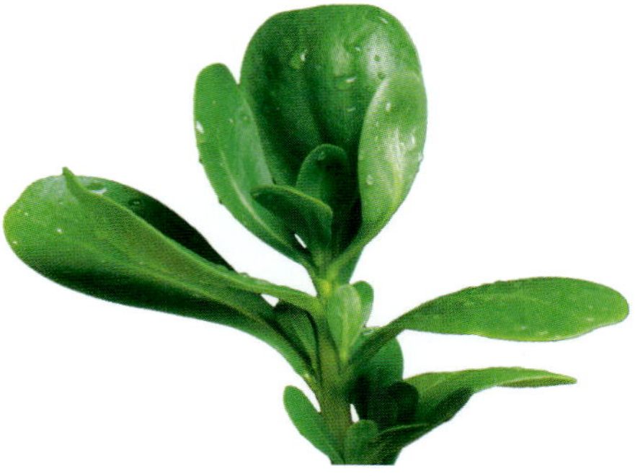

Portulak kann roh als Salat oder gedünstet wie Spinat verzehrt werden. Portulak ist mineralstoff- und Vitamin-C-reich. Portulak hat eine leicht harntreibende Wirkung.

Pottasche, E 501

Pottasche – Kaliumcarbonat (K_2CO_3) – ist ein *Backtriebmittel* für Teige, z.B. Honig- und Lebkuchenteig, die Säuren enthalten.

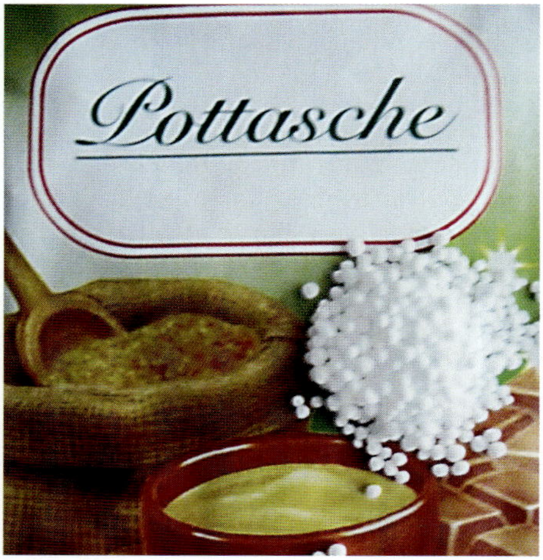

Säure, z.B. Milchsäure, bewirkt bei Pottasche eine Gasbildung (Kohlenstoffdioxid) und somit die Teiglockerung.

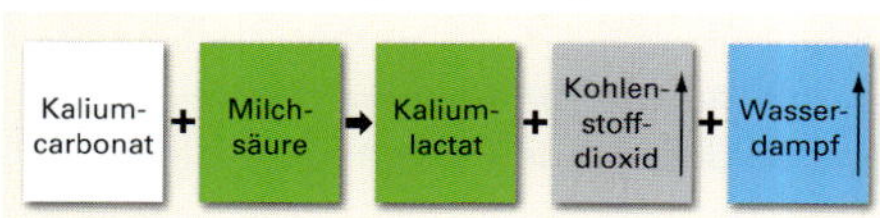

Poularde

Eine Poularde ist ein ca. 7 bis 8 Wochen altes gemästetes Hähnchen, das ausgenommen mindestens 1 200 g wiegt.

ppm

ppm ist die Abkürzung für **p**arts **p**er **m**illion – Teile je Million. 1 ppm ≙ 1 mg/kg. Die Abkürzung wird für Konzentrationsangaben zu Rückstandsmengen in Lebensmitteln verwendet.

Präbiotika, Prebiotika

Präbiotika oder Prebiotika sind nicht verdauliche Kohlenhydrate – Ballaststoffe –, die den Lebensmitteln zugesetzt werden, um das Wachstum und/oder die Aktivität von probiotischen Darmbakterien zu fördern und so einen Nutzen für Gesundheit und Wohlbefinden zu erzielen.

Zum Beispiel diesem Mehrfruchtsaft wurde der Ballaststoff *Inulin* zugesetzt:

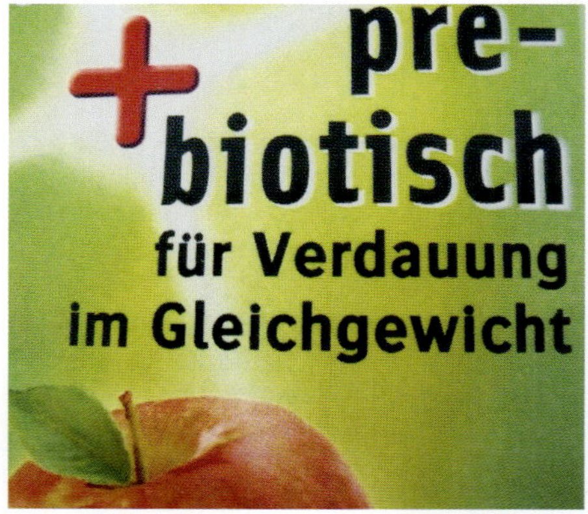

Auch *Oligofructose* und *Lactulose* sind Präbiotika. Präbiotika gehören zu den *funktionellen Lebensmitteln*.

Prä-β-Lipoproteine (VLDL)

Prä-β-Lipoproteine sind kleinere *Lipoproteine* mit einer sehr niedrigen Dichte – **v**ery **l**ow **d**ensity **L**ipoproteine.

Prä-β-Lipoproteine bestehen aus:

- 18% *Phospholipiden*
- 7% *Cholesterin*
- 12% *Cholesterinester*
- 55% *Triglyceriden*
- 8% *Protein*

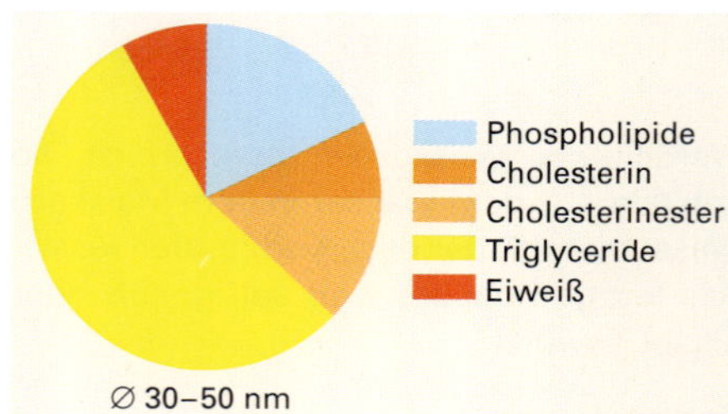

Die Prä-β-Lipoproteine transportieren in der Leber gebildetes Fett, z.B. aus Alkohol oder Kohlenhydraten, durch das Blut zum Fettgewebe.

Nach der Abgabe der Fettsäuren an das Fettgewebe entstehen cholesterinreiche *Beta(β)-Lipoproteine* mit geringer Dichte – **l**ow **d**ensity **L**ipoproteine (LDL).

Prävention

Prävention bedeutet Vorbeugung, Verhütung, z.B. von Krankheiten; präventiv bedeutet vorbeugend, verhütend.

Prebiotika, prebiotisch
siehe *Präbiotika*

Preisangabe
Der Preis einer Ware muss entweder auf der Packung oder am Regal nahe der Ware angegeben werden. Neben dem zu zahlenden Endpreis muss abhängig vom Gewicht auch der Grundpreis pro Kilogramm oder pro 100 g angegeben werden.

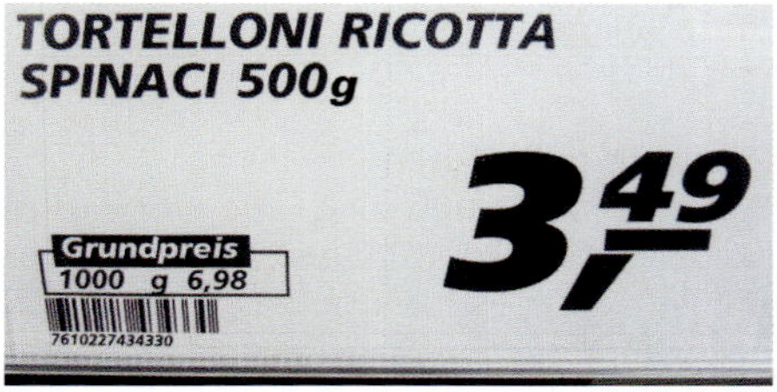

Preiselbeere
siehe *Kronsbeere*

primäre Gicht
siehe *Gicht*

primäre Pflanzenstoffe
Primäre Pflanzenstoffe sind Kohlenhydrate, Fette und Eiweißstoffe. Sie sind die Hauptbestandteile der Pflanzen. Die primären Pflanzenstoffe sind wichtige Nährstoffe für den Menschen.

Primärharn
In der Niere wird aus dem Blut der stark wässrige, ionen- und glucosehaltige Primärharn gebildet, der zu 99 % wieder ins Blut zurückresorbiert wird. Der übrig bleibende Harn wird ausgeschieden.

Prionen
Prionen sind Eiweißpartikel, die bei bestimmten Gehirnerkrankungen, z. B. *BSE* oder *Creutzfeld-Jacob-Krankheit*, zu finden sind. Sie sind vermutlich die Erreger dieser Krankheiten. Prionen haben im Vergleich zu *Viren* eine hohe Widerstandsfähigkeit gegenüber Hitze, Strahlung und Chemikalien. Prionen rufen im Körper keine Immunantwort hervor.

Pro
Pro ist die Abkürzung für ***Pro**lin*, eine nicht essenzielle Aminosäure.

Probiotika, probiotisch
Probiotika sind lebende Mikroorganismen, die in ausreichender Menge in aktiver Form durch den Magen in den Darm gelangen und dadurch positive gesundheitliche Wirkungen erzielen. Probiotische Lebensmittel – Joghurt, Quark – müssen also Probiotika in so einer Menge enthalten, das durch den Verzehr eine positive gesundheitliche Wirkung erzielt wird.

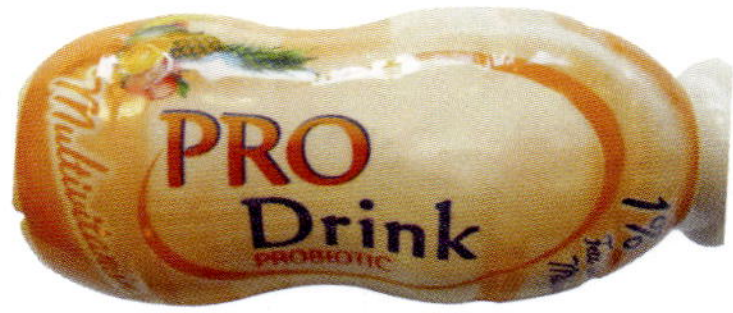

Probiotische Lebensmittel lindern oft besser als „normaler" Joghurt Verdauungsprobleme. Die Mikroorganismen der probiotischen Lebensmittel siedeln sich bei regelmäßigem, ausreichendem Verzehr im Dickdarm an und verdrängen unerwünschte Darmbakterien.
Probiotische Lebensmittel gehören zu den *funktionellen Lebensmitteln*.

Prognose
Eine Prognose ist eine Vorhersage, z. B. über den zukünftigen Krankheitsverlauf.

Prolin (Pro)
Prolin ist eine nicht essenzielle Aminosäure, die aus *Glutamat* aufgebaut werden kann. Prolin ist ein wichtiger Bestandteil des *Kollagens*. Strukturformel:

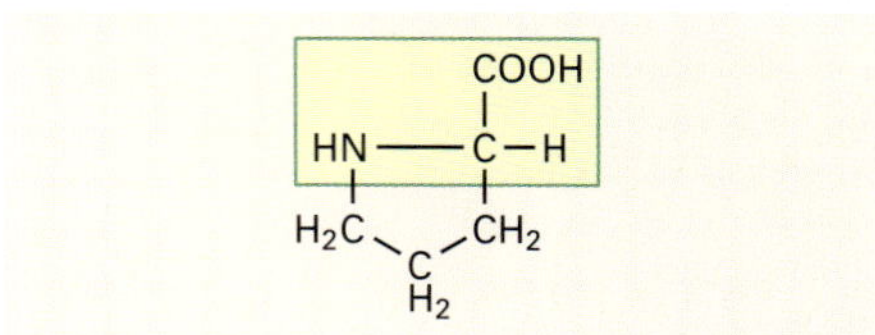

Prolin ist besonders reichlich in Weizenproteinen, Gelatine (Kollagen) und Casein enthalten.

Promille (‰)
Promille bedeutet 1 Teil von 1000, ein Tausendstel. In Promille wird z. B. der Alkoholanteil im Blut gemessen. 1 Promille bedeutet, dass 1 g Alkohol in einem Liter Blut vorhanden ist.

Propan, E 944
Propan ist als Lebensmittelzusatzstoff – *Treibgas* – zugelassen. Propan ist ein geruchloses, brennbares Gas. Propan wird z. B. auch als Extraktionsmittel für Aromastoffe verwendet.

Prophylaxe
Prophylaxe ist eine vorbeugende Maßnahme zur Verhütung einer Krankheit.

Propionsäure, Propionat, E 280–E 283
Propionsäure ist ein chemischer Konservierungsstoff für Backwaren und Hartkäse. Propionsäure verhindert den Schimmelbefall. Propionsäure wird vorwiegend – auch zusammen mit Sorbinsäure – zur Konservierung von Schnittbrot unter Berücksichtigung der vorgeschriebenen Höchstmengenbegrenzung – 1 bis 3 g/kg Lebensmittel – eingesetzt.

Schnittbrot kann jedoch auch durch Nacherhitzung in der Verpackung – ohne Konservierungsstoff – haltbar gemacht werden.

Zum Beispiel dieses nach indischer Art gebackene Naan Brot wurde mit Calciumpropionat konserviert:

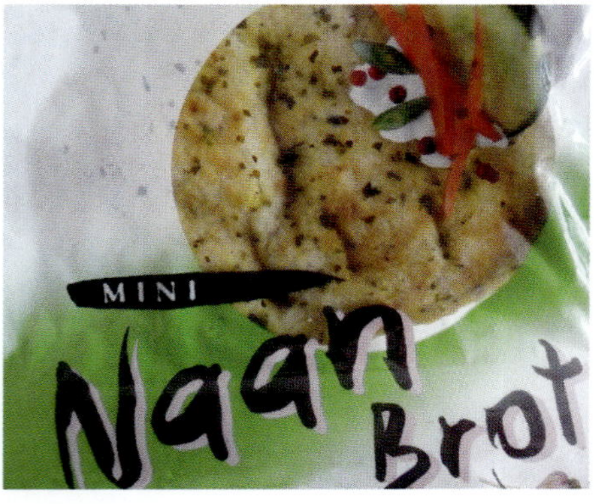

Propylenglykolester, E 477
Propylenglykolester ist unter Beachtung der Höchstmengenbegrenzung – *ADI-Wert* 25 mg/kg KG – als Lebensmittelzusatzstoff – *Emulgator* – zugelassen. Dieser Lebensmittelzusatzstoff verbessert die Konsistenz von Fetten und wird daher z. B. für die Herstellung von Speiseeis und Gebäck eingesetzt.

Prostaglandine
Prostaglandine sind Gewebshormone, die aus essenziellen ungesättigten Fettsäuren – *Omega-3-Fettsäuren* – gebildet werden. Sie wirken gefäßerweiternd und daher blutdrucksenkend.

prostetische Gruppe
Die prostetische Gruppe ist mehr oder weniger fest an das Enzym gebunden. Es ist die „Wirkgruppe", die das Substrat verändert.

Protease-Inhibitoren
Protease-Inhibitoren sind eine Untergruppe der *sekundären Pflanzenstoffe.* Sie befinden sich in Hülsenfrüchten und in einigen Getreidearten wie Reis, Mais, Hafer und Weizen. Sie hemmen Enzyme – Proteasen –, die Eiweißstoffe spalten. Durch Erhitzen der Lebensmittel werden die Protease-Inhibitoren allerdings größtenteils zerstört.

Die Protease-Inhibitoren wirken entzündungshemmend und verringern wohl das Krebsrisiko, da sie tumorspezifische Proteasen hemmen.

Proteasen
Proteasen ist eine Sammelbezeichnung für Enzyme, die Eiweißstoffe und Peptide durch hydrolytische Spaltung – unter Wasseranlagerung – abbauen.

Die Proteasen gehören zu den *Hydrolasen.*

Die Proteasen werden unterteilt in:

- Endopeptidasen (endo – innen), die die Aminosäurekette an einer bestimmten Stelle in der Mitte unter Wasseranlagerung in Polypeptide spalten
- Exopetidasen (exo – außen), die die endständigen Aminosäuren von der Peptidkette abspalten

Proteine
siehe *Eiweißstoffe*

Protonen
Protonen sind Elementarteilchen, die sich im *Atom*kern befinden. Protonen tragen eine positive Ladung. Ein Proton ist nahezu 2000-mal größer als ein Elektron.

Provitamin

Einige Vitamine können im menschlichen Körper aus einer inaktiven Vorstufe – einem Provitamin – gebildet werden, z. B.

- Vitamin A aus dem Provitamin Carotin,
- Vitamin D aus Cholesterin und
- Niacin aus der essenziellen Aminosäure Tryptophan.

PSE-Fleisch

Blasses (**p**ale), weiches (**s**oft), wässriges (**e**xudative), extrem fettarmes Schweinefleisch aus dem Rücken und Schinken kann PSE-Fleisch sein (rechts).

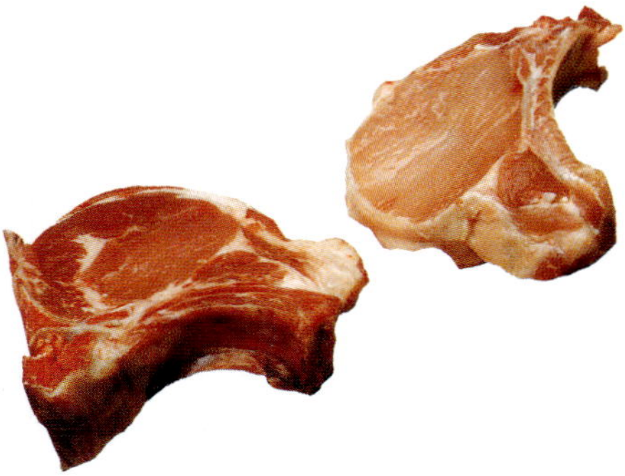

PSE-Fleisch ist eine Folge einer beschleunigten Fleischreifung. Der Fleischsaft kann nicht durch das Eiweiß gebunden werden, das Fleisch wird zäh und trocken, es schmeckt fade.
Zur Vermeidung von PSE-Fleisch sollten Koteletts und Braten aus dem Nackenstück bevorzugt werden.

pseudo-allergische Reaktion

Bei pseudo-allergischen Reaktionen kann es z. B. zu *Nesselfieber* oder *Asthma* wie bei einer Allergie kommen. Bei einer pseudo-allergischen Reaktion können anschließend aber nicht wie bei einer allergischen Reaktion *Antikörper* im Blut nachgewiesen werden, deshalb wird von einer pseudoallergischen Reaktion gesprochen.

psychologischer Wert, Lebensmittel

Der psychologische Wert eines Lebensmittels wird durch folgende Faktoren bestimmt: Werbung, Image, Gruppenzugehörigkeitsgefühl, Verknüpfung mit erlebten Situationen.

Psychopharmaka

Psychopharmaka sind Arzneimittel, die eine dämpfende, beruhigende Wirkung haben.

Pudding

Pudding ist ein Gericht, das in verschlossener Form im Wasserbad gegart und warm gestürzt wird.

Puderzucker

Puderzucker ist sehr fein gemahlener Haushaltszucker, der z. B. zum Bestäuben von Gebäck verwendet wird.

Puffer

Ein Puffer besteht aus der Kombination einer schwachen Säure oder Base und einem Salz der gleichen Säure oder Base. Puffer bewirken, dass der pH-Wert nach der Zugabe von Säure oder Base stabil bleibt. Die Puffer sind im menschlichen Körper von wesentlicher Bedeutung, da sie der Entstehung einer *Acidose* bzw. *Alkalose* entgegenwirken.
Beispiel: Der Hydrogencarbonat/Kohlensäure-Puffer im menschlichen Körper kann Protonen aufnehmen bzw. abgeben.

- H_2CO_3 ist der Protonendonater – gibt also Protonen ab.
- HCO_3^- ist der Protonenakzeptor – nimmt also Protonen auf.

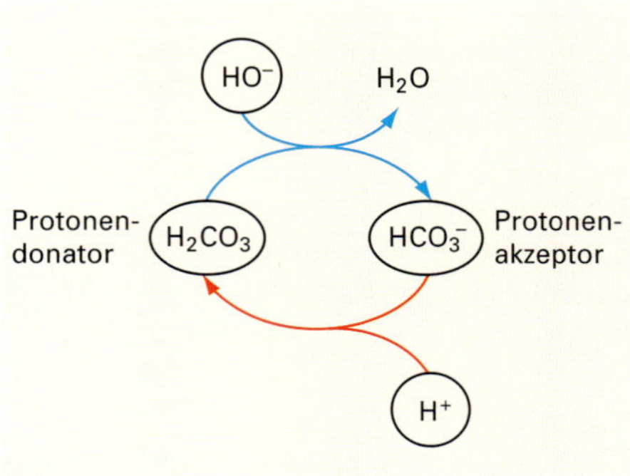

Die wichtigsten Puffersysteme sind:

- Hydrogencarbonat/Kohlensäure-Puffer
- Hämoglobin/Plasmaeiweiß-Puffer
- Hydrogenphosphat/Dihydrogenphosphat-Puffer

Puffer erhalten das normale Säuren-Basen-Gleichgewicht im menschlichen Körper.

Pumpernickel

Pumpernickel wird aus Roggenvollkornschrot und Sauerteig erzeugt. Er wird bei mäßiger Hitze 16 bis 24 Stunden in Dampfkammern gebacken, hierbei entsteht ein malz- und karamellartiger Geschmack. Gleichzeitig kommt es zu Vitaminverlusten – *Thiamin*verlusten.

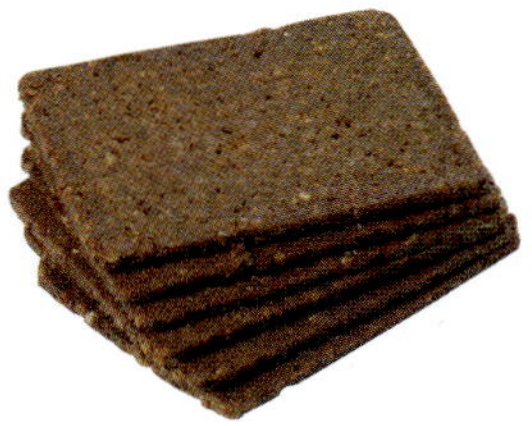

Pürieren

Beim Pürieren werden gegarte bzw. weiche Lebensmittel durch ein Sieb oder eine gelochte Platte gestrichen bzw. gepresst.

purinarme Kost

- Bei einer purinarmen Kost dürfen nur 300 mg *Harnsäure* pro Tag oder 2000 mg Harnsäure pro Woche gebildet – aufgenommen – werden.
- Bei einer streng purinarmen Kost dürfen maximal 120 mg Harnsäure pro Tag gebildet – aufgenommen – werden.

Purine

Purine werden im Körper auf- und abgebaut, da sie für die Erbinformationen und für den Aufbau neuer Zellen benötigt werden. Purine werden im Körper zu *Harnsäure* abgebaut, die mit dem Harn ausgeschieden wird.

Ein erhöhter Harnsäuregehalt im Blut ist ein Risiko für die Entstehung von *Gicht*.

Purine kommen u.a. reichlich in Fleisch, Fisch und Hülsenfrüchten vor. Eier, Milch, Milchprodukte und Fette sind nahezu purinfrei.

Der Puringehalt der Lebensmittel wird in Nährwerttabellen als gebildete Harnsäure angegeben.

Putzen, Lebensmittel

Beim Putzen von Lebensmitteln werden nicht essbare Bestandteile entfernt, z.B. durch Abschneiden oder Entkernen.

Pyridoxinbedarf

Jugendliche sollten täglich 1,2 bis 1,6 mg Pyridoxin – Vitamin B_6 – zu sich nehmen.

Gute Pyridoxinlieferanten sind Hühner- und Schweinefleisch, Kohl, grüne Bohnen, Linsen, Feldsalat, Kartoffeln und Bananen.

Pyridoxine

Die Pyridoxine werden auch Vitamin B_6 genannt. Pyridoxine ist ein Sammelbegriff für Pyridoxin, Pyridoxal und Pyridoxamin.

Die Pyridoxine sind am Aufbau zahlreicher Enzyme des Aminosäurestoffwechsels beteiligt. Phyridoxalphosphat (PLP) und Pyridoxaminphosphat wirken als Zwischenträger der Aminogruppe beim Umbau bzw. Abbau der Aminosäuren.

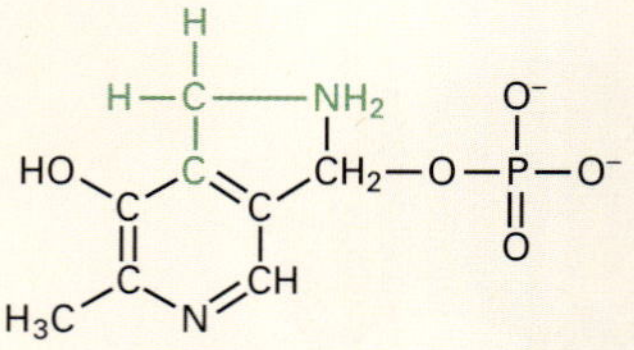

Pyridoxaminphosphat

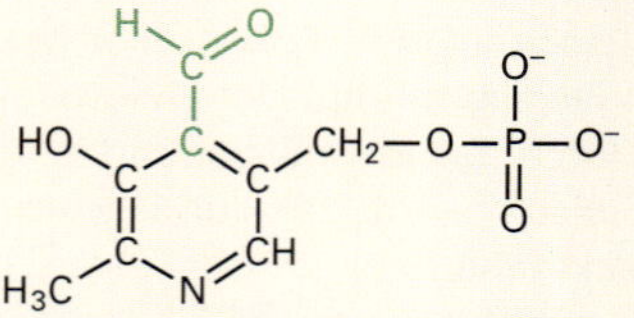

Pyridoxalphosphat

Vitamin B_6 ist in fast allen Lebensmitteln enthalten. Mangelerscheinungen treten selten auf.

Bei einem Mangel kommt es zu einem Gewichtsverlust und Wachstumsstillstand. Die Pyridoxinreserven im menschlichen Körper sind ausreichend für zwei bis sechs Wochen.

Pyruvat

Pyruvat ist ein Salz der *Brenztraubensäure*. Pyruvat ist ein wichtiges Stoffwechselprodukt im aeroben und anaeroben Zellstoffwechsel. Im anaeroben Stoffwechsel wird Pyruvat zu Lactat – Milchsäure – abgebaut und im aeroben Stoffwechsel zu Acetyl-CoA.

QS-Prüfzeichen

Die Buchstaben Q und S stehen für **Q**ualität und **S**icherheit. Lebensmittel, die das QS-Prüfzeichen tragen, werden in den einzelnen Stufen der Erzeugung kontrolliert.

QS – Ihr Prüfsystem für Lebensmittel

Internet: www.q-s.de

Das QS-Prüfzeichen soll helfen, das Vertrauen der Verbraucher in die Lebensmittelerzeugung zu stärken.

Quark

siehe *Speisequark*

Quecksilber (Hg)

Quecksilber ist ein giftiges *Schwermetall*. Es wird für die Herstellung von Papier, Schädlingsbekämpfungsmitteln und Schutzfarben benötigt und gelangt über ungeklärte Abwässer in die Umwelt.

Vergiftungen führen zu Nervenlähmungen und Schädigungen des Gehirns.

Quecksilber wird hauptsächlich mit tierischen Lebensmitteln aufgenommen. Besonders belastet sind langlebige Fischarten – *Blauleng*, Hai (Schillerlocke), *Hecht*, *Heilbutt*, *Thunfisch* – und Muscheln.

Die Höchstmengen-Verordnung besagt, dass der Quecksilbergehalt von Meerestieren nicht höher als 1,0 mg/kg sein darf.

Die Quecksilberaufnahme kann nur durch eine entsprechende Lebensmittelauswahl gesenkt werden.

Quellstoffe

Quellstoffe, z. B. *Pektine*, sind wasserlösliche Ballaststoffe. Diese werden von den Darmbakterien abgebaut.

Die Abbauprodukte ermöglichen die Vermehrung der Darmbakterien und vergrößern dadurch das Stuhlvolumen.

Quellstoffe befinden sich u. a. in Äpfeln, Karotten und Bananen.

Quellwasser

Quellwasser stammt aus natürlichen Quellen, es muss keine Mineralstoffe enthalten. Der Zusatz von *Kohlensäure* ist erlaubt. Quellwasser muss den EU-Richtlinien für Trinkwasser entsprechen.

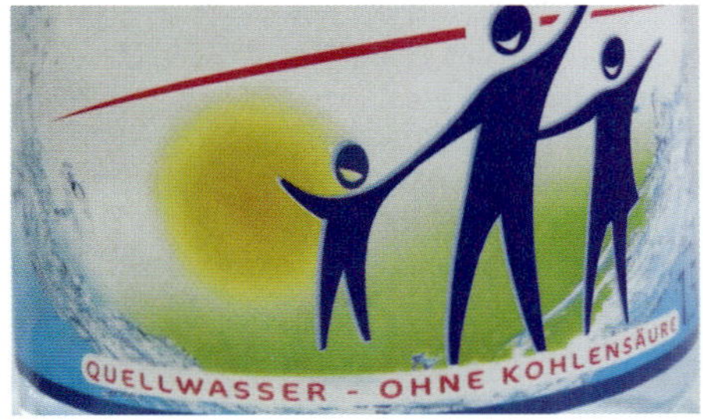

Quinoa

Quinoa ist eine einjährige südamerikanische Körnerfrucht.

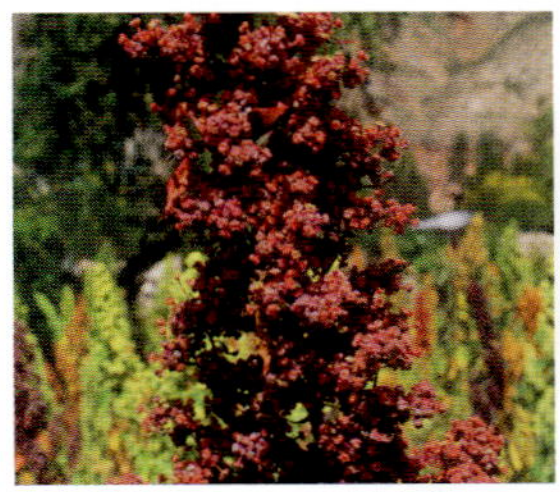

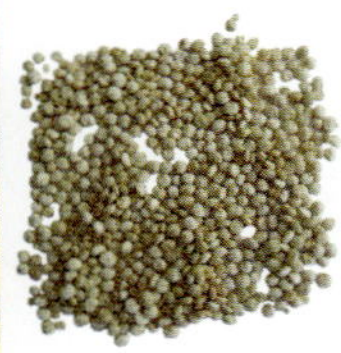

Quinoa hat einen nussartigen Geschmack und enthält kein Gluten – Klebereiweiß. Produkte aus Quinoa können also für die Ernährung von Zöliakiekranken eingesetzt werden. Die Körnerfrucht enthält hochwertiges Eiweiß, Eisen und Calcium.

Quitten

Quitten sind hartschalige Früchte, die zum Kernobst gehören. Je nach der Form werden Apfel- und Birnenquitten unterschieden. Die Früchte haben hartes Fruchtfleisch und sind nicht zum Rohverzehr geeignet. Sie werden zu Kompott, Konfitüre, Gelee und Quittenbrot verarbeitet. Quitten enthalten reichlich *Pektine*.

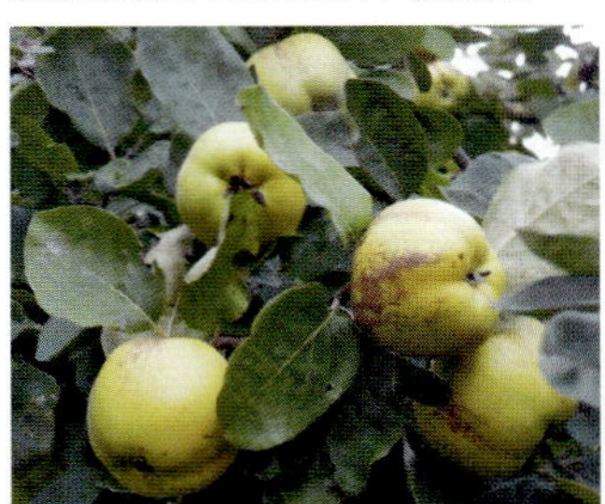

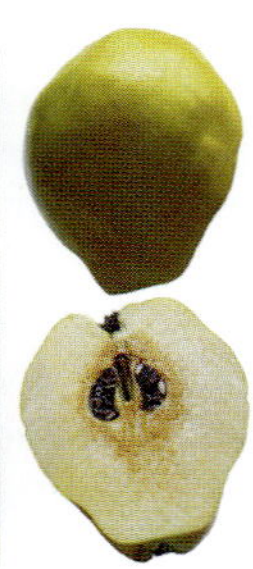

Rachitis
Rachitis ist durch eine ungenügende Verkalkung der Knochen bei Kindern gekennzeichnet. Rachitis heißt eigentlich „Buckelkrankheit“, da es hierbei durch die nicht ausreichende Verkalkung zu einer Verformung der Knochen kommt. O- oder X-Beine sind oft die Folge.

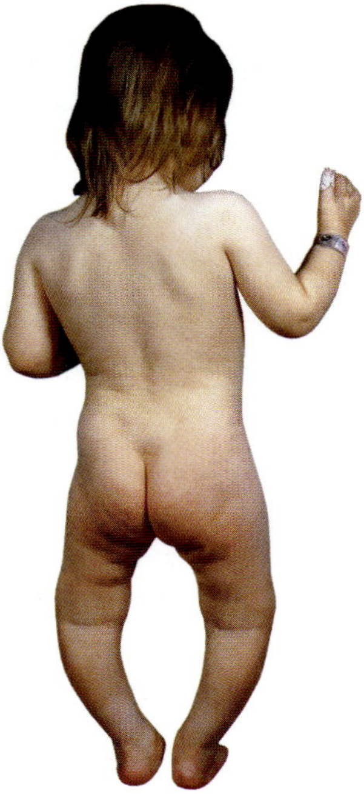

Rachitis entsteht durch einen Vitamin-D-Mangel – fehlendes UV-Licht. Durch UV-Licht wird in der Haut Vitamin D gebildet. Vitamin D – *Calciferole* – fördert die Calciumeinlagerung in die Knochen.
Zur Vermeidung von Rachitis wird empfohlen, Säuglingen im ersten Lebensjahr Vitamin-D-Tabletten zu geben.

Raclettekäse
Raclettekäse wird als Bratkäse bereits in mittelalterlichen Klosterschriften als besonders nahrhafte Speise der Alpenhirten erwähnt. Heute wird Raclette an Tischgeräten mit zwei bis zehn kleinen Pfännchen, die jeder selbst belegt, gegessen. In die Pfännchen können je nach Geschmack Kartoffelscheiben, Gemüse oder sonstige Beilagen gelegt und zuletzt mit einer Scheibe Raclettekäse abgedeckt werden.

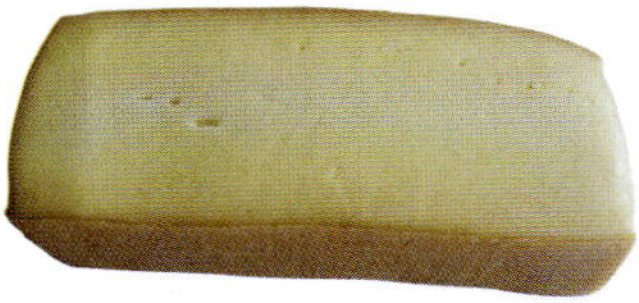

Die Pfännchen werden dann im Raclettegerät erhitzt, bis der Raclettekäse geschmolzen und leicht gebräunt ist.

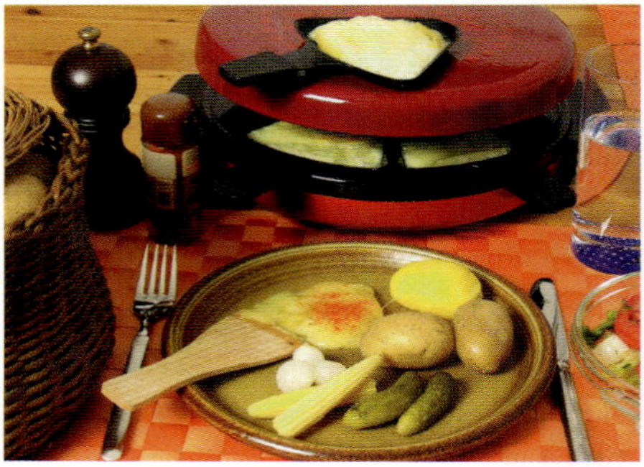

Radi
siehe *Rettich*

Radicchio
Radicchio ist eine in Italien beheimatete Salatpflanze, die mit dem Chicorée verwandt ist. Radicchio hat rote Blätter mit weißen Blattrippen.

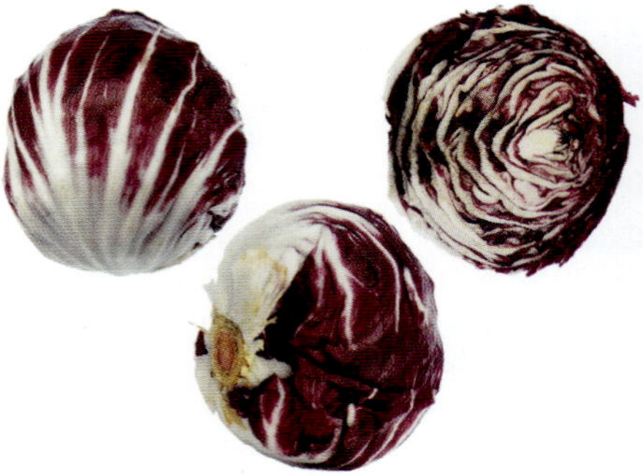

Radicchio ist eine durch Anthocyan rot gefärbte Variante des Chicorées mit herbem Geschmack. Wegen der enthaltenen Bitterstoffe soll der Salat erst kurz vor dem Verzehr angerichtet werden. Radicchio enthält reichlich Vitamin C, Folsäure, Kalium und Eisen.

Radieschen

Radieschen sind eine Unterart des *Rettichs*. Radieschen sind kleine runde, außen rot gefärbte Knollen. Radieschen werden roh als Snack oder als Zutat eines Salats gegessen.

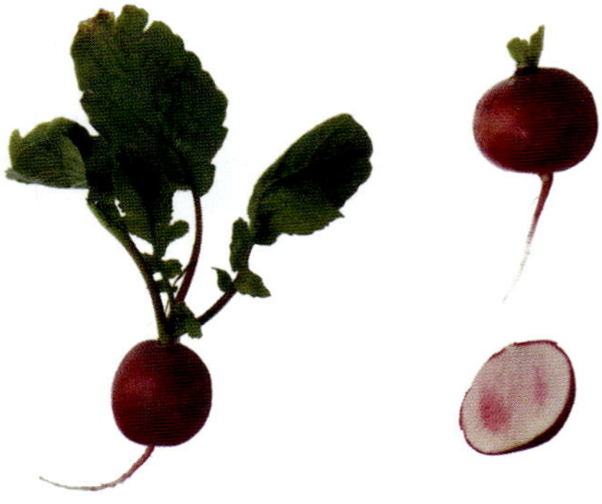

Radieschen enthalten wie Rettich Senföl und schmecken daher mehr oder weniger scharf. Sie sind mineralstoff- und ballaststoffreich.

Radikale, freie

Freie Radikale entstehen durch Spaltung von Elektronenpaarbindungen, z. B. bei der Autoxidation von ungesättigten Fettsäuren. Einem Molekül wird dabei ein Elektron entrissen. Freie Radikale sind also Atome oder Moleküle mit freien, ungepaarten Elektronen, die dadurch besonders verbindungsfreudig sind.

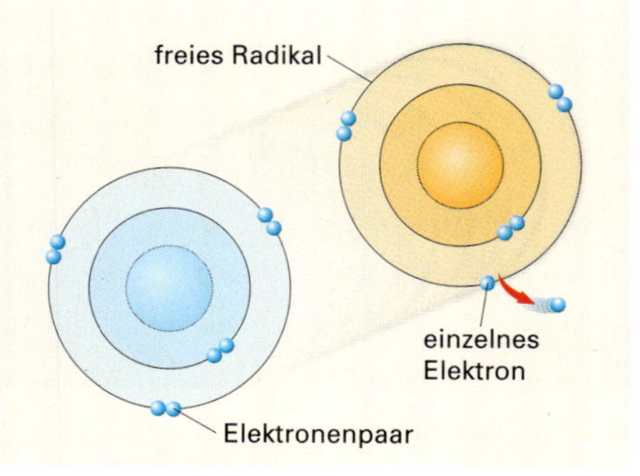

Die freien Radikale versuchen, das ihnen fehlende Elektron einem anderen Molekül zu entreißen. Durch diesen Vorgang entstehen immer wieder neue freie Radikale. Es kommt zu einer Kettenreaktion.

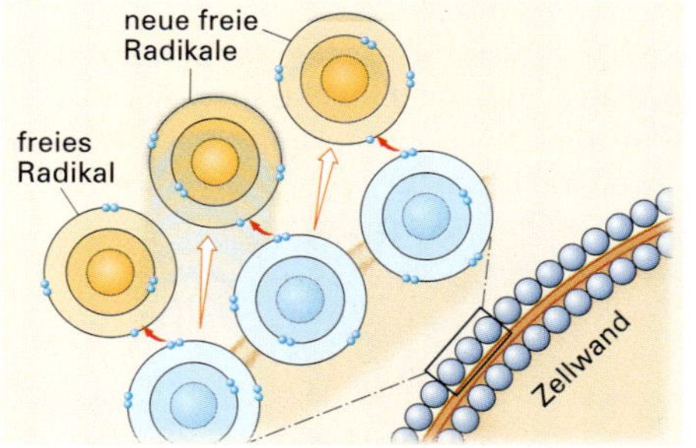

Radikalfänger – Antioxidationsmittel, z. B. Vitamin E, – können eine solche Kettenreaktion unterbrechen.

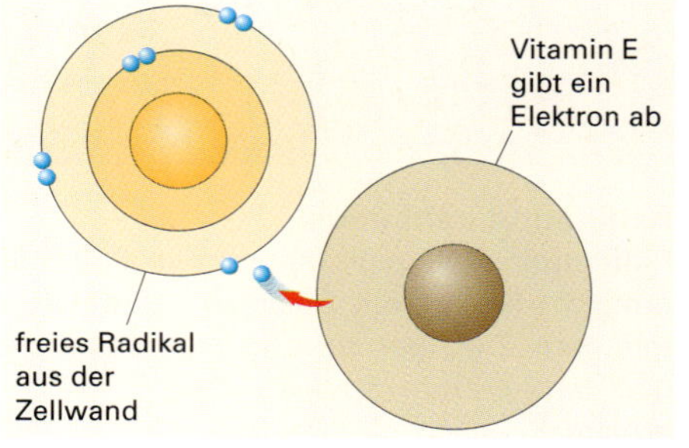

Durch die freien Radikale werden Zellmembranen und Teile der Zellkerne zerstört. Dies kann Arteriosklerose und Krebs zur Folge haben.

radioaktive Elemente

Radioaktive Elemente sind z. B. Jod^{131}, Cäsium^{134}, Cäsium^{137} und Strontium^{90}. Diese Elemente stellen eine Strahlenbelastung für den menschlichen Körper dar. Sie haben eine krebserregende und Erbgut verändernde Wirkung. In den menschlichen Körper gelangen die radioaktiven Elemente durch den Verzehr kontaminierter – verunreinigter – Lebensmittel oder den direkten Kontakt mit radioaktiver Strahlung.

Radioaktivität

Radioaktivität heißt, dass Atomkerne unter Aussendung von Strahlen in andere Atomkerne zerfallen.

Dabei werden drei Strahlenarten unterschieden:

- *Alpha-Strahlen* – α-Strahlen
- *Beta-Strahlen* – β-Strahlen
- *Gamma-Strahlen* – γ-Strahlen

Radler, Alsterwasser

Radler – Alsterwasser – ist ein Biermischgetränk, das zur einen Hälfte aus hellem Bier und zur anderen Hälfte aus Zitronenlimonade besteht.

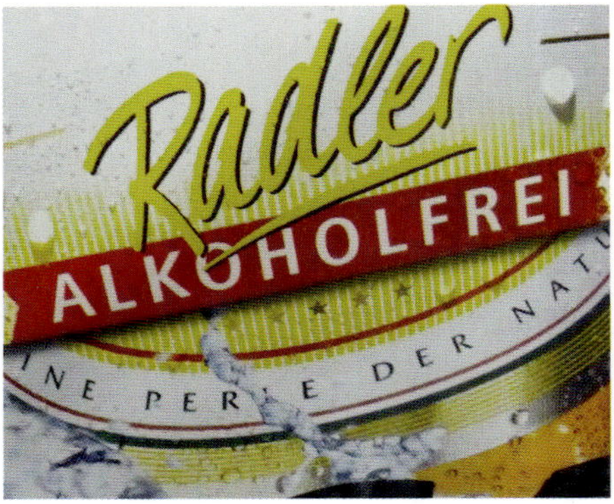

Raffination, raffinieren

Raffination ist ein mehrstufiges Reinigungsverfahren für Speiseöle und -fette mit dem Ziel, geschmacks-, geruchsfreie und farbneutrale Speiseöle und -fette zu erhalten.

Auch bei der Herstellung von weißem Rohr- und Rübenzucker ist die Raffination eine Verarbeitungsstufe.

Ragout

Ein Ragout ist ein Gericht aus Fleisch- oder Fischstücken, das mit oder ohne Gemüse in einer Soße gegart wird.

Rahm

siehe *Sahne*

Rahmfrischkäse

Rahmfrischkäse ist ein Frischkäse, der mindestens 50% Fett i.Tr. enthält. Er wird aus pasteurisierter Milch, Sahne oder entrahmter Milch unter Zusatz von bestimmten Milchsäurebakterien und Lab hergestellt. Er kann auch mit Kräutern oder Gewürzen hergestellt werden.

Rahmschicht

Die Rahmschicht auf nicht homogenisierter Milch ist eine Fettschicht, die abgeschöpft werden kann und dann als Sahne für fettreiche Milchprodukte verwendet werden kann.

Rambutan

Rambutan sind kastaniengroße Nussfrüchte, die an einem immergünen Baum wachsen. Rambut ist das malaysische Wort für „Haare". Sie haben dementsprechend eine leuchtend rote behaarte Schale.

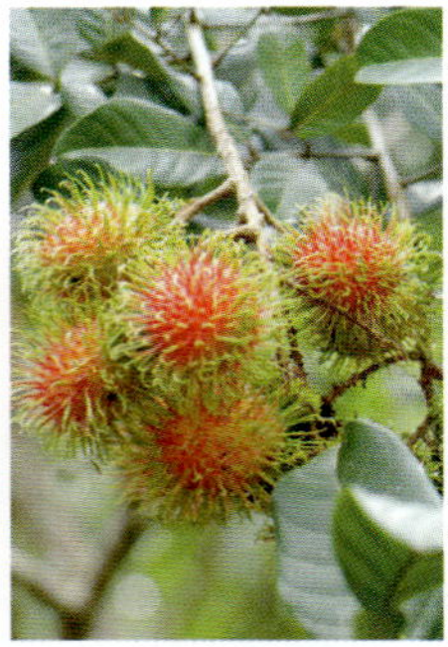

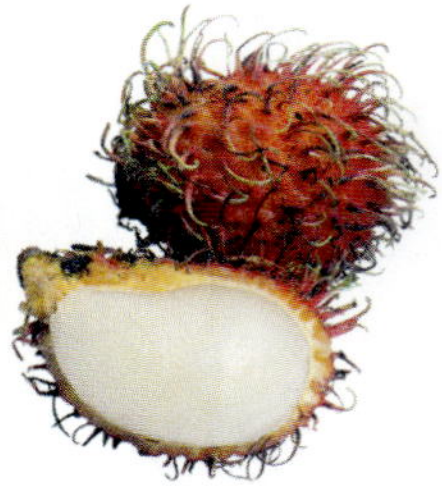

Sie werden auch behaarte Litchis genannt. Wie Litchis haben sie einen mandelgroßen Samen, der von dem essbaren weißen, geleeartigen Fruchtfleisch umgeben ist. Rambutan schmecken ähnlich wie Weintrauben. Die Früchte schmecken am besten roh. Sie sind Vitamin-C-reich.

Ranzigwerden

siehe *Fettverderb*

Rapsöl, Rüböl

Die ursprüngliche Heimat des gelb blühenden Rapses war der Bereich der Ostsee und Russland. Heute ist Kanada der weltgrößte Rapsproduzent.

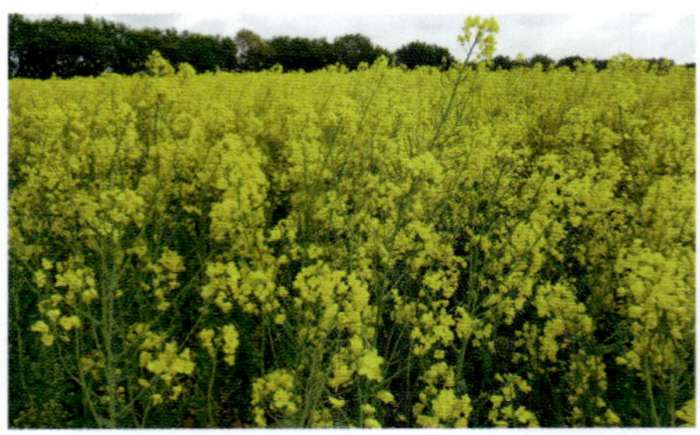

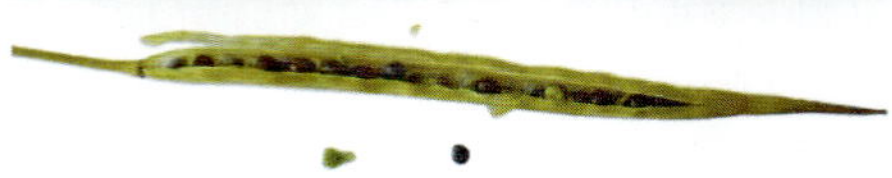

Reife Rapspflanzen haben 5 bis 10 cm lange Schoten, in denen sich die blauschwarzen, fettreichen Samen befinden.

Der Ölgehalt von Raps beträgt etwa 40%. Rapsöl, auch Rüböl genannt, wird aus den Samen des Rapses gepresst oder extrahiert.
Rapsöl ist aufgrund des hohen Anteils an

- 50 bis 60% *Ölsäure* und
- 10% *Linolensäure*

ein gesundes Speiseöl.
Rapsöl eignet sich zum Kochen und Backen.
Rapsöl wird in drei Qualitätsstufen angeboten:

- *raffiniertes*, geschmacksneutrales Rapsöl
- schonend gepresstes (bis 60°C), nicht raffiniertes Rapsöl
- kalt gepresstes Rapsöl

Die beiden letzten Ölsorten haben einen typischen Geschmack und werden deshalb als Salatöl verwendet.

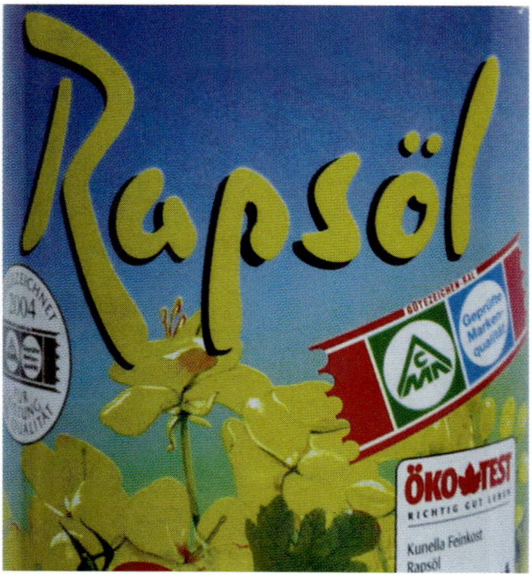

Rapunzel
siehe *Feldsalat*

Raspeln
Raspeln ist ein Zerkleinern von Lebensmitteln in feine längliche Stücke auf einer grob gelochten Fläche (Raspel).

Räuchern
Räuchern ist ein Konservierungsverfahren für Fisch und Fleisch. Die Lebensmittel werden dem Rauch eines Holzfeuers ausgesetzt. Zur Aromatisierung werden *Wacholderbeeren* und Gewürze zugesetzt.

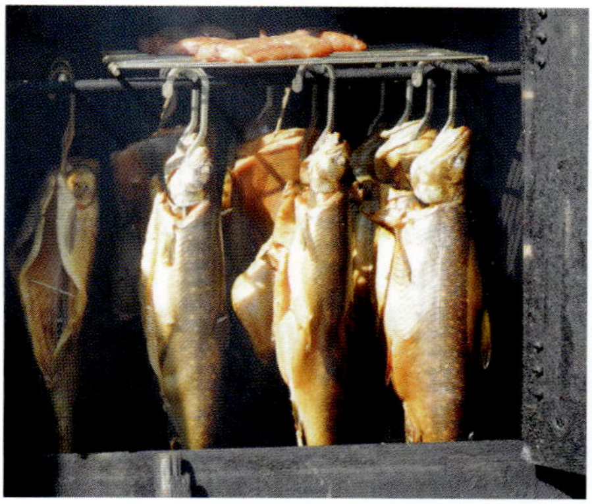

Es werden zwei Verfahren unterschieden:

- **Kalträucherung** erfolgt bei Temperaturen zwischen 15 und 25°C. Kalt geräucherte Lebensmittel werden teilweise zur längeren Haltbarkeit vakuumverpackt. Erzeugnisse: Rohwürste, Schinken, Lachs usw.
- **Heißräucherung** erfolgt bei Temperaturen zwischen 40 und 90°C in Räucherkammern. Diese Lebensmittel sind bei kühler Lagerung nur kurzfristig haltbar. Erzeugnisse: Brüh- und Kochwürste, Aal, Makrelen usw.

Reaktionsprodukt
Ein Reaktionsprodukt ist das stoffliche Ergebnis einer chemischen Reaktion.

Recycling
Das Wort Recycling stammt aus dem Englischen und heißt so viel wie wieder in den Umlauf bringen. Recycling bedeutet dementsprechend, dass unbrauchbar gewordene Stoffe, z.B. Gläser, als Rohstoffe für neue Produkte verwendet werden.

Redox-Reaktion
Redox ist eine Abkürzung für **Red**uktion und **Ox**idation. Bei einer Redox-Reaktion wird ein Stoff reduziert, d.h., er nimmt Wasserstoff bzw. Elektronen auf und ein anderer Stoff wird oxidiert, d.h., er nimmt Sauerstoff auf bzw. er gibt Elektronen ab.

Reduktion, reduzieren
Reduktion ist eine Aufnahme von Wasserstoff bzw. Elektronen bzw. eine Abgabe von Sauerstoff.

Reduktionsdiät, Abmagerungskost

Eine Reduktionsdiät ist eine energiereduzierte Mischkost, die zur Abnahme des Körpergewichts führen soll.

Der Energiegehalt der Kost beträgt dann z. B. 6200 kJ (1500 kcal). Die Gewichtsabnahme pro Woche soll ca. 0,5 kg betragen.

Bei einer Reduktionsdiät sollen

- reichlich Obst, Gemüse und Vollkornprodukte verzehrt werden,
- energiereiche, stark bearbeitete Lebensmittel wie Zucker und Weißmehl gemieden werden.

Insgesamt gelten die Regeln der *vollwertigen Ernährung*.

Daneben sollen die Gewichtsreduktionsdiäten durch Bewegung und soziale Unterstützung Gleichgesinnter gefördert werden.

Als Reduktionsdiäten werden auch die *Nulldiät* und das *Heilfasten* eingesetzt.

Referenzwerte, Nährstoffzufuhr

Bei den Referenzwerten für die Nährstoff- und Energiezufuhr handelt es sich um Mengen, von denen angenommen wird, dass sie nahezu alle Menschen der jeweiligen Bevölkerungsgruppe vor ernährungsbedingten Gesundheitsschäden schützen und bei ihnen für eine volle Leistungsfähigkeit sorgen.

Bei den Referenzwerten unterscheidet man im Einzelnen:

- **Empfehlungen für die Nährstoffzufuhr**: Hierbei ist die Höhe des Bedarfs wissenschaftlich festgestellt worden, z. B. für Eiweiß und die meisten Vitamine und einige Mineralstoffe.
- **Schätzwerte:** Sie werden festgelegt, wenn der Bedarf nicht mit Genauigkeit bestimmt werden kann, z. B. für Vitamin E und K.
- **Richtwerte**: Diese stellen Orientierungshilfen für eine gesunde Ernährung dar, z. B. für Ballaststoffe.

Eine bildliche Darstellung der Referenzwerte erfolgt im *Ernährungskreis* bzw. in der *Ernährungspyramide*.

Siehe auch *D-A-CH-Referenzwerte für die Nährstoffzufuhr*.

Regenerieren

Regenerieren ist das Wiedererhitzen von vorgegarten, gekühlten Speisen.

Reiben

Mit einer Reibe – einer fein aufgerauten Fläche – werden Lebensmittel in kleinste Stücke zerteilt.

Reis

Reis ist Hauptnahrungsmittel in Asien. Reis ist ein 1,5 m hohes einjähriges Gras, das Wärme und viel Wasser benötigt.

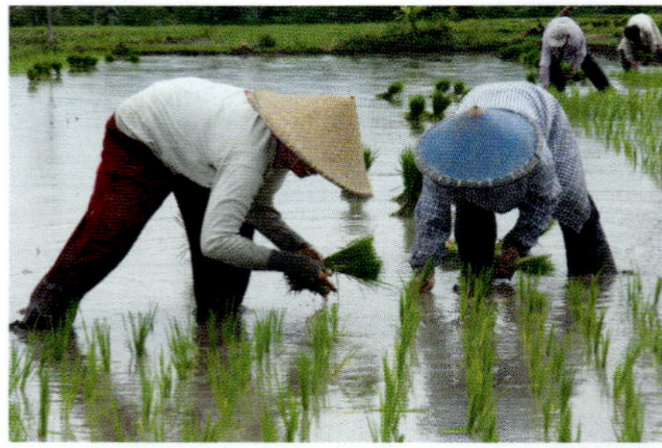

Neben Mais und Hirse ist Reis die wichtigste Getreidepflanze der Tropen. Reis wurde in China bereits vor 6000 Jahren angebaut, Reis ist also eine der ältesten Kulturpflanzen.

Langkornreis (6 bis 8 mm lang), Mittelkornreis und *Rundkornreis* (4 bis 5 mm lang) sind die Grundreissorten.

Besondere Reissorten sind *Basmatireis* und *Wildreis*.

Nach der Art der Bearbeitung werden Vollkornreis, weißer Reis und thermisch behandelter Reis, z. B. parboiled Reis, unterschieden. Siehe *Reis, parboiled*.

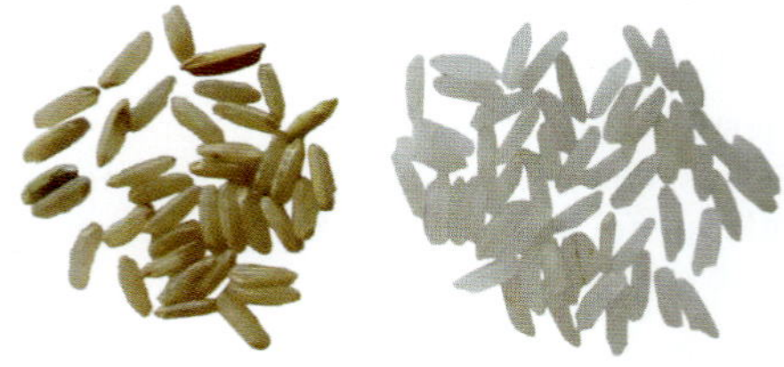

Vollkornreis – Naturreis (links) – wird lediglich enthülst und besitzt daher die vitamin- und mineralstoffreichen Randschichten. Vollkornreis enthält viel Thiamin – Vitamin B_1. Bei weißem Reis (rechts) werden

Hülse, Silberhaut, Aleuronschicht und Keimling entfernt, er enthält also kaum Vitamine und Mineralstoffe. In Gegenden, in denen weißer Reis das Hauptnahrungsmittel ist, können Vitamin-B_1-Mangelerscheinungen – *Beri-Beri* – auftreten.

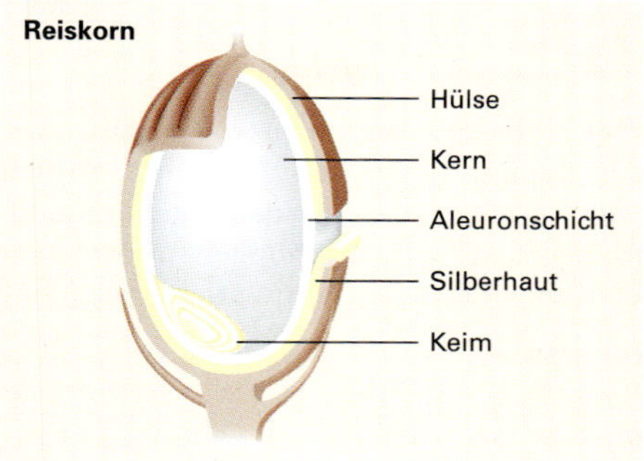

Reis hat einen höheren Stärkeanteil und einen geringeren Eiweißanteil als andere Getreidesorten.
Reis wird für Beilagen und Brei verwendet. Reis eignet sich aufgrund des fehlenden *Klebereiweißes* nicht als Brotgetreide.

Reis, parboiled

Durch ein Spezialverfahren wird bei der Herstellung von parboiled Reis ein Teil der B-Vitamine und Mineralstoffe aus den Randschichten in das Innere des Reiskorns gepresst. Diese Behandlung bewirkt außerdem, dass die Stärke schneller verkleistert, der Reis klebt nicht und die Garzeit ist verkürzt. Parboiled Reis und weißer Reis:

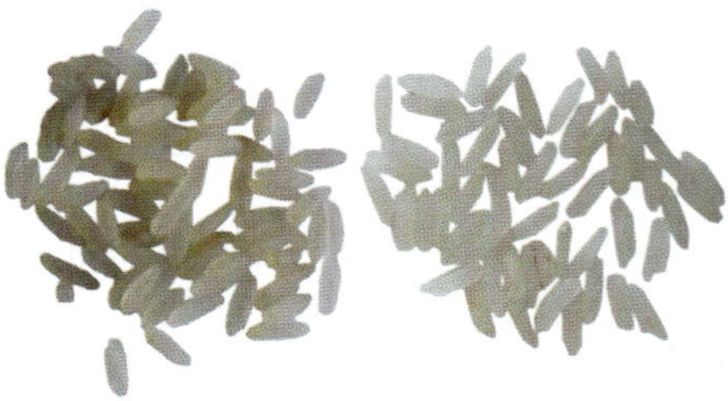

Reis, Verzehrempfehlung

Täglich sollen

- 150 bis 180 g gegarter Reis oder
- 200 bis 250 g gegarte Teigwaren oder
- drei bis vier mittelgroße gegarte Kartoffeln (200 bis 250 g)

gegessen werden.

Relish

Relish ist eine süßsaure Würzsoße mit kleingeschnittenem Gemüse oder Obst, Essig, Zucker und Gewürzen. Relish wird als Beilage zu Fleisch- und Fischgerichten gereicht.

Remoulade

Remoulade ist wie *Mayonnaise* eine emulgierte Würzsoße. Remoulade enthält zusätzlich Kräuter oder zerkleinerte würzende Pflanzenteile.

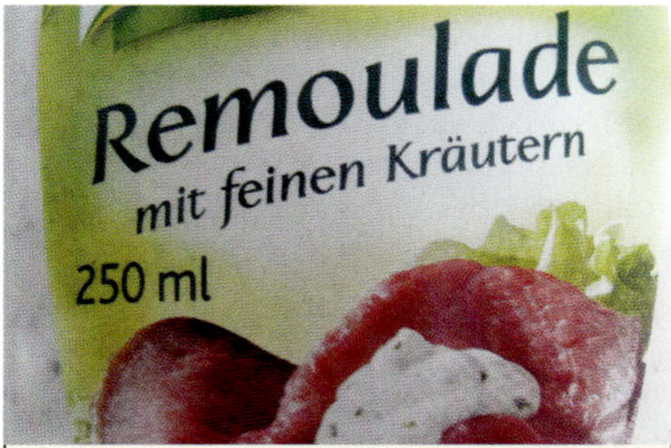

Zutaten: 50 % pflanzliches Öl, Branntweinessig, Magermilch, Trinkwasser, 7 % Gurkenstücke, Zucker, Eigelb, Speisesalz, Zwiebeln, Kapern, modifizierte Stärke, Gewürze, 0,5 % Kräutermischung, Verdickungsmittel Xanthan, natürliches Aroma

Renekloden, Reineclauden

Renekloden sind runde, grünliche bis gelbe mittelroße Steinfrüchte. Sie sind eine Pflaumenart. Die Renekloden haben weißes, saftiges Fruchtfleisch. Sie werden frisch verzehrt oder zu Trockenobst verarbeitet.

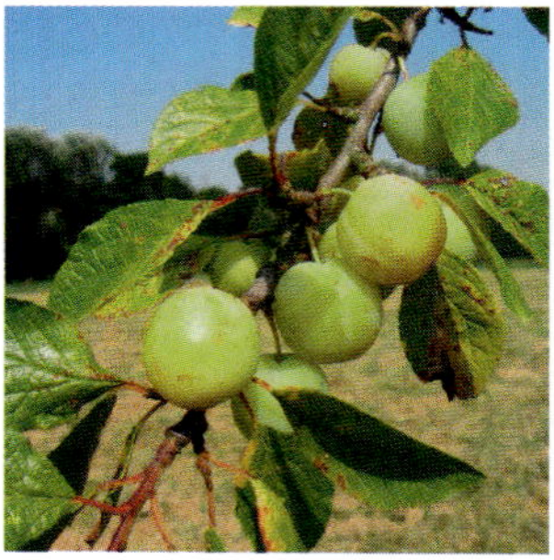

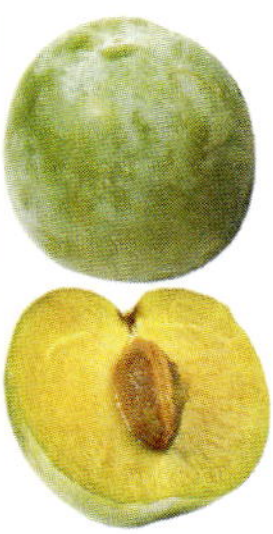

resistent

Resistent heißt widerstandsfähig.

Resorption, resorbieren

Resorption ist die Aufnahme der Nährstoffe über die Schleimhäute des Magen-Darm-Trakts. Die Resorption der Nährstoffe findet insbesondere im *Dünndarm* und Dick*darm* statt. Die Einfachzucker – Monosaccharide – und die Aminosäuren gelangen dann über die *Pfortader* zur Leber.
Aus Fettsäuren und Glycerin werden in der Darmwand wieder Fette aufgebaut, die über die *Lymphgefäße* zum Fettgewebe gelangen.
Die Flüssigkeit, die mit den Verdauungssäften in den Darm gelangt, wird im Dickdarm zurückresorbiert.
Die Nährstoffe werden durch aktiven Transport oder Diffusion durch die Darmschleimhaut aufgenommen.

Retinolbedarf, β-Carotin-Bedarf

Jugendliche sollten täglich 0,9 bis 1,1 mg Retinol zu sich nehmen. Der Retinolbedarf kann direkt durch Vitamin A bzw. durch das Provitamin *Beta(β)-Carotin* gedeckt werden. β-Carotin wird in Pflanzen gebildet und im menschlichen Körper in Vitamin A umgewandelt.
Vitamin A ist besonders in Fleisch, Eiern und Speisefetten enthalten, β-Carotin in gelben, roten und grünen Gemüsesorten.

Retinole

Retinole sind eine Gruppe chemisch verwandter Verbindungen, die auch Vitamin A genannt werden. Vitamin A ist ein Hautschutzvitamin, das für das Wachstum der Hautzellen notwendig ist. Außerdem ist Vitamin A Bestandteil des Sehpurpurs und ermöglicht so das Sehen. Bei einer *Hypovitaminose* kommt es zu Sehproblemen in der Dämmerung bzw. zu Nachtblindheit. Eine *Avitaminose* kann zur Erblindung führen.
Auch eine *Hypervitaminose* ist möglich, da das fettlösliche Vitamin A in der Leber gespeichert wird.

Rettich, Radi

Es gibt weißen und roten Rettich. Der Rettich stammt aus Kleinasien, von dort kam er nach Ägypten.
Rettich wird als Sommer- und als Winterrettich angepflanzt. Rettich wird meist roh verzehrt.

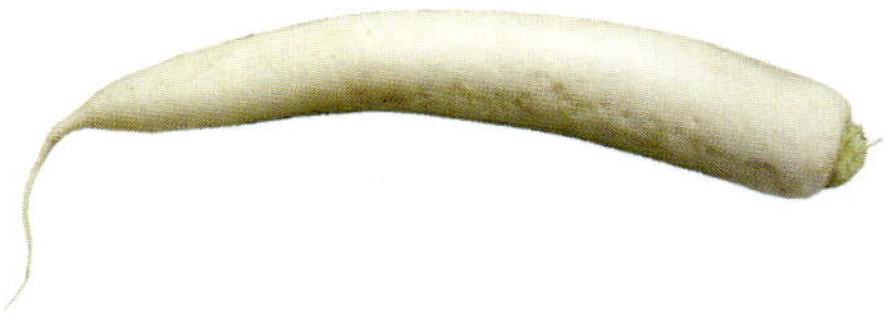

Rettich ist energiearm und enthält reichlich Kalium, Eisen und Vitamin C. Rettich wirkt appetit- und verdauungsanregend. Rettich kann bei empfindlichen Personen Blähungen und Sodbrennen verursachen.

reversibel

Reversibel bedeutet, dass der Vorgang umkehrbar ist, z. B. Gelatine wird beim Erwärmen flüssig und beim Erkalten wieder fest. Die Eiweißstoffe werden bei diesem Vorgang umkehrbar – reversibel – *denaturiert*.

Rezeptoren

Rezeptoren sind meist Bestandteile der Zellmembranen, die die Fähigkeit haben, z. B. spezifische chemische Gruppen reversibel zu binden und so u. a. die Wirkung von Hormonen zu vermitteln.

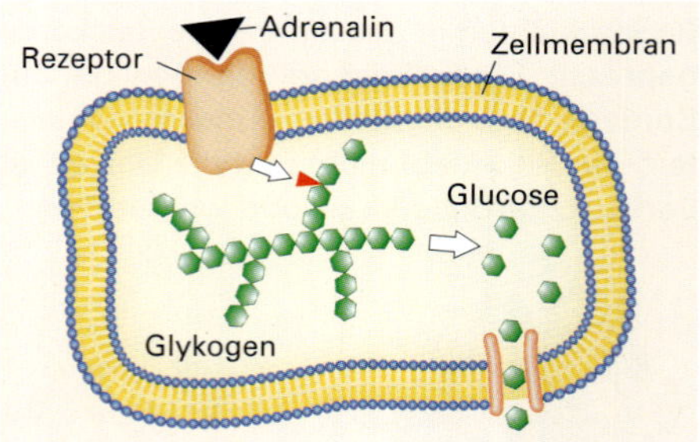

Eine Störung des Insulinrezeptors führt zu Diabetes mellitus Typ 2.
Siehe *Typ-2-Diabetiker*.
Außerdem werden in der Sensorik Zellen zur Sinneswahrnehmung als Rezeptoren bezeichnet. Bekannt sind u. a. optische, akustische und Thermorezeptoren.

Rhabarber

Rhabarber sind die kräftigen grünen bis roten Blattstiele der mehrjährigen Rhabarberstaude.

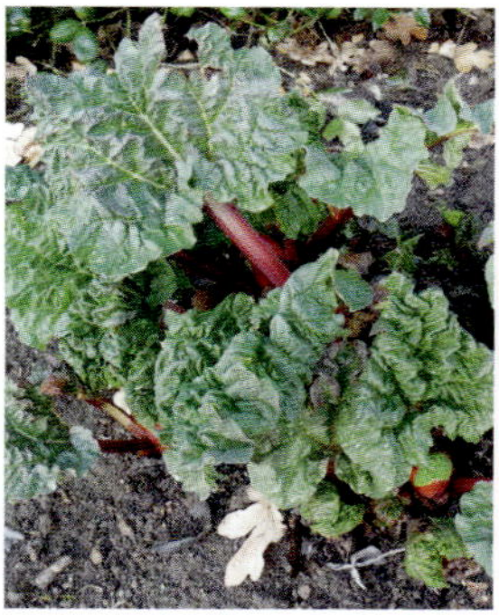

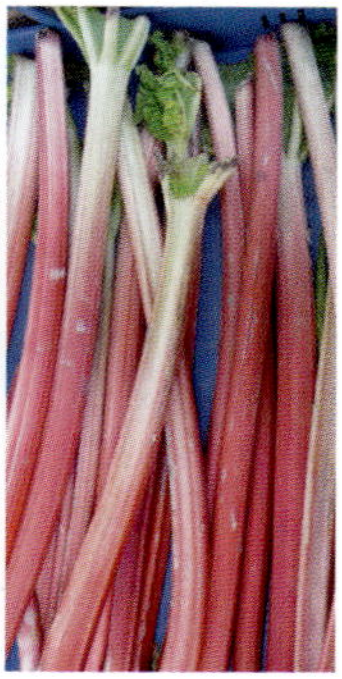

Verzehrt werden die Blattstiele, die botanisch zum Gemüse zählen, meist aber als Obst verarbeitet werden. Rhabarber hat aufgrund seines hohen Gehalts an organischen Säuren – Apfelsäure, Zitronensäure und *Oxalsäure* – einen sauren Geschmack. Rhabarber wird zu Saft, Konfitüre oder Kompott verarbeitet.

Rheuma

Rheuma ist ein Oberbegriff für sehr viele Erkrankungen, die an den Bewegungsorganen auftreten und fast immer mit Bewegungseinschränkungen und Schmerzen verbunden sind. Zu den rheumatischen Erkrankungen gehört u. a. *Arthrose*.

Riboflavinbedarf

Jugendliche sollten täglich 1,2 bis 1,5 mg Riboflavin – Vitamin B_2 – zu sich nehmen. Gute Riboflavinlieferanten sind Milch und Milchprodukte, Fisch, Eier und Vollkornprodukte.

Riboflavin, Vitamin B_2, E 101

Riboflavin wird auch Vitamin B_2 genannt. Riboflavin wird benötigt, um Energie aus Kohlenhydraten, Fetten und Eiweißstoffen zu gewinnen. Riboflavin ist Bestandteil der Wasserstoff übertragenden Coenzyme *Flavinadenindinucleotid* (FAD) und Flavinmononucleotid (FMN). Durch die spätere Bildung von *Oxidationswasser* wird Energie gewonnen.

Einen Riboflavinmangel gibt es nur selten. Bei einem Mangel treten Wachstumsstörungen und Entzündungen an den Schleimhäuten auf. Hypervitaminosen sind nicht bekannt.

Riboflavin ist als gelber *Farbstoff* ohne Höchstmengenbegrenzung zugelassen. Riboflavin ist gesundheitlich unbedenklich, da das Vitamin bei erhöhter Aufnahme mit dem Urin ausgeschieden wird. Riboflavin wird zur Gelbfärbung fetthaltiger Lebensmittel eingesetzt, z. B. Cremespeisen, Mayonnaise und Käse.

Zum Beispiel diese französische Senfcreme mit Dijonsenf enthält den Farbstoff Riboflavin:

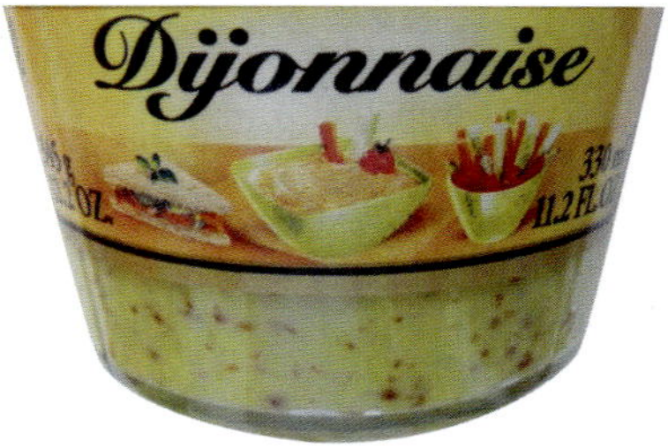

Ribonucleinsäure (-acid), RNA

Ribonucleinsäure (Boten-RNA) wird an der *Desoxyribonucleinsäure* (DNA) im Zellkern gebildet. Diese Synthese nennt man *Transkription*. Die RNA vermittelt die Erbinformationen dann zu den *Ribosomen*, an denen die Eiweißsynthese stattfindet.

Im Plasma der Zellen liegt außerdem die transfer-RNA vor. Sie dient der Aktivierung der Aminosäuren und transportiert diese zu den Ribosomen. Dort werden die Aminosäuren zu Proteinen verknüpft (*Translation*).

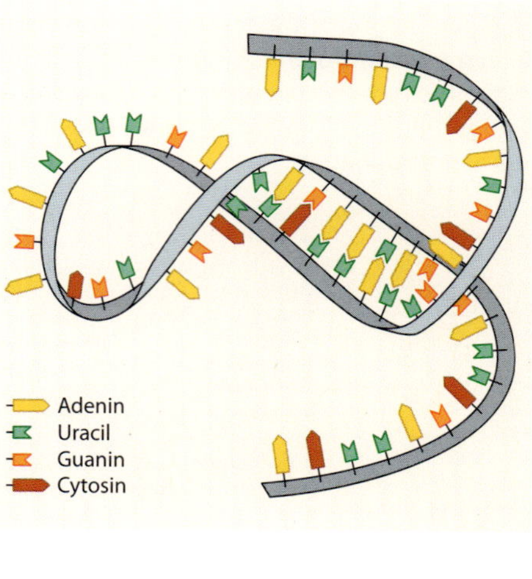

Ribonucleotide, E 634–E 635

Ribonucleotide sind als Lebensmittelzusatzstoffe – *Geschmacksverstärker*, Würzmittel – unter Berücksichtigung der Höchstmengenbegrenzung von 500 mg/kg Lebensmittel – zugelassen. Ribonucleotide werden aus Zellkernen gewonnen und im menschlichen Körper zu *Harnsäure* abgebaut. Sie sollten also von Personen mit erhöhtem Harnsäurespiegel gemieden werden.

Ribonucleotide wirken appetitanregend.

Weitere gesundheitliche Nebenwirkungen sind nicht bekannt.

Ribose

Ribose ist ein Einfachzucker – Monosaccharid – mit fünf C-Atomen. Ribose kommt als Bestandteil der Nucleinsäuren in allen Zellen und so auch in allen Lebensmitteln vor. Strukturformel:

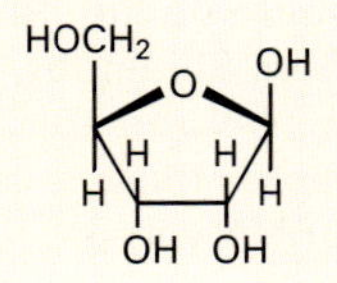

Ribosom

Ribosomen sind Zellbestandteile, an denen die Eiweißsynthese – Proteinsynthese – stattfindet. Die Ribosomen bestehen aus Eiweißstoffen – Proteinen – und *Ribonucleinsäure* (RNA). Die RNA wird im Zellkern gebildet und dann mit *Aminosäuren* beladen zu den Ribosomen transportiert. Enzyme verknüpfen die Aminosäuren an den Ribosomen zu einer Peptidkette. Die fertige Peptidkette wird dann an das *Zytoplasma* abgegeben.

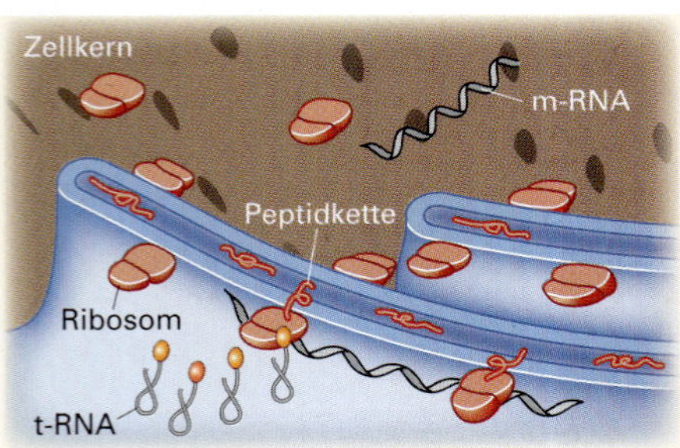

Ricotta

Ricotta ist ein weicher italienischer Molkeneiweißkäse aus Kuh-, Schaf- oder Ziegenmilch. Ricotta hat einen milden Geschmack.

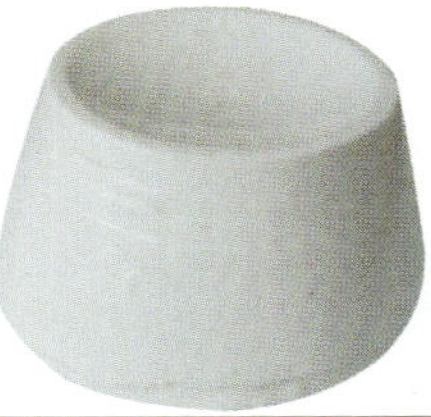

Zutaten: Molke, Salz.
Säuerungsmittel: Zitronensäure, Milchsäure,
45 % Fett i. Tr.

Ricotta kann vielseitig verwendet werden: als Brotaufstrich, für Desserts und zum Überbacken.

Rinder

Rinder werden in folgende Kategorien eingeteilt:

- **Färsen** sind junge, ausgewachsene weibliche Rinder, die noch nicht gekalbt haben. Färsen werden im Alter von 20 bis 30 Monaten geschlachtet.
- **Kühe** sind weibliche ausgewachsene Rinder nach dem ersten Kalben, die zur Zucht oder als Milchvieh gehalten werden.
- **Ochsen** sind kastrierte, ausgewachsene männliche Rinder – die Schlachtung erfolgt nach 20 bis 30 Monaten.
- **Bullen** sind nicht kastrierte geschlechtsreife männliche Rinder, die zur Fleischerzeugung oder für die Zucht gehalten werden. Für die Fleischerzeugung gehaltene Mastbullen werden auch Jungbullen genannt.

Rindfleisch

Das Fleisch von jungen Tieren ist hell- bis mittelrot und feinfaserig.

Das Fleisch älterer Tiere ist dunkelrot bis rotbraun, grobfaseriger und stärker mit Fettablagerungen durchsetzt.

RNA

RNA ist die Abkürzung für *__R__ibo__n__ucleinsäure* – Säure heißt auf Englisch **a**cid.

Rogen

Rogen sind nicht abgelaichte – unbefruchtete – Fischeier. Der Rogen vom Stör wird zu echtem Kaviar verarbeitet. Außerdem gibt es Kaviarersatz aus dem Rogen anderer Fischarten, z. B. Seehase, Dorsch oder Hering.

Roggen

Roggen ist nach Weizen das zweitwichtigste Brotgetreide in Europa. Die bläulich grünen Körner sind 5 bis 9 mm lang.

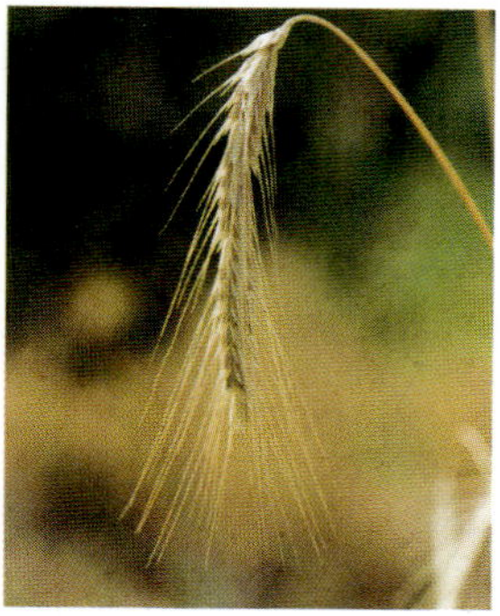

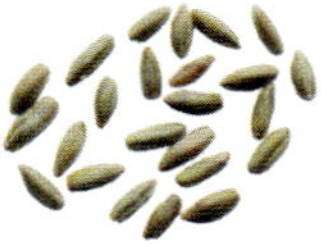

Der Schalenanteil ist bei Roggen höher als beim Weizen und daher auch der Ballaststoffgehalt. Mit *Sauerteig* ist Roggen gut backfähig. Schon für die Germanen war Roggen das wichtigste Brotgetreide. Roggen kann aufgrund des *Gluten*gehalts bei entsprechend veranlagten Menschen *Zöliakie* auslösen.

Roggenbrot

Roggenbrot wird aus mindestens 90% Roggenmehl mit einem *Ausmahlungsgrad* von 70 bis 80% hergestellt.

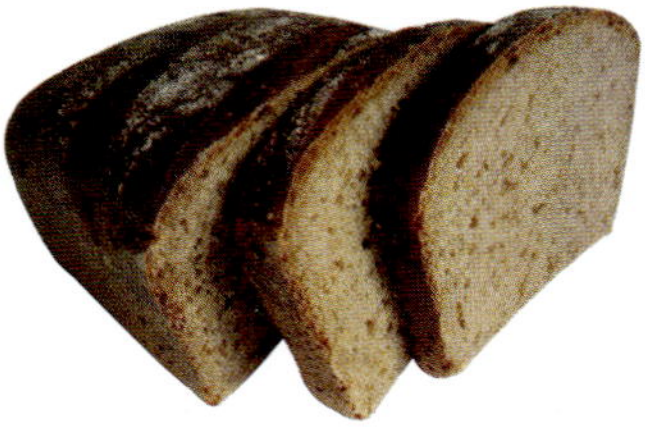

Roggenmischbrot

Roggenmischbrot wird aus mehr als 50%, jedoch weniger als 90% Roggenmehl mit einem *Ausmahlungsgrad* von 70 bis 80% hergestellt. Der Rest ist Weizenmehl.

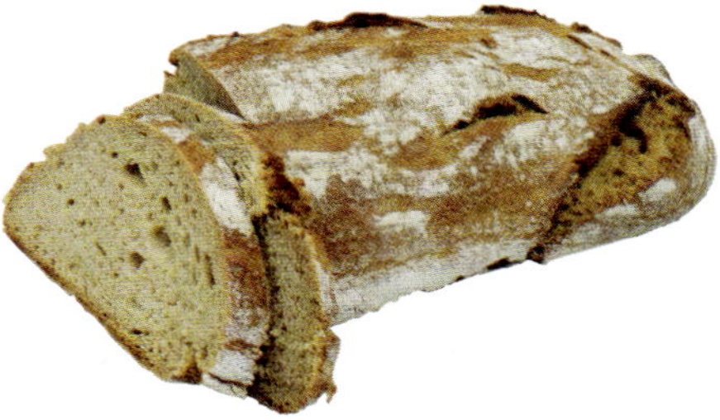

Roggenvollkornbrot

Roggenvollkornbrot wird aus mindestens 90% Roggenvollkornmehl oder Roggenvollkornschrot hergestellt. Die zugesetzte Säuremenge stammt zu mindestens zwei Dritteln aus *Sauerteig*. Roggenvollkornbrot enthält also das ganze Getreidekorn und ist daher ballaststoffreich, mineralstoffreich und vitaminreich.

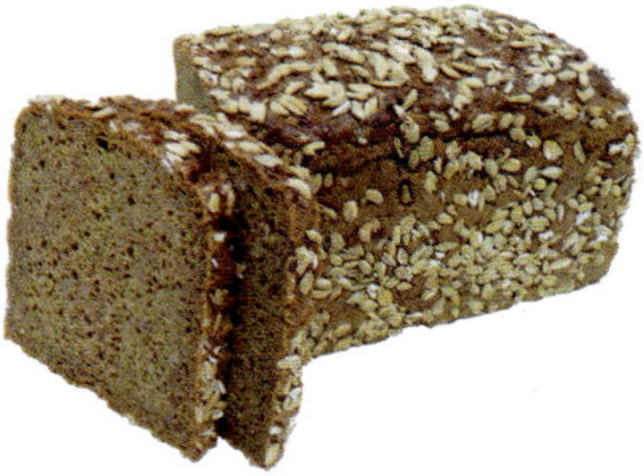

Roggenvollkornschrot

Für Roggenvollkornschrot wird das ganze Getreidekorn mit Ausnahme der äußeren Schale grob vermahlen. Aus Roggenvollkornschrot werden Roggenvollkornbrote hergestellt.

Roggenweizenvollkornbrot

Roggenweizenvollkornbrot wird aus mehr als 50% Roggenvollkornerzeugnissen hergestellt.

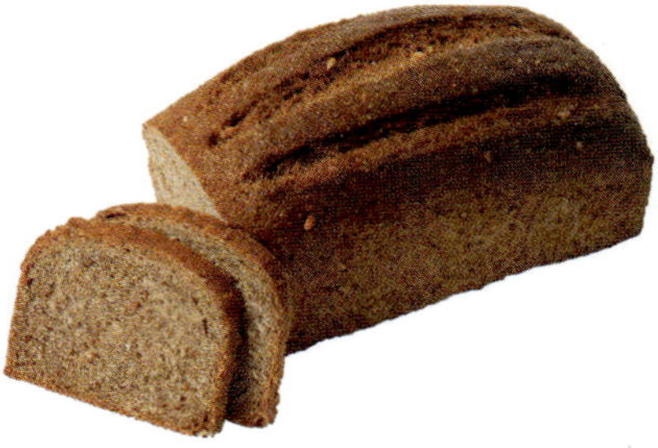

Rohkost
Eine Rohkost besteht aus verzehrfertigen essbaren, unerhitzten Teilen von Pflanzen.

Rohkost-Ernährung
Rohkost-Ernährung ist eine alternative Ernährungsform, die ohne Anwendung von Hitze zubereitet wird. Meist wird eine vegane Frischkost gegessen, hauptsächlich bestehend aus Obst, Gemüse, Nüssen, Getreide und Kräutertee.
Siehe *vegetarische Kost*.
Bei einer ausschließlichen Rohkost-Ernährung muss die Ernährung sorgfältig zusammengestellt werden, da es sonst zu einer Mangelernährung kommt. Besonders kritisch sind die Nährstoffe Calcium, Eisen und Vitamin B_{12}.

Rohmilch
Rohmilch ist unbehandelte Milch mit natürlichem Fettgehalt. Rohmilch darf nur am Tag des Melkens vom jeweiligen Erzeugerbetrieb/Bauernhof direkt an den Verbraucher abgegeben werden.
Der Hinweis „Rohmilch vor dem Verzehr abkochen" muss angegeben werden.
Rohmilch unterscheidet sich hinsichtlich der hygienischen Bestimmungen von der *Vorzugsmilch*.

Rohrzucker
siehe *Rübenzucker*

Rohwürste, Dauerwürste
Rohwürste – Dauerwürste – werden aus roh belassener Wurstmasse – Fleisch, Speck, Salz, Nitrat und Gewürzen – hergestellt. Die Wurstmasse wird kalt geräuchert und luftgetrocknet.
Diese Würste haben mit Ausnahme der streichfähigen *Mettwurst* und *Teewurst* eine längere Haltbarkeit.
Schnittfeste Dauerwürste sind z. B. *Cervelatwurst*, Plockwurst und *Salami*.

Roquefort
Roquefort ist ein französischer Edelpilzkäse, der graublau marmoriert ist und eine leicht schmierige Kruste hat. Der Käse wird aus entrahmter reiner Schafsmilch hergestellt.
Er hat einen Mindestfettgehalt von 50 % i. Tr. Die Reifung – vier Monate – erfolgt in Felsenkellern in Roquefort.

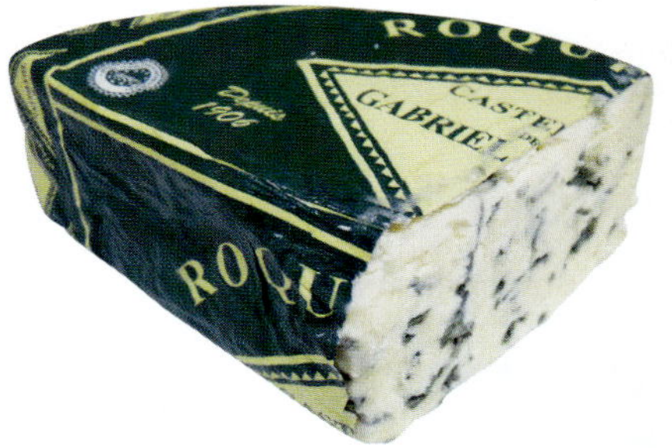

Der Käse ist mit dem italienischem *Gorgonzola* vergleichbar.

Rosenkohl
Rosenkohl wurde vor etwa 100 Jahren in der Gegend von Brüssel bekannt. Rosenkohl ist ein typisches Wintergemüse. Durch den ersten Frost wird der Zuckergehalt des Rosenkohls erhöht und der Geschmack verfeinert sich. Die walnussgroßen, fest geschlossenen Röschen werden vom Stiel geerntet.

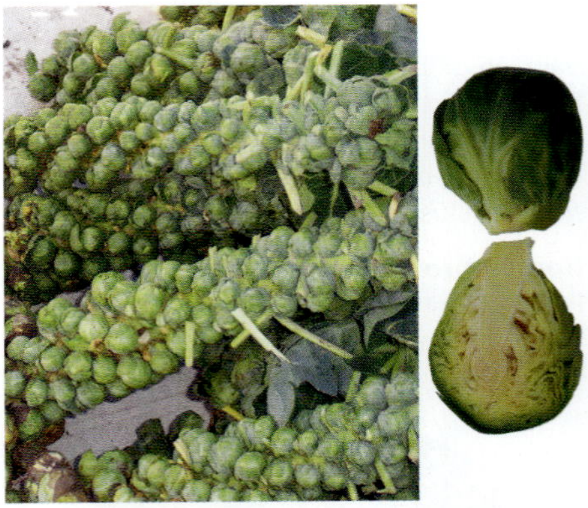

Rosenkohl ist vitamin- und mineralstoffreich sowie reich an *sekundären Pflanzenstoffen*.

Rosenwasser
Für die Herstellung von Rosenwasser wird Rosenöl, das aus Rosenblättern gewonnen wurde, in angewärmtem Wasser aufgelöst. Rosenwasser wird als Aroma bei der Herstellung von Marzipan und Weihnachtsgebäck verwendet.

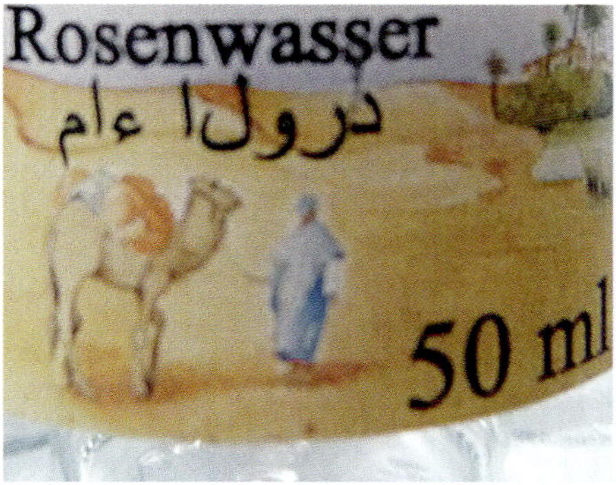

Rosinen

Rosinen sind getrocknete reife Weintrauben. Rosinen können mit *Schwefeldioxid* konserviert werden, eine Kenntlichmachung ist dann erforderlich.
Bei den Rosinen werden zwei Untergruppen unterschieden:

- *Sultaninen*
- *Korinthen*

Rosmarin

Rosmarin war bereits in der Antike als Küchenkraut bekannt. Rosmarin ist eine immergrüne bis zu 2 m hohe Pflanze. Hauptanbauländer für Rosmarin sind Italien, Frankreich und England. Rosmarin wird frisch oder getrocknet verwendet.

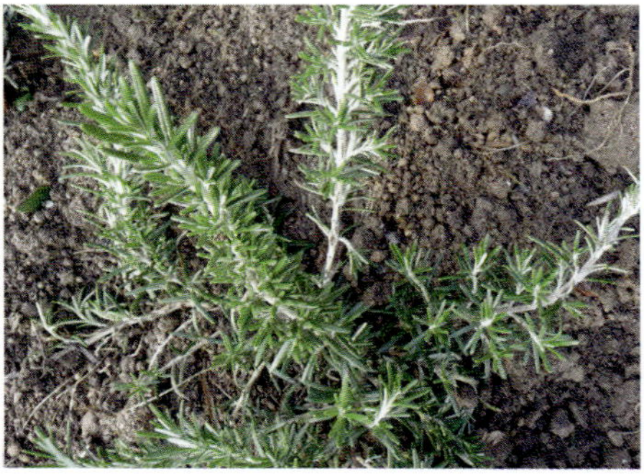

Rosmarin passt zu allen italienischen und französischen Gerichten, auch zu Schweinebraten, Lammkeule und Hackfleisch. Rosmarin macht fette Speisen bekömmlicher. Das Kraut regt den Kreislauf an und lindert Gelenkschmerzen, indem es die Durchblutung steigert. Rosmarin sollte sparsam verwendet werden.

Rösten

Rösten ist das Bräunen von Lebensmitteln mit oder ohne Fett, z.B. Mandeln in der Pfanne oder Brot im Toaster.

Rotbarsch

Rotbarsch ist ein Fisch mit ziegelroter Farbe aus dem Nordatlantik. Der Rotbarsch wird bis zu 100 cm lang und 15 kg schwer, die Handelsware ist allerdings meist nur 35 bis 55 cm lang.

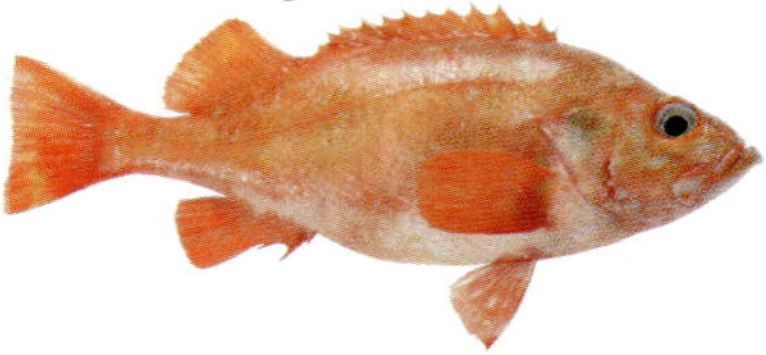

Der Rotbarsch besitzt festes, leicht rosafarbenes Fleisch. Der Rotbarsch kommt als Frischfisch oder tiefgefroren in den Handel. Der Rotbarsch gehört zu den Magerfischen.

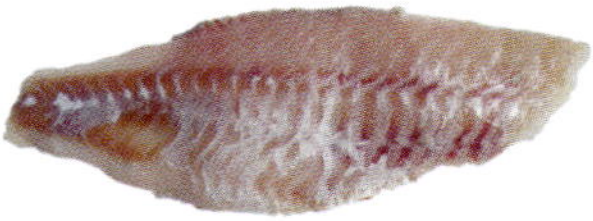

Rotbuschtee

Rotbuschtee, auch als Rooibostee bezeichnet, ist ein südafrikanischer Tee, der aus den nadelartigen Blättern und Stielen des 1,5 m hoch werdenden Rotbuschstrauches gewonnen wird. Rotbuschtee ist in Südafrika das Nationalgetränk.

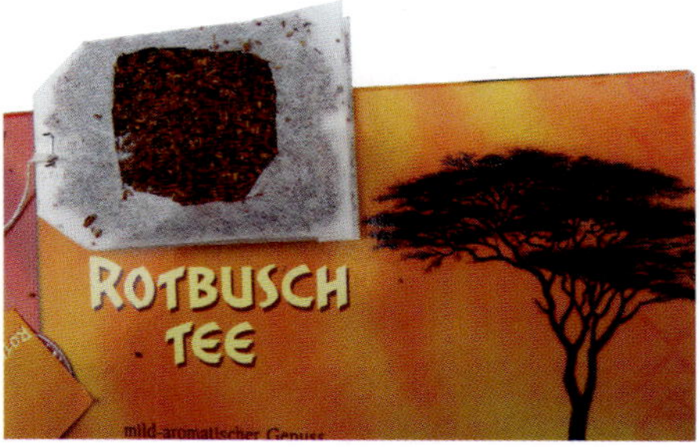

Rotbuschtee enthält kein Koffein, er ist mineralstoffreich. Der aromatische Rotbuschtee wird fermentiert und unfermentiert in verschiedenen Geschmacksrichtungen angeboten. Rotbuschtee soll Allergien unterdrücken und Krämpfe lösen.

Rote Bete, Rote Rübe

Rote Bete, auch Rote Rübe genannt, ist eine rundliche, dunkelrot gefärbte Rübe.

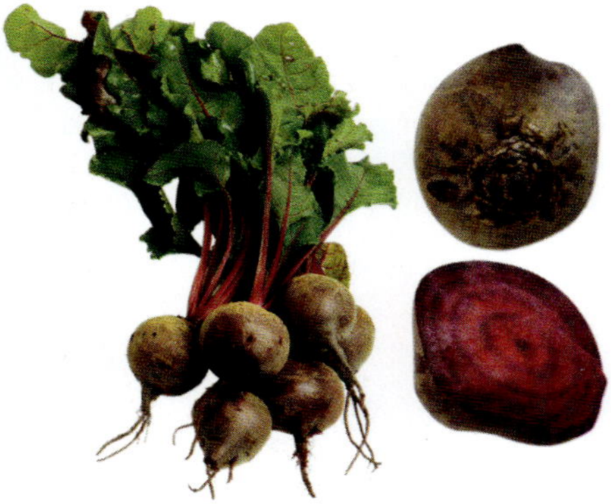

Die Knollen werden gegart und geschält und in Scheiben geschnitten. In dieser Form sind sie ein beliebtes kohlenhydrat- und ballaststoffreiches Gemüse. Rote Bete liefert Kalium, Magnesium und Folsäure. Der Farbstoff E 162 *Betenrot* – Betanin – wird aus Rote Bete gewonnen.

rote Blutkörperchen

siehe *Erythrozyten*

Rotkohl, Blaukraut

Rotkohl wird auch Blaukraut genannt. Rotkohl ist ein typisches Wintergemüse.

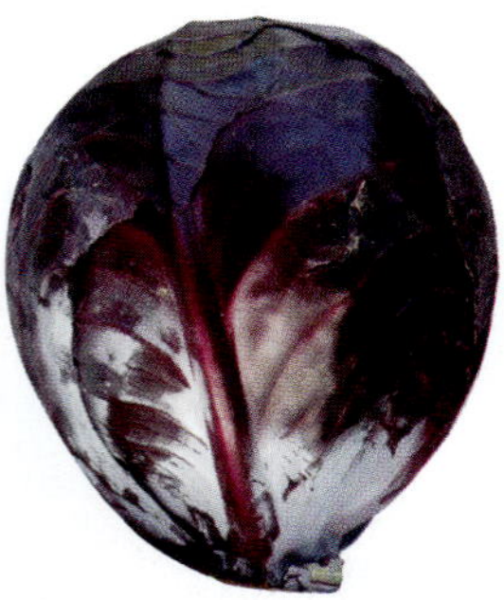

Rotkohl ist reich an Mineralstoffen, Vitaminen und sekundären Pflanzenstoffen – *Polyphenolen*. Die Farbe des Rotkohls ändert sich mit dem *pH-Wert*: Im sauren Bereich ist Rotkohl rot gefärbt, im neutralen oder basischen Bereich eher blau.

Rotkohl kann roh oder gegart verzehrt werden.

Rotwurst

Rotwurst – Blutwurst – ist eine Sammelbezeichnung für Kochwürste, die als Zutat Blut enthalten. Außerdem enthalten diese Würste Fleischstücke und Innereien – Zunge, Herz und Leber – sowie Speck.

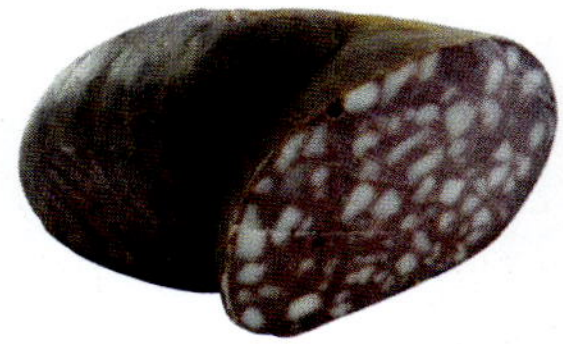

Rüben

Rüben sind die knollig verdickten Hauptwurzeln von Pflanzen. Rüben dienen den Pflanzen als Speicherorgan. Rüben werden als Gemüse gegessen, z.B. *Steckrüben*, oder sie liefern Nährstoffe, z.B. Zucker aus der *Zuckerrübe*.

Rübenzucker, Herstellung

Erst 1747 entdeckte der Berliner Chemiker Markgraf die Bedeutung der Zuckerrübe für die *Zuckergewinnung*. Ende des 18. Jahrhunderts entstand in Schlesien die erste Zuckerfabrik, die *Zuckerrüben* verarbeitete.

- Für die Zuckerherstellung werden die Zuckerrüben gesäubert und in kleine, 3 mm starke Schnitzel zerkleinert.

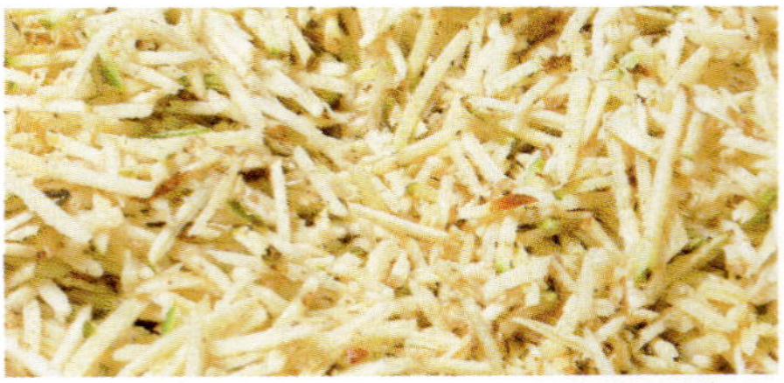

- Anschließend wird den Schnitzeln mit heißem Wasser der zuckerhaltige Rohsaft entzogen. Der entstandene Rohsaft enthält 12 bis 14% Zucker.
- Der Rohsaft wird dann gereinigt und eingedampft, bis zunächst Dicksaft (60 bis 65% Zucker) entsteht.
- Mithilfe von Zentrifugen wird der Rohzucker vom Dicksaft abgetrennt.
- Der entstandene braune Rohzucker wird gereinigt – raffiniert –, es entsteht „Weißzucker“, Raffinade.

Rübenzucker ist Saccharose, ein Doppelzucker – Disaccharid –, der aus Traubenzucker – Glucose – und Fruchtzucker – Fructose – besteht. Strukturformel:

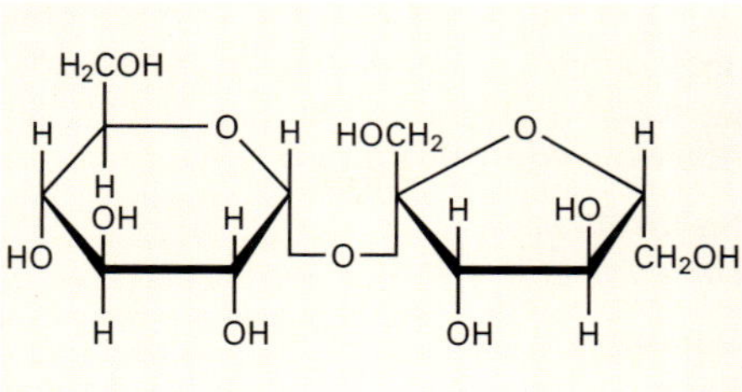

Rüböl
siehe *Rapsöl*

Ruhe-nüchtern-Umsatz
siehe *Grundumsatz*

Rühren
Rühren ist ein Mischen von Lebensmitteln zu einer einheitlichen flüssigen, breiartigen oder trockenen Masse.

Rührmasse
Rührmasse besteht aus: 125 g Fett, 125 g Zucker, 2 Eiern, 250 g Mehl, 1/16 l Milch (6 EL) und 2 TL Backpulver. Die Zutaten werden durch Rühren vermischt und in einer Form abgebacken.

Ruhr
Ruhr ist eine schwere Durchfallerkrankung, die durch Amöben – Wechseltierchen – oder Bakterien verursacht wird. Die Amöben dringen in die Dickdarmschleimhaut ein und zerstören hier das Gewebe oder rufen Geschwüre hervor. Die Folge sind blutige Durchfälle. Amöben kommen in den Tropen oder Subtropen auf verunreinigten Lebensmitteln oder im Trinkwasser vor. Die Amöben befallen auch andere Organe, z.B. die Leber. Die Amöbenruhr wird mit Antibiotika behandelt.
Bei Reisen in Länder mit mangelnder Hygiene sollte nur gegartes Obst und Gemüse und abgekochtes Trinkwasser aufgenommen werden.

Rum
Rum wird durch *alkoholische Gärung* aus *Zuckerrohr*saft hergestellt. Er wird zur Herstellung von alkoholischen Mischgetränken, z.B. Grog oder *Alcopops*, verwendet. Rum kann auch zum Aromatisieren von Süßspeisen und Gebäck eingesetzt werden.

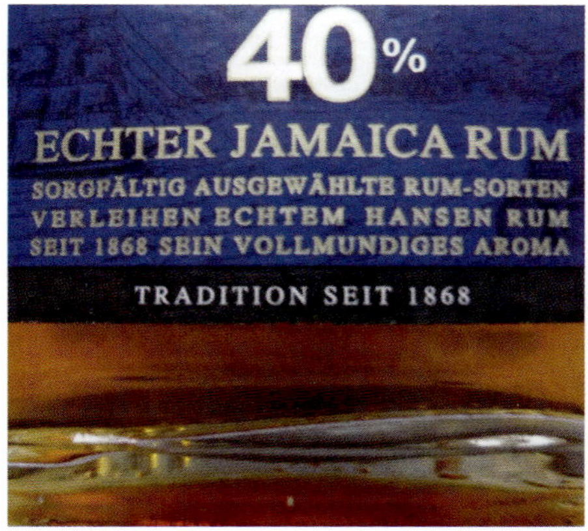

Rundkornreis
Rundkornreis wird auch Milchreis genannt. Milchreis hat einen hohen Stärkeanteil und kocht breiig weich.
Verwendungsmöglichkeiten: Süßspeisen und Breie.

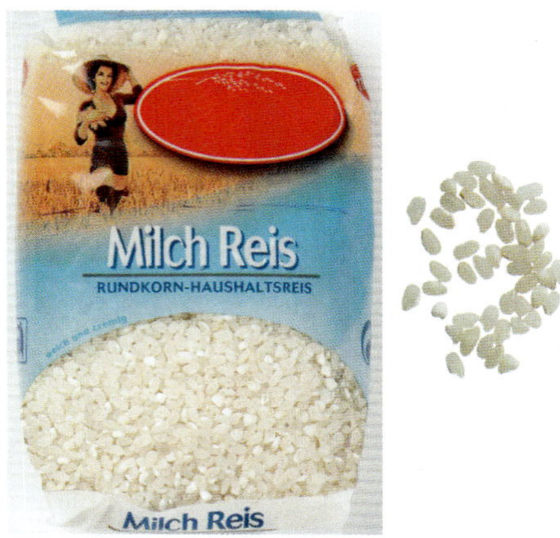

Rüstzeit
Die Rüstzeit beinhaltet alle Zeiten innerhalb einer Arbeitsablaufplanung, die dem Vor- und Nachbereiten eines Arbeitsablaufs dienen.

Saccharase

Saccharase ist ein Verdauungsenzym, das in der Darmwand Rohr- und Rübenzucker – Saccharose – unter Wasseranlagerung in Traubenzucker und Fruchtzucker spaltet.

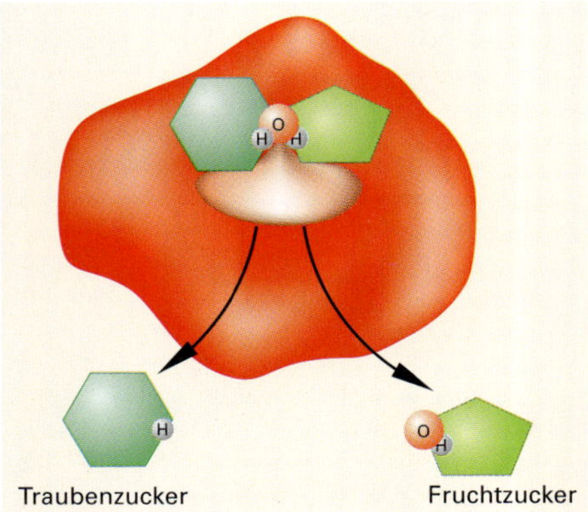

Saccharide

Saccharide ist ein anderer Begriff für *Kohlenhydrate*.

Saccharin, E 954

Saccharin ist der älteste *Süßstoff*. Er wird durch chemische Synthese hergestellt. Saccharin hat eine 500-mal höhere *Süßkraft* als Rohr- und Rübenzucker. Saccharin ist in kaltem Wasser schlecht löslich und zum Kochen und Backen nur bedingt geeignet.

Saccharin darf unter Beachtung der Höchstmengenbegrenzung – *ADI-Wert* 2,5 mg/kg KG – u. a. für Lightprodukte ohne Zuckerzusatz verwendet werden.

Zum Beispiel diese kleinen Gewürzgurken wurden mit Saccharin gesüßt:

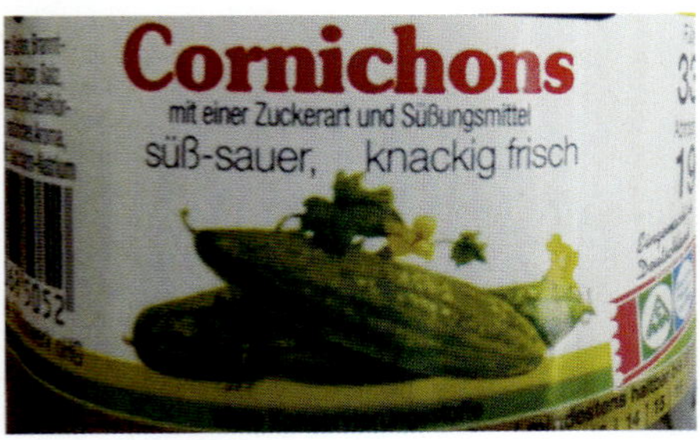

Saccharose

siehe *Rübenzucker*

Saccharoseacetatisobutyrat, E 444

Saccharoseacetatisobutyrat ist als Lebensmittelzusatzstoff – *Stabilisator* – unter Beachtung der Höchstmengenbegrenzung – *ADI-Wert* 10 mg/kg KG – für aromatisierte, alkoholfreie trübe Getränke zugelassen. Der Lebensmittelzusatzstoff verhindert das Absinken von Trübstoffen.

Safloröl

siehe *Distelöl*

Safran

Safran ist ein Würzmittel und ein gelber Pflanzenfarbstoff aus den Blütennarben des Safrankrokus. (Die Blütennarben nehmen den Blütenstaub auf.) Safran wird hauptsächlich in Spanien, Südfrankreich und Griechenland angebaut.

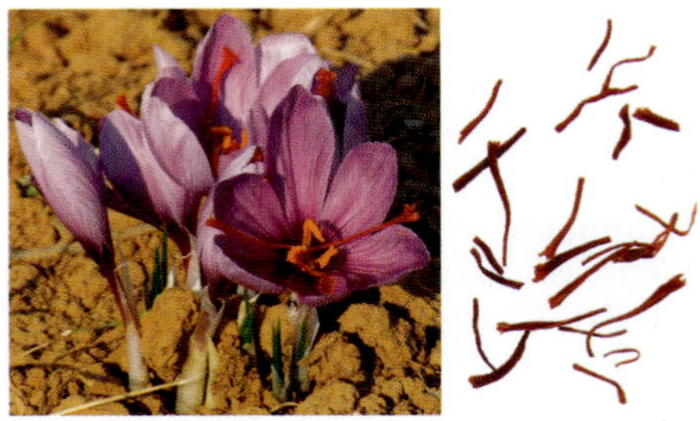

Für 1 kg Safran werden bis zu 200 000 von Hand gesammelte Safranblütennarbenfäden (rechts) benötigt.

Safran wird zum Färben von Reisgerichten, Teigwaren, Likören usw. verwendet. Safran fördert die Verdauung.

Sago

Echter Sago ist gekörnte Stärke – 1 bis 3 mm große Kügelchen (rechts) – aus dem Mark der Sagopalme.

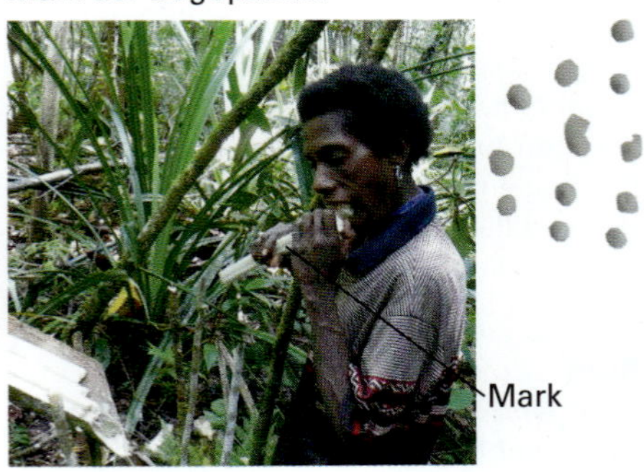

Ersatzweise wird Kartoffelstärke oder Tapiokastärke aus der *Maniok*pflanze in Kugelform gebracht. Die Außenschicht verkleistert und es entstehen „Sagokügelchen".
Sago eignet sich zum Andicken von Suppen und Fruchtgrütze.

Sahne, Rahm

Sahne wird durch Zentrifugieren oder Abschöpfen von Milch abgetrennt, zurück bleibt Magermilch – entrahmte Milch.
Sahne wird für die Herstellung von *Butter*, *Créme fraîche*, Créme double, Kaffeesahne, saurer Sahne, Schlagsahne und *Schmand* verwendet.
Saure Sahne hat einen Fettgehalt von 10%, Kaffeesahne von 10 bis 15%. Sie werden erhitzt und homogenisiert.
Schlagsahne mit einem Mindestfettgehalt von 30% eignet sich zum Schagen – Aufschäumen. Sie ist pasteurisiert und meist homogenisiert.

Saiblinge

Saiblinge sind Speisefische, deren unterschiedliche Arten in Süßwasser, aber auch im Meer leben.

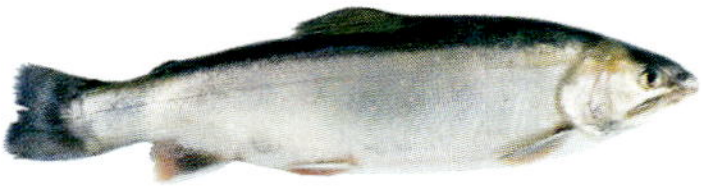

Der Wandersaibling lebt im Nordpolarmeer und kommt zum Laichen flussaufwärts. Der Nachwuchs bleibt drei bis vier Jahre im Süßwasser.
Andere Saiblingarten leben in kühlen Seen oder Talsperren. Saiblinge sind ähnliche Fische wie die Forellen, sie werden auch so zubereitet.

Sake, Reiswein

Sake ist ein alkoholisches Getränk, das aus Japan stammt. Es wird aus Reis, Wasser, Malz und Hefe hergestellt.
Sake hat einen Alkoholgehalt von 14 bis 17 Vol.-%.
Sake wird auch zum Würzen von japanischen Speisen verwendet.

Salami

Salami ist eine kalt geräucherte, schnittfeste *Rohwurst*. Salami wird aus Rind-, oder Schweinefleisch, *Pökelsalzen* und Gewürzen hergestellt.

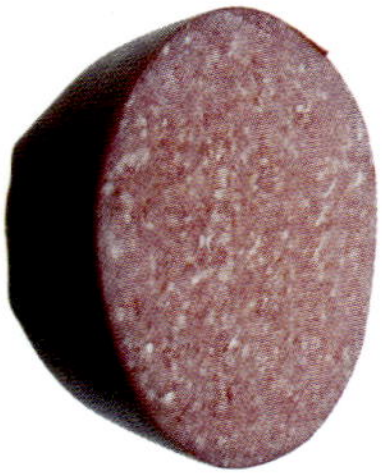

Salat

Salat ist eine kalte Speise aus Gemüse, Obst usw., angemacht in einer Marinade.

Salat-/Blattgemüse

Salat-/Blattgemüse ist eine Sammelbezeichnung. Dazu gehören *Chicorée*, Eisbergsalat, Endivien, *Feldsalat*, Gartenkresse, Gemüsefenchel, Kopfsalat, *Lollo rosso*, *Mangold*, *Portulak*, *Radicchio* und *Spinat*.

Salbei

Salbei ist ein pikantes, leicht bitteres Küchenkraut, das aus dem Mittelmeerraum stammt. Salbei hat filzige, aromatisch duftende Blätter.

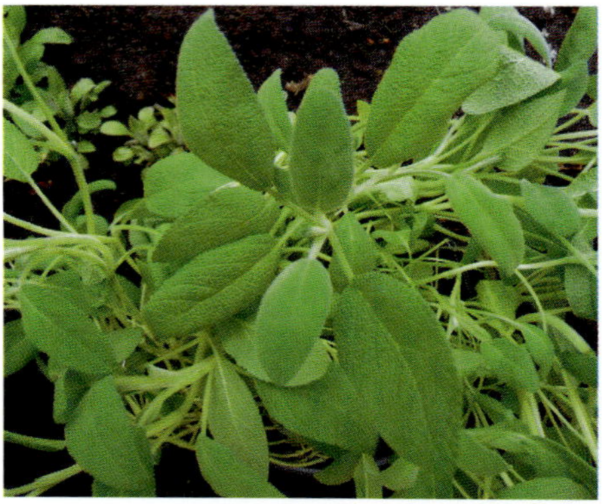

Zwei frische Blätter oder eine Prise getrockneter Salbei sind ausreichend für das Würzen von Fleisch, Fisch oder Eierspeisen.
Salbei unterstützt die Fettverdauung und hilft daher bei Magen- und Darmstörungen.

Salbeitee
Salbeitee – ein Kräutertee – lindert Halsschmerzen, da Salbei eine entzündungshemmende Wirkung besitzt.

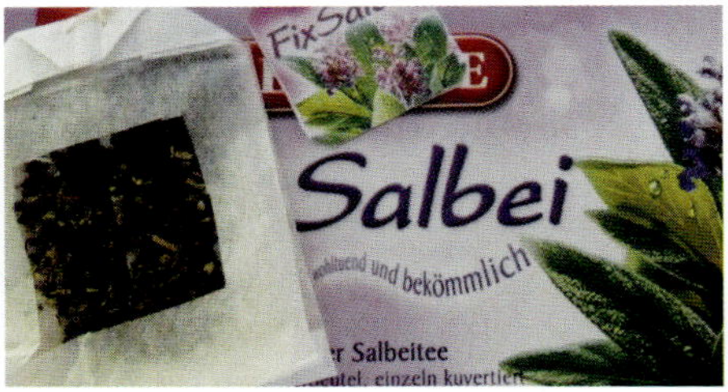

Salm
siehe *Lachs*

Salmiakpastillen
Schwarze Salmiakpastillen schmecken nach *Lakritzen* und Salmiak (Ammoniumchlorid). Salmiakpastillen werden in Rautenform oder als kleine Kugeln angeboten.

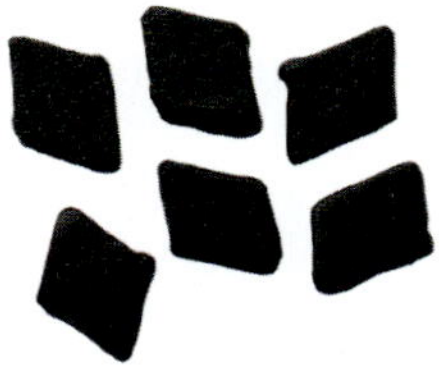

Salmiakpastillen haben eine schleimlösende Wirkung.

Salmonellen, Salmonellose
Salmonellose ist eine Infektionskrankheit, die durch Salmonellen hervorgerufen wird. Salmonellen leben im Dickdarm von Tieren, z. B. Geflügel, und auch im Dickdarm von Menschen.
Salmonellen sind Stäbchenbakterien, die aerob und anaerob wachsen.

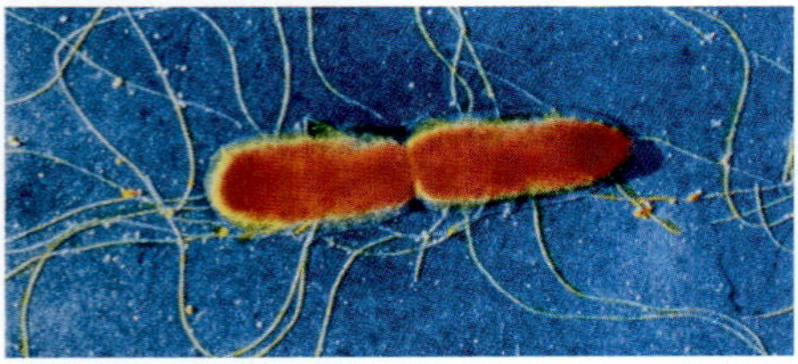

Häufig mit Salmonellen verunreinigte Lebensmittel sind z. B. Geflügel – besonders auch tiefgefroren –, Eier, Hackfleisch und Speiseeis.
Krankheitsanzeichen treten nach 12 bis 36 Stunden auf: Fieber, Kopfschmerzen, Durchfall, Übelkeit und Erbrechen.
Salmonellen können durch Temperaturen über 80 °C abgetötet werden.
Maßnahmen zur Vermeidung dieser Lebensmittelvergiftung sind:
- Die Hände nach der Toilettenbenutzung gründlich waschen.
- Leicht verderbliche Lebensmittel kühl aufbewahren.
- Tiefgekühltes Geflügel sorgfältig auftauen, das Auftauwasser auffangen und beseitigen.
- Fleisch und Eier gut durchgaren.
- Speisen nicht längere Zeit warm halten.

Salmonellose
siehe *Salmonellen*

Salz
siehe *Speisesalz*

Salze der Speisefettsäuren, E 470 a
Salze der Speisefettsäuren sind ohne Höchstmengenbegrenzung als Lebensmittelzusatzstoffe – *Emulgatoren* – zugelassen. Sie werden z. B. aus Sojaöl gewonnen. Gesundheitliche Nebenwirkungen sind nicht bekannt.

Salzen
Salzen ist eine Konservierungsmethode für Fisch – z. B. Matjes –, Gemüse und Käse. Salz konserviert durch den Entzug von freiem Wasser. Salz bindet Wasser, das daher den Mikroorganismen nicht mehr zum Wachstum zur Verfügung steht.

Salzkonsum
siehe *Kochsalzkonsum*

Salzsäure, E 507
Salzsäure (HCl) ist ohne Höchstmengenbegrenzung als Lebensmittelzusatzstoff – *Säureregulator* – zugelassen. Salzsäure, eine anorganische Säure, ist Bestandteil des Magensaftes und bewirkt dort die *Denaturierung* der Eiweißstoffe und die Abtötung von Mikroorganismen.
Bei der Lebensmittelherstellung wird Salzsäure zur Denaturierung von Eiweißstoffen in Würzen eingesetzt.

Gesundheitliche Nebenwirkungen sind nicht bekannt. Die Verwendung muss nicht in der Zutatenliste angegeben werden.

Samenschale
Die Samenschale ist die innere Außenschicht des *Getreidekorns*.

Sanddorn
Sanddorn – ein Strauch oder Baum – wächst in Deutschland in Küstengegenden.

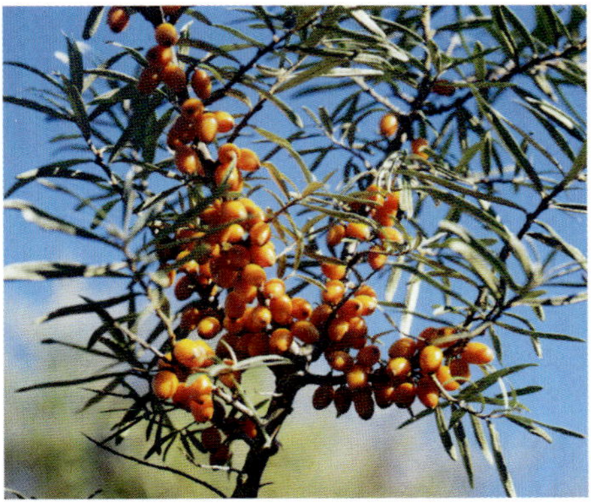

Die orangegelben kleinen Sanddornbeeren werden zu Saft, Konfitüre, Gelee oder Vitaminpräparaten verarbeitet. Sanddorn enthält viel Vitamin C, β-Carotin, Folsäure, Calcium und Magnesium. Sanddornsaft stärkt die Immunabwehr. Sanddorn steht in Deutschland unter Naturschutz.

Sandwich
Ein Sandwich ist eine mit Käse, Schinken, Salat oder Ähnlichem belegte Weißbrot- oder Vollkornbrotscheibe. Ein Sandwich kann kalt oder mit einem speziellen Sandwichtoaster zubereitet und als kleine Mahlzeit oder Snack verzehrt werden.
Das Sandwich wurde durch den vierten Earl von Sandwich (1718 bis 1792) populär gemacht.

Saponine
Saponine sind Bitterstoffe, eine Untergruppe der sekundären Pflanzenstoffe. Sie sind in Hülsenfrüchten enthalten, z.B. in Linsen und Kichererbsen. Sie mindern wohl das Krebsrisiko und senken den Blutcholesterinspiegel.

Sardellen
Sardellen sind kleine Heringsfische, die im Mittelmeer oder an der Westküste Europas leben.

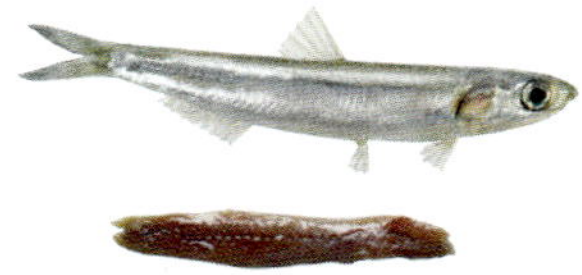

Sardellen werden in Salzlake oder Öl eingelegt. Aus Sardellen werden auch *Anchovis* hergestellt. Sardellen sind Fettfische, sie haben einen hohen Gehalt an *Omega-3-Fettsäuren* und Jod.

Sardinen
Sardinen sind kleine Heringsfische, die in allen Weltmeeren vorkommen. Sardinen werden zu Ölsardinen verarbeitet.

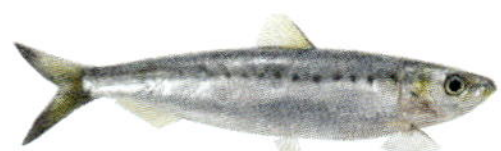

Sardinen sind *Fettfische* und daher eine gute Quelle für *Omega-3-Fettsäuren*.

Satsuma
Satsuma ist eine aus Japan stammende, mit der Mandarine verwandte, kernlose Zitrusfrucht. In Europa sind Spanien und die Türkei wichtige Anbauländer.

Sättigung
Sättigung wird zum einen durch die Magenfüllung erreicht. Außerdem wird die Sättigung auch durch den gleichzeitigen Anstieg des Blutzuckerspiegels und die Erhöhung der Körpertemperatur signalisiert.

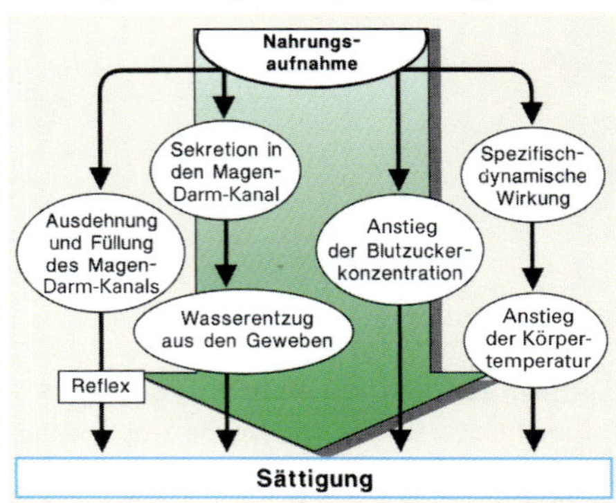

Sättigungsbeilage
Sättigungsbeilagen sind Bestandteile einer Mahlzeit, die einen hohen Kohlenhydratanteil haben, z. B. Klöße, Knödel, Nudeln, Reis und Kartoffeln.

Sauerampfer
Sauerampfer ist ein wild wachsendes Kraut, das auch als Küchenkraut angebaut wird. Sauerampfer hat längliche Blätter.

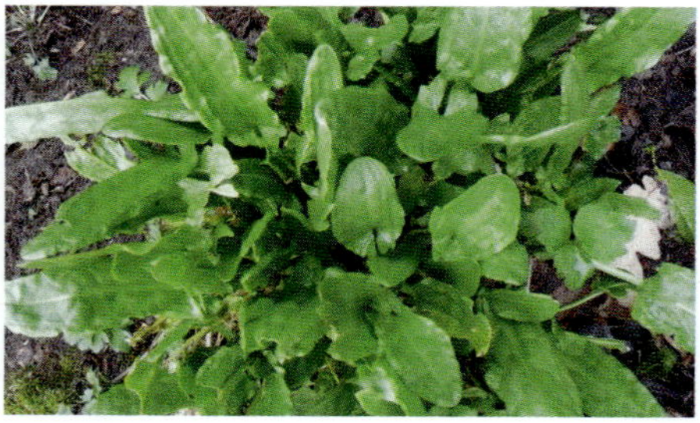

Die Blätter haben aufgrund des hohen Oxalsäuregehalts einen kräftig sauren Geschmack. Sauerampfer ist Vitamin-C-reich. Junger Sauerampfer kann z. B. als Rohkostsalat verzehrt oder zum Würzen von Suppen oder Soßen verwendet werden.

Sauerkraut
Sauerkraut wird aus in Streifen geschnittenem Weißkohl mit dem Zusatz von Speisesalz hergestellt. Im Sauerkraut bilden sich *Milchsäurebakterien*, die das Sauerkraut durch Milchsäuregärung haltbar machen.

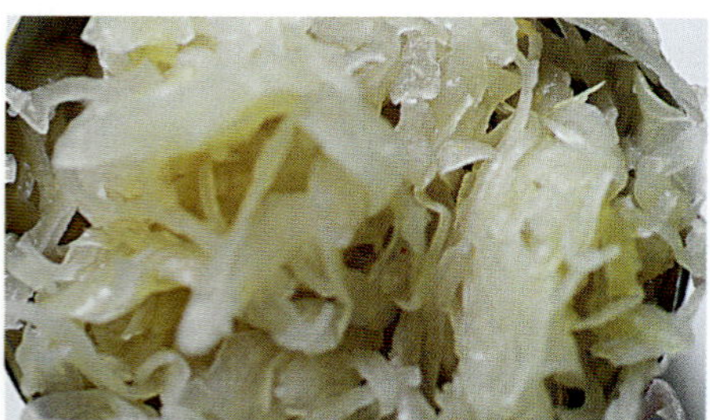

Mildes Weinsauerkraut
Zutaten: Weißkohl, Wein, Salz

Sauermilch, Sauermilcherzeugnisse
Sauermilcherzeugnisse werden aus Milch und/oder Rahm unter Zugabe von speziellen *Milchsäurebakterien* hergestellt.

Sauermilcherzeugnisse werden in den gleichen Fettgehaltsstufen wie Trinkmilch angeboten – mindestens 3,5 %, 1,5–1,8 %, höchstens 0,5 %.
Außerdem gibt es
- Dickmilch, Sahnedickmilch oder auch saure Sahne mit 10 % Fett,
- Schmand mit 20 bis 24 % Fett und
- *Crème fraîche* mit 30 bis 40 % Fett.

Sauermilchkäse
Sauermilchkäse wird aus unterschiedlichen Milchsorten – Kuhmilch, Ziegenmilch, Schafsmilch – hergestellt. Der Milch werden *Milchsäurebakterien* zugesetzt. Hierdurch gerinnt das Milcheiweiß, der Käsestoff – das *Casein* – wird von der Molke getrennt. Danach muss der Käse reifen.
Sauermilchkäse gehört mit einem Fettgehalt von unter 10 % i. Tr. zur Magerstufe.
Sauermilchkäsesorten sind: *Harzer Käse*, Mainzer Käse, Korb- und Handkäse.

Säuern
Säuern ist eine Konservierungsmethode z. B. für Gemüse und Heringe. Im sauren Bereich ist das Wachstum von krank machenden Bakterien eingeschränkt. Gesäuert wird durch den Zusatz von Genusssäuren, meist Essigsäure. Erzeugnisse: Mixed Pickles, Heringe, Rote Bete usw.
Es kann auch mit *Milchsäurebakterien* gesäuert werden. Erzeugnisse: Sauerkraut, Gurken, Oliven usw.
Eine noch längere Haltbarkeit von gesäuerten Lebensmitteln wird durch den Zusatz von Salz bzw. Zucker und evtl. durch Pasteurisieren erreicht.

Sauerrahmbutter
siehe *Buttersorten*

Sauerstoff (O_2), E 948
Sauerstoff ist ein chemisches Element, das in freier Form als farbloses Gas vorliegt. Sauerstoff tritt normalerweise als Disauerstoff O_2 auf.
Sauerstoff wird bei der Fotosynthese in grünen Pflanzen gebildet. Im menschlichen Körper wird der Sauerstoff zur Energiegewinnung benötigt.

Sauerstoff ist als Lebensmittelzusatzstoff – *Treibgas* – ohne Höchstmengenbegrenzung zugelassen. Sauerstoff wird z. B. zum Aufschäumen von Sahne verwendet.
Zum Beispiel diesem Erfrischungsgetränk wurde Sauerstoff zugesetzt (0,004% Sauerstoff). Wie kann der menschliche Körper den Sauerstoff nutzen?

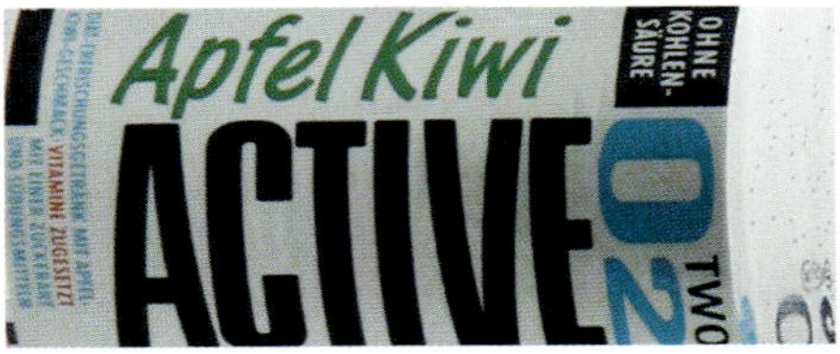

Sauerteig

Sauerteig ist ein Teig, dessen Mikroorganismen – Milchsäurebakterien und Hefen – aus Sauerteig oder Sauerteigstartern sich in aktivem Zustand befinden. Nach der Zugabe von Getreideerzeugnissen und Wasser spalten sie Traubenzucker – Glucose – in Milchsäure, Alkohol und Kohlenstoffdioxid. Der Sauerteig wird hierdurch gesäuert und beim Backprozess gelockert.

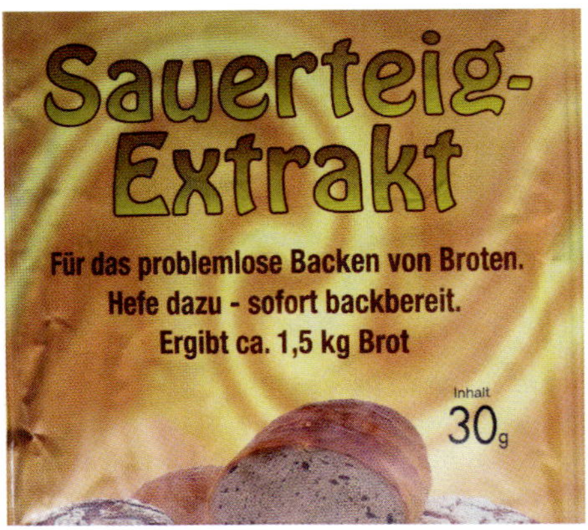

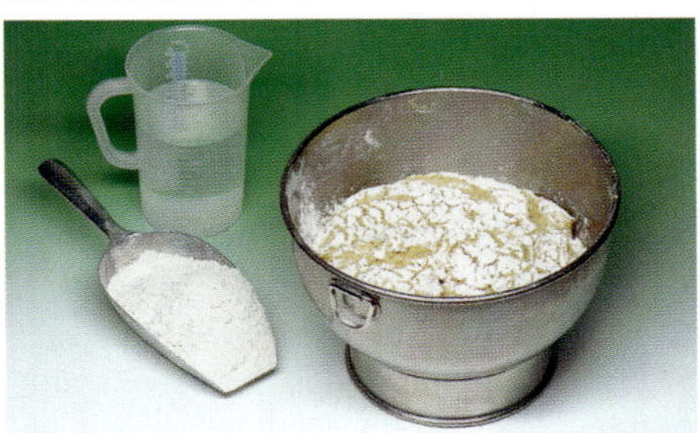

Säuerungsmittel

Säuerungsmittel sind *Lebensmittelzusatzstoffe*, die den Lebensmitteln einen sauren Geschmack verleihen und den Säuregrad der Lebensmittel genau im sauren Bereich einstellen und dadurch die Lebensmittel konservieren.
Bei den Säuerungsmitteln handelt es sich überwiegend um Säuren oder saure Salze. Die Verwendung von Säuerungsmitteln muss in der Zutatenliste angegeben werden.
Zu den Säuerungsmitteln gehören u. a. *Adipinsäure/Adipat*, *Apfelsäure/Malat*, *Bernsteinsäure*, *Essigsäure/Acetat*, *Fumarsäure/Fumarat*, *Milchsäure/Lactat*, *Phosphorsäure/Phosphat*, *Salzsäure*, *Sulfat*, *Weinsäure/Tartrat*, *Zitronensäure/Citrat*.

Säugling, Anfangsnahrung

Die Säuglingsanfangsnahrung ist ein Ersatz für Muttermilch. Sie ist an die Muttermilch angepasst – adaptiert – in Bezug auf den Eiweißgehalt und Mineralstoffgehalt. Sie ist für die Ernährung des Säuglings in den ersten vier bis sechs Lebensmonaten geeignet.
Säuglinge aus Allergikerfamilien sollten eine hypoallergene Säuglingsanfangsnahrung erhalten, wenn Stillen nicht möglich ist. In diesen Produkten wurde das Eiweiß so verändert, dass es nur eine geringe Menge allergieauslösender Stoffe enthält.

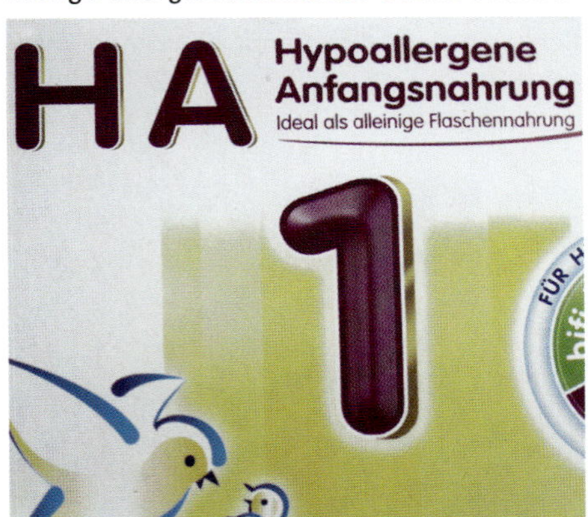

Die Zusammensetzung der Säuglingsanfangsnahrung ist im Lebensmittelrecht geregelt.

S

Säugling, Beikost

Beikost sind Lebensmittel – außer Milch –, die zusätzlich zur Milchnahrung eingesetzt werden und den besonderen Ernährungsanforderungen gesunder Säuglinge ab dem siebten Lebensmonat entsprechen, z. B. Gläschenkost.

Die Zusammensetzung der Beikost unterliegt der Diätverordnung und der EU-Richtlinie über Säuglingsanfangsnahrung und Folgenahrung.

Säugling, Flaschennahrung

Säuglinge, die nicht gestillt werden, bekommen in den ersten vier bis sechs Monaten Säuglingsanfangsnahrung.

Nach dem vierten Monat kann auch die sogenannte Folgenahrung verwendet werden. Die Folgenahrung hat einen höheren Eiweiß- und Mineralstoffgehalt, sie ist deshalb für den jüngeren Säugling ungeeignet.

Weizenmehl usw. darf in den ersten sechs Lebensmonaten nicht eingesetzt werden, da es *Zöliakie* verursachen kann.

Säugling, Folgenahrung

Folgenahrung ist für die Ernährung des Säuglings über den vierten Lebensmonat hinaus bestimmt. Folgenahrungen sind durch die Ziffer „2" im Namen erkennbar. Der Eiweiß- und Mineralstoffgehalt ist niedriger, der Linolsäure-, Jod- und Eisengehalt höher als in der Kuhmilch. Zusätzlich wird die Nahrung mit Vitaminen angereichert.

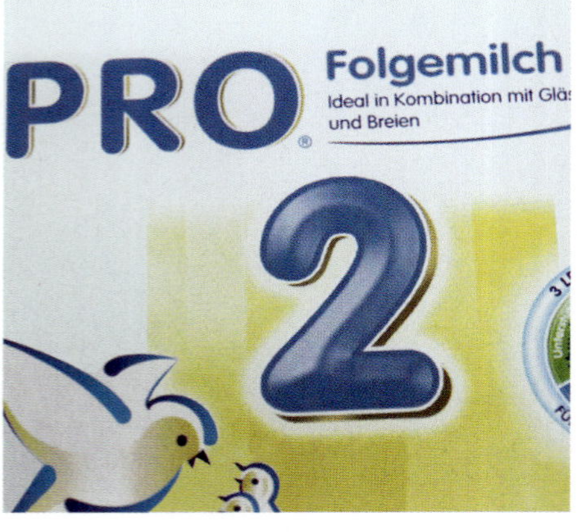

Säugling, Stillen

Die Muttermilch ist in ihrer Zusammensetzung an die Bedürfnisse des Kindes angepasst.

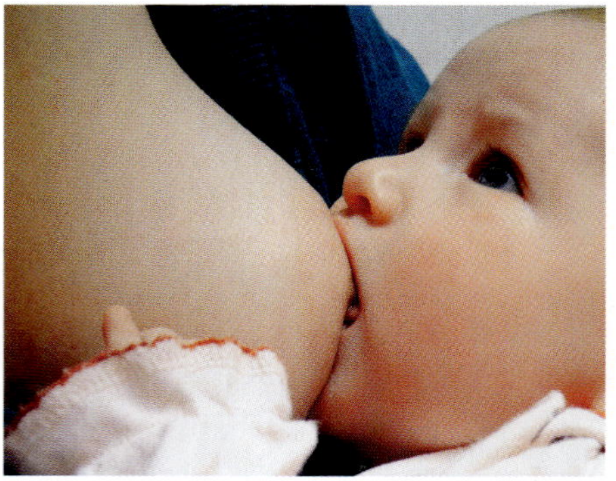

- Der Milchzucker der Muttermilch kann besser verwertet werden, die Darmflora des Kindes wird positiv beeinflusst.
- Das Eiweiß der Muttermilch ist leichter verdaulich als Kuhmilcheiweiß. Durch dieses Eiweiß werden keine Abwehrreaktionen – Allergien – ausgelöst.
- Der Anteil an essenziellen Fettsäuren ist höher.
- Die Muttermilch enthält Abwehrstoffe gegen Infektionen.

Gestillte Kinder werden seltener krank. Durch das Stillen – den Hautkontakt – wird die Mutter-Kind-Beziehung verstärkt.

Säure-Basen-Haushalt

Für das normale Stoffwechselgeschehen im menschlichen Körper ist ein konstanter pH-Wert von großer Bedeutung. Der menschliche Körper verfügt über verschiedene *Puffer*systeme, die diesen pH-Wert konstant halten. Der pH-Wert im gesunden Organismus schwankt lediglich zwischen 7,35 und 7,45.

Das Absinken des pH-Wertes wird als *Acidose*, eine Erhöhung als *Alkalose* bezeichnet.

Unterstützt werden die Puffersysteme durch die Atmung und die Nieren.

Säureregulatoren

Säureregulatoren sind *Lebensmittelzusatzstoffe*, die den Säuregrad der Lebensmittel erhöhen oder herabsetzen.

Sie halten also den Säuregrad der Lebensmittel konstant.
Säureregulatoren sollen auch die konservierende Wirkung der Säuerungsmittel unterstützen.
Die Verwendung von Säureregulatoren muss in der Zutatenliste angegeben werden.
Zu den Säureregulatoren gehören u.a. *Calciumhydroxid*, *Gluconsäure*, *Kaliumhydroxid*, *Lactat*, *Magnesiumhydroxid*, *Natriumhydroxid*, *Schwefelsäure*.

saure Lösung
Eine saure Lösung hat einen *pH-Wert*, der unter 7 liegt. Saure Lösungen färben *Lackmus*papier rot.

Schaben
Beim Schaben wird mit dem Messer eine dünne Schicht von der Oberfläche entfernt, z.B. bei jungen Möhren.

Schadstoffe
Schadstoffe sind in der Umwelt vorkommende Stoffe, die den Menschen, andere Lebewesen oder die Umwelt schädigen können.
Zu den Schadstoffen gehören u.a. die Pestizide, Tierarzneimittel, Nitrate und Schwermetalle.

Schafe
Zu den Schafen gehören auch
- Lämmer (unter einem Jahr alt), die als Lammfleisch gehandelt werden, und
- Hammel (ein bis zwei Jahre alt), die als Hammelfleisch gehandelt werden,
- über zwei Jahre alte Schafe und kastrierte Böcke, die als Schaffleisch gehandelt werden.

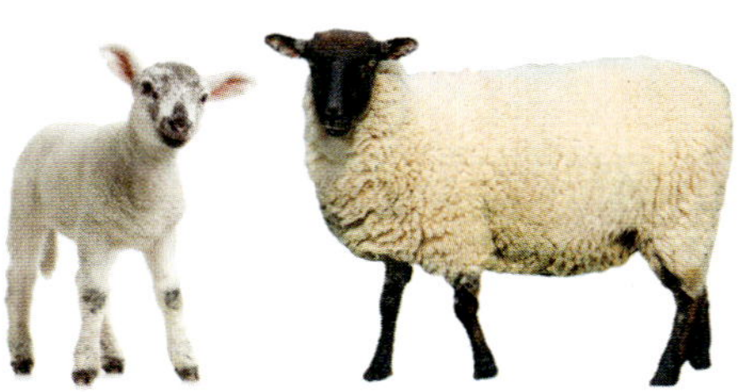

Hammelfleisch wird überwiegend für Eintöpfe verwendet.
Lammfleisch ist ein hellrotes bis rotes Fleisch mit weißem Fett. Es ist feinfaserig und zart. Lammfleisch hat einen würzigen Eigengeschmack.

Schalenobst
Schalenobst ist ein Sammelbegriff für Früchte in festen Schalen – Nüsse.
Hierzu gehören z.B. *Cashewnüsse*, *Erdnüsse*, *Haselnüsse*, *Kokosnüsse*, *Macadamianüsse*, *Mandeln*, *Maronen* (Esskastanien), *Paranüsse*, *Pekannüsse*, *Pistazien* und *Walnüsse*.

Schalentiere
Schalentiere sind Weichtiere mit einer/einem kalkhaltigen Schale/Gehäuse. Zu den Schalentieren gehören die Muscheln und die Schnecken. Schalentiere sind eiweißreich und leicht verderblich. Bei dem Verzehr von Schalentieren muss also auf Frische geachtet werden, besonders bei den Arten, die roh gegessen werden, z.B. Austern.

Schalotten
Schalotten sind mit dem Lauch verwandt. Rund um die Hauptzwiebel sind zahlreiche weitere Tochterzwiebeln angeordnet.

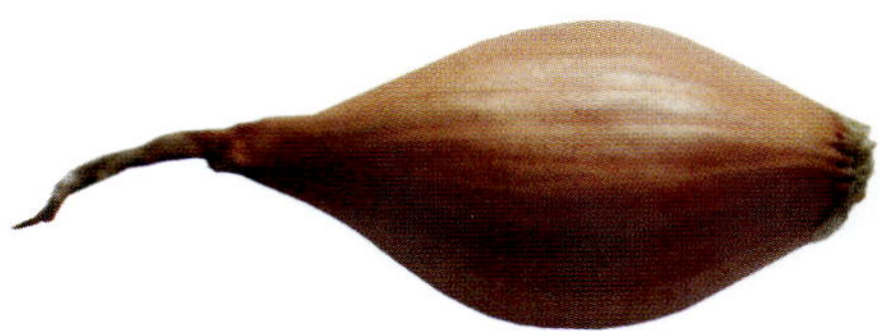

Schalotten werden wie Zwiebeln verwendet, im Geschmack sind sie jedoch milder.

Schaumwein
Schaumwein wird durch Vergärung von Traubenmost oder aus Wein unter Zusatz von Kohlenstoffdioxid hergestellt. Sekt ist ein höherwertiger Schaumwein aus Traubenwein.

Schellack, E 904
Schellack ist ein Lebensmittelzusatzstoff – *Oberflächenbehandlungsmittel* –, der von der Lackschildlaus gebildet wird. Schellack

ist ohne Höchstmengenbegrenzung für Lebensmittel zugelassen und gilt als gesundheitlich unbedenklich.
Schellack wird z.B. zur Oberflächenbehandlung von Zitrusfrüchten, Äpfeln und Ostereiern eingesetzt.
Zum Beispiel bei diesen Mokkabohnen wurde Schellack als Oberflächenbehandlungsmittel eingesetzt:

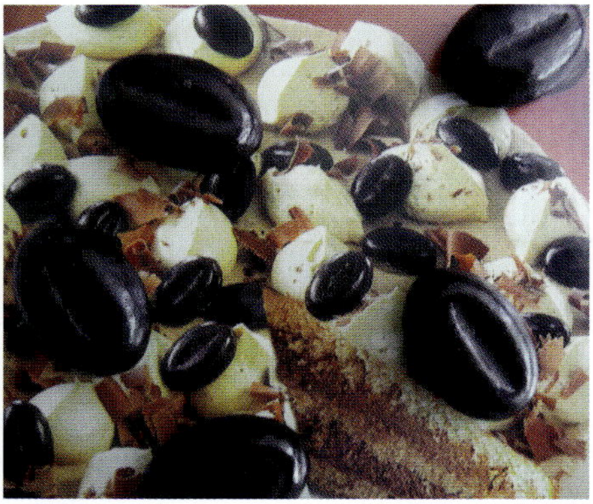

Schellfisch

Der Schellfisch ist ein Seefisch. Die Hauptfanggebiete sind im Atlantik. Der 50 bis 100 cm lange und maximal 12 kg schwere Schellfisch ist ein *Magerfisch*.

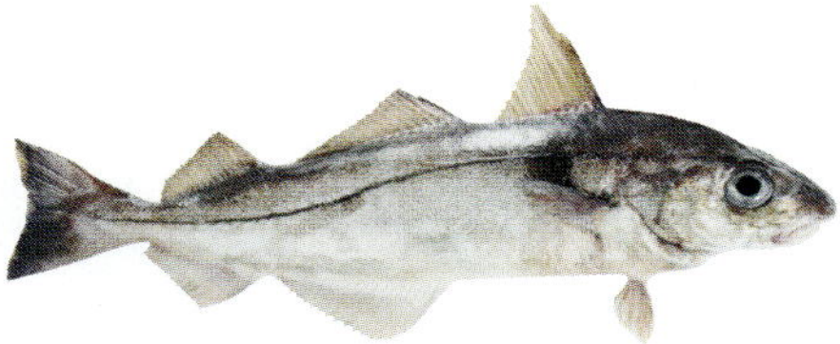

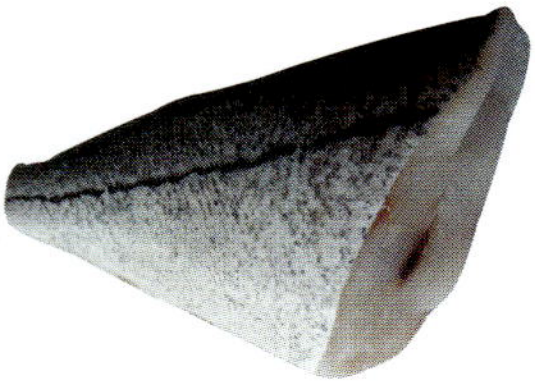

Schellfisch wird frisch und tiefgefroren und als *Klippfisch* angeboten.

Schichtkäse

Schichtkäse ist ein ungereifter *Frischkäse*, der in verschiedenen Fettgehaltsstufen angeboten wird. Bei Schichtkäse werden in der Verpackung meist drei Schichten mit unterschiedlichem Fettgehalt übereinandergeschichtet. Schichtkäse ist im Gegensatz zu *Speisequark* etwas körniger und fester.

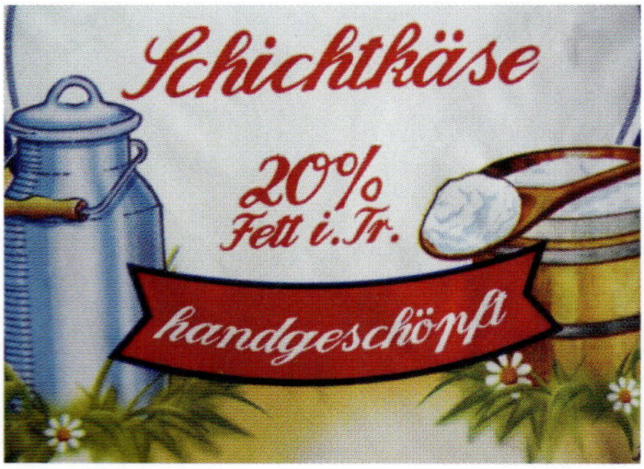

Schilddrüse

Die Schilddrüse ist die größte hormonbildende Drüse des menschlichen Körpers. Die 20 bis 60 g schwere Schilddrüse liegt vor der Luftröhre unterhalb des Kehlkopfes und ist normalerweise so groß wie das Daumenglied der Person. Die Schilddrüse besteht aus zwei Drüsenlappen, die über einen Steg verbunden sind.

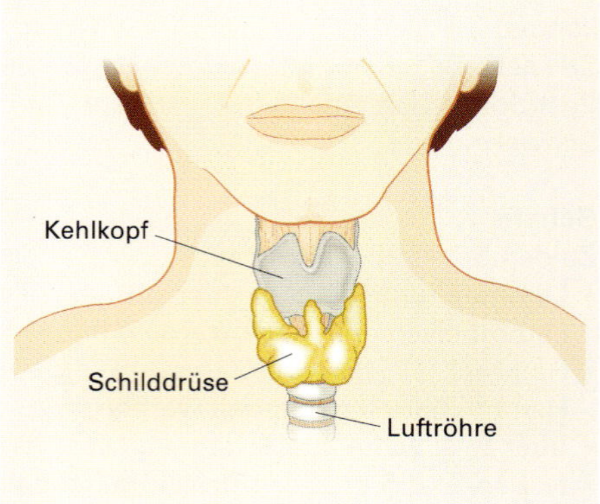

Schilddrüsenhormone

Die Schilddrüsenhormone – Thyroxin und Trijodthyronin – bewirken eine Erhöhung des *Grundumsatzes* und eine Steigerung des Eiweißaufbaus. Gleichzeitig steigern sie den Abbau von Kohlenhydraten und Fetten.
Für die Bildung der Schilddrüsenhormone benötigt die *Schilddrüse Jod*.

Ein Jodmangel kann zur Entstehung eines *Kropfs* führen. Bei einer Unterfunktion der Schilddrüse ist der Stoffwechsel herabgesetzt. Bei einer Überfunktion wird der Stoffwechsel beschleunigt.

Schillerlocke

Die Schillerlocke ist ein geräuchertes Fischerzeugnis aus dem Bauchlappen des *Dornhais*.

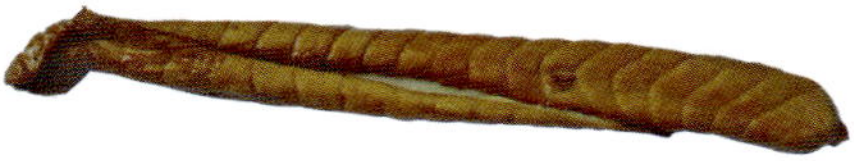

Schimmelpilze

Schimmelpilze ist ein Sammelbegriff für auf Lebensmittel wachsende Mehrzeller, die ein Myzel – Wurzelgeflecht – bilden. Die Vermehrung der Schimmelpilze erfolgt über *Sporen*.

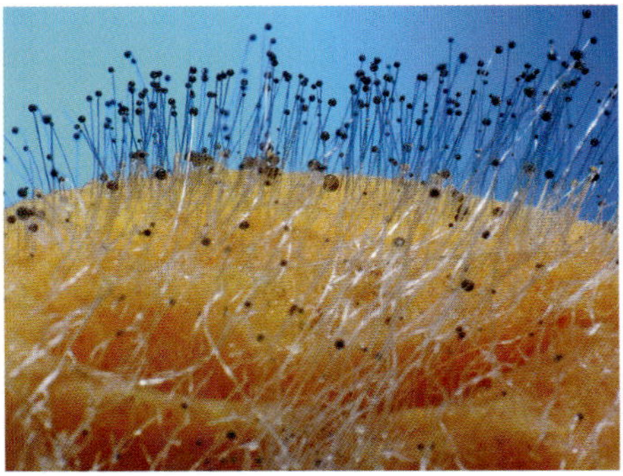

Die Sporen bilden auf einem Nährboden ein Myzel, aus dem dann der Fruchtkörper wächst, der neue Sporen bildet.

Einige Schimmelpilze haben schädliche Eigenschaften, da sie Mykotoxine – Schimmelpilzgifte – bilden. Bekannt sind über 150 Mykotoxine, z. B. *Aflatoxine* und *Patuline*.

Andere Schimmelpilze haben nützliche Eigenschaften und werden z. B. für die Käseproduktion oder für die Produktion von Enzymen oder Antibiotika genutzt.

Schinken

Schinken stammt aus der Schweinekeule oder -schulter. Es gibt Rohschinken und Kochschinken.

Rohschinken wird gepökelt und meist geräuchert oder luftgetrocknet.

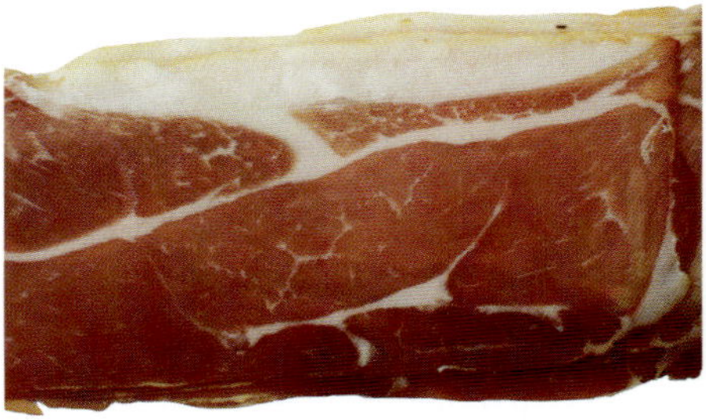

Beim Rohschinken unterscheidet man in Abhängigkeit von den Teilen, die verarbeitet wurden, Schinken aus der Oberschale bzw. Unterschale und Nussschinken.

Die Oberschale besteht aus hochwertigem, zartem Muskelfleisch.

Die Unterschale ist das zarte, saftige Schinkenstück beim Schwein.

Nussschinken ist sehr zarter, sehr magerer Schinken.

Es gibt viele regionale Rohschinkenspezialitäten, z. B. Schwarzwälder Schinken, Parmaschinken und Ammerländer Schinken.

Kochschinken wird gepökelt und aus Einzelteilen zusammengefügt.

Kochschinken aus der Schweineschulter ist grobfaseriger und fester als Kochschinken aus der Keule.

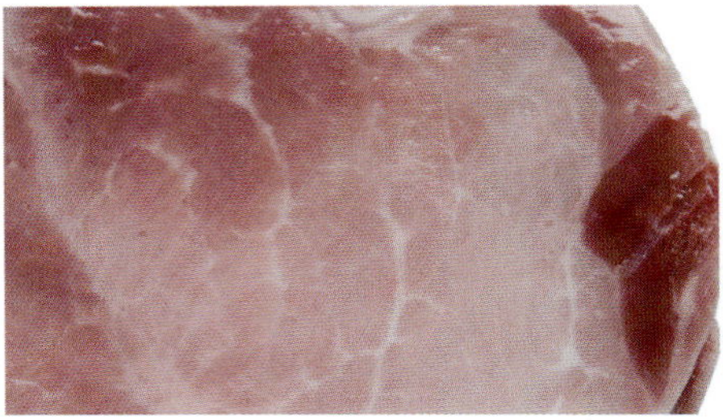

Schinkenspeck

Schinkenspeck ist ein gepökeltes und geräuchertes oder luftgetrocknetes Fleischstück aus der Hüfte des Schweins mit Fettgewebe.

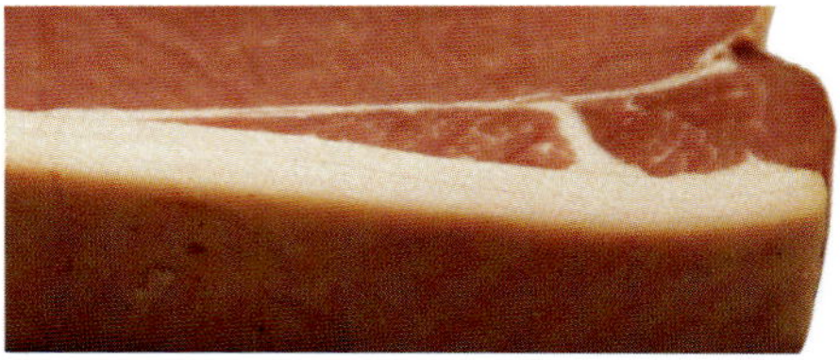

Schlaganfall

Bei einem Schlaganfall liegt eine akute Durchblutungsstörung – Sauerstoffunterversorgung – des Gehirns vor. Der Schlaganfall entsteht aufgrund von Arteriosklerose oder aufgrund eines Blutgerinnsels im Bereich der Halsgefäße oder im Gehirn. Die betroffene Hirnregion bekommt dann keinen Sauerstoff.

Der Schlaganfall ist in Deutschland die dritthäufigste Todesursache.

Risikofaktoren für einen Schlaganfall sind:

- Bluthochdruck
- erhöhte Blutfettwerte
- Übergewicht
- Rauchen
- Alkohol
- die Einnahme der Pille

Vorboten für einen Schlaganfall sind z. B. Sprachstörungen, Bewusstseinsstörungen oder Lähmungserscheinungen, die sich wieder zurückbilden.

Schlagsahne

siehe *Sahne*

Schlehen

Schlehen sind die schwarzblauen runden Steinfrüchte des Schlehenstrauches.

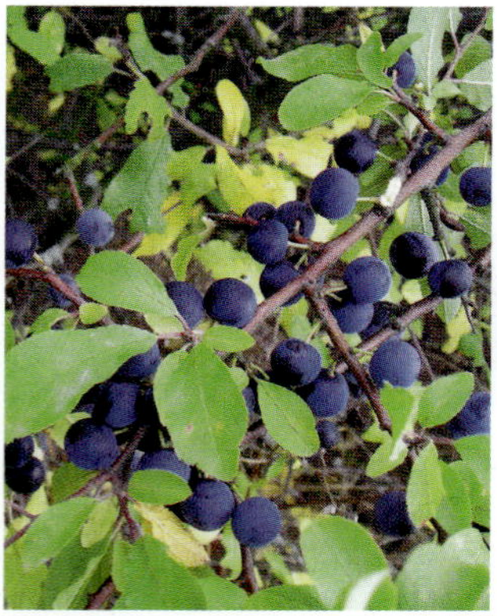

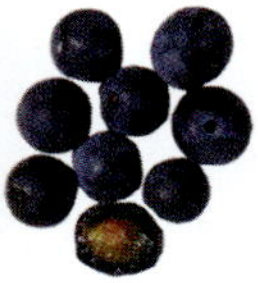

Schlehen sind sehr sauer.

Sie werden nach dem ersten Frost geerntet, da sie nun schmackhafter sind. Schlehen werden im Wesentlichen als Wildfrüchte gesammelt.

Aus Schlehen kann Schlehenlikör oder auch Konfitüre bzw. Gelee hergestellt werden.

Schleie

Die Schleie ist ein Süßwasserfisch in fließenden Gewässern, der mit dem Karpfen verwandt ist. Die Schleie wird auch in Teichen gezüchtet. Die Schleie wird 20 bis 50 cm lang und bis zu 8 kg schwer.

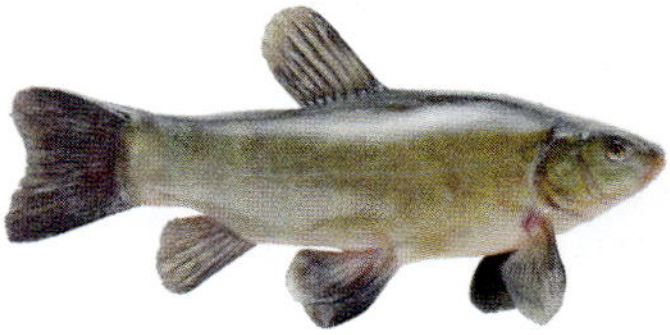

Die Schleie ist ein *Magerfisch*. Sie wird frisch angeboten und wie Karpfen zubereitet.

Schluckstörungen

Schluckstörungen treten z. B. nach einem Schlaganfall oder bei einer Erkrankung des Rachens oder Kehlkopfes auf. Bei Schluckstörungen kann Nahrung in die Luftwege gelangen.

Bei Schluckstörungen müssen Flüssigkeiten unter Umständen angedickt werden. Dickflüssige Nahrung ist besser geeignet als dünnflüssige. Die Speisen sollten keine unterschiedliche Konsistenz haben, z. B. wie bei einer Suppe mit Einlagen.

Außerdem müssen die Personen bei der Einnahme der Nahrung eine aufrechte Position einnehmen.

Schmalz

siehe *Butterschmalz*, *Gänseschmalz*, *Schweineschmalz*

Schmand

Schmand ist ein fester Sauerrahm mit einem Fettgehalt zwischen 20 und 24 %.

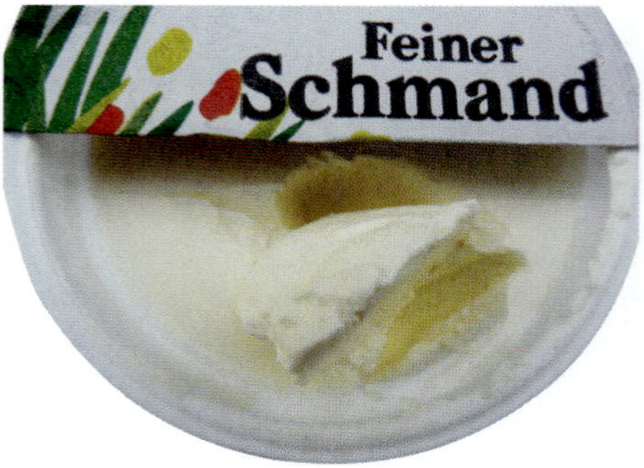

Schmelzkäse
Schmelzkäse wird unter Anwendung von Wärme aus unterschiedlichen Käsesorten und Schmelzsalzen – *Phosphat*, *Lactat* und/oder *Citrat* – hergestellt. Der Zusatz anderer Milcherzeugnisse oder anderer Lebensmittel ist bei Schmelzkäse im Gegensatz zur Schmelzkäsezubereitung nicht zulässig.

Schmelzkäse ist ein Streichkäse mit langer Haltbarkeit. Die abgebildeten Käsescheibletten bestehen aus Schmelzkäse:

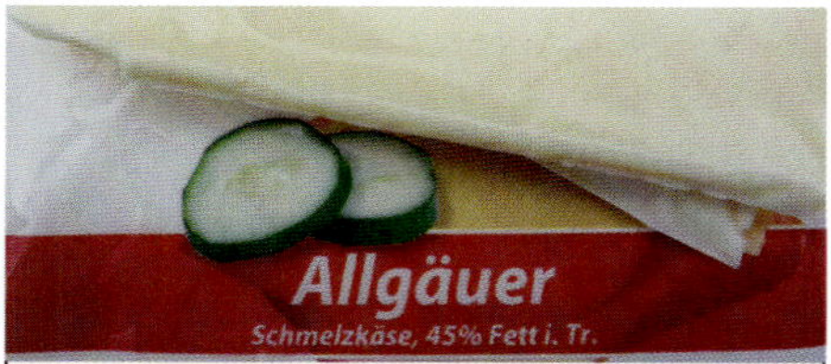

Zutaten: Käse (50%), Süßmolke, Butter, Schmelzsalze (Polyphosphat, Natriumphosphat und Natriumcitrat), Milcheiweiß, Speisesalz, Magermilchpulver

Schmelzkäsezubereitung
Schmelzkäsezubereitung wird aus einer oder mehreren Käsesorten, anderen Milcherzeugnissen oder Lebensmitteln (höchstens 15%) und Schmelzsalzen unter Anwendung von Wärme hergestellt. Auf diese Weise können Schmelzkäsezubereitungen in vielen unterschiedlichen Geschmacksrichtungen hergestellt werden.

Zum Beispiel bei der abgebildeten Schmelzkäsezubereitung wurden Kräuter zugesetzt:

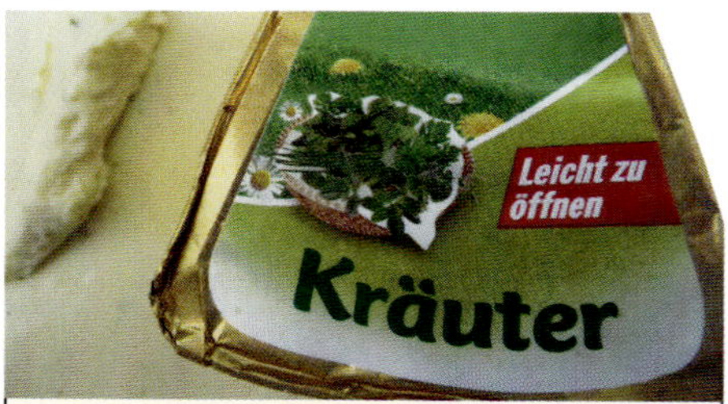

Zutaten: Molke, Käse (28%), Butter, Schmelzsalze: Polyphosphat, Natriumphosphat, Zitronensäure, Milcheiweiß, Kräuter, Salz

Schmelzsalze
Schmelzsalze sind Lebensmittelzusatzstoffe, die für die Herstellung von *Schmelzkäse* benötigt werden. Die Schmelzsalze sorgen dafür, dass sich Eiweißstoffe, Fette und Wasser im Schmelzkäse gut vermengen und eine einheitliche Masse bilden. Die Verwendung von Schmelzsalzen, z. B. Natriumphosphat, Poly*phosphat* und Zitronensäure, muss in der Zutatenliste angegeben werden.

Schmoren
Schmoren ist ein Garen durch Anbraten in heißem Fett und ein Weitergaren nach Zugabe von wenig kochender Flüssigkeit.

Schnecken
Schnecken sind Schalentiere, die auf dem Land sowie in Süß- oder Salzwasser leben. Zu den essbaren Schnecken gehören die Weinbergschnecke (oben) und die Wellhornschnecke (unten).

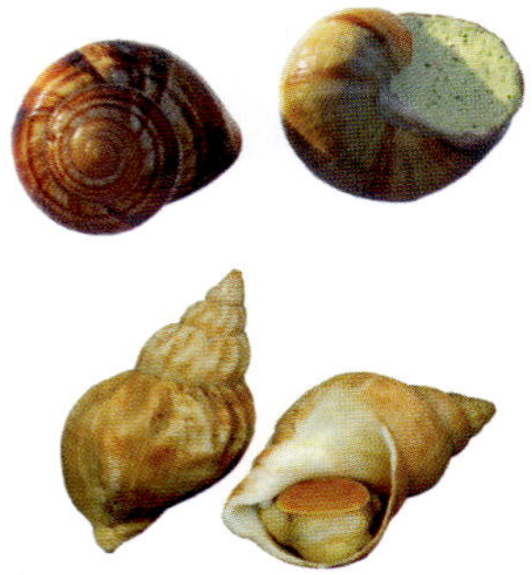

Schneiden
Mit dem Messer werden Lebensmittel z. B. in Scheiben, Stücke, Würfel, Streifen oder Stifte geschnitten.

Schnittkäse
Schnittkäse ist eine Sammelbezeichnung für Käsesorten aus pasteurisierter Milch. Schnittkäse haben 30 bis 60% Fett i. Tr. und einen Wassergehalt von 54 bis 63%. Hierzu gehören: *Edamer Käse*, *Goudakäse*, *Tilsiter Käse* und *Wilstermarschkäse*.

Schnittkäse, halbfester
Halbfeste Schnittkäse sind Käsesorten mit einem höheren Wassergehalt als Schnittkäse, nämlich 61 bis 69%. Diese Käsesor-

ten sind weich und dennoch schnittfest. Die Käsesorten werden in unterschiedlichen Fettgehaltsstufen angeboten.
Zu Schnittkäse gehören: *Butterkäse*, *Edelpilzkäse*, *Steinbuscher Käse*, *Weißlacker*.

Schnittlauch
Schnittlauch ist ein sehr bekanntes Küchenkraut. Schnittlauch passt aufgrund des milden Zwiebelaromas wie Petersilie zu vielen salzigen Gerichten.
Schnittlauch darf wie Petersilie nur frisch verwendet und nicht mitgekocht werden.

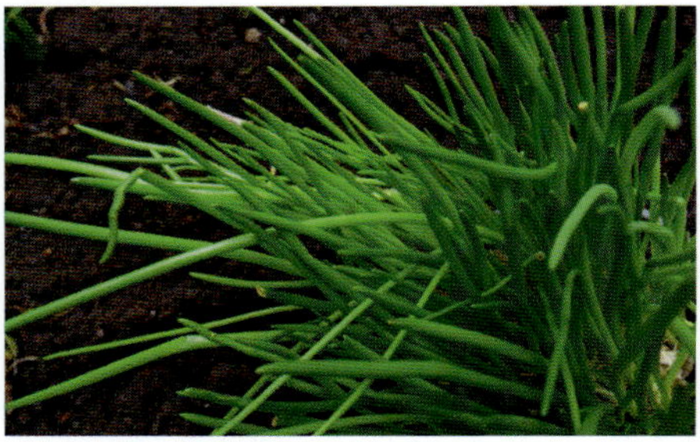

Schnitzer-Kost
Der Zahnarzt J. G. Schnitzer entwickelte die
- Intensivkost – eine vegetarische Rohkost – und
- Normalkost – eine ovo-lacto-vegetarische Kost –

mit Produkten aus ökologischem Anbau.

Internet: www.dr-schnitzer.de

Schockgefrieren
Schockgefrieren ist ein Verfahren zum schnellen Einfrieren von Lebensmitteln. Beim Schockgefrieren bilden sich kleinere Eiskristalle als beim langsamen Einfrieren, die Struktur der Lebensmittel bleibt so besser erhalten.

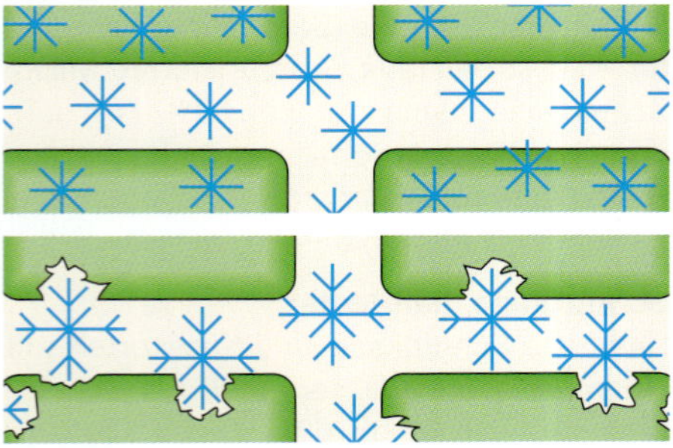

Schokolade
Für die Herstellung von Schokolade werden *Kakao*bohnen geröstet, gemahlen und zu Kakaomasse verarbeitet.
Die Kakaomasse wird mit Milch, Zucker und *Lecithin* vermischt und gewalzt.
Schokolade enthält nach der Kakaoverordnung mindestens 35 % Gesamtkakaomasse, davon mindestens 18 % Kakaobutter und mindestens 14 % entölte Kakaomasse.

Schokolade, Kennzeichnung
Bei Schokolade muss die Menge der Kakaobestandteile – Kakao mindestens ... % – angegeben werden.
Außerdem muss beim Zusatz anderer Fette folgender Hinweis erfolgen: „Enthält neben Kakaobutter auch andere pflanzliche Fette“.

Scholle
Die Scholle ist ein Plattfisch, der in den Küstenregionen des Nordatlantiks, der Nordsee und des Mittelmeers lebt. Die Augenseite der Scholle ist bräunlich und die Unterseite weiß gefärbt. Die Scholle wird 30 bis 50 cm lang und ca. 1 kg schwer.

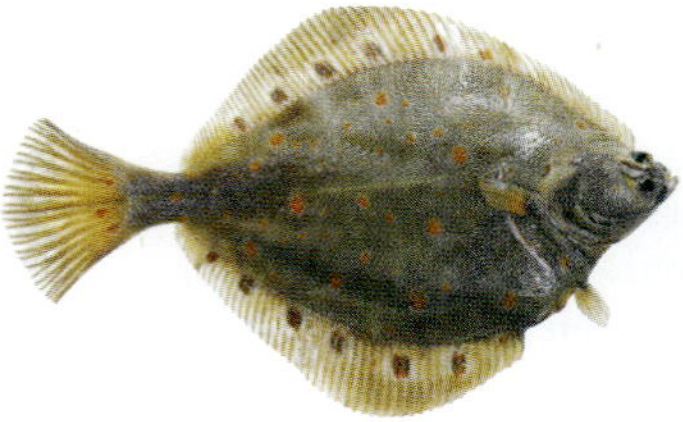

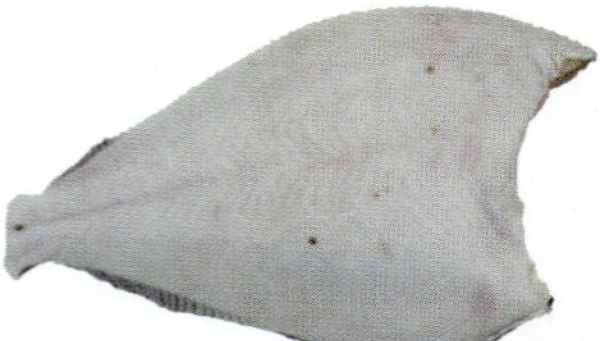

Die Scholle ist ein *Magerfisch*. Sie enthält reichlich *Jod*, B-Vitamine und Vitamin D.

Schonkost
siehe *leichte Vollkost*

Schorle
siehe *Obstschorle*

Schrot

Schrot entsteht beim groben Zerkleinern – Schroten – von Getreidekörnern, z. B. Roggenvollkornschrot und Weizenvollkornschrot.

Schwangerschaft, Ernährung

- Der Energiebedarf ist während der gesamten Schwangerschaft täglich um etwa 1 100 kJ (260 kcal) erhöht.
- Ab dem vierten Schwangerschaftsmonat besteht außerdem ein zusätzlicher täglicher Bedarf von 10 g Eiweiß.
- Auch der Vitamin- und Mineralstoffbedarf sind erhöht.
- Auf Genussmittel sollte weitgehend verzichtet werden.
- Rohes Ei und rohes Fleisch sollten ebenfalls gemieden werden, da es sonst zu einer für das ungeborene Kind gefährlichen Lebensmittelvergiftung – *Toxoplasmose* – kommen kann.

schwarzer Tee

siehe *Tee*

Schwarzwurzeln

Schwarzwurzeln werden auch Winterspargel genannt, da die bis zu 30 cm langen Wurzeln unter der schwarzen Haut wie Spargel aussehen.

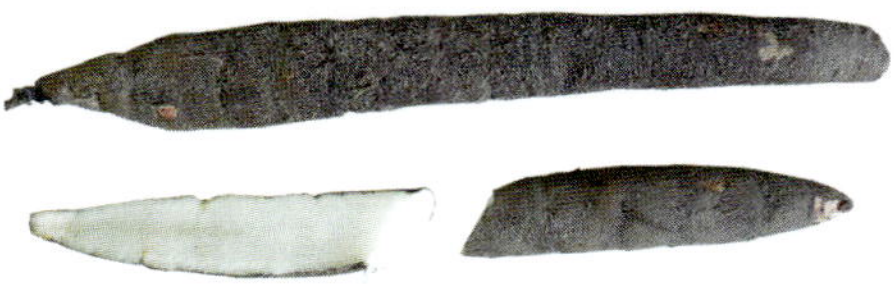

Schwarzwurzeln werden geschält und dann gegart. Beim Schälen tritt Saft aus der Wurzel, der an den Fingern klebt und das Gemüse braun färbt, wenn es nicht in Essigwasser gelegt wird.

Schwarzwurzeln sind ein energiearmes, leicht verdauliches Wintergemüse, das reich an Vitamin E, Kalium und Magnesium ist.

Schwefel

Schwefel ist ein Mineralstoff, der zu den Mengenelementen gehört. Schwefel wird im Körper für den Aufbau

- schwefelhaltiger Aminosäuren – Cystein und Methionin –,
- der Vitamine Thiamin und Biotin,
- des *Coenzyms A*

benötigt.

Beim Abbau der schwefelhaltigen Aminosäuren werden Sulfate – Salze der Schwefelsäure – gebildet, die eine Entgiftungsfunktion im Körper erfüllen.

Der Bedarf des Menschen an Schwefel wird über die schwefelhaltigen Aminosäuren gedeckt.

Ein Schwefelmangel wurde noch nicht beobachtet.

Schwefeldioxid, Sulfit, SO_2, E 220–228

Schwefeldioxid und Sulfite sind chemische, synthetisch hergestellte *Konservierungsstoffe*, die das Wachstum von Bakterien und vielen Hefe- und Schimmelarten hemmen. Schwefeldioxid wird als Konservierungsstoff unter Beachtung der vorgeschriebenen Höchstmengenbegrenzung – *ADI-Wert* 0,7 mg/kg KG – für Trockenobst und -gemüse usw. eingesetzt.

Schwefeldioxid zerstört *Thiamin* – Vitamin B_1. Schwefeldioxid kann bei empfindlichen Menschen Kopfschmerzen, Übelkeit und Asthmaanfälle hervorrufen.

Schwefeldioxid und Sulfide müssen auf Fertigpackungen, wenn sie in einer Konzentration von mehr als 10 mg/kg oder 10 mg/l enthalten sind, als Allergene angegeben werden.

Zum Beispiel diese Aprikosen wurden geschwefelt:

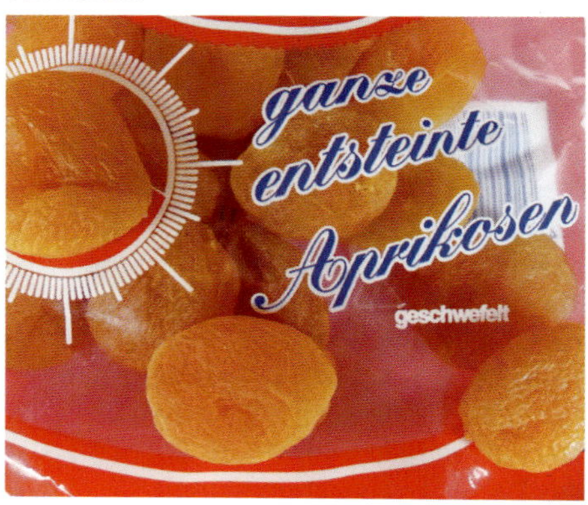

S

Schwefelsäure, E 513

Schwefelsäure ist ohne Höchstmengenbegrenzung als Lebensmittelzusatzstoff – *Säureregulator* – zugelassen. Schwefelsäure wird z. B. für die Herstellung modifizierter Stärke eingesetzt.

Gesundheitliche Nebenwirkungen sind nicht bekannt. Die Verwendung muss nicht in der Zutatenliste angegeben werden.

Schweinefleisch

Schweinefleisch ist das Fleisch des Hausschweins. Die sensorischen Eigenschaften des Fleisches – Farbe, Struktur und Geschmack – sind abhängig vom Alter, der Rasse, der Mästung und dem Stress der Tiere.

Das Fleisch von jungen Tieren ist rosarot und feinfaserig und gleichmäßig mit Fett durchwachsen.

Das Fleisch von älteren Tieren ist dunkelrot und fest. Schweinefleisch ist mengenmäßig das am meisten verzehrte Fleisch in Deutschland.

Schweineschmalz

Schweineschmalz entsteht durch das Schmelzen von Bauch- bzw. Eingeweidefetten von Schweinen.

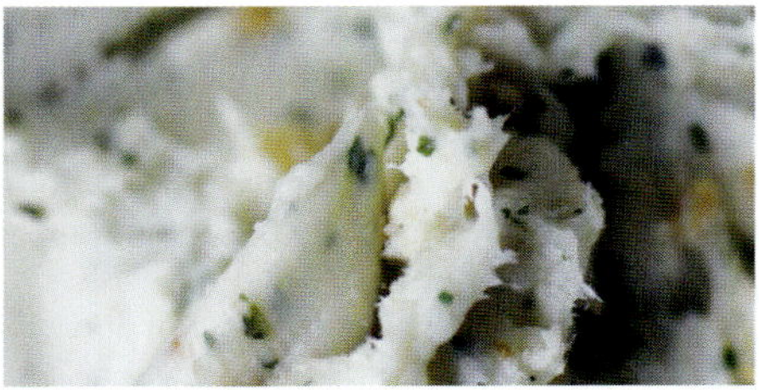

Schweineschmalz ist ein weißes, glänzendes, körniges Fett. Schweineschmalz ist ein weiches Streichfett.

Schweiß

Schweiß ist eine wässrige, neutrale bis saure Flüssigkeit, die die Schweißdrüsen absondern. Der Schweiß dient in erster Linie der Wärmeregulation des Körpers. Je nach Außentemperatur werden täglich zwischen 0,5 und 5 l Schweiß abgegeben.

Der Schweiß ist auch am Aufbau des Säureschutzmantels der Haut beteiligt, der das Bakterienwachstum hemmt.

Schwermetalle

Schwermetalle sind Metalle, deren Dichte größer als 4,5 g/cm^3 ist.

Die Dichte (ρ) ist der Quotient aus der Masse (m) und dem Volumen (V): $\rho = m : V$

Es gibt mehr als 60 Schwermetalle. Die wichtigsten Schwermetalle sind *Blei*, *Cadmium*, *Chrom*, *Eisen*, *Gold*, *Kupfer*, *Nickel*, Platin, *Quecksilber*, *Silber*, *Zink* und *Zinn*.

Einige Schwermetalle sind essenzielle Spurenelemente, andere haben eine toxische Wirkung im menschlichen Körper, z. B. Blei, Cadmium und Quecksilber.

Schwertfisch

Der Schwertfisch ist ein Raubfisch, der in tropischen oder warmen Gebieten der Weltmeere lebt. Der Schwertfisch wird ca. 3 m lang und 200 kg schwer.

Schwertfisch wird als Frischfisch und tiefgefroren angeboten.

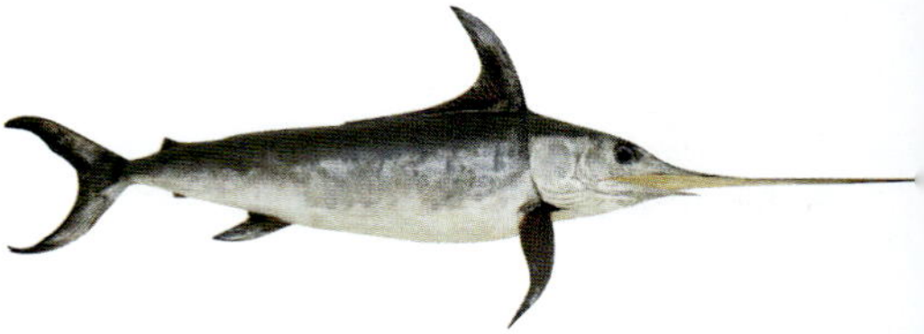

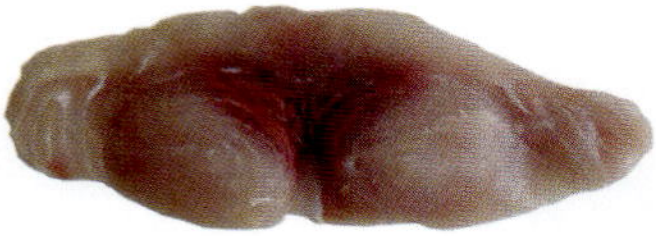

Er ist ein *Magerfisch*, der jedoch trotzdem größere Mengen an *Quecksilber* enthalten kann. Deshalb wird das Fleisch des Schwertfisches vor der Vermarktung untersucht.

Se

Se ist das chemische Symbol für ***Se**len*.

Seefische

Seefische sind Fische, die im Meer – im Salzwasser – beheimatet sind. Etwa 60 % aller Speisefische stammen aus dem Meer. Seefische sind wertvolle Eiweiß- und Jodlieferanten. Beispiele: *Dorsch/Kabeljau*, *Heilbutt*, *Hering*, *Lachs*, *Makrele*, *Rotbarsch*, *Schellfisch*, *Scholle*, *Schwertfisch*, *Seelachs*, *Seeteufel*, *Steinbutt*.

Seelachs

Seelachs – wichtigste Arten sind Köhler und Pollack – lebt im Nordatlantik und wird maximal 130 cm lang. Seelachs ist ein *Magerfisch*. Seelachs ist eiweißreich und enthält reichlich Jod.

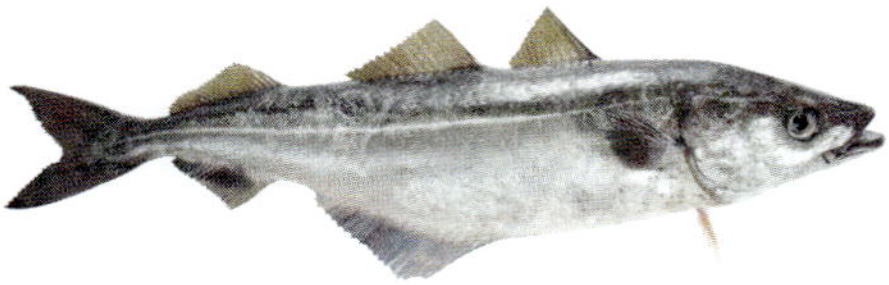

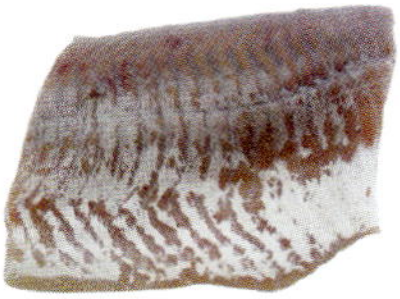

Er wird als Frischfisch und tiefgefroren angeboten.
Aus Seelachs wird *Lachsersatz* hergestellt.

Seeteufel

Der Seeteufel ist ein *Magerfisch*, der im Nordostatlantik und im Mittelmeer lebt. Der Seeteufel wird ca. 1 m lang und 9 kg schwer.

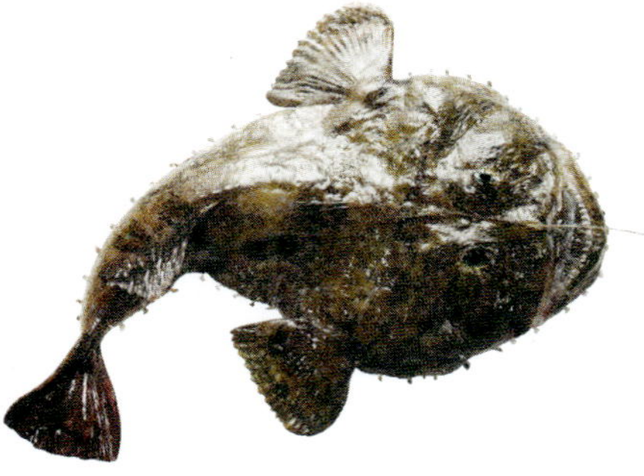

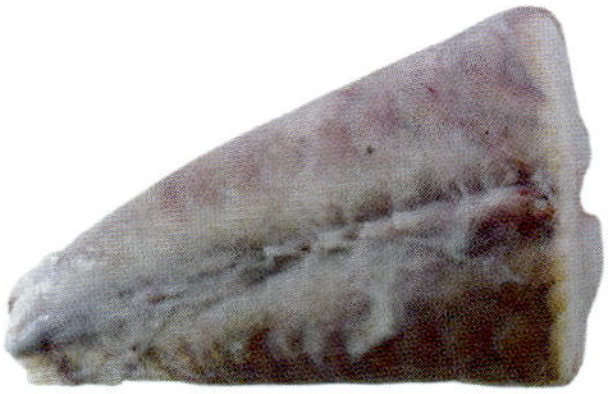

Der Seeteufel besitzt festes weißes, fast grätenfreies Fleisch. Der Seeteufel ist ein schmackhafter, magerer Edelfisch. Angeboten wird meist nur das Schwanzstück.

Seezunge

Die Seezunge ist ein Plattfisch, ein besonders begehrter, eiweißreicher Edelfisch, der im Atlantik, im Mittelmeer und in der Nordsee lebt.
Die Seezunge wird etwa 70 cm lang und 30 bis 40 cm breit.

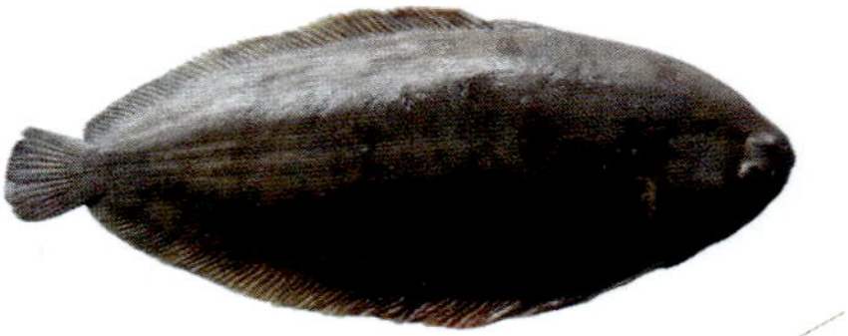

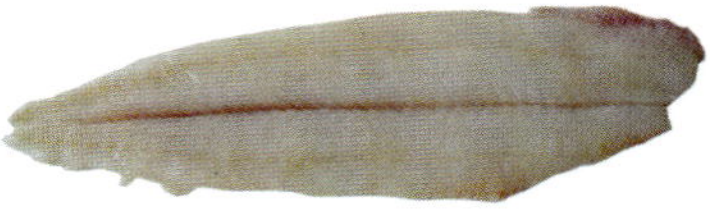

Sie gehört zu den *Magerfischen* und ist eiweißreich. Das Fleisch ist zart und aromatisch. Es liefert reichlich Vitamin D, B_{12}, Kalium, Magnesium, Eisen und Jod.
Seezunge wird frisch und tiefgefroren angeboten.

Seitenkette

Eine Seitenkette ist eine kurze Kohlenstoffkette, die von einer längeren Kohlenstoffkette oder einer ringförmigen Verbindung abzweigt.

Sekret, Sekretion

Ein Sekret ist das Produkt einer Drüse, das nach innen oder außen abgegeben wird. Sekretion heißt Absonderung. Speichel, Magensaft und Bauchspeichel sind z. B. Sekrete.

Sekretin

Sekretin ist ein von der Schleimhaut des *Zwölffingerdarms* gebildetes Hormon.
Wenn der saure Speisebrei aus dem Magen in den Zwölffingerdarm gelangt, wird Sekretin ausgeschüttet. Es regt die *Bauchspeicheldrüse* an, ein stark alkalisches Sekret – eine Flüssigkeit – zur Neutralisation abzugeben.

sekundäre Gicht

siehe *Gicht*

sekundäre Pflanzenstoffe

Sekundäre Pflanzenstoffe sind *bioaktive Substanzen*, die gesundheitsfördernde Eigenschaften haben.

Es gibt ca. 100 000 verschiedene sekundäre Pflanzenstoffe, die jeweils nur in sehr geringen Mengen vorkommen. Sie werden von den Pflanzen als Farbstoffe, Aroma- und Duftstoffe, Wachstumsregulatoren und Abwehrstoffe gegen Schädlinge und Krankheiten gebildet.

Zu den sekundären Pflanzenstoffen gehören folgende Gruppen:

- *Carotinoide*
- *Glucosinolate*
- *Phytoöstrogene*
- *Phytosterine*
- *Polyphenole*, *Flavonoide*
- *Protease-Inhibitoren*
- *Saponine*
- *Sulfide*
- *Terpene*

Selen (Se)

Selen ist ein essenzielles *Spurenelement*. Der Gesamtbestand an Selen im menschlichen Körper beträgt 10 bis 15 mg. Der größte Teil davon befindet sich in der Muskulatur.

Selen ist Bestandteil zahlreicher Enzyme, die die menschlichen Zellen vor den zellschädigenden freien *Radikalen* schützen.

Selen ist auch am Stoffwechsel der Schilddrüse beteiligt.

Bei Selenmangel kommt es zu einer Herzmuskelschwäche. Auch bösartige Tumore treten bei Selenmangel auf.

Selenbedarf

Jugendliche sollten täglich 30 bis 70 µg Selen zu sich nehmen.

Fleisch, Fisch, Hühnereier, Linsen und Spargel eignen sich zur Selenbedarfsdeckung. Der Selengehalt pflanzlicher Lebensmittel ist abhängig vom Selengehalt des Bodens. Bei strikten Veganern kann es zu Mangelerscheinungen kommen.

Bei einer langfristigen täglichen Selenaufnahme von mehr als 800 µg können Haarausfall und Leberschädigungen die Folgen sein.

Sellerie

Man unterscheidet Knollensellerie, Stangensellerie und Schnittsellerie – Bleichsellerie. Die krausen Blätter des Schnittselleries werden wie Petersilie zum Würzen verwendet.

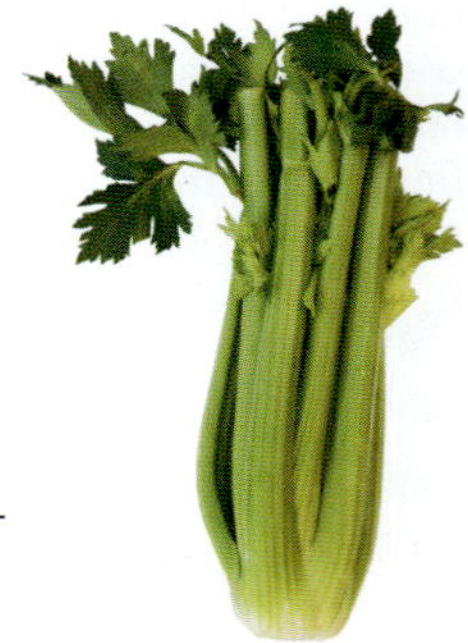

Die fleischigen Blattstiele des Stangenselleries werden als Salat oder Gemüse gegessen.

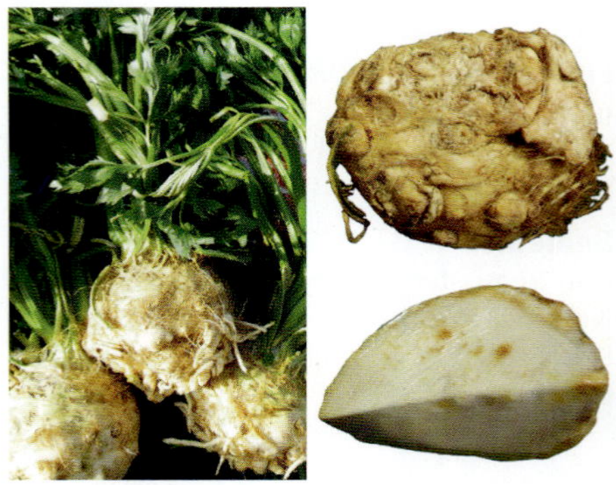

Die Knolle des Knollenselleries wird für Salat oder als Suppengrün verwendet.

Selters

Selters ist eine nicht mehr zulässige Bezeichnung für Mineralwasser. Heute darf nur noch Mineralwasser aus Selters an der Lahn als Selters bezeichnet werden.

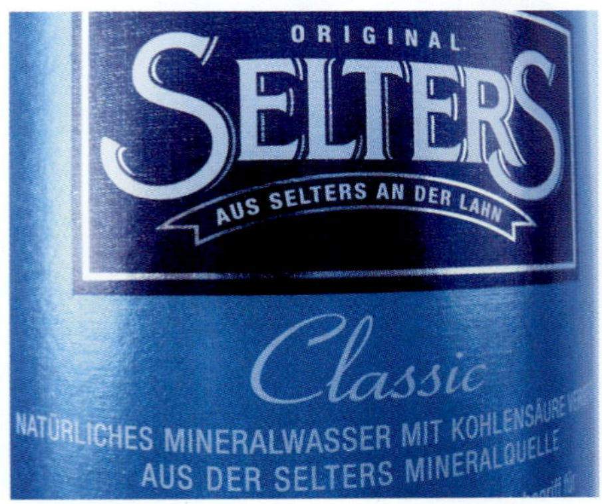

semipermeable Membran

Eine semipermeable Membran ist eine halb durchlässige Membran. Diese Membranen sind für bestimmte Stoffe durchlässig, für andere dagegen undurchlässig.
So sind Membranen z.B. bei einer Kochsalzlösung für das Wasser durchlässig, für den gelösten Stoff – das Kochsalz – aber undurchlässig.

Senf, Senfkörner

Senfkörner sind runde, 1 bis 3 mm große Samen verschiedener Senfpflanzen. Es gibt u.a. gelbe, schwarze und weiße Senfkörner. Senfkörner werden zum Würzen von Fleischerzeugnissen, Fischmarinaden und Gurken verwendet.

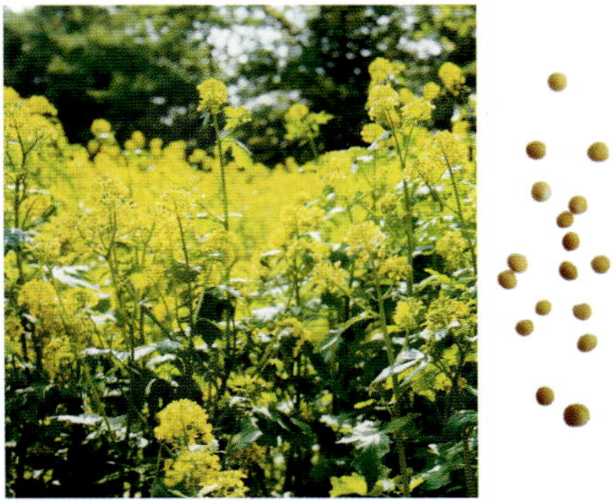

Senf wird aus gemahlenen Senfkörnern unter Zugabe von Kochsalz, Wasser, Essig und weiteren Gewürzen bzw. Kräutern hergestellt.
Senf gibt es in verschiedenen Geschmacksrichtungen, z.B. mild, pikant, scharf und süß. Abgebildet sind mittelscharfer und süßer Senf.

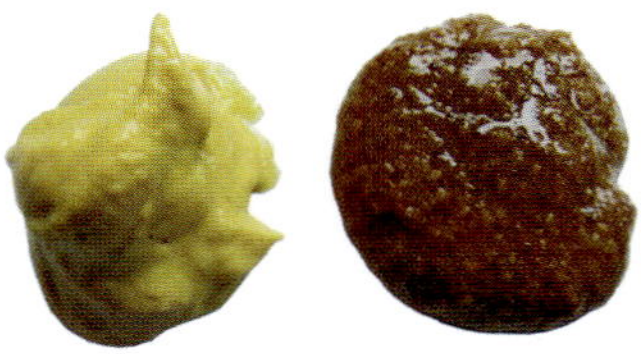

Senf wird für Salatsoßen und Rouladen oder als Beigabe für Wurst bzw. kaltes Fleisch verwendet.

Senioren, Ernährung

siehe *Alter, Ernährung*

Sensorik

Die Sensorik dient der Bewertung von Lebensmitteln oder Aromen mit folgenden Sinnen:

- *Geschmackssinn*
- Geruchssinn
- Tastsinn
- Gesichtssinn
- Gehörsinn

Dabei werden der visuelle Eindruck mit dem Auge, der Geruch mit der Nase, der Geschmack und die Konsistenz mit der Zunge usw. überprüft.

sensorische Prüfmethoden

Bei den Prüfmethoden werden mit allen Sinnen die Eigenschaften von Lebensmitteln und Aromen wie Geschmack, Geruch, Farbe und Konsistenz/Textur erfasst und beurteilt.

Ser

Ser ist die Abkürzung für ***Ser**in*, eine nicht essenzielle Aminosäure.

Serin (Ser)

Serin ist eine nicht essenzielle Aminosäure. Sie kann aus der Aminosäure Glycin gebildet werden. Strukturformel:

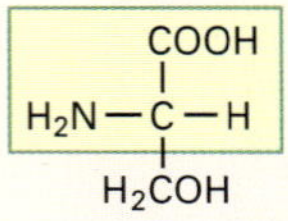

Serin ist Bestandteil der meisten Eiweißstoffe, ein hoher Anteil befindet sich in *Casein*.

Serotonin

Serotonin ist ein *Gewebshormon*, das im Körper aus der Aminosäure Tryptophan hergestellt wird.
Serotonin ist auch in einigen Lebensmitteln, z.B. Bananen und Ananas, in geringen Mengen vorhanden.
Serotonin führt zu einem schnelleren Sättigungsgefühl und hemmt daher die Nahrungszufuhr.
Es wird vermutet, dass es bei einem Mangel an Serotonin zu Depressionen kommt.
Schokolade erhöht den Serotoninspiegel.

Sesamöl

Sesam gehört zu den ältesten Ölpflanzen. Sesam stammt ursprünglich aus Afrika, kam jedoch schon früh nach Vorderasien, Indien und China.

Sesam ist eine einjährige krautige Pflanze mit einer Höhe von 10 bis 120 cm. Sesam wächst hauptsächlich in den tropischen Gebieten Afrikas sowie in China und Indien.

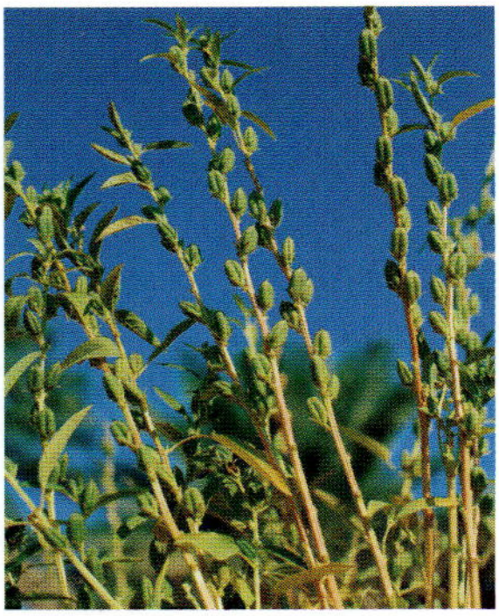

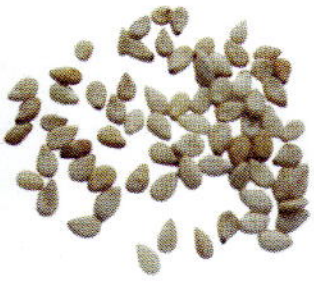

Aus den 2 mm langen gerösteten Samen – kleine, gelbliche oder auch schwarze Körner – kann durch Pressen oder Extrahieren Sesamöl gewonnen werden.

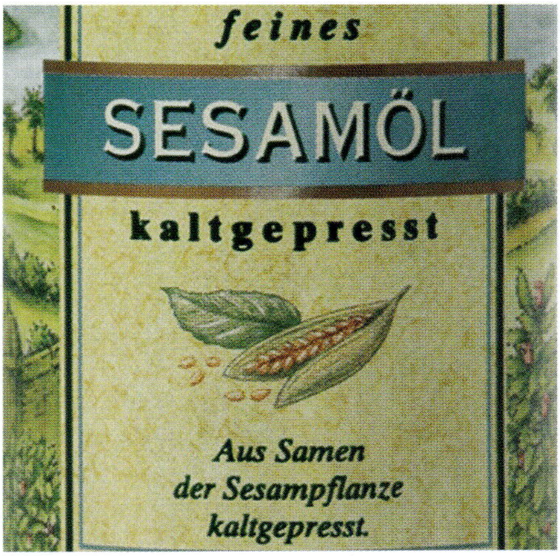

Siehe *Extraktionsverfahren*, *Speiseölgewinnung*.

Sesamöl enthält 40 bis 50% *Linolsäure* und etwa 40% *Ölsäure*.

Sesamöl wird aufgrund des starken Aromas in der asiatischen Küche als Würzmittel eingesetzt.

Sesamsamen werden auch zum Bestreuen von Brötchen und als Müslizutat verwendet.

Set-Point-Theorie

Die Set-Point-Theorie besagt, dass jeder Mensch ein bestimmtes „Zielgewicht" hat, das er langfristig behält. Auch nach einer Gewichtsabnahme strebt der Körper dieses Gewicht wieder an.

Sharonfrucht

siehe *Kaki*

Sheabutter

Der Sheabaum wächst in Afrika und wird sechs bis zwölf Meter hoch.

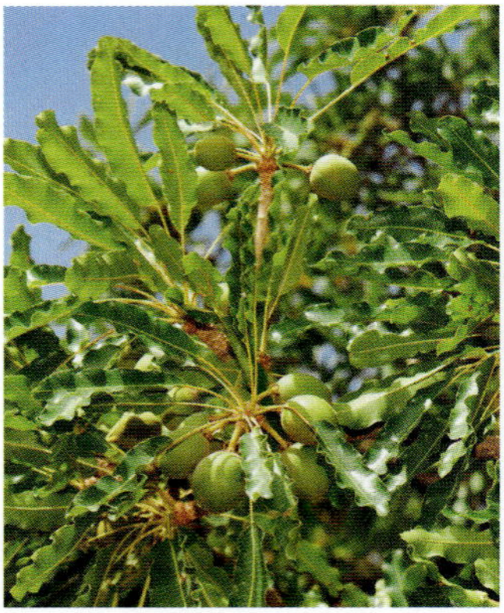

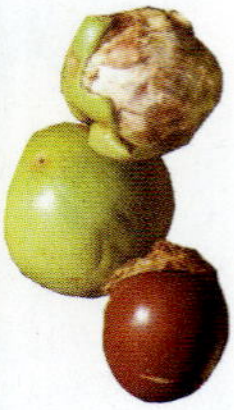

Die grünlichen, eiförmigen Früchte des Sheabaums haben eine 3 cm dicke Schale. Das reife Fruchtfleisch ist essbar. Das Öl aus den Kernen wird extrahiert und zu Sheabutter verarbeitet.

Siehe *Extraktionsverfahren*, *Speiseölgewinnung*.

Sheabutter wird als Ersatz für *Kakaobutter* verwendet.

Siedepunkt

Der Siedepunkt ist die Temperatur, bei der eine Flüssigkeit zum Kochen kommt.

Sievert (Sv)

Sievert (Sv) ist die Einheit für die Gefährlichkeit einer Strahlendosis. Strahlendosen ab 0,5 Sv werden als gesundheitsschädlich bzw. krebserregend angesehen. Durch die Strahlen werden Schäden bzw. Fehlfunktionen im Zellaufbau ausgelöst.

Silber, Ag, E 174

Silber wird aufgrund des Preises nur selten zum Färben von Lebensmitteln eingesetzt. Zugelassen ist das gesundheitlich unbedenkliche Silber ohne Höchstmengenbegrenzung für Überzüge von Süßwaren, Verzierungen von Pralinen und für Liköre.

Zum Beispiel die abgebildeten Zuckerperlen wurden mit Silber überzogen:

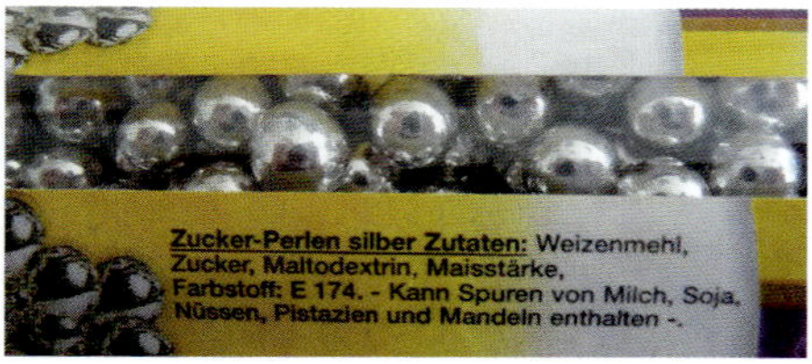

Silicate

Silicate sind Salze der Kieselsäure.

Silicium

Silicium ist ein essenzielles Spurenelement, das für den Aufbau des Bindegewebes und des Kollagens benötigt wird. Der Körperbestand an Silicium beträgt 1 bis 1,5 g. Gute Siliciumquellen sind Vollkornprodukte, Knollen- und Wurzelgemüse.

Der tägliche Bedarf wird auf 5 bis 10 mg Silicium geschätzt. Generell wird in den Industrienationen aber eine größere Menge aufgenommen. Sowohl Mangelerscheinungen als auch Folgen einer zu hohen Aufnahme konnten bisher nicht beobachtet werden.

Siliciumdioxid

siehe Kieselsäure

Skleroproteine

Skleroproteine sind Struktureiweißstoffe mit einer langgestreckten – fibrillären – Struktur. Hierzu gehören *Elastine*, *Keratine*, *Kollagene* und *Myosine*.

Skorbut

Skorbut war eine gefürchtete Seemannskrankheit. Bei Skorbut fehlt Ascorbinsäure – Vitamin C – vollständig im Körper. Es liegt also eine *Avitaminose* vor. Es kommt zu Schäden an den Gefäßwänden, Zahnausfall und gestörter Wundheilung.

Slow Food

Slow Food – langsames Essen – ist eine von europäischen Köchen zunächst in Italien begründete Gegenbewegung zum *Fast Food*. In dieser Bewegung werden regionale Speisen nach alten Rezepten zubereitet und bewusst genossen. Ökologische Lebensmittel der Region und der Saison werden bevorzugt.

Smoothies

Smoothies bestehen aus einer pürierten oder zerkleinerten Fruchtmasse mit Saftzusatz, die pasteurisiert wurde. Die Bezeichnung Smoothie ist von dem englischen Begriff smooth – fein, sanft – abgeleitet. Smoothies werden als Obstsnack vermarktet.

Bei der Herstellung der Fruchtmasse werden die Früchte oft geschält bzw. bei der Saftherstellung nur ausgepresst. Insbesondere die Ballaststoffe und sekundären Pflanzenstoffe, die sich überwiegend in den Randschichten befinden, bleiben daher in den Pressrückständen.

Lebensmittelzusatzstoffe und Zucker dürfen diesen Produkten zugesetzt werden.

Gute Smoothies enthalten

- weder Zucker noch Zusatzstoffe und
- sind aus Früchten der Region hergestellt.

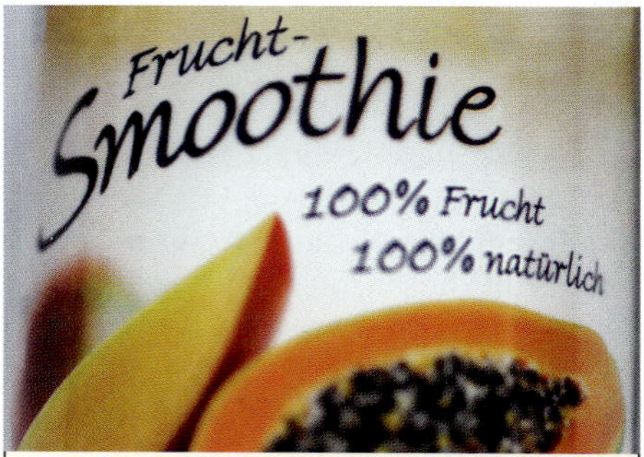

Zutaten: 30 % Ananassaft, 18 % Papayamark, 13 % Mangomark, 13 % Lycheesaft, 12 % Bananenmark, 8 % Apfelmark, 4 % Kiwimark, 2 % Acerolasaft

Sn

Sn ist das chemische Symbol für *Zinn*.

Soda
siehe *Natriumcarbonat*

Sodawasser
Sodawasser ist eine Bezeichnung für Tafelwasser, das Kohlensäure und mindestens 570 mg Natriumhydrogencarbonat pro Liter enthält.

Softdrinks
siehe *Erfrischungsgetränke*

Sojaallergie
Die Sojaallergie ist eine weitverbreitete Allergie, die z. B. zu schweren Asthmaanfällen führen kann. Die Sojaallergene können nicht durch Erhitzen zerstört werden.
Die Verwendung von Soja – auch in kleinen Mengen – muss aus diesem Grunde besonders gekennzeichnet werden:
„Kann Spuren von Soja enthalten".

Sojabohnen
Die Sojabohnen – eine *Hülsenfrucht* – sind die Früchte der einjährigen Sojapflanze, die ursprünglich aus China stammt.

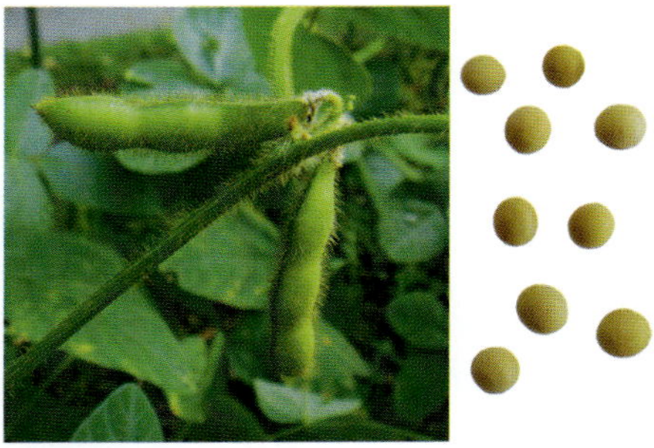

Die Sojabohnen enthalten viel hochwertiges Eiweiß, allerdings ist auch der Fettgehalt recht hoch. Sojabohnen enthalten auch Calcium, Magnesium und Eisen. Aufgrund des Eiweiß- und Calciumgehalts wird aus Sojabohnen auch ein Milchersatz, der *Soja(milch)drink*, hergestellt.
Sojaeiweiß kann eine Lebensmittelallergie auslösen, aus diesem Grund muss evtl. in Lebensmitteln vorhandenes Soja als Allergen in der Zutatenliste gekennzeichnet werden.
Produkte aus gentechnisch verändertem Soja müssen als solche gekennzeichnet werden.

Sojacreme, Soja cuisine
Sojacreme ist eine pflanzliche Alternative zu Créme fraîche oder Sahne. Sojacreme enthält ca. 18 % Fett und keine Lactose. Sie lässt sich allerdings nicht aufschlagen.

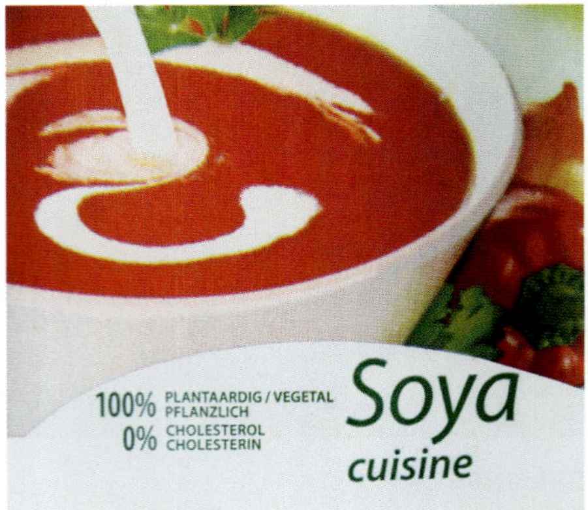

Zutaten: Wasser, Sonnenblumenöl, geschälte Sojabohnen (6 %), Weizensirup, Emulgator: Sojalecithin, Stabilisatoren: Xanthan, Guarkernmehl, Carrageen, Meersalz, natürliches Aroma, Antioxidationsmittel: stark tocopherolhaltige Extrakte

Soja(joghurt)nade
Soja(joghurt)nade wird ähnlich wie Joghurt hergestellt. Die verwendeten Joghurtkulturen werden zunächst mit Milch gezüchtet. Dann wird Soja(milch)drink mit diesen Kulturen dickgelegt.
Teilweise enthalten dieser Produkte zusätzlich Verdickungsmittel, da sie oft weicher als Joghurt sind.

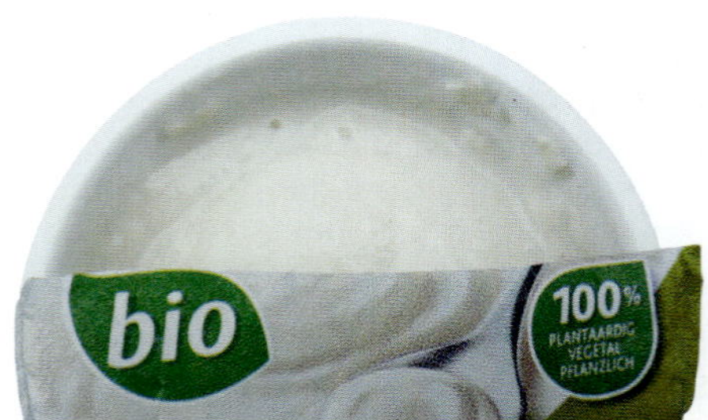

Zutaten: Wasser, geschälte Sojabohnen (9,4 %), Tapiokasirup, Stabilisatoren: Pektin und Agar-Agar, Meersalz, Säureregulator: Zitronensäure, Joghurtkulturen

Sojajoghurt darf in der EU nicht unter dieser Bezeichnung in den Handel gebracht werden, da die Bezeichnung Joghurt nur für Milchprodukte erlaubt ist.

Soja(milch)drink

Soja(milch)drink ist ein milchähnliches Getränk. Hierfür werden gequollene und gemahlene Sojabohnen mit Wasser gekocht, gefiltert und mit Aromen und Mineralstoffen versetzt. Soja(milch)drink eignet sich für Personen, die gegen Kuhmilcheiweiß allergisch sind. Soja(milch)drink wird häufig mit Calcium angereichert, da der Sojadrink normalerweise nur ein Fünftel des Calciumgehalts der Kuhmilch enthält.

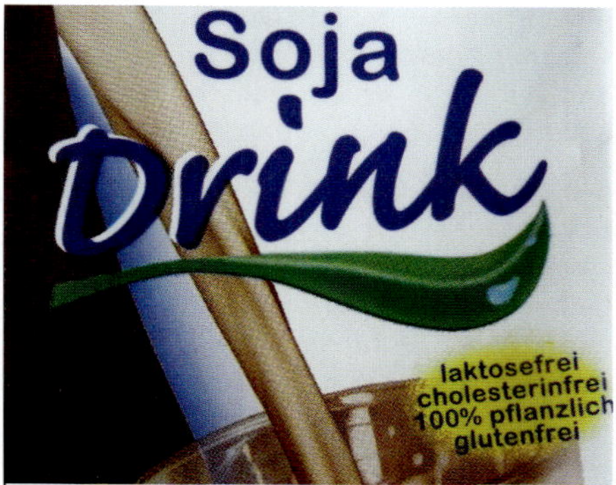

Zutaten: Wasser, roher Rohrzucker, enthülste Sojabohnen (7,2 %), Maltodextrin, Schokolade (1,1 %), Magerkakao (1 %), Meersalz, Vanilleextrakt, Stabilisator: Carrageen

Sojaöl

Sojaöl steht mengenmäßig an erster Stelle der Weltproduktion pflanzlicher Speiseöle. Sojaöl wird überwiegend durch Extraktion aus den Samen der Sojapflanze gewonnen und anschließend *raffiniert*.

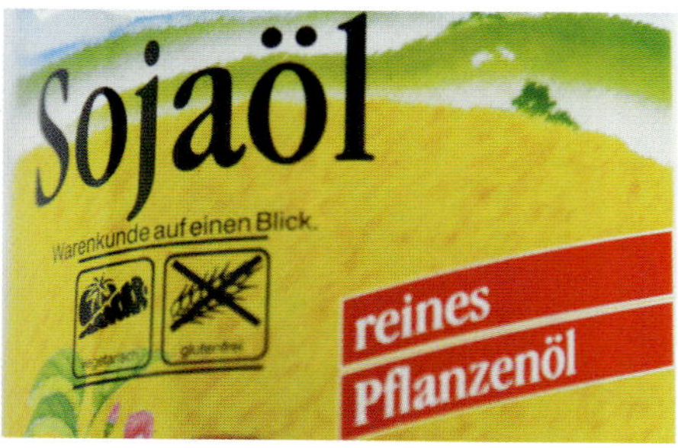

Sojaöl

- ist reich an *Linolsäure* (37 bis 58 %) und
- enthält daneben Ölsäure, Palmitinsäure und
- *Linolensäure* (2 bis 15 %).

Sojaöl wird auch zur Herstellung von Back- und Bratfetten und für die Margarineherstellung verwendet.

Sojaquark

siehe *Tofu*

Sojasoße

Für die Herstellung von Sojasoße werden Sojabohnen zusammen mit vorbehandeltem Weizen oder Reis in einer Salzlake durch Enzyme abgebaut. Es entsteht die dunkle, aromatische Sojasoße. Sojasoße hat einen Kochsalzgehalt von bis zu 30 %. Die dunkle, rotbraune Sojasoße wird in der asiatischen Küche verwendet.

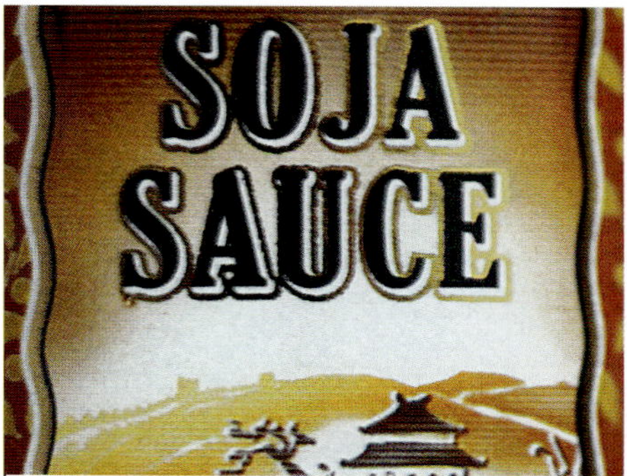

Zutaten: Wasser, Sojabohnen, Weizenmehl, Salz

Miso ist eine Würzpaste aus Sojabohnen.

Sol

Sol ist eine Abkürzung für den lateinischen Begriff **sol**utus – aufgelöst. Gelatine ist als Sol flüssig und als Gel fest.

Solanin

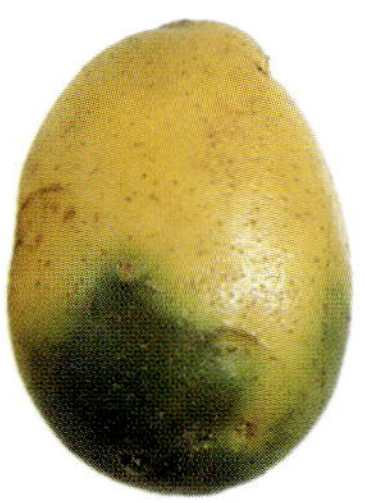

Solanin ist giftig. Es schmeckt schwach bitter. Es wird weder durch Hitze noch durch Verdauungsenzyme zerstört. Solanin kommt in grünen Beeren, grünen Tomaten,

Kartoffelkeimen und grün gefärbten Bereichen von Kartoffeln vor. Bei Vergiftungserscheinungen durch Solanin kommt es zu Kopfschmerzen, Übelkeit, Erbrechen und Durchfall.
Der Solaningehalt von Kartoffeln kann durch das Abschneiden grüner Stellen verringert werden.

Sondenernährung

Die Sondenernährung ist eine künstliche Ernährung, bei der flüssige Nahrung mittels einer Sonde über Nase, Rachen und Speiseröhre in den Magen bzw. Dünndarm geleitet wird. Sondenernährung erfolgt z.B. bei unzureichender Ernährung oder Nahrungsverweigerung.

Sonnenblumenöl

Sonnenblumen wurden bereits vor der Entdeckung der „neuen Welt“ von den Indianern zur Ölgewinnung angebaut. Mit den spanischen Entdeckern kamen die Sonnenblumen nach Europa.

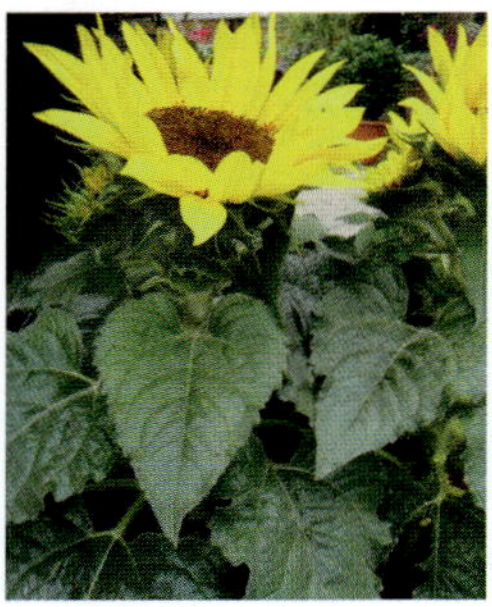

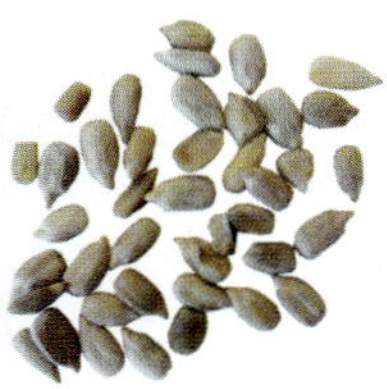

Die geschälten Sonnenblumenkerne enthalten ca. 50 % Öl.
Als Ölpflanze liegt die Sonnenblume an dritter Stelle hinter Sojabohnen und der Ölpalme.
Sonnenblumenöl wird durch Kaltpressung oder Extraktion aus Sonnenblumenkernen und eventuell anschließender *Raffination* gewonnen.
Sonnenblumenöl enthält

- 48 bis 74 % *Linolsäure* und
- 14 bis 39 % Ölsäure.

Sonnenblumenöl wird als kalt gepresstes Speiseöl angeboten und für die Herstellung von Mayonnaise, Salatsoßen und Margarine verwendet.

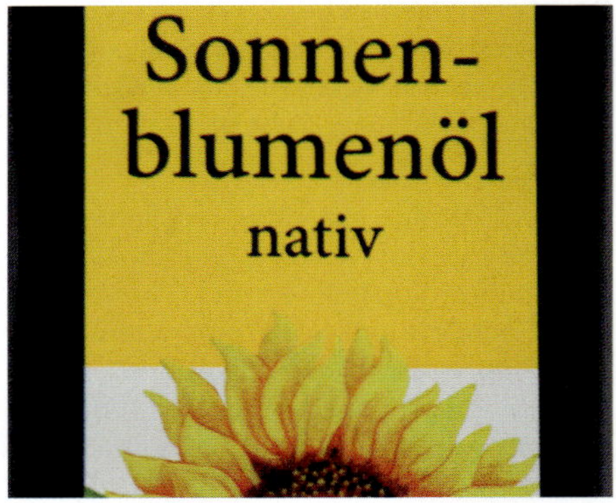

Natives Sonnenblumenöl bedeutet, dass das Öl ohne Wärmezufuhr durch Pressen gewonnen wurde. Das Öl kann danach gewaschen, gefiltert oder zentrifugiert werden, es wird jedoch nicht raffiniert (entsäuert, gebleicht oder desodoriert).

Sorbinsäure, Sorbat, E 200, E 202, E 203

Sorbinsäure und ihre Salze – Sorbate – sind wichtige chemische, synthetisch hergestellte *Konservierungsstoffe*. Von Natur aus kommt Sorbinsäure in den Früchten der Eberesche vor.
Sorbinsäure wird im Körper wie die Fettsäuren verwertet. Farbe, Geruch und Geschmack der Lebensmittel werden durch Sorbinsäure wenig beeinflusst.
Sorbinsäure hemmt das Wachstum von Schimmelpilzen, Hefen und vielen Bakterienarten. Sorbinsäure wird unter Beachtung der Höchstmengenbegrenzung – *ADI-Wert* 25 mg/kg KG – für Feinkostsalate, Käse, Sauerkonserven, Konfitüre, feine Backwaren usw. eingesetzt.
Sorbinsäure gilt gesundheitlich als unbedenklich.

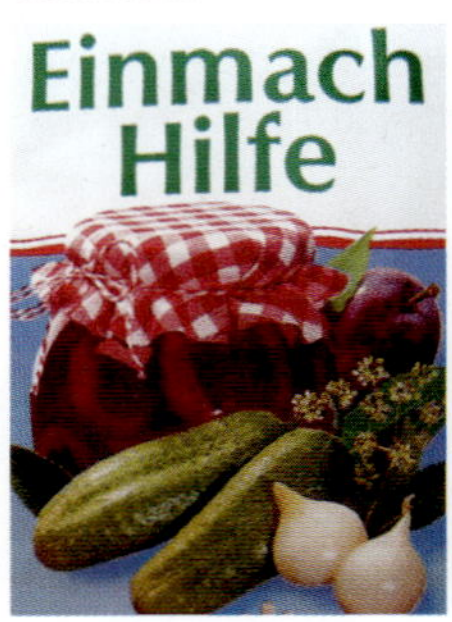

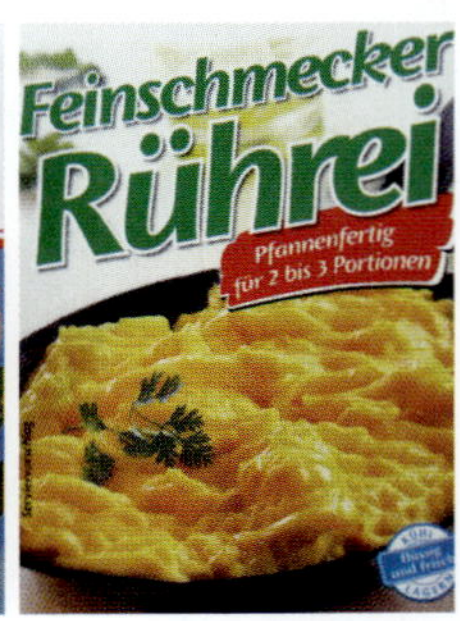

Die abgebildete Einmachhilfe für z. B. Konfitüre mit einem geringeren Zuckergehalt ist reine Sorbinsäure. Außerdem wurde z. B. das abgebildete Rührei mit Sorbinsäure konserviert.

Sorbit, E 420

Sorbit ist ein *Zuckeraustauschstoff* – der Zuckeralkohol Sorbitol –, der in einigen Früchten vorkommt und sonst synthetisch aus Glucose hergestellt wird.

Sorbit hat eine Süßkraft von 50 %, bezogen auf Rüben- und Rohrzucker. Sorbit ist als Zuckeraustauschstoff – ohne Höchstmengenbegrenzung – nur für Süßigkeiten, Diabetikerlebensmittel und Backwaren zugelassen.

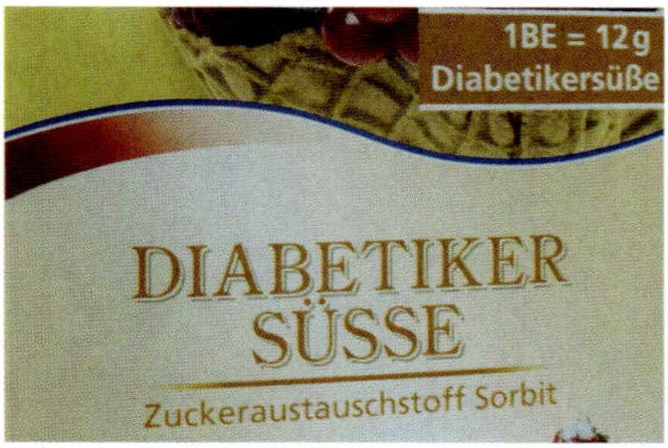

Soße

Eine Soße ist eine flüssige, süße oder salzige Beigabe, die mit oder ohne Bindemittel gegart wird.

soziokultureller Wert, Lebensmittel

Der soziokulturelle Wert eines Lebensmittels wird durch die Ernährungsgewohnheiten des Einzelnen bzw. bestimmter Personengruppen bestimmt, d. h., das Lebensmittel muss den gesellschaftlichen Erwartungen der Menschen entsprechen. Bestimmend sind folgende Kriterien: Aussehen, religiöse oder weltanschauliche Tabus, Esskultur, Vorbildfunktion.

Spargel

Spargel sind Sprossen des Gemüsespargels. Weißer Spargel wächst unterirdisch. Er muss gestochen werden, bevor die Köpfe aus dem Erdreich schauen.

Grüner Spargel wächst über der Erde und wird abgeschnitten. Grüner Spargel hat ein kräftigeres Aroma als weißer Spargel.

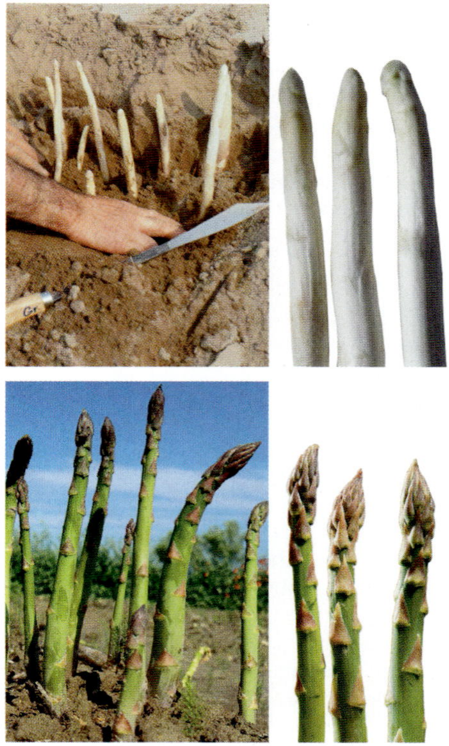

Spargel wird frisch und konserviert angeboten. Spargel ist ein wasserreiches, leicht bekömmliches Stängelgemüse. Grüner Spargel ist vitaminreicher als weißer Spargel.

Speck

Speck wird aus dem Fettgewebe des Schweins, das zwischen der Haut und dem Muskelfleisch liegt, hergestellt. Nach der Herkunft unterscheidet man z. B. Rücken- und Bauchspeck. Rückenspeck ist reines Fettgewebe, während Bauchspeck mehr oder minder mit Muskelgewebe durchzogen ist.

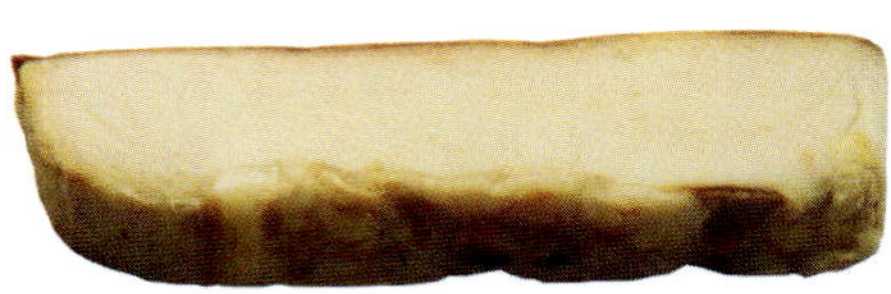

Frischer Speck ist nur begrenzt haltbar, deshalb wird der Speck durch Pökeln und Räuchern oder Lufttrocknen konserviert.

Speisefette, Speiseöle

Speisefette und Speiseöle stammen aus den Samen oder Früchten von Pflanzen, aus dem Fettgewebe von Schlachttieren und Schlachtgeflügel sowie aus Fischen. Speisefette und Speiseöle bestehen fast ausschließlich aus *Triglyceriden* und sind praktisch wasserfrei.

Wichtige pflanzliche Fette sind: *Kokosfett* und *Palmkernfett*. Tierische Fette sind *Butter*, *Gänseschmalz*, *Schweineschmalz* und *Talg*.

Pflanzliche Speisefette und -öle enthalten keinen nennenswerten Anteil an *Cholesterin*.

Speisefette sind bei 20 °C fest oder halbfest. Speiseöle sind dagegen bei 20 °C flüssig.

Speiseöle

Speiseöle sind bei 20 °C flüssig, da sie einen hohen Anteil an ungesättigten Fettsäuren enthalten.

Speiseöle stammen aus dem fetthaltigen Fruchtfleisch oder den Samen von Pflanzen. Die größte wirtschaftliche Bedeutung haben *Baumwollsaatöl*, *Erdnussöl*, *Rapsöl*, *Sojaöl* und *Sonnenblumenöl*. Außerdem gibt es *Distelöl* (Safloröl), *Leinöl*, *Maiskeimöl*, *Sesamöl*, *Walnussöl* und *Weizenkeimöl*.

Speiseöle, Gewinnung

Für die Speiseölgewinnung werden ölreiche Früchte und Samen zunächst zerkleinert. Dann wird das Öl durch Kaltpressung oder Extraktion aus den Früchten oder Samen isoliert.

Siehe *Speiseöle, kalt gepresst*;
siehe *Extraktionsverfahren*.

Die Speiseöle werden dann teilweise noch durch *Raffination* gereinigt. Dabei werden Trübstoffe und pflanzliche Schleimstoffe, freie Fettsäuren, Geruchs- und Geschmacksstoffe entfernt.

Durch *Fetthärtung* können aus Speiseölen feste Fette hergestellt werden.

Speiseöle, kalt gepresst

Kalt gepresste Speiseöle werden durch Druck und ohne Wärmezufuhr mit Schneckenpressen z. B. aus Oliven ausgepresst. Die so gewonnenen Speiseöle haben ihren typischen Geschmack und Geruch und ihre eigene Farbe.

Speiseöle, Lagerung

Speiseöle sollen dunkel und kühl gelagert werden, damit das Vitamin E nicht zerstört und das Speiseöl nicht ranzig wird.

Speiseöle, nativ

Natives Speiseöl wird aus nicht vorgewärmter Rohware durch Pressen ohne Wärmezufuhr oder durch andere schonende mechanische Verfahren gewonnen. Es kann gewaschen und filtriert oder zentrifugiert sein. Natives Speiseöl ist jedoch weder entsäuert noch gebleicht oder desodoriert. Für *Olivenöl* gelten besondere rechtliche Bestimmungen.

Speiseöle, nicht raffiniert

Nicht raffiniertes Speiseöl wird durch Ausschmelzen oder schonende mechanische Verfahren wie Pressen oder Zentrifugieren gewonnen. Es kann gewaschen und/oder mit Wasserdampf behandelt, getrocknet und filtriert oder zentrifugiert sein.

Es ist jedoch weder entschleimt noch entsäuert noch gebleicht oder desodoriert.

Speiseöle, raffiniert

Raffiniertes Speiseöl ist

- entschleimt – Kohlenhydrate und fettähnliche Stoffe sind entfernt,
- entsäuert – freie Fettsäuren sind entfernt,
- desodoriert – Geschmacks- und Geruchsstoffe sind entfernt.

Es kann auch gebleicht und/oder fein filtriert sein.

Durch die *Raffination* werden reine, farblose, neutral schmeckende Speiseöle gewonnen.

Speisepilze

siehe *Pilze*

Speisequark

Speisequark ist ein Frischkäse, der in allen Fettgehaltsstufen von Mager- bis Doppelrahmstufe angeboten wird. Für die Speisequarkherstellung wird pasteurisierte Milch oder Sahne mit speziellen *Milchsäurebakterien* und *Lab* dickgelegt. Speisequark hat eine weiche Konsistenz und einen leicht säuerlichen Geschmack.

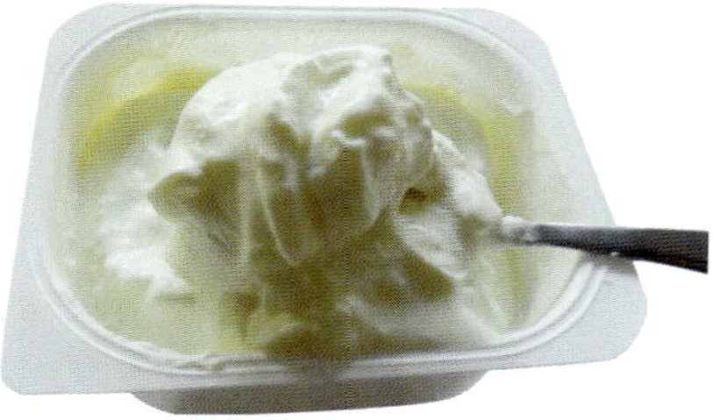

Speiseröhre

Die Speiseröhre ist ein ca. 25 bis 30 cm langer, sehr dehnbarer Muskelschlauch, der die Nahrung durch peristaltische – wellenförmige – Bewegungen vom Mund in den Magen weiterleitet. Sie ist mit Schleim ausgekleidet, sodass der Speisebrei leichter in den Magen gelangen kann.
Nur beim Schluckvorgang wird die Speiseröhre sehr kurz zum Mund und Magen hin geöffnet.
Die Verweildauer der Speisen in der Speiseröhre beträgt nur wenige Sekunden.

Speisesalz, jodiertes

Speisesalz besteht zu 60 % aus Natrium und zu 40 % aus Chlorid.
Besondere Salzsorten sind z. B. grobes Meersalz (links) und rosa Himalayasalz (rechts).

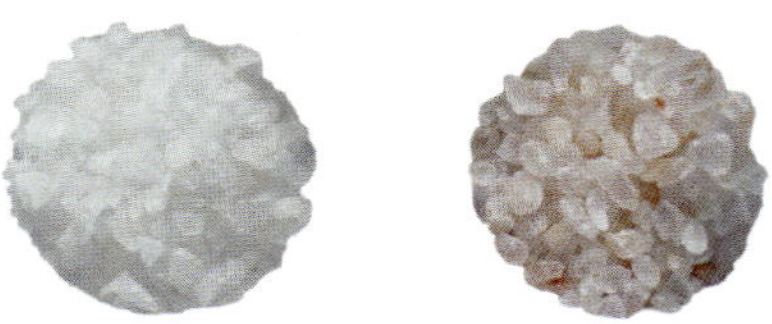

Jodiertes Speisesalz enthält außerdem einen Zusatz von Kaliumjodat. Durch dieses Salz soll in Jodmangelgebieten die Jodversorgung verbessert werden.
Jodiertes Speisesalz enthält mindestens 15 mg bis höchstens 25 mg Kaliumjodat pro kg Speisesalz. Zusätzlich können diesem Speisesalz zur Kariesprophylaxe 250 mg Fluorid pro kg Salz zugesetzt werden. Teilweise wird auch Folsäure zugesetzt.

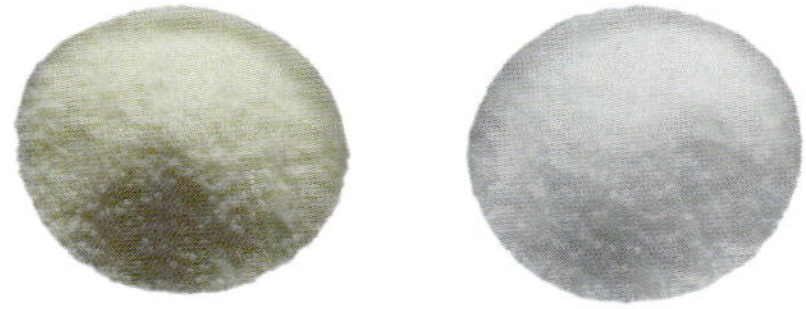

Links ist Jodsalz mit Fluorid und Folsäure (0,01 %) abgebildet und rechts Jodsalz ohne Zusatz.
Jodiertes Speisesalz ist zur Verwendung im Haushalt, in der Gemeinschaftsverpflegung sowie für die industrielle Produktion von Lebensmitteln zugelassen.

Sphäroproteine

Sphäroproteine sind kugelförmige – globuläre – Eiweißstoffe. Hierzu gehören *Albumine*, *Globuline* und *Histone*.

Spinat

Spinat ist eine rasch wachsende, einjährige Pflanze mit kräftigen grünen Blättern. Es gibt Frühjahrs- und Sommerspinat sowie Herbst- und Winterspinat.

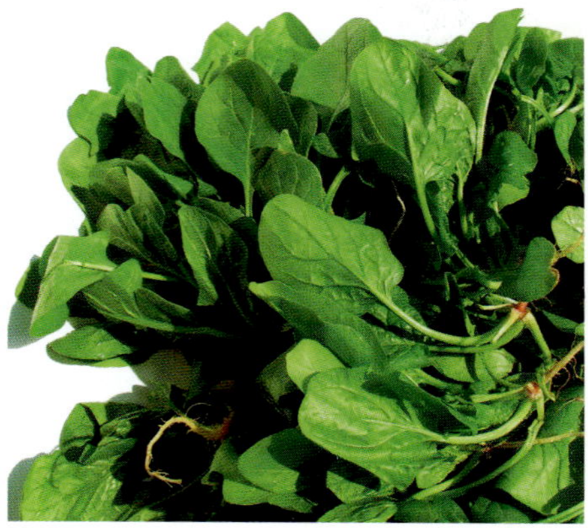

Spinat ist reich an Magnesium, Kalium und Calcium sowie an *sekundären Pflanzenstoffen*. Außerdem enthält Spinat β-Carotin und Lutein sowie *Oxalsäure* und *Nitrat*. Gekochter Spinat sollte bald verzehrt werden, da sich das Nitrat im gekochten Spinat in Nitrit umwandeln kann.

Spirituosen

Spirituosen sind für den menschlichen Gebrauch bestimmte alkoholische Flüssigkeiten mit einem Mindestalkoholgehalt von 15 % *Volumenprozent – Vol. %*.

S

Spitzkohl

Spitzkohl ist eine Variante des Weißkohls. Der Spitzkohl ist kegelförmig.

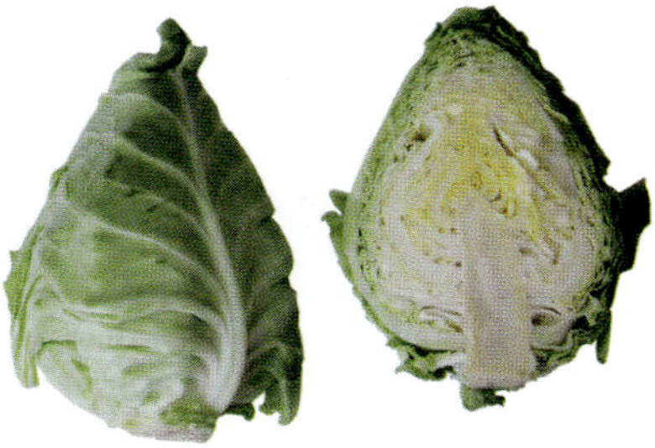

Spitzkohl, der hauptsächlich auf der Filderhöhe bei Stuttgart angebaut wird, hat einen milderen Geschmack als Weißkohl.

Sporen

Sporen sind Vermehrungszellen von Pilzen bzw. die widerstandfähigen Dauerformen einiger Bakterien, z.B. der *Botulismus*-Erreger.

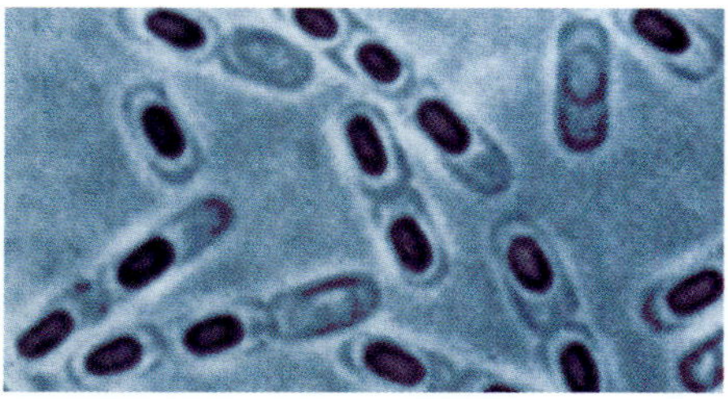

Diese Sporen sind auch bei ungünstigen Lebensbedingungen über Jahrzehnte lebensfähig.

Sport, Energiegewinnung

Bei einem 400-m-Lauf werden während der ersten 40 Meter die Energiespeicher der Muskeln (*Adenosintriphosphat* – ATP – und *Kreatinphosphat*) genutzt.

Gleichzeitig beginnt der **anaerobe Glucoseabbau** – ohne Sauerstoff. Glucose wird zu *Milchsäure* abgebaut, hierbei werden 2 ATP je Glucosemolekül frei. Die Energie wird beim anaeroben Abbau zwar schnell freigesetzt, die Energieausbeute ist jedoch gering. Diese Form der Energiegewinnung wird während der nächsten 220 m genutzt. Die Milchsäure wird zur Leber transportiert und dort für den Glucoseaufbau genutzt.

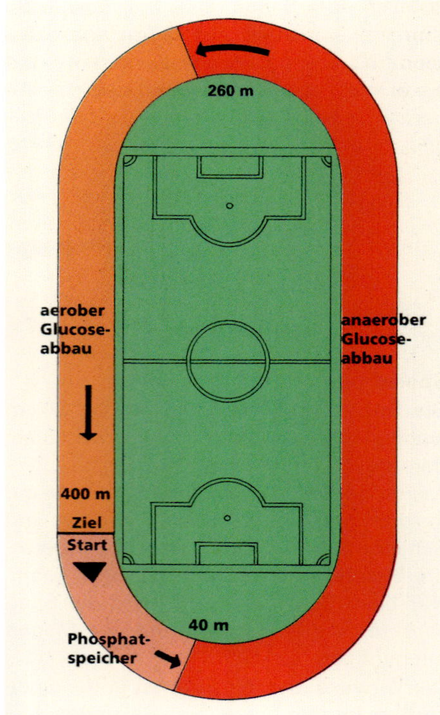

Für den Rest der Strecke wird der Energiegewinn aus dem **aeroben Glucoseabbau** – mit Sauerstoff – genutzt. Bei dem aeroben Abbau wird Glucose zu H_2O und CO_2 und 38 ATP abgebaut.

Sportlergetränke

Durch Sportlergetränke soll die Flüssigkeit, die beim Sport durch den Schweiß verloren gegangen ist, schnell wieder ersetzt werden. Je schneller die Wasserverluste ersetzt werden, umso höher ist die Leistungsfähigkeit.

Isotone Getränke werden am schnellsten resorbiert. Sie eignen sich daher besonders für Hochleistungssportler.

Siehe *Getränke, isotone*.

Hypotone Getränke eignen sich ebenfalls zur schnellen Flüssigkeitsbedarfsdeckung. Für Personen, die nicht länger als eine Stunde ohne Pause Sport treiben, sind diese Getränke ausreichend.

Siehe *Getränke, hypotone*.

Hypertone Getränke sind ungeeignet.

Sprossen
Sprossen entwickeln sich aus Pflanzensamen, z. B. aus Hülsenfrüchten oder Getreidekörnern. Sprossen können z. B. in Keimgeräten gezüchtet werden.

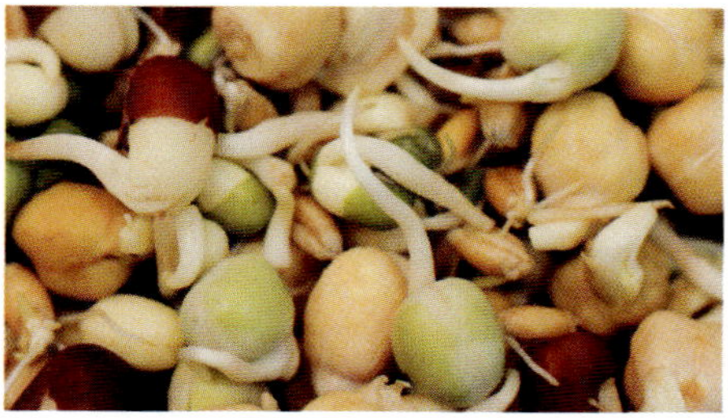

Sprossen haben einen hohen Gehalt an Vitaminen, Mineralstoffen, Ballaststoffen und sekundären Pflanzenstoffen.

Sprotten
Sprotten sind kleine Heringsfische. Sprotten leben in der Nord- und Ostsee und im Ostatlantik. Sprotten werden ca. 12 cm lang und 50 g schwer.

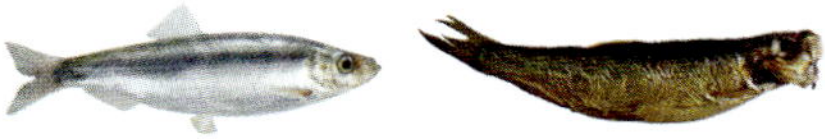

Sprotten gehören zu den *Fettfischen*. Sie werden meist mit Kopf heiß ge*räuchert*. Sprotten sind eiweißreich und liefern viel Vitamin D und Jod.

Sprudel
Sprudel ist ein Mineralwasser, das unter natürlichem Kohlensäuredruck aus der Quelle sprudelt oder unter Zusatz von Kohlensäure abgefüllt wird.

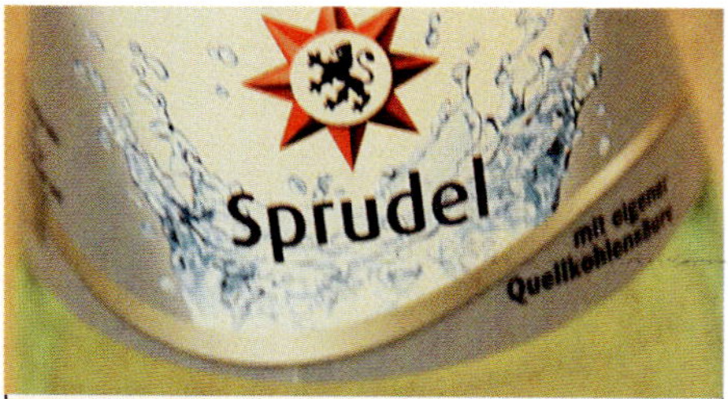

Natürliches Mineralwasser mit eigener Quellkohlensäure versetzt. Quelle Gerolstein

Außerdem ist Sprudel die umgangssprachliche Bezeichnung für Mineralwasser.

Sprühtrocknung
Bei der Sprühtrocknung werden die zu trocknenden Lebensmittel durch Sprühdüsen in feinste Tröpfchen zerstäubt und mittels Heißluft getrocknet. Durch Sprühtrocknung erfolgt beispielsweise die Herstellung von Kaffeeextrakt und Säuglingsnahrung, da die kleinen Teilchen eine gute Löslichkeit ermöglichen.
Bei der Spühtrockung kann es zu Geschmacksveränderungen und Vitaminverlusten kommen.

Spurenelemente
Spurenelemente sind Mineralstoffe, die im menschlichen Körper in einer Konzentration unter 50 mg pro Kilogramm Körpergewicht vorliegen. Der Bedarf ist < 50 mg pro Tag.
Essenzielle Spurenelemente sind: *Chrom*, *Eisen*, *Fluor*, *Jod*, *Kobalt*, *Kupfer*, *Mangan*, *Molybdän*, *Nickel*, *Selen* und *Zink*.
Die Funktionen der einzelnen Spurenelemente werden jeweils unter den einzelnen Spurenelementen behandelt.
Giftige Spurenelemente sind: *Arsen*, *Blei*, *Cadmium* und *Quecksilber*.

Sr
Sr ist das chemische Symbol für ***Str**ontium*.

Stabilisatoren
Stabilisatoren sind Stoffe, die leicht zersetzbaren Substanzen zugesetzt werden, um deren Beständigkeit zu erhöhen.
Stabilisatoren werden daher z. B. *Emulsionen* zugesetzt, um ein Entmischen der Emulsion zu verhindern. Andere Stabilisatoren haben die Aufgabe, Farbstoffe zu stabilisieren oder als Gelier- und Verdickungsmittel Schwebstoffe in Lösung zu halten.
Die Verwendung von Stabilisatoren muss in der Zutatenliste angegeben werden.
Zu den Stabilisatoren gehören u. a. *Ascorbinsäure*, *Calciumchlorid*, *Glycerinester aus Wurzelharz*, *Johannisbrotkernmehl*, *Metaweinsäure*, *Lecithine*, *Saccharoseacetatisobutyrat*.

Stachelbeeren

Stachelbeeren sind etwa kirschgroße, teils behaarte Beeren des Stachelbeerstrauches. Es gibt weißliche, gelbe und auch rote Sorten mit vielen Samen.

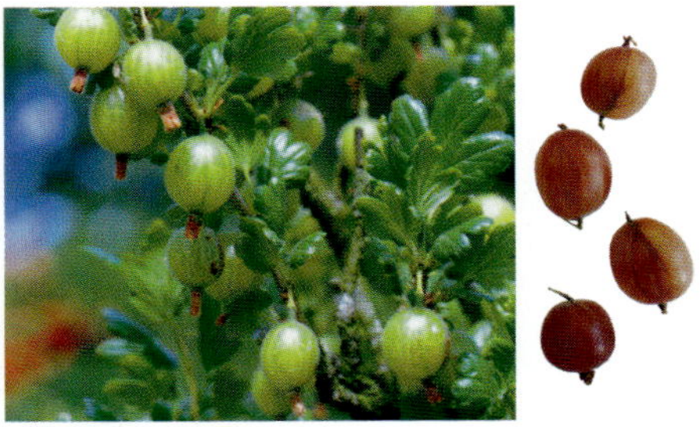

Stachelbeeren liefern Vitamin C, Folate, Kalium und Ballaststoffe.

Stachelbeeren eignen sich zum Frischverzehr, zum Einfrieren oder zur Konservierung durch Hitze.

Stängelgemüse, mehrjährig

Stängelgemüse ist eine Sammelbezeichnung für mehrjährige Gemüsesorten, von denen die nicht verholzten Stängel gegessen werden. Hierzu gehören *Bambussprossen*, *Palmitos*, *Rhabarber*, *Spargel*.

Staphylokokken

siehe *Eitererreger*

Stärke

Stärke ist das Speicherkohlenhydrat der Pflanzen. Stärke besteht aus zwei unterschiedlichen Vielfachzuckern – Polysacchariden –: *Amylose* und *Amylopektin*.

Speisestärke wird z.B. aus Mais (oben) oder Kartoffeln (unten) gewonnen.

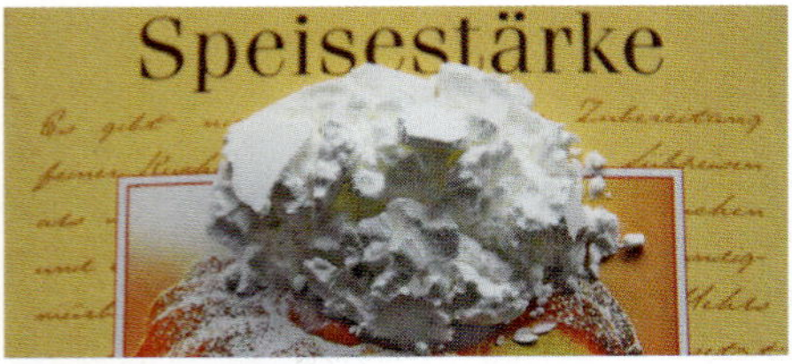

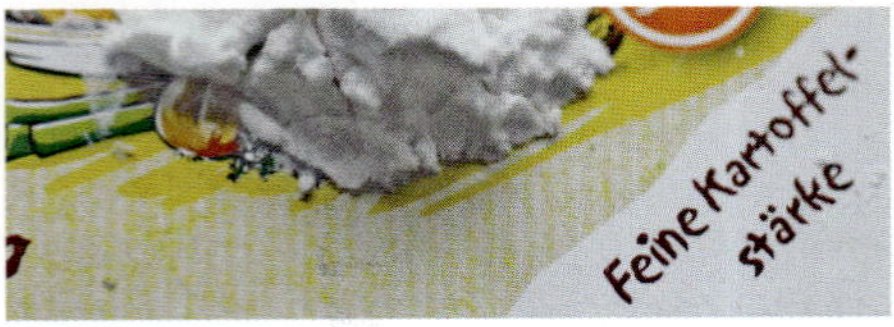

Stärke, modifizierte, E 1404, E 1410, E 1412, E 1414, E 1420, E 1422, E 1440, E 1442, E 1450, E 1451

Stärke kann durch unterschiedliche Verfahren modifiziert – verändert – werden, sodass sie den Erfordernissen der industriellen Lebensmittelverarbeitung entspricht. Modifizierte Stärken sind stabiler gegen Hitze und Kälte und haben eine bessere Quellfähigkeit.

Modifizierte Stärken sind ohne Höchstmengenbegrenzung als Lebensmittelzusatzstoffe zugelassen.

Instantprodukte, z.B. Soßenpulver, enthalten meist modifizierte Stärke. Sie müssen nicht mehr gekocht werden.

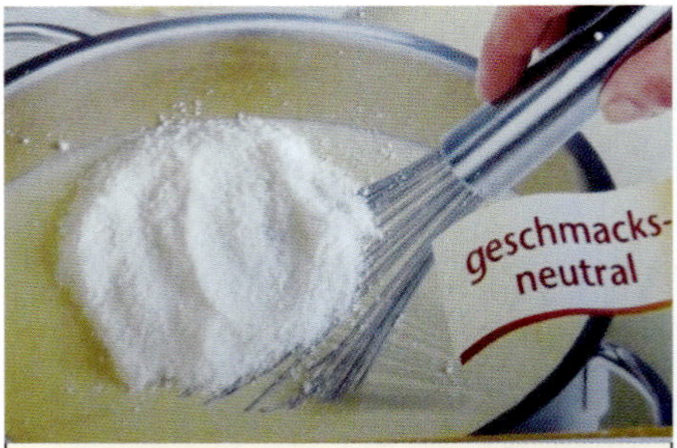

Zutaten: modifizierte Stärke, Maltodextrin, Milchzuckererzeugnis, Reismehl

Modifizierte Stärken werden auch als *Fettaustauschstoffe* verwendet.

Eingesetzt werden sie besonders in Fertigprodukten. Gesundheitliche Nebenwirkungen sind nicht bekannt.

Zum Beispiel dieser cremig gerührten Speisequarkzubereitung wurde modifizierte Stärke zugesetzt:

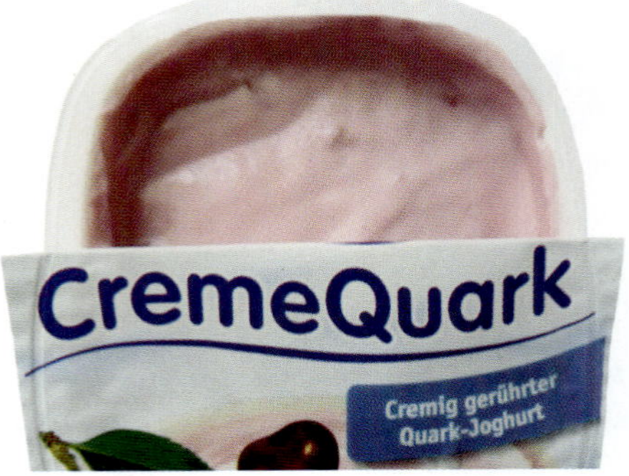

Stärke, Nachweis

Stärke kann in Lebensmitteln mit Jodkaliumjodidlösung nachgewiesen werden. Bei Anwesenheit von Stärke erfolgt eine Blaufärbung.

Beispiel: Auf die Innenfläche einer halbierten Kartoffel einen Tropfen Jodkaliumjodidlösung geben. Die Farbänderung beobachten.

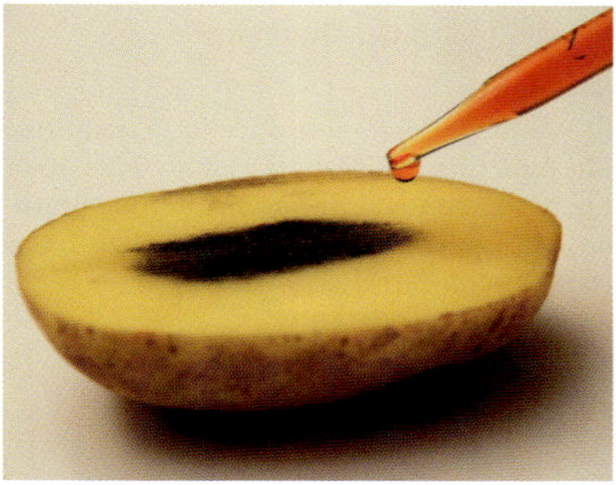

Stärkeverzuckerung

Aus Kartoffel-, Mais- und Weizenstärke werden durch Enzyme zunächst Dextrine und dann Maltose hergestellt.

Danach wird Maltose- bzw. Glucosesirup erzeugt. Die Produkte werden zum Süßen von Lebensmitteln und Getränken oder zur Herstellung von Zuckeraustauschstoffen oder Fettersatzstoffen verwendet.

Stearinsäure, E 570

Stearinsäure ist eine langkettige gesättigte Fettsäure mit 18 C-Atomen. Der Schmelzpunkt liegt bei +70 °C.

Strukturformel:

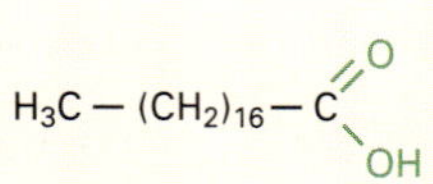

Stearinsäure ist vor allem in tierischen Speisefetten enthalten.

Stearinsäure ist als Lebensmittelzusatzstoff – *Emulgator* – ohne Höchstmengenbegrenzung zugelassen. In der Zutatenliste erfolgt die Angabe „Fettsäure" bzw. „Speisefettsäure". Fettsäuren sind gesundheitlich unbedenklich.

Steckrübe

Die Steckrübe ist eine gelbe bis rötliche, kopfgroße Kohlrübe mit weißem bis gelblichem Fruchtfleisch. Sie wird im Spätherbst geerntet und geschält sowie zerkleinert zu Mus oder Eintöpfen verarbeitet. Steckrüben sind energiearm, da sie sehr wasserreich sind.

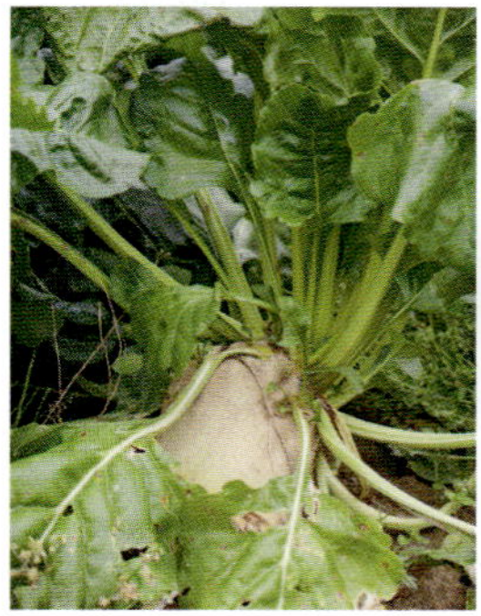

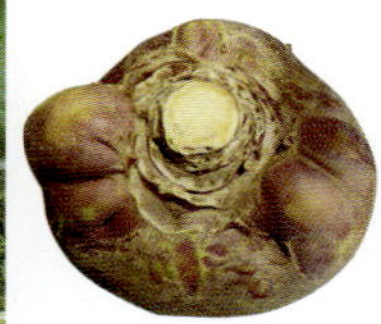

Im Winter des Jahres 1916/1917 – während des 1. Weltkrieges – war die Steckrübe das hauptsächliche Lebensmittel der Menschen. Kaffeeersatz, Konfitüre, Suppen, Aufläufe, Kuchen usw. wurden aus Steckrüben hergestellt. Doch trotz oder aufgrund der schlechten Ernährungslage waren die Steckrüben bei den Menschen unbeliebt. Im 2. Weltkrieg kamen die Rezepte mit Steckrüben wieder zum Einsatz.

Steinbuscher Käse

Der Steinbuscher Käse wurde erstmals 1860 von dem Schweizer Käser Frank auf dem Gut Steinbusch in Brandenburg hergestellt.

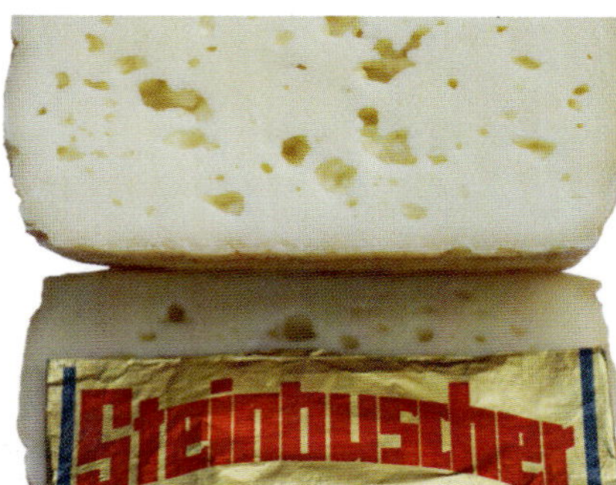

Steinbuscher Käse ist ein halbfester Schnittkäse, der in den Fettgehaltsstufen

Dreiviertelfettstufe – 30 % Fett i. Tr. –, Vollfettstufe – 45 % Fett i. Tr. – und Rahmstufe – 50 % Fett i. Tr. – angeboten wird.
Der Käse muss sechs bis acht Wochen reifen.

Steinbutt

Der Steinbutt ist ein Plattfisch, der im Atlantik, im Mittelmeer und in der Ostsee lebt. Der Steinbutt ist nahezu kreisrund (Durchmesser 40 bis 50 cm) und einer der wertvollsten Edelfische.

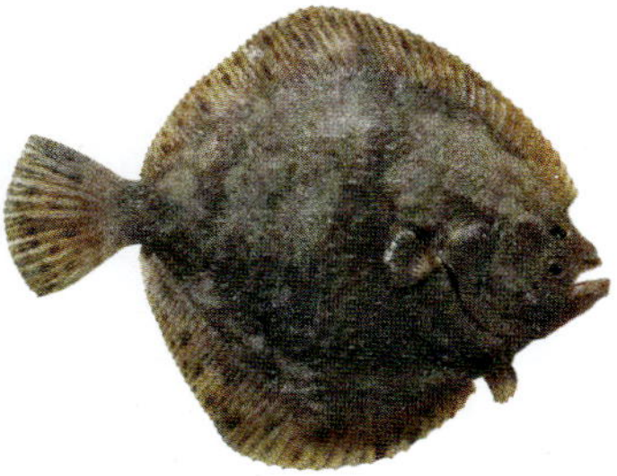

Der Steinbutt ist ein *Magerfisch*, der gegrillt, gebraten oder pochiert – gargezogen – verzehrt wird.

Steiner, Rudolf

Rudolf Steiner (1861 bis 1925) ist der Begründer der Anthroposophie.
Siehe *anthroposophische Ernährung*,
siehe *biologisch-dynamischer Landbau*.

Steinobst, Steinfrüchte

Steinobst ist eine Sammelbezeichnung für Früchte, bei denen eine fleischige äußere Schicht den inneren Samen umschließt. Hierzu gehören: *Aprikosen*, *Kirschen*, *Nektarinen*, *Oliven*, *Pfirsiche*, *Pflaumen*, *Mirabellen*, *Renekloden und Zwetschen*.

Steinpilz

siehe *Pilze*

Sterilisieren

Sterilisieren ist ein langfristiges Haltbarmachen. Die Lebensmittel werden in der Industrie beim Sterilisieren auf 110 bis 117 °C oder sogar bis 135 °C erhitzt. Sterilisierte Lebensmittel sind unter Luftabschluss praktisch keimfrei und die Enzyme sind zerstört. Sterilisierte Lebensmittel sind daher sehr lange haltbar.

Die Qualität der Lebensmittel wird durch das Sterilisieren stark gemindert, bis zu 60 % der Vitamine werden zerstört und auch die Farbe und der Geschmack werden negativ verändert.

Sterine

Sterine gehören zu den Fettbegleitstoffen. *Cholesterin* ist der wichtigste Vertreter der Sterine. Auch die pflanzlichen *Phytosterine* gehören zu den Sterinen.

Sternanis

Sternanis ist eine sternförmige Frucht des in China und Indien heimischen 6 bis 10 m hoch werdenden Sternanisbaums. Sternanis duftet wie Anis, hat aber einen bitteren bis scharfen Geschmack.

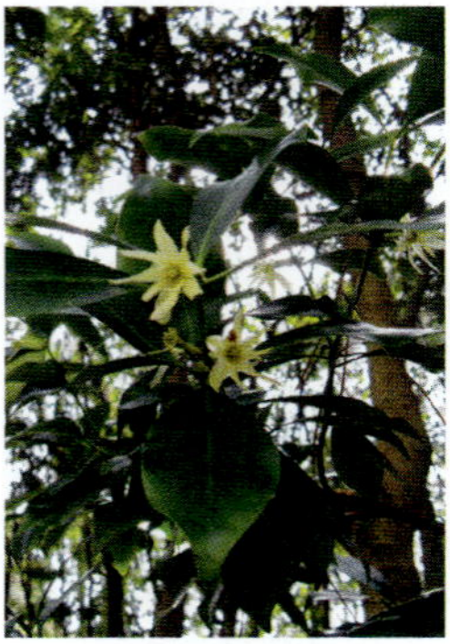

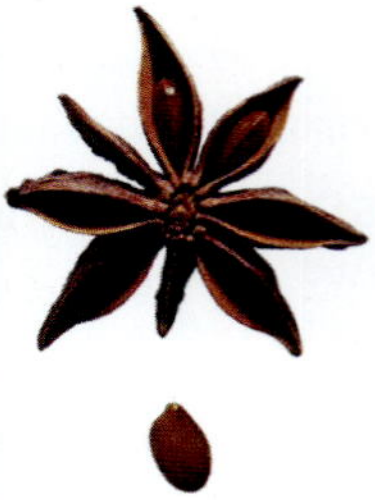

Sternanis wird ganz, zerbrochen oder gemahlen angeboten. Sternanis wird für chinesische Gerichte, Gebäck und Liköre verwendet.
Sternanis hilft bei Verdauungsbeschwerden und Appetitlosigkeit.

Sternfrucht

siehe *Karambole*

Stickstoff (N), E 941

Stickstoff ist ein chemisches Element, das in freier Form als farb- und geruchloses Gas vorliegt.
Stickstoff ist Bestandteil aller *Eiweißstoffe* – Proteine – und *Nucleinsäuren*.
Stickstoff ist auch als Lebensmittelzusatzstoff – *Packgas* – zugelassen. Da Stickstoff Bestandteil der Luft ist, ist der Einsatz unbedenklich. Stickstoff ist auch für Öko-Produkte zugelassen.

Zum Beispiel dieser Frischkäse wurde mit Stickstoff aufgeschlagen:

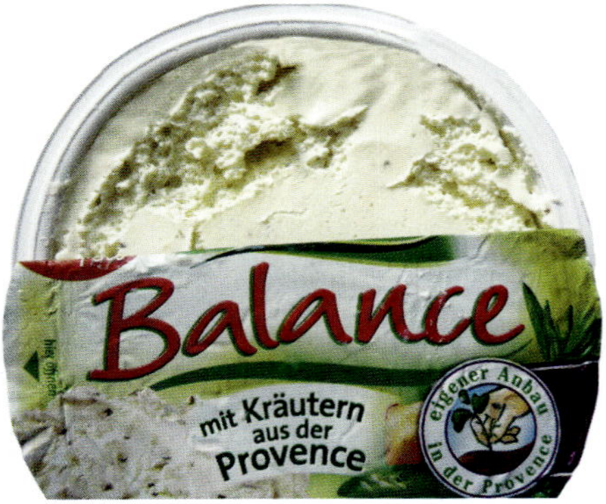

Stickstoffbilanz

Bei der Stickstoffbilanz wird die Differenz zwischen der Stickstoffaufnahme mit der Nahrung und der Stickstoffausscheidung durch Urin, Kot, Schweiß, Haut, Haare und Nägel ermittelt.

Bei der Bestimmung der Stickstoffbilanz werden also die gesamte Stickstoffaufnahme und die Stickstoffausscheidung einbezogen.

Mithilfe der Stickstoffbilanz kann erkannt werden, ob Eiweiß im Körper aufgebaut oder abgebaut wird, da Stickstoff Bestandteil der Eiweißstoffe ist.

Die Stickstoffbilanz ist ausgeglichen, wenn genauso viel Aminosäuren – Stickstoff – mit der Nahrung aufgenommen wie ausschieden werden.

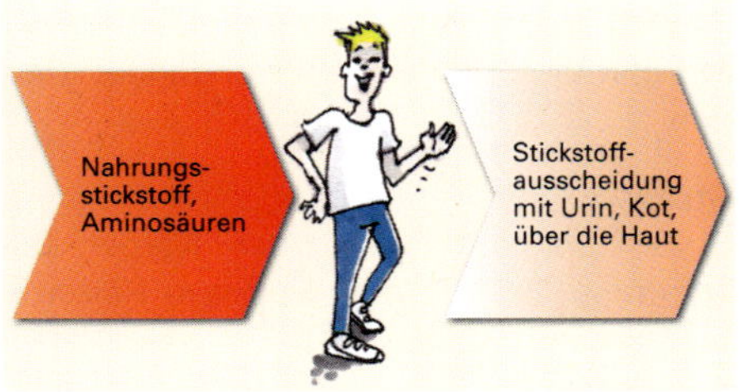

Die **Stickstoffbilanz ist positiv**, wenn weniger Stickstoff ausgeschieden als aufgenommen wurde.

Dies ist z. B. während des Wachstums von Kindern und Jugendlichen der Fall, da für das Wachstum neues Körpereiweiß aufgebaut wird.

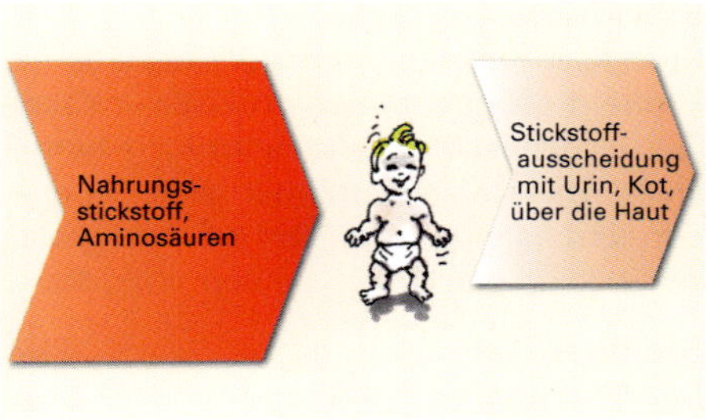

Die **Stickstoffbilanz ist negativ**, wenn mehr Stickstoff ausgeschieden als aufgenommen wird.

Dies ist z. B. während des Fastens der Fall, da Körpereiweiß abgebaut wird.

Stillende, Ernährung

Für Stillende gelten ähnliche Ernährungsempfehlungen wie für Schwangere.

Der zusätzliche Energie- und Nährstoffbedarf ist von der jeweiligen Milchmenge abhängig.

Die Deutsche Gesellschaft für Ernährung (DGE) empfiehlt täglich zusätzlich

- 2700 kJ (645 kcal) und
- 15 g Eiweiß.

Hülsenfrüchte, Kohl, Sauerkraut und Zwiebeln in der Ernährung einer Stillenden können beim Säugling Blähungen hervorrufen.

Stilton

Stilton ist ein bekannter englischer Blauschimmelkäse, der aus pasteurisierter Milch mit einem Fettgehalt von 48 % i. Tr. hergestellt wird. Stilton wird oft als Dessertkäse gegessen.

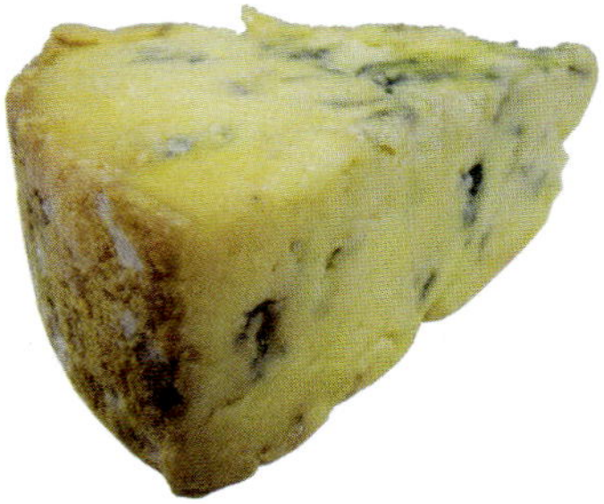

Stocken

Beim Stocken verfestigt sich eine Eimasse, z. B. im Wasserbad oder in heißer Luft.

Stockfisch

Stockfisch wird durch Trocknung aus geköpftem ausgenommenem Fisch – Kabeljau, Schellfisch, Seelachs usw. – hergestellt. Haupterzeugerländer sind Norwegen und Island. Stockfisch ist nicht gesalzen, das unterscheidet ihn vom *Klippfisch*.

Stoffwechsel

Der Stoffwechsel – Metabolismus – beinhaltet die Gesamtheit aller biochemischen Vorgänge im menschlichen Körper, die zur Aufrechterhaltung der Lebensvorgänge notwendig sind.

Der Stoffwechsel umfasst also:

- Aufnahme, Verdauung und Resorption der Nährstoffe
- Abbau, Umbau und Aufbau der Nährstoffe in den Zellen
- Gewinnung von chemischer Energie und Wärmeenergie zur Aufrechterhaltung der Körperfunktionen
- Ausscheidung der Stoffwechselendprodukte

Stoffwechsel, Eisen

siehe *Eisen*, *Stoffwechsel*

Stoffwechsel, Eiweiß

siehe *Eiweiß*, *Stoffwechsel*

Stoffwechsel, Fette

siehe *Fettstoffwechsel*

Stoffwechsel, Kohlenhydrate

siehe *Kohlenhydrate*, *Stoffwechsel*

Stör

Der Stör ist ein Wanderfisch, der im Meer heranwächst und zum Laichen in die Flussoberläufe kommt.

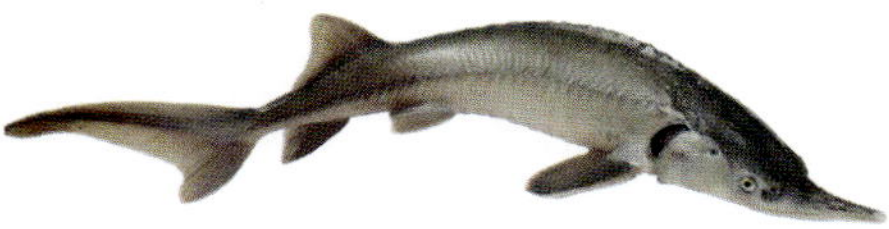

Die Hauptfangmenge kommt heute aus Russland und dem Iran.

Der Stör ist ein *Magerfisch*.

Der Stör kommt als Frischfisch oder geräuchert in den Handel.

Aus dem Rogen des Störs wird echter Kaviar hergestellt.

Straußenfleisch

Der Strauß gehört zu den Laufvögeln. Er wird über 2 m groß und bis zu 100 kg schwer. Er ernährt sich von Pflanzen, Samen, Früchten und kleinen Insekten. Straußeneier sind die größten in der Vogelwelt.

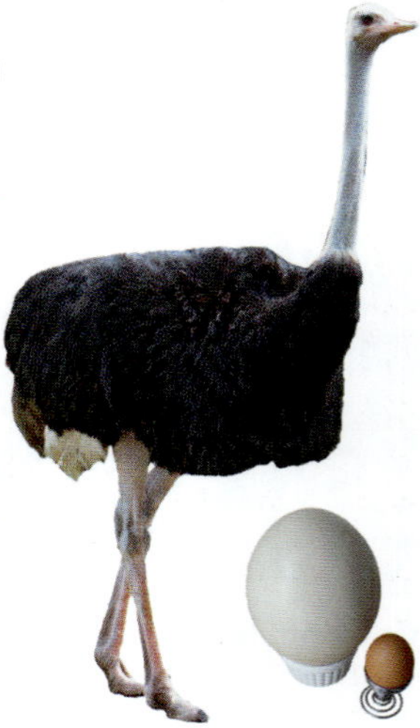

Straußenfleisch ist dunkelrotes, mageres und feinfaseriges Fleisch. Straußenfleisch eignet sich wie Rindfleisch zum Braten und Schmoren.

Straußenfleisch kommt frisch und tiefgefroren in den Handel.

Streichfette

Streichfette wie Butter und Margarine sind bei 20 °C streichfähig. Daneben gibt es streichfähige *Mischfette*, die Milch- und Pflanzenfette in unterschiedlichen Anteilen enthalten, sowie fettreduzierte Streichfette, z. B. *Halbfettbutter*.

Streichfette, Verzehrempfehlung

Täglich sollen nur 20 bis 30 g Butter oder Margarine als Streichfett verwendet werden.

Stress

Stress entsteht, wenn der Körper bestimmten inneren oder äußeren Reizen – Stressoren – ausgesetzt ist.

- **Distress** entsteht durch negative Reize, z. B. Lärm, Ärger, körperliche Belastung.
- **Eustress** entsteht durch positive Reize, z. B. Sport und freudige Aufregung.

Stress steigert die Leistungsbereitschaft, kann aber auch als Dauerzustand körperliche Beschwerden bzw. gesundheitliche Schäden bewirken.

Strontium
Strontium ist ein *Spurenelement*, das im Körper ähnlich wie Calcium verstoffwechselt wird.
Die Funktionen von Strontium im menschlichen Körper sind nicht bekannt. Eine überhöhte Strontiumzufuhr kann zu einem Calciummangel führen.
Beispielsweise durch Atomtests wird *Strontium⁹⁰* freigesetzt.

Strontium^{90}
Strontium^{90} ist ein radioaktives Element, das in den Knochen gespeichert wird. Strontium^{90} hat eine physikalische Halbwertzeit von 28 Jahren und eine biologische *Halbwertzeit* von etwa 50 Jahren.
Strontium^{90} ist also besonders gefährlich, da es eine langfristige Strahlenquelle für das blutbildende Knochenmark darstellt, sodass *Leukämie* entstehen kann.

Struma
Struma ist ein Fremdwort für *Kropf*.

Stubenküken
Stubenküken sind Hühnerküken mit einem Schlachtgewicht von 650 g. Das Schlachtalter darf den 28. Tag nicht überschreiten.

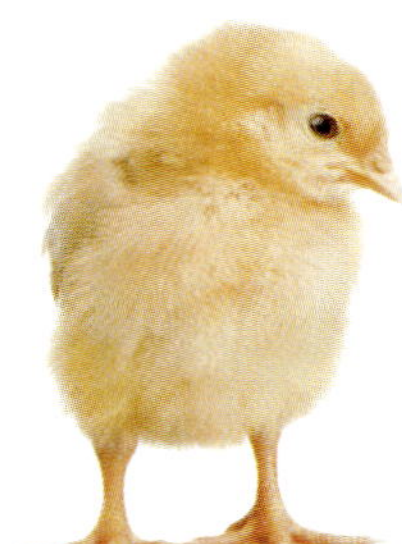

Der Name erinnert daran, dass früher die ersten Küken in der Stube aufgezogen und dann zu Ostern geschlachtet wurden.

Substanz
Substanz bedeutet Stoff, Materie.

Substrat
Ein Substrat ist ein Stoff, der von einem Enzym umgewandelt wird.
Beispiel: Fett ist das Substrat, das durch Lipasen gespalten wird.

Sucht
Eine Sucht ist eine Abhängigkeit von einem bestimmten Stoff oder auch von einer bestimmten Tätigkeit, z.B. Alkohol oder Spielen. Der Stoff muss dem Körper immer wieder zugeführt oder die Tätigkeit immer wieder ausgeübt werden. Eine willentliche Kontrolle ist nicht möglich, obwohl die Person weiß, dass es ihrer Gesundheit bzw. den sozialen Beziehungen schadet. Zur Sucht gehören u.a. Alkoholismus und *Essstörungen*.

Sucralose, E 955
Sucralose ist ein *Süßstoff*, der mit Höchstmengenbegrenzung – *ADI-Wert* 15 mg/kg KG – als Lebensmittelzusatzstoff zugelassen ist. Die Süßkraft ist 600-mal stärker als die von Rohr- und Rübenzucker – Saccharose. Sucralose ist gut wasserlöslich und hitzebeständig. Der Süßstoff ist energiefrei und wird unverändert aus dem Körper ausgeschieden.
Der Einsatz ist nur für bestimmte Lebensmittel zugelassen, z.B. energieverminderte Getränke, Brotaufstriche und Süßwaren.
Zum Beispiel der abgebildete Fruchtaufstrich wurde mit Sucralose gesüßt:

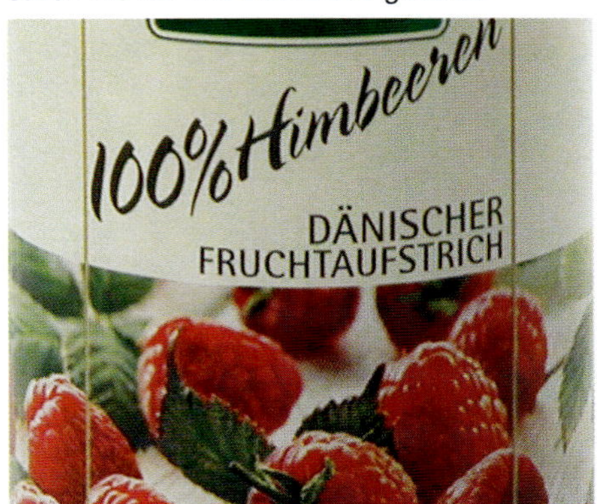

Südfrüchte
Südfrüchte sind Obstsorten, die vorwiegend aus subtropischen Gebieten stammen. Hierzu gehören *Ananas*, *Bananen*, *Feigen*, *Datteln*, *Grapefruit*, *Limetten*, *Mandarinen*, *Orangen*, *Pampelmusen* und *Zitronen*.

Sulfate, E 514–E 517, E 520–E 523

Sulfate sind Salze der Schwefelsäure (H_2SO_4). Im menschlichen Körper entstehen Sulfate beim Abbau der schwefelhaltigen Aminosäuren *Cystein* und *Methionin*.
Sulfate werden in der Lebensmittelindustrie für unterschiedliche Zwecke als Lebensmittelzusatzstoffe verwendet, z. B. als *Säuerungsmittel* und Festigungsmittel.

Sulfide

Sulfide wie Allicin sind eine Untergruppe der *sekundären Pflanzenstoffe*, die sich z. B. in Zwiebeln, Schnittlauch und Knoblauch befinden. Sie sind für den typischen Geruch des Knoblauchs verantwortlich. Sie senken den Blutdruck und den Cholesterinspiegel und mindern das Risiko für Herz-Kreislauf-Erkrankungen und Krebs.
Die stärkste Wirkung hat Knoblauch.

Sulfite, E 220–E 228

Sulfite sind Salze der schwefligen Säure (H_2SO_3). Sulfite (E 220–E 228) werden als Antioxidationsmittel und Konservierungsstoffe eingesetzt.
Beispielsweise bei Asthma werden Sulfite schlecht vertragen. Diese Personen sollten keine Lebensmittel verzehren, denen Sulfite oder Schwefeldioxid zugesetzt wurden.
Zum Beispiel bei diesem Balsamico bianco wurde das Antioxidationsmittel Kaliummetasulfit (E 224) verwendet:

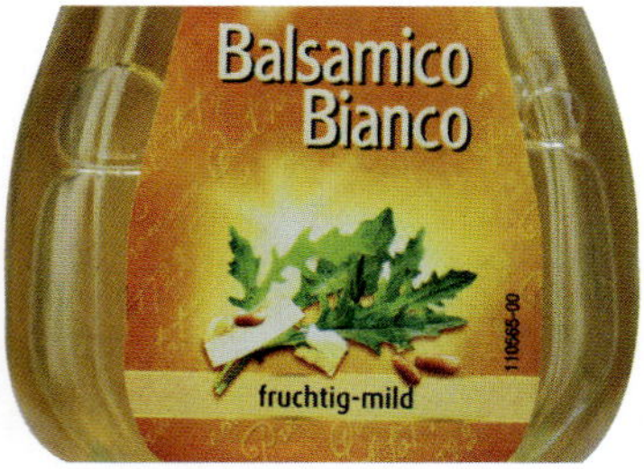

Sulfitintoleranz

Sulfitintoleranz bezeichnet eine Unverträglichkeit gegenüber Salzen der schwefligen Säure und Schwefeldioxid. Zum Beispiel bei Asthma werden diese Stoffe schlecht vertragen. Aus diesem Grunde werden diese Stoffe auf Fertigpackungen als Allergene gekennzeichnet.

Sultaninen

Sultaninen sind getrocknete kernlose, helle Weintrauben. Sie sind sehr süß und werden als Zutat in Back- und Süßwaren verwendet.

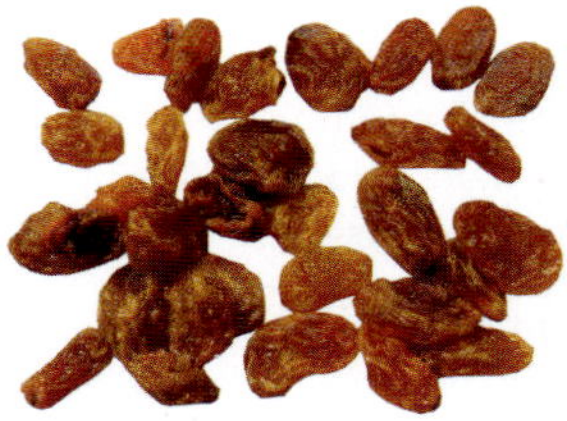

Suppengewürz

Ein Suppengewürz ist eine Mischung aus Gewürzen, insbesondere aus getrockneten Würz- und Suppenkräutern sowie würzendem Gemüse.

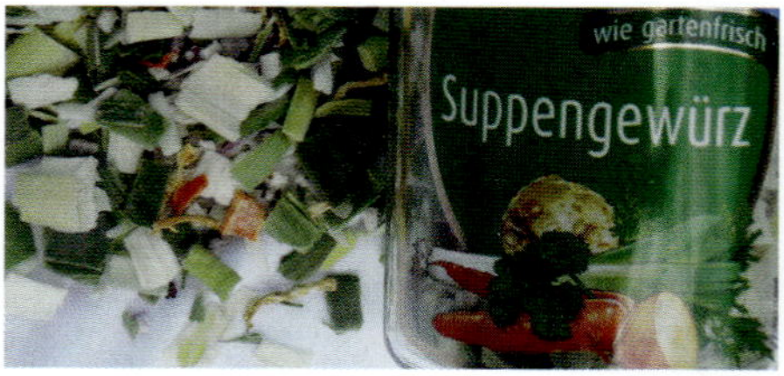

Suppengrün

Suppengrün besteht aus aromatischem Gemüse und Kräutern. Typische Bestandteile sind Petersilienwurzel, Möhren, Sellerieknolle, Porree, Maggikraut.

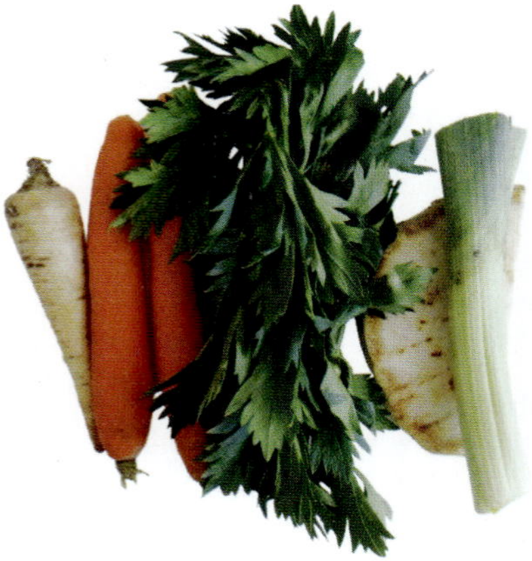

Das Suppengrün wird gekocht. Dadurch entsteht ein würziger Extrakt für Suppen und Brühen.

Suppenhuhn

Ein Suppenhuhn ist eine 12 bis 15 Monate alte, nach einer Legeperiode geschlachtete Legehenne mit einem Gewicht von 1 bis 2 Kilogramm.

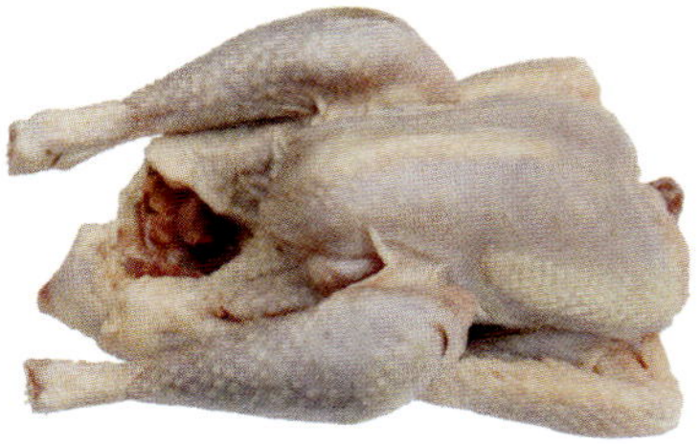

Das feste Fleisch muss z. B. für Suppen, Eintöpfe und *Ragouts* gekocht werden.

Supplementierung

Supplementum heißt Ergänzung. Bei der Supplementierung erfolgt eine über die Nahrung hinausgehende Versorgung mit Nährstoffen, z. B. Vitaminen und Mineralstoffen, durch *Nahrungsergänzungsmittel*. Eine Supplementierung kann z. B. während einer Schwangerschaft oder auch bei Mangelerscheinungen hinsichtlich bestimmter Stoffe notwendig sein.

Surimi

Surimi ist eine Nachahmung von Krebstierfleisch – Krebsfleischimitat. Für Surimi wird Fischfleisch, vorwiegend Alaska-Seelachs, mit Stärke und Geschmacksstoffen vermischt und mit Paprika gefärbt.

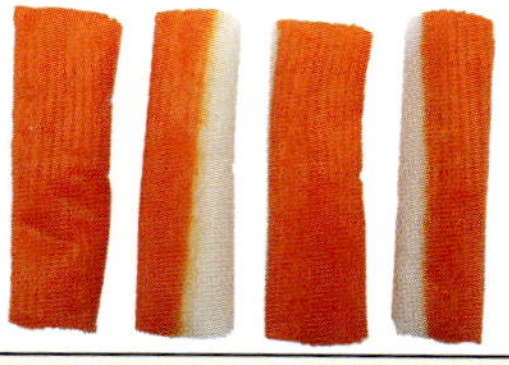

Zutaten: 41 % Alaska-Seelachs, Wasser, Kartoffelstärke, Rapsöl, dehydriertes Eiklar, Krebsaroma, Zucker, Stabilisator: Sorbit, Polyphosphate; Speisesalz, Geschmacksverstärker: Mononatriumglutamat; Farbstoff: Paprika-Extrakt

Süßholz

Süßholz ist eine im Mittelmeerraum und in Asien wild wachsende oder angebaute Staude. Genutzt werden die Wurzeln, um daraus Süßholzextrakt für die *Lakritz*herstellung zu gewinnen.

Süßkartoffel, Batate

Süßkartoffel – Batate – ist eine stärkereiche Knolle, die aus Südamerika stammt. Heute werden Süßkartoffen im tropischen Amerika, Afrika und Asien angebaut.
Die spindelförmigen, roten bis weißen Knollen haben einen süßlichen Geschmack.

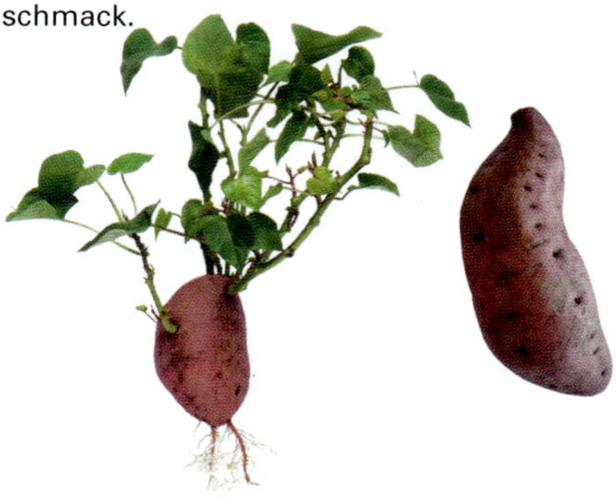

Die Süßkartoffeln enthalten viel Carotin – Provitamin A – und Kalium.
Süßkartoffeln werden ähnlich wie Kartoffeln gekocht, gebraten oder frittiert.

Süßkraft

Die Süßkraft der verschiedenen Zuckersorten, Zuckeraustauschstoffe und Süßstoffe ist sehr unterschiedlich. Um die Süßkraft der verschiedenen Stoffe beschreiben zu können, wurde der Süßkraft von Rohr- und Rübenzucker – Saccharose – der Wert 100 zugeordnet.

Stoffe	Süßkraft
Fruchtzucker/Fructose	120
Traubenzucker/Glucose	70
Malzzucker/Maltose	40
Milchzucker/Lactose	30
Sorbit	50
Mannit	60
Xylit	90
Süßstoffe	150 bis 700

Süßrahmbutter

siehe *Buttersorten*

Süßstoffe
Süßstoffe sind Lebensmittelzusatzstoffe, deren Süßkraft höher als die von Rohr- und Rübenzucker ist. Sie haben aber keinen entsprechend hohen Energiegehalt. Es gibt natürliche und synthetisch hergestellte Süßstoffe. Süßstoffe sind für bestimmte Lebensmittelgruppen unter Berücksichtigung der gesetzlichen Höchstmengenbegrenzung zugelassen. Einige häufig verwendete Süßstoffe sind: *Aspartam*, *Acesulfam K*, *Cyclamat*, *Neohesperidin*, *Saccharin*, *Sucralose* und *Thaumatin*.
Die Verwendung von Süßstoffen muss in der Zutatenliste angegeben werden.

Süßungsmittel
Süßungsmittel sind Lebensmittelzusatzstoffe, die zum Süßen von Lebensmitteln zugelassen sind:
- *Zuckeraustauschstoffe*
- *Süßstoffe*

Süßungsmittel werden für energieverminderte Lebensmittel und Diabetiker-Lebensmittel verwendet.
Zu den Süßungsmitteln gehören u. a. *Acesulfam K*, *Aspartam*, *Cyclamat*, *Erythrit*, *Isomalt*, *Lactit*, *Maltit*, *Mannit*, *Neohesperidin*, *Saccharin*, *Sucralose*, *Sorbit*, *Thaumatin* und *Xylit*.

Süßwaren, Süßigkeiten
Süßwaren ist ein Sammelbegriff für unterschiedliche Gruppen vorwiegend zuckerhaltiger Erzeugnisse. Hierzu gehören Bonbons, Geleeerzeugnisse, *Honig*, *Invertzuckercreme*, *Kakao* und Kakaoerzeugnisse, Konfekt, z. B. Pralinen, *Lakritze*, *Marzipan*, Nougat, *Persipan*, Schaumzuckerwaren, *Schokolade* und Schokoladenerzeugnisse sowie Speiseeis.

Süßwaren, zuckerfreie
Als Süßungsmittel werden bei diesen Süßwaren *Zuckeraustauschstoffe* oder *Süßstoffe* eingesetzt. Zuckerfreie Süßwaren mit Zuckeraustauschstoffen wirken in größeren Mengen abführend.
Wenn die Süßwaren einen geringen Frucht- bzw. Säureanteil haben und zahnfreundlich sind, können sie mit dem Markenzeichen „Zahnmännchen" ausgezeichnet werden. Ihnen werden Süßungsmittel zugesetzt, die nicht kariogen wirken.

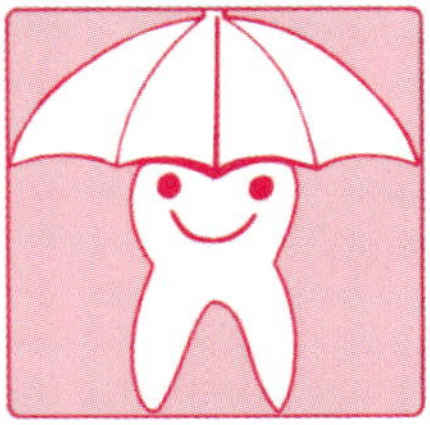

Internet: www.zahnmaennchen.de

Süßwasserfische
Süßwasserfische sind Fische, die in Binnengewässern wie Seen, Talsperren, Teichen, Bächen und Flüssen leben und sich höchstens zeitweilig zum Laichen im Salzwasser befinden.
Ein großer Teil dieser Fische stammt aus der Fischzucht. Beispiele: *Aal*, Brasse, *Forelle*, *Hecht*, *Karpfen*, *Schleie*, *Wels*, *Zander*.

Sv
Sv ist die Abkürzung für ***S**ie**v**ert*.

Symptom
Ein Symptom ist ein Krankheitsanzeichen oder eine krankhafte Veränderung. Durch ein Symptom macht sich eine Krankheit für den Betroffenen bemerkbar.

Syndrom
Ein Syndrom ist ein Krankheitsbild, das sich aus dem Zusammentreffen verschiedener Symptome – Krankheitsanzeichen – ergibt. Beispiel: *metabolisches Syndrom*

Synthese
Synthese ist der Aufbau von Substanzen aus einfacheren Stoffen. Generell werden Biosynthese und künstliche Synthese unterschieden.
Viele Naturstoffe, z. B. Farb- und Aromastoffe, werden synthetisch nachgebaut. Synthetische Stoffe sind meist billiger als Naturprodukte.

synthetisch
Synthetisch bedeutet künstlich aus Stoffen hergestellt.

Tabascosoße

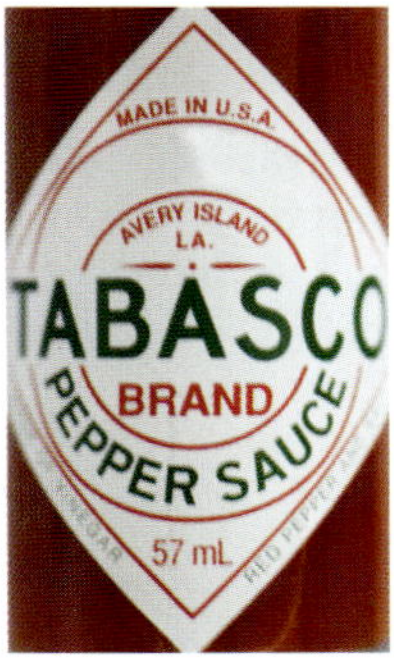
MADE IN U.S.A.
AVERY ISLAND LA.
TABASCO
BRAND
PEPPER SAUCE
57 mL

Tabasco® ist eine geschützte Bezeichnung für Würzsoßen aus gemahlenen, gesalzenen *Chili*schoten mit Branntweinessig. Die Anwendung erfolgt aufgrund der Schärfe nur tropfenweise.

Tafelwasser

Tafelwasser stammt aus keiner natürlichen Quelle, sondern ist eine Mischung verschiedener Wasserarten, z.B Trinkwasser, Mineralwasser oder Quellwasser.

Der Zusatz von z.B. Mineralstoffen und Kohlensäure ist möglich. Bei Tafelwasser ist ein Hinweis auf die geografische Herkunft verboten.

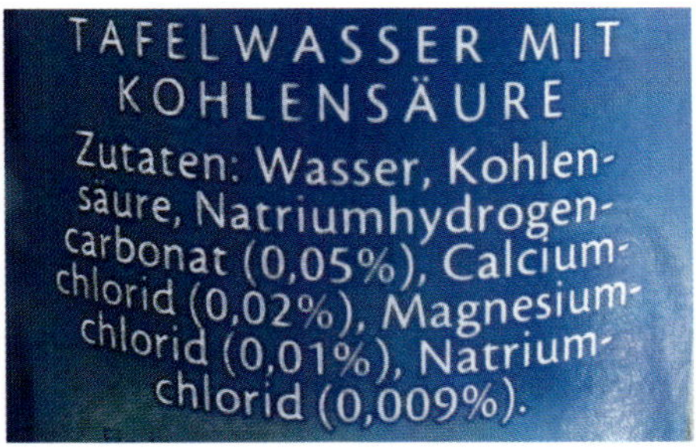
TAFELWASSER MIT KOHLENSÄURE
Zutaten: Wasser, Kohlensäure, Natriumhydrogencarbonat (0,05%), Calciumchlorid (0,02%), Magnesiumchlorid (0,01%), Natriumchlorid (0,009%).

Tageskostplan

Ein Tageskostplan ist ein Ernährungsplan für einen Tag. In einem Tageskostplan werden die einzelnen Mahlzeiten einer bestimmten Ernährungsform mit genauen Lebensmittel-/Getränkemengen angegeben. Eine Berechnung der Energie- und Nährstoffzufuhr ist dabei möglich. Ein Tageskostplan ist eine Orientierungshilfe zur Umsetzung von Ernährungsempfehlungen, z.B. innerhalb einer Diät.

Tagesleistungskurve

Verlauf der Tagesleistungskurve:

- Morgens zwischen 8.00 und 11.00 Uhr besteht die höchste Leistungsfähigkeit.
- Es folgt das Mittagstief, die Leistungsfähigkeit nimmt ab.
- Zwischen 18.00 und 20.00 Uhr hat der Mensch ein erneutes Leistungshoch, eine höhere Leistungsbereitschaft.
- Nachts ist der Körper auf Ruhe eingestellt. Nachts gegen 3.00 Uhr ist die biologische Ermüdung am stärksten ausgeprägt.

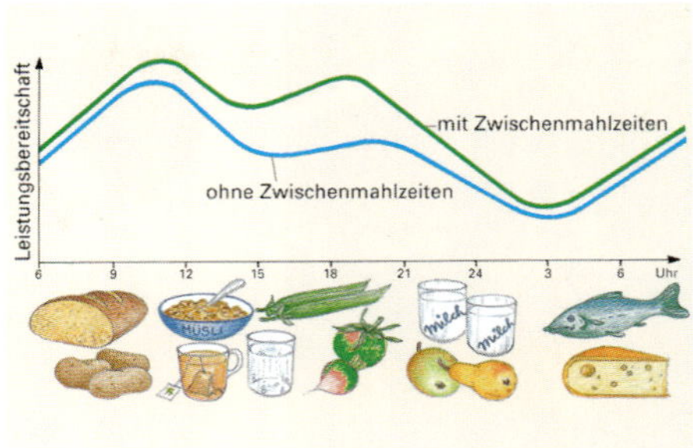

Die Leistungsfähigkeit kann durch eine gesunde Ernährung, fünf Mahlzeiten am Tag, ausreichend Schlaf und Ausgleichssport unterstützt werden.

Taillen-Hüft-Verhältnis

Die Fettverteilung lässt sich durch Messung des Taillen- und Hüftumfangs einfach beurteilen.

- Der Taillenumfang wird in der Mitte zwischen dem Unterrand der untersten Rippe und dem Beckenoberrand – etwa in Nabelhöhe – gemessen.
- Der Hüftumfang wird in Höhe des Hüftgelenks gemessen.

Der Quotient aus Taillenumfang und Hüftumfang sollte bei Frauen nicht größer als 0,85 und bei Männern nicht größer als 1,0 sein.

Ist das Verhältnis größer, so liegt eine *androide Fettgewebeverteilung – Apfeltyp* – mit allen gesundheitlichen Risiken vor.

Talg

Es gibt Hammel- und Rindertalg. Talg wird durch Schmelzen des Depotfetts dieser Tiere hergestellt. Talg hat einen sehr hohen Schmelzbereich, da er einen großen Anteil an langkettigen *Fettsäuren* besitzt. Talg ist bei Raumtemperatur nicht streichfähig.

Talg sollte in der gesunden Ernährung nur in geringen Mengen verwendet werden.

Tamarillo, Baumtomate

Tamarillo, auch Baumtomate genannt, wächst an immergrünen, zwei bis sieben Meter hohen Bäumen. Sie stammt ursprünglich aus den südamerikanischen Anden.

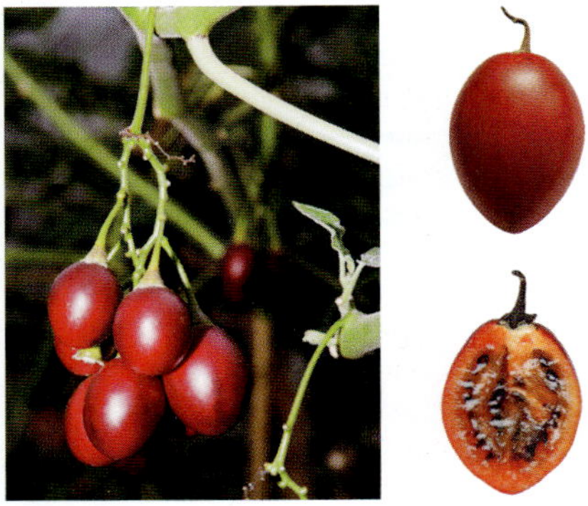

Die Form der Frucht und die glatte rote Schale erinnern an eine Tomate. Das saftige, feste und kernreiche Fruchtfleisch enthält reichlich Vitamin C und β-Carotin.

Tannine

siehe *Gerbstoffe*

Tapioka

siehe *Maniok*

Tarakernmehl, E 417

Tarakernmehl ist ein *Geliermittel und Verdickungsmittel*. Es ist ein unverdaulicher Vielfachzucker, der aus Samen des Tarastrauches, der in Peru beheimatet ist, hergestellt wird.

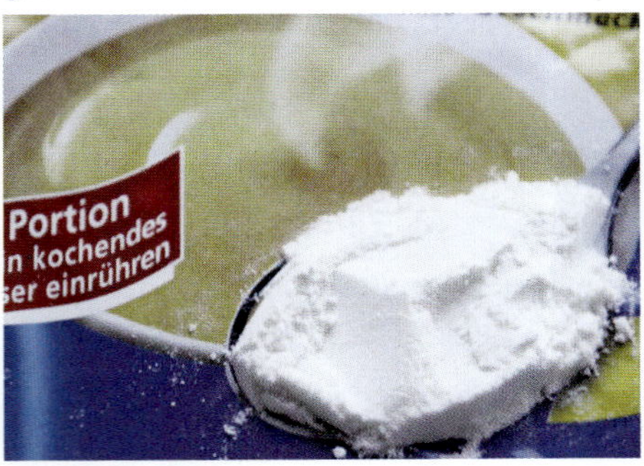

Tarakernmehl ist ohne Höchstmengenbegrenzung für Lebensmittel zugelassen. Gesundheitliche Nebenwirkungen sind nicht bekannt.

Tartrate

Tartrate sind Salze der *Weinsäure*.

Tartrazin, E 102

Tartrazin ist ein gelber *Azofarbstoff*, der zur Färbung bestimmter Lebensmittel mit Höchstmengenbegrenzung – *ADI-Wert* 7,5 mg/kg KG – zugelassen ist, z. B. für Süßwaren, Getränke, Backwaren und Senf. Tartrazin steht unter dem Verdacht, *pseudo-allergische Reaktionen* auszulösen.
Zum Beispiel diese bunte Schaumzuckermischung wurde u. a. mit Tartrazin gefärbt:

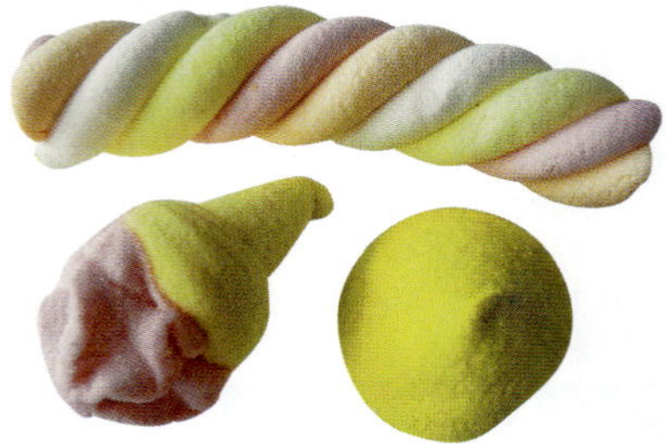

Taurin

Taurin entsteht im menschlichen Körper beim Abbau der Aminosäure *Cystein*. Taurin ist für das Gehirn und die Nervenzellen notwendig. Besonders Säuglinge benötigen in den ersten Lebensmonaten für den Aufbau des Gehirns Taurin, das in der Muttermilch – jedoch nicht in der Kuhmilch – reichlich enthalten ist.

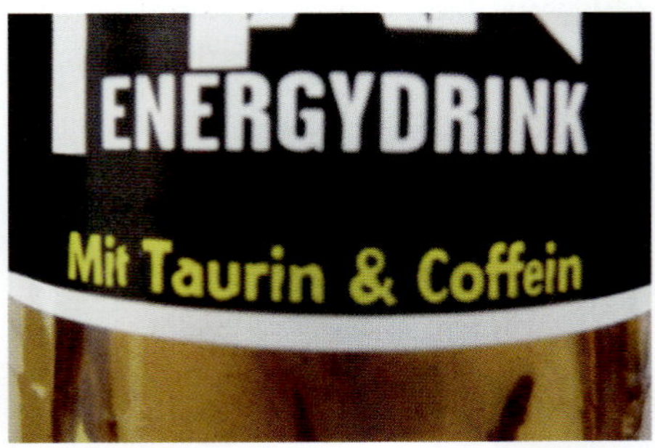

Taurin in Lebensmitteln und Getränken soll die Konzentrations- und Leistungsfähigkeit steigern. Ob dies wirklich der Fall ist, konnte bisher nicht bewiesen werden. Taurin ist auch in einigen *Energy-Drinks* und Sportlergetränken enthalten.

Tee

Tee ist ein Aufgussgetränk, das aus den Blättern, Blütenknospen und zarten Stielen des Teestrauches hergestellt wird.

Bei der Teeernte werden die jüngsten Triebe, Blattknospen und folgende Blattarten gepflückt:

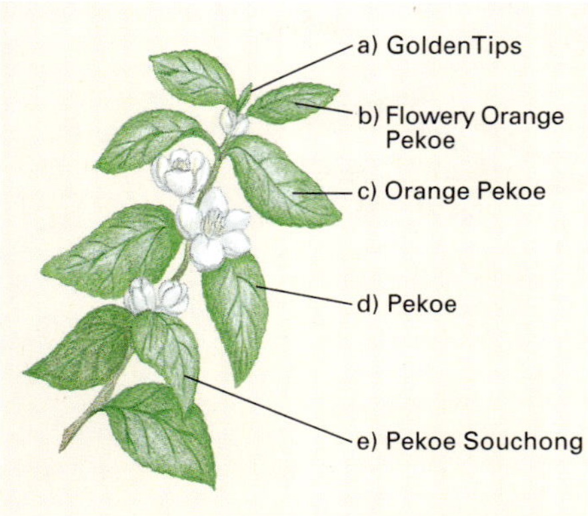

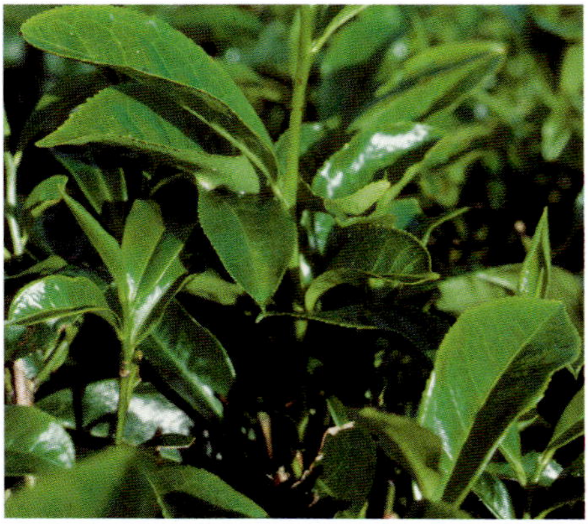

Die erste Ernte – first flush (erste Triebe) – erfolgt von März bis April, die zweite Ernte – second flush – von Ende Mai bis Mitte Juli.

Je nach der Herstellung unterscheidet man grünen und schwarzen Tee:

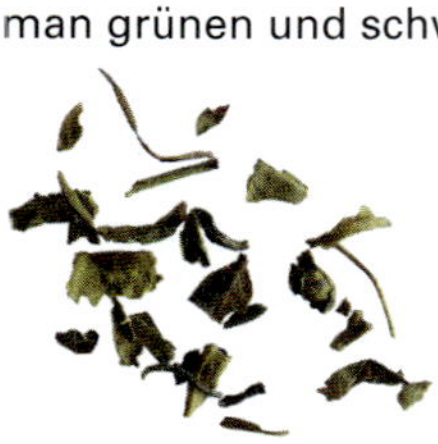

grüner Tee

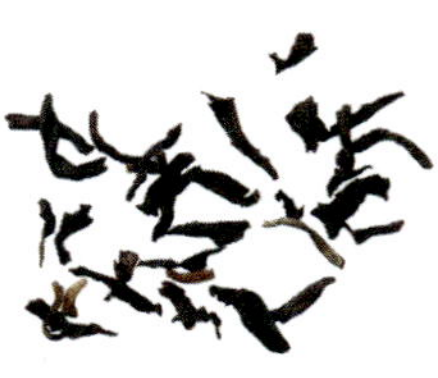

schwarzer Tee

Grüner Tee:

- Nach der Ernte wird der Wassergehalt der Blätter durch Welken stark gesenkt.
- Danach werden die Zellwände der Teeblätter durch Rollen beschädigt, hierdurch werden Enzyme freigesetzt. Durch kurzes Erhitzen werden nun die Enzyme zerstört und eine Verfärbung verhindert.

Schwarzer Tee:

- Beim Fermentieren des grünen Tees reagieren die beim Welken und Rollen freigesetzten Enzyme in den Teeblättern mit Sauerstoff, hierdurch werden Farbe (jetzt kupferrot) und Aroma verändert.
- Beim nun folgenden Trocknen färbt sich der Tee schwarz.

Anschließend wird der getrocknete Tee maschinell oder per Hand nach Blattgrad sortiert: Blatt-Tee, *Broken-Tee*, *Fannings* und *Dust*. Die wichtigsten Bestandteile des Tees sind *Coffein* und *Gerbstoffe*.

teeähnliche Erzeugnisse

Teeähnliche Erzeugnisse sind Pflanzenteile, die nicht vom Teestrauch stammen und dazu bestimmt sind, wie Tee verwendet zu werden. Teeähnliche Erzeugnisse sind also *Früchte-* und *Kräutertees*, die durch Aufgießen bzw. Kochen von Pflanzenteilen – Blättern, Blüten, Samen – hergestellt werden.

Beispiele: *Fencheltee*, *Kamillentee*, *Lindenblütentee*, *Matetee*, *Rotbuschtee*, *Salbeitee*.

Tee, aromatisierter

Aromatisierter Tee ist schwarzer Tee, der mit ätherischen Ölen besprüht oder mit Fruchtstücken, Blüten usw. versetzt ist. Auch aromatische Zusätze wie Zimt oder Vanille können den Geschmack des schwarzen Tees verändern.

Tee, englische Mischung

Die englische Mischung besteht vor allem aus Ceylontee und unterschiedlichen Teesorten aus Indien. Die englische Mischung ist kräftig und wird meist mit Milch und Zucker getrunken.

Tee, grüner

siehe *Tee*

Tee, ostfriesische Mischung

Der Hauptbestandteil der ostfriesischen Mischung ist *Assam-Tee*. Daneben kann z. B. Darjeeling-Tee enthalten sein. Die genaue Zusammensetzung ist je nach Hersteller unterschiedlich.

Teewurst

Teewurst ist eine fein oder grob zerkleinerte, streichfähige, geräucherte *Rohwurst*.
Sie wird aus Schweine- und Rindfleisch hergestellt. Für Teewurst werden Kunstdärme verwendet.

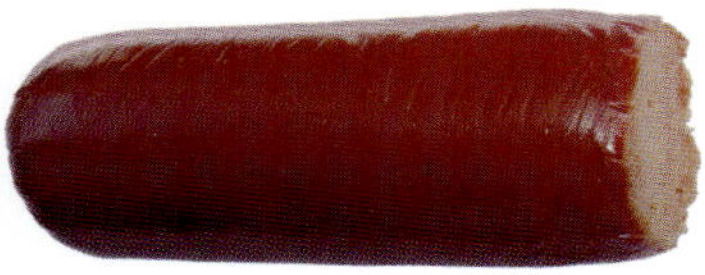

Teige

Teige sind Gemische, deren Hauptbestandteil Mehl ist. Sie werden geknetet.
Massen haben dagegen einen geringeren Mehlanteil und einen höheren Eianteil, sie werden gerührt oder geschlagen.

Teiglockerung

Die Teiglockerung bewirkt die Porenbildung im Gebäck. Es werden folgende generelle Teiglockerungsarten unterschieden:

- **mechanische Teiglockerung:** Durch Kneten, Rühren und Unterheben von Eischnee wird dem Teig Luft zugeführt, die sich beim Erwärmen im Backofen ausdehnt und so den Teig lockert;
- **biologische oder organische Teiglockerung:** durch *Hefen* und *Milchsäurebakterien*;
- **chemische oder anorganische Teiglockerung:** durch *Backpulver*, *Hirschhornsalz* oder *Pottasche*.

Gelockertes Gebäck ist leichter verdaulich, da es bereits im Mund besser mit Speichel durchsetzt werden kann und auch im weiteren Verdauungstrakt können die Enzyme besser einwirken.

Teiglockerungsmittel

siehe *Backtriebmittel*

Teigwaren, Nudeln, Pasta

Teigwaren ist der Oberbegriff für Nudeln und ähnliche Erzeugnisse wie Spätzle usw. Teigwaren werden aus Getreidemahlerzeugnissen mit oder ohne Verwendung von Hühnerei und anderen Zutaten hergestellt. Der Teig wird bei der Erzeugung unterschiedlich geformt und dann getrocknet.

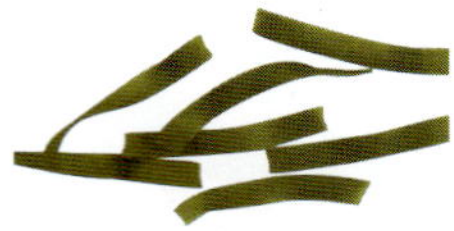

Bandnudeln

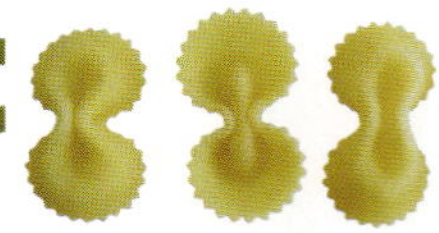

Farfalle

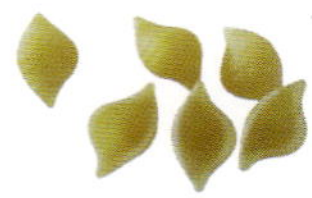

Muscheln

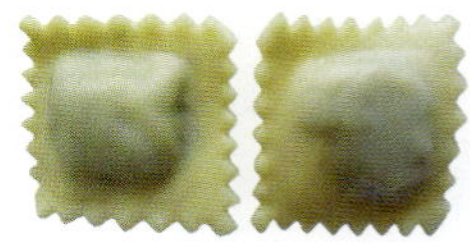

Ravioli

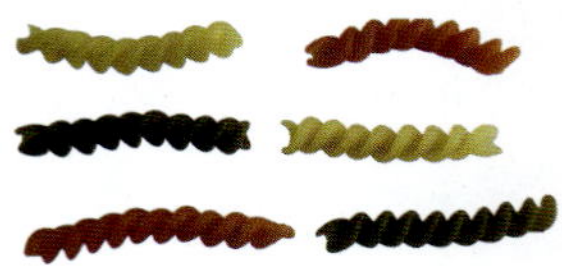

Spiralen

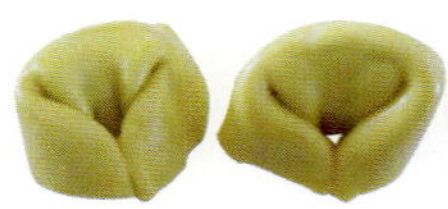

Tortellini

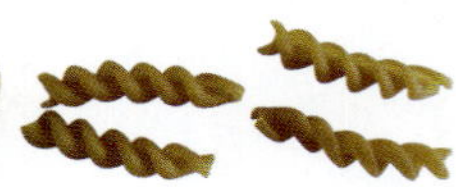

Vollkornnudeln

- **Eier-Teigwaren** enthalten mindestens 100 g Vollei oder Eigelb auf 1 kg Getreidemahlerzeugnisse.

Eier-Teigwaren mit dem Hinweis auf einen hohen Eigehalt enthalten mindestens 200 g Vollei oder die entsprechende Menge Eigelb auf 1 kg Getreidemahlerzeugnisse.

- **Vollkorn-Teigwaren** bestehen ausschließlich aus Vollkornmahlerzeugnissen. Vollkorn-Teigwaren liefern neben Stärke auch Vitamine, Mineralstoffe und Ballaststoffe.
- **Helle Teigwaren** sind dagegen im Wesentlichen Stärkelieferanten.

teilfertige Lebensmittel
siehe *Lebensmittel, teilfertig*

Teilverpflegung
Teilverpflegung heißt, dass lediglich die Mittagsmahlzeit oder ein bis zwei Zwischenmahlzeiten in der *Gemeinschaftsverpflegung* eingenommen werden.

Teltower Rübchen
Teltower Rübchen sind kleine weiße, wohlschmeckende, leicht süßliche Rübchen.

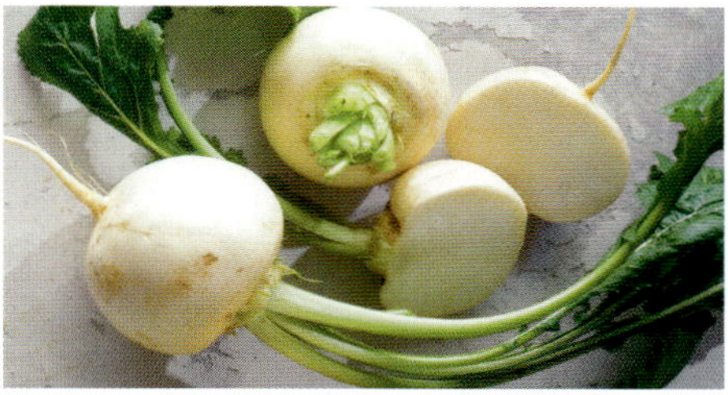

Teltower Rübchen werden seit dem 18. Jahrhundert in der Region um Teltow – südwestlich von Berlin – angebaut. Heute werden sie in Norddeutschland angebaut.

Terpene
Terpene sind Aromastoffe – *sekundäre Pflanzenstoffe* –, z. B. in Kümmel, Zitrusöl und Menthol (Pfefferminze). Terpene werden zum Aromatisieren von Lebensmitteln verwendet. Sie senken das Krebsrisiko.

TG
TG ist die Abkürzung für ***Trig****lyceride*.

Thallium
Thallium ist ein giftiges Schwermetall, das in der Erdkruste vorkommt. Bei chronischen Vergiftungen kommt es zu Haarausfall, Sehstörungen und Wachstumshemmung. Lebensmittel dürfen maximal 0,1 mg Thallium pro Kilogramm enthalten. Diese Werte werden kaum überschritten. Nur in Raps und Grünkohl kann es zu höheren Werten kommen.

Thaumatin, E 957
Thaumatin – ein *Süßstoff* – ist ein Eiweißstoff, der aus den Samen einer Pflanze gewonnen wird. Seine *Süßkraft* ist 2 500-mal stärker als die von Rohr- und Rübenzucker. Es werden also nur sehr geringe Mengen benötigt. Der Süßstoff wird vom menschlichen Körper unverändert wieder ausgeschieden. Es gibt also keine gesundheitlichen Nebenwirkungen. Ein *ADI-Wert* wurde nicht festgelegt.
Der Süßstoff ist gut wasserlöslich, jedoch nicht hitzestabil und daher nicht zum Kochen und Backen geeignet.
Thaumatin ist für energieverminderte und zuckerfreie Lebensmittel zugelassen, z. B. Diabetikerlebensmittel, Speiseeis und Süßwaren.
Zum Beispiel diese Süßstofftabletten enthalten Thaumatin:

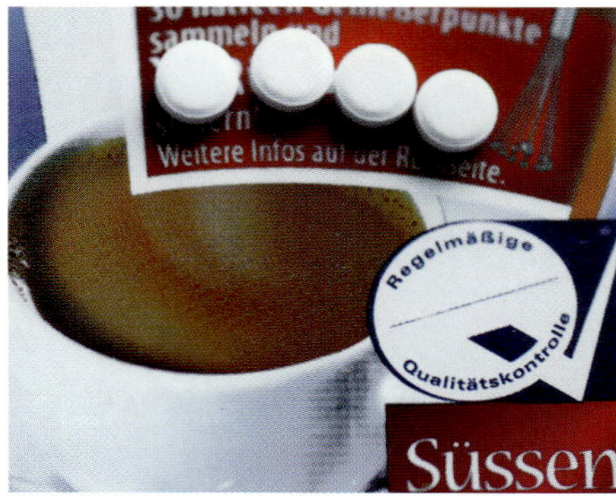

Theobromin
Theobromin ist ein Stoff, der in Kakao und Schokolade vorkommt. Theobromin besitzt eine leicht anregende und stimmungsaufhellende Wirkung.

thermo
Thermo bedeutet Wärme, Hitze, Temperatur, Wärmeenergie.
Beispiel: Thermometer – Temperaturmessgerät.

Thermogenese
Thermogenese bezeichnet die Steigerung des Energieumsatzes durch eine Zunahme der Körpertemperatur und Wärmeabgabe.
Die Thermogenese im menschlichen Körper ist bei einer reduzierten Energieaufnahme – einer Reduktionsdiät – verringert.

thermophil
Thermophil bedeutet wärmeliebend. Beispiel: termophile Bakterien.

Thiabendazol

Thiabendazol wird als *Oberflächenbehandlungsmittel* für Zitrusfrüchte und Bananen eingesetzt, es soll Schimmelbefall verhindern. Es wurde als Zusatzstoff E 233 gestrichen und wird heute als Pestizid – INS-Nummer 233 – eingesetzt. Die Kennzeichnung bei Orangen ist vorgeschrieben. Die Aufnahme erfolgt beim Schälen über die Hände. Höhere Dosen verursachten im Tierversuch Schäden an der Niere, Leber und der Schilddrüse. Der ADI-Wert beträgt 0,3 mg/kg KG.

Die abgebildeten Limetten wurden mit Thiabendazol konserviert:

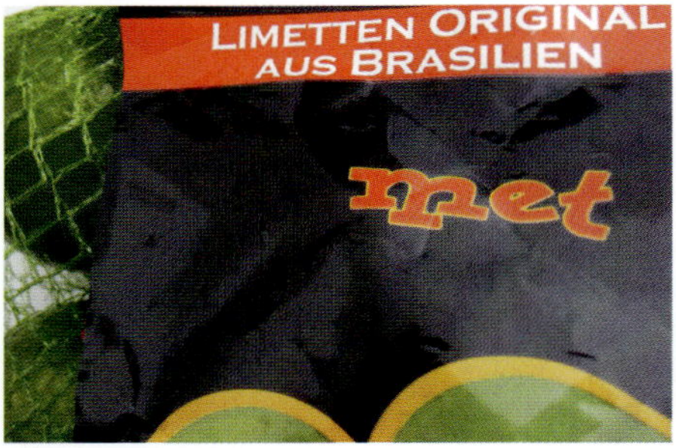

Thiamin

Thiamin wird auch Vitamin B_1 genannt. Thiamin wird für den Kohlenhydratabbau in den Zellen benötigt.

Bei einem Thiaminmangel können die Kohlenhydrate nicht mehr vollständig abgebaut werden, die Zellen werden also nicht mehr ausreichend mit Energie versorgt. Von diesem Energiemangel sind insbesondere die Nervenzellen und das Gehirn betroffen, da diese Zellen nur aus Kohlenhydraten Energie gewinnen können.

Bei einem Thiaminmangel kommt es also zu Müdigkeit und Konzentrationsschwäche.

Die *Avitaminose* von Thiamin ist die *Beri-Beri-Krankheit*.

Thiaminbedarf

Jugendliche sollen täglich 1,0 bis 1,3 mg Thiamin – Vitamin B_1 – zu sich nehmen. Die Speicherfähigkeit des menschlichen Körpers für Thiamin ist sehr gering, deshalb ist eine regelmäßige Thiaminaufnahme erforderlich.

Bei chronischem Alkoholkonsum ist der Thiaminbedarf erhöht.

Gute Thiaminlieferanten sind Vollkornprodukte – insbesondere Haferflocken –, Schweinefleisch, Hülsenfrüchte, Kartoffeln und einige Fischarten, z. B. Scholle und Thunfisch.

Thr

Thr ist die Abkürzung für ***Thr****eonin*, eine essenzielle Aminosäure.

Threonin (Thr)

Threonin ist eine essenzielle Aminosäure.

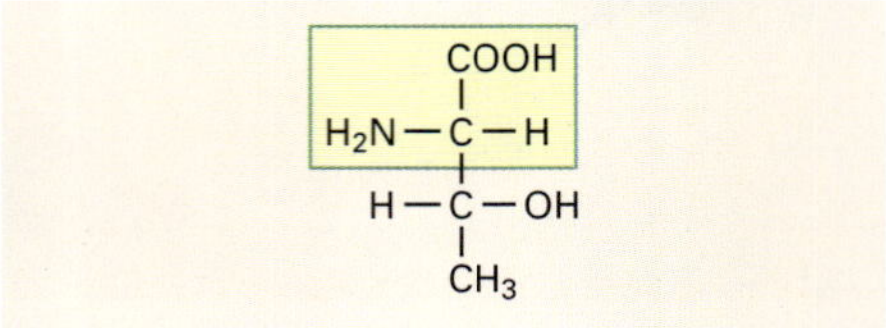

Threonin ist Bestandteil von Enzymen und Hormonen. Die Kohlenstoffkette von Threonin kann zu Glucose und zu Fettsäuren umgebaut werden.

Thrombose

Eine Thrombose ist eine Verstopfung eines Blutgefäßes – meist einer Vene in den Beinen oder im Beckenbereich. Das Bild zeigt die Verklumpung im Blut.

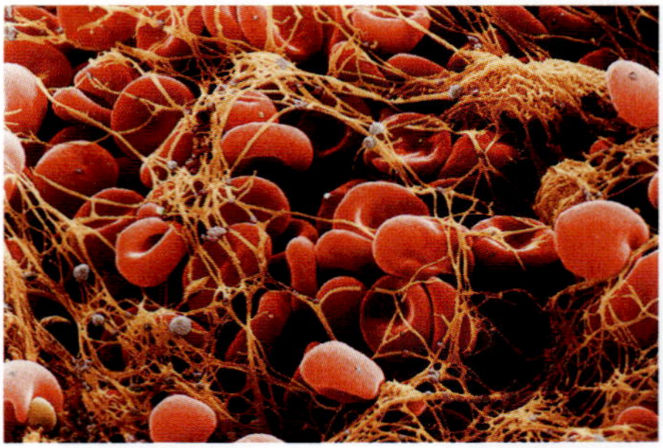

Eine Thrombose kann z. B. infolge längerer Bettruhe auftreten. Übergewicht und Rauchen begünstigen das Entstehen einer Thrombose. Vorbeugend sollten ein hohe Flüssigkeitszufuhr und eine Gewichtsabnahme erfolgen. Außerdem soll auf Rauchen und größere Alkoholmengen verzichtet werden.

Thunfisch

Es gibt sechs verschiedene Thunfischarten. Die wichtigsten Arten sind:

- roter Thun (bis zu 600 kg schwer) – er lebt im Atlantik.

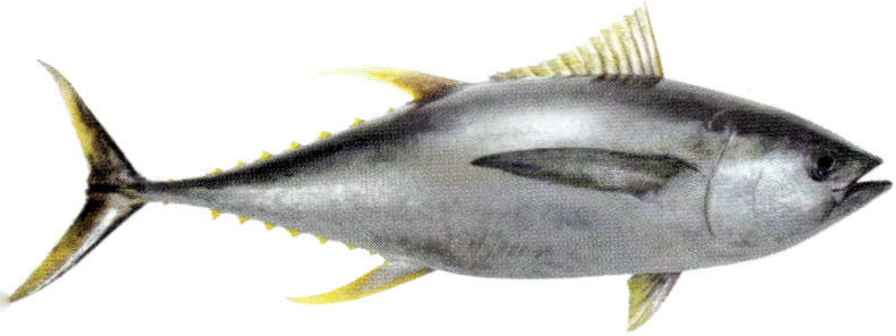

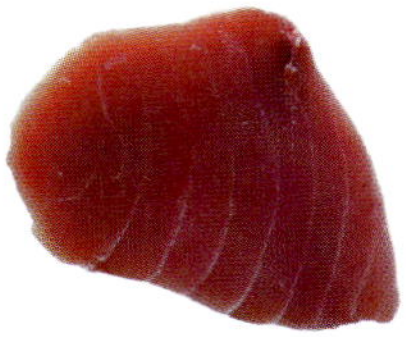

- weißer Thun (bis zu 60 kg schwer) – er lebt im Pazifik. Er hat helleres Fleisch.

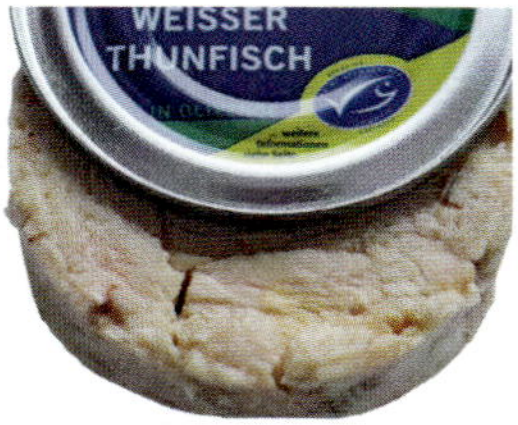

Die langlebigen Thunfische ernähren sich von kleineren Fischen, so können sich Umweltgifte in ihren Körpern anreichern. Thunfisch ist ein eiweißreicher *Fettfisch*, der reichlich Omega-3-Fettsäuren enthält. Thunfisch wird sowohl frisch als auch in Konserven angeboten.

Thüringer Mett

Thüringer Mett ist angemachtes Schweinehack mit Salz, Zwiebeln und Gewürzen wie z.B. Pfeffer. Das leicht verderbliche Thüringer Mett wird roh gegessen.

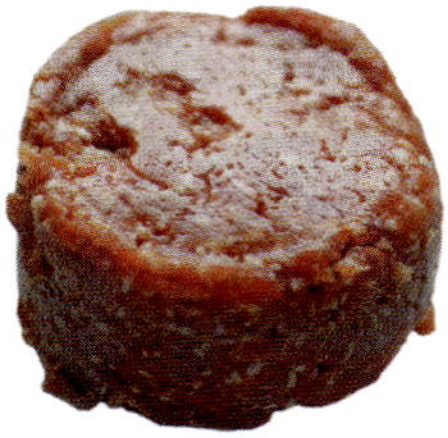

Thymian

Thymian, ein 20 bis 40 cm hoch werdender Strauch, ist ein Küchenkraut, das aus dem Mittelmeerraum stammt.

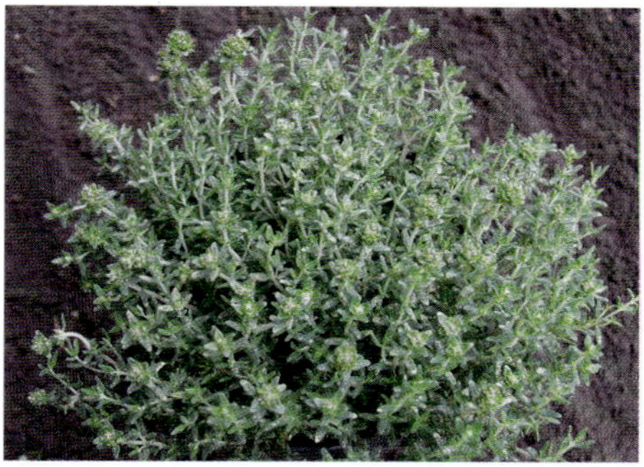

Thymian sollte sparsam verwendet und mitgekocht werden. Thymian passt frisch oder getrocknet zu Fleisch, Eintopfgerichten und vielen italienischen Spezialitäten. Thymian macht fette Speisen leichter verdaulich.

Thymusdrüse

Die Thymusdrüse liegt beim Menschen hinter dem Brustbein. Die Thymusdrüse ist der Bildungsort für die weißen Blutkörperchen – Leukozyten – und daher ein wichtiges Organ für das Immunsystem.

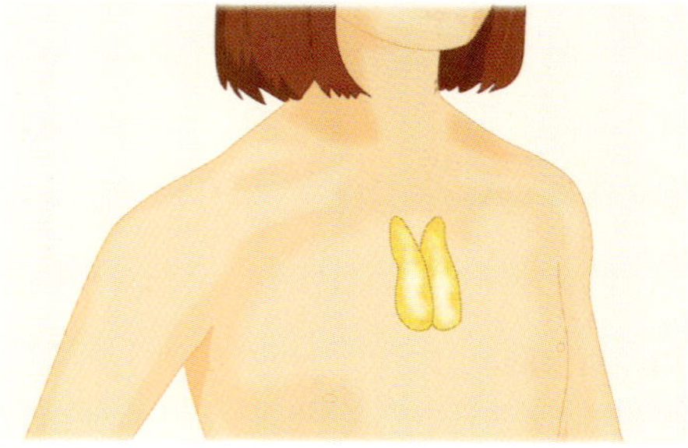

Thyreostatika

siehe *Masthilfsmittel*

Thyroxin (Tetrajodthyronin, T_4)

Thyroxin ist ein *Schilddrüsenhormon*. Für die Herstellung des Thyroxins benötigt die Schilddrüse vier Jodatome. Thyroxin sichert die Versorgung aller Körperzellen mit Schilddrüsenhormonen. Thyroxin steuert den Energieverbrauch im menschlichen Körper.

Tiefgefrieren

Tiefgefrieren bedeutet ein langfristiges Haltbarmachen von Lebensmitteln. Tiefgefrorene Lebensmittel werden bei Temperaturen zwischen –25 und –40 °C eingefroren und bei maximal –18 °C gelagert.

Zur Verhinderung von Enzymaktivitäten werden Obst und Gemüse vor dem Einfrieren *blanchiert*.

Tiefgefrieren ist eine Konservierungsmethode, bei der die sensorischen Eigenschaften besonders gut erhalten bleiben und der Nährstoffgehalt kaum verändert wird.

Tiefkühlkette

Die Tiefkühlkette beschreibt die ununterbrochene Lagerung von Tiefkühlware bei höchstens –18 °C, von der Herstellung über den Transportweg ins Kühlregal bis zum Verbraucher.

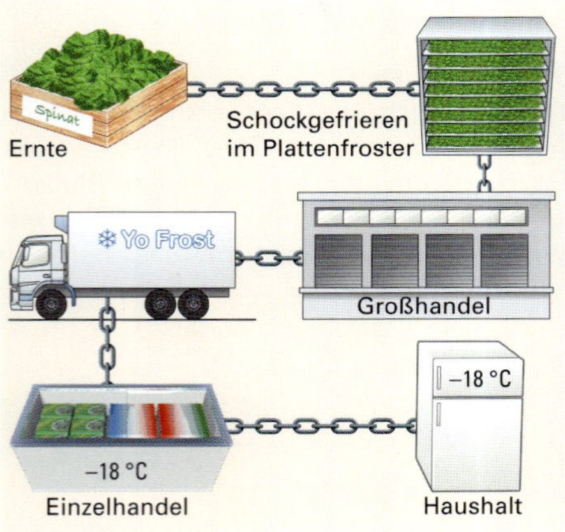

Tilsiter Käse

Tilsiter Käse ist ein fester Schnittkäse, der nach der Stadt Tilsit benannt wurde.

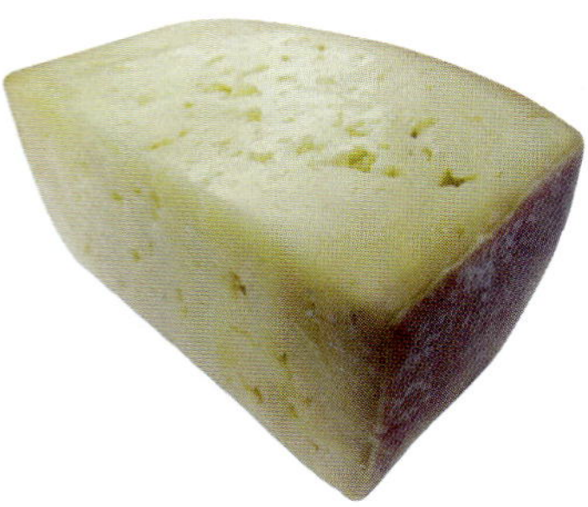

Zur Herstellung dürfen Milch, Buttermilch, Rahm, Süßmolke und Molkenrahm verwendet werden. Tilsiter Käse wird in den Fettgehaltsstufen Dreiviertelfettstufe – 30 % Fett i. Tr. – bis Doppelrahmstufe – 60 bis 85 % Fett i. Tr. – angeboten. Je nach Fettgehalt muss der Käse vier bis sechs Wochen reifen, Tilsiter hat einen pikanten bis säuerlichen Geschmack.

Tintenfische

siehe *Kalmare*, siehe *Oktopus*

Titandioxid, E 171

Titandioxid ist ein weißer Farbstoff, der in natürlichem Gestein vorkommt. Der gesundheitlich unbedenkliche Farbstoff ist ohne Höchstmengenbegrenzung zum Färben von Lebensmitteln zugelassen. Er wird z. B. zum Färben von Süßwaren verwendet.

Zum Beispiel diese Lakritz-Pastillen wurden mit Titandioxid weiß gefärbt:

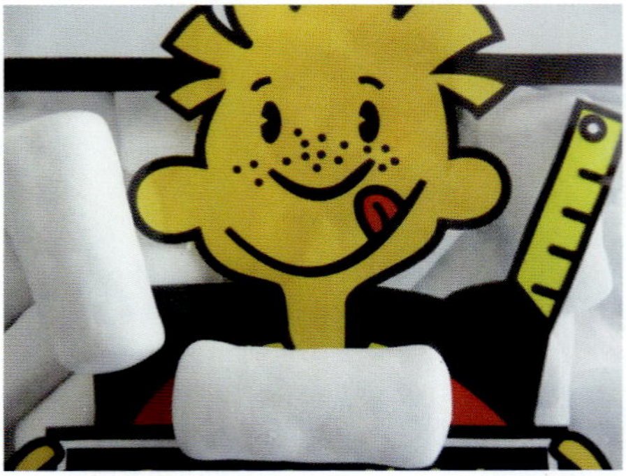

Tocopherolbedarf

Jugendliche sollten täglich 12 bis 15 mg Tocopherol – Vitamin E – zu sich nehmen. Gute Vitamin-E-Lieferanten sind Weizenkeimöl, Maiskeimöl, Rapsöl und Sojaöl. Weizenkeime und Haselnüsse enthalten ebenfalls viel Vitamin E. Vitamin E wird mit den Nahrungsfetten resorbiert.

Tocopherole, E 306–309

Tocopherole sind eine Gruppe chemisch verwandter Vitamin-E-Verbindungen. Vitamin E ist Bestandteil aller *Zellmembranen*. Vitamin E schützt den Körper vor aggressiven Molekülen – Radikalen –, die Krebs auslösen. Bei einem Vitamin-E-Mangel kommt es zu Muskelschwund.

Vitamin E verhindert den Fettverderb und schützt Vitamin A, *Beta(β)-Carotin* und ungesättigte Fettsäuren – *Linolsäure* und *Linolensäure* – vor Oxidation. Vitamin E verhindert auch die Bildung von krebserregenden *Nitrosaminen*.

Vitamin E wird daher bei der Lebensmittelherstellung als Lebensmittelzusatzstoff – *Antioxidationsmittel* – hauptsächlich für fetthaltige Lebensmittel wie Margarine, Pflanzenöle und Wurst eingesetzt. Tocopherole sind gesundheitlich unbedenklich. Zum Beispiel diese Zitronen-Butter-Sauce enthält Tocopherol – Vitamin E:

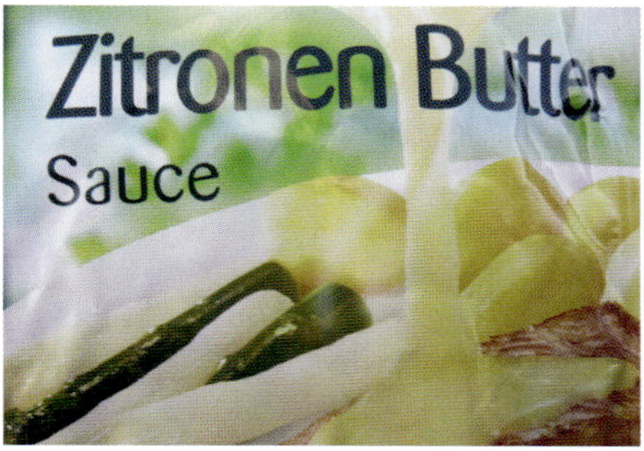

Tofu

Tofu ist Sojaquark, der aus „Sojamilch" ausgefällt und ausgepresst und gewaschen wird.

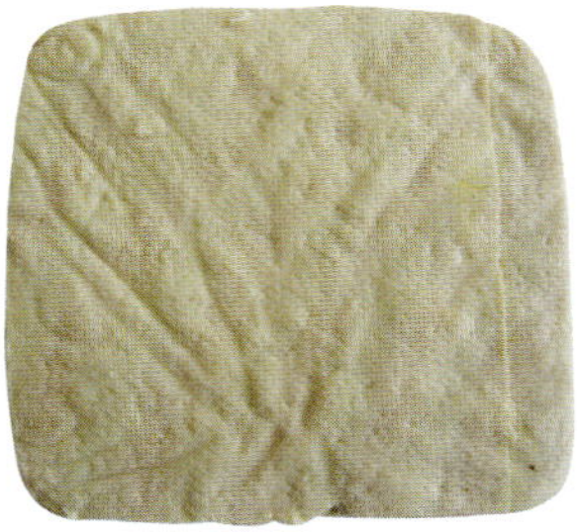

Tofu wird frisch, gebraten, geräuchert oder frittiert verzehrt. Tofu wird auch zu Tofuwürstchen, Tofuaufschnitt usw. verarbeitet. Tofu wird häufig in der vegetarischen Ernährung verwendet.

Tofu enthält 5% Fett, ist cholesterinfrei und enthält B-Vitamine sowie Mineralstoffe. Das Eiweiß ist hochwertig.

Tomaten

Tomaten sind die roten, gelben oder grünen Früchte eines einjährigen Nachtschattengewächses, das aus Süd- und Mittelamerika stammt. Es werden unterschiedliche Tomatensorten angeboten, z.B. Fleischtomaten, Strauchtomaten, Kirschtomaten, Flaschentomaten.

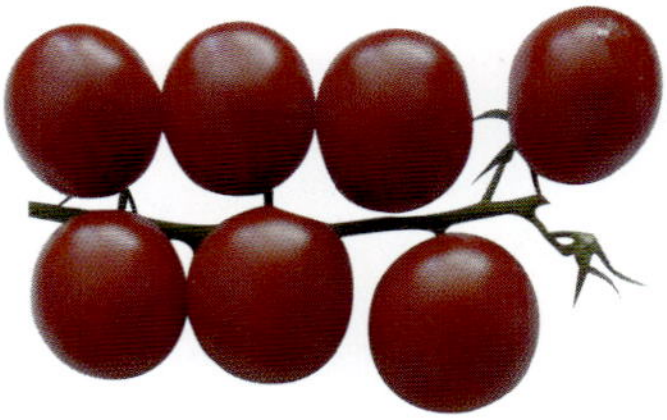

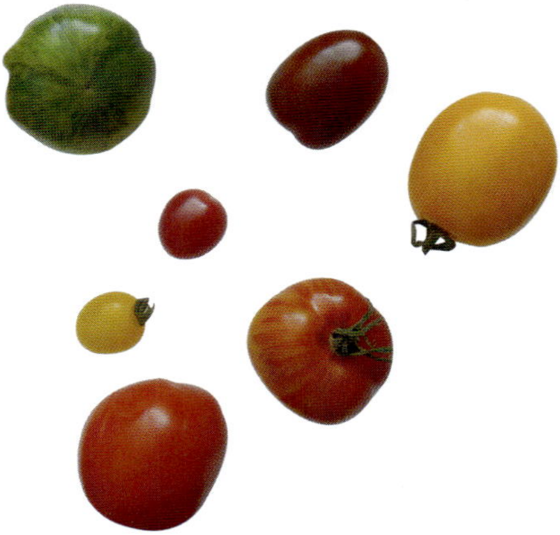

Gentechnisch verändert ist die „Anti-Matsch"-Tomate, die in Deutschland nicht gehandelt wird.

Der Anbau von Tomaten erfolgt im Treibhaus und im Freiland. Unreife – grüne – Tomaten können *Solanin* enthalten. Die rote Farbe der Tomaten wird durch *Carotinoide* gebildet.

Aus Tomaten werden *Ketchup* und *Tomatenmark* hergestellt.

Tomatenmark

Tomatenmark wird aus geschälten reifen Tomaten ohne Kerne durch Passieren und Eindicken hergestellt. Nach dem Eindickungsgrad wird eine einfache, doppelte und dreifache Konzentration unterschieden. Tomatenmark wird z.B. für Soßen und Suppen verwendet.

Tonic Water

Tonic Water ist eine klare Limonade mit Zitrusauszügen. Tonic Water erhält seinen Bittergeschmack durch den Zusatz von ca. 80 mg *Chinin* pro Liter.

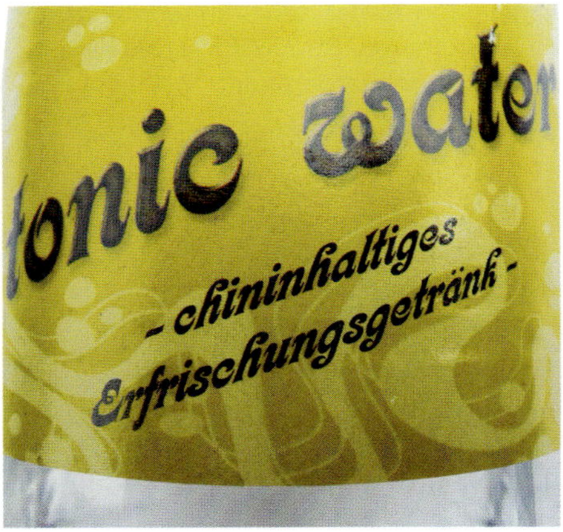

Topfen

Topfen ist die österreichische Bezeichnung für *Speisequark*.

Topinambur

Topinambur ist die Wurzelknolle einer mit der Sonnenblume verwandten Pflanze aus Nordamerika.

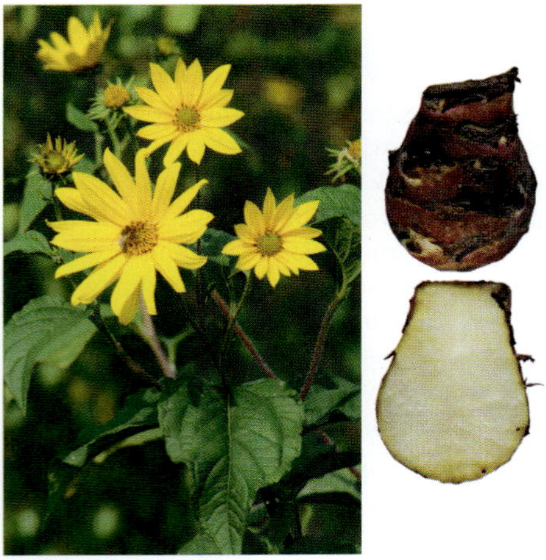

Die Knollen in Größe einer kleinen oder mittleren Kartoffel können roh, gekocht oder gebraten wie Gemüse verzehrt werden. Die Lagerfähigkeit der Knollen ist gering.

Da die Knollen kaum resorbierbare Kohlenhydrate enthalten, eignen sie sich besonders für Diabetiker.

Tortellini

Tortellini sind mit Fleisch, Käse oder Gemüse gefüllte ringförmige Nudeln. Tortellini stammen ursprünglich aus Italien. Siehe Bild *Teigwaren*. Tortellini kommen als Frischware und auch getrocknet in den Handel.
Tortellini werden mit unterschiedlichen Soßen serviert.

Tortillas

Tortillas sind dünne Fladenbrote, die meist aus Maismehl – sonst aus Weizenmehl – hergestellt werden. Tortillas stammen aus der mexikanischen Küche.

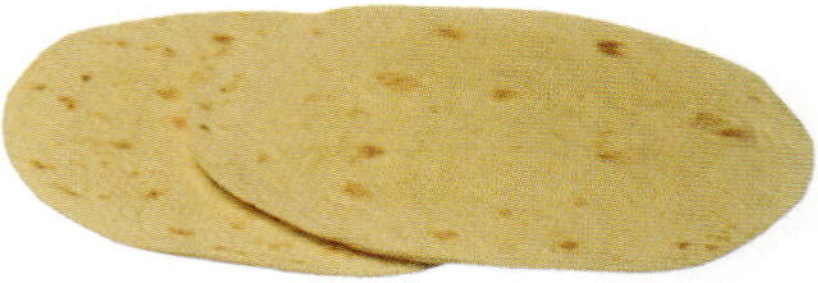

Tortillas werden oft zu Taschen geformt mit unterschiedlichen Füllungen serviert.

Toxine

Toxine sind Giftstoffe. Sie werden u. a. von Mikroorganismen, z. B. Schimmelpilzen, gebildet.

toxisch

Toxisch heißt giftig.

Toxoplasmose

Toxoplasmose ist eine Infektionskrankheit, die von Einzellern – Sporentierchen – hervorgerufen wird.
Die Erreger der Toxoplasmose können mit rohem Fleisch, z. B. Tatar, oder mit Katzenkot in den menschlichen Körper gelangen. Es treten grippeähnliche Krankheitsanzeichen auf.
Wird ein ungeborenes Kind über den mütterlichen Körper mit diesen Erregern infiziert, so kann es zu schweren Fehlbildungen beim Ungeborenen bzw. zu einer Fehl- oder Totgeburt kommen.
Schwangere sollten deshalb kein rohes Fleisch essen und den engen Kontakt mit Katzen meiden.

Traganth, E 413
Traganth ist die Gummiabsonderung einer Pflanze.

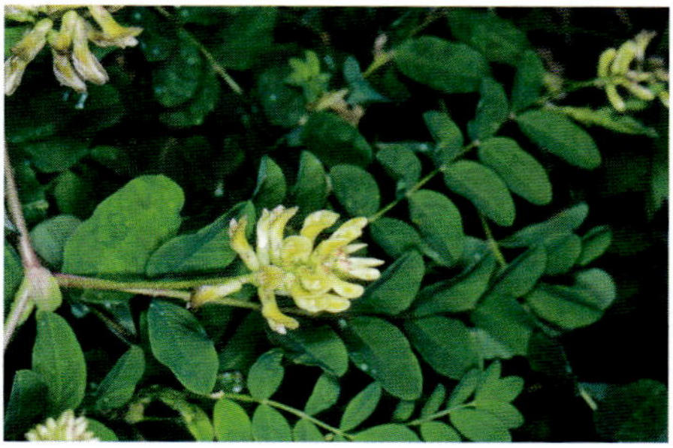

Traganth ist als *Geliermittel und Verdickungsmittel* zugelassen und wird u. a. für Suppen, Soßen und Streichkäse verwendet. Zum Beispiel diese Pastillen mit Anis enthalten das Verdickungsmittel Traganth:

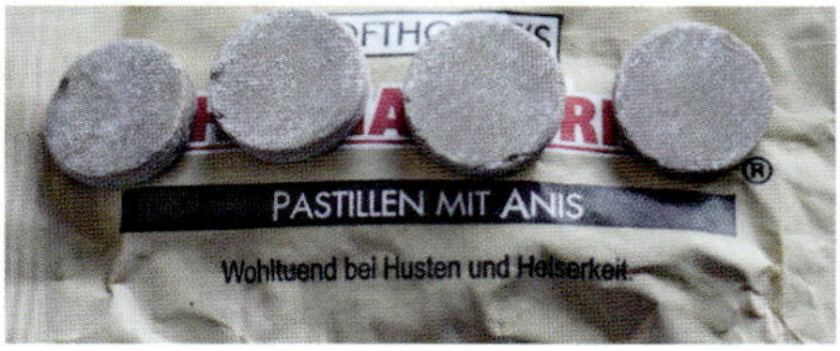

Traganth löste im Tierversuch Allergien aus. Bei Hautkontakt kann Traganth Dermatitis – Hautentzündungen – auslösen.

Tran
siehe *Lebertran*

Tranchieren
Tranchieren ist das Zerlegen und Portionieren von gegartem Geflügel, Braten oder Fisch.

Tranquilizer
Tranquilizer sind beruhigend wirkende Medikamente gegen Depression und Angstzustände. Tranquilizer können eine Abhängigkeit verursachen.

trans
Trans bedeutet über, jenseits, hinüber.
Trans ist die Vorsilbe im Namen chemischer Verbindungen, die anzeigt, dass sich Teile im Molekül gegenüberstehen.
Beispiel: *Transfettsäuren* – der Wasserstoff hat hier „auf die andere Seite gewechselt".
Siehe *Cis-Trans-Isomerie*.

Transaminasen
Transaminasen sind Enzyme, die Aminogruppen von einer Aminosäure *reversibel* auf eine Ketosäure übertragen.

TransFair
siehe *fairer Handel*

Transferrin
Transferrin ist ein Eisen-Transportprotein, das im Blut vorkommt. Transferrin transportiert das Eisen von den Zellen der Darmschleimhaut zu Leber, Knochenmark und Milz, d. h. zu den Eisenspeicherorganen.

Transfettsäuren
Transfettsäuren sind ungesättigte Fettsäuren, die z. B. bei der Fetthärtung entstehen und auch in geringen Mengen im Fett von Wiederkäuern vorkommen.
Ungesättigte Fettsäuren kommen meist in der cis-Form vor – der Wasserstoff an den Doppelbindungen befindet sich auf der gleichen Seite.
Bei den Transfettsäuren dagegen weist der Wasserstoff an der Doppelbindung eine unterschiedliche Richtung auf.
Siehe *Cis-Trans-Isomerie*.
Transfettsäuren erhöhen den Blutcholesterinspiegel und den Blutfettspiegel und dadurch das Risiko für die Entstehung von *Arteriosklerose* – von Herz-Kreislauf-Erkrankungen.
In Form von Transfettsäuren soll deshalb weniger als 1 % der Nahrungsenergie aufgenommen werden.
Zum Beispiel bei diesen Keksen wird darauf hingewiesen, dass sie keine Transfettsäuren enthalten:

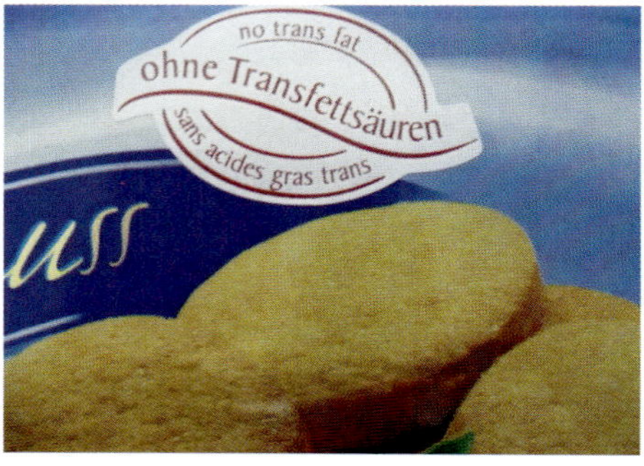

Transgene Organismen

Transgene Organismen sind Organismen, deren Erbinformationen mithilfe gentechnischer Methoden verändert wurden.

Transkription

Für die Eiweißsynthese muss zunächst von der *Desoxyribonucleinsäure* – DNA – im Zellkern eine Negativkopie – eine RNA-Matritze – erstellt werden (Transkription). Diese Boten-RNA, auch Messenger-RNA (m-RNA) genannt, verlässt dann den Zellkern und bringt die Informationen zu den *Ribosomen*. Hier vollzieht sich die Eiweißsynthese.

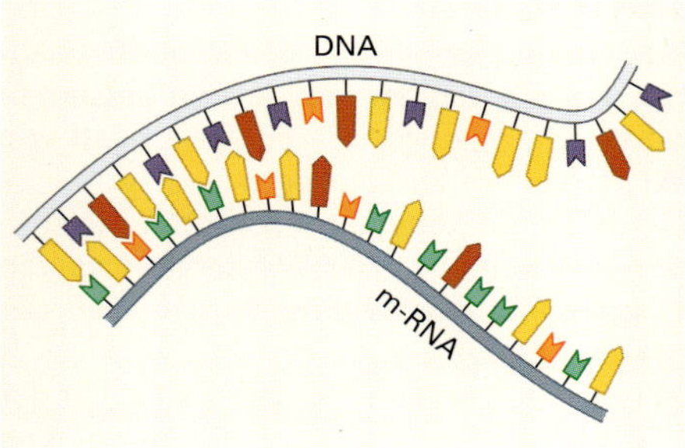

Translation

Translation ist die Übersetzung der messenger-RNA-Sequenz – Boten-RNA-Reihenfolge – in die Reihenfolge der Aminosäuren bei der Eiweißsynthese an den *Ribosomen*.

Die Transport-RNA (t-RNA) bringt die Aminosäuren zu der Boten-RNA (m-RNA). Die t-RNA erkennt die Informationen der m-RNA. Enzyme „verknüpfen“ nun die Aminosäuren in der durch die DNA festgelegten Reihenfolge zu einer Peptidkette.

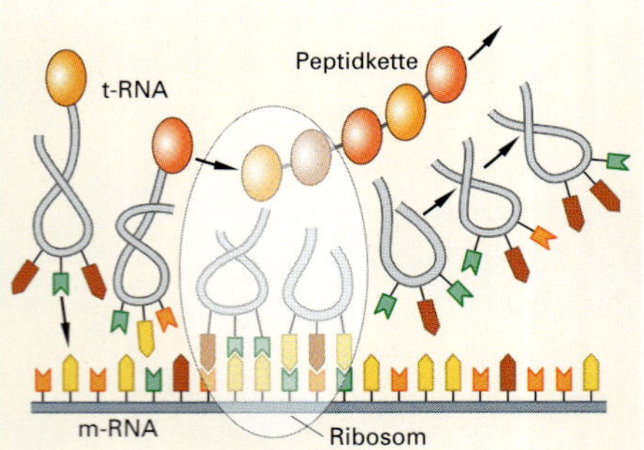

Transport, aktiver

Der aktive Transport ist ein Transport gegen das Konzentrationsgefälle. Für den aktiven Transport werden dementsprechend Energie und eine Trägersubstanz benötigt. Traubenzucker – Glucose – wird z. B. durch aktiven Transport aus dem Dünndarm gegen das Transportgefälle in das Blut befördert.

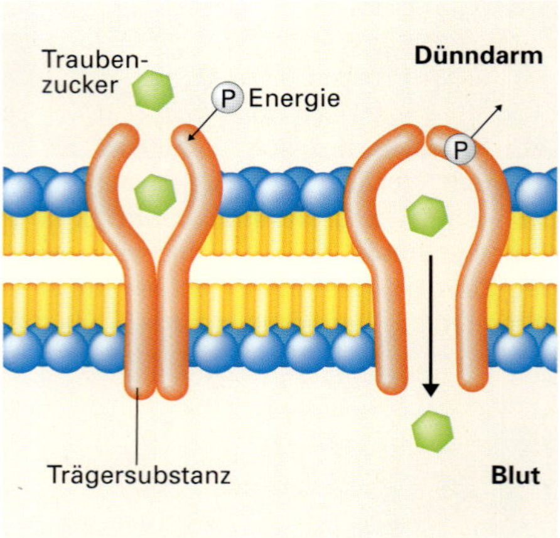

Transport, passiver

Der passive Transport ist ein Transport mit dem Konzentrationsgefälle.

Fruchtzucker – Fructose – liegt z. B. im Dünndarm in einer höheren Konzentration als im Blut vor, der Fruchtzucker kann dementsprechend teilweise durch passiven Transport (erleichterte Diffusion) aus dem Dünndarm in das Blut befördert werden.

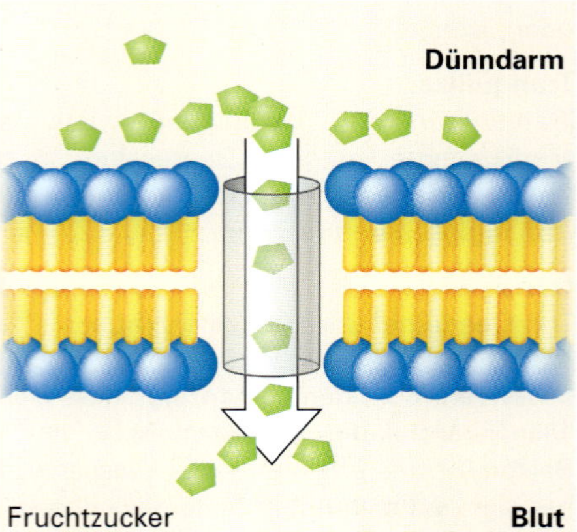

transzelluläre Flüssigkeit

Transzelluläre Flüssigkeit befindet sich im Verdauungstrakt und in der Niere.

- Täglich werden über 8 l Flüssigkeit in den Verdauungstrakt mit Speichel, Magensaft, Bauchspeichel – Pankreassaft –, Gallensaft und Dünndarmsaft abgegeben. Diese Flüssigkeit wird im unteren Dünndarm und im Dickdarm wieder ins Blut zurückresorbiert.
- In den Nierenkapseln werden täglich 170 bis 180 l Primärharn gebildet. Auch diese Flüssigkeit wird überwiegend in das Blut zurückresorbiert.

Die transzelluläre Flüssigkeit befindet sich also nur vorübergehend im Verdauungstrakt bzw. in den Nierenkapseln.

Trappistenkäse

Trappistenkäse ist ein Schnittkäse, der in den Fettgehaltsstufen Dreiviertelfettstufe bis Vollfettstufe angeboten wird. Der Trappistenkäse hat schlitzförmige Löcher und einen milden Geschmack.

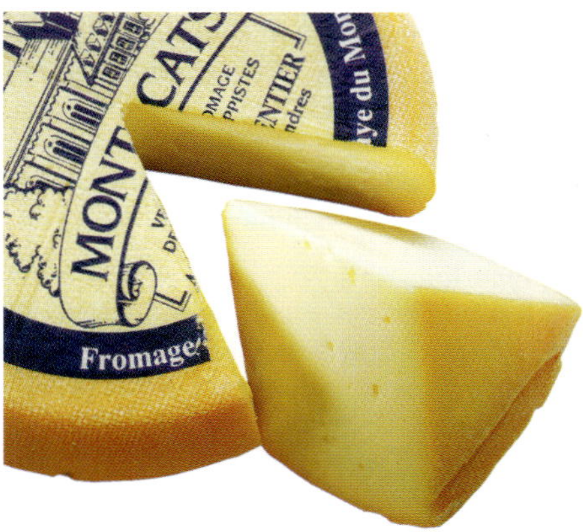

Der Trappistenkäse wurde ursprünglich von den Trappistenmönchen in der Normandie hergestellt.

Trauben

siehe *Weintrauben*

Traubenzucker, Glucose

Traubenzucker ist ein *Einfachzucker* – Monosaccharid –, der in Wasser leicht löslich ist.

Andere Bezeichnungen für Traubenzucker sind Glucose und Dextrose.

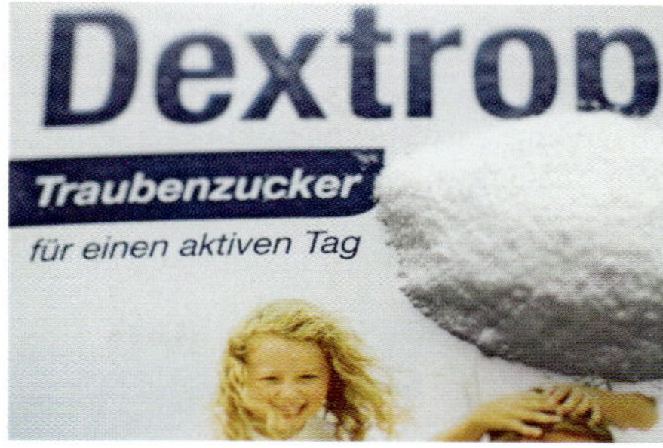

Strukturformel:

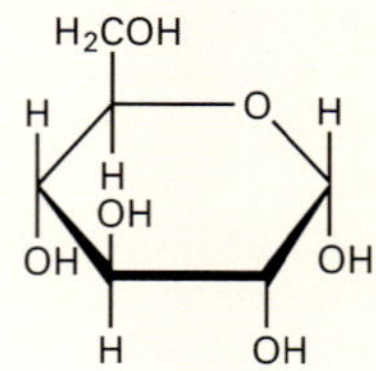

Malzzucker, *Stärke* und *Glykogen* bestehen aus Traubenzucker. Traubenzucker ist auch Bestandteil von *Milchzucker* – Lactose –, der aus Traubenzucker und *Galaktose* besteht.

In freier Form befindet sich Traubenzucker in Früchten und Honig. Traubenzucker hat eine Süßkraft von 70 % bezogen auf Rohr- und Rübenzucker.

Traubenzuckernachweis

Traubenzucker – Glucose – kann in Lebensmitteln mit Glucoseteststäbchen nachgewiesen werden. Bei Anwesenheit von Traubenzucker erfolgt eine Farbänderung. Diese wird in der Gebrauchsanweisung der Teststäbchen erläutert.

Beispiel: Ein Glucoseteststäbchen in Obstsaft halten. Die Farbänderung beobachten.

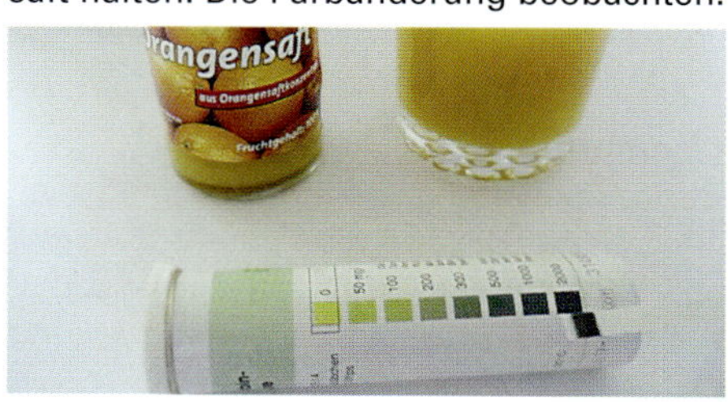

Mit den Glucoseteststäbchen kann auch überprüft werden, ob Traubenzucker mit dem Urin ausgeschieden wird.

Treibgase

Treibgase sind *Lebensmittelzusatzstoffe*. Sie werden eingesetzt, um Lebensmittel, z. B. Sahne, aus Sprühdosen herauszudrücken oder um Lebensmittel, z. B. Chips, in der Tüte zu polstern.

Als Treibgas werden folgende Substanzen eingesetzt: *Argon*, *Butan*, *Helium*, *Kohlensäure*, *Lachgas*, *Propan*, *Sauerstoff*, *Stickstoff* und *Wasserstoff*.

Treibhausgemüse

Treibhausgemüse wird unter Glas oder unter Folie angebaut. Treibhausgemüse, z. B. Gurken, Radieschen und Tomaten, kann unabhängig von der Jahreszeit geerntet werden.

Der Energieverbrauch für Treibhausgemüse ist jedoch teilweise sehr groß. Außerdem ist der Nitratgehalt dieses Gemüses höher als der von Freilandgemüse. Der höhere Nitratgehalt beruht auf der fehlenden Lichteinstrahlung und der meist höheren Düngung.

Trennkost

Die Trennkost wurde von dem amerikanischen Arzt Dr. Howard Hay begründet. Bei dieser Kostform dürfen Kohlenhydrate und Eiweißstoffe nicht gleichzeitig verzehrt werden. Der Arzt war der Ansicht, dass beide Nährstoffe nicht gleichzeitig verdaut werden können.

Durch einen zu hohen Eiweißanteil in der Nahrung könnte es seiner Meinung nach außerdem zu einer Übersäuerung im Körper kommen.

Beide Vermutungen sind falsch, dennoch kommt es durch diese getrennte Lebensmittelauswahl häufig zu einer Gewichtsreduzierung.

Trennmittel

Trennmittel sind *Lebensmittelzusatzstoffe*, die das Verkleben, z. B. von Süßwaren, oder Verklumpen, z. B. von Getränkepulver, oder das Ankleben an die Verpackung verhindern sollen.

Zu den Trennmitteln gehören u. a. *gelbes Blutlaugensalz*, *Kieselsäure*, *mikrokristallines Wachs* und *Polyethylenwachsoxidate*.

tri

Tri bedeutet drei. Beispiel: Ein Triglycerid ist ein Fett mit drei Fettsäuren.

Trichinen

Trichinen lösen die gefährliche Erkrankung – Trichinellose – aus, die beim Menschen harmlos bis tödlich verlaufen kann. Trichinen sind Fadenwürmer, die aus Larven im Darm heranreifen und neue Larven erzeugen, die durch die Darmwand und dann durch die Blutgefäße in das Muskelgewebe gelangen.

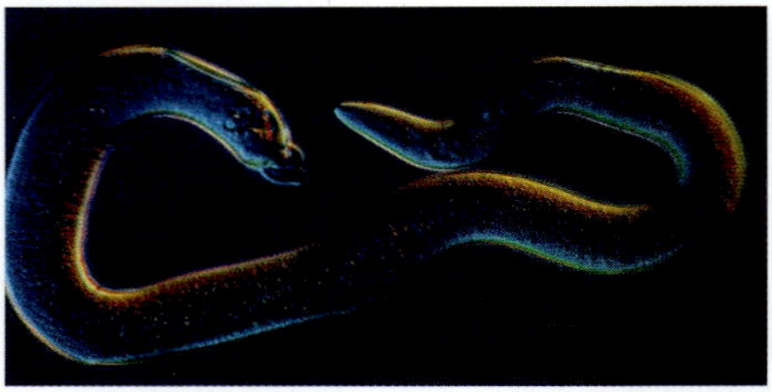

Im Schlachthof wird bei der Fleischbeschau festgestellt, ob das Fleisch frei von Trichinen ist. Aus diesem Grund ist die Erkrankung bei uns selten geworden. In Ländern, in denen die Fleischuntersuchung nicht oder nicht ordnungsgemäß verläuft, kann der Verzehr von rohem Gehackten, Mettwurst oder Schinken vom Hausschwein zu einer Trichinellose führen.

Triglyceride

Triglyceride ist das Fremdwort für *Neutralfette*. Triglyceride entstehen aus Glycerin und drei – meist unterschiedlichen – Fettsäuren unter Abspaltung von drei Wassermolekülen. Triglyceride sind Hauptbestandteile aller Fette und Öle.

Trijodthyronin (T_3)

Trijodthyronin ist ein *Schilddrüsenhormon*.

trinken

siehe *Flüssigkeitsbedarf*

Trinkplan

In einem Trinkplan wird die innerhalb eines bestimmten Zeitraums zu trinkende Flüssigkeitsmenge festgelegt. Durch einen Trinkplan kann eine ausreichende Flüssigkeitszufuhr z. B. bei Senioren, aber auch bei Leistungssportlern erreicht werden.

Trinkwasser
Trinkwasser wird gewonnen aus:
- *Grundwasser* (65 %)
- *Oberflächenwasser* (27 %)
- *Quellwasser* (8 %)

Grundwasser und Oberflächenwasser werden durch unterschiedliche Verfahren zu Trinkwasser aufbereitet. In der Trinkwasserverordnung sind die Anforderungen, z. B erlaubter Nitratgehalt (weniger als 50 mg/Liter), festgelegt. Trinkwasser muss frei von Krankheitserregern sein.

Täglich verbrauchen wir pro Person 131 Liter Trinkwasser, aber nur ca. 5 l werden für Kochen und Getränke verwendet.

Trinkwasserfluoridierung
Zur Kariesprophylaxe kann dem Trinkwasser Fluorid zugesetzt werden. In Deutschland ist die Trinkwasserfluoridierung verboten, da größere Fluoridmengen schädlich sind. Stattdessen kann mit Fluorid angereichertes Speisesalz verwendet werden.

Trinkwasserhärte
siehe *Wasserhärte*

Tripelhelix
Eine Tripelhelix ist aus drei Peptidketten aufgebaut. Die drei Aminosäureketten sind umeinandergewunden und bilden so ein festes „Kabel". Die Tripelhelix bestimmt die Struktur der Kollagene.

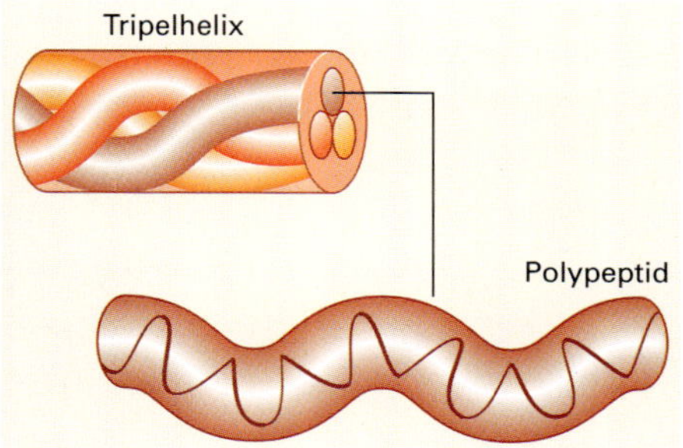

Triphosphate, E 451
Triphosphate sind als Lebensmittelzusatzstoffe zugelassen. Die maximal tolerierbare Tagesdosis beträgt 70,0 mg/kg KG. Triphosphate erhöhen das Quellvermögen von Proteinen und wirken als Stabilisatoren und als Kutterhilfsmittel.

Zum Beispiel diesem bayerischen Leberkäse wurde Triphosphat zugesetzt:

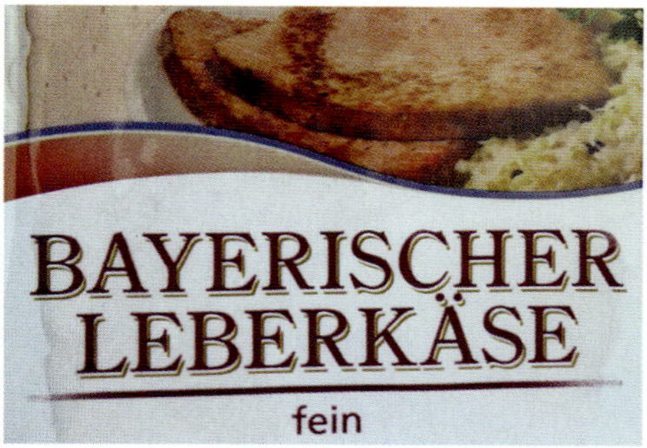

Trockenfisch
siehe *Klippfisch*, *Stockfisch*

Trockenfrüchte, Trockenobst
Trockenfrüchte sind durch verschiedene Trocknungsverfahren haltbar gemachte Obstdauerwaren. Das Trocknen von Obst ist eins der ältesten Konservierungsverfahren. Zum Trocknen eignen sich z. B. Äpfel, Birnen, Bananen, Aprikosen, Pflaumen, Datteln, Feigen und Weintrauben (Rosinen).

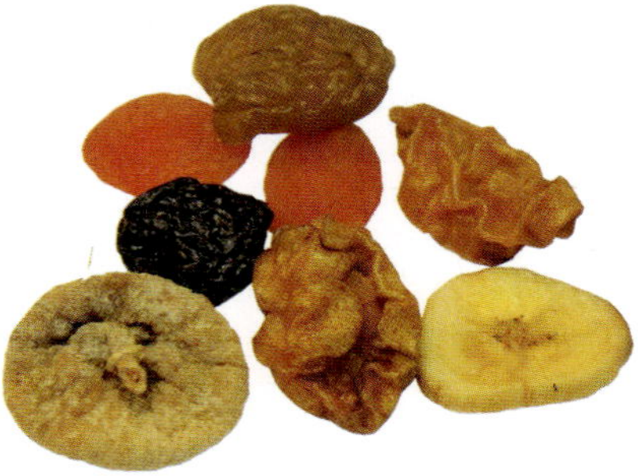

Helles Obst wird oft geschwefelt (*Schwefeldioxid*), um die Farbe zu erhalten, dunkles dagegen nicht. Trockenobst hat einen hohen Zucker- und Mineralstoffgehalt. Getrocknete Pflaumen haben darüber hinaus eine abführende Wirkung.

Trockenmasse
Trockenmasse ist die wasserfreie Masse von Lebensmitteln. Bestandteile der Trockenmasse können Eiweiß, Fett, Kohlenhydrate, Mineralstoffe und Vitamine sein.

Bei Käse wird der **F**ettanteil **i**n der **Tr**ockenmasse – Fett i. Tr. – angegeben.

T

Trocknung

Trocknung ist eines der ältesten Konservierungsverfahren zum Haltbarmachen von Lebensmitteln.

Trocknung ist ein Konservierungsverfahren durch Wasserentzug. Der Flüssigkeitsgehalt in diesen Lebensmitteln beträgt nur noch ca. 20 %. Durch den geringen Flüssigkeitsgehalt wird der Verderb durch Mikroorganismen eingeschränkt.

Folgende Trocknungsverfahren werden unterschieden:

- Gefriertrocknung
- *Sprühtrocknung*
- *Vakuumtrocknung*

Bei der Gefriertrockung werden die Lebensmittel zunächst tiefgefroren. Dann wird die Flüssigkeit im Hochvakuum aus den Lebensmitteln ausgefroren. Das Eis verdampft. Durch Gefriertrocknung wird z. B. Instant-Kaffeepulver hergestellt.

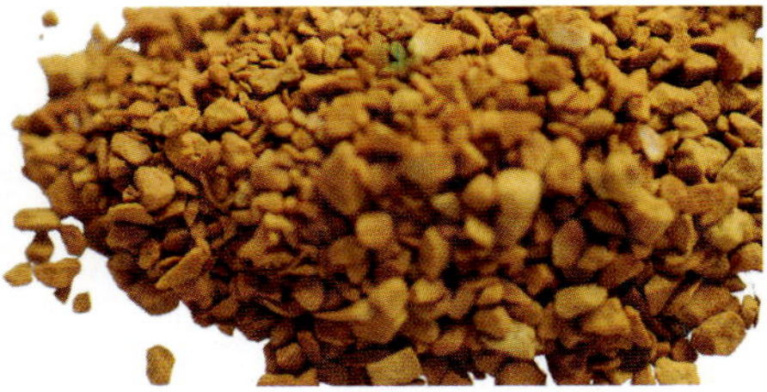

Der Energieverbrauch bei der Gefriertrocknung ist sehr hoch. Bei der Gefriertrocknung sind die Prouktveränderungen – Nährstoff- und Aromaverluste – am geringsten.

Tropenkonserven

Tropenkonserven sind Konserven, die durch eine intensivere – höhere und längere – Hitzebehandlung ein Jahr lang bei Temperaturen von 40 °C haltbar sind, da in diesen Konserven im Gegensatz zu Vollkonserven hitzeliebende Sporen ebenfalls abgetötet wurden.

Trp

Trp ist die Abkürzung für ***Tryp**tophan*, eine essenzielle Aminosäure.

Trüffel

Es gibt sehr viel verschiedene Trüffelarten. Trüffel – Edelpilze – wachsen unterirdisch in warmen Wäldern Europas und Nordamerikas.

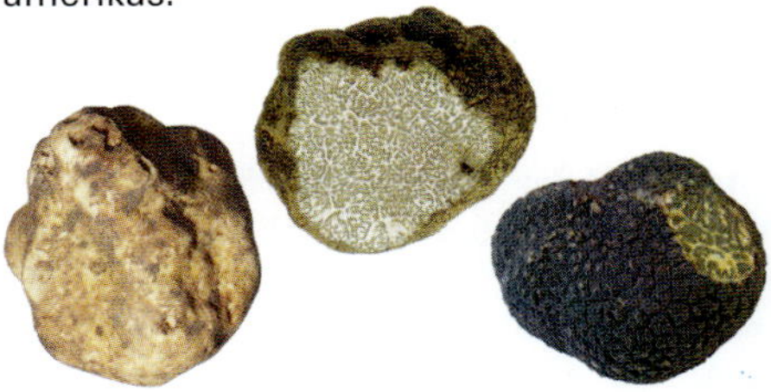

Trüffel leben in Symbiose – Zusammenleben von Lebewesen verschiedener Art – mit bestimmten Baumarten. Die rundlichen, nuss- bis faustgroßen Trüffel sind tiefschwarz bis hellbeige. Aufgrund ihres Geruches werden Trüffel von Schweinen oder Hunden aufgespürt.

Trüffel werden zum Würzen von Speisen oder roh in dünnen Scheiben verwendet.

Truthühner

Truthühner werden im Handel als Puten oder Truthähne bezeichnet. Das Hausgeflügel stammt vom Wildtruthuhn ab. Das Foto zeigt eine Truthenne und einen Truthahn.

Truthühner werden meist schon mit einem Gewicht von 3 bis 10 kg im Alter von 12 bis 16 Wochen geschlachtet. Das Brustfleisch ist hell und das Fleisch der Keulen dunkel. Ganze gebratene Truthühner – turkey – sind ein traditionelles Essen in den USA am Thanksgiving Day. Truthahnfleisch ist mager und eiweißreich.

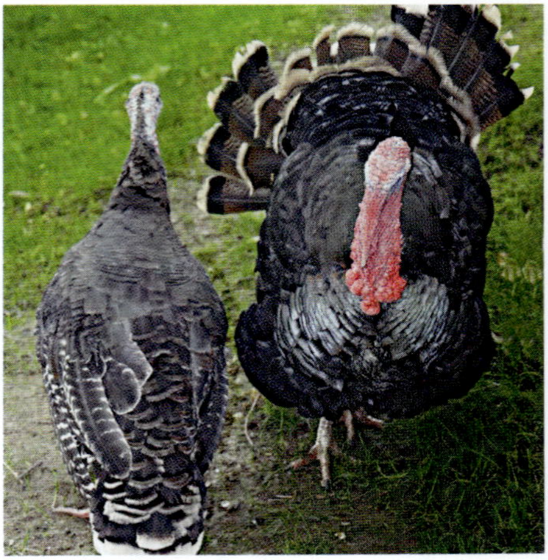

Tryptophan (Trp)

Tryptophan ist eine essenzielle Aminosäure. Strukturformel:

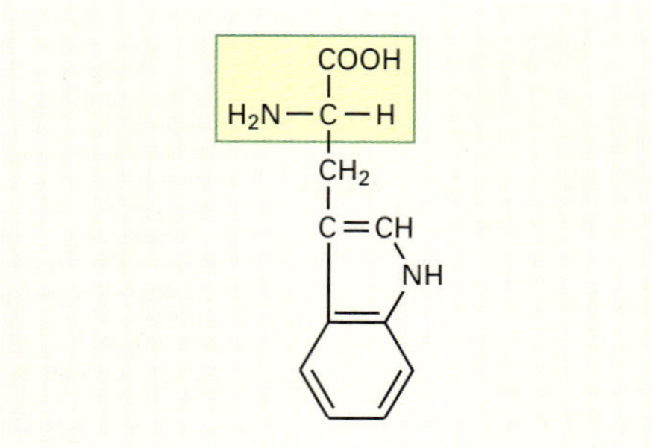

Tryptophan kann im menschlichen Körper zu *Niacin* umgebaut werden. Tryptophan ist außerdem Ausgangsprodukt für die *Serotonin-* und Melatoninbildung. Bei einer einseitigen Maisernährung kann es zu einem Tryptophan- und Niacinmangel – *Pellagra* – kommen

Tsatsiki

siehe *Zaziki*

Tumor, Geschwulst

Ein Tumor ist eine Geschwulst – Gewebeneubildung –, die gut oder bösartig sein kann. Der Begriff Tumor wird häufig als Synonym für *Krebs* verwendet.

Als Primärtumor wird der Tumor am Ausgangsort bezeichnet. Dieser kann durch Verbreitung von Zellen über die Lymphe Tochtergeschwülste – Metastasen – hervorrufen.

Für das Tumorrisiko spielen neben Alter und Umweltfaktoren auch die Lebensweise (Rauchen, körperliche Aktivität) und die Ernährung eine entscheidende Rolle.

Typ-1-Diabetes

Typ-1-Diabetes tritt meist schon im Kindes- oder Jugendalter infolge einer Störung im Immunsystem auf. Durch eine Virusinfektion werden die B-Zellen der Langerhans-Inseln geschädigt, die Insulinproduktion wird dadurch beeinträchtigt.

Die Erkrankung beginnt mit

- starkem Durst,
- vermehrtem Wasserlassen und
- auffälliger Gewichtsabnahme.

Es liegt ein absoluter *Insulin*mangel vor. Es ist eine Insulinbehandlung und je nach der Art der Insulinbehandlung evtl. auch eine Diät erforderlich.

Typ-2-Diabetes

Typ-2-Diabetes tritt meist erst im Erwachsenenalter auf und wird zunächst kaum bemerkt. Es liegt ein relativer *Insulin*mangel – eine verminderte Insulinproduktion – vor bzw. die Empfindlichkeit der Körperzellen gegenüber Insulin nimmt ab – Insulinresistenz.

80 % der Typ-2-Diabetiker sind übergewichtig.

Oft reichen zur Behandlung von Typ-2-Diabetes eine Gewichtsabnahme und eine entsprechende Diät.

Typenzahl, Mehl

Die Typenzahl eines Mehls gibt an, wie viel Milligramm Asche – Mineralstoffe – zurückbleiben, wenn 100 g wasserfreies Mehl verbrannt – verascht – werden.

Bei Weizenmehl/-schrot gibt es die Typenzahlen 405, 550, 812, 1050, 1600.

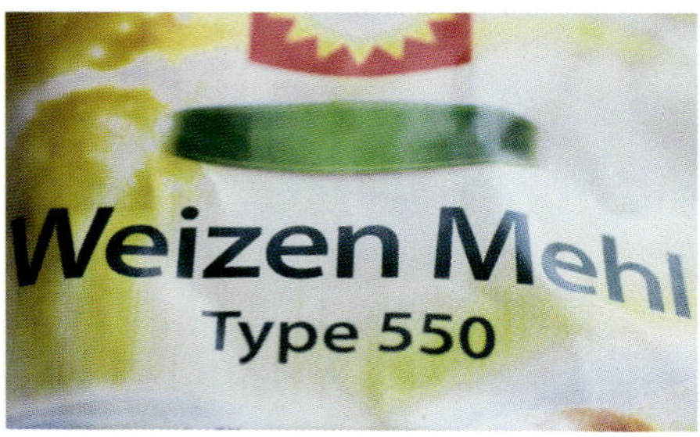

- 100 g wasserfreies Mehl der Type 550 enthalten ca. 550 mg Asche – Mineralstoffe.
- 100 g wasserfreies Mehl der Type 1600 enthalten dagegen ca. 1600 mg Asche – Mineralstoffe.

Der Mineralstoffgehalt – die Typenzahl eines Mehls – ist abhängig vom Ausmahlungsgrad.

Eine hohe Typenzahl ist also ein Hinweis darauf, dass mineralstoffreiche Randschichten in dem Mehl enthalten sind.

Eine niedrige Typenzahl ist dagegen ein Hinweis darauf, dass nur der Mehlkörper vermahlen wurde. Bei Roggenmehl/-schrot gibt es die Typenzahlen 815, 997, 1150, 1370, 1740.

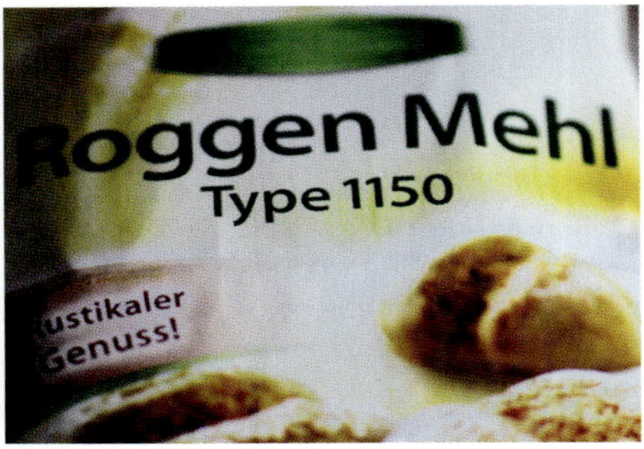

Tyr

Tyr ist die Abkürzung für ***Tyr**osin*, eine nicht essenzielle Aminosäure.

Tyramin

Tyramin ist ein biogenes Amin, das durch Decarboxilierung aus Tyrosin entsteht. Tyramin gehört zu den Gewebshormonen.

Tyramin bewirkt einen Anstieg des Blutdrucks.

Einen hohen Tyramingehalt haben bestimmte gereifte Käsesorten, Rotwein, Sauerkraut und Sojasoße.

Tyrosin (Tyr)

Tyrosin ist eine nicht essenzielle Aminosäure, die im menschlichen Körper aus *Phenylalanin* aufgebaut werden kann. Strukturformel:

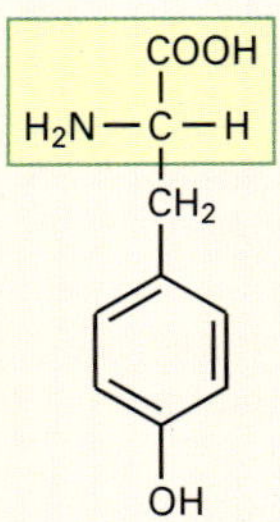

Tyrosin wird für die Bildung der Schilddrüsenhormone benötigt.

Bei der erblichen Stoffwechselkrankheit *Phenylketonurie* ist Tyrosin lebenslang eine essenzielle Aminosäure.

Tyrosin wurde im Jahr 1846 von dem deutschen Chemiker Justus von Liebig erstmals aus Casein isoliert.

Übelkeit

Übelkeit ist die Vorstufe des Erbrechens. Übelkeit kann unterschiedliche Ursachen haben, z. B.

- Infektion des Magen-Darm-Trakts,
- Unterzuckerung und Stress,
- Schwangerschaft,
- Reisekrankheit oder
- Chemotherapie.

Anhaltende Übelkeit kann zu einer Mangelernährung führen. Behandelt werden muss zunächst die Grundursache, z. B. bei einer Unterzuckerung eine sofortige Traubenzuckergabe.

Überbacken

siehe *Gratinieren*

Überbrühen

Lebensmittel, z. B. Mandeln oder Tomaten, werden mit heißem Wasser überbrüht, um sie dann mit den Fingern oder einem Messer von der Schale zu befreien.

Überernährung

Bei der Überernährung erfolgt eine Nahrungszufuhr über den Energiebedarf hinaus. Meist werden dabei zu viel Fett und Zucker aufgenommen. Dies führt zu *Übergewicht* oder gar zu *Adipositas* – Fettsucht.

Überernährung erhöht das Risiko für ernährungsbedingte Erkrankungen wie *Arteriosklerose* und *Diabetes mellitus*.

Übergewicht

Übergewicht besteht, wenn der *Body-Mass-Index* – BMI – größer als 25 ist.

Bei Übergewicht kommt es zu zahlreichen gesundheitlichen Gefährdungen, u. a.:

- Stoffwechselerkrankungen, erhöhter Blutfettspiegel, Diabetes Typ 2, Gicht
- Herz-Kreislauf-Erkrankungen und Bluthochdruck
- Veränderungen von Knochen und Gelenken

Übersäuerung

siehe *Acidose*

Überzuckerung

siehe *Hyperglykämie*

Überzugsmittel

Überzugsmittel sind Lebensmittelzusatzstoffe, die den Lebensmitteln ein glänzendes Aussehen verleihen oder durch einen Schutzüberzug das Austrocknen verhindern. Durch Überzugsmittel kann auch der mikrobiologische Verderb verhindert werden.

Zu den Überzugsmitteln gehören z.B. *Bienenwachs*, *Candelillawachs*, *Carnaubawachs*, *Montansäureester* und *Schellack*.

Überzugsmittel werden hauptsächlich für Zitrusfrüchte, Äpfel und Süßwaren verwendet.

Ultrahocherhitzen, Milch

Beim Ultrahocherhitzen wird die Milch zunächst auf 75 °C erhitzt und dann durch einen Dampfstoß für 1 Sekunde auf 135 bis 150 °C gebracht und anschließend auf 4 °C heruntergekühlt. Siehe *H-Milch*.

Zum Beispiel dieses Milchmischgetränk aus Ziegenmilch mit fettarmem Kakaopulver wurde ultrahocherhitzt:

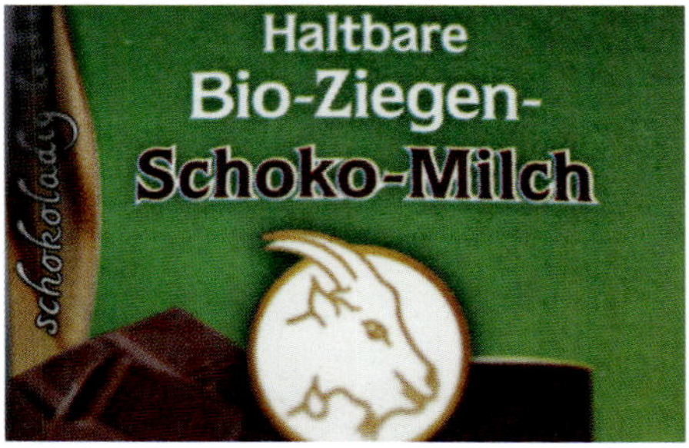

umami

siehe *Geschmackssinn*

Umluftbackofen

Ein Umluftbackofen ist ein Backofen, in dem die erwärmte Luft umgewälzt wird.

Umrötung

Bei einigen Fleischwaren wird der rote Muskelfarbstoff – Myoglobin – durch Pökelsalze umgewandelt, die Fleischerzeugnisse, z.B. Wurst, erhalten dadurch eine appetitliche rote Farbe.

ungesättigte Fettsäuren

siehe *Fettsäuren, ungesättigte*

unpolar

siehe *fettliebend*

Unterernährung

Unterernährung ist durch eine unzureichende Versorgung mit Nahrung – Kohlenhydraten, Fetten und Eiweißstoffen – über einen längeren Zeitraum gekennzeichnet. Risikogruppen sind Senioren und Personen mit einem erhöhten Nährstoffbedarf, z.B. Kinder und Schwangere. Schwere Formen der Unterernährung sind in den Entwicklungsländern anzutreffen: *Kwashiorkor* und *Marasmus* .

Untergewicht

Untergewicht besteht, wenn der *Body-Mass-Index* – BMI – kleiner als 18 ist.

Untergewicht kann aufgrund von Appetitlosigkeit bei Hochbetagten und bei Personen mit Tumoren oder bei Personen mit Essstörungen auftreten. Außerdem kann Untergewicht aufgrund von Stoffwechselstörungen entstehen.

Bei der Ernährung von untergewichtigen Personen ist Folgendes zu beachten:

- Lebensmittel mit einer hohen *Energiedichte*, wie Säfte, Trockenfrüchte, Eigelb und Sahne, auswählen
- Viele kleine appetitanregende Mahlzeiten anbieten

Zur Appetitanregung eignen sich auch kleine Alkoholmengen.

Unterzuckerung

siehe *Hypoglykämie*

unverdaulich

Unverdaulich ist eine Bezeichnung für Nahrungsbestandteile, die in den Dünndarm gelangen, dort aber nicht resorbiert werden.

Urin

siehe *Harn*

UV-Strahlung

UV-Strahlung ist die Abkürzung für **u**ltra**v**iolette Strahlung. Natürliche UV-Strahlung wird von der Sonne ausgesandt. Durch die UV-Strahlung kann Vitamin D aus der Vorstufe in der Haut gebildet werden. UV-Strahlung kann aber auch Hautkrebs hervorrufen.

Vakuumtrocknung

Durch den verminderten Druck bei der Vakuumtrocknung wird der Siedepunkt des Wassers erheblich gesenkt.
So ist eine schnelle Verdampfungstrocknung schon weit unter 100 °C möglich und hitzeempfindliche Inhaltsstoffe werden nicht so stark verändert.

Vakuumverpackungen

Vakuum bedeutet Leere. Vakuumverpackungen sind z. B. Folienverpackungen, aus denen Luft/Sauerstoff durch Absaugen entfernt wurde.

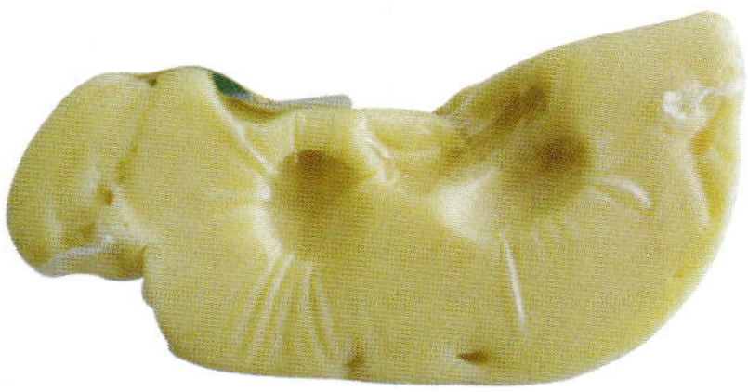

Die Haltbarkeit von Lebensmitteln wird durch Vakuumverpackungen erhöht, da die meisten Mikroorganismen Sauerstoff zur Vermehrung benötigen.

Val

Val ist die Abkürzung für ***Val**in*, eine essenzielle Aminosäure.

Valin (Val)

Valin ist eine essenzielle Aminosäure mit einer verzweigten Seitenkette.

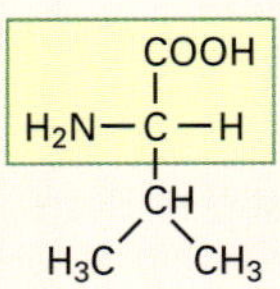

Valin hat eine große Bedeutung für den Muskelstoffwechsel und für Nervenfunktionen. Bei der sehr seltenen Ahornsirupkrankheit ist der Abbau von Valin im menschlichen Körper gestört.

Vanadium

Vanadium ist ein Spurenelement, das zu den Schwermetallen gehört. Vanadium könnte ein für den Menschen essenzielles Spurenelement sein, bislang gibt es aber noch keine gesicherten Erkenntnisse. Vanadium könnte für die Aktivierung von Enzymen notwendig sein.
Vanadium kommt in größeren Mengen in pflanzlichen Ölen und Hülsenfrüchten vor. Ein Vanadiummangel wurde beim Menschen noch nicht festgestellt. Das Einatmen von vanadiumhaltigem Staub, z. B. in der Stahlindustrie, führt zu Schleimhautreizungen und langfristig zu Bronchitis und Asthma.

Vanille

Vanilleschoten sind etwa 20 cm lange fermentierte und getrocknete Fruchtkapseln einer Orchideenart, der Gewürzvanille. Durch die Spanier wurde die Vanille Ende des 16. Jahrhunderts in Europa bekannt.

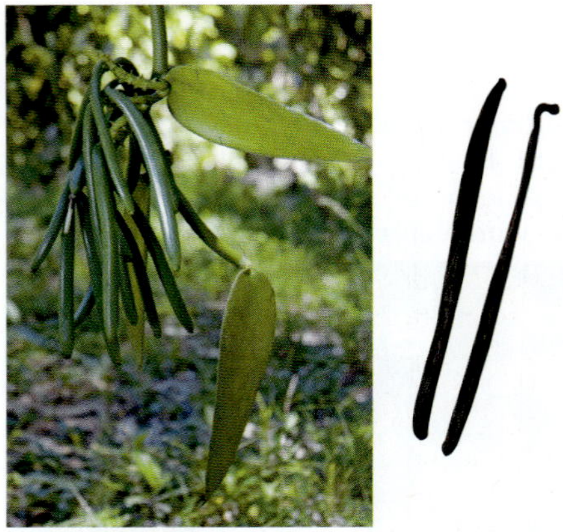

Die beste Vanillesorte ist die Bourbonvanille. Sie hat braunschwarze, weiche biegsame Schoten. Die Vanilleschote wird längs aufgeschnitten und das Vanillemark herausgekratzt bzw. die geöffnete Vanilleschote wird mitgekocht.

Vanillezucker

Vanillezucker ist ein mit Vanillepulver versetzter Gewürzzucker.

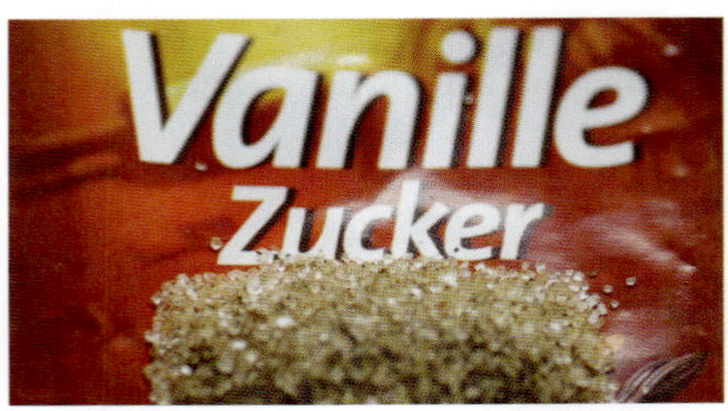

Vanillinzucker

Vanillinzucker besteht aus dem synthetisch hergestellten Aromastoff Vanillin (1 bis 2%) und Zucker.

Bereits 1874 gelang es, Vanillin synthetisch herzustellen. Vanillinzucker wird für Süßspeisen und Gebäck verwendet.

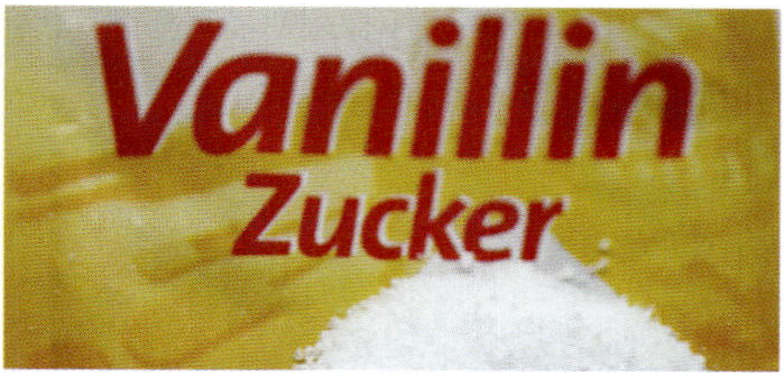

vegane Kost

siehe *vegetarische Kost*

vegetarische Kost

Vegetarische – pflanzliche – Kost ist eine *alternative Ernährungsform*. Vegetarier essen keine Lebensmittel von getöteten Tieren, also auch keinen Speck und kein Schweineschmalz.

Es werden drei Grundformen der vegetarischen Ernährung unterschieden:

① **Ovo-lacto-vegetarische Kost:** Bei dieser Kostform werden neben pflanzlichen Lebensmitteln Produkte von lebenden Tieren wie Milch, Milcherzeugnisse und Eier gegessen.
Ovo-lacto-Vegetarier essen weder Fleisch noch Fisch.

② **Lacto-vegetarische Kost:** Bei dieser Kostform wird auch auf Eier verzichtet.

③ **Vegane Kost:** Bei dieser Kostform werden keine Lebensmittel gegessen, die von Tieren stammen, also auch keine Milch oder Milchprodukte oder Honig.
Veganer sind die strengsten Vegetarier.

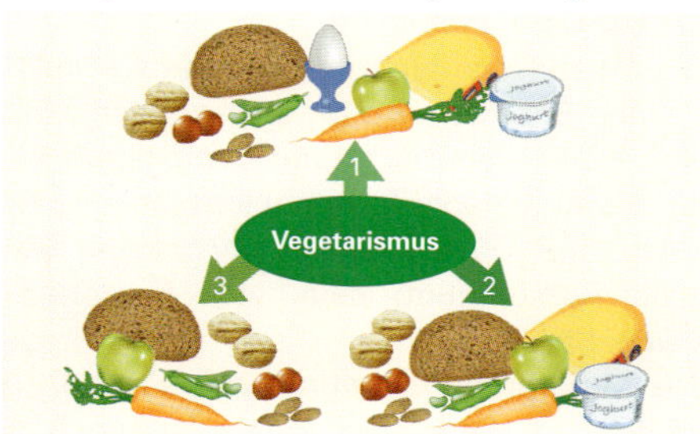

Vegetarismus

Der Vegetarismus ist die älteste bekannte alternative Ernährungsform. Sie entwickelte sich in Deutschland in der Mitte des 19. Jahrhunderts als Alternative zu den Essgewohnheiten im beginnenden Industriezeitalter. Es gibt unterschiedliche Richtungen des Vegetarismus. Siehe *vegetarische Kost*.

Venen

Die Venen sind Blutgefäße, die das Blut aus dem Körper bzw. aus der Lunge zum Herzen führen. In den Venen des Körperkreislaufs befindet sich sauerstoffarmes, dunkelrotes Blut. Siehe *Arterien*.

Verbraucher

Verbraucher ist jeder, an den Lebensmittel oder Bedarfsgegenstände im Einzelhandel, beim Bauern oder ähnlichen Einrichtungen zur persönlichen Verwendung oder zur Verwendung im eigenen Haushalt abgegeben werden.

Verbraucherzentralen

siehe Seite 398

Verbrauchsdatum

Leicht verderbliche Lebensmittel, die nach kurzer Zeit eine Gefahr für die menschliche Gesundheit darstellen, z. B. Hackfleisch, müssen anstelle des *Mindesthaltbarkeitsdatums* mit einem Verbrauchsdatum gekennzeichnet werden.

Bis zu diesem Datum sollen die Lebensmittel verzehrt werden, da die Spanne zwischen Haltbarkeit und Verderb bei diesen Lebensmitteln sehr gering ist.

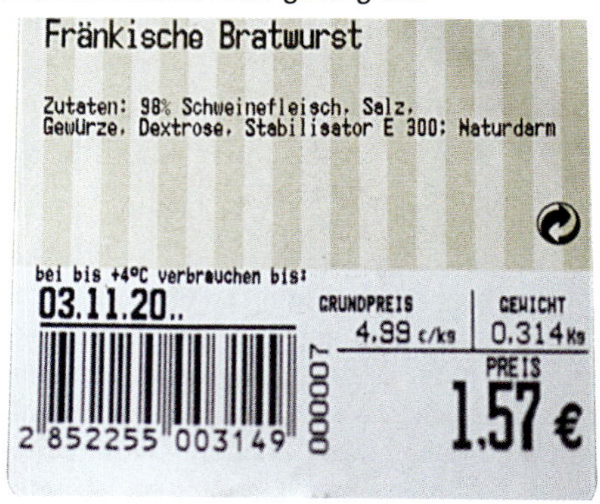

Verdauung, Eiweiß
siehe *Eiweiß, Verdauung*

Verdauung, Fette
siehe *Fette, Verdauung*

Verdauung, Kohlenhydrate
siehe *Kohlenhydrate, Verdauung*

Verdauungstrakt

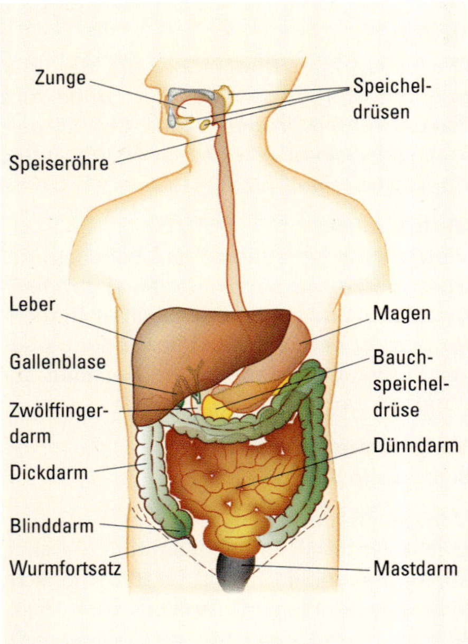

Im Mund wird die Nahrung zunächst durch Beißen und Kauen mechanisch zerkleinert. Täglich wird etwa 1 l Speichel gebildet, der die Gleitfähigkeit des Speisebreis erhöht. Über die Speiseröhre gelangt die Nahrung in den *Magen*. Die Magenschleimhaut gibt täglich etwa 2 l Magensaft ab, der etwa 0,5%ige Salzsäure enthält. Hierdurch werden Mikroorganismen abgetötet. Nach zwei bis acht Stunden wird der Speisebrei Schub um Schub durch den *Pförtner* in den oberen Abschnitt des Dünndarms – den *Zwölffingerdarm* – befördert. In den Zwölffingerdarm münden der Ausgang der Bauchspeicheldrüse und der Gallengang. Der Bauchspeichel – täglich etwa 1 l – ist der wichtigste Verdauungssaft. Der an den Zwölffingerdarm anschließende Dünndarm ist zwei bis vier Meter lang. In den Dünndarm gelangen täglich etwa 3 l Dünndarmsaft. Durch die Dünndarmzotten werden die Grundbausteine der Nährstoffe in die Blut- und Lymphbahnen aufgenommen und zu den Zellen transportiert. Die unverdaulichen Nahrungsbestandteile gelangen in den Dickdarm und werden ausgeschieden.

Verderb, Lebensmittelverderb
Verderb von Lebensmitteln geschieht vor allem durch:
- Mikroorganismen
- enzymatische Veränderungen
- physikalischen Verderb

Hauptverursacher des Lebensmittelverderbs sind Mikroorganismen. Durch die Mikroorganismen kann es zu *Lebensmittelinfektionen* und *Lebensmittelvergiftungen* kommen.
Enzymatischer Verderb ist u. a. beim Fettverderb von Bedeutung und bei enzymatischen *Bräunungsreaktionen*.
Physikalischer Verderb geschieht z. B. durch Temperatureinflüsse, Luftfeuchtigkeit oder Licht.

Verdickungsmittel
siehe *Geliermittel und Verdickungsmittel*

Veresterung, verestern
Veresterung ist die Bezeichnung für die Reaktion zwischen einer Säure und einem Alkohol unter Wasserabspaltung. Es entsteht ein *Ester*.
Beispiel: Glycerin – dreiwertiger Alkohol – reagiert mit Fettsäuren unter Wasserabspaltung.

Vergiftung
siehe *Lebensmittelvergiftung*

Verkehrsbezeichnung
Die Verkehrsbezeichnung ist die handelsübliche Bezeichnung für ein Lebensmittel. Eine Verkehrsbezeichnung kann durch eine Rechtsvorschrift festgelegt sein, z. B. Margarine, oder eine für ein Produkt übliche Bezeichnung sein, z. B. Fruchtaufstrich, Streichfett.
Die Verkehrsbezeichnung des Produktes muss auf Fertigpackungen angegeben

werden. Hierdurch wird der Vergleich gleichartiger Lebensmittel ermöglicht bzw. eine Verwechslung vermieden.

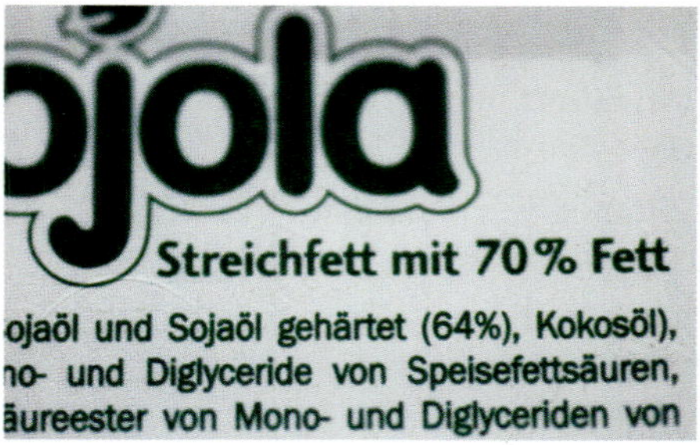

Zu beachten ist, dass die Verkehrsbezeichnung bei manchen Produkten nur in kleiner Schrift auf der Rückseite zu finden ist.

Vermarktungsnormen

siehe *Handelsklassen*

Verstopfung

Verstopfung – Obstipation – bedeutet eine verzögerte oder erschwerte Entleerung des Darms infolge ungenügender Darmbewegung. Verstopfung liegt vor, wenn der Darm seltener als alle zwei bis drei Tage entleert wird.

Mögliche Ursachen für eine Verstopfung:

- ballaststoffarme Ernährung
- unzureichende Flüssigkeitszufuhr
- Bewegungsmangel

Verteilzeiten

Verteilzeiten in der Arbeitsablaufplanung entstehen durch störungsbedingte oder persönlich bedingte Unterbrechungen, z. B. Naseputzen, Telefongespräch.

verzehrfertige Lebensmittel

siehe *Lebensmittel, verzehrfertig*

Vielfachzucker

Vielfachzucker werden auch Polysaccharide genannt. Poly ist die griechische Bezeichnung für viel.

Vielfachzucker entstehen aus vielen Molekülen Einfachzucker unter Wasserabspaltung.

Die Summenformel lautet: $(C_6H_{10}O_5)_n$

Stärke besteht aus den Vielfachzuckern *Amylose* und *Amylopektin*. *Glykogen* ist ebenfalls ein Vielfachzucker.

Viertelfettkäse

Viertelfettkäse hat einen Mindestfettgehalt von 10 % Fett i. Tr.

Viktoriabarsch

Der Viktoriabarsch ist ein großer Süßwasserfisch, der bis zu 2 Meter lang und 200 kg schwer werden kann. Der Viktoriabarsch stammt urspünglich aus dem Nil. Im Viktoriasee wird der Fisch in großem Umfang gezüchtet.

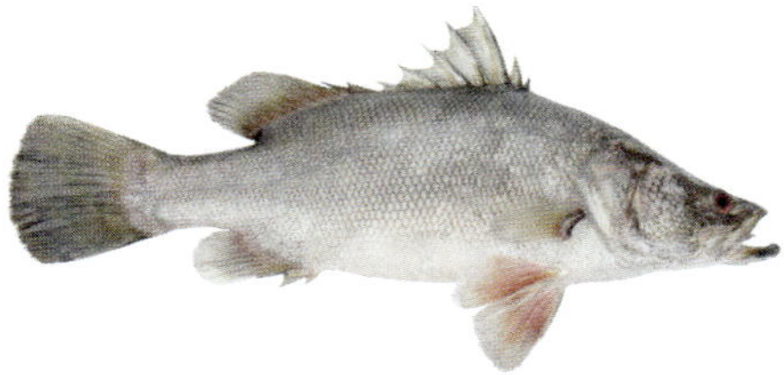

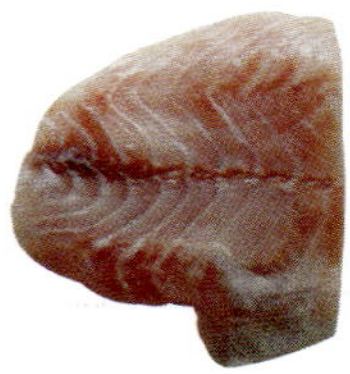

Der Viktoriabarsch ist ein Magerfisch, der festes, aromatisches Fleisch hat. Er wird tiefgefroren und frisch angeboten.

Viren

Viren sind sehr kleine Krankheitserreger, die aus genetischem Material und Eiweiß bestehen. Da die Viren keinen eigenen Stoffwechsel haben, müssen sie fremde Zellen – Wirtszellen – dazu veranlassen, neue Viren zu erzeugen.

vita

Vita ist ein Fremdwort für Lebenskraft.

Vitalstoffe

Vitalstoffe ist eine aus dem Bereich der alternativen Ernährungsformen stammende Bezeichung für Vitamine, Mineralstoffe, Enzyme, ungesättigte Fettsäuren und Aromastoffe in Lebensmitteln. Diese Vitalstoffe befinden sich nach Meinung alternativer Ernährungsvertreter besonders in unverarbeiteten Lebensmitteln, nicht aber in industriell verarbeiteten „toten" Lebensmitteln.

V

Vitamine

Vitamine sind essenzielle – lebensnotwendige – Nährstoffe, die im menschlichen Körper nicht oder nur in unzureichender Menge gebildet werden. Sie müssen also mit der Nahrung aufgenommen werden.
Vitamine, die im Körper gebildet werden, gelten als bedingt essenziell, z. B.:

- Vitamin D – *Calciferole* –, das in der Haut gebildet wird.
- Vitamin K – *Phyllochinone* –, das durch Darmbakterien gebildet wird.
- *Niacin*, das aus Tryptophan gebildet wird.

Vitamine werden nach ihrer Löslichkeit in wasser- und fettlösliche Vitamine unterteilt. Fettlösliche Vitamine sind:

- Vitamin A (*Retinole*)
- D (*Calciferole*)
- E (*Tocopherole*)
- K (*Phyllochinone*)

Fettlösliche Vitamine werden im Körper gespeichert. Bei diesen Vitaminen kann es durch eine zu hohe Zufuhr zu einer *Hypervitaminose* kommen. Eine unzureichende Vitaminzufuhr führt zu einer *Hypovitaminose* und ein extremer Vitaminmangel zu einer *Avitaminose*.
Wie kam es zu dem Namen Vitamine?
Vita heißt Leben. Amine steht für stickstoffhaltige Verbindungen. Der Begriff Vitamin wurde 1911 von C. Funk vorgeschlagen, weil er glaubte, dass es sich bei den Vitaminen einheitlich um stickstoffhaltige Verbindungen handelt. Heute ist bekannt, dass die Vitamine einen sehr unterschiedlichen chemischen Aufbau haben.
Vitamine erfüllen im menschlichen Körper viele verschiedene Aufgaben im Stoffwechsel.

Vitamin A

siehe *Retinole*

Vitamin B_1

siehe *Thiamin*

Vitamin B_2

siehe *Riboflavin*

Vitamin B_6

siehe *Pyridoxin*

Vitamin B_{12}

siehe *Cobalamine*

Vitamin C

siehe *Ascorbinsäure*

Vitamin D

siehe *Calciferole*

Vitamin E

siehe *Tocopherole*

Vitamin H

siehe *Biotin*

Vitamin K

siehe *Phyllochinone*

Vitamin, fettlöslich

Folgende Vitamine sind fettlöslich:

- *Retinole* – Vitamin A
- *Calciferole* – Vitamin D
- *Tocopherole* – Vitamin E
- *Phyllochinone* – Vitamin K
- Provitamin *Beta(β)-Carotin*

Diese Vitamine können nur in Anwesenheit von Fetten aus dem Darm resorbiert werden. Außerdem werden sie im Körper gespeichert.

Vitaminmangelerscheinungen

siehe *Hypovitaminose*, *Avitaminose*

Vitamin, wasserlöslich

Folgende Vitamine sind wasserlöslich:

- *Thiamin* – Vitamin B_1
- *Riboflavin* – Vitamin B_2
- *Folsäure*, *Niacin*, *Pantothensäure*
- *Pyridoxin* – Vitamin B_6
- *Cobalamine* – Vitamin B_{12}
- *Ascorbinsäure* – Vitamin C
- *Biotin* – Vitamin H

Diese Vitamine können im Körper praktisch nicht gespeichert werden.

VLDL

VLDL ist die Abkürzung für **v**ery **l**ow **d**ensity **L**ipoproteins, also für Lipoproteine mit sehr geringer Dichte – *Prä-β-Lipoproteine*.

Vogelbeere, Eberesche

Die Vogelbeere ist die rote Beerenfrucht eines bis zu 10 Meter hoch werdenden Baumes – der Eberesche.

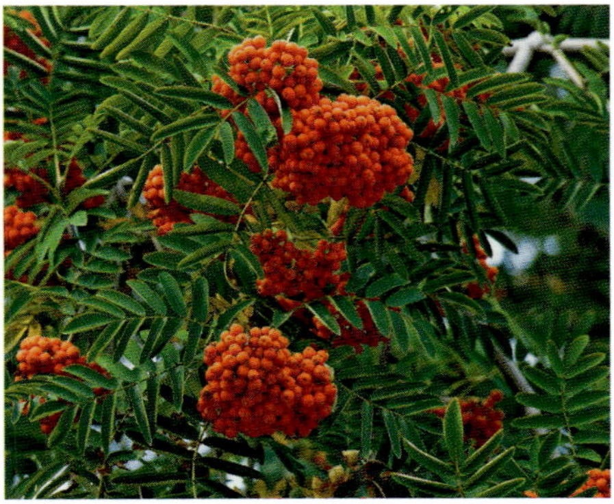

Die Beeren werden Ende August reif. Da die Beeren herb-bitter schmecken, werden sie nicht roh verzehrt, sondern zu Gelee, Konfitüre oder Saft verarbeitet. Vogelbeeren der Eberesche enthalten reichlich β-Carotin und Vitamin C.

Vogelgrippe

Der Virus H5N1 ist Auslöser der Vogelgrippe, die auch auf den Menschen übertragen werden kann.

Vollfettkäse

Vollfettkäse hat einen Mindestfettgehalt von 45 % Fett i. Tr.

Vollkonserven

Vollkonserven sind Konserven, die bei 25 °C über mehrere Jahre haltbar sind. Das Füllgut wird durch *Sterilisieren* haltbar gemacht.

Vollkornbrot

Vollkornbrot muss aus mindestens 90 % Roggen- und Weizenvollkornerzeugnissen – in beliebigem Verhältnis zueinander – hergestellt werden. Die zugesetzte Säuremenge stammt zu mindestens zwei Dritteln aus *Sauerteig*.

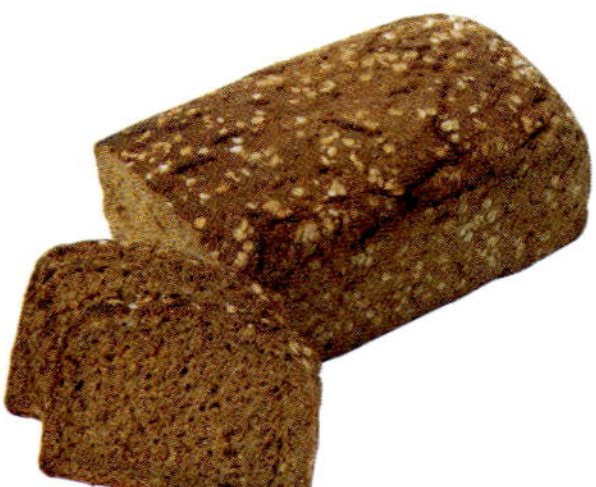

Vollkornbrot ist reich an Ballaststoffen und enthält außerdem Vitamin B_1 – Thiamin –, Calcium und Eisen.

Vollkornmehl, Vollkornschrot

Vollkornmehl besteht aus fein zerkleinerten ganzen *Getreidekörnern*. Vollkornschrot sind grob zerkleinerte ganze Getreidekörner.

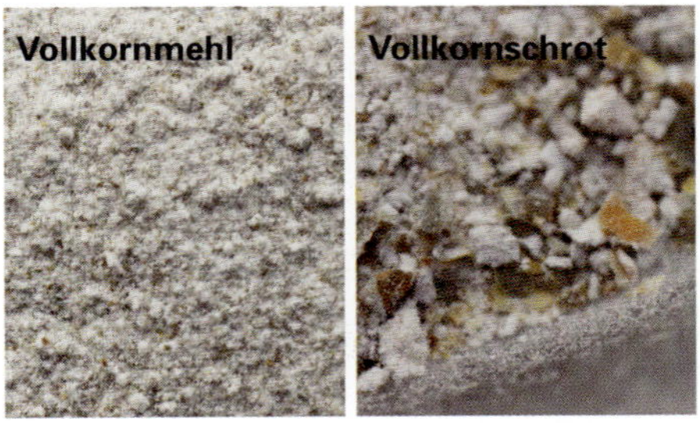

Vollkornmehl und Vollkornschrot sind eiweißreich, mineralstoffreich, vitaminreich und ballaststoffreich. Vollkornmehl bzw. -schrot ist nur begrenzt haltbar, da die enthaltenen Fette ranzig werden.

Vollkornreis

Vollkornreis, auch Naturreis genannt, wird nur von den Spelzen – der Getreideschale – befreit. Keimling und Samenschale – Silberhäutchen – sind noch vorhanden.

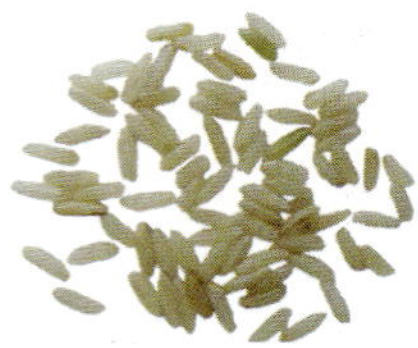

Vollkornreis kann aufgrund des Fettgehalts nicht so lange gelagert werden wie weißer Reis, enthält aber mehr Ballaststoffe und Vitamine.

Vollkost

Bei einer Vollkost werden dem Körper alle lebensnotwendigen Stoffe in ausreichender Menge unter Berücksichtigung des Energiebedarfs zugeführt. Die Vollkost soll vorbeugend ernährungsbedingte Erkrankungen verhindern. Ernährungsfehler wie zu viel Zucker und Fett werden vermieden. Eine Sonderform der Vollkost ist die *leichte Vollkost*.

Vollmilch

Vollmilch ist Milch mit mindestens 3,5% Fett.

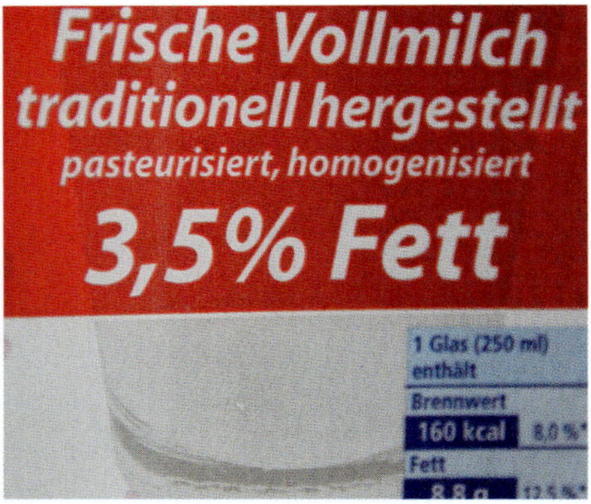

Vollmilch ist meist homogenisiert und wird unterschiedlich erhitzt: *pasteurisiert* oder *ultrahocherhitzt*.
Vollmilch wird auch als *Rohmilch* bzw. *Vorzugsmilch* angeboten.

Vollverpflegung außer Haus

Vollverpflegung außer Haus bedeutet, dass alle Mahlzeiten in einer Einrichtung der Gemeinschaftsverpflegung eingenommen werden.

Vollwert-Ernährung

Die Vollwert-Ernährung ist eine überwiegend lacto-*vegetarische Kost*.

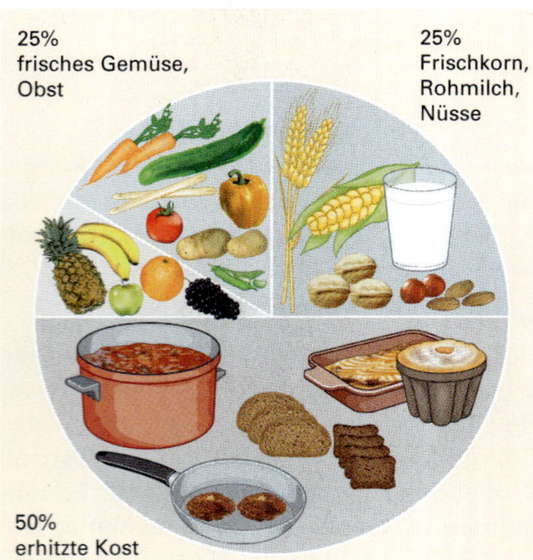

Die Grundlage der Vollwert-Ernährung ist, dass die Lebensmittel für den Menschen nicht nur gesund sind, sondern dass sie auch umweltfreundlich und sozial verträglich produziert worden sind, d. h.:

- Lebensmittel der Saison stammen aus der Region – aus dem *ökologischen Landbau*.
- Die Lebensmittel sollen möglichst wenig verarbeitet sein – etwa die Hälfte der Nahrung wird als unerhitzte Frischkost/Rohkost verzehrt.
- Die Lebensmittel sollen keine Lebensmittelzusatzstoffe enthalten.
- Lebensmittel aus Entwicklungsländern sollen über FairTrade – *Fairer Handel* – gekauft werden.

vollwertige Ernährung

Die vollwertige Ernährung ist die von der *Deutschen Gesellschaft für Ernährung* (DGE) empfohlene Kostform. Vollwertig bezieht sich auf die Ausgewogenheit der Nährstoffanteile. Bei dieser Kostform soll der Bedarf an Energie und allen essenziellen Lebensmittelinhaltsstoffen gedeckt werden. Richtlinien für die Zusammenstellung liefern die *D-A-CH-Referenzwerte*.
Die vollwertige Ernährung ist daher als Dauerkostform für Gesunde geeignet. Mit der vollwertigen Ernährung wird das Ziel verfolgt, die optimale Leistungsfähigkeit des Körpers zu erhalten und ernährungsbedingten Erkrankungen vorzubeugen.

Volumenprozent, Vol.-%

Die Abkürzung für Volumenprozent lautet Vol.-%.
Der *Alkoholgehalt* von Spirituosen wird in Vol.-% oder alc. % vol. angegeben.
Ein Volumenprozent entspricht einem Alkoholgrad bzw. 8 g Alkohol in einem Liter Flüssigkeit bei 20 °C.
Mit dem Alkoholgehalt in Vol.-% oder alc. % vol. müssen alle Spirituosen gekennzeichnet werden.

Vorbereitungstechniken

Vorbereitungstechniken ist ein Sammelbegriff für vorbereitende Arbeiten bei der Speisenzubereitung, z. B. Waschen, Putzen, Schälen, Zerkleinern.

Vorbeugung

siehe *Prävention*

vorgefertigte Lebensmittel

siehe *Lebensmittel, vorgefertigt*

Vorratsschädlinge

Vorratsschädlinge sind Insekten, Milben, Motten und Nager. Die Vorratsschädlinge befallen Lebensmittelvorräte und schädigen diese durch Fraßschäden, Verunreinigungen und Übertragung von krank machenden Mikroorganismen. Ein heute häufig vorkommender Vorratsschädling ist die Lebensmittelmotte.

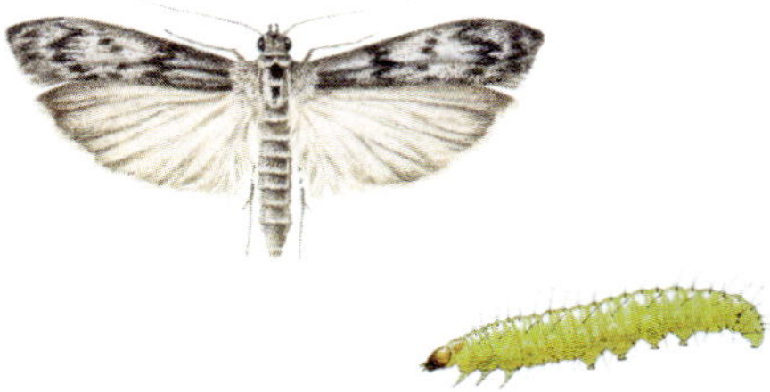

Die Lebensmittelmotte legt 200 bis 300 Eier, aus denen schon nach drei bis vier Tagen Larven schlüpfen. Die Larven fressen und verschmutzen Lebensmittel, besonders Trockenvorräte: Gertreideprodukte, Hülsenfrüchte, Backwaren und Dörrobst. Die Larven können dünne Verpackungen durchbeißen.

Vorzugsmilch

Vorzugsmilch ist *Rohmilch* mit dem natürlichen Fettgehalt von 3,8 bis 4,2 %. Sie wird im Erzeugerbetrieb lediglich gefiltert, gekühlt und abgefüllt in den Handel gebracht.

Vorzugsmilch stammt aus streng überwachten Rinderbeständen und ist daher hygienisch einwandfrei.

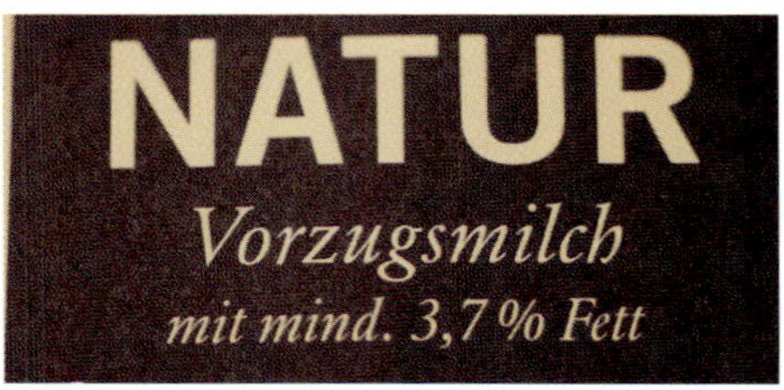

Vorzugsmilch darf nicht an Einrichtungen mit Gemeinschaftsverpflegung abgegeben werden. Vorzugsmilch soll wie Rohmilch vor dem Verzehr abgekocht werden.

Wacholderbeeren

Wacholderbeeren sind die leicht schrumpeligen Beeren des in der Heide zu findenden Wacholderstrauchs.

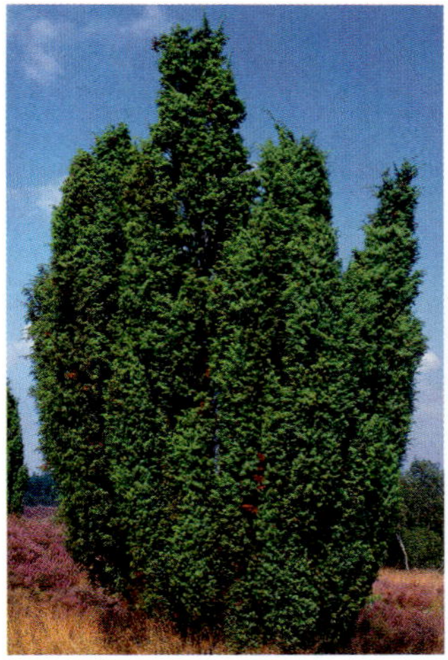

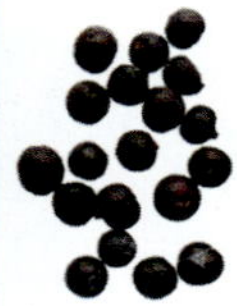

Sie haben einen sehr intensiven würzigen, bittersüßen Geschmack.

Wacholderbeeren eignen sich für Wild- und Fleischgerichte, Sauerkraut und Fischgerichte.

Gin ist ein Wacholderbeerbranntwein. Die Zweige des Wacholderstrauches werden beim Räuchern von Schinken verwendet.

Wachsbohnen

Wachsbohnen ist ein anderer Name für gelbe Bohnen.

Wachse

Wachse sind Ester langkettiger Fettsäuren mit 16 bis 36 C-Atomen. Sie enthalten außerdem anstelle von Glycerin höhere einwertige *Alkohole*. Es gibt pflanzliche Wachse, z. B. Carnaubawachs, tierische Wachse, z. B. Bienenwachs, und synthetische Wachse.

Aus Wachs werden z. B. Überzüge für Käse hergestellt.

Wachstumshormon

Das Wachstumshormon, Somatotropin, wird in der *Hypophyse* gebildet. Das Wachstumshormon hemmt den Abbau von Aminosäuren und fördert den Aufbau von Körpereiweiß.

Wachteln

Wachteln sind kleine Hühnervögel. Sie zählen zum Wildgeflügel. Eine Wachtel wiegt etwa 100 g. Die Wachteln im Handel kommen aus Mastbetrieben. Wachteln werden im Alter von fünf bis sechs Wochen geschlachtet.

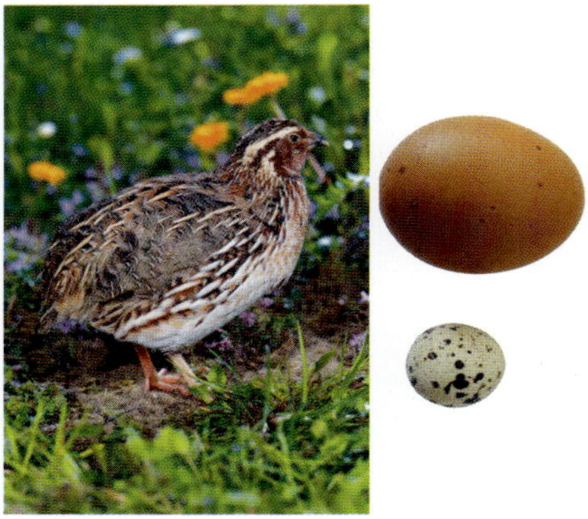

Die bräunlich gefleckten Wachteleier (unten) sind etwa 10 g schwer. Oben ist zum Größenvergleich ein Hühnerei abgebildet.
Wachtelfleisch ist fettarm und enthält reichlich Niacin, Eisen und Zink.

Waerland-Kost

Der Schwede Aare Waerland entwickelte diese lacto-*vegetarische Kost*. Er ging davon aus, dass im menschlichen Dickdarm nützliche Gärungsbakterien und schädliche Fäulnisbakterien vorhanden sind. Die Gärungsbakterien sind nach seiner Meinung für die innere Reinigung des Körpers notwendig.
Tierische Lebensmittel begünstigen die Fäulnisbakterien und pflanzliche Lebensmittel die Gärungsbakterien.
Erlaubt sind dementsprechend Rohkost, Vollkornbrei, Kartoffeln und gesäuerte Milch und Milchprodukte.
Die Kost besteht zu 80 % aus Kohlenhydraten.

wässriges Fleisch

siehe *PSE-Fleisch*

Waist-to-Hip-Ratio

Das Verhältnis – der Quotient aus Taillen- und Hüftumfang – gibt bei Übergewicht Auskunft darüber, ob es sich um einen Apfel- oder Birnentyp handelt. Liegt der Quotient aus Taillen- und Hüftumfang bei Frauen über 0,85 und bei Männern über 1, so handelt es um die Fettgewebsverteilung, die beim Apfeltyp vorliegt. Das meiste Fettgewebe befindet sich im Bauchbereich. Darunter liegende Werte weisen auf die günstigere Fettgewebsverteilung des Birnentyps hin.

Waldmeister

Waldmeister ist ein bei uns heimisches „Maikraut", das in lichten Wäldern wächst. Waldmeister hat kleine weiße Blüten.

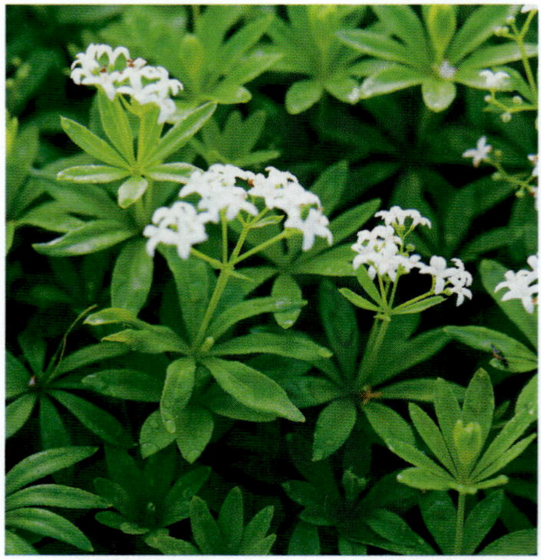

Waldmeister wird kurz vor der Blüte gesammelt und getrocknet. Die Blätter des Waldmeisters enthalten den Aromastoff *Cumarin*.
Waldmeister wird zum Aromatisieren von „Mai-Bowle" (Waldmeister-Bowle) verwendet. Zur Aromatisierung von Süßspeisen wird künstliches Aroma verwendet.
Die Aufnahme von Cumarin ist gesundheitlich bedenklich.

Waldorfsalat

Der Waldorfsalat ist ein Feinkostsalat aus zerkleinerten säuerlichen Äpfeln und rohem Knollensellerie. Angemacht wird der Waldorfsalat mit Salatmayonnaise und Zitronensaft. Er wird mit Walnüssen garniert. Benannt ist der Waldorfsalat nach dem Waldorf-Astoria-Hotel in New York.

Walnuss

Die Walnuss ist die hellbraune, stark gefurchte Schalenfrucht des Walnussbaums. Die harte Schale der Walnuss ist von einer grünen Fruchtschale umgeben.

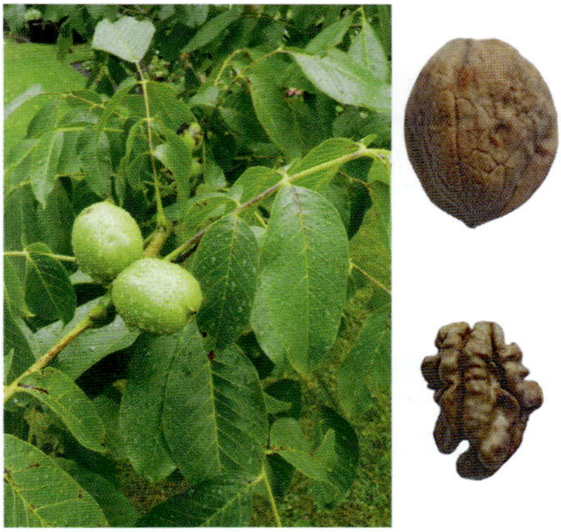

Walnüsse werden geschält und ungeschält angeboten.
Die fettreichen Walnüsse enthalten reichlich Magnesium, Mangan und Vitamin E.

Walnussöl

Walnussöl ist ein meist kalt gepresstes Speiseöl aus Walnusskernen.

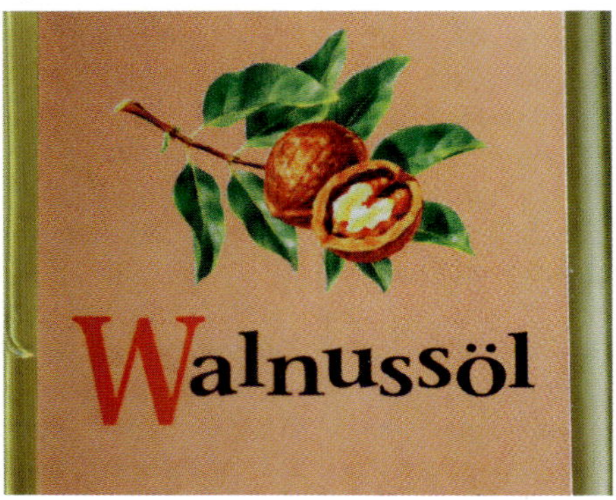

Eine Tonne Walnüsse ergibt 500 Liter Walnussöl. Walnussöl ist eine Spezialität in Frankreich und der Schweiz.
Walnussöl enthält 50 bis 60 % *Linolsäure* und 10 bis 20 % *Ölsäure*. Aufgrund der hohen Anteile an Linolsäure und Ölsäure kann Walnussöl den Blutfett- und Blut*cholesterinspiegel* senken und somit das *Arteriosklerose*risiko.
Wegen des hohen Gehalts an Omega-3-Fettsäuren soll Walnussöl nicht so stark erhitzt werden. Walnussöl ist also ein gesundes Salatöl.
Außerdem besitzt Walnussöl eine fungizide – pilzbekämpfende – und desinfizierende Wirkung. Walnussöl ist also auch eine ideale Grundlage für Heilsalben.

Walrat

Walrat ist Wachs aus der Stirnhöhle und dem Rückenkanal des Pottwals. In einem Pottwal befinden sich rund zwei Tonnen dieser Substanz. Durch Erwärmung und Abkühlen des Walrats kann der Pottwal sein spezifisches Gewicht verändern und so leichter tauchen bzw. auftauchen.
Walrat ist reich an den Fettsäuren Palmitin-, Myristin- und Laurinsäure. Walrat, das heute auch synthetisch hergestellt wird, dient als Grundlage für Salben und zur Oberflächenbehandlung von Zitrusfrüchten.

Wärmeregulation

Wasser ermöglicht die Wärmeregulation des menschlichen Körpers. Durch die Verdunstung des Wassers/Schweißes wird Wärme verbraucht, die Haut kühlt ab und die Körpertemperatur wird reguliert.

Wässern

Lebensmittel werden zum Entfernen unerwünschter Stoffe, z. B. Salz, gewässert. Lebensmittel sollten jedoch nicht zu lange im Wasser liegen, da auch andere Nährstoffe herausgelöst werden.

Warmhalten

Speisen werden beispielsweise bei einem warmen Büfett auf der Verzehrtemperatur warm gehalten. Beim Warmhalten von Speisen werden der Gesundheits- und Genusswert gemindert, da es zu Vitamin-, Aroma- und Farbstoffverlusten kommt.

Wartezeit

Die Wartezeit ist eine Unterbrechung, bevor die Tätigkeit wieder aufgenommen werden kann, z. B. die Zeit während die Speisen garen.

W

Waschen

Durch Waschen wird Schmutz entfernt. Dabei ist Folgendes zu beachten:

- Lebensmittel mit empfindlicher Struktur in stehendem Wasser waschen.
- Lebensmittel mit fester Struktur unter fließendem Wasser waschen.

Wasseraktivität

siehe *a_w-Wert*

Wasseraufnahme, Wasserbedarf

siehe *Wasserbilanz*

Wasserausscheidung

siehe *Wasserbilanz*

Wasser, Baustoff

Wasser ist ein essenzieller Nährstoff. Der menschliche Körper besteht durchschnittlich zu 60 % aus Wasser.

Der genaue Wassergehalt des Körpers ist vom Alter und dem Fettgehalt des Körpers abhängig. Mit zunehmendem Alter sinkt der Wassergehalt des Körpers.

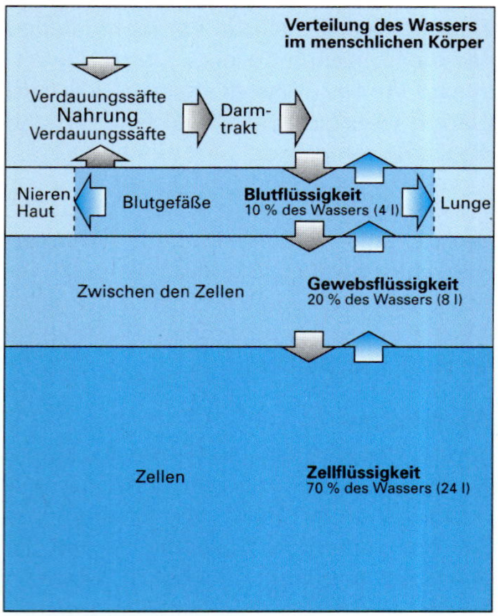

70 % des Wasser befinden sich in den Zellen. Die restlichen 30 % befinden sich außerhalb der Zellen als Blut und *Gewebsflüssigkeit*. Zwischen den verschiedenen Flüssigkeitsbereichen findet ein ständiger Austausch statt.

Wasserbilanz

Die Wasserbilanz umfasst die tägliche Wasseraufnahme und Wasserausscheidung eines Menschen.

Eine ausgeglichene Wasserbilanz liegt bei folgender Wasseraufnahme und Wasserabgabe vor:

Wasseraufnahme: 2,5 Liter, davon

- ca. 1,2 Liter durch Getränke und
- ca. 1 Liter durch Speisen,
- außerdem entstehen ca. 0,3 Liter *Oxidationswasser* in den Zellen.

Wasserausscheidung: 2,5 Liter, davon

- ca. 1,4 Liter als Harn durch die Nieren,
- ca. 1,0 Liter über Haut und Lunge und
- ca. 0,1 Liter durch den Darm mit dem Kot.

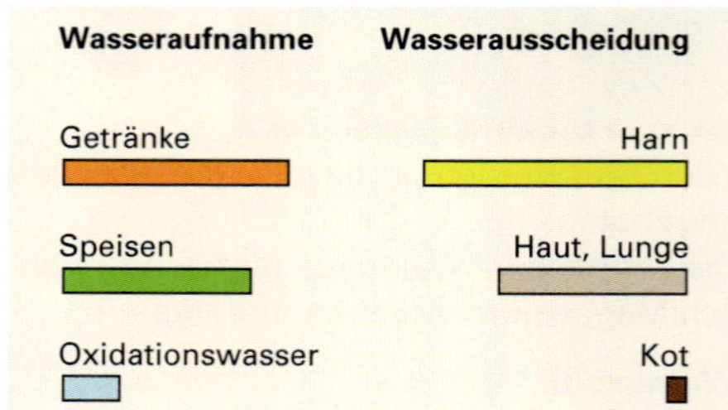

Säuglinge haben einen verhältnismäßig höheren Flüssigkeitsbedarf als Erwachsene, da die Stoffwechselendprodukte nur mit größeren Wassermengen ausgeschieden werden können.

Zu einer negativen Wasserbilanz – einer *Dehydratation* – kann es schnell kommen. Ein positive Wasserbilanz tritt dagegen bei gesunden Erwachsenen praktisch kaum auf.

Die durchschnittliche Verweildauer eines Wassermoleküls im Körper beträgt beim Erwachsenen etwa 15 Tage, beim Säugling dagegen nur ca. 3 Tage. Durch diesen hohen Wasserumsatz kann es beim Säugling schneller zu Störungen der Wasserbilanz kommen.

Wasserchlorierung

Bei der Trinkwasseraufbereitung dürfen Chlor und Chloritverbindungen zur Desinfektion des Trinkwassers eingesetzt werden. Die Höchstmengen sind in der Trinkwasserverordnung geregelt.

Wasser, Dipol

Wasser ist eine chemische Verbindung aus Wasserstoff und Sauerstoff mit der Summenformel H_2O.

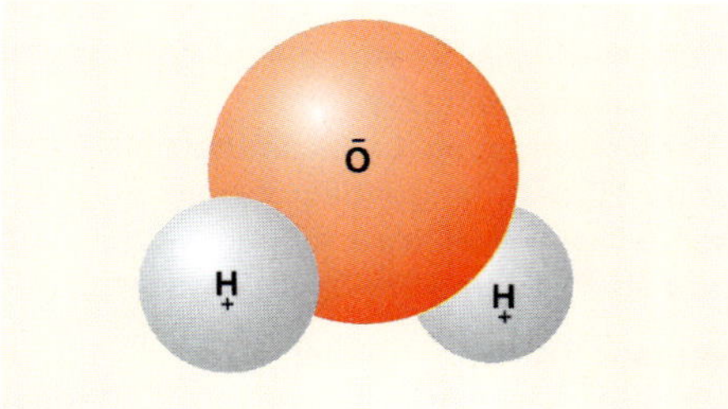

Das Dipolmolekül H_2O weist geringe positive Teilladungen an den Wasserstoffatomen und eine geringe negative Teilladung an dem Sauerstoffatom auf, da das Elektronenpaar von dem Sauerstoffatom stärker angezogen wird. Wassermoleküle insgesamt betrachtet sind elektrisch neutral. Die negative Ladung der Atomhülle fällt aber nicht mit dem Schwerpunkt der positiven Ladung des Atomkerns zusammen. Moleküle mit einer inneren Ladungsverteilung werden als Dipol bezeichnet.

Wasserhärte

Die Wasserhärte wird durch gelöste Calcium- und Magnesiumsalze verursacht.

1° deutscher Härte entspricht 10 mg Calciumoxid oder 7,19 mg Magnesiumoxid pro Liter.

Folgende Wasserhärten werden unterschieden:

- *Carbonat*härte: **vorübergehende Härte**, die beim Erhitzen des Wassers verschwindet, da es zu Ablagerungen von unlöslichen Carbonaten – Kesselstein – kommt.
- Nichtcarbonathärte: **bleibende Härte**, sie wird durch das Erhitzen nicht verändert.

Vier **Wasserhärtebereiche** werden unterschieden:

- Härtebereich 1 – weich
- Härtebereich 2 – mittel
- Härtebereich 3 – hart
- Härtebereich 4 – sehr hart

Das folgende Foto zeigt die Ermittlung der Wasserhärte des Leitungswassers mithilfe eines Teststäbchens.

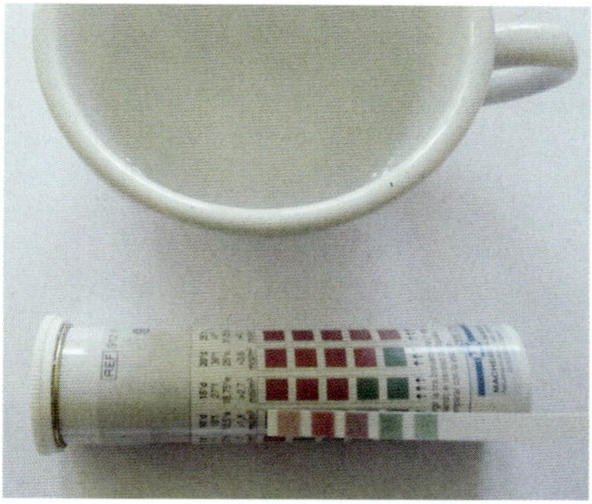

wasserliebend, hydrophil

Ein Stoff oder ein Teil eines Moleküls wird als wasserliebend bezeichnet, wenn er/es gut in Wasser löslich ist, aber nicht in Fetten und Ölen zu lösen ist.

Andere Bezeichnungen für wasserliebend sind hydrophil, lipophob, fettmeidend oder polar.

wasserlösliche Vitamine

siehe *Vitamin, wasserlöslich*

Wasser, Lösungsmittel

Wasser ist ein besseres Lösungsmittel als die meisten anderen Flüssigkeiten. Wird z. B. kristallines Kochsalz mit Wasser in Verbindung gebracht, so werden die Wassermoleküle stark von den Na^+- und Cl^--Ionen angezogen, das Kochsalz wird gelöst, es bilden sich von Wasser umlagerte – hydratisierte – Na^+- und Cl^--Ionen.

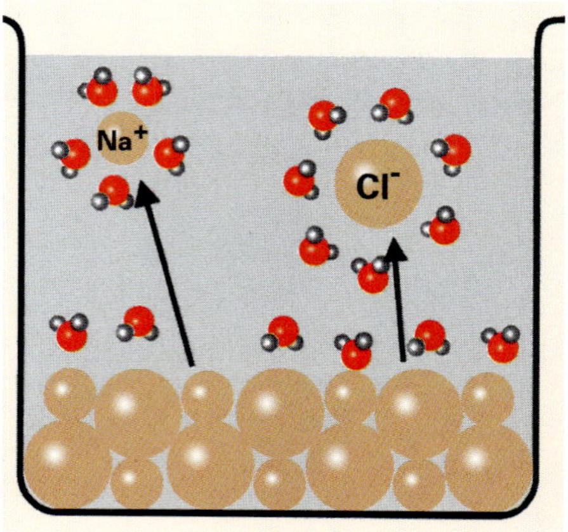

wassermeidend
siehe *fettliebend*

Wassermelone
Die Wassermelone reift an einer einjährigen kriechenden oder kletternden Pflanze. Die Wassermelone ist im tropischen Afrika heimisch.

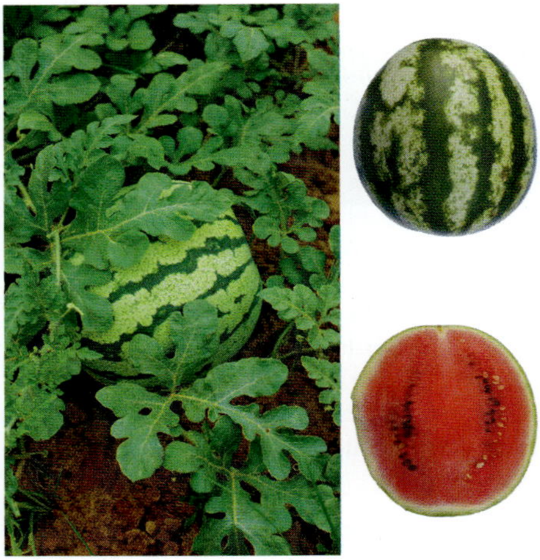

Die kugelförmigen Beerenfrüchte haben einen Durchmesser von bis zu 60 cm und ein Gewicht von bis zu 10 kg. Die dunkelgrüne Schale hat hellgrüne Längsstreifen. Das rote Fruchtfleisch enthält zahlreiche dunkelbraune Samen. Das gekühlte Fruchtfleisch eignet sich zum Rohessen.

Wasser-Öl-Emulsion
Bei der Wasser-Öl-Emulsion sind Wassertröpfchen durch einen Emulgator in einer Ölphase verteilt.
Zum Beispiel Butter und Margarine und auch andere Streichfette sind Wasser-in-Öl-Emulsionen.

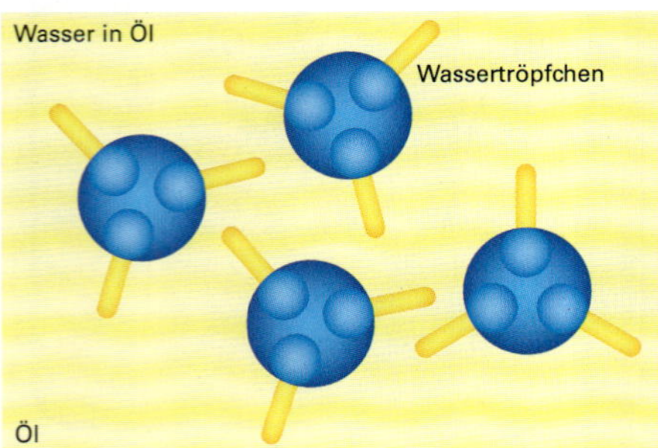

Wasserstoff (H), E 949
Wasserstoff ist ein chemisches Element, das in freier Form als farbloses Gas vorliegt. Wasserstoff ist Bestandteil zahlreicher organischer Verbindungen. Wasserstoff kann als Energiequelle in der *Atmungskette* genutzt werden.
Wasserstoff ist als Lebensmittelzusatzstoff ohne Höchstmengenbegrenzung zugelassen. Wasserstoff wird für die *Fetthärtung* und als Pack- und *Treibgas* eingesetzt.

Wasser, Transportmittel
Mithilfe der Körperflüssigkeiten – dem Wasser – werden die gelösten Nährstoffe zu den Zellen und die Stoffwechselendprodukte zu den Ausscheidungsorganen transportiert.

Wegwarte
siehe *Zichorie*

Weichkäse
Weichkäse ist eine Sammelbezeichnung für Käsesorten aus pasteurisierter Milch. Diese Käsesorten werden in Fettgehaltsstufen mit 20 bis 70 % *Fett i. Tr.* angeboten. Die Reifung erfolgt meist von außen nach innen. Hierzu gehören mit weißer Schimmelbildung *Brie* und *Camembert*; mit blauer oder grüner Schimmelbildung *Gorgonzola* und *Roquefort*.
Abgebildet ist ein dänischer Weichkäse mit Weiß- und Blauschimmel der Doppelrahmstufe.

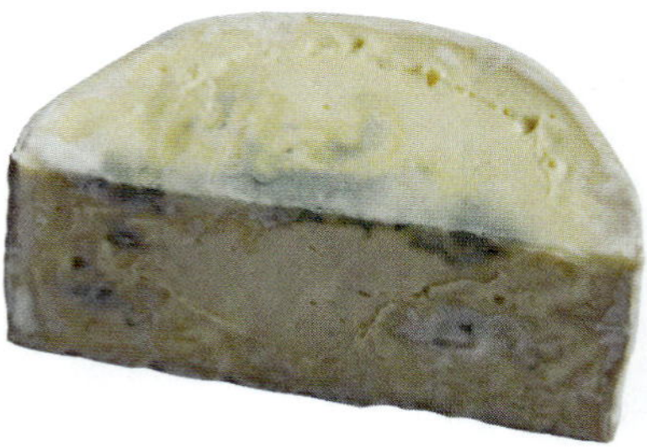

Weichtiere
Weichtiere sind wirbellose Tiere, die bevorzugt im Meerwasser oder Süßwasser leben. Für die menschliche Ernährung genutzt werden *Muscheln*, *Schnecken* und Tintenfische.

Weight Watchers

Die Weight Watchers gründen ihr Programm zur Gewichtsreduktion auf vier Säulen:

- Ernährungsprogramm
- Verhaltensprogramm
- Bewegungsprogramm
- Gruppe Gleichgesinnter

Bei Gruppentreffen wird das Gewicht der einzelnen Personen durch die Gruppenmitglieder kontrolliert.

Die Weight Watchers empfehlen eine ausgewogene, ballaststoffreiche Mischkost.

Jedem Lebensmittel wird ein Punktwert zugeordnet. Jeder Teilnehmer hat eine tägliche Punktezahl zur Verfügung, nach der er seine Mahlzeiten zusammenstellen kann.

Eine wöchentliche Gewichtsabnahme von 0,5 kg wird angestrebt.

Internet: www.weightwatchers.de

Wein

Wein ist die Bezeichnung für alkoholische Getränke, die vollständig oder teilweise durch *alkoholische Gärung* aus Weintrauben oder Traubenmost gewonnen werden. Die Eigenschaften des Weins sind abhängig von der Traubensorte und dem Anbaugebiet.

In Deutschland werden u. a. folgende Weinsorten unterschieden:

- Weißwein aus hellen Trauben
- Rotwein aus roten und blauen Trauben
- Roséwein aus roten und blauen Trauben

Beim Rotwein werden die Farbstoffe aus den Schalen gelöst, sodass ein roter Wein entsteht. Beim Roséwein werden die Schalen der Trauben vor der Gärung entnommen, sodass nur eine leicht rote Farbe entsteht.

Weinanbaugebiete

In Deutschland gibt es 13 anerkannte Weinanbaugebiete, die sich im Westen am Rhein und dessen Nebenflüssen und im Osten an der Elbe und deren Nebenflüssen befinden: ① Ahr, ② Baden, ③ Franken, ④ Hessische Bergstraße, ⑤ Mittelrhein, ⑥ Mosel-Saar-Ruwer, ⑦ Nahe, ⑧ Pfalz, ⑨ Rheingau, ⑩ Rheinhessen, ⑪ Saale-Unstrut, ⑫ Sachsen, ⑬ Württemberg.

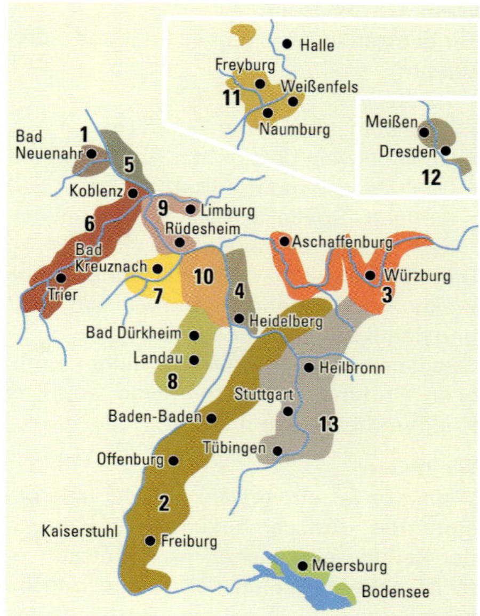

Weinbeeren

Weinbeeren ist der Oberbegriff für alle Trockenfrüchte, die aus Weintrauben gewonnen werden, z. B. *Korinthen* und *Sultaninen*.

Weinblätter

Weinblätter werden nach der Ernte gewaschen und blanchiert. Danach werden sie in Öl oder Salzlake konserviert.

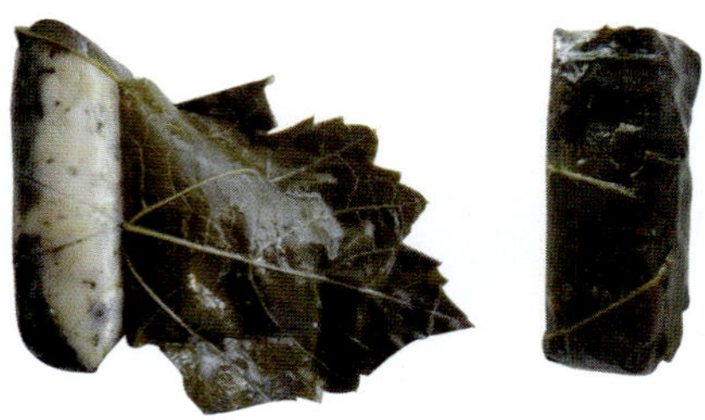

Weinblätter werden meist mit Reis oder Hackfleisch gefüllt als Vorspeise serviert.

Weinessig

Weinessig wird durch Essiggärung aus Traubenwein hergestellt. Der Essigsäuregehalt ist abhängig vom Alkoholgehalt des Weins. Je nach der verwendeten Rebsorte werden Rotweinessig oder der mildere Weißweinessig unterschieden.

Wein, Güteklassen

Für deutschen Wein gibt es folgende Güteklassen:

- Tafelwein
- Landwein, gehobener Tafelwein
- Qualitätswein bestimmter Anbaugebiete
- Qualiätswein mit Prädikat
  Kabinett, Spätlese, Auslese, Beerenauslese, Trockenbeerenauslese

Die Güteklasse – Qualitätsstufe eines Weins – ist abhängig vom Zuckergehalt und damit vom Alkoholgehalt.

Qualitätsweine unterliegen einer amtlichen Prüfung, sie haben eine amtliche Prüfnummer auf dem Etikett.

Weinkäse

Weinkäse ist ein *Weichkäse*, der mit bestimmten Rotschmierkulturen während der Reifung eingerieben wird. Rotschmiere ist gekennzeichnet durch eine rötliche schmierige Schicht auf der Oberfläche des Käses. Die Mikroorganismen der Rotschmiere haben eine rote Farbe.

Der Weinkäse hat mindestens 30 % Fett i. Tr. Je länger der Käse reift, umso weicher und pikanter wird er. Weinkäse wird nicht mit Wein behandelt, sondern zu einem herben und fruchtigen Wein gegessen.

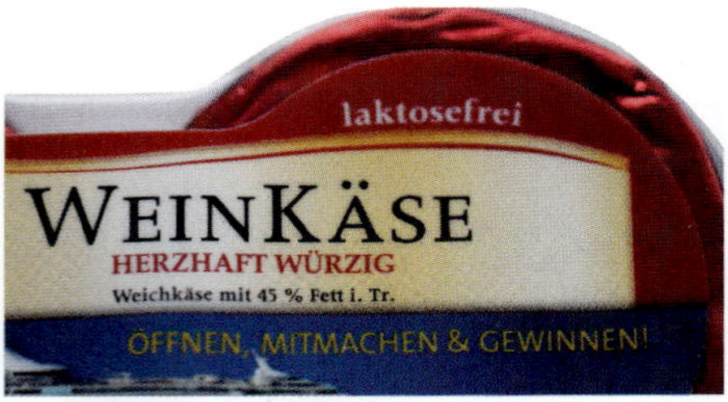

Weinsäure, Tartrate, E 334–337, E 354

Weinsäure ist eine organische Säure, die in Weintrauben und anderen Früchten vorkommt. Tartrate sind Salze der Weinsäure. Weinsäure ist als *Säuerungsmittel*, *Säureregulator* und *Komplexbildner* allgemein ohne Höchstmengenbegrenzung zugelassen.

Weinsäure ist gesundheitlich unbedenklich. Weinsäure bzw. ihre Salze werden z. B. bei der Herstellung von Konfitüren, Limonaden und Süßwaren eingesetzt.

Für Säuglingsnahrung gilt eine Höchstmengenbegrenzung.

Zum Beispiel diesen Tomatenstückchen für Pizza wurde das Säuerungsmittel Weinsäure zugesetzt:

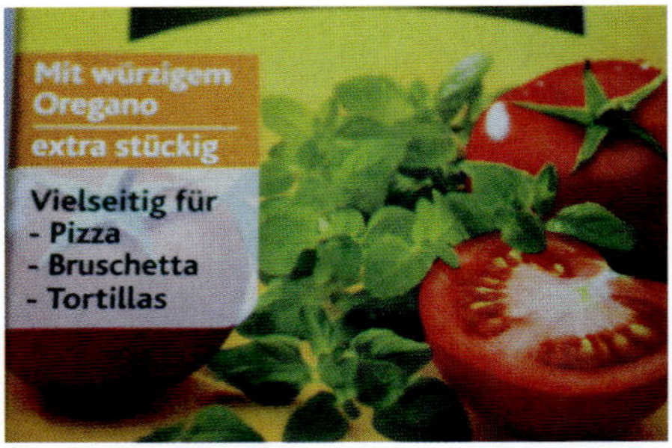

Weintrauben, Tafeltrauben

Weintrauben – Tafeltrauben – sind für den Frischverzehr, Keltertrauben für die Weinherstellung bestimmt. Es gibt grüne, gelbe und blaurot gefärbte Trauben.

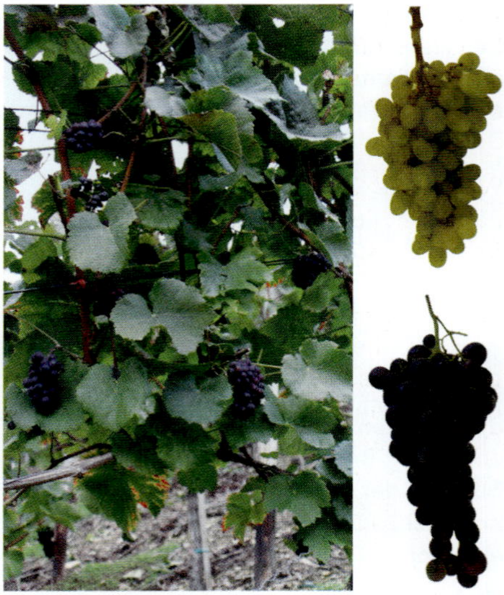

Die blauroten Trauben enthalten mehr Gerbstoffe als die gelben und grünen. Weintrauben haben einen hohen Kohlenhydratgehalt – Zuckergehalt – und sind reich an Mineralstoffen und Ballaststoffen. Tafeltrauben sind gut lagerfähig und werden ganzjährig angeboten.

Weißbrot

siehe *Weizenbrot*

Weißkohl, Weißkraut

Weißkohl hat glatte grüne Blätter. Er ist ein großköpfiger Herbstkohl – ein Wintergemüse.

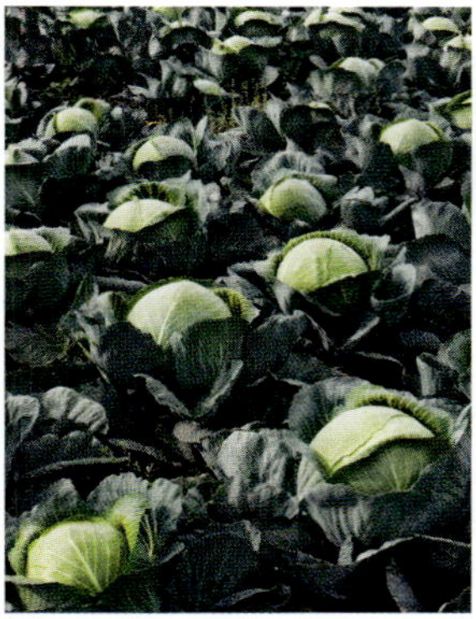

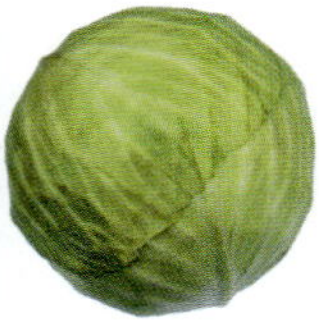

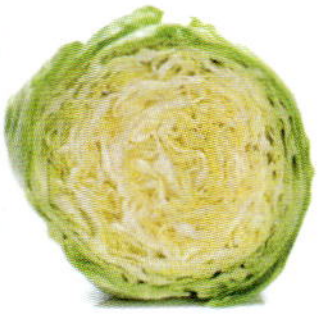

Weißkohl kann roh oder gegart gegessen werden. Weißkohl wird zur Herstellung von *Sauerkraut* verwendet. Weißkohl ist energiearm, er hat einen hohen Gehalt an Vitaminen, Mineralstoffen, sekundären Pflanzenstoffen und Ballaststoffen.

Eine Variante des Weißkohls ist der *Spitzkohl*.

Weißlacker

Weißlacker ist ein halbfester *Schnittkäse*, der in der Fettstufe – 40 % Fett i. Tr. –, Vollfettstufe – 45 % Fett i. Tr. – und Rahmstufe – 50 % Fett i. Tr. – angeboten wird.

Er wird aus pasteurisierter Milch und 25 % Rohmilch hergestellt. Die Reifezeit beträgt drei Monate. Weißlacker besitzt keine Rinde, aber eine lackartige Schmiere an der Oberfläche.

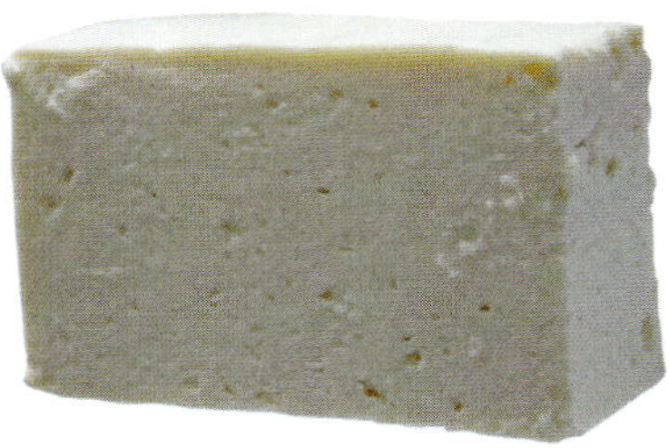

Der Käse wurde um 1870 erstmalig in Bayern hergestellt. Der Käse hat einen hohen Salzgehalt und wird gern zum Bier verzehrt, deshalb wird er häufig auch als Bierkäse bezeichnet.

Weißwurst

Die Weißwurst ist eine *Brühwurst* in einem Schweinedarm mit Brät aus Kalbfleisch, Schweinefleisch und Speck.

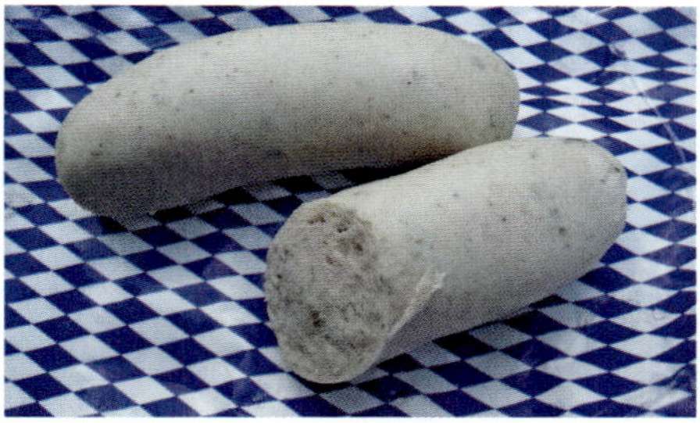

Die bayerische Spezialität war eine Zufallserfindung des Münchner Wirts Sepp Moser. Am Rosenmontag 1857 waren ihm die Schafdärme für die Kalbsbratwürstchen ausgegangen, während die Gäste bereits warteten. Er schickte den Auszubildenden los, welche zu kaufen. Dieser kam aber mit Schweinedärmen zurück, die zu zäh und zu groß für Bratwürstchen waren. Sepp Moser füllte die Därme trotzdem mit der fertigen Masse, briet die Würstchen aber nicht, sondern brühte sie in heißem Wasser. Er hatte Bedenken, dass die Schweinedärme beim Braten platzen würden.

Weizen

Weizen ist nach Mais das am zweithäufigsten angebaute Getreide. An dritter Stelle folgt der Reis. Weizen wird teilweise ebenso wie Roggen als Biogetreide angebaut.

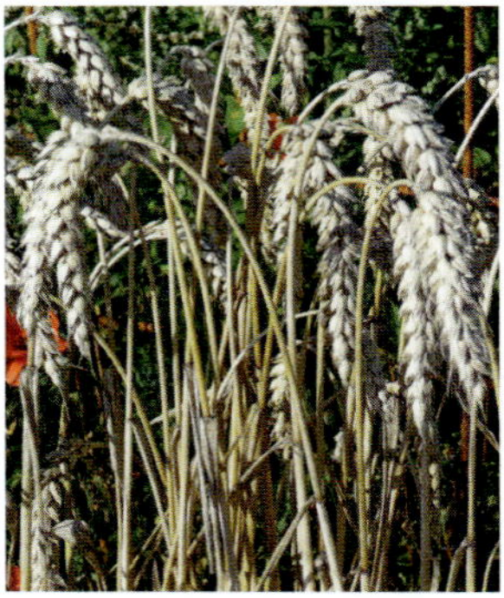

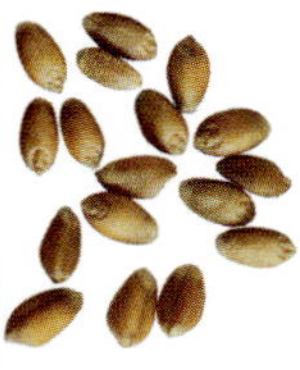

Weizen ist das wichtigste Brotgetreide. Unterschieden werden Hartweizen, der besonders viel *Klebereiweiß* enthält, und Weichweizen, der besonders *stärke*reich

ist. Aus Hartweizen werden *Teigwaren* hergestellt. Weichweizen wird für die Backwarenherstellung verwendet.
Dinkel ist eine alte Kulturform des Weizens.

Weizenbrot, Weißbrot

Weizenbrot – Weißbrot – besteht aus mindestens 90 % Weizenmehl mit einem Ausmahlungsgrad von 40 bis 70 %. Weißbrot ist also vitaminarm, mineralstoffarm und ballaststoffarm.

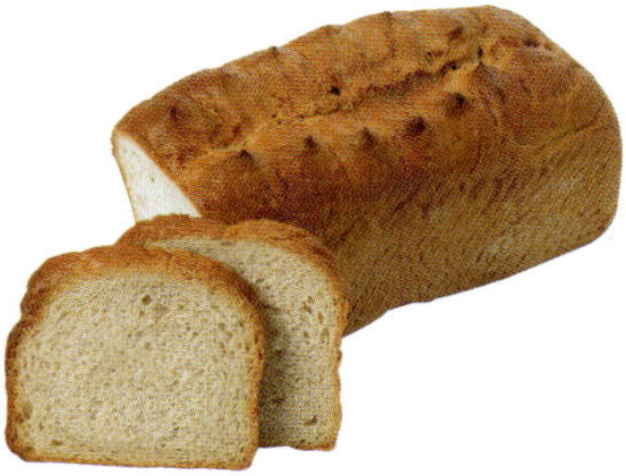

Weizenerzeugnisse

- **Bulgur** ist vorgegarter Hartweizen, der von der Kleie befreit und zerkleinert wurde. Bulgur ist nährstoffreich, da er noch den Weizenkeim enthält. Bulgur wird ähnlich wie Reis als Beilage zu süßen und salzigen Speisen gereicht.

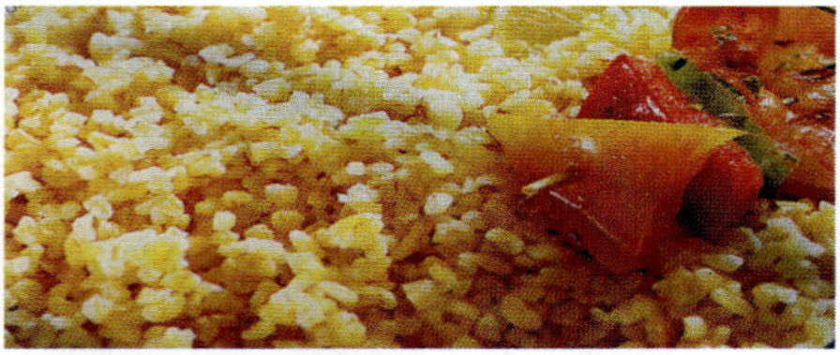

- **Couscous** ist ein typisch afrikanisches Gericht aus gequollenem Weizengrieß. Couscous wird in Brühe gegart und dient als Beilage zu Fleisch- und Gemüsegerichten.

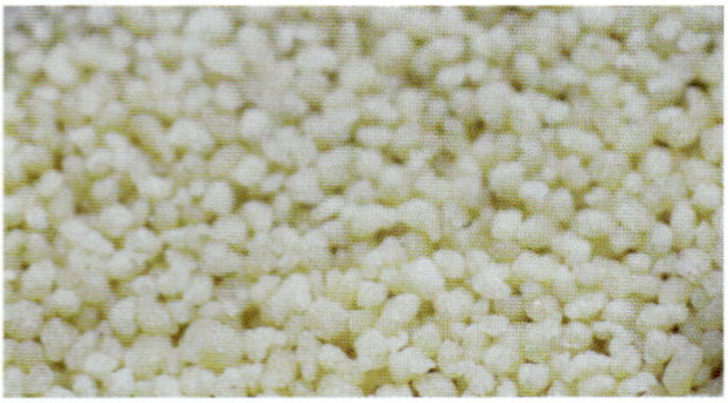

- Weizenflocken: Hierfür werden die Weizenkörner gedämpft und zwischen Walzen zerquetscht.
- Weizengrieß, siehe *Grieß*.
- Weizenkeime, siehe *Weizenkeimöl*.
- Weizenkleie, siehe *Kleie*.

Weizenkeimöl

Weizenkeime sind ein Nebenprodukt bei der Weizenmehlherstellung. Weizenkeime werden mit Ausnahme von Weizenvollkornmehl vor der Vermahlung entfernt, da sie leicht ranzig werden. Weizenkeimlinge sind fettreich, vitamin- und mineralstoffreich.

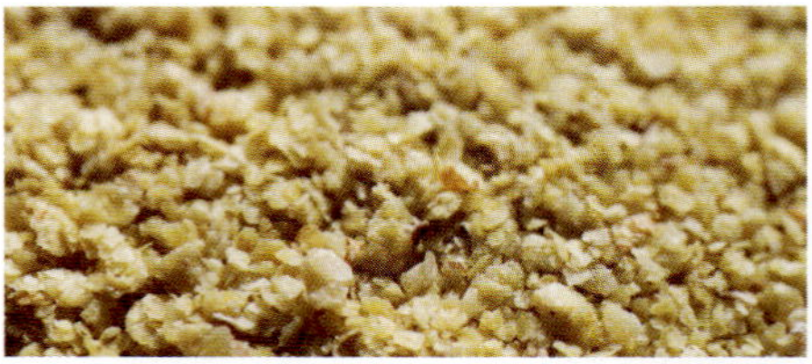

Aus den Weizenkeimen wird überwiegend durch Kaltpressung oder Extraktion das Weizenkeimöl gewonnen.

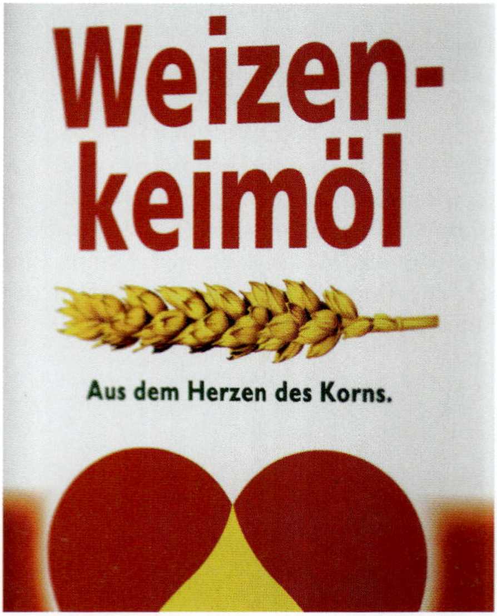

Anschließend kann dies noch *raffiniert* werden. Weizenkeimöl hat einen hohen *Linolsäure*gehalt und einen sehr hohen Vitamin-E-Gehalt. Kalt gepresstes Weizenkeimöl eignet sich als Salatöl.

Weizenmehl

Weizenkörner werden je nach Grad der Schalenabtrennung zu Vollkornmehl oder Auszugsmehl vermahlen.

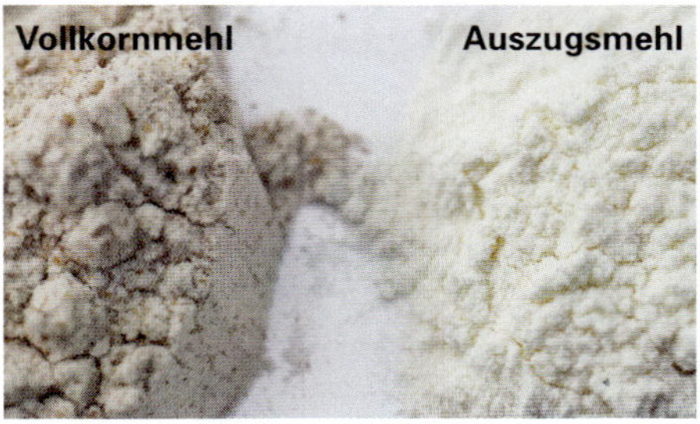

Weizenmischbrot

Weizenmischbrot besteht aus Weizenmehl und Roggenmehl. Der Anteil an Weizenmehl beträgt mehr als 50 %, jedoch weniger als 90 %.
Das verwendete Weizenmehl und Roggenmehl hat jeweils einen *Ausmahlungsgrad* von 70 bis 80 %.

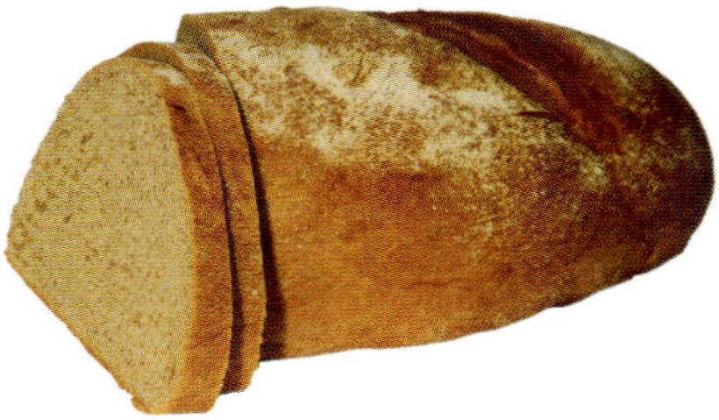

Weizenvollkornbrot

Weizenvollkornbrot wird aus mindestens 90 % Weizenvollkornmehl oder Weizenvollkornschrot hergestellt. Es enthält also das ganze Getreidekorn und ist daher ballaststoffreich, mineralstoffreich und vitaminreich.

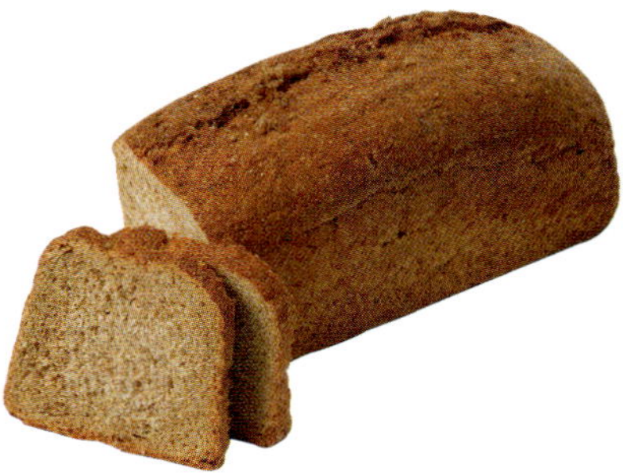

Weizenvollkornschrot

Für Weizen*vollkornschrot* wird das ganze Getreidekorn mit Ausnahme der Außenschale grob oder fein vermahlen.

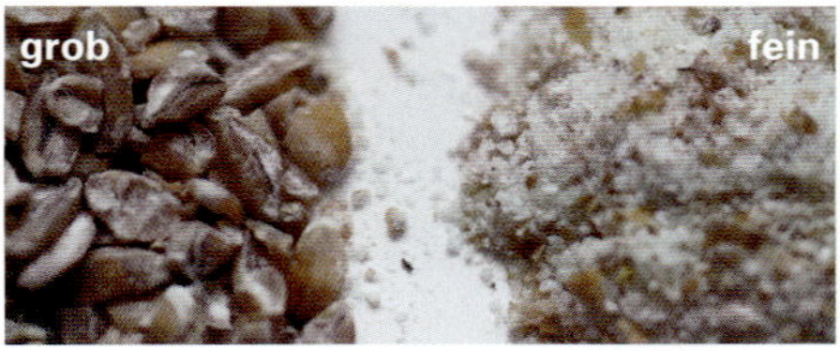

Aus Weizenvollkornschrot werden Weizenvollkornbrote hergestellt.

Wellness-Produkte

Wellness-Produkte gehören zu den *funktionellen Lebensmitteln*, sie sollen das Wohlbefinden steigern. Wellness-Produkte enthalten Zusätze von z. B. *Ginseng*, *Johanniskraut*, *Zitronenmelisse*, die für Wohlbefinden sorgen sollen. Je nach den verwendeten Zusätzen sollen die Wellness-Produkte eine entspannende oder anregende Wirkung haben.
Es gibt Wellness-Erfrischungsgetränke auf der Basis von Frucht- und Gemüsesäften und zahlreiche Wellness-Tees.

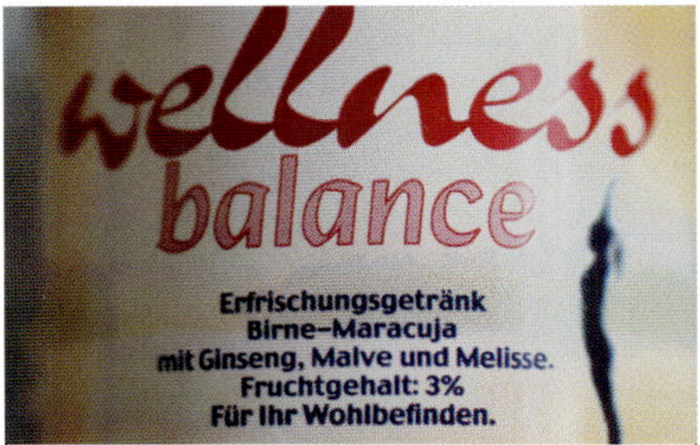

Zutaten: Natürliches Mineralwasser, Zucker, Birnensaft aus Birnensaftkonzentrat und Maracujasaft aus Maracujasaftkonzentrat (3 %); Kohlensäure, Säuerungsmittel: Zitronensäure, natürliches Aroma, Malven-, Melissen- und Ginsengextrakt; Antioxidationsmittel: Ascorbinsäure

Wels

Der Wels ist der größte europäische Süßwasser-Raubfisch. Er ernährt sich von Krebsen und kleineren Fischen. Er hat ein breites Maul. Er wird bis zu 3 m lang und

250 kg schwer. Der Wels lebt in Flüssen und Seen Europas.
Der Wels wird heute überwiegend in *Aquakulturen* gezüchtet. Verzehrt werden nur Jungfische mit einem Gewicht bis zu 3 kg.

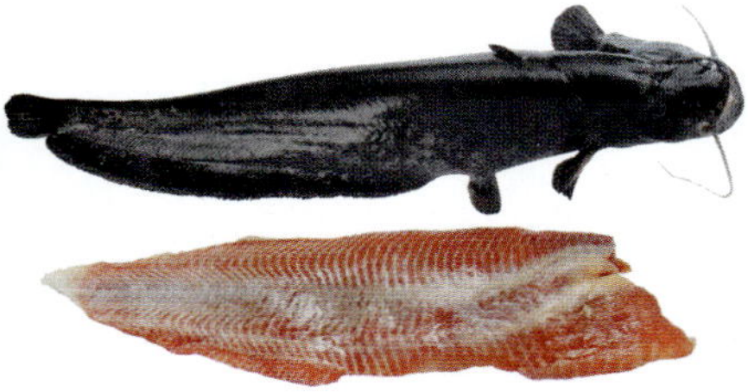

Der Fettgehalt des Zuchtwels schwankt je nach Fütterung zwischen 4 und 20 %. Das Fischfleisch eignet sich zum Braten und Grillen.

Welschkohl
siehe *Wirsing*

Welternährungsorganisation
siehe *FAO*

Weltgesundheitsorganisation (WHO)
WHO ist die Abkürzung für **W**orld **H**ealth **O**rganization – Weltgesundheitsorganisation. Dies ist eine Sonderorganisation der Vereinten Nationen (UNO) mit Sitz in Genf. Die Weltgesundheitsorganisation möchte den bestmöglichen Gesundheitszustand für alle Menschen erreichen, dies gilt vor allem für die Entwicklungsländer. Sie kümmert sich daher um Seuchenbekämpfung, Verbesserung der Wasserversorgung und die Ausbildung von medizinischem Personal und Ärzten.

World Health Organization
Regional Office for the Eastern Mediterranean

Internet: www.who.org

Wiener Würstchen
Wiener Würstchen sind wie Frankfurter Würstchen geräucherte Brühwürstchen mit fein zerkleinertem Brät aus Rindfleisch und Schweinefleisch und anderen Zutaten.
Die Wiener Würstchen befinden sich in einer Wursthülle aus bearbeitetem Schafdünndarm zum Mitessen.

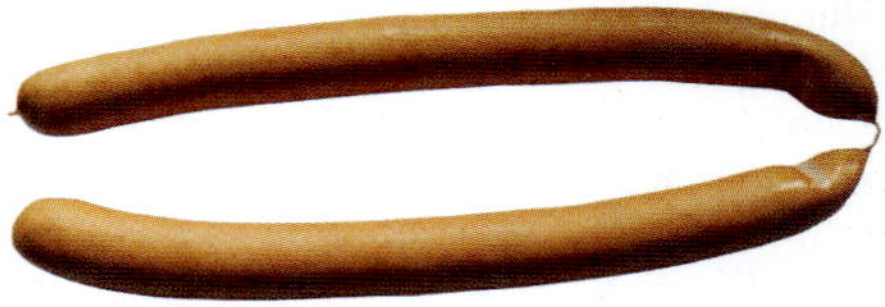

Wild
Wild ist eine Sammelbezeichnung für jagbare Tiere.
Folgendes Wild wird unterschieden:
- **Haarwild**, z. B. Reh, Hase, Wildkaninchen, Wildschwein
- **Federwild**, z. B. Fasan, Rebhuhn, *Perlhuhn*, *Wachtel*, Wildente, Wildgans

Wildfrüchte
Wildfrüchte wachsen wild an Sträuchern und Bäumen. Zu den Wildfrüchten gehören *Brombeeren*, Hagebutten, *Heidelbeeren*, *Holunderbeeren*, Preiselbeeren (*Kronsbeeren*), *Sanddorn*beeren, *Schlehen* und Walderdbeeren.
Manche dieser Früchte werden heute auch angebaut.

Wildlachs
Wildlachs ist ein in Flüssen und Weltmeeren frei lebender *Lachs*. Wildlachs ist in der Regel schmackhafter und fettärmer als Zuchtlachs.

Wildreis
Wildreis sind Samen von einjährigen wild wachsenden Wassergräsern.

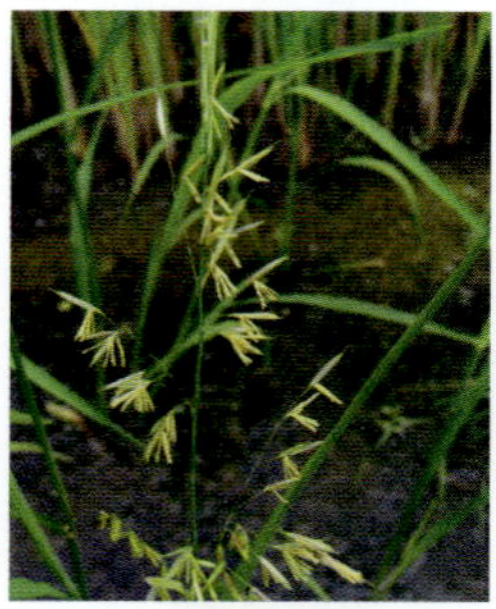

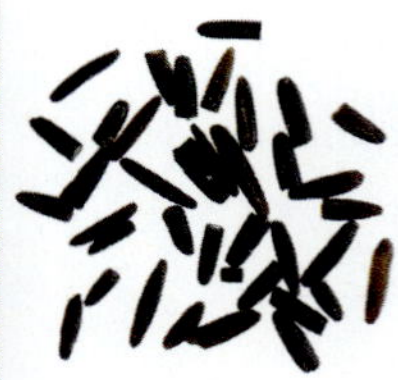

Die schwarzbraunen Körner kommen ungeschält in den Handel. Der Vitamin-, Mineralstoff- und Lysingehalt ist höher als bei anderen Reissorten. Wildreis hat einen nussigen Geschmack.

Wilstermarschkäse

Wilstermarschkäse ist ein halbfester Schnittkäse aus Schleswig-Holstein, der in der Vollfettstufe – 45 % Fett i. Tr. – und Rahmstufe – 50 % Fett i. Tr. – angeboten wird. Er muss mindestens vier Wochen reifen. In der Form und in der Konsistenz ähnelt der Käse dem Tilsiter Käse. Im Geschmack ähnelt er dem *Butterkäse* bzw. dem Goudakäse.

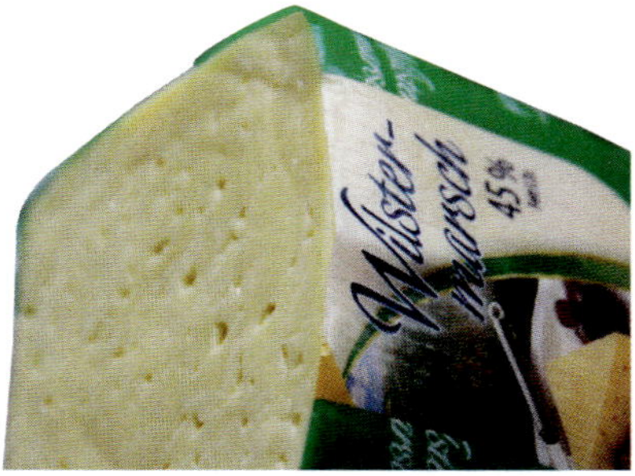

Winterisierung

Bei der Winterisierung werden die Anteile des Öls abgetrennt, die erst bei höheren Temperaturen schmelzen. Winterisierte Öle bleiben auch bei Kühlschranktemperaturen klar, es tritt keine Trübung durch höher schmelzende Fette ein.

Wirkstoffe

Wirkstoffe ist ein Sammelbegriff für Nährstoffe, die Körpervorgänge regeln. *Vitamine* und *Mineralstoffe* sind Wirkstoffe.

Wirsing, Welschkohl

Wirsing, auch Welschkohl genannt, ist ein kraus gewelltes Kohlgemüse mit gelbgrünen bis dunkelgrünen Blättern.

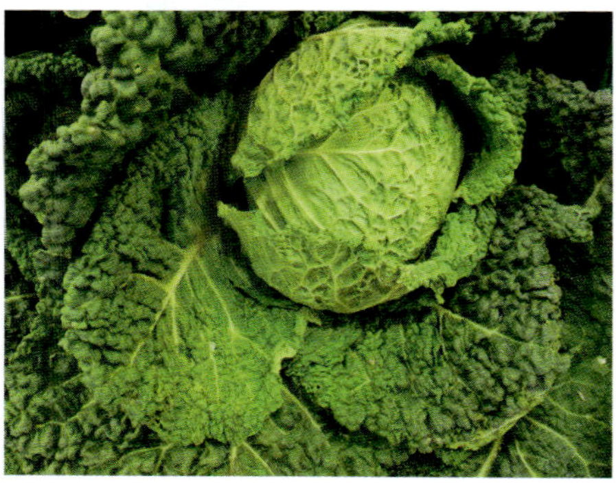

Wirsing stammt aus dem Mittelmeerraum. Wirsing enthält reichlich Vitamin C und *sekundäre Pflanzenstoffe*. Wirsing kann roh oder gegart verzehrt werden.

Wohlfühlgewicht

Das Wohlfühlgewicht ist ein Gewicht oberhalb des BMI 25 als Ergebnis einer Gewichtsreduktion, bei dem sich die Person wohlfühlt und dies Gewicht auch weiterhin halten kann, ohne ständig Reduktionsdiäten zu machen. Gegen das Wohlfühlgewicht gibt es keine gesundheitlichen Einwände, wenn keine Risikofaktoren wie z. B. Bluthochdruck oder erhöhte Blutzuckerwerte vorliegen.

Wok

Ein Wok ist eine halbkugelige Pfanne aus unterschiedlichen Materialen. Ein Wok kann sehr schnell auf eine hohe Temperatur gebracht werden und auf diese Weise können die Zutaten schonend gegart werden. Ein Wok kann zum Kochen, Dämpfen und Schmoren verwendet werden.

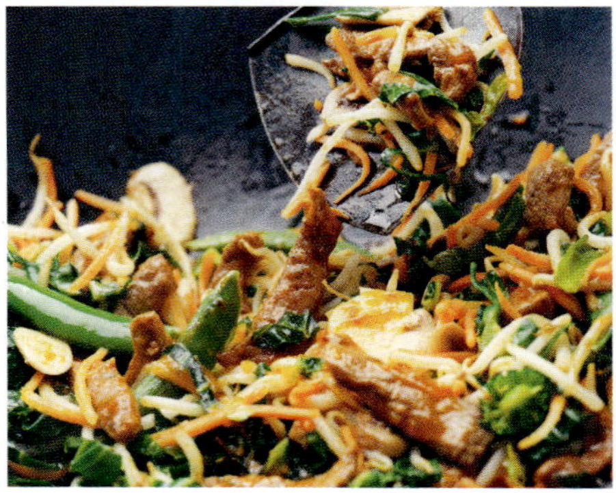

Wolfsbarsch, Loup de Mer

Der Wolfsbarsch, auch Seebarsch oder Loup de Mer genannt, ist ein Raubfisch, der im Nordatlantik, in der Nordsee, im Mittelmeer und im Schwarzen Meer lebt. Er wird 80 cm lang und etwa 2 kg schwer. Der Wolfsbarsch wird immer häufiger

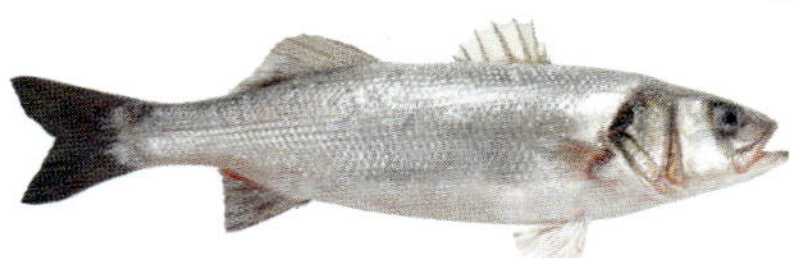

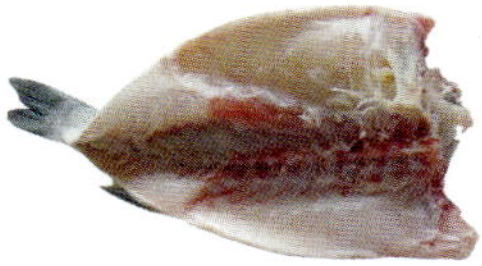

in Aquakulturen gehalten.
Der Wolfsbarsch ist ein begehrter Edelfisch, der zu den Magerfischen gehört und wie alle Seefische jodreich ist. Das grätenarme Fischfleisch ist weiß, fest und schmackhaft, es wird gedünstet, gebraten oder gegrillt.

Worcestersoße

Worcestersoße ist eine scharfe dunkelbraune Würzsoße. Die Worcestersoße wurde in England nach einem indischen Rezept zusammengestellt. Hauptbestandteile sind Fleischextrakt, Cayennepfeffer, Essig, Zucker, Salz und Sojasoße.

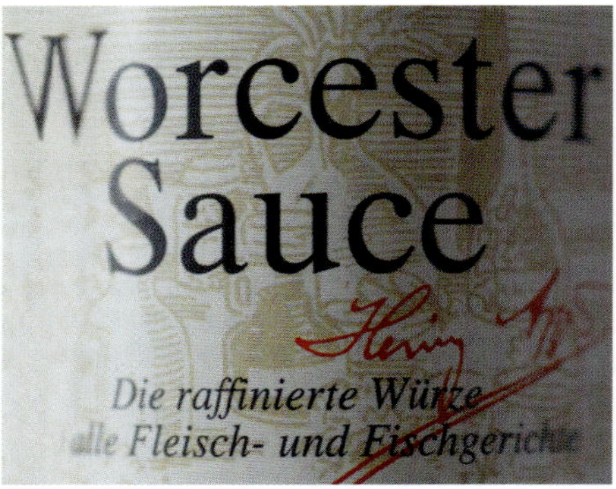

Wrap

Ein Wrap ist ein dünn ausgerollter Fladen aus Weizen- oder Maismehl, der gefüllt verzehrt wird. Der Wrap wird als Fingerfood warm oder kalt als Snack verzehrt.

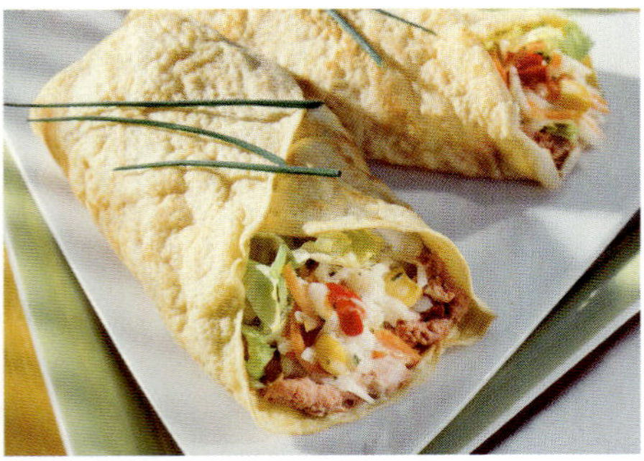

Würfelzucker

Würfelzucker ist zu Stücken geformter oder geschnittener Rohr- oder Rübenzucker. Er wird vorwiegend zum Süßen von Getränken verwendet.
Abgebildet ist Würfelzucker aus unraffiniertem Rohrzucker und raffiniertem Rübenzucker.

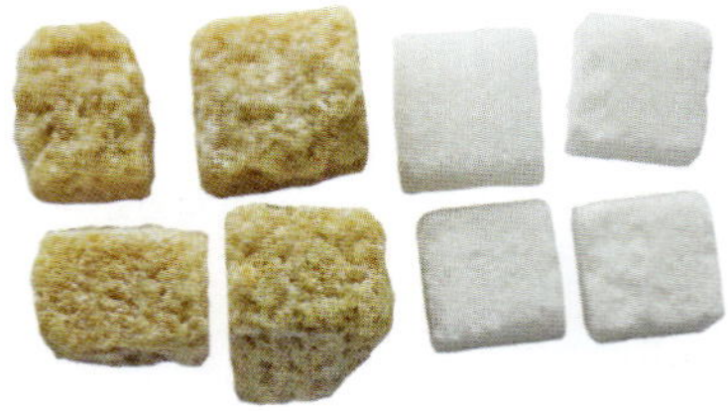

Wurmkrankeiten

siehe *Bandwurm*

Wurst

Wurstwaren sind streichfähige oder schnittfeste Produkte aus Fleisch, Fettgewebe und teilweise Innereien unter Verwendung von Gewürzen und anderen Zutaten.
Wurstwaren werden nach der Art und Herstellung in folgende Hauptgruppen unterteilt:

- *Rohwürste*, Dauerwürste
- *Brühwürste*
- *Kochwürste*

Wursthülle

Die äußere Umhüllung von Würsten wurde früher z. B. aus Naturdärmen von Rindern, Schweinen usw., die bei der Schlachtung anfielen, hergestellt. Brühwürste befinden sich z. B. im bearbeiteten Schafdünndarm – Saitling.

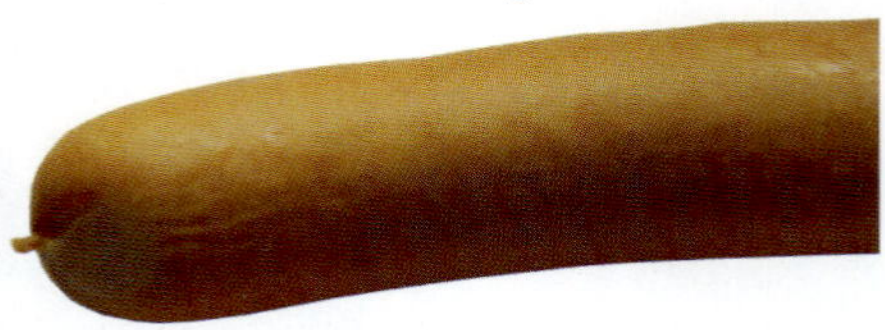

Heute werden überwiegend synthetisch hergestellte Kunstdärme verwendet. Die Kunstdärme stammen heute fast ausschließlich aus der Erdöl verarbeitenden Industrie.

Wurzelgemüse

Wurzelgemüse ist eine Sammelbezeichnung für Gemüsearten, deren essbare Teile an Wurzeln gebildet werden. Hierzu gehören *Meerrettich*/Kren, *Möhren*, *Pastinaken*, *Radieschen*, *Rettich*, *Rote Bete*/Rote Rüben, *Schwarzwurzeln*, Sellerie und *Steckrüben*/Kohlrüben.

Würzmischungen

Würzmischungen sind feste oder flüssige Erzeugnisse, die Speisesalz, Gewürze, Kräuter, Geschmacksverstärker usw. enthalten.

Sie werden entweder benannt

- nach der Zusammensetzung, z.B. Zitronen-Pfeffer, bzw.
- nach dem Verwendungszweck, z.B. Lebkuchengewürz oder Tomaten-Mozzarella-Würzer.

Tomaten-Mozzarella-Würzer
Zutaten: jodiertes Speisesalz (Salz, Kaliumjodid), Petersilie, Basilikum, Oregano, Knoblauch, Thymian, Trennmittel Siliciumdioxid.
Kann Spuren von Weizen, Ei, Soja, Milch, Sellerie, Senf, Sesam enthalten.

Würzmittel

Würzmittel ist der Überbegriff für natürlich vorkommende oder synthetisch hergestellte Stoffe, die wegen ihrer geschmacklichen und/oder geruchgebenden Eigenschaften Lebensmitteln zugesetzt werden: Sie werden entweder nach ihrer Zusammensetzung oder nach der Verwendung bezeichnet.

Dazu gehören z.B. *Gewürzaromasalze*, *Gewürzmischungen*, *Gewürzsalze*, *Gewürzzubereitungen*, *Würzsoßen*.

Würzsoßen

Würzsoßen bestehen aus zerkleinerten und/oder flüssigen Zutaten mit ausgeprägt würzendem Geschmack. Übliche Verkehrsbezeichnungen sind z.B. Currysoße, *Ketchup*soße, *Tabascosoße*, *Worcestersoße*. Würzsoßen werden kalt verwendet und sind dazu bestimmt, verzehrfertige Speisen zu würzen.

Xanthan, E 415

Xanthan ist ein *Geliermittel und Verdickungsmittel*, das von Bakterien aus zuckerhaltigen Substraten gebildet wird. Es ist für den Menschen unverdaulich. Xanthan ist ohne Höchstmengenbegrenzung für Lebensmittel zugelassen.

Es wird u.a. für Milcherzeugnisse, Tomatenketchup und Dressings verwendet. Gesundheitliche Nebenwirkungen sind nicht bekannt.

Zum Beispiel diese Béchamelsoße enthält Xanthan als Verdickungsmittel:

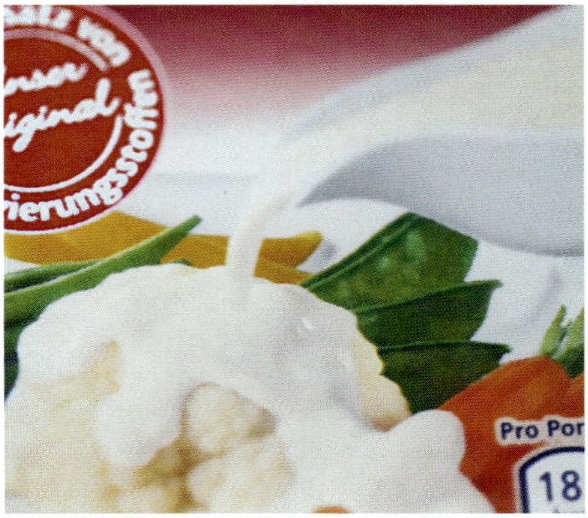

Xanthophylle

Xanthophylle sind farbige Verbindungen aus der Gruppe der Carotinoide, sie zählen also zu den sekundären Pflanzenstoffen. Xanthophylle sind besonders in grünem Gemüse wie Spinat und Grünkohl enthalten. Zu den Xanthophyllen gehört z.B. das *Lutein* (E 161b).

Xylan

Xylan – Holzgummi – ist eine *Hemicellulose*, die z.B. in Maiskolben und im Stroh vorkommt. Aus Xylan wird *Xylit* hergestellt.

Xylit, E 967

Xylit ist ein *Zuckeraustauschstoff* – der Zuckeralkohol Xylitol – der im menschlichen Körper insulinunabhängig verwertet wird. Xylit wird aus dem Holzbestandteil *Xylose* hergestellt. Xylit hat eine *Süßkraft* von 100, also die gleiche Süßkraft wie Rohr- und Rübenzucker. Xylit wirkt leicht abführend. Xylit wirkt antikariogen (gegen Karies). Aus diesem Grund wird es für Zahnpflegekaugummi verwendet:

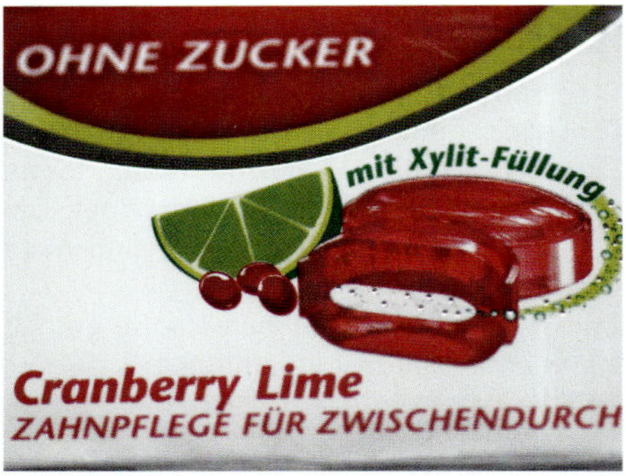

Xylit ist zum Süßen von energieverminderten, zuckerfreien Lebensmitteln zugelassen, z.B. Dessertspeisen, Konfitüren und „zahnfreundlichen" Süßigkeiten.

Xylose

Xylose ist Holzzucker, der aus dem Xylan verschiedener Holzarten gewonnen wird. Xylose wird im Dünndarm aktiv resorbiert. 40% davon werden unverändert wieder mit dem Urin ausgeschieden. Xylose wird eingesetzt, um festzustellen, ob Resorptionsstörungen, z.B. Zöliakie, vorliegen.

Yamswurzel

Die Yamswurzel ist eine stärkereiche, dunkelbraune Wurzelknolle, die in tropischen und subtropischen Regionen wächst. Yamswurzeln sind Grundnahrungsmittel in Asien und in Afrika.

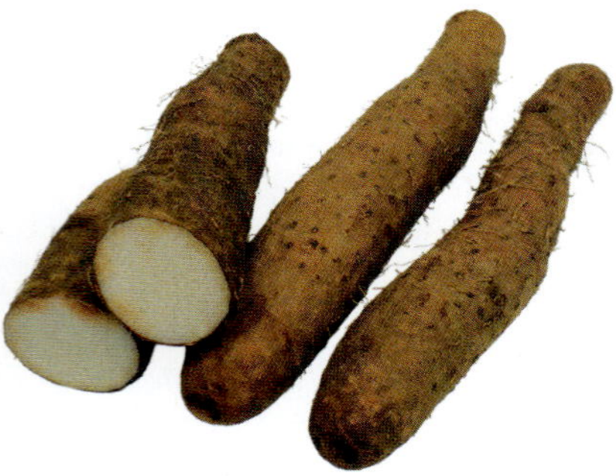

Yamswurzeln werden ähnlich wie Kartoffeln verwendet, z.B. gekocht, frittiert oder zu Chips verarbeitet.
Roh sind Yamswurzeln giftig.

Yang

Yang ist die zusammenziehende männliche Urkraft in der chinesischen Philosophie. Yin ist die entgegengesetzte Naturkraft.

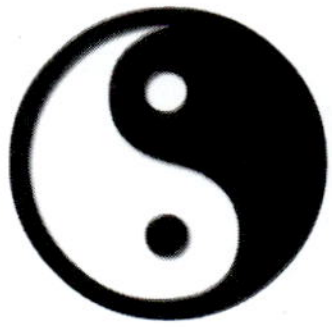

Yersiniose

Yersiniose ist in Deutschland die dritthäufigste bakterielle lebensmittelbedingte Infektionskrankheit. Die Inkubationszeit zwischen Ansteckung und Ausbruch der Erkrankung dauert 2 bis 5 Tage. Die Yersiniose äußert sich in einer Durchfallerkrankung mit Erbrechen, krampfartigen Bauchschmerzen und Fieber.
Mit Bakterien verunreinigtes, rohes oder unzureichend erhitztes Schweinefleisch ist die häufigste Ursache für die Erkrankung. Es ist eine meldepflichtige Erkrankung.

Yin

Yin ist die ausströmende weibliche Urkraft in der chinesischen Philosophie. *Yang* ist die entgegengesetzte Naturkraft.

Ysop

Ysop ist eine würzig duftende mehrjährige Pflanze, die mit Rosmarin, Salbei und Thymian verwandt ist. Ysop ist ein niedriger Busch.

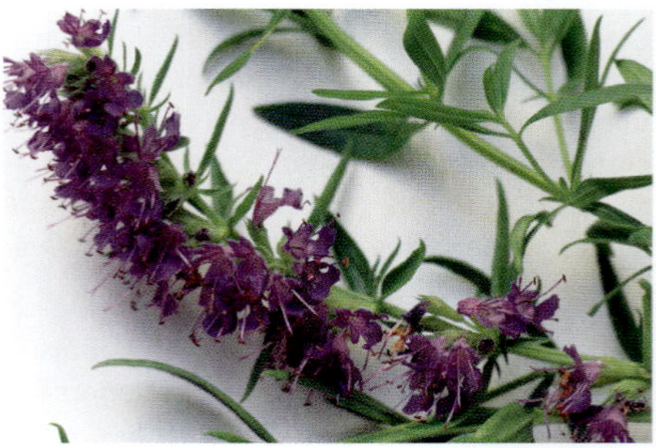

Ysop hat ein leicht bitteres Aroma. Er wird als Gewürz- und Heilpflanze eingesetzt. Mit Ysop werden Salate, Soßen und Fleischspeisen gewürzt. Ysop wird auch zur Herstellung von Kräuterlikör verwendet.

Zähne

Aufgrund seiner Zahnausstattung ist der Mensch ein „Allesfresser“. Mit den scharfen Schneidezähnen kann er zähes Fleisch abtrennen und mit den flachen Backenzähnen pflanzliche Kost zermahlen.

Die Zähne bestehen hauptsächlich aus dem Zahnbein, dem Dentin. Das Zahnbein ist noch härter als die Knochensubstanz. Das Zahnbein umschließt das Zahnmark, hierin befindet sich gefäßreiches Bindegewebe. Durch den engen Kanal, der aus der Zahnwurzel kommt, versorgen Blutgefäße und Nerven den Zahn. An den sichtbaren Teilen ist das Zahnbein vom Zahnschmelz überzogen.

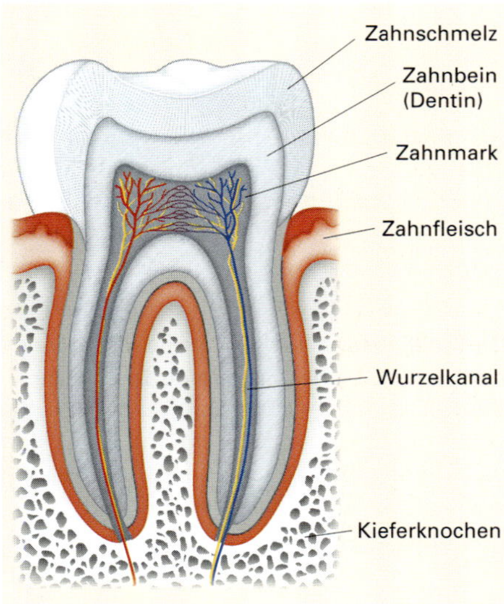

Bakterien in der Mundhöhle können Karies verursachen. Die Bakterien bauen Zucker zu Milchsäure ab, die zunächst den Zahnschmelz und dann das Zahnbein angreift. Die Bakterien können also indirekt Löcher in Zähne ätzen.

Zahnpflegekaugummi

Zahnpflegekaugummi enthält keine Süßungsmittel, die Karies verursachen, sondern stattdessen meist Süßungsmittel, die die Entstehung von Karies hemmen. Sie enthalten Xylit oder Süßstoffe. Die Plaquebakterien können diese Stoffe nicht verwerten. Durch Xylit werden die Plaquemenge verringert und der Speichelfluss angeregt, wodurch die Zahnreinigung unterstützt wird. Zahnpflegekaugummi enthält heute oft – wie auch dieses Beispiel – Mikrogranulate zur Reinigung der Zähne.

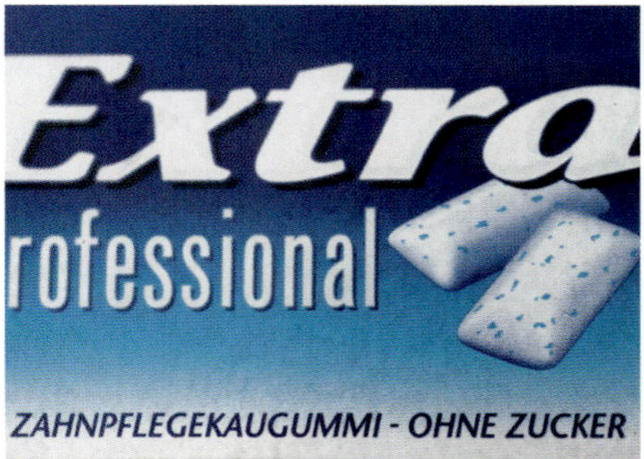

Ingredients: Gum Base, Sorbitol, Xylitol, Acacia Glycerin, Aroma, Sodium Polyphosphate, Mannitol, Aspartame, CI 77891, Soybean Lecithin, Potassium Acesulfame, Cera Carnauba, BHA, Linalool, Eugenol, CI 42090

Zander

Der Zander ist ein Raubfisch, der in kalten europäischen Flüssen und Seen lebt. Der Zander ist ein Süßwasserfisch aus der Familie der Barsche.

Zander werden bis zu 130 cm lang und 12 bis 18 kg schwer. Zander werden auch in Teichanlagen – *Aquakulturen* – aufgezogen.

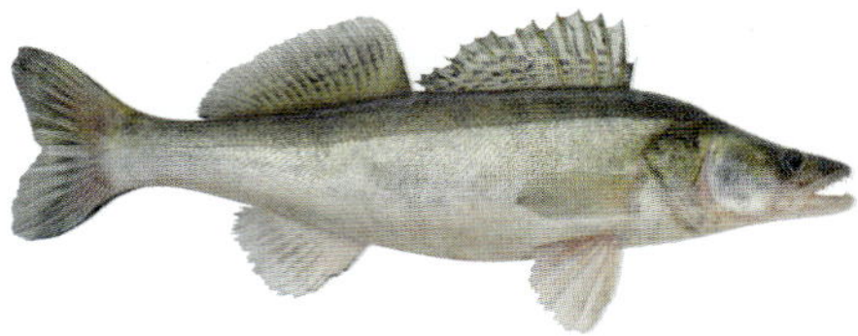

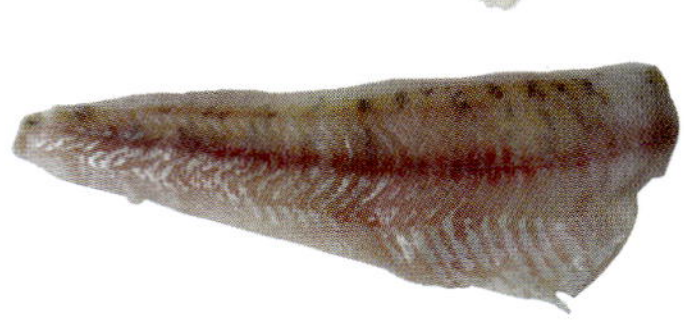

Der Zander wird frisch, als Filet und tiefgekühlt angeboten. Der Frischfisch wird oft als regionale Spezialität, z. B. Spreewald-Zander, zubereitet.

Zander ist ein *Magerfisch*, er eignet sich für Reduktionsdiäten.

Zaziki

Zaziki ist eine griechische Spezialität.

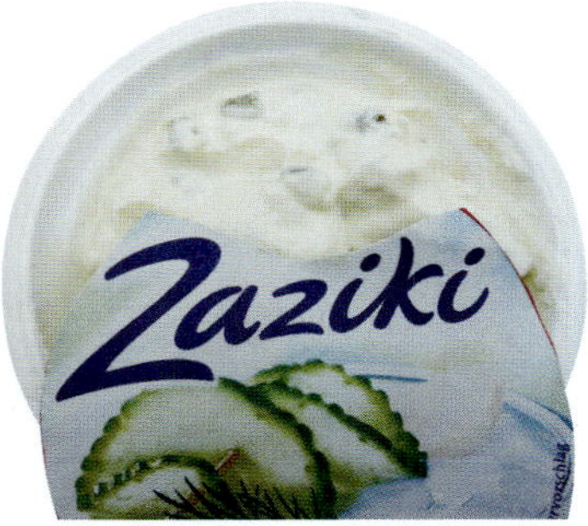

Typische Zutaten für Zaziki sind Joghurt, Salatgurke, Knoblauch und pflanzliches Öl. Außerdem können Kräuter, Gewürze, Speisequark oder andere Milcherzeugnisse enthalten sein. Zaziki wird als Beilage zu verschiedenen Gerichten gereicht.

Zellatmung

Die Zellatmung ist die „innere *Atmung*". Sauerstoff gelangt in die Zellen zur Atmungskette und dient hier durch die Bildung von H_2O dem Energiegewinn. Kohlenstoffdioxid, das bei dem Abbau der Nährstoffe freigesetzt wird, wird von den Zellen abgegeben.

Zellbiologie

Die Zellbiologie beschäftigt sich mit dem Aufbau und den Funktionen der Zellen. Sie untersucht die Struktur und die Aktivität der Zellbestandteile sowie physiologische und pathologische Veränderungen der Zellen. Die Zellbiologie ist somit Grundlage der *Biochemie*.

Zellen

Die Zelle ist die kleinste lebensfähige und vermehrungsfähige Einheit aller Lebewesen.

Die Zellen werden von einer dünnen *Zellmembran* begrenzt, die die Zellflüssigkeit – das Zytoplasma – mit den Zellorganellen – Zellorganen – umschließt. Die unterschiedlichen Funktionen der Zelle sind an bestimmte Zellstrukturen und Zellorganellen gebunden. Zellorganellen sind: endoplasmatisches Reticulum, *Golgi-Apparat*, *Mitochondrien*, *Lysosomen*, *Ribosomen*, *Zellkern*.

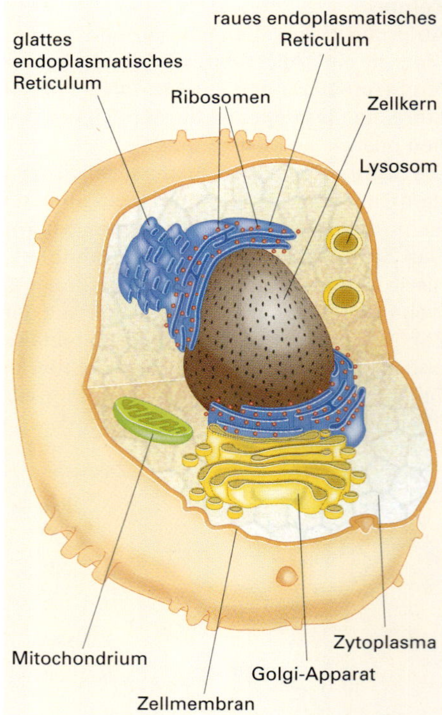

Die Zellen nehmen Nährstoffe und Sauerstoff auf und geben Stoffwechselprodukte, Wasser und Kohlenstoffdioxid wieder ab. Um ihre Struktur zu erhalten, benötigen die Zellen ständig Energie und Bausubstanzen als Ersatz für verbrauchte Strukturelemente.

Zellen können sich durch Teilung vermehren. Die Zellen sind Träger der Erbinformationen, die sie bei der Teilung weitergeben.

Zellflüssigkeit

Rund 70% der Körperflüssigkeit befinden sich als Zellflüssigkeit – Zytoplasma – in den Zellen.

Die Zellflüssigkeit enthält einige tausend Enzyme und Stoffwechselzwischenprodukte für viele wichtige Stoffwechselvorgänge, z. B.:

- Fettsäuresynthese
- *Gluconeogenese*
- *Glykogenaufbau*
- *Glykolyse*
- Proteinsynthese

Zellkern
Der Zellkern liegt in zentraler Lage in der Zelle. Im Zellkern befinden sich die genetischen Informationen des Menschen in Form von *Chromosomen*.

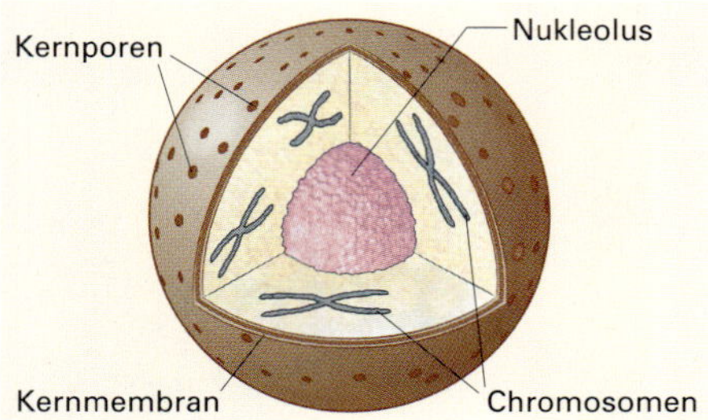

Der Zellkern wird von einer Doppelmembran umschlossen, die Poren enthält. Durch die Poren können die genetischen Informationen aus dem Zellkern über die m-RNA – Boten-RNA – zu den *Ribosomen* in der Zelle gelangen. Außerdem befindet sich in jedem Zellkern ein Kernkörperchen – der Nucleolus.

Zellmembran
Die Zellmembran ist eine 6 bis 10 nm dünne Grenzschicht, die jede Zelle umgibt. Sie besteht aus einer Doppelschicht aus *Phospholipiden*. In der Zellmembran befindet sich auch *Cholesterin*.

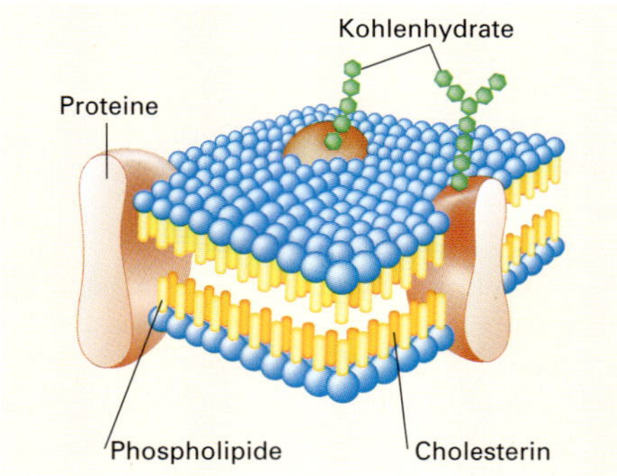

Innen ist die Zellmembran lipophil – fettliebend –, außen hyrophil – wasserliebend. In die Zellmembran sind größere Eiweißstoffe – Proteine – eingelagert. Diese Eiweißstoffe können eine Art Tunnel durch die Membran bilden. Die Außenseite der Zellmembran kann Kohlenhydratketten tragen.

Dieser Aufbau der Zellmembran reguliert den Durchtritt von Stoffen z. B. durch *Diffusion* oder aktiven *Transport*.

Zellorganellen
Zellorganellen sind durch Membrane abgetrennte Funktionseinheiten – Zellorgane – in der Zelle: endoplasmatisches Reticulum, *Golgi-Apparat*, *Lysosomen*, *Mitochondrien*, *Ribosomen*, *Zellkern*.

Zellwand
Die Zellwand ist bei pflanzlichen Zellen eine auf die Zellmembran aufgelagerte Wand. Die Zellwand erfüllt Schutz- und Stützfunktionen. Zellwände sind in der Ernährung aufgrund ihres Ballaststoffgehaltes von Bedeutung.

Zentralnervensystem (ZNS)
Zentral**n**erven**s**ystem iet eine Sammelbezeichnung für das Gehirn mit seinen unterschiedlichen Abschnitten und das Rückenmark. Im Zentralnervensystem befindet sich der größte Teil der Nervenzellen. Die Zellen sind auf Traubenzucker – Glucose – bzw. Ketonkörper als Energiequelle angewiesen.

Zentrifuge, zentrifugieren
Eine Zentrifuge ist ein Schleudergerät zum Trennen von Stoffen mit unterschiedlicher Dichte mithilfe der Zentrifugalkraft. Im Bereich der Lebensmittelverarbeitung wird die Zentrifuge z. B. eingesetzt zum
- Entrahmen der Milch und
- Abtrennen von Trübstoffen aus Fruchtsäften.

In der Medizin wird die Zentrifuge beispielsweise für die Trennung von Blutbestandteilen eingesetzt.

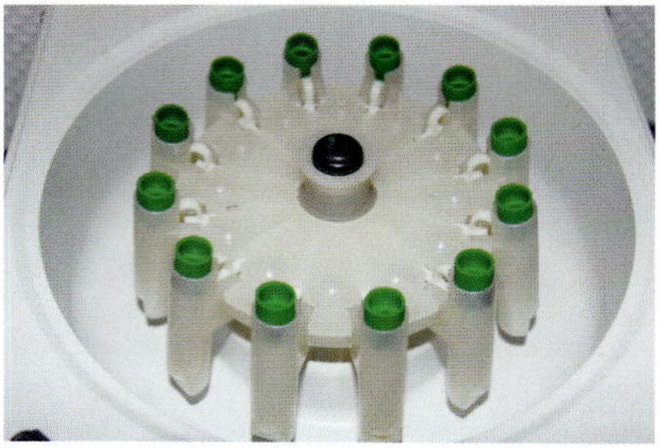

Zerkleinern

Zerkleinern erfolgt bei der Lebensmittelverarbeitung vor der eigentlichen Weiterverarbeitung in vielen verschiedenen Formen: Schneiden, Quetschen, Schroten, Raspeln, Hacken, Walzen und Kuttern. Zerkleinerte Lebensmittel sind leichter verdaulich.

Zichorie, Wegwarte

Die Zichorie – gemeine Wegwarte – ist eine zweijährige Pflanze, die an Wegrändern wächst und hellblaue Blüten hat. Die Wurzel ist eine fleischige Rübe.

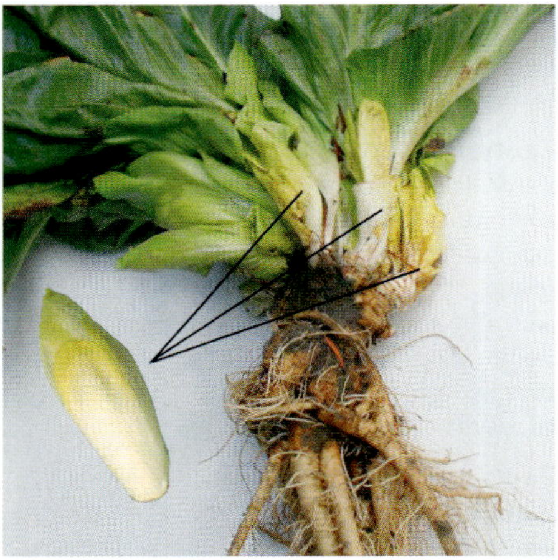

Die Zichorie wird zum einen als Salatchicorée und zum anderen als Wurzelzichorie angebaut. Aus der zerkleinerten, getrockneten und gerösteten Wurzel wird Kaffeeersatz, wie der abgebildete lösliche Landkaffee, hergestellt.

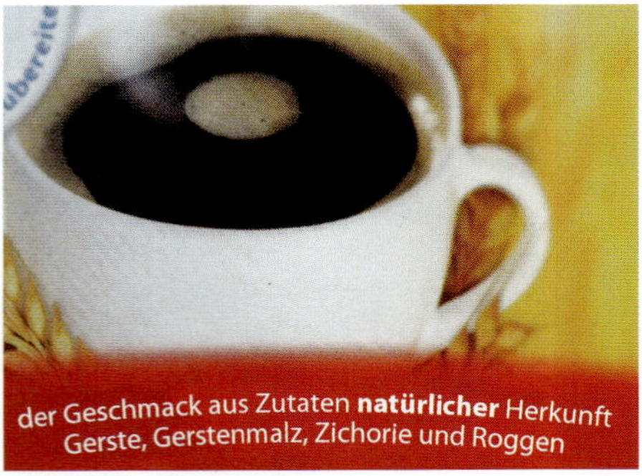

Aus der Wurzel wird außerdem *Inulin* gewonnen.

Ziegen

Ziegen sind Tiere, die eng mit den Schafen verwandt sind. Die Hausziege wird zur Gewinnung von Milch, Fleisch, Wolle und Leder gehalten.

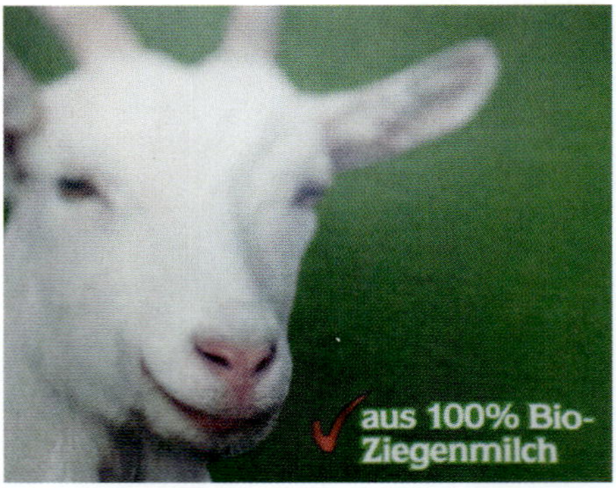

Ziegenfleisch ist fester Bestandteil der südeuropäischen Küche und der Küche im Nahen Osten. Ziegenfleisch ist fett- und cholesterinarm. Ziegenfleisch hat allerdings in Deutschland kaum eine Bedeutung.

Ziegenkäse

Ziegenkäse wird wie Käse aus Kuhmilch in einer großen Bandbreite angeboten. Abgebildet ist ein Schnittkäse aus Ziegenmilch.

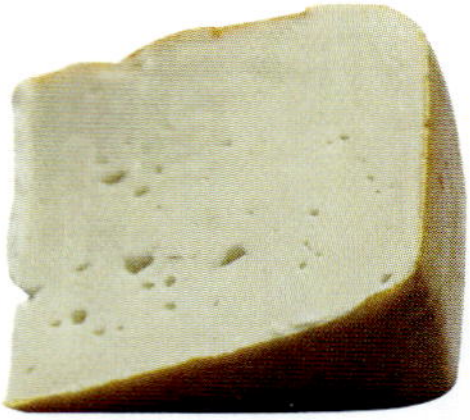

Der Geschmack von Ziegenkäse ist mild bis pikant.
Ziegenmilch und Ziegenkäse wird von einer großen Zahl von Personen, die unter einer Kuhmilchunverträglichkeit leiden, vertragen.

Ziehfette, Ziehmargarine

Ziehfette werden für die Herstellung von Blätterteig und Plunderteig benötigt. Ziehfette sind besonders plastisch und enthalten daher hoch schmelzende Fettsäuren. So können die Schichten beim Tourieren der Teige besonders gut hergestellt werden.

Als Tourieren bezeichnet man das Ausrollen eines Teiges mit eingeschlagenem Ziehfett und anschließendes Übereinanderlegen des Teiges.

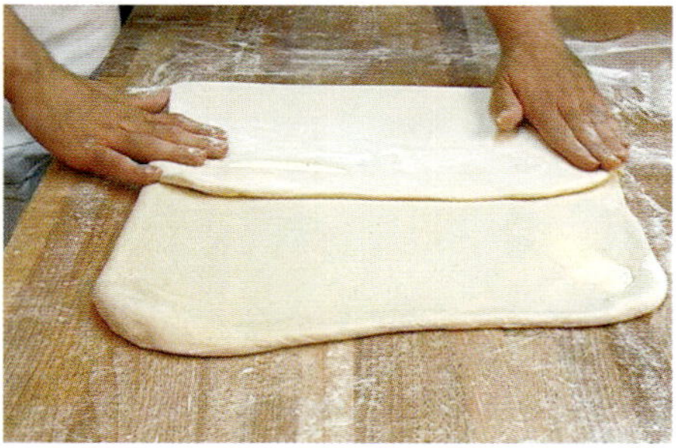

Zimt

Zimt ist die getrocknete und von Kork befreite innere Rinde des Zimtbaums. Die Rinde wird geschält, fermentiert, getrocknet und gerollt oder auch vermahlen. Zimt ist eines der ältesten Gewürze.

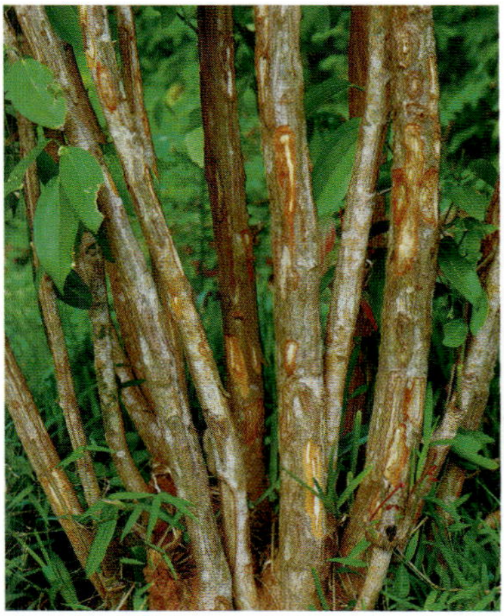

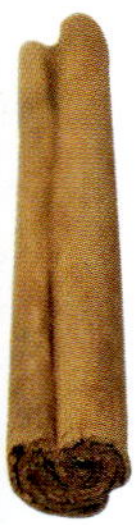

Zimt kommt in Form von gerollten Stangen oder auch als Zimtpulver in den Handel.

Der hellbraune **Ceylon-Zimt – Canehl –** wird überwiegend in Stangenform in den Handel gebracht, die beiderseits eingerollt sind.

Er enthält wenig *Cumarin*, ein Pflanzenstoff, der in hoher Konzentration leberschädigend wirken kann.

Der dunklere **China-Zimt – Cassia-Zimt –** kommt überwiegend gemahlen in den Handel. Er stammt vom dickrindigen chinesischen Zimtbaum. Er enthält viel Cumarin.

Zimt eignet sich zum Würzen von Süßspeisen und Gebäck. Außerdem wird Zimt zum Aromatisieren von Punsch, Glühwein und Tee verwendet.

Zimt hilft bei Appetitlosigkeit und Krämpfen im Magen-Darm-Trakt, Blähungen und Völlegefühl.

Studien zeigten, dass Verbindungen im Zimt eine insulinähnliche Wirkung haben und so den Blutzuckerspiegel und die Blutfettwerte senken können.

Zink (Zn)

Zink ist ein wichtiges *Spurenelement*. Der Gesamtbestand an Zink im Körper beträgt etwa 2 g. 70 % des Zinkbestands befinden sich in den Knochen, Haut und Haaren.

Zink ist Bestandteil zahlreicher Enzyme bzw. es aktiviert diese. Zink ist am Ablauf der Zellteilung und somit am Wachstum beteiligt. Zink ist wohl auch wichtig für die Wirkung von Hormonrezeptoren. Zink schützt wahrscheinlich auch vor der negativen Wirkung freier *Radikale*.

Ein Zinkmangel bewirkt Veränderungen im Hormonhaushalt und in der Enzymaktivität. Bei schwerem Zinkmangel ist das Geschmacksempfinden vermindert und es kommt zu Hautveränderungen, gestörter Wundheilung und Haarausfall.

Zinkbedarf

Jugendliche sollten täglich 7 bis 10 mg Zink zu sich nehmen. Der normale Körperbestand an Zink beträgt 2 g. Für die Zinkbedarfsdeckung eignen sich Fleisch, Eier, Milch, Käse und Weizenvollkorn.

Zinn (Sn)

Zinn ist ein Schwermetall. Zinn kommt in geringen Mengen in pflanzlichen und tierischen Lebensmitteln vor. Anorganische Zinnsalze sind generell ungiftig. Organische Zinnverbindungen sind dagegen Nervengifte.

Ob Zinn im menschlichen Organismus eine Funktion hat, ist bisher nicht geklärt. Empfehlungen für die tägliche Zufuhr gibt es nicht. Lebensmittel aus Konservendosen mit unbeschichtetem Weißblech sollen nach dem Öffnen umgefüllt werden, damit es nicht zu einer zu hohen Zinnaufnahme kommt.

Zinn(II)chlorid, E 512

Zinn(II)chlorid ist ein Zinnsalz der Salzsäure, das synthetisch hergestellt wird. Zinn(II)chlorid ist als *Antioxidationsmittel* und *Säuerungsmittel* für Spargel in Dosen- und Glaskonserven zugelassen. Zinn(II)chlorid bewirkt, dass die helle Farbe des Spargels erhalten bleibt.

Zirbelnüsse

Die Zirbelkiefer wächst im Hochgebirge, vor allen Dingen in den Zentralalpen, in Höhen von 2500 m und darüber. Mit Zirbel hat man wohl ursprünglich nicht den Baum, sondern die Zapfen bezeichnet. Die essbaren Samen sind die Zirbelnüsse, die den Pinienkernen ähnlich sind.

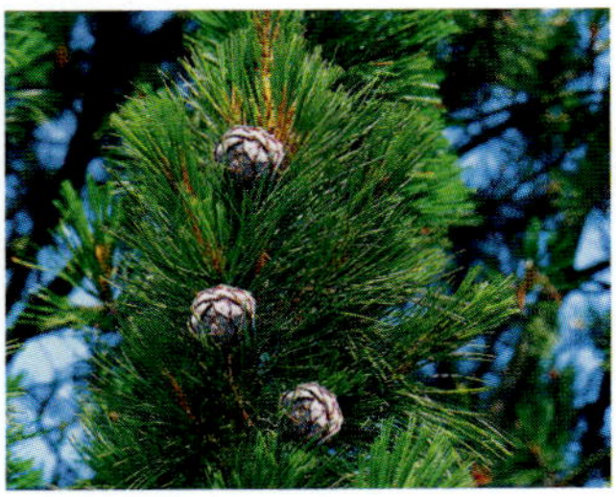
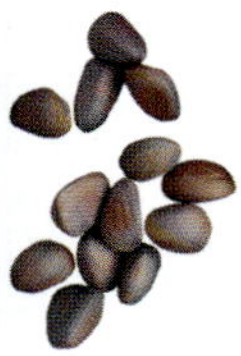

Zitronat, Sukkade

Zitronat ist die kandierte Fruchtschale der Zitronatzitrone. Die Zitronatzitrone ist die 1 bis 2 kg schwere Zitrusfrucht des gleichnamigen kleinen, immergrünen Baums. Der Baum wird hauptsächlich in Griechenland und Italien angepflanzt.

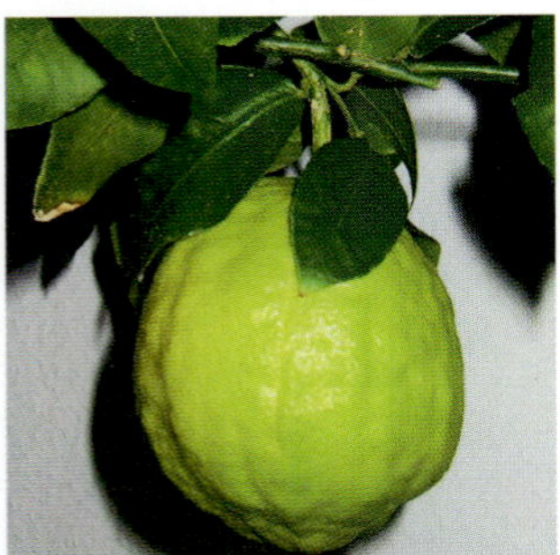
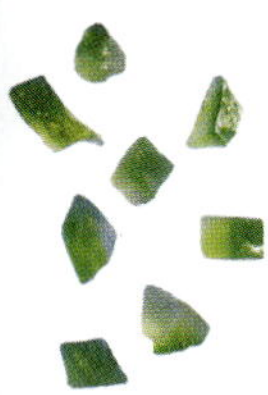

Bei der Herstellung werden die Schalen der Zitronatzitrone zunächst zum Glasigwerden in Salzwasser gelegt und danach in Zuckersirup gekocht. Zitronat wird als Backzutat z. B. für Stollen verwendet.

Zitrone

Zitronen sind die gelben Früchte des Zitronenbaums.

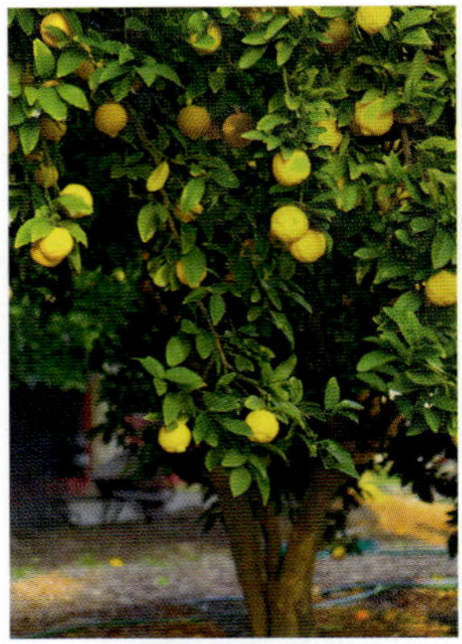
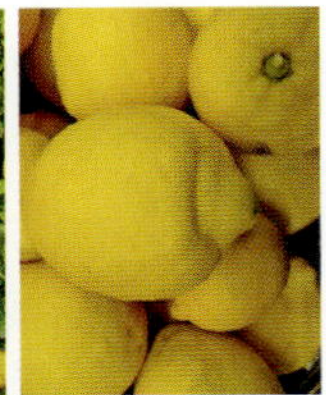
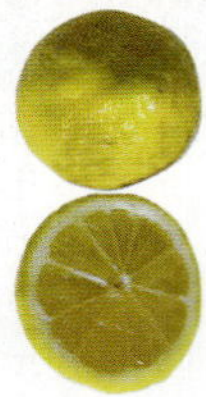

Sie haben saftiges, sehr saures Fruchtfleisch. Die Zitrone hat einen hohen Vitamin-C-Gehalt. Aus Zitronen wird Saft gewonnen, z. B. für Erfrischungsgetränke.

Zitronengras, Limonengras

Zitronengras ist ein mehrjähriges Gras mit nach unten verdickten Stängeln und scharfen Blättern.

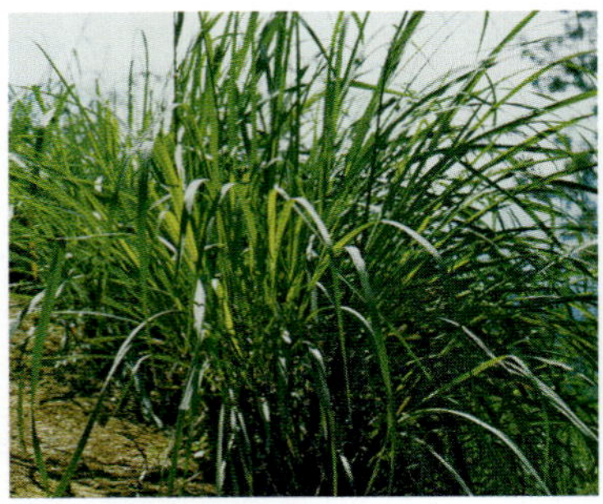
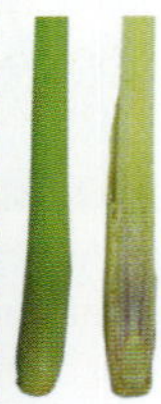

Das Gras riecht beim Zerreiben intensiv nach Zitrone. Limonengrasöl ist der Hauptbestandteil im ätherischen Öl des Zitronengrases.

Frische kleingeschnittene Stängel und Blattstücke werden als Gewürz oder zum Zubereiten von Tee verwendet.

Zitronenmelisse

Zitronenmelisse – auch Melisse genannt – ist ein Küchenkraut, dessen Blätter zitronenähnlich riechen. Sie stammt ursprünlich aus dem Vorderen Orient.

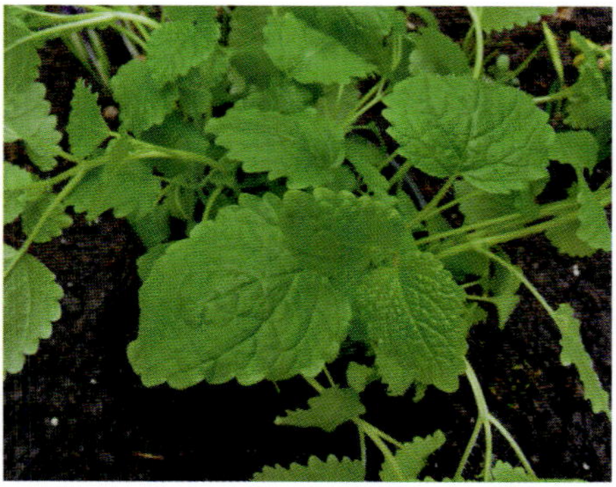

Sie kann großzügig verwendet werden. Zitronenmelisse darf nicht mitgekocht werden. Die rohen Blätter passen zu Salaten, Milch, Kräutersoßen und Eis.

Aus den getrockneten Blättern wird Melissentee hergestellt. Melisse ist auch in *Wellness*-Getränken und Likören enthalten.

Zitronensäure, Salze der Zitronensäure, Citrate, E 330 – E 333, E 380

Die Zitronensäure ist eine im Pflanzenreich weit verbreitete Fruchtsäure. Ihren Namen erhielt sie, da Carl Wilhelm Scheele sie 1784 erstmalig aus dem Saft der Zitrone isolierte.

Die Zitronensäure ist auch ein Stoffwechselzwischenprodukt im *Citratcyclus*.

Strukturformel:

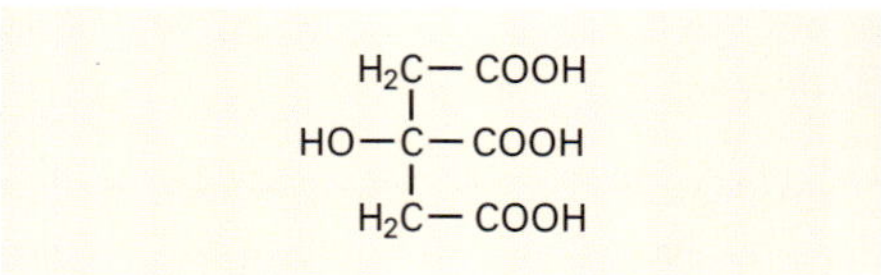

Citrate sind die Salze der Zitronensäure.

Zitronensäure und ihre Salze sind Lebensmittelzusatzstoffe, die als *Antioxidationsmittel* und *Säuerungsmittel* ohne Höchstmengenbegrenzung eingesetzt werden dürfen, z. B. bei der Herstellung von Frucht- und Gemüsekonserven, Eiscreme und Sprudelgetränken.

Zum Beispiel diesem bunten Krautsalat wurde Zitronensäure als Säuerungsmittel zugesetzt:

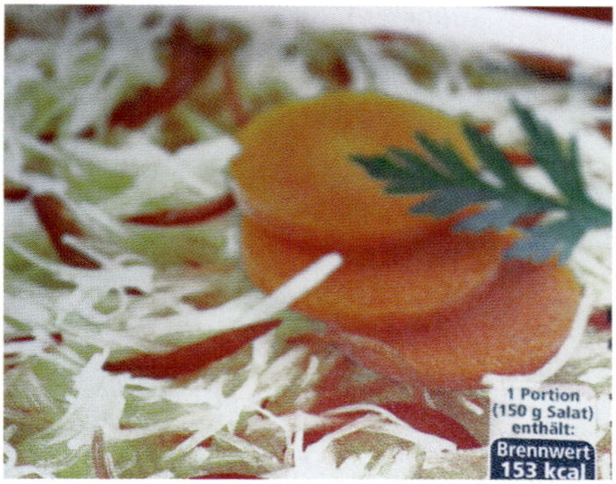

Zitronensäureester von Mono- und Diglyceriden von Speisefettsäuren, E 472c

Zitronensäureester von Mono- und Diglyceriden von Speisefettsäuren stabilisieren die Emulsionen in Fetten. Auch die Backeigenschaften von Mehlen werden durch diesen Zusatzstoff verbessert.

Der Stoff gilt als gesundheitlich unbedenklich und wurde daher ohne Höchstmengenbegrenzung zugelassen. Zum Beispiel diesem Streichfett wurden Zitronensäureester von Mono- und Diglyceriden von Speisefettsäuren als Emulgator zugesetzt:

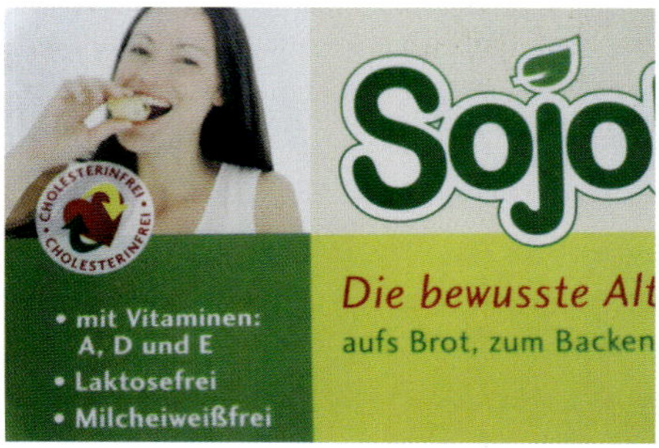

Zitrusfrüchte

Zu den Zitrusfrüchten gehören Clementinen, *Grapefruits*, *Limetten*, *Mandarinen*, *Orangen*, *Pampelmusen*, Pomeranzen (Bitterorangen), *Zitronat*zitronen, *Zitronen*.

Zitrusfrüchte wachsen in tropischen oder subtropischen Gegenden oft auf Plantagen. Sie bestehen aus der Schale und dem saftigen Fruchtfleisch.

Zivilisationskrankheiten

Zivilisationskrankheiten – Wohlstandskrankheiten – ist ein Sammelbegriff für alle Erkrankungen, die mit dem Lebensstil in den Industrieländern in Verbindung gebracht werden. Zu den Zivilisationskrankheiten gehören u. a.

- Herz-Kreislauf-Erkrankungen (Bluthochdruck, Herzinfarkt, Arteriosklerose)
- Stoffwechselerkrankungen (Diabetes mellitus, Gicht, erhöhter Cholesterinspiegel)
- Übergewicht, Fettsucht, Magersucht
- Krebs
- Erkrankungen des Bewegungsapparates
- Allergien

Ursachen für Zivilisationskrankheiten:

- Bewegungsmangel gilt als die Hauptursache von Zivilisationskrankheiten.
- Fehl- und Überernährung sind klassische Risikofaktoren für alle Zivilisationskrankheiten.
- Stress
- Umweltbelastungen
- Risikofaktoren wie Rauchen, Alkoholkonsum

Die Zivilisationskrankheiten sind ein großes volkswirtschaftliches Problem aufgrund der entstehenden Kosten. Lösungsansätze werden in der Gesundheitsvorsorge, in alternativen Ernährungsformen und auch in Nahrungsergänzungsmitteln aufgezeigt.

Zn

Zn ist das chemische Symbol für ***Zin**k.*

ZNS

ZNS ist die Abkürzung für ***Z**entral**n**erven**s**ystem.*

Zöliakie

Zöliakie ist eine Glutenunverträglichkeit – Klebereiweißunverträglichkeit –, durch die die Darmschleimhaut angegriffen wird. Der Körper der Betroffenen bildet Antikörper gegen Gluten, es entstehen Entzündungen an der Darmschleimhaut. Dadurch kommt es zu schweren Verdauungsstörungen, sodass die normale Resoprtion der Nährstoffe nicht mehr erfolgt. Wird Zöliakie nicht schnell genug erkannt, kommt es zu Vitamin- und Mineralstoffmangelerscheinungen.

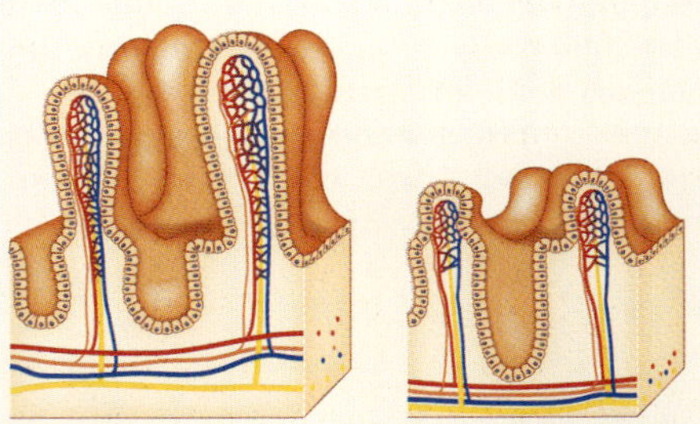

normale Dünndarmschleimhaut — durch Zöliakie veränderte Dünndarmschleimhaut

Ein Krankheitsanzeichen bei Zöliakie ist Durchfall. Es handelt sich um hellen, fettigen, übel riechenden Kot. Dabei ist der Bauch aufgetrieben.

Bei Zöliakie muss lebenslang eine glutenfreie Diät eingehalten werden, d. h., die Getreidearten *Dinkel*, *Gerste*, *Grünkern*, *Hafer*, *Roggen*, *Weizen* und *Wildreis* dürfen nicht verzehrt werden.

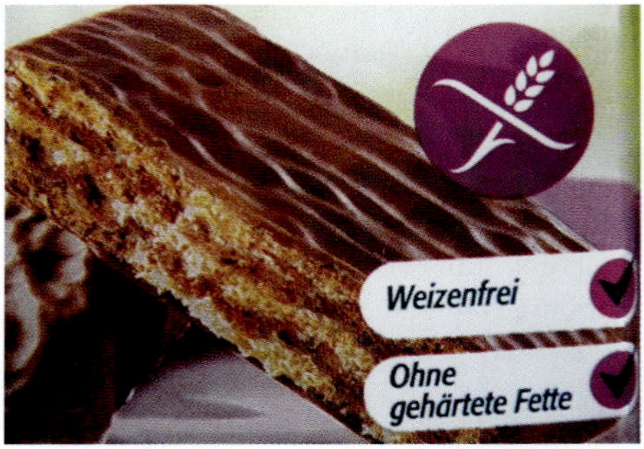

Personen, die an Zöliakie erkrankt sind, müssen also die Zutatenliste der Lebensmittel genau lesen, da Gluten in vielen Backwaren und Fertigprodukten enthalten ist.

Die Anlage für Zöliakie wird vererbt. Besonders gefährdet sind Säuglinge und Kleinkinder. Säuglinge sollen deshalb bis zum 7. Lebensmonat glutenfrei ernährt werden.

Deutsche Zöliakie Gesellschaft e. V.
Internet: www.dzg-online.de

zubereitungsfertige Lebensmittel

siehe *Lebensmittel, aufbereitfertig*

Zucchini, Zucchetti

Zucchini sind gurkenähnliche Früchte, die aus Mittel- bzw. Südamerika stammen. Zucchini werden bis zu 40 cm lang und 2 kg schwer. Das feste, weiße Fruchtfleisch enthält zahlreiche Kerne. Zucchini werden klein gepflückt, weil sie dann besonders schmackhaft sind.

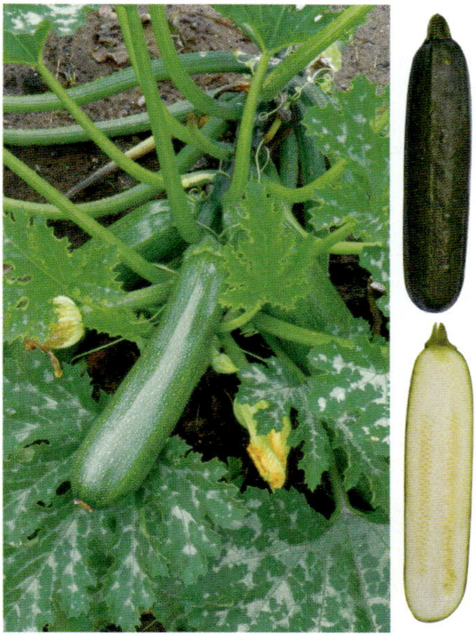

Zucchini enthalten wie Gurken wenig Energie. Zucchini werden roh, gekocht oder geschmort gegessen.

Zucker

Zucker ist die allgemeine Bezeichnung für die aus Zuckerrohr und Zuckerrüben gewonnene Saccharose, ein Doppelzucker – Disaccharid. Zucker kommt neben dem Zuckerrohr und den Zuckerrüben auch in vielen anderen Pflanzen vor, z. B. im Zuckerahorn und in der Zuckerpalme.

Zucker ist im Lebensmittelrecht ein geschützter Begriff für weißen, raffinierten Zucker. Für andere Produkte darf der Begriff Zucker nur in Verbindung mit anderen Begriffen verwendet werden, sodass es nicht zu Verwechslungen kommen kann.

Außerdem wird der Begriff Zucker für einfache wasserlösliche und süß schmeckende Kohlenhydratarten verwendet.

Zuckeralkohole

Zuckeralkohole sind Reduktionsprodukte der Einfachzucker – Monosaccharide. Die Bezeichnungen werden aus den Namen der Monosaccharide abgeleitet. Die Endung „ose" wird durch die Endung „it" oder „ol" ersetzt. Beispiele: Lactose – Lactit; Sorbit – Sorbitol. Die Zuckeralkohole werden teilweise als *Zuckeraustauschstoffe* eingesetzt.

zuckerarm

Der Hinweis „zuckerarm" bei einem Lebensmittel darf nur erfolgen, wenn

- nicht mehr als 5 g Zucker pro 100 g bzw.
- 2,5 g Zucker pro 100 ml

enthalten sind.

Zum Beispiel bei diesen Cornflakes erfolgt der Hinweis „zuckerarm":

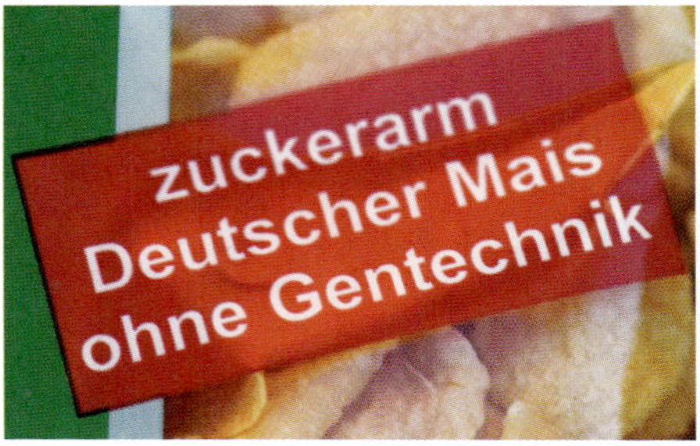

Zuckerarten

Zuckerarten ist ein Sammelbegriff für:

- Einfachzucker – Monosaccharide
- Doppelzucker – Disaccharide
- Oligosaccharide,
  z. B. Traubenzucker – Glucose
- Fruchtzucker – Fructose
- Rohr- und Rübenzucker – Saccharose
- Milchzucker – Lactose
- Malzzucker – Maltose
- Glucosesirup und Dextrine

Zuckeraustauschstoffe

Zuckeraustauschstoffe sind Lebensmittelzusatzstoffe. *Fruchtzucker*, *Isomalt*, *Lactit*, *Mannit*, *Maltit*, *Sorbit* und *Xylit* sind Zuckeraustauschstoffe. Außer Fruchtzucker sind alle Zuckeraustauschstoffe Zuckeralkohole. Sie haben einen ähnlich hohen Energiegehalt wie Haushaltszucker (8,4 kJ/2 kcal). Die Süßkraft der Zuckeraustauschstoffe beträgt nur 40 bis 70% der Süßkraft von Zucker. Aus diesem Grund werden sie in den Lebensmitteln häufig mit Süßstoffen kombiniert. Zuckeraustauschstoffe werden jedoch im Körper *insulin*unabhängig verwertet und sind daher für die Diabetesdiät/Diabetikerlebensmittel geeignet. Für Reduktionsdiäten sind sie allerdings weniger geeignet als Süßstoffe.

Zuckeraustauschstoffe wirken in größeren Mengen abführend, da sie nicht vollständig aus dem Darm in das Blut resorbiert werden können und deshalb im Darm Wasser „anziehen".

Lebensmittel mit Zuckeraustauschstoffen müssen daher mit folgendem Hinweis versehen sein:

„Kann bei übermäßigem Verzehr abführend wirken".

Die Verwendung von Zuckeraustauschstoffen muss in der Zutatenliste angegeben werden.

Zuckercouleur, E 150 a–d

Zuckercouleur ist ein dunkelbrauner *Farbstoff,* der aus Rübenzucker – Saccharose – beim *Karamell*isieren entsteht.

Zuckercouleur ist ohne Höchstmengenbegrenzung als Farbstoff für Lebensmittel zugelassen, z.B. Cola-Getränke und alkoholische Getränke werden mit Zuckercouleur gefärbt.

Zum Beispiel auch diese Balsamico-Creme wurde mit Zuckercouleur gefärbt:

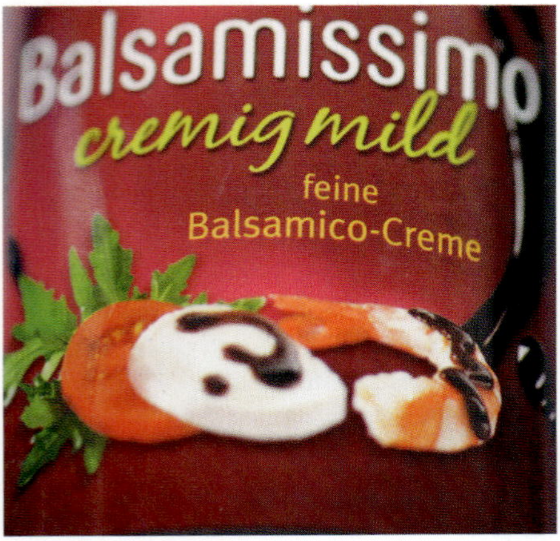

Brot und Backwaren dürfen nicht mit Zuckercouleur gefärbt werden, da hierdurch ein Vollkornmehlanteil vorgetäuscht werden würde.

Zuckerester von Speisefettsäuren, E 473

Zuckerester von Speisefettsäuren sind *Emulgatoren*, die chemisch aus Zucker und Fettsäuren hergestellt werden.

Diese Emulgatoren sind für bestimmte Lebensmittel unter Beachtung der Höchstmengenbegrenzung – *ADI-Wert* 30 mg/kg KG – zugelassen. Sie werden insbesondere für die Fettemulsion in fettarmen Produkten eingesetzt.

Gesundheitliche Nebenwirkungen sind nicht bekannt. Für Vegetarier sind diese Produkte nicht geeignet, da der Zusatzstoff auch aus tierischen Fetten stammen kann. Gewöhnlich wird er jedoch aus Sojaöl oder anderen pflanzlichen Ölen erzeugt.

Zum Beispiel diese Kaudragees enthalten den Emulgator Zuckerester von Speisefettsäuren:

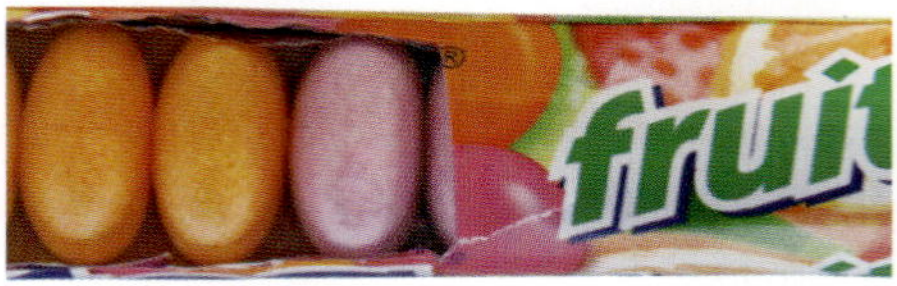

zuckerfrei

Ein Produkt darf als zuckerfrei bezeichnet werden, wenn es nicht mehr als 0,5 g Zucker pro 100 g enthält.

Zum Beispiel bei diesem Kaugummi mit Zuckeralkoholen wird damit geworben, dass es zuckerfrei ist:

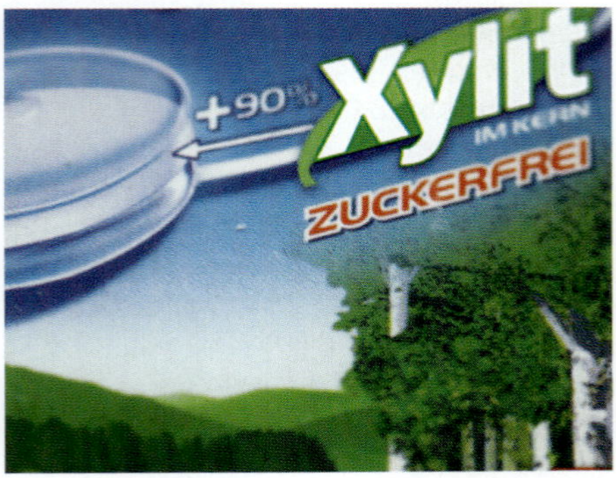

Zuckergewinnung

Bei der Zuckergewinnung unterscheidet man folgende Bearbeitungsschritte:

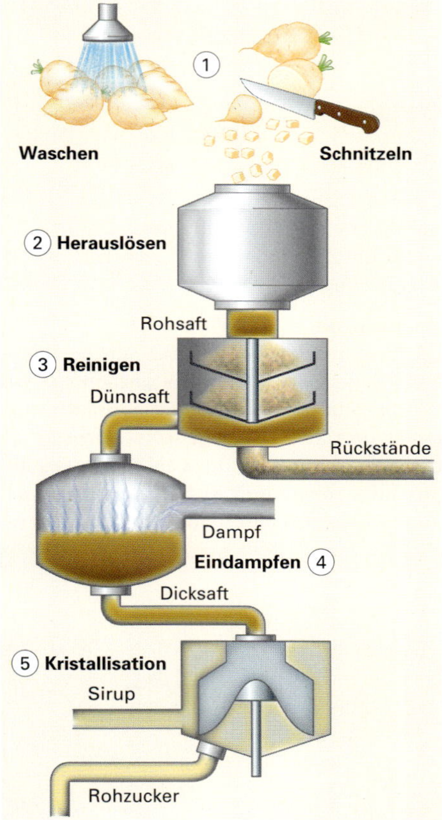

① Zuckerrüben bzw. Zuckerrohr werden gesäubert, gewaschen und in Schnitzel zerkleinert.

② Durch heißes Wasser (65 bis 73 °C) wird der Zucker herausgelöst. Der Rohsaft enthält 12 bis 14 % Rübenzucker.

③ Der Rohsaft wird gereinigt (Entfernung von Nichtzuckerstoffen wie Eiweißstoffe und Pektine).

④ Der gesäuberte Dünnsaft wird durch Eindampfen in Dicksaft mit 55 bis 65 % Zucker umgewandelt.

⑤ Mit Zentrifugen wird der Sirup vom Rohzucker abgetrennt. Der abgetrennte Zucker ist brauner Zucker.

Nach der erneuten Reinigung – *Raffination* – entsteht der weiße Haushaltszucker.

Zuckerglyceride, E 474

Zuckerglyceride sind *Emulgatoren*, die chemisch aus Saccharose und Speisefettsäuren hergestellt werden. Sie sind unter Beachtung der Höchstmengenbegrenzung – *ADI-Wert* 30 mg/kg KG – zugelassen, z. B. für *Lightprodukte*, Speiseeis und Backwaren. Diese Lebensmittel können dann geringe Mengen an Lösungsmitteln enthalten. Diese Mengen wurden jedoch von der Weltgesundheitsorganisation (WHO) als unbedeutend eingestuft.

Für Vegetarier sind Produkte mit Zuckerglyceriden nicht geeignet, da dieser Zusatzstoff auch aus Schweinefett hergestellt sein kann.

Zuckerkrankheit

siehe *Diabetes mellitus*

Zuckerkulör

siehe *Zuckercouleur*

Zuckermais

Zuckermais ist Gemüsemais mit hellgelben Körnern.

Der süße Geschmack entsteht durch den verlangsamten Stärkeaufbau aus Zucker in den Körnern. Durch *Blanchieren* des Mais kann dieser süße Geschmack erhalten werden.

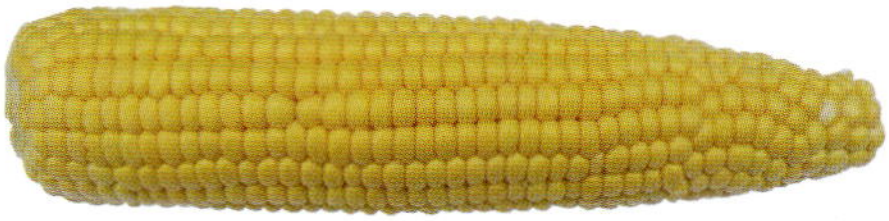

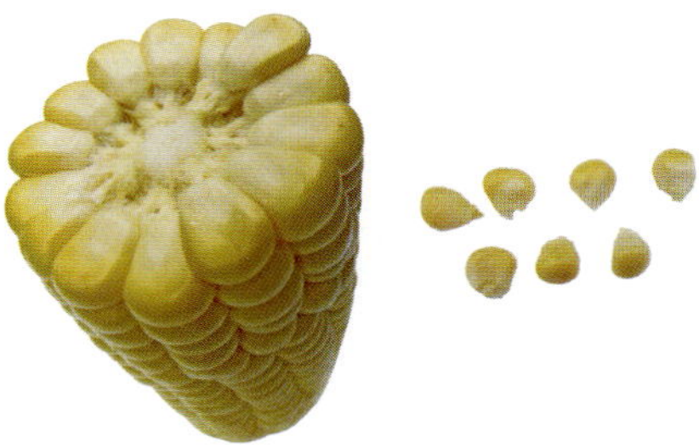

Zuckermais enthält reichlich Kohlenhydrate und ist eine gute Eiweißquelle.

Der Verzehr von Zuckermais erfolgt direkt vom gegarten Kolben oder z. B. als Gemüsebeilage.

Z

Zuckermelonen
siehe *Melonen*

Zuckern
Zuckern ist eine Konservierungsmethode für kandierte Früchte, Konfitüren, Gelee und Fruchtsirup.
Zucker konserviert Lebensmittel durch den Entzug von freiem Wasser. Zucker bindet Wasser und verhindert so den Verderb. Mikroorganismen benötigen freies Wasser.
Es muss jedoch ausreichend Zucker verwendet werden, da Zucker gleichzeitig ein optimales Nährmedium für Mikroorganismen ist, bei Konfitüre zum Beispiel im Verhältnis 1 : 1.

Zuckerrohr
Das Zuckerrohr ist eine tropische bambusähnliche Süßgrasart. Die 2 bis 7 cm dicken Halme werden bis zu 4 m hoch und liefern ca. 30 Jahre lang ergiebige Erträge. Die erste Ernte, das Schneiden des Rohrs, kann 9 bis 24 Monate nach dem Auspflanzen erfolgen. Der Erntezeitpunkt richtet sich nach Zuckergehalt und Reifegrad. Die Halme werden direkt über dem Boden abgeschnitten. Die Halmstrünke schlagen anschließend neu aus und es gedeiht ein neuer Halm.

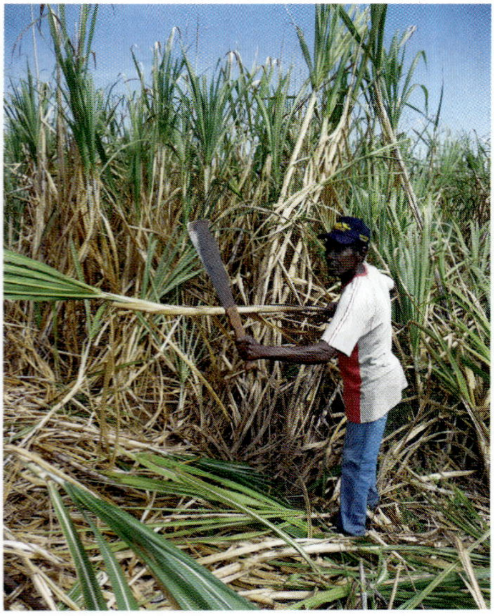

Das Zuckerrohr wird entblättert und zerkleinert.

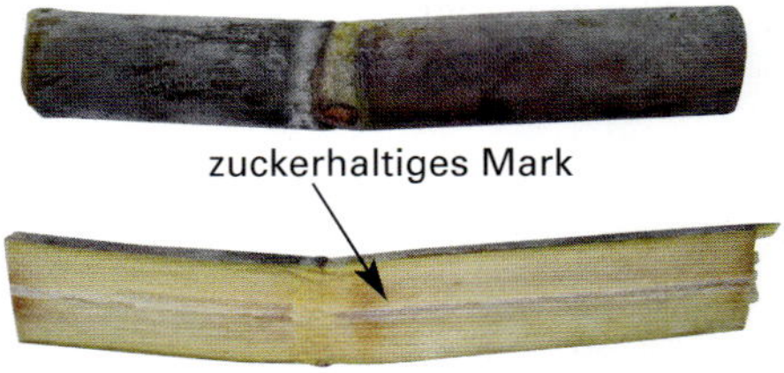

Das zuckerhaltige Mark des Zuckerrohrs enthält 13 bis 20 % Rohrzucker. Daher wird es für die Zuckergewinnung verwendet.
Aus Zuckerrohrsirup wird Rum hergestellt.

Zuckerrübe
Die Zuckerrübe ist eine zweijährige Pflanze, die aus der Runkelrübe gezüchtet wurde. Die Zuckerrübe wird im Frühjahr ausgesät und im Herbst geerntet, da sich zu diesem Zeitpunkt eine weißliche, fleischige Rübe mit einem Zuckergehalt von ca. 18 bis 22 % gebildet hat.

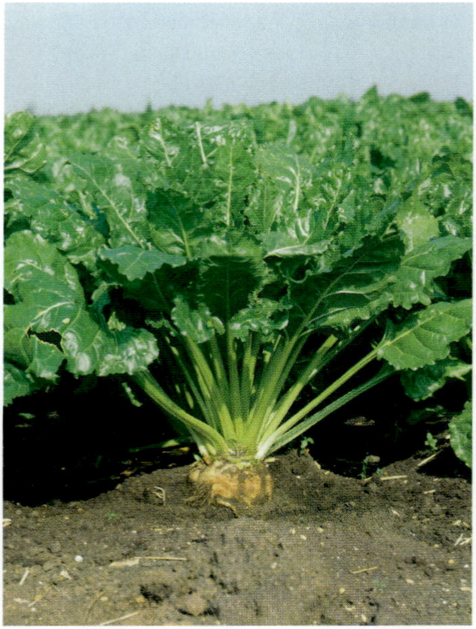

1747 entdeckte der Berliner Chemiker Andreas Sigismund Markgraf die Bedeutung der Zuckerrübe für die *Zuckergewinnung*. Ende des 18. Jahrhunderts entstand in Schlesien eine erste Zuckerfabrik, die Zuckerrüben verarbeitete.

Zuckersorten

- Kristallzucker – Haushaltszucker – ist feinkörniger raffinierter, also weißer Rohr- oder Rübenzucker (links).
- Puderzucker – Staubzucker – ist besonders fein vermahlener Rohr- oder Rübenzucker, die Kristalle sind nicht mehr sichtbar (rechts).

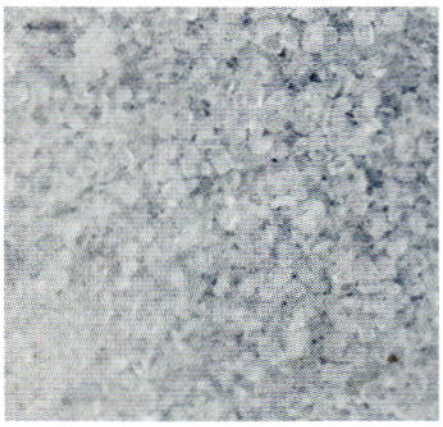
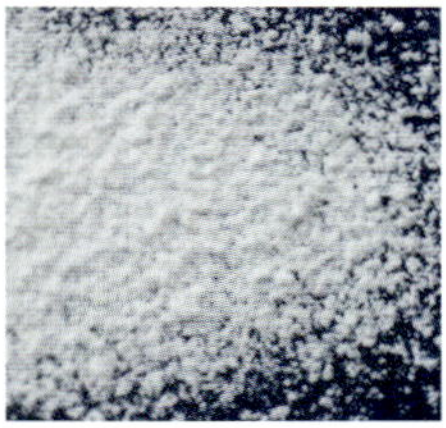

- Hagelzucker ist ein grobkörniger Rohr- oder Rübenzucker, bei dem mehrere Zuckerkristalle aneinanderhaften. Hagelzucker wird zum Verzieren von Gebäck verwendet (links).
- Brauner Zucker – Rohzucker – besteht zu 98% aus Rohr- oder Rübenzucker sowie geringen Mengen an Mineralstoffen und Vitaminen. Dieser Zucker wurde nicht raffiniert (rechts).

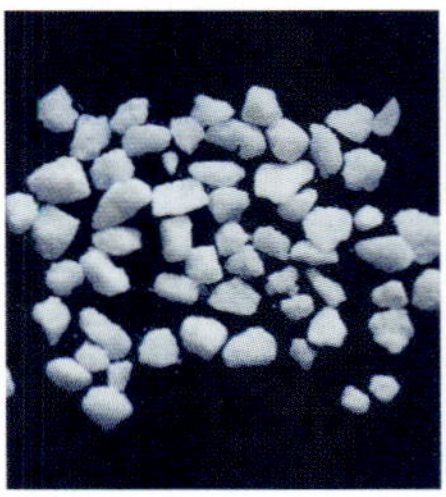
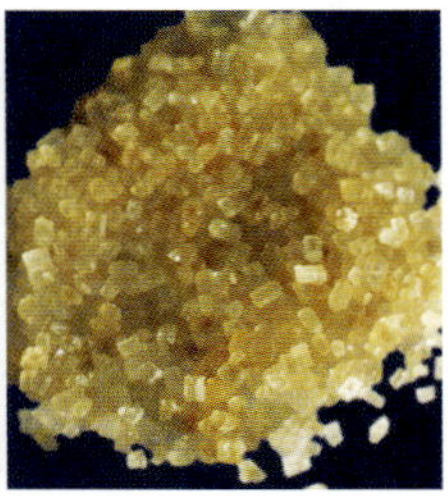

- Gelierzucker enthält neben Zucker *Pektine* – meist Apfelpektine und Zitronen- oder Weinsäure. Gelierzucker wird zur Herstellung von Gelee oder Konfitüre verwendet.
- Farinzucker ist feiner brauner Zucker, der bei der Kandisherstellung anfällt. Farinzucker hat einen karamellartigen Geschmack.
- Flüssigzucker ist in Wasser aufgelöster Zucker.
  Zum Beispiel: Fructosesirup mit Salz und Apfelextrakt.
  Zutaten: Fructosesirup (99,9%), Salz, Apfelextrakt.

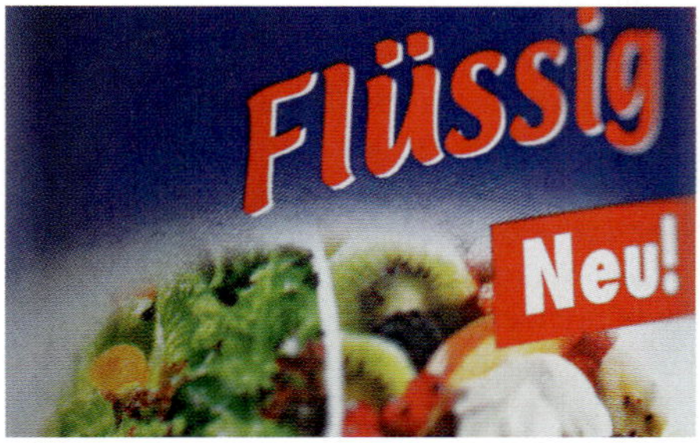

- Der Zuckerhut entstand ursprünglich bei der Zuckerherstellung. Der Zuckerrohrsirup wurde in kegelförmige Gefäße gegeben, die an der Kegelspitze ein kleines Loch hatten. Durch das Loch in der Kegelspitze konnten die Nichtzuckerstoffe abfließen, während der Zucker kristallisierte. Aus der umgedrehten Form rutschte dann der Zuckerhut heraus.

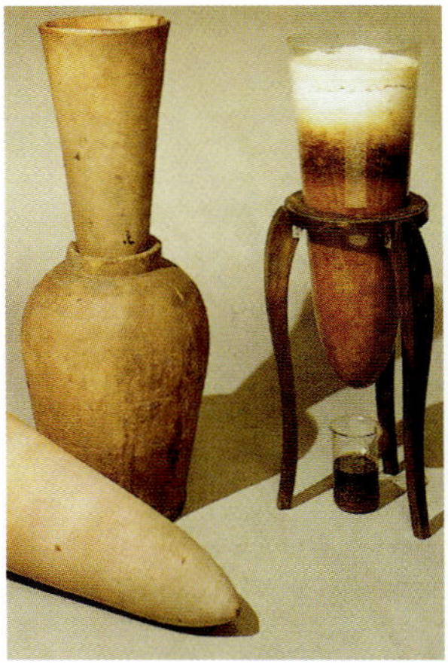
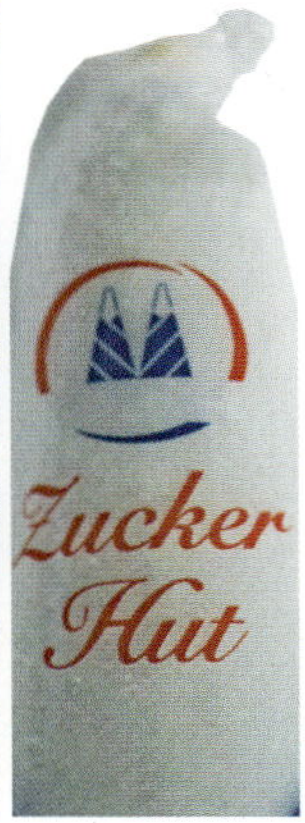

Weitere Zuckerarten siehe *Invertzucker*, *Kandis*, *Würfelzucker*.

Zuckerwaren, Süßwaren

Zuckerwaren sind Süßwaren, für die in erster Linie Zucker oder andere Zuckerprodukte, z.B. Invertzuckersirup, verarbeiet werden. Außerdem können z.B. Fette, Nüsse und Honig enthalten sein. Wichtige Produktgruppen sind: Bonbons, Geleezuckerwaren, Schaumzuckerwaren, Dragées, Drops, Lakritzwaren, Kaugummi. Zu den Zuckerwaren zählen außerdem Füllungen und Glasuren. Nicht dazu zählen Schokolade und Marzipan.

Zuckerzusatz

Zuckerzusatz erfolgt beim Süßen von Lebensmitteln durch Ahornsirup, Honig usw. Der Zusatz dieser Zutaten muss generell in der Zutatenliste kenntlich gemacht werden. Es gibt jedoch auch Fälle, in denen dies nicht erforderlich ist, z. B. bei der Fruchtsaftherstellung bei einem witterungsbedingten Mangel an natürlichem Zucker.

Zuckerzusatz, ohne

Der Hinweis „ohne Zuckerzusatz" ist nur zulässig, wenn dem Produkt weder Monosaccharide – Einfachzucker – noch Disaccharide – Doppelzucker – noch eine andere Zutat mit süßender Wirkung, z. B. Fruchtsirup, zugesetzt wurden. Wenn ein Lebensmittel, z. B. Apfelsaft, von Natur aus Zucker enthält, soll auch der Hinweis erfolgen „enthält von Natur aus Zucker".

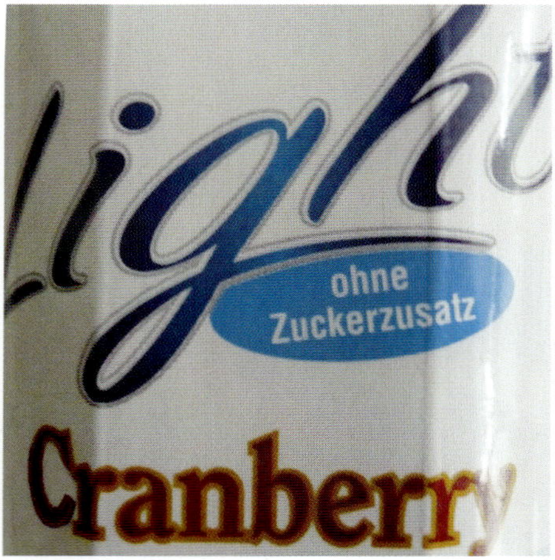

Zufuhrempfehlungen

siehe *Referenzwerte, Nährstoffzufuhr*

Zunge

Die Zunge ist ein aus Muskeln bestehendes Organ, das von einer Schleimhaut überzogen ist. Die Zunge ist ein Hilfsapparat beim Kauen, Schlucken und beim Sprechen, außerdem ist die Zunge ein Geschmacksorgan. Auf der Oberseite der Zunge befinden sich winzige „Beulen", die Papillen, mit etwa 10 000 Geschmacksknospen.

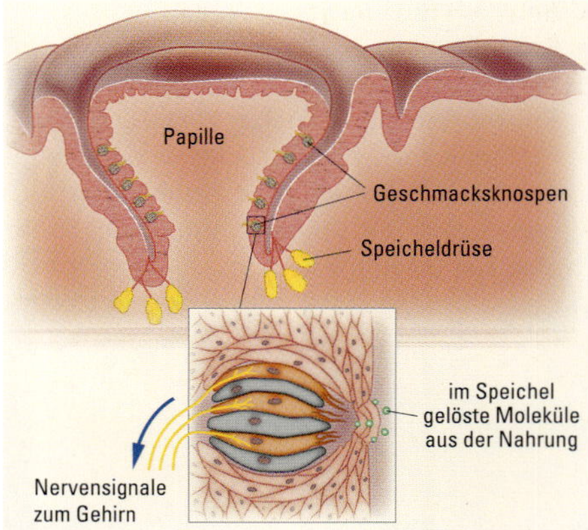

Einige Papillen sind auch für den Tastsinn und das Empfinden von Wärme und Kälte verantwortlich. Aus den Nervensignalen dieser Sinneszellen kombiniert das Gehirn fünf Hauptgeschmacksrichtungen.
Siehe *Geschmackssinn*.

Zusatzstoffe

siehe *Lebensmittelzusatzstoffe, E-Nummern*

Zutatenliste, Zutatenverzeichnis

Die Zutatenliste informiert über die Zutaten, die in einem Produkt enthalten sind. Auf Fertigpackungen müssen alle Zutaten des Lebensmittels bzw. der Speise in der Zutatenliste in absteigender Reihenfolge angegeben werden, d. h., die Zutat, die an der ersten Stelle steht, hat den größten Gewichtsanteil.

Wenn mit einer Produktbezeichnung, z. B. Erdbeerquark, oder mit einem Bild auf der Verpackung für eine Zutat besonders geworben wird, muss der Anteil dieser Zutat in Prozent angegeben werden, z. B. Erdbeeren 15 %.

Auch *Lebensmittelzusatzstoffe* müssen in der Zutatenliste genannt werden, und zwar mit dem Klassennamen und der E-Nummer oder dem speziellen Namen, z. B. „Geschmacksverstärker E 621" oder „Geschmacksverstärker Mononatriumglutamat".

Allergene müssen in der Zutatenliste gesondert aufgeführt werden.

Beispiele für Zutatenlisten:

1. Beispiel: Erdbeerjoghurt

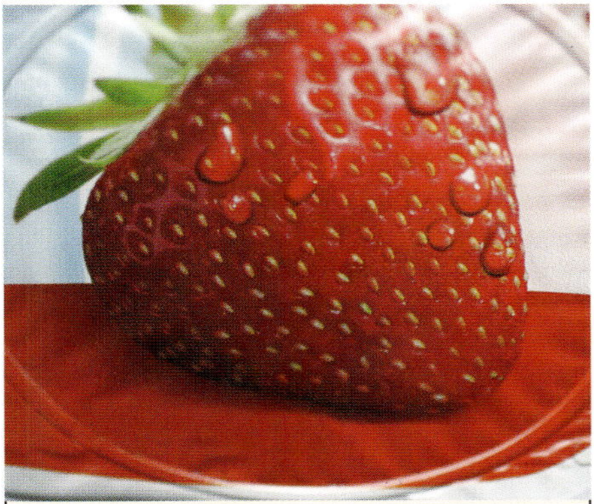

Zutaten: Joghurt aus entrahmter Milch,10 % Erdbeerzubereitung (Erdbeeren, Fructosesirup, Rote-Bete-Saftkonzentrat, Süßstoff: Aspartam, Acesulfam-K, Aroma, Vitaminmischung (Vitamin B_6, Vitamin B_2), modifizierte Stärke, Speisegelatine

2. Beispiel: Schokolinsen

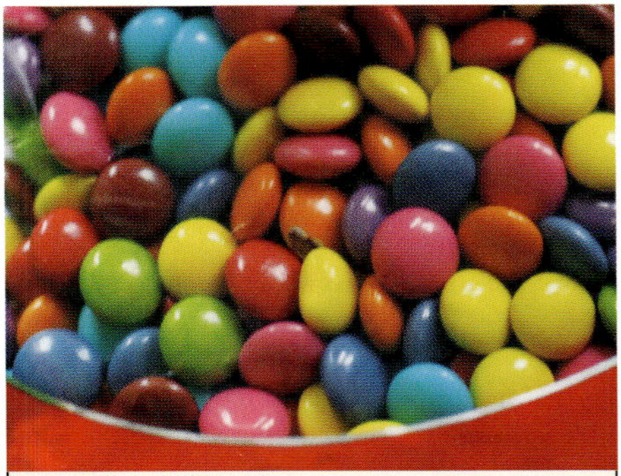

Zutaten: Vollmilchschokolade (65 %): (Zucker, Kakaobutter, Vollmilchpulver, Kakaomasse, Süßmolkenpulver, Milchzucker, Magermilchpulver, Emulgator: Sojalecithine, Vanillin), Zucker, Glucosesirup (aus Weizen/Mais), Farbstoffe: E 171, E 120, E 131, E 163, E 141, E 100, E 150c, Verdickungsmittel Gummi arabicum, Gelatine, Vanillin, Überzugsmittel Bienen- und Carnaubawachs.
Vollmilchschokolade mindestens 30 % Kakaobestandteile
Kann Spuren von Erdnüssen und Schalenfrüchten enthalten.

Zweifachzucker

siehe *Doppelzucker*

Zwergorange, Zwerpomeranze

Zwergorangen – auch Kumquat genannt – sind pflaumengroße Zitrusfrüchte, die ursprünglich aus China und Japan stammen. Die süß schmeckende Schale der Zwergorangen wird zusammen mit dem sauren Fruchtfleisch verzehrt.

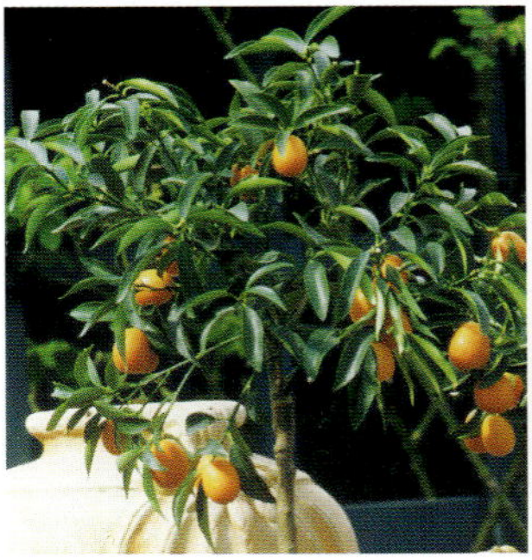

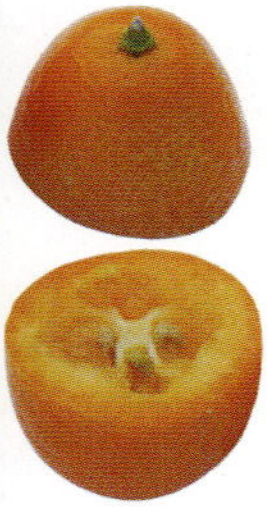

Zwetsche, Zwetschge

Die Zwetsche ist eine länglich ovale, blauviolette Steinfrucht, die am Zwetschenbaum reift. Die Pflaume ist dagegen etwas runder. Das grünlich gelbe, saftige Fruchtfleisch der Zwetsche löst sich leicht vom Stein.

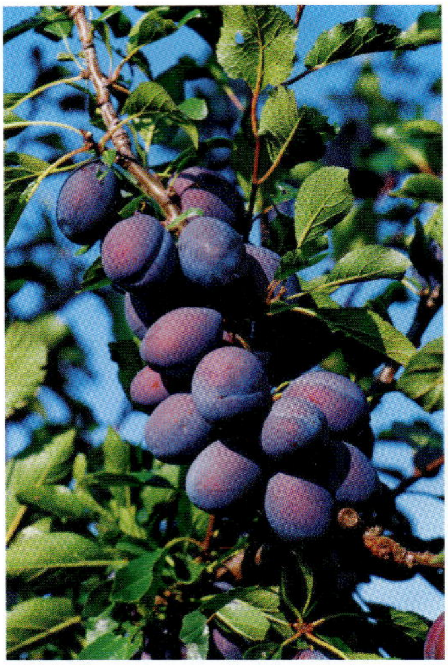

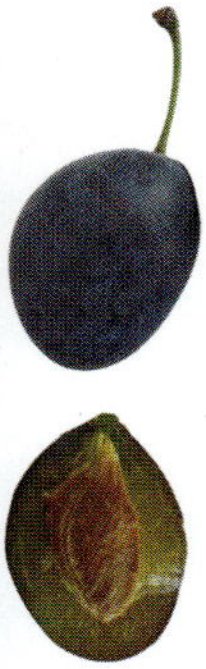

Zwetschen werden roh gegessen oder zu Mus oder Kompott verarbeitet. Zwetschen sind auch ein beliebter Kuchenbelag.

Zwieback

Für Zwieback wird Hefeteig gebacken. Es entsteht Einback. Am nächsten Tag wird der „Einback“ in Scheiben geschnitten. Die Scheiben werden dann nochmals bei schwacher Hitze gebacken. Es entsteht „Zweiback“, also Zwieback.

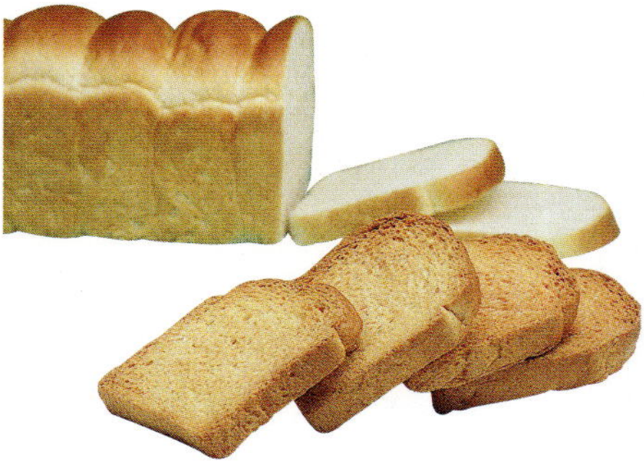

Zwiebelgemüse

Zwiebelgemüse ist eine Sammelbezeichnung für Gemüsesorten, die zur Familie der Liliengewächse zählen. Hierzu gehören *Knoblauch*, *Porree*/Lauch, *Schnittlauch* und Speisezwiebeln. Zwiebelgemüse hat einen charakteristischen Geschmack und Geruch durch verschiedene schwefelhaltige Verbindungen.

Zwiebeln

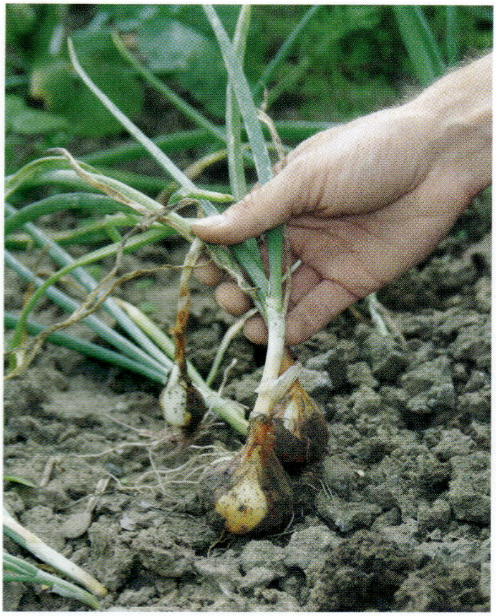

Zwiebeln sind unterirdische Speicherorgane zweijähriger Pflanzen.
Es gibt viele unterschiedliche Zwiebelsorten: Gemüsezwiebeln, rote Zwiebeln, weiße Zwiebeln, *Schalotten*, Silberzwiebeln usw.

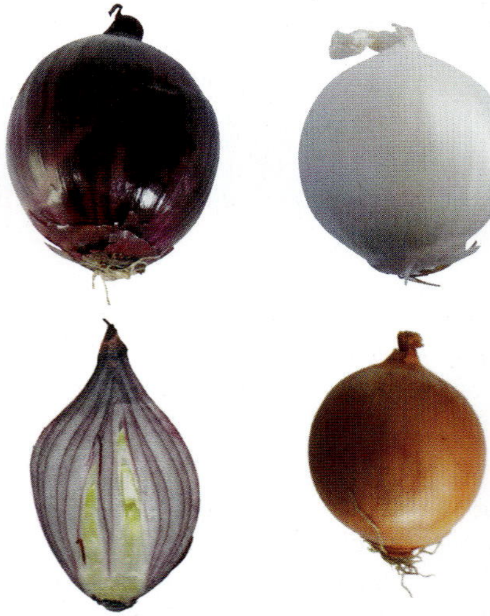

Zwiebeln enthalten *sekundäre Pflanzenstoffe – Sulfide –* und haben daher eine cholesterinsenkende Wirkung. Außerdem enthalten Zwiebeln Vitamin C und Kalium.

Zwiebelwurst

Zwiebelwurst ist eine grobkörnige, ungeräucherte, kurz gereifte Rohwurst, die mit Zwiebeln gewürzt ist. Zwiebelwurst ist eine streichfähige Mettwurst. Sie ist zum alsbaldigen Verzehr bestimmt.

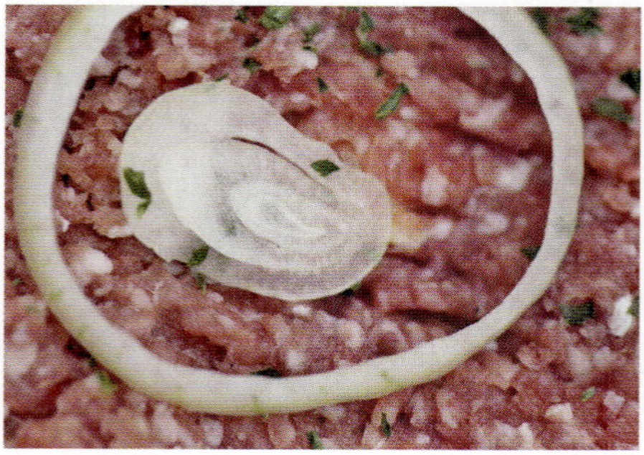

Zwischenmahlzeit

Eine Zwischenmahlzeit ist eine kleinere Mahlzeit zwischen zwei Hauptmahlzeiten.

Das 2. Frühstück und die Nachmittagsmahlzeit – Vesper – sind also Zwischenmahlzeiten. Die Zwischenmahlzeiten unterstützen den positiven Verlauf der Tagesleistungskurve. Auch bei insulinpflichtigen Diabetikern kann die Einnahme von Zwischenmahlzeiten sinnvoll bzw. notwendig sein. Für Zwischenmahlzeiten eignen sich besonders Obst, Gemüse, Milch- und Vollkornprodukte.

Zwischenstoffwechsel

siehe *intermediärer Stoffwechsel*

Zwischenwirt

Ein Zwischenwirt ist ein Organismus, der z. B. Bandwurmlarven oder Bandwürmer im Jugendstadium aufnimmt und sie später auf einen anderen Organismus überträgt.

Zwitterionen

Zwitterionen sind Verbindungen, die im gleichen Molekül

- eine Gruppe mit einer **negativen** Ladung, z. B. die Carboxylgruppe ($-COO^-$), und
- eine Gruppe mit einer **positiven** Ladung, z. B. die Aminogruppe ($-NH_3^+$), haben.

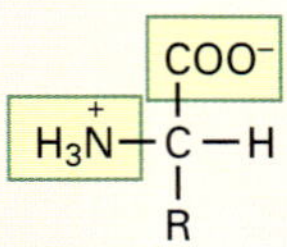

Aminosäuren sind also z. B. Zwitterionen. Diese Stoffe können sowohl als

- Säure ($-COO^-$) und auch als
- Base ($-NH_3^+$) reagieren.

Zwölffingerdarm

Der Zwölffingerdarm ist der obere Abschnitt des Dünn*darms*. Der Zwölffingerdarm schließt an den Magen an. Der Zwölffingerdarm ist etwa 25 cm lang.

In den Zwölffingerdarm münden die Ausflussgänge der *Bauchspeicheldrüse* und der *Gallenblase*.

Der Bauchspeichel mit den zahlreichen Enzymen und die Gallenflüssigkeit werden im Zwölffingerdarm mit dem Nahrungsbrei vermischt.

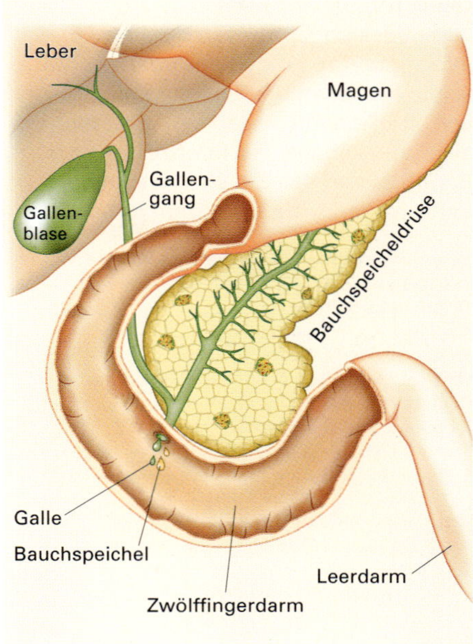

Zwölffingerdarmgeschwür

Ein Zwölffingerdarmgeschwür ist eine chronische Entzündung der Schleimhaut des Zwölffingerdarms. Hierdurch wird die Wand des Zwölffingerdarms geschädigt.

Häufigste Ursache ist eine übermäßige Absonderung von Magensaft. Aber auch Nikotin, Stress oder bestimmte Bakterien können die Enstehung begünstigen.

Die Anzeichen sind eher unspezifisch: Völlegefühl im Oberbauch bis zu Aufstoßen, Blähungen, Übelkeit oder Erbrechen. Ein Zwölffingerdarmgeschwür wird mit einer Umstellung der Lebensgestaltung, z. B. Vermeidung von Stress, und mit Medikamenten behandelt.

Blutungen und Durchbrüche in den Bauchraum können schwerwiegende Folgen eines Zwölffingerdarmgeschwürs sein.

Die leichte Vollkost unterstützt die Heilung. Außerdem kommen Säureblocker oder Antibiotika zum Einsatz.

Zystein

siehe *Cystein*

Zystin

siehe *Cystin*

Die **Verbraucherzentralen** in den 16 Bundesländern bieten Beratung und Information zu Fragen des Verbraucherschutzes, helfen bei Rechtsproblemen und vertreten die Interessen der Verbraucher auf Landesebene. Für Information und Beratung wenden Sie sich bitte an die Verbraucherzentrale in Ihrem Bundesland.

Verbraucherzentrale Baden-Württemberg e. V.
Paulinenstraße 47, 70178 Stuttgart
Tel.: (0 18 05) 50 59 99
Mo.–Do. 10.00–18.00 Uhr,
Freitag 10.00–14.00 Uhr
(14 Cent/Minute aus dem deutschen Festnetz der Deutschen Telekom AG; andere Preise aus den Mobilfunknetzen möglich)
Fax: (07 11) 66 91-50
E-Mail: info@vz-bw.de – Internet: www.vz-bw.de

Verbraucherzentrale Bayern e. V.
Mozartstraße 9, 80336 München
Tel.: (0 89) 5 39 87-0 – Fax: (0 89) 53 75 53
Landesweites Beratungstelefon der Verbraucherzentrale Bayern:
Tel.: (0 90 01) 89 22 93 76
Montag, Mittwoch und Donnerstag von 9–11 und 15–17 Uhr
(14 Cent/Minute aus dem deutschen Festnetz der Deutschen Telekom AG; andere Preise aus den Mobilfunknetzen möglich)
Die Rechtsberatung sowie die Versicherungsberatung kosten 2 Euro/Minute aus dem deutschen Festnetz der Deutschen Telekom AG; andere Preise aus den Mobilfunknetzen möglich)
E-Mail: info@verbraucherzentrale-bayern.de
Internet: www.verbraucherzentrale-bayern.de

Verbraucherzentrale Berlin e. V.
Hardenbergplatz 2, 10623 Berlin
Tel.: (0 30) 2 14 85-0 – Fax: (0 30) 2 11 72 01
Termine Tel.: (0 30) 2 14 85-2 60
E-Mail: mail@verbraucherzentrale-berlin.de
Internet: www.verbraucherzentrale-berlin.de

Verbraucherzentrale Brandenburg e. V.
Templiner Str. 21, 14473 Potsdam
Tel.: (03 31) 2 98 71-0 – Fax: (03 31) 2 98 71-77
E-Mail: info@vzb.de – Internet: www.vzb.de

Verbraucherzentrale Bremen e. V.
Altenweg 4, 28195 Bremen
Tel.: (04 21) 1 60 77 7 – Fax: (04 21) 1 60 77 80
E-Mail: info@vz-hb.de
Internet: www.verbraucherzentrale-bremen.de

Verbraucherzentrale Hamburg e. V.
Kirchenallee 22, 20099 Hamburg
Tel.: (0 40) 2 48 32-0 – Fax: (0 40) 24 83 22 90
E-Mail: info@vzhh.de – Internet: www.vzhh.de

Verbraucherzentrale Hessen e. V.
Große Friedberger Str. 13–17, 60313 Frankfurt
Tel.: (0 18 05) 97 20 10
Mo.–Do. 10–17 Uhr, Freitag 10–15 Uhr
(14 Cent/Minute aus dem deutschen Festnetz der Deutschen Telekom AG; andere Preise aus den Mobilfunknetzen möglich)
Fax: (0 69) 97 20 10-50
E-Mail: vzh@verbraucher.de
Internet: www.verbraucher.de

Verbraucherzentrale Mecklenburg und Vorpommern e. V.
Strandstraße 98, 18055 Rostock
Tel.: (03 81) 2 08 70 50 – Fax: (03 81) 2 08 70 30
E-Mail: info@nvzmv.de – Internet: www.nvzmv.de

Verbraucherzentrale Niedersachsen e. V.
Herrenstraße 14, 30159 Hannover 1
Tel.: (05 11) 9 11 96 0 – Fax: (05 11) 9 11 96 10
E-Mail: info@vzniedersachsen.de
Internet: www.verbraucherzentrale-niedersachsen.de

Verbraucherzentrale Nordrhein-Westfalen e. V.
Mintropstraße 27, 40215 Düsseldorf
Tel.: (02 11) 38 09-0 – Fax: (02 11) 3 80 92 16
E-Mail: vz.nrw@vz-nrw.de
Internet: www.vz-nrw.de

Verbraucherzentrale Rheinland-Pfalz e. V.
Seppel-Glückert-Passage 10, 55116 Mainz
Tel.: (0 61 31) 28 48-0 – Fax: (0 61 31) 28 48-66
E-Mail: info@vz-rlp.de – Internet: www.vz-rlp.de

Verbraucherzentrale Saarland e. V.
Trierer Straße 22, 66111 Saarbrücken
Tel.: (06 81) 5 00 89 0 – Fax: (06 81) 5 88 09 22
E-Mail: vz-saar@vz-saar.de
Internet: www.vz-saar.de

Verbraucherzentrale Sachsen e. V.
Brühl 34–38, 04109 Leipzig
Tel.: (03 41) 69 62 90 – Fax: (03 41) 6 89 28 26
E-Mail: vzs@vzs.de
Internet: www.verbraucherzentrale-sachsen.de

Verbraucherzentrale Sachsen-Anhalt e. V.
Steinbockgasse 1, 06108 Halle
Tel.: (03 45) 2 98 03 29 – Fax: (03 45) 2 98 03 26
E-Mail: vzsa@vzsa.de – Internet: www.vzsa.de

Verbraucherzentrale Schleswig-Holstein e. V.
Andreas-Gayk-Straße 15, 24103 Kiel
Tel.: (04 31) 5 90 99 0 – Fax: (04 31) 5 90 99 77
E-Mail: info@verbraucherzentrale-sh.de
Internet: www.verbraucherzentrale-sh.de

Verbraucherzentrale Thüringen e. V.
Eugen-Richter-Str. 45, 99085 Erfurt
Tel.: (03 61) 55 51 40 – Fax: (03 61) 5 55 14 40
E-Mail: info@vzth.de – Internet: www.vzth.de

Bildquellenverzeichnis

A

Agentur Focus, Hamburg: S. 117/1 (Meckes/Ottawa)
aid infodienst Verbraucherschutz, Ernährung, Landwirtschaft e. V., Bonn: S. 76/2; 285/1
akg-images GmbH, Berlin: S. 105/3
apetito AG, Rheine: S. 104/2
as-illustration, Alexander Schmitt, Rimpar: S. 6/5; 10/2; 14/2; 16/3; 20/3; 21; 25/1; 28; 29/2; 31/2; 36/3; 39/2; 40/1; 46; 57/1; 63/2; 66/1; 67/1; 72/2; 73/1; 75/3; 77/1; 78/3; 80/3; 86/1; 88/5; 89/1; 98; 108; 113/1; 116; 119/4; 122; 126/2–4; 132/3; 135/1; 138/1; 143/3; 151; 162; 165/1; 167/2; 176/6; 186/3; 189/1; 199/3; 205/1; 214/2; 215/5; 226/2; 232/4; 238/1; 240/1; 243/2; 246/2; 247/2, 3; 250/1; 260/2; 266/3; 275/2; 289/3–5; 294/2; 295/4; 296/2; 302/1; 310/5; 345/6; 346/1; 350/1, 2, 4; 353/1; 359/2; 364/2; 371/1; 381/1; 382/2; 383/1, 2; 388/1; 391/1; 394/2; 397/2

B

Prof. Dr. med. Gian Domenico Borasio, München: S. 29/3
Dr. W. Buchheim, Institut für Chemie und Physik, Bundesanstalt für Milchforschung, Kiel: S. 61/4
Rhatt A. Butler, Mongabay.com, San Francisco, Ca.: S. 266/1

C

Walter Cimbal, Hamburg: S. 119/3; 180/3; 202/1; 203/2; 204
CMA, Centrale Marketinggesellschaft der deutschen Agrarwirtschaft mbH, Bonn: S. 393/6
CMS – Cross Media Solutions GmbH, Würzburg: Formeln

D

Detia Degesch GmbH, Laudenbach: S. 365/1
Deutsche Gesellschaft für Ernährung e. V., Frankfurt/Main: S. 102/1
dpa Picture-Alliance GmbH, Frankfurt/Main: S. 8/2; 11/1, 2; 13/1; 35/1, 3, 5; 44/5; 48/3; 52/3; 60/4; 61/2; 63/4; 69/3; 105/2; 106; 137/1 (©Dr. med. J. P. Müller/Okapia), 2; 146/3; 156/6; 176/4; 262/1, 2; 297/1; 300/1; 302/3; 311/2; 348/2; 366/1, 3; 380/2
Deutscher Kaffeeverband e. V., Hamburg: S. 172/4

E

Birgit Ehmsen, Kiel: S. 250/2; 339/3; 341/1

F

Fisch-Informationszentrum e. V., www.fischinfo.de, Hamburg: S. 4/1; 10/1; 26/1; 45/2; 81/3, 4; 120/1; 121/3; 153/1; 154/3, 4; 155/1; 172/1; 196/3; 197/3; 218/3; 264/3; 270/4; 299/3; 303/1; 305/2, 4; 310/2; 312/3; 314/3; 316/2; 317/1, 3, 5; 329/2; 332/1; 334/1; 345/1; 361/2; 376/1; 377/4; 381/3
Fotohaus Rudolf Scholz, Werbe- und Industriefotografie, Deggendorf: S. 307/3; 396/1
Fotolia Deutschland, Berlin, © www.fotolia.de: S. 5/3 © Maria Bedacht; 25/4 ©lfstewart, 5 ©Lucky Dragon; 36/4 ©rachid amrous-spleen; 40/3 ©The physicist; 44/1 ©pantone285; 51/5 ©ExQuisine; 73/2 ©pgm; 75/2 ©Eugen; 109/2 ©Aaron Amat; 117/5 ©Marek Kosmal; 132/1 © Simon Pickering; 145/1 ©jpers; 154/1 © siloto; 156/7 ©Bambuh; 165/2; 172/5 ©Claudia Falk; 177/3 ©Kapu; 194/4 ©PascalR; 199/4 ©Stuart Corlett; 207/1 ©Lorraine Swanson; 218/5 ©moonrun; 220/3 ©Sebastiano Fancella, 5 ©chantal cecchetti; 225/2 ©Gordana Sermek; 227/2 ©laurent; 234/2 ©Christian Jung; 238/4 ©Dalmatin.o; 242/2 ©Borodaev, 4 ©Uwe Wittbrock; 273/4 ©osiris59; 277/7 © Frank-Peter Funke, 9 ©Martina Berg; 288/3 ©Ernst Fretz; 292/1 ©Siegfried Schnepf; 293/5 © ExQuisine; 309/1 ©Eric Isselée, 2 ©soundsnaps; 327/4 ©Maria Brzostowska; 331/3 ©Martina Berg; 335/1 ©Eric Isselée; 354/2, 3 ©Siegfried Schnepf, 4 ©Lombok; 380/3 ©moonrun
Fotonatur.de/Fotograf: Holger Duty, Brekendorf: S. 244/1
Bernd Franck, www.culinaryline.com, Nussdorf: S. 45/1; 117/2, 3

G

Elisabeth Galas, Bad Neuenahr: S. 102/2
Claude-Bernard Gay, Hamburg: S. 92/2; 93/1; 114/1; 279/4; 333/2, 3
Juliana Saares Gericó, Tupa, Brasilien: S. 392/1
Getty Images Deutschland GmbH, München: S. 30/1; 32/1; 38/1; 81/6; 145/5; 195/7; 212/2; 215/1; 287/3; 337/3; 386/5
Grafische Produktion Neumann, Rimpar: S. 30/4; 39/3; 360

H

Hardenberg-Wilthen AG, Nörten-Hardenberg: S. 143/2
Dr. Michael Hassler, Bruchsal: S. 376/5
Rudy Hegge, TA Ulrum: S. 293/4
Helmholtz-Zentrum für Infektionsforschung, Braunschweig, Bild: Dr. Manfred Rohde: S. 83/5
Helmholtz-Zentrum für Kulturtechnik, Humboldt-Universität, http://www.sammlungen.hu-berlin.de/dokumente/317/, ©Charité: Berliner Medizinhistorisches Museum; Humboldt-Universität: HZK, Kabinette des Wissens, http://www.sammlungen.hu-berlin.de, Berlin: S. 117/4
Sabine Hemschik, www.gopapua.de: S. 302/5
Anette Höggemeier, Witten: S. 170/6; 384/1
Dr. E. Hoting, Hamburg: S. 248/3;
mit Genehmigung des Humboldt Taschenbuchverlages, München, entnommen aus ht 154 „Vitamine bauen auf": S. 38/4

I

Dr. Stephan Imhof, Philipps-Universität Marburg, Marburg: S. 80/1
Institut für wissenschaftliche Fotografie Manfred Kage, Lauterstein: S. 26/5; 113/4

K

Karl-Franzens-Universität Graz Institut für Pflanzenwissenschaften – Botanischer Garten –, Dr. Christian Berg; Graz: S. 322/1
KATLENBURGER Kellerei Dr. Demuth GmbH & Co. KG, Katlenburg: S. 228
Gernot Katzer, http://www.uni-graz.at/~katzer/index.html: S. 278/1
Manfred Klage, Lauterstein: S. 88/4; 328/2
G. Klopfer Handelsmühle, Lengenfeld: S. 132/2
Reinhard Kraft, Neukirchen: S. 149/1
Angelika Kramer, Grafikdesign, Stuttgart: S. 66/2
Scott Krausen, Mönchengladbach: S. 34/2
Henriette Kress, Helsinki: S. 59/2

L

Latz u. a. „Fleischerei heute" (HT 1400), Hamburg: S. 186/1, 2
LKH Leoben, OA Dr. Reinhard Moser Leoben: S. 18/1, 2
Uwe Lochstampfer, Langenhagen, www.botanikus.de: S. 15/1; 175/2; 224/2
Josef Loderbauer, Deggendorf: S. 59/2

M

Margarine-Institut für gesunde Ernährung, Abt. Forschung und Information, Hamburg: S. 25/2, 3
José Antonio Alonso Martin, http://personal.antonioxalonso.net: S. 243/3;

Medela Medizintechnik GmbH & Co. Handels KG, Eching: S. 239/4
medicalpicture GmbH, Köln: S. 59/1; 103/2; 114/3; 206/3; 208/2, 3; 237/1; 249/1
Prof. Dr. Georg Michelson, Augenklinik mit Poliklinik, Erlangen: S. 230/1, 2

N

Neuer Umschau Buchverlag GmbH, Neustadt/Weinstraße: S. 72/1
neues handeln GmbH, Berlin: S. 127/2
Neuwiesenhof Storck GbR, Otzberg/Lengfeld: S. 64/1;
newVISION!grafikdesign, Pattensen, www.newVISION-design.de: S. 4/2; 12/4; 14/3; 17; 22/5; 30/3; 84/3; 89/2; 99/1; 142; 158/1; 178/1; 187/1; 203/1; 258/1; 293/1; 314/2; 350/3; 370/3

O

OKAPIA KG Michael Grzimek & Co, Frankfurt/Main: S. 19/2; 20/2; 37/1; 41/3; 51/4; 70/3; 87; 100/4; 111/1; 144/6; 153/3; 164/1; 171/2; 173/1, 4; 176/7; 177/4; 182/1, 6; 183/4; 184/2; 193/2, 5; 195/3; 206/4; 208/4; 212/1; 213/3; 221/3; 231/4; 239/3; 240/3; 241/1; 252/4; 256/1, 2; 259/1; 263/1, 2; 265/1; 270/1; 271/4; 272/3; 276/2; 277/4; 278/6; 281/4; 288/1; 290/3; 291/2; 304/3; 308/2; 313/4; 318/2; 320/1, 4, 5; 325/2, 4, 5; 330/1; 341/2; 344/3; 349/1; 352; 358/3; 363/1; 365/3; 370/1; 373/1, 3; 385/2; 386/1; 389/1; 392/3; 395/5; 396/2
Osteoporosezentrum Hamburg, Hamburg: S. 260/3

P

pixelio media GmbH , München: S. 52/2 (Maren Beßler)
Dr. Poehlmann & Co. GmbH, Herdecke: S. 269/3

Q

Quazar Software GmbH, Matthias Wild, Hamburg: S. 248/2

R

Alin Radulescu und Sebastian Uerpmann GbR, www.huettenhilfe.de, Oerlinghausen: S. 334/3
RAUSCH AG KREUZLINGEN, Kreuzlingen: S. 272/1

S

SanLucar Fruit S.L., Puzol, Valencia: S. 158/2
Dr.JY Sgro, Uni. Eisconsin-Madison, USA; PDB ID: 1 ej6; Structure of the reovirus core at 3.6 A resolution. Reinisch, K.M., Nibert, M.L., Harrison, S.C. (2000) Nature 404: 960–967; DOI: 10.1038/35010041: S. 252/3
Aletta Schlieper, Idstein/Taunus: S. 144/4; 267/2; 312/1, 2
Cornelia A. Schlieper, Kiel: 5/1, 2, 4, 5; 9/1, 2; 10/3; 11/3, 4; 12/1, 2; 13/2; 14/4; 15/2; 18/3–5; 19/3; 20/1; 22/1–4; 23; 26/2–4; 27/3; 30/2; 32/2; 33/1, 2, 4; 34/3; 35/2, 4, 6; 36/1, 2; 37/2; 38/2; 40/2, 4–6; 41/1, 2; 42/2; 43; 44/2–4, 6; 45/3; 47/4; 49; 50/2–4; 51/1–3, 6, 7; 52/1; 53/1; 54/3; 55/1, 3–5; 56; 57/2; 58; 60/5; 61/1, 3; 62; 63/1, 3, 5; 64/2–4; 65/1, 2; 68/2, 3; 70/1, 2; 71/1–3; 73/3; 74/ 1, 4; 75/1; 77/2, 3; 78/1, 5; 79/2; 80/2; 81/5, 7; 82; 83/3; 84/1; 86/2; 88/1–3; 91/1; 93/2; 99/3–6; 100/1–3; 103/1, 3; 105/1; 107/2; 110/2–4; 111/2–5; 113/3; 119/1; 120/2; 121/1, 4; 123; 124/1, 3; 125/1–6; 126/1, 5; 128/2–4; 129/1, 3; 130; 131; 133; 134/1; 135/2, 3; 136/1, 3–5; 138/3; 140/1, 2, 4; 141/1, 2; 144/2, 5, 7; 145/2, 3; 147/1, 3, 4; 148/1, 3; 149/2; 150/2–6; 152; 153/2, 4–5; 154/2; 155/2; 156/1, 2, 4, 5; 157; 158/3–5; 159; 160; 163; 164/2, 3; 166; 167/1; 168/1, 3; 169/1, 2; 170/1, 3–6; 171/1; 172/2; 173/2, 5; 174; 175/3; 176/1, 5, 8; 177/2; 178/2; 179/2; 180/1, 2; 182/2–5, 7; 183/2, 3; 184/1, 3; 185; 187/2; 188/1–4, 6; 189/2, 3; 190/1; 191/2, 3; 192; 193/1, 4; 194/1–3, 5; 195/1, 2, 4, 5; 196/1, 2, 4–5; 197/1, 2, 4–6; 198/1, 2; 199/1, 2, 5, 6; 200/1–4; 201; 202/2; 205/2; 206/1, 2, 5, 6; 207/2, 3; 209/1–4, 6; 210/1; 211/2–4; 212/3; 213/1, 4–6; 214/3; 215/2; 216; 217; 218/1, 2, 4; 219/2, 3; 220/1, 4; 221/1, 2, 5; 222/1, 2; 223; 224/1, 3, 4; 225/1, 3; 226/1; 227/3; 229/2, 3; 230/3, 4; 231/1, 2; 232/1, 3; 233; 234/1, 3, 4; 235/3–6; 236/1, 3; 237/2, 3; 238/3; 239/2; 241/2; 243/1; 244/2, 3; 245; 246/1, 3; 248/1; 251/1; 252/2; 253/2; 254; 256/3, 4; 257/1–3; 258/2, 3; 259/2–4; 260/1; 262/3, 4; 263/3; 264/1, 2, 4–6; 265/2–4; 266/2; 267/1, 3, 5; 268/1, 3, 4; 269/1; 270/2, 3; 271/1–3, 5–8; 272/2, 4, 5; 273/1–3, 5, 6; 275/1, 3; 276/3; 277/1–3, 5, 6; 278/2–5, 7; 279/1–3; 280; 281/1–3; 282; 283/1, 2; 284; 287/2, 4–6; 288/2, 4; 289/1, 2; 290/1, 4, 5; 291/1; 292/2; 293/2, 3; 294/1; 295/1–3; 296/3; 297/2, 3; 298/2, 3; 299/1, 2, 4, 5; 300/2–4; 301/2–4; 302/2, 4, 6; 303/2, 3; 304/1, 2; 305/3; 306; 307/1, 2, 4; 308/1; 309/3; 310/1, 3, 4; 311/1, 3–5; 312/4; 313/1–3; 314/1, 4; 315; 316/1, 3; 317/2, 4, 6; 318/1, 3, 4; 319/2, 3; 320/2, 3; 321; 322/2–4; 323/1–3; 324; 325/1, 3, 6; 327/1–3; 328/1; 329/1, 3, 4; 330/2–6; 331/1, 4, 5; 332/3; 333/1, 4; 335/2; 336; 337/1, 2, 4; 339/1, 2; 340/2–5; 341/3, 4; 342; 343/2; 344/1; 345/2–5; 346/2, 3; 347; 348/1, 3, 4; 349/2, 3; 351/2, 4; 353/2, 3; 354/1; 355/2; 356/1; 357; 358/1, 4, 5; 359/1, 3; 361/1, 3; 363/3–5; 364/1; 365/2, 4; 366/2; 367; 369/2; 370/2, 4; 371/2; 372; 373/2, 4–7; 374/2–5; 375/1, 2, 4, 5; 376/2, 4, 6; 377/1, 2; 378/1, 2, 4, 5; 379; 380/1; 381/2, 4; 382/1; 384/2–4; 385/3; 386/4, 6, 7, 9; 387/1, 3, 4; 388/2; 389/2, 3; 390; 391/2; 392/2; 393/1–5, 7; 394/1; 395/1, 2, 4, 6; 396/3–7
Pédro Schlieper, Sao Paulo: S. 172/3
Heinz Schrempp, Breisach-Oberrimsingen: S. 210/2
Ralf Schröder, Kiel: S. 115/1, 2; 183/1
Sven Schröder, Solingen: S. 383/3
Prof. Dr. Schuster, Gießen: S. 211/1
Howard F. Schwartz, USA: www.forestryimages.org: S. 147/2
Sonnenmacht GmbH, Autenhausen: S. 252/5
StockFood Deutschland, München: S. 33/3; 47/2, 3, 5; 48/2; 64/5; 93/3; 99/2; 121/2; 127/1; 129/2; 144/3; 145/4; 146/1, 2; 147/5, 6; 148/2; 149/3; 150/1; 158/6; 176/2; 177/1; 191/1; 193/3; 195/6; 198/3; 209/5; 213/2; 215/3, 4; 227/1; 235/1, 2; 238/2; 243/4; 277/8; 290/2; 305/1; 319/1; 340/1; 343/1; 351/1; 377/3; 380/4; 386/8; 395/3
Straußenfarm Mhou, Rülzheim: S. 334/2
Südzucker AG, Mannheim: S. 300/5

T

Tierdoku.com, Petra Karstedt und Wilfried Berns, Offenbach: S. 354/5
TOP-Emma ® Getreidemühlen, Wertingen: S. 134/2
Tropenland, Dominik Wieder, Schwertberg: S. 268/2
TopTropicals.com: S. 221/4

U

Prof. Dr. Otto Ungerer, Kirchheim/Teck: S. 48/1
Unilever Deutschland Holding GmbH, Hamburg: 378/3;
Universitätsklinikum Heidelberg, Heidelberg: S. 261/1

V

Verbraucherzentrale Hamburg e. V., Hamburg: S. 179/1
Verlag Handwerk und Technik GmbH, Hamburg: S. 110/1; 113/2; 149/4; 190/2; 255/1; 297/4; 298/1
VOX Television GmbH, Köln: S. 385/1

W

www.wikipedia.de: S. 128/1; 136/2© Tino Frey; 222/3; 251/2; 267/4; 332/2; 386/2©Zwedlana, 3
Harro Wolter, Hamburg: S. 34/1; 38/3; 67/2; 83/4; 100/5; 119/2; 144/1;188/5; 220/6; 227/4; 286/1; 297/5, 6; 363/2; 374/1; 375/3

Z

ZEFA, Hamburg: S. 173/3